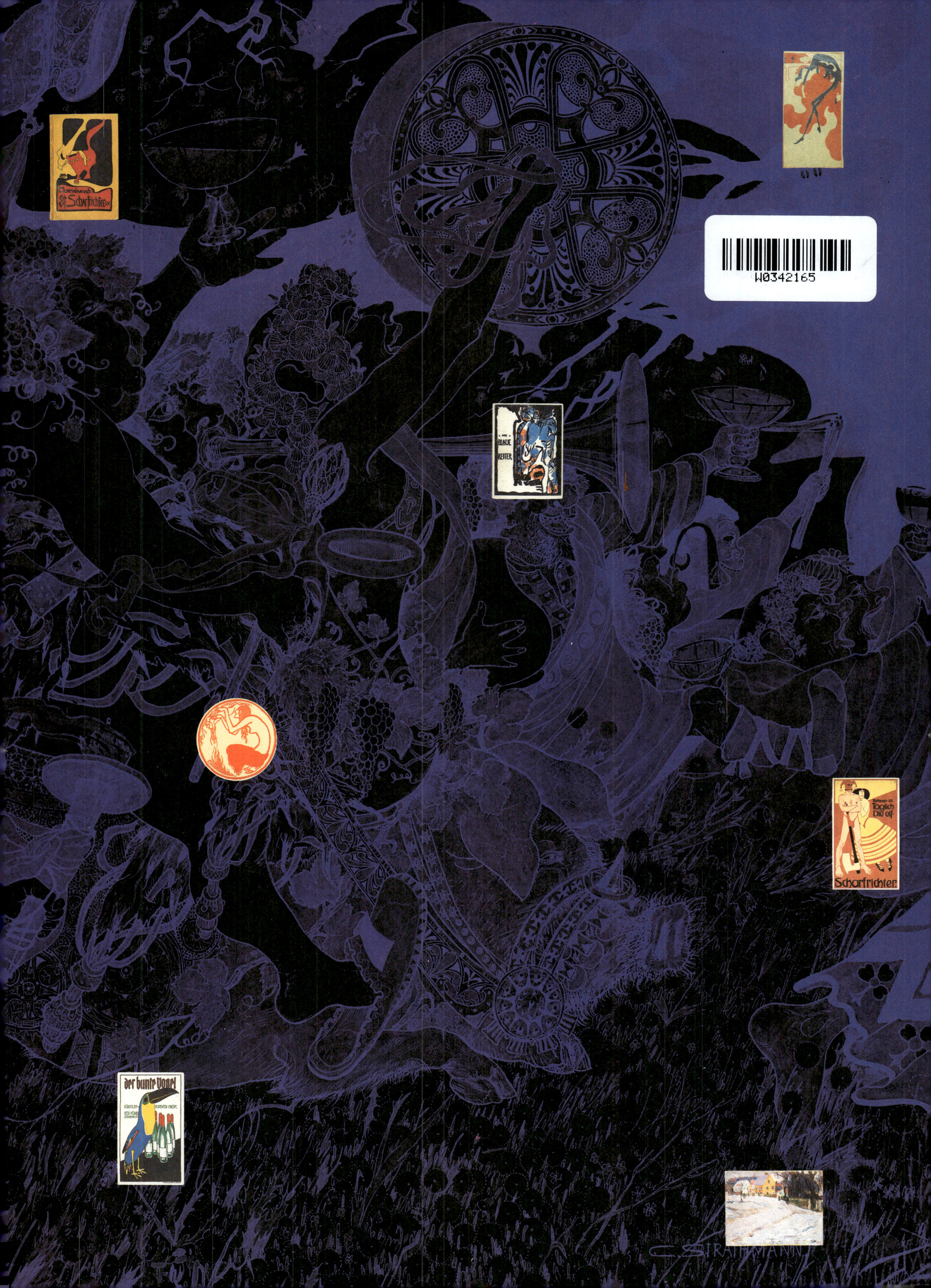
Elf Scharfrichter
BLAUE REITER
Scharfrichter
der bunte Vogel

WERKSTÄTTE FÜR PHOTOGR. BILDNISKUNST
WANDA VON DEBSCHITZ-KUNOWSKI
MÜNCHEN, HOHENZOLLERNSTR. 21, I A., 1 St.

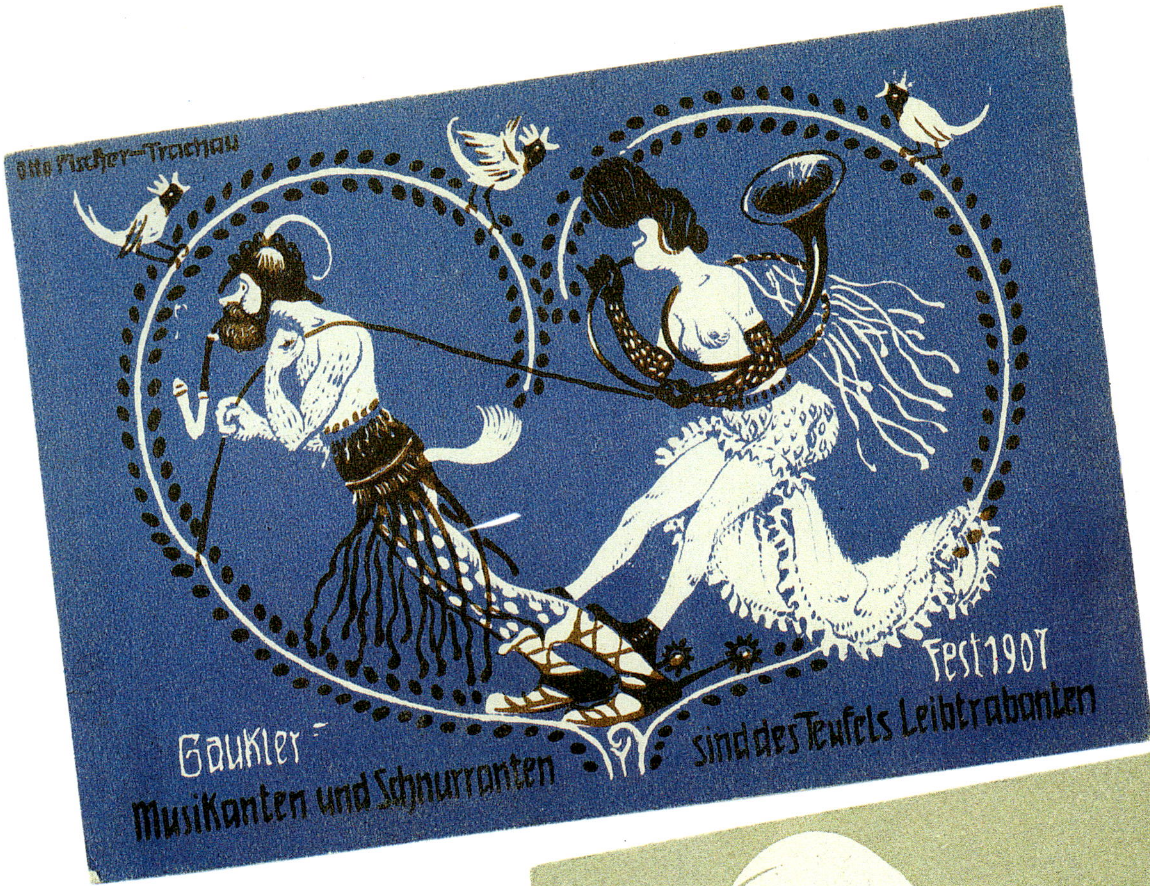

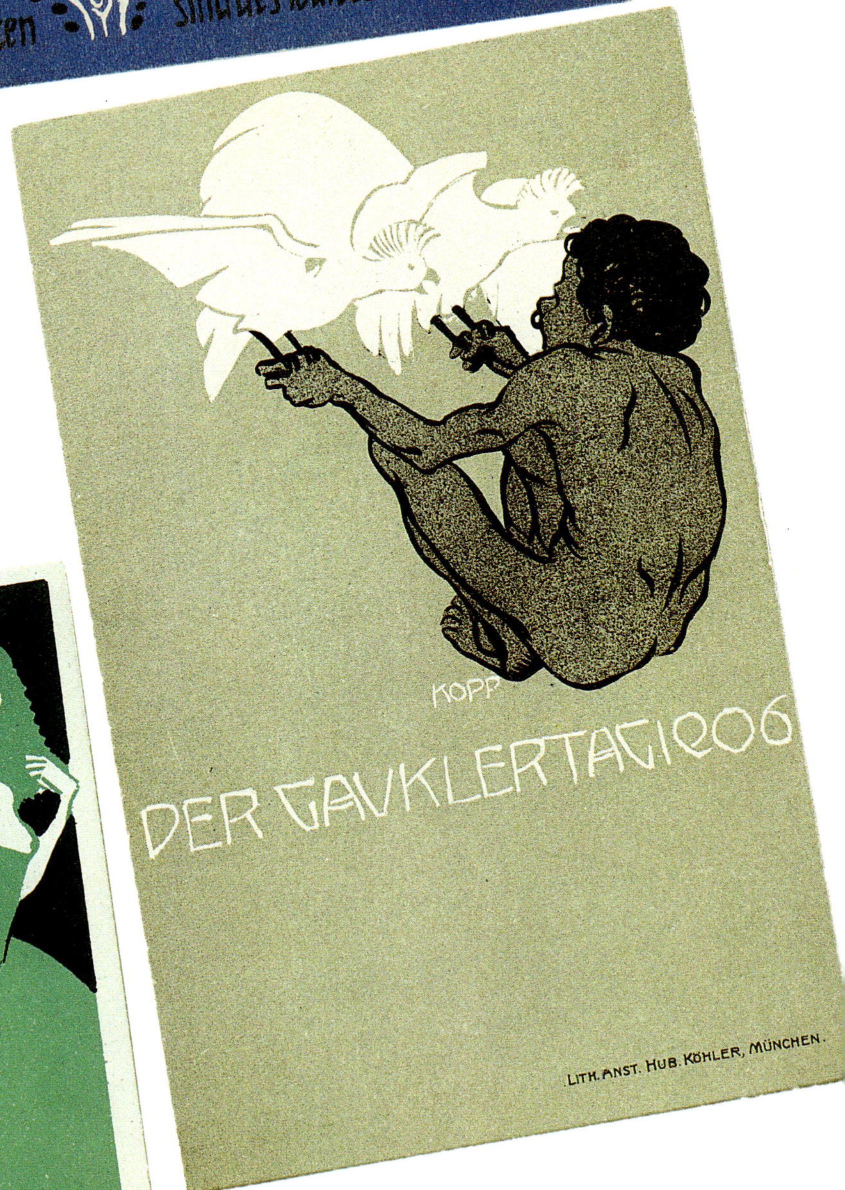

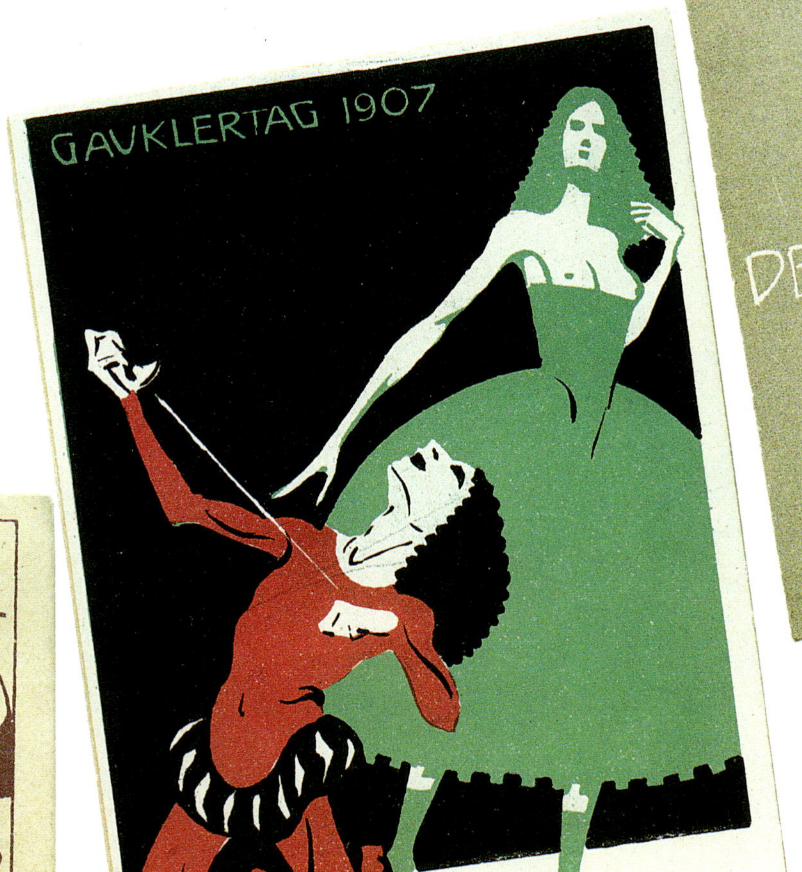

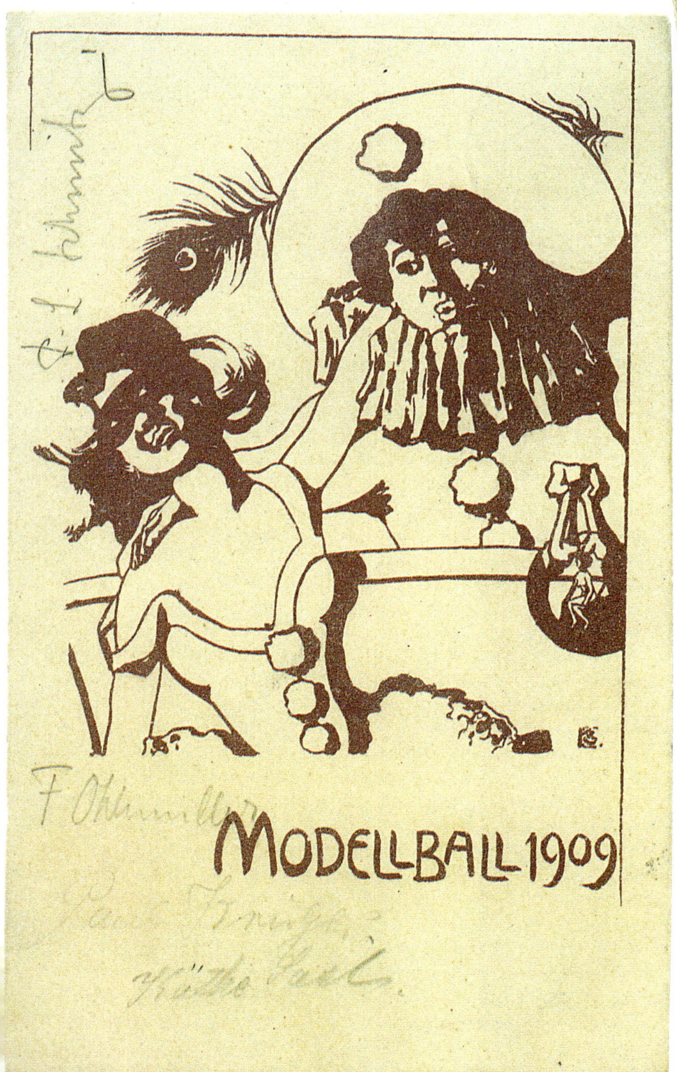

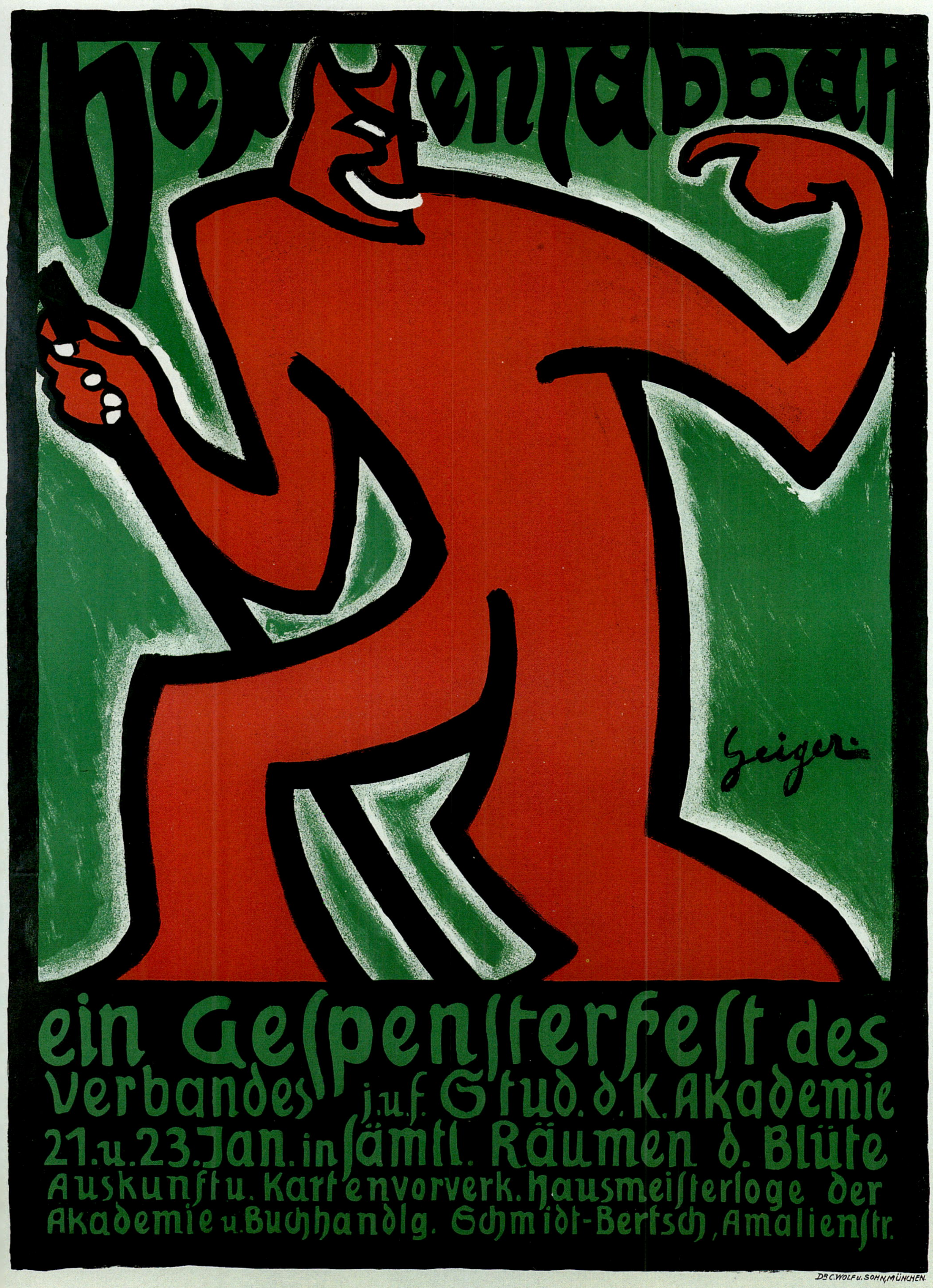
ein Gespensterfest des
Verbandes j.u.f. Stud. d. K. Akademie
21. u. 23. Jan. in sämtl. Räumen d. Blüte
Auskunft u. Kartenvorverk. Hausmeisterloge der
Akademie u. Buchhandlg. Schmidt-Bertsch, Amalienstr.
Geiger
Dr. C. Wolf u. Sohn, München

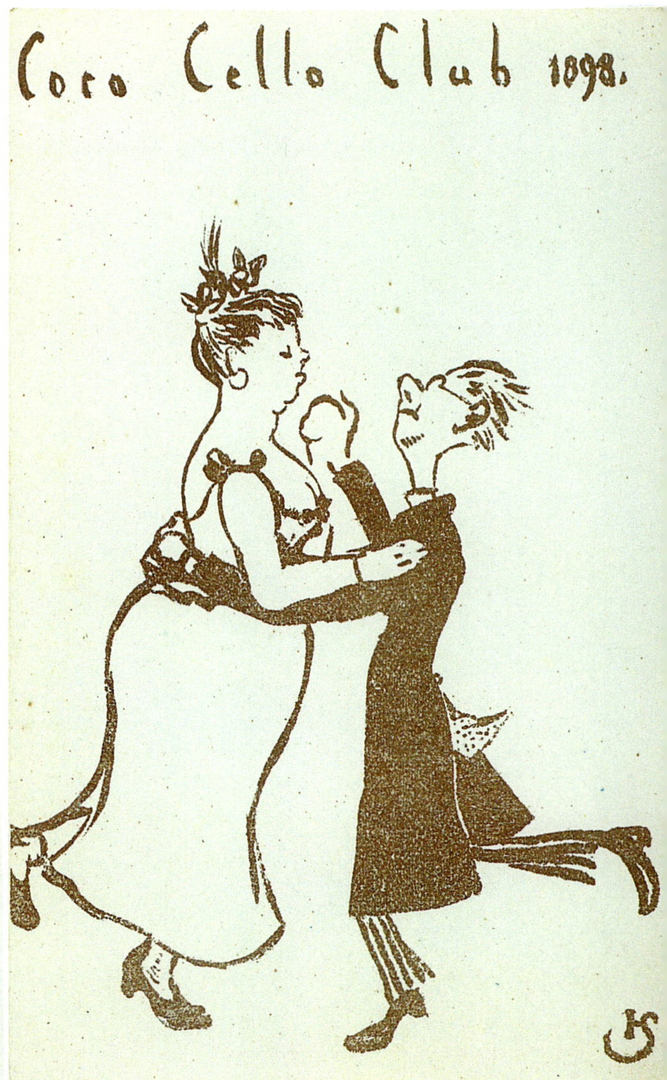
Coro Cello Club 1898.

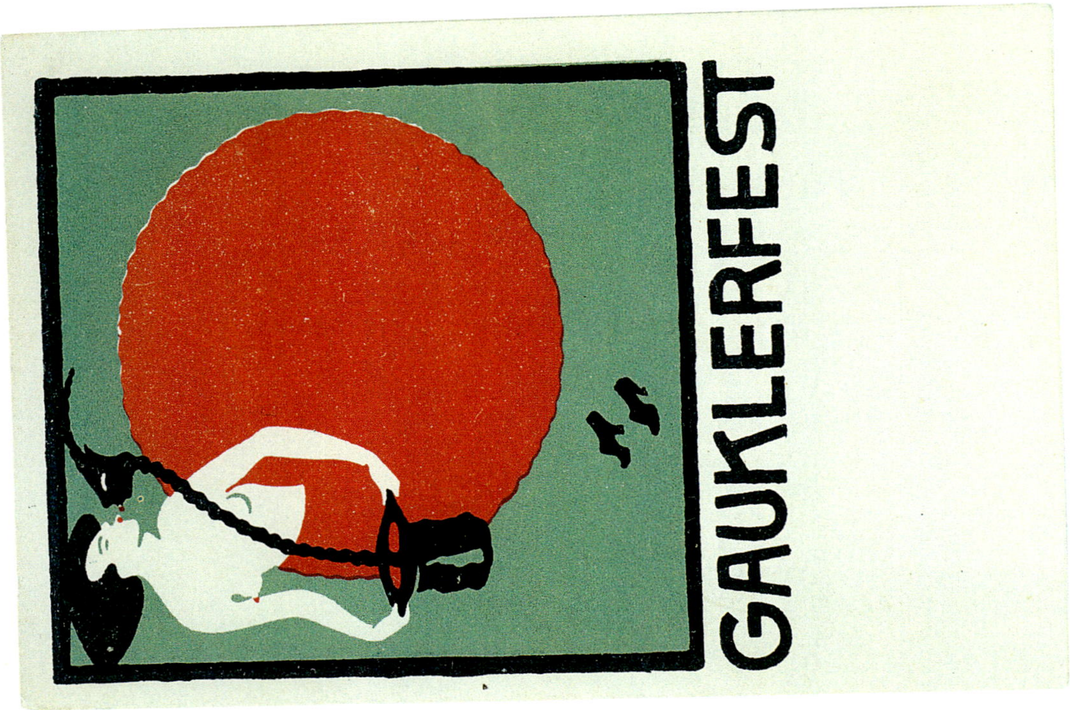
GAUKLERFEST

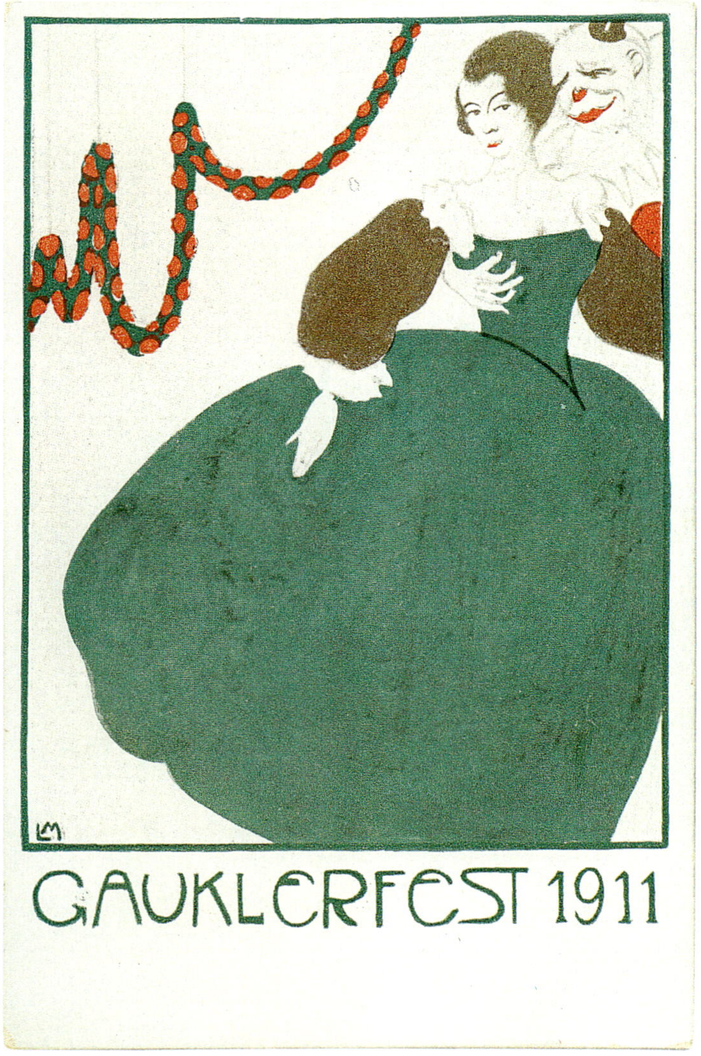
LM
GAUKLERFEST 1911

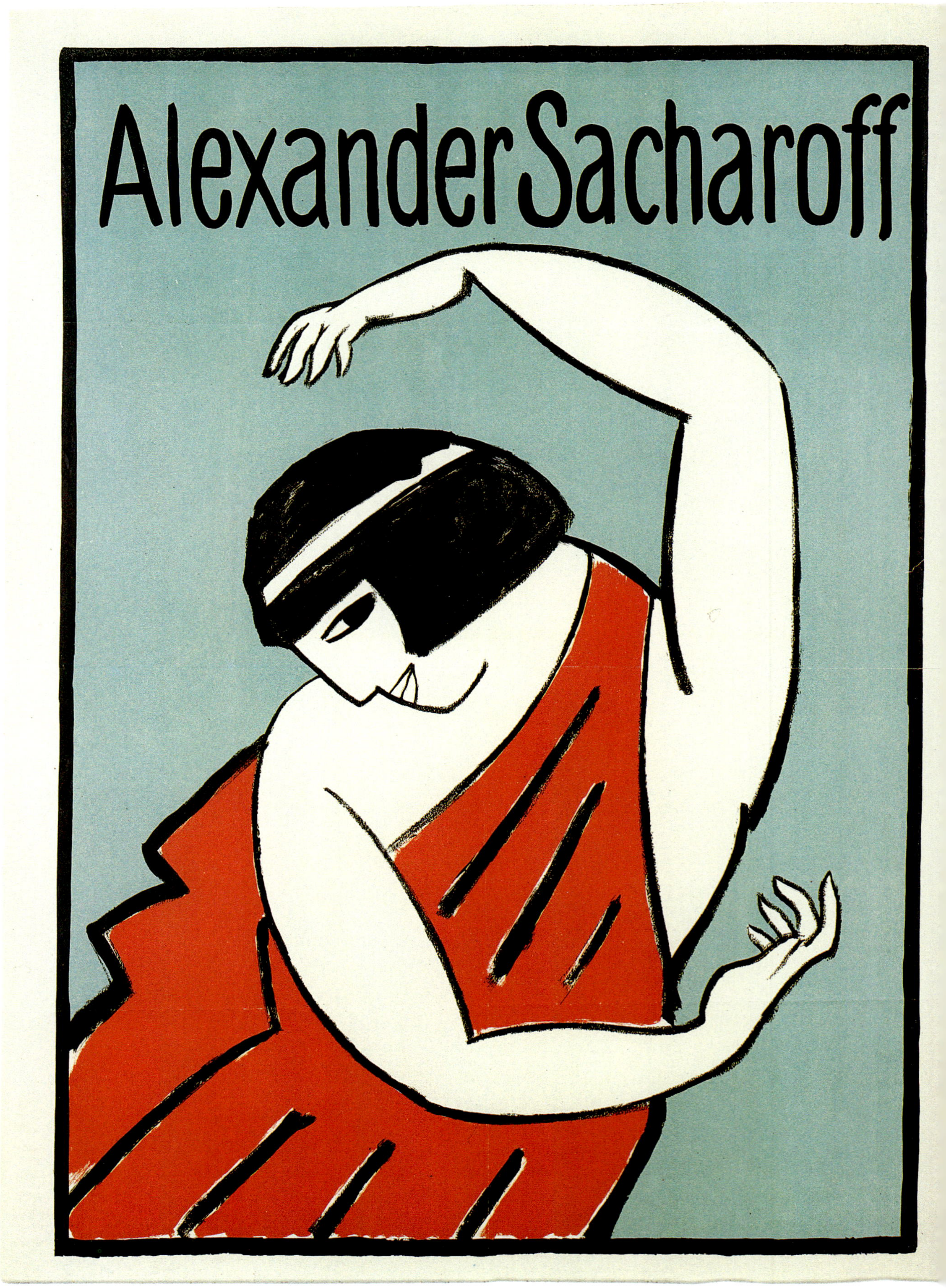
Alexander Sacharoff

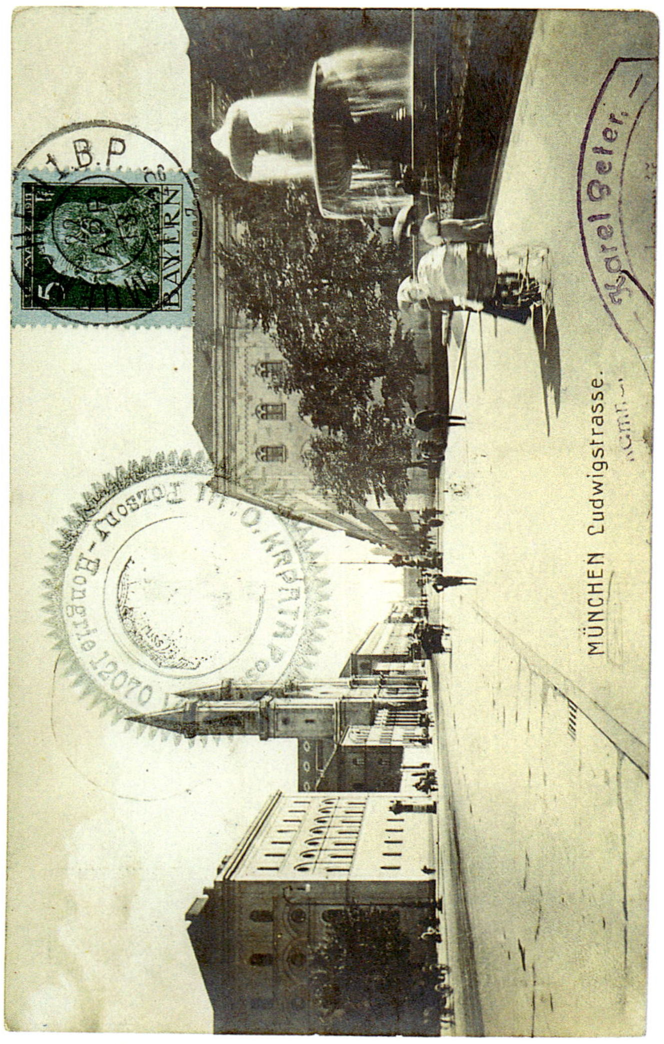
BAYERN
MÜNCHEN Ludwigstrasse.

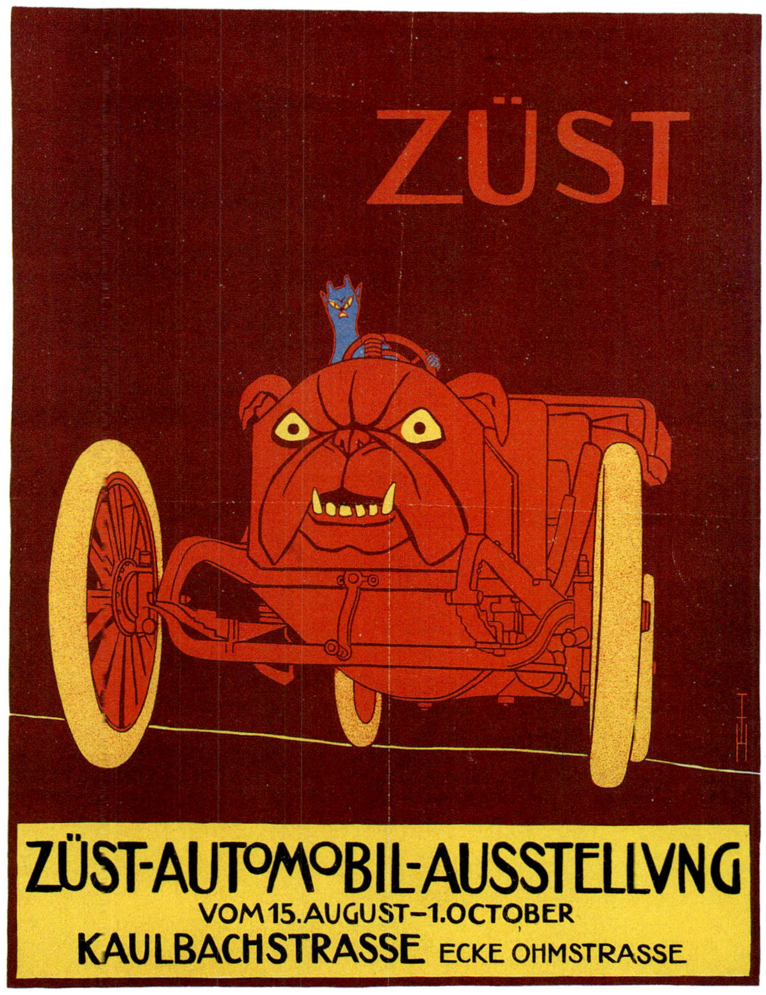
ZÜST
ZÜST-AUTOMOBIL-AUSSTELLUNG
VOM 15. AUGUST – 1. OCTOBER
KAULBACHSTRASSE ECKE OHMSTRASSE

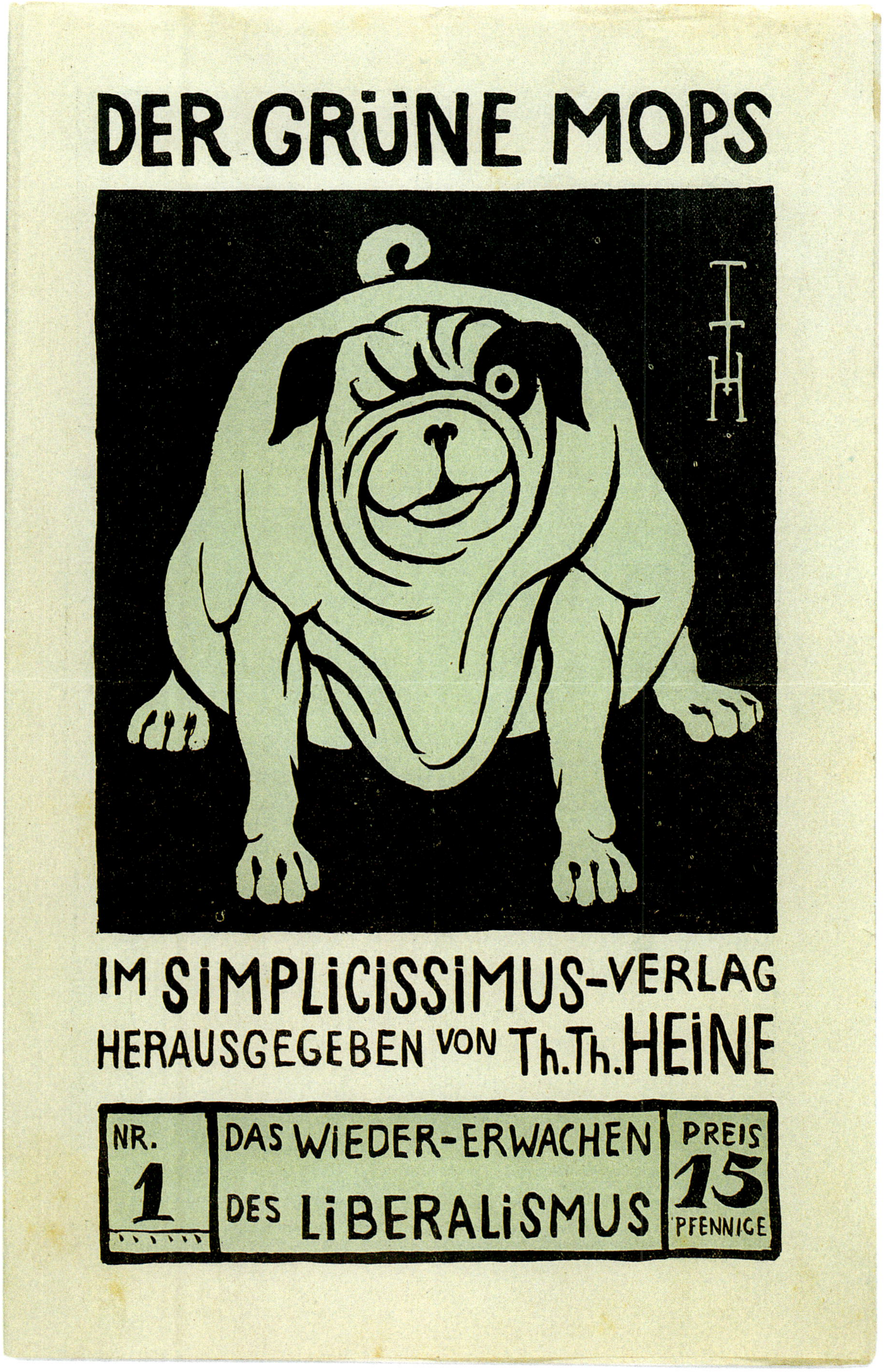
DER GRÜNE MOPS
IM SIMPLICISSIMUS-VERLAG
HERAUSGEGEBEN VON Th. Th. HEINE
NR. 1
DAS WIEDER-ERWACHEN DES LIBERALISMUS
PREIS 15 PFENNIGE

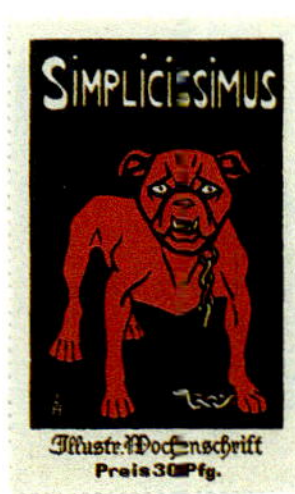
SIMPLICISSIMUS
Illustr. Wochenschrift
Preis 30 Pfg.

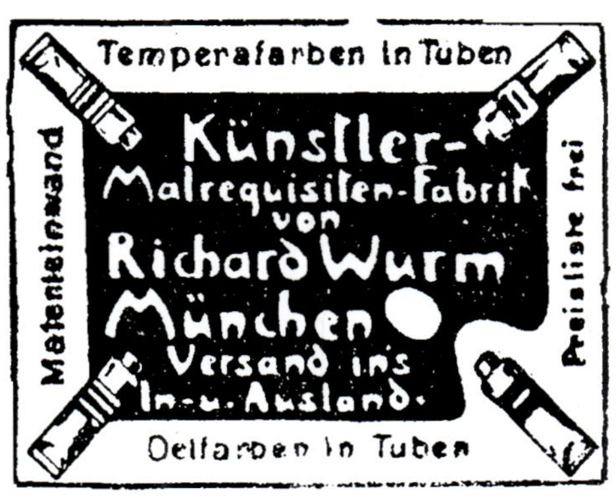
Temperafarben in Tuben
Künstler-Malrequisiten-Fabrik von Richard Wurm München
Versand ins In- u. Ausland.
Malerleinwand
Preisliste frei
Oelfarben in Tuben

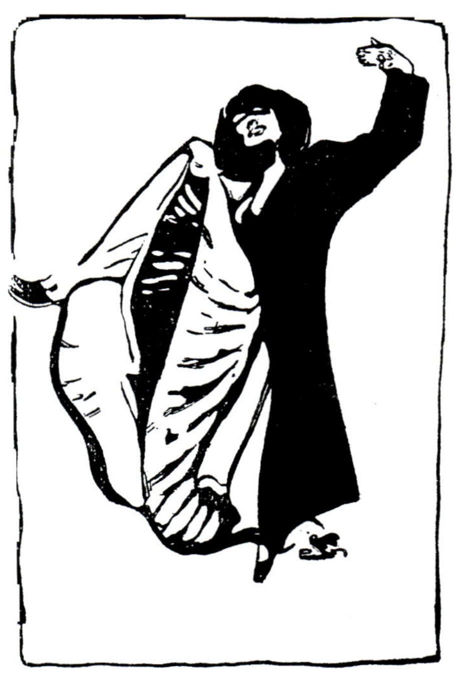

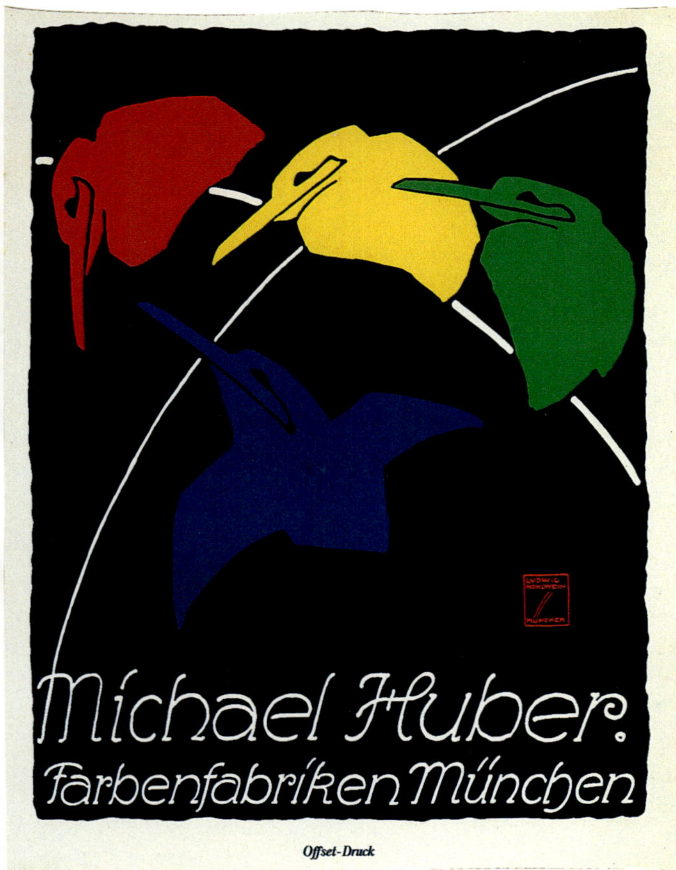
Michael Huber.
Farbenfabriken München
Offset-Druck

SCHWABING

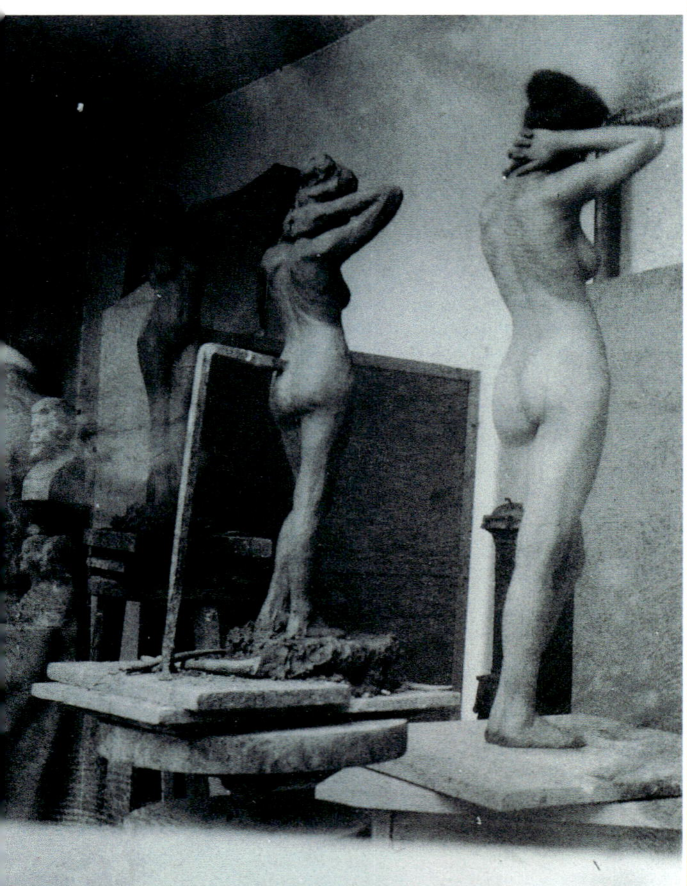

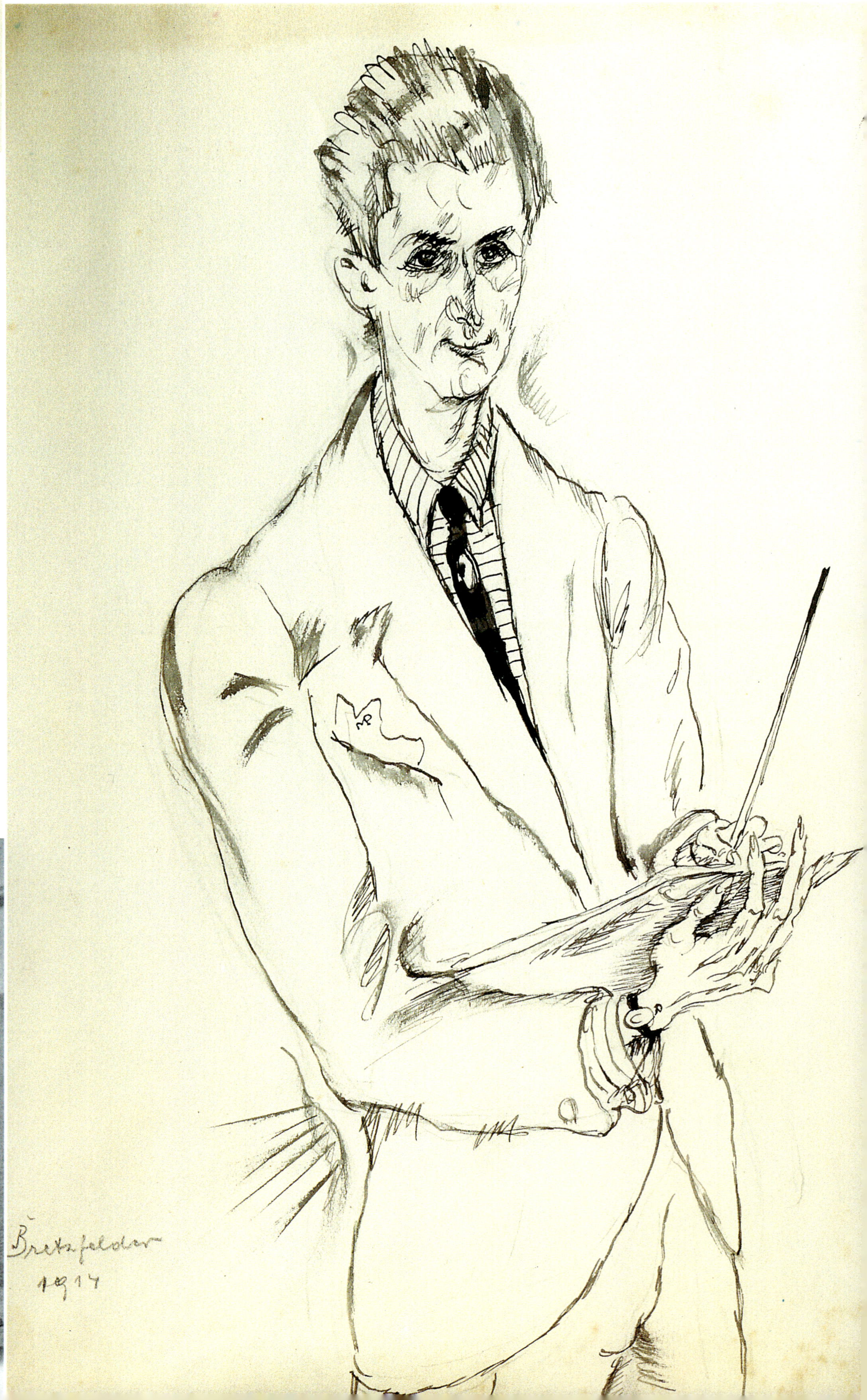
Bretzfelder

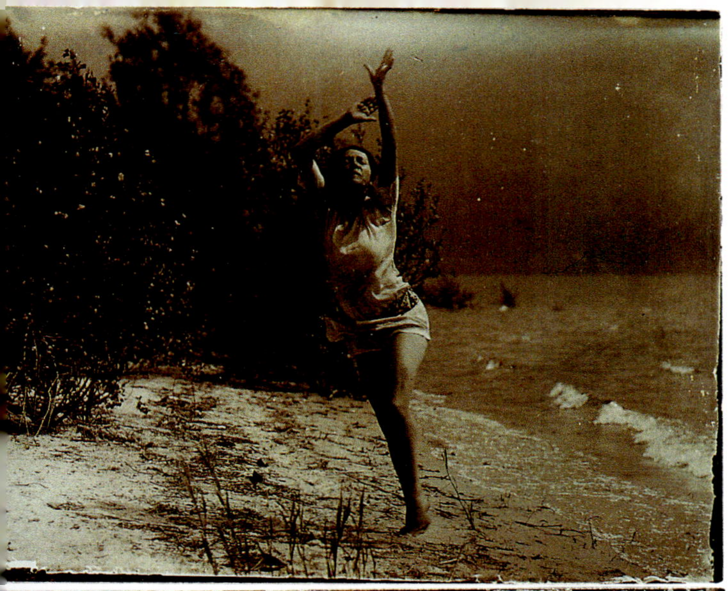

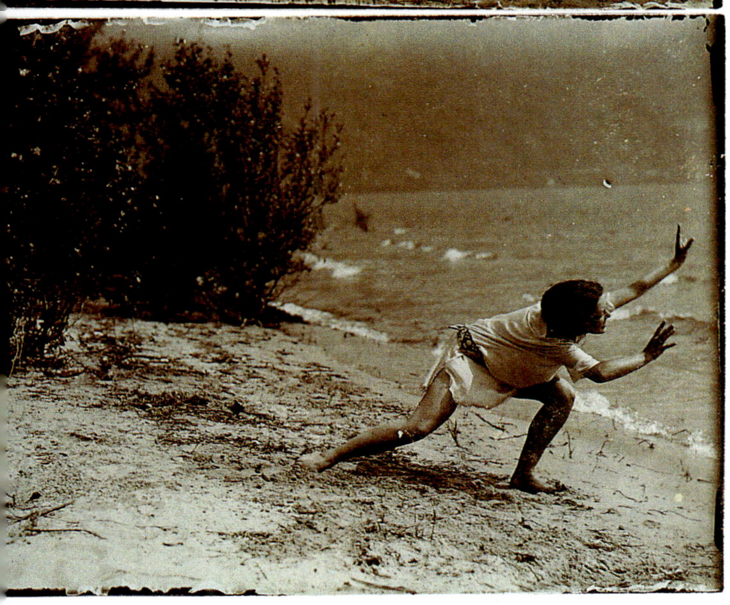

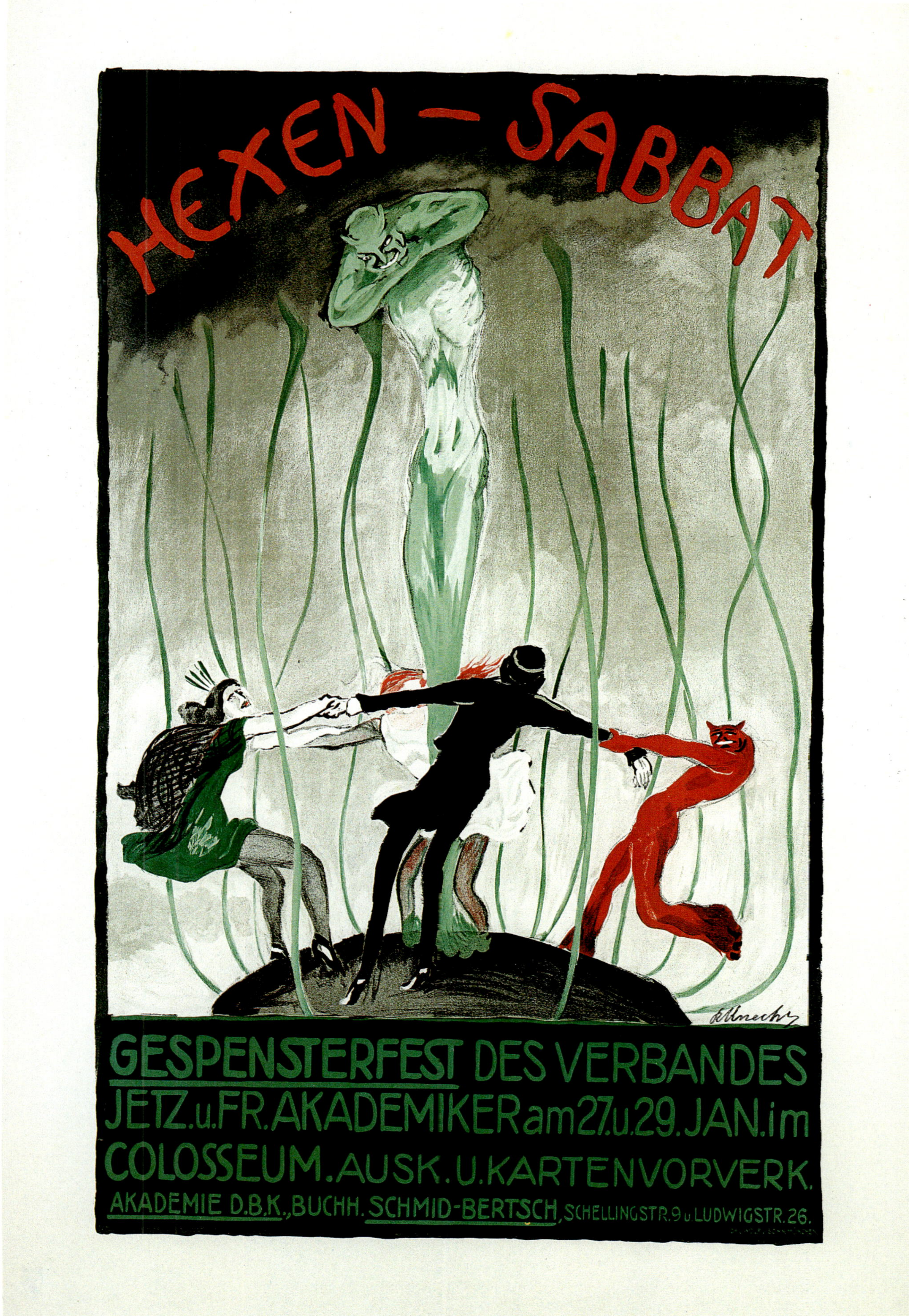
HEXEN – SABBAT
GESPENSTERFEST DES VERBANDES
JETZ. u. FR. AKADEMIKER am 27. u. 29. JAN. im
COLOSSEUM. AUSK. U. KARTENVORVERK.
AKADEMIE D.B.K., BUCHH. SCHMID-BERTSCH, SCHELLINGSTR. 9 u. LUDWIGSTR. 26.

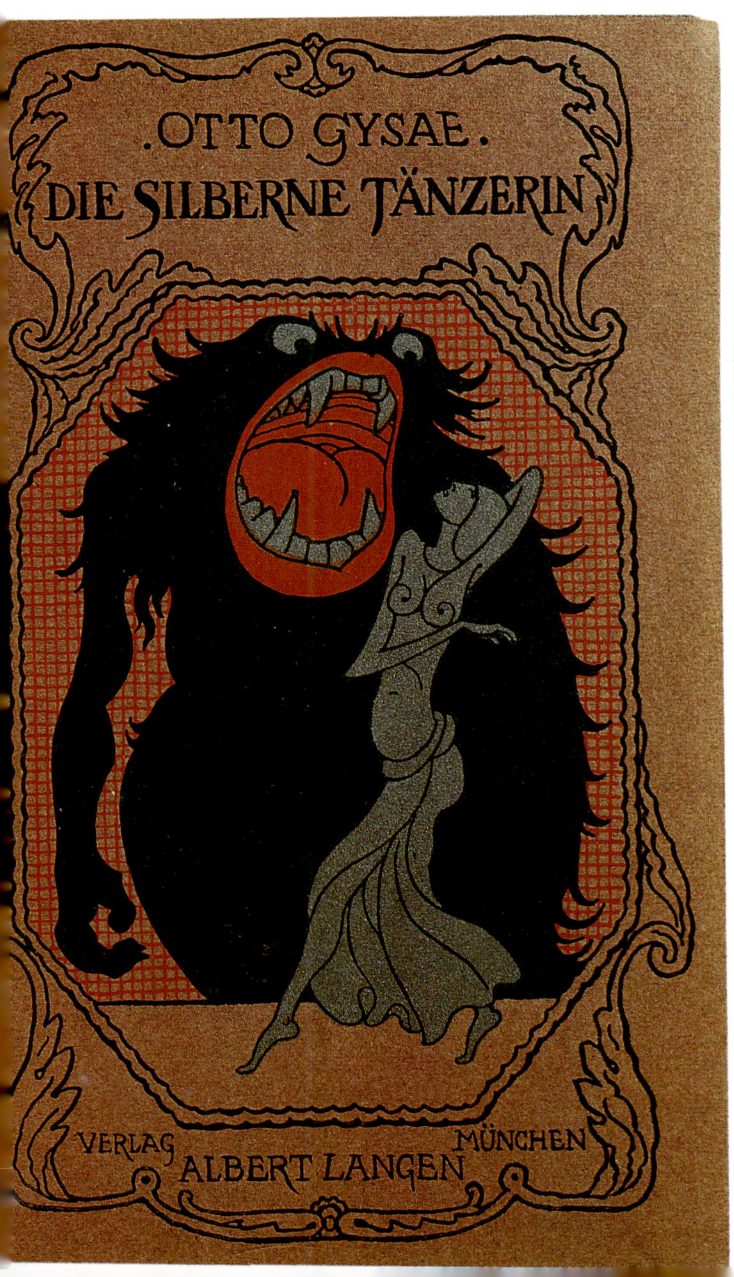
.OTTO GYSAE.
DIE SILBERNE TÄNZERIN
VERLAG ALBERT LANGEN MÜNCHEN

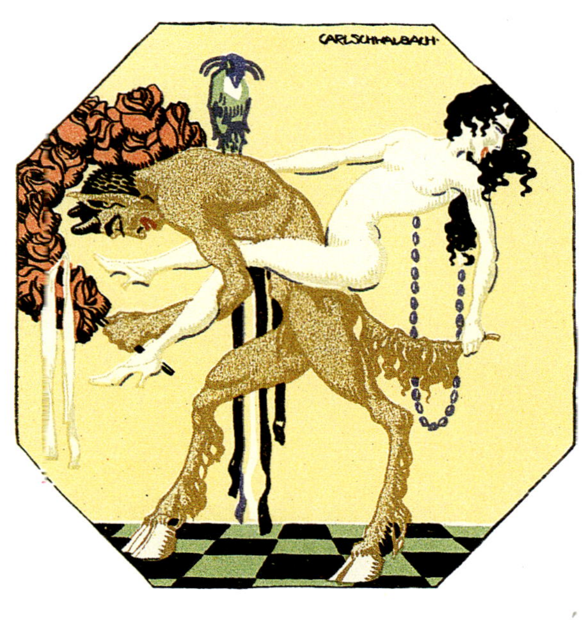
CARL SCHMALBACH

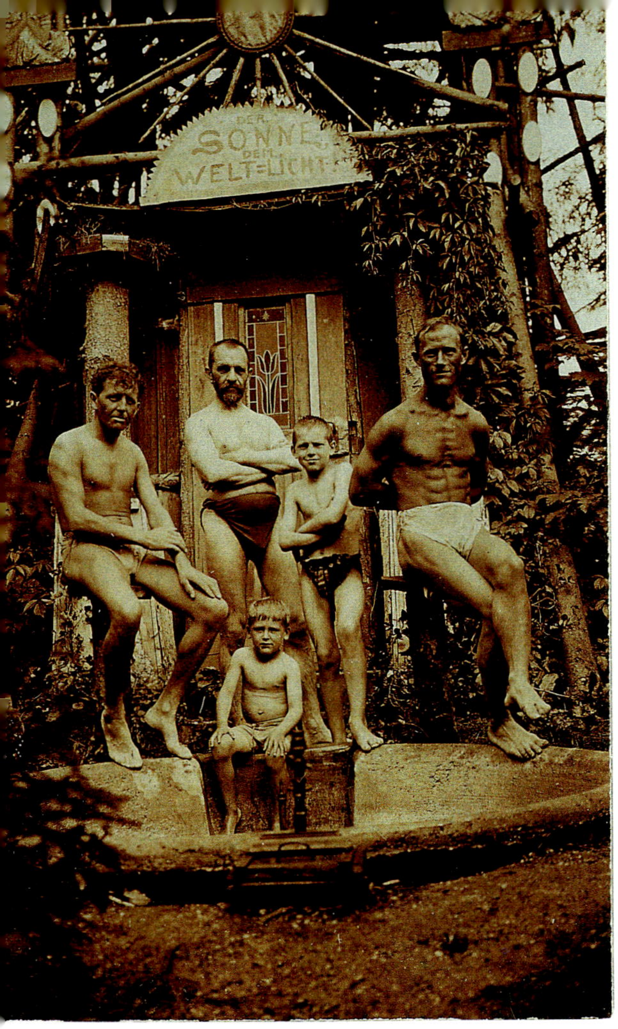
SONNE
WELT=LICHT

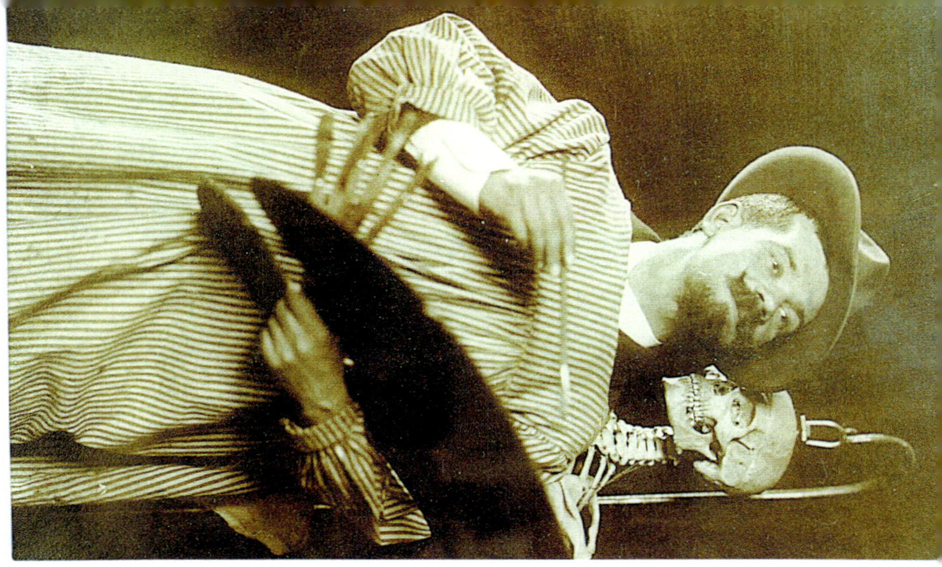

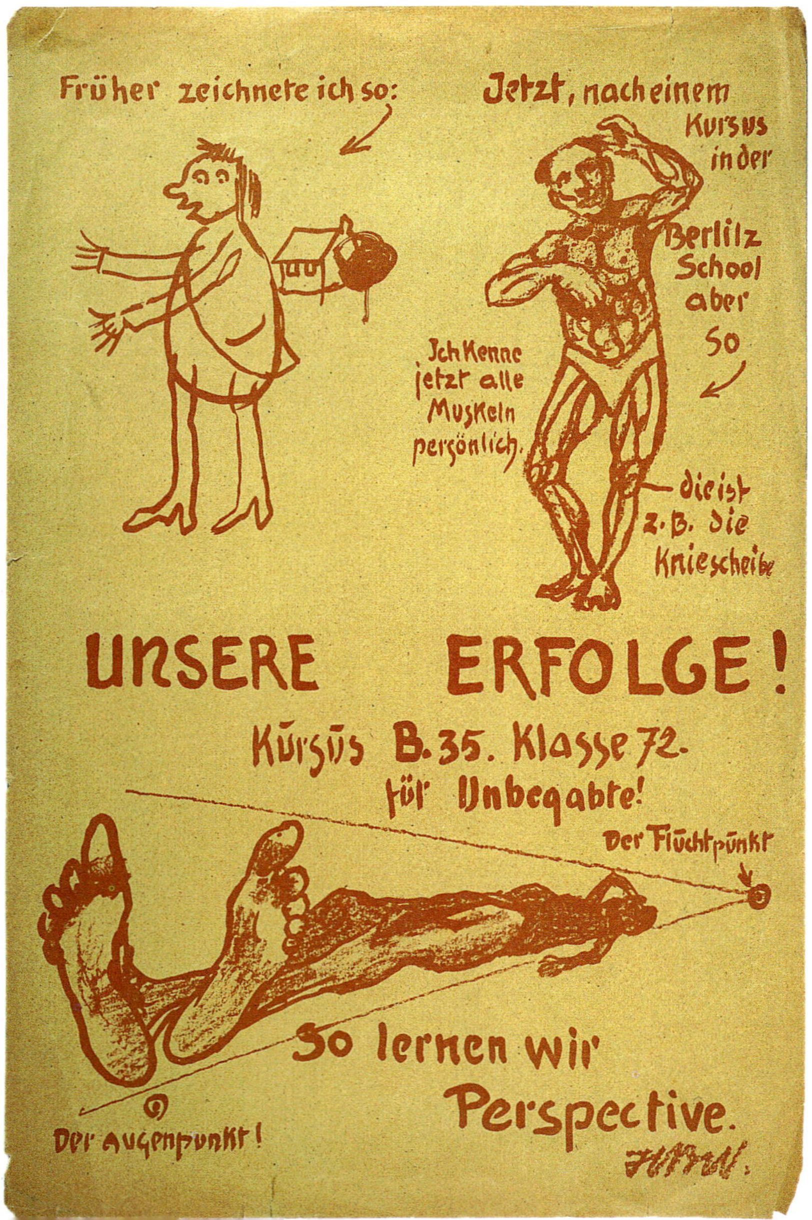
Früher zeichnete ich so:
Jetzt, nach einem Kursus in der Berlitz School aber so
Ich kenne jetzt alle Muskeln persönlich.
die ist z.B. die Kniescheibe
UNSERE ERFOLGE!
Kursus B. 35. Klasse 72.
für Unbegabte!
Der Fluchtpunkt
So lernen wir Perspective.
Der Augenpunkt!

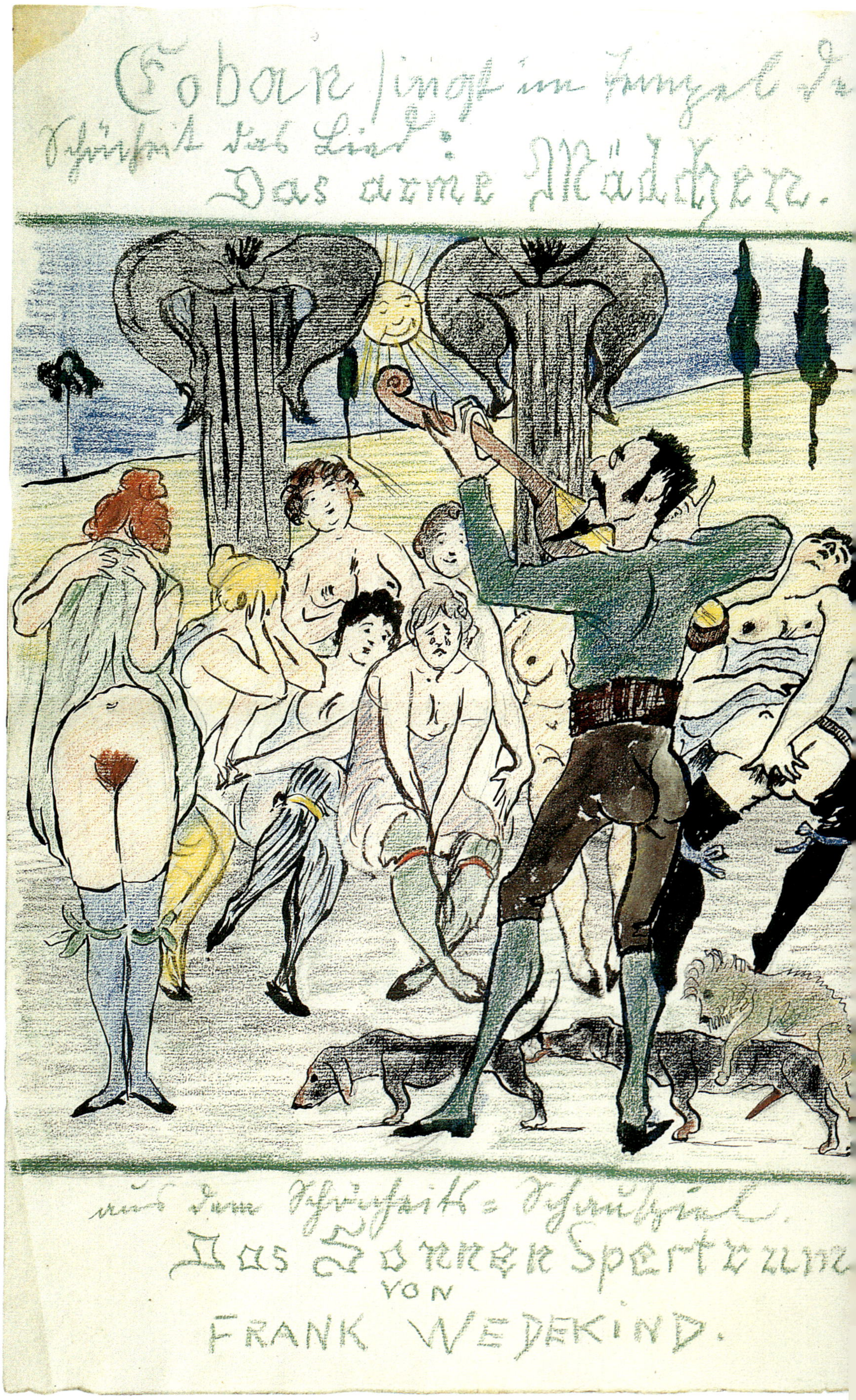
Fobar singt im Tempel der Schönheit das Lied:
Das arme Mädchen.
aus dem Schönheits=Schauspiel
Das Sonnenspektrum
VON
FRANK WEDEKIND.

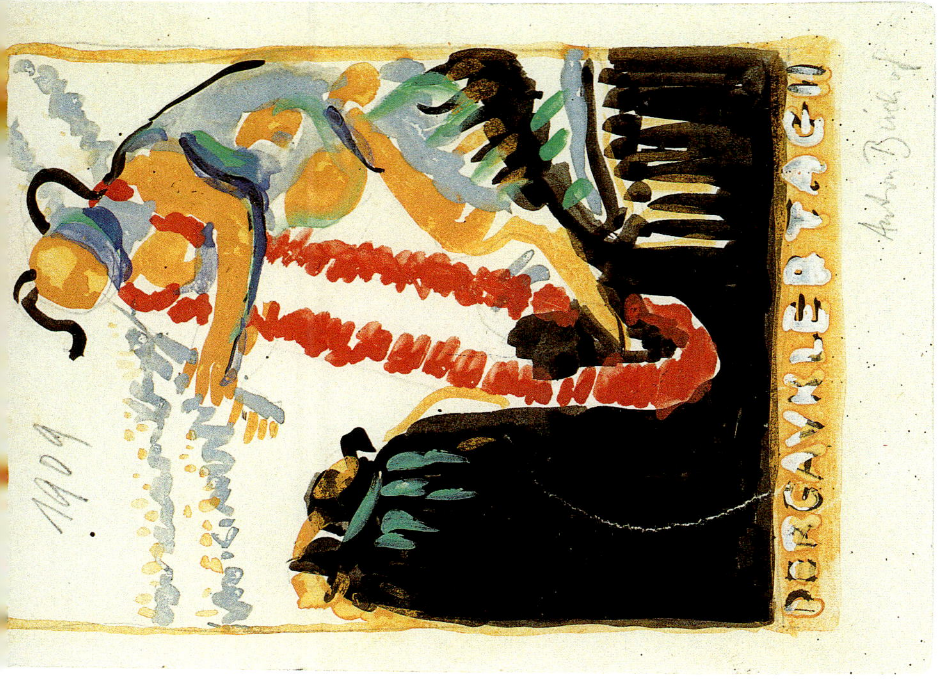

SCHWABING

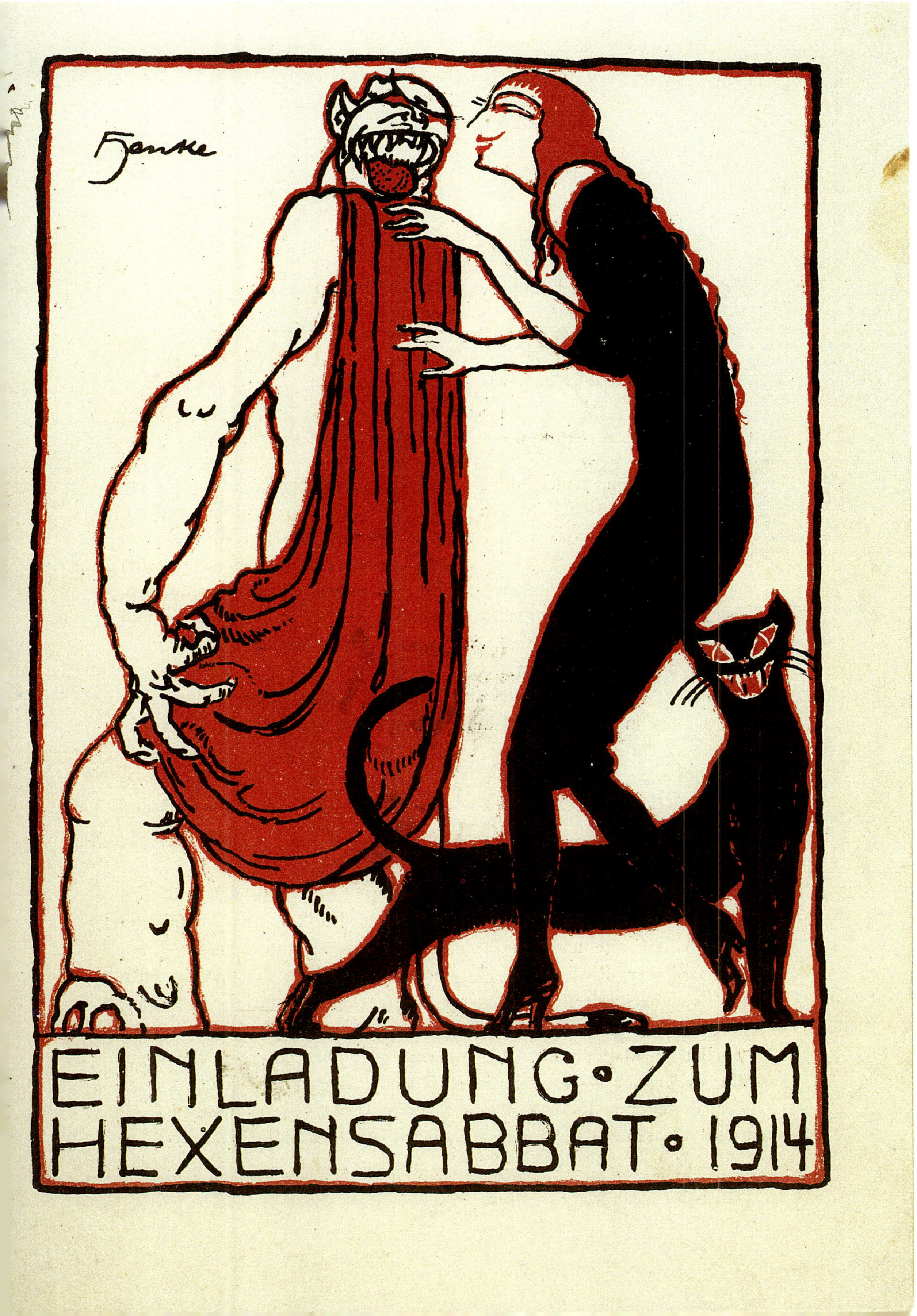

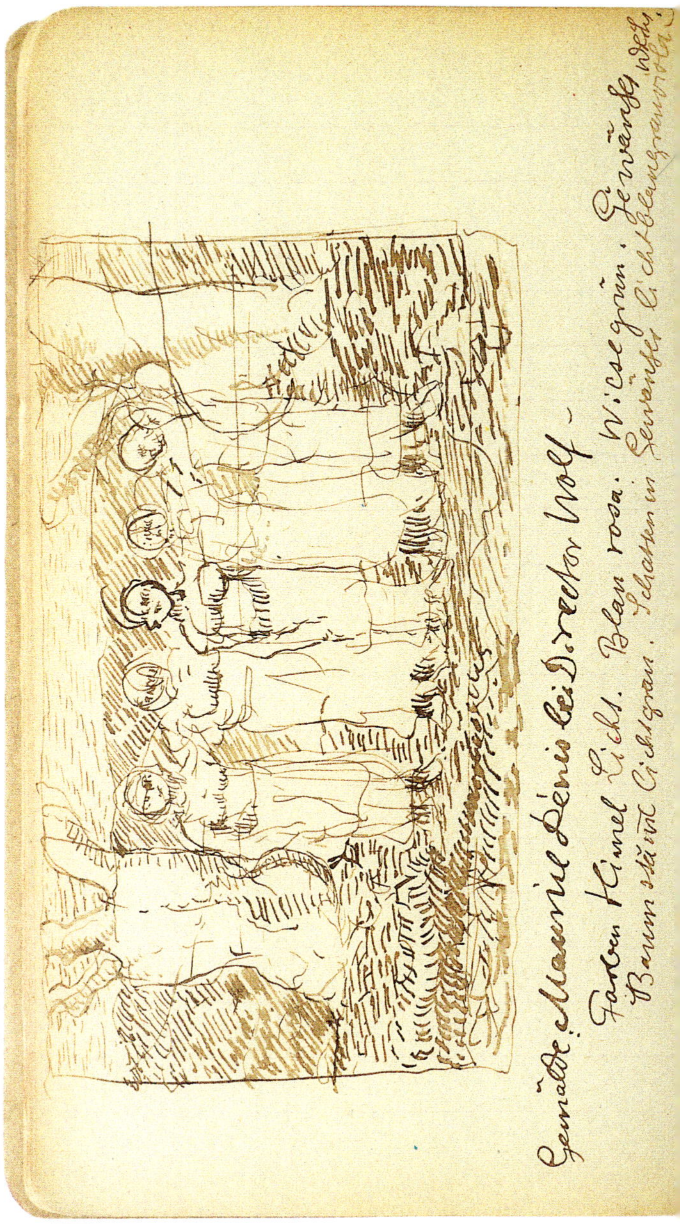

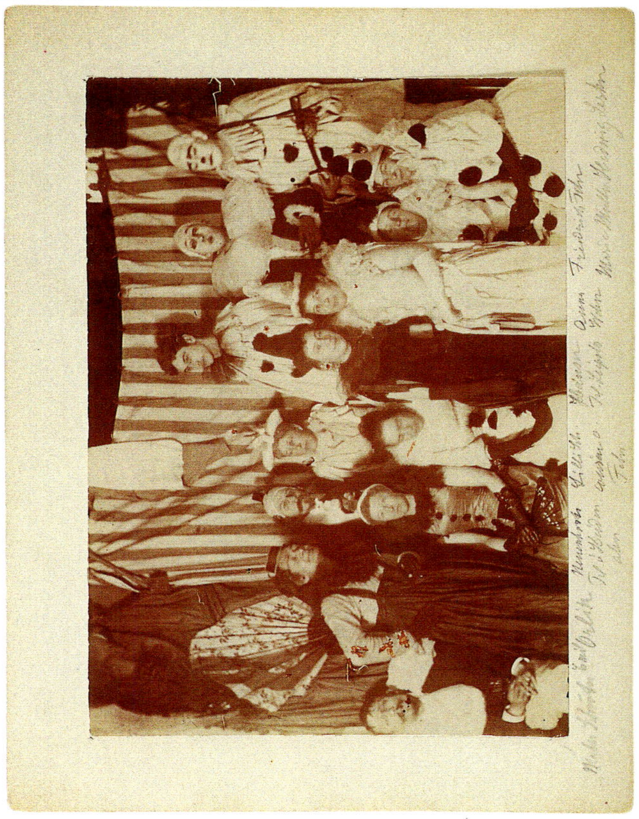

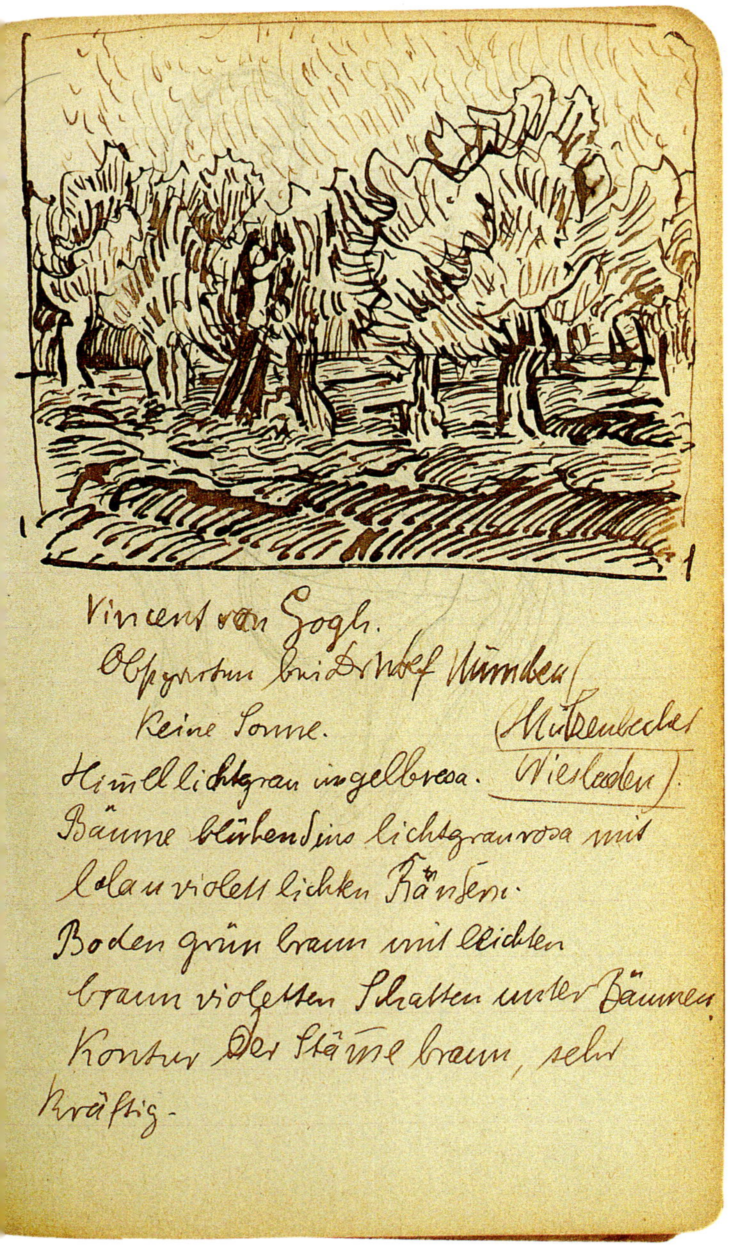
Vincent van Gogh.
Keine Sonne.
Wiesbaden
Bäume blühend ins lichtgraurosa mit
Boden grün braun mit leichten
braun violetten Schatten unter Bäumen
Kontur der Stämme braun, sehr
kräftig.

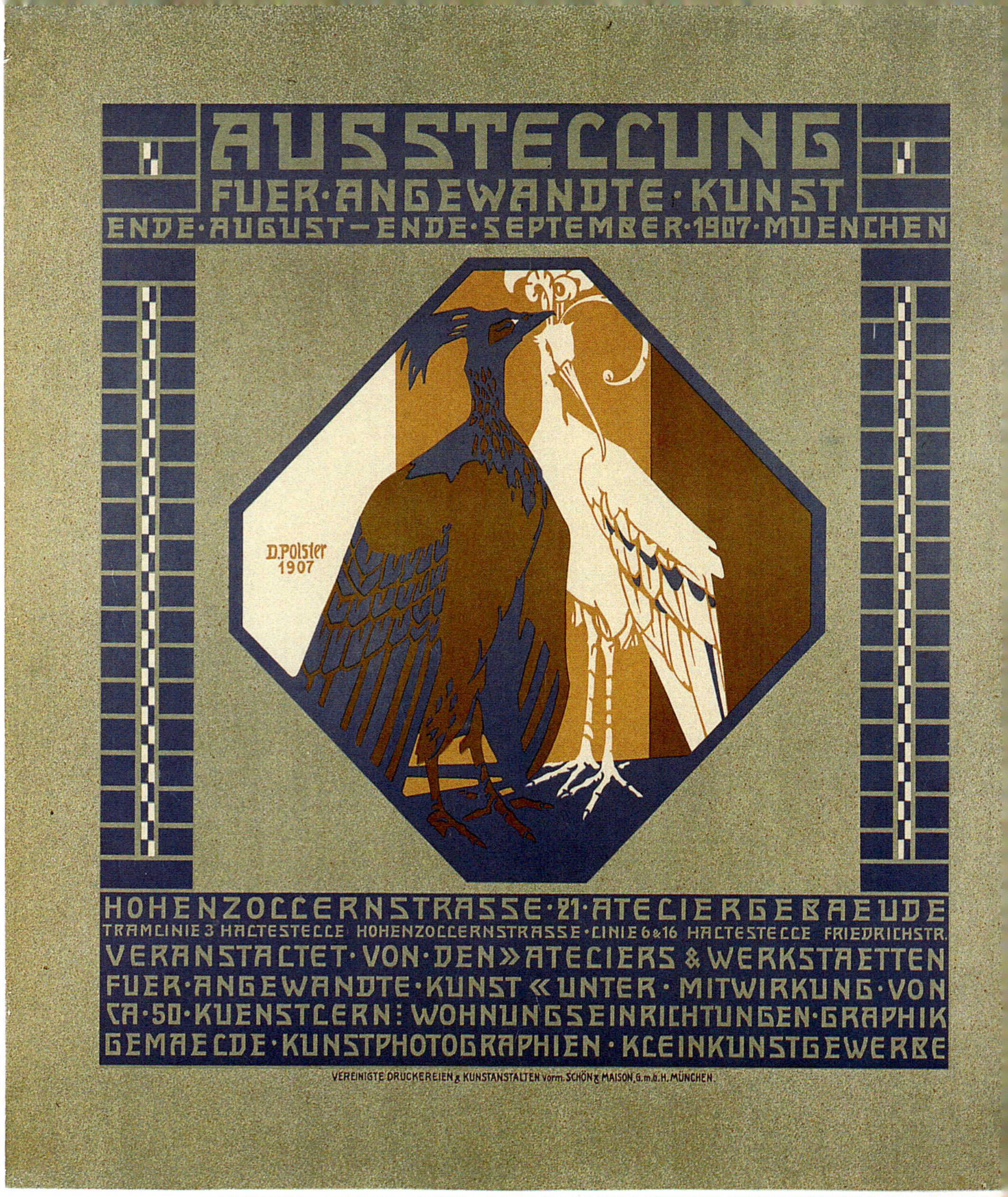
AUSSTELLUNG
FUER·ANGEWANDTE·KUNST
ENDE·AUGUST—ENDE·SEPTEMBER·1907·MUENCHEN
D.Polster 1907
HOHENZOLLERNSTRASSE·21·ATELIERGEBAEUDE
TRAMLINIE 3 HALTESTELLE HOHENZOLLERNSTRASSE·LINIE 6&16 HALTESTELLE FRIEDRICHSTR.
VERANSTALTET·VON·DEN»ATELIERS & WERKSTAETTEN
FUER·ANGEWANDTE·KUNST«UNTER·MITWIRKUNG·VON
CA·50·KUENSTLERN: WOHNUNGSEINRICHTUNGEN·GRAPHIK
GEMAELDE·KUNSTPHOTOGRAPHIEN·KLEINKUNSTGEWERBE
VEREINIGTE DRUCKEREIEN & KUNSTANSTALTEN vorm. SCHÖN & MAISON, G.m.b.H. MÜNCHEN

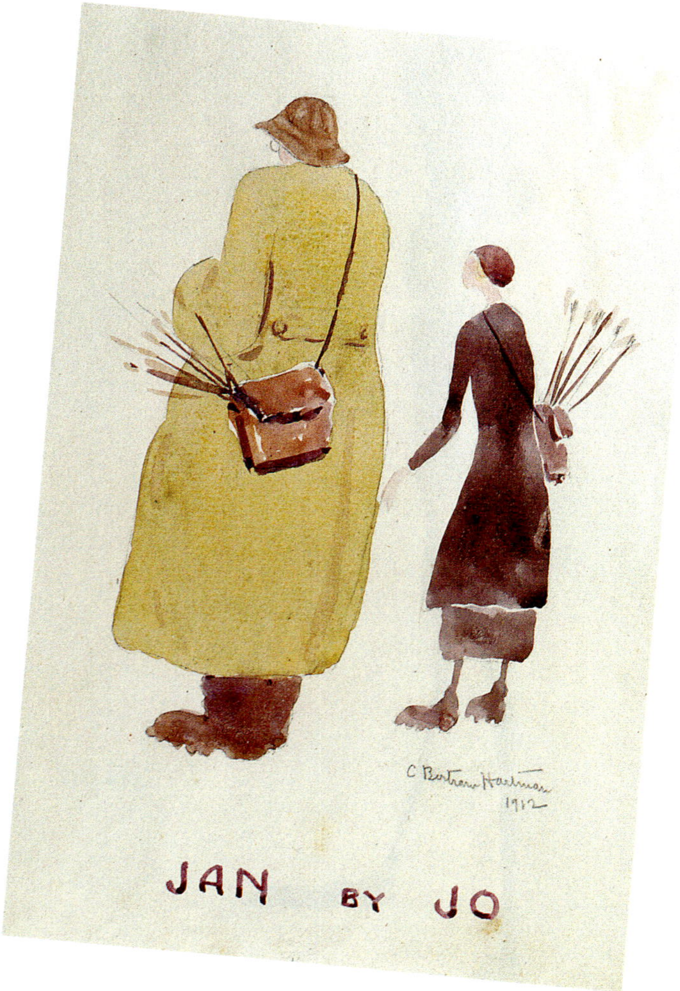
C Bertram Hartman
1912
JAN BY JO

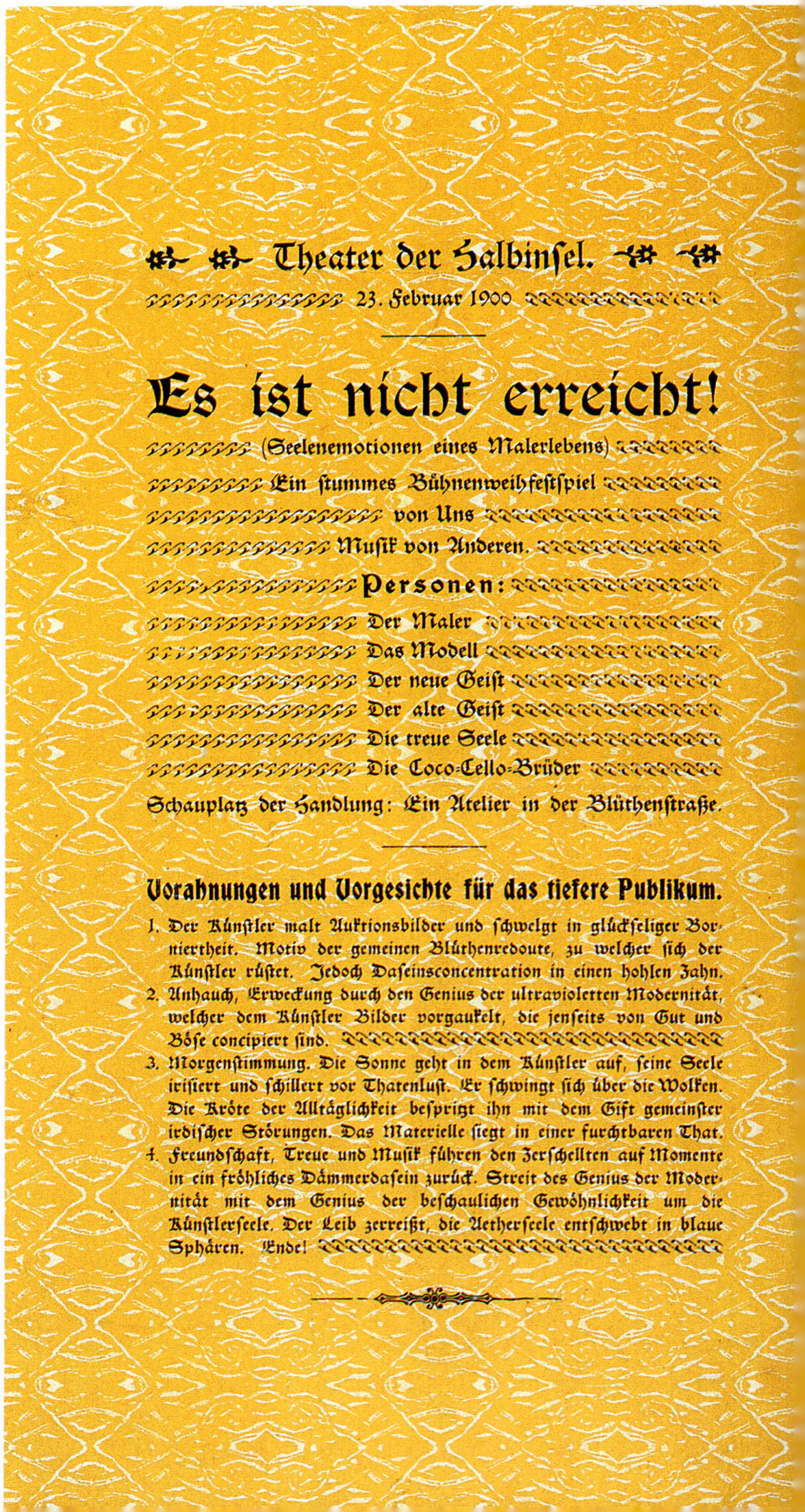

Theater der Halbinsel.

23. Februar 1900

Es ist nicht erreicht!

(Seelenemotionen eines Malerlebens)

Ein stummes Bühnenweihfestspiel

von Uns

Musik von Anderen.

Personen:

Der Maler
Das Modell
Der neue Geist
Der alte Geist
Die treue Seele
Die Coco-Cello-Brüder

Schauplatz der Handlung: Ein Atelier in der Blüthenstraße.

Vorahnungen und Vorgesichte für das tiefere Publikum.

1. Der Künstler malt Auktionsbilder und schwelgt in glückseliger Borniertheit. Motiv der gemeinen Blüthenredoute, zu welcher sich der Künstler rüstet. Jedoch Daseinsconcentration in einen hohlen Zahn.
2. Anhauch, Erweckung durch den Genius der ultravioletten Modernität, welcher dem Künstler Bilder vorgaukelt, die jenseits von Gut und Böse concipiert sind.
3. Morgenstimmung. Die Sonne geht in dem Künstler auf, seine Seele irisiert und schillert vor Thatenlust. Er schwingt sich über die Wolken. Die Kröte der Alltäglichkeit bespritzt ihn mit dem Gift gemeinster irdischer Störungen. Das Materielle siegt in einer furchtbaren That.
4. Freundschaft, Treue und Musik führen den Zerschellten auf Momente in ein fröhliches Dämmerdasein zurück. Streit des Genius der Modernität mit dem Genius der beschaulichen Gewöhnlichkeit um die Künstlerseele. Der Leib zerreißt, die Aetherseele entschwebt in blaue Sphären. Ende!

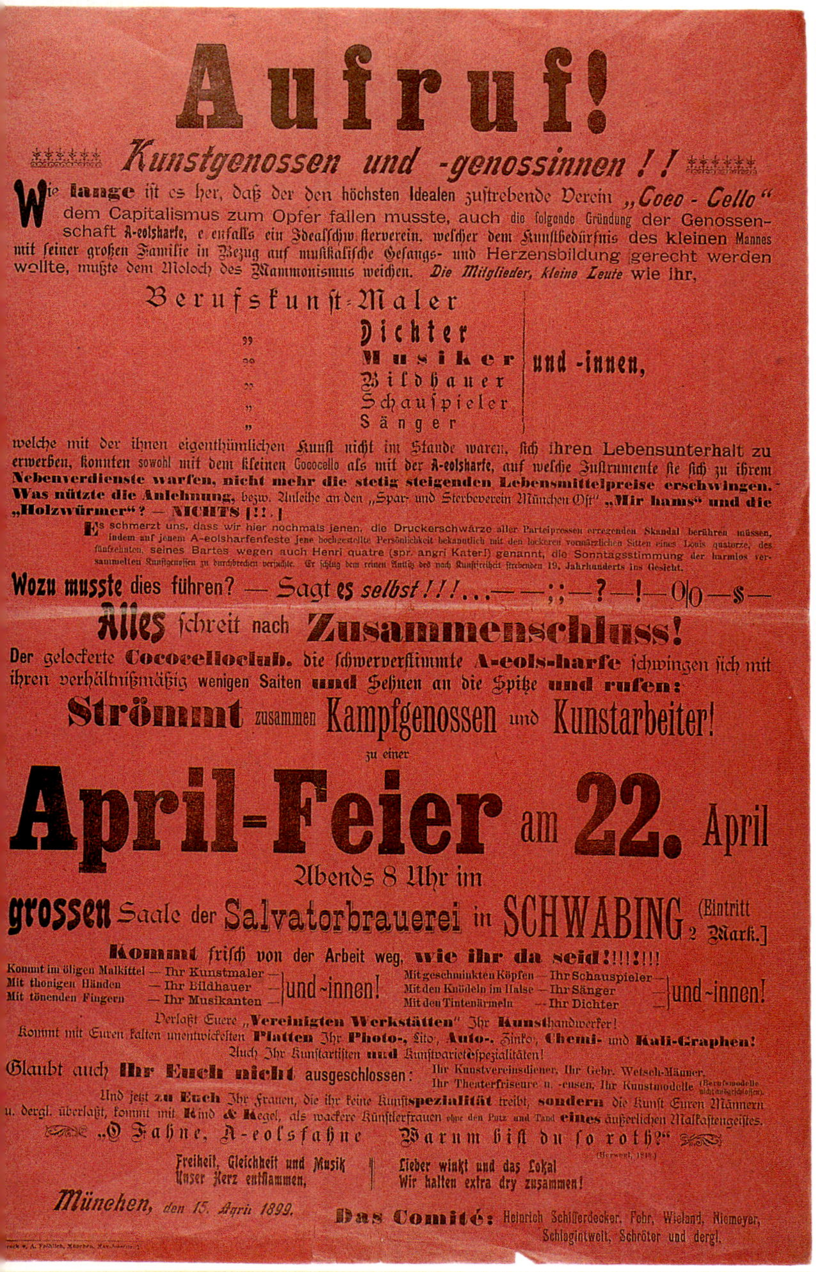

Aufruf!

Kunstgenossen und -genossinnen!!

Wie **lange** ist es her, daß der den höchsten Idealen zustrebende Verein *„Coco-Cello"* dem Capitalismus zum Opfer fallen musste, auch die folgende Gründung der Genossenschaft **A-eolsharfe**, ebenfalls ein Idealschwesterverein, welcher dem Kunstbedürfnis des kleinen Mannes mit seiner großen Familie in Bezug auf musikalische Gesangs- und Herzensbildung gerecht werden wollte, mußte dem Moloch des Mammonismus weichen. *Die Mitglieder, kleine Leute* wie ihr,

Berufskunst-	Maler	
„	Dichter	
„	**Musiker**	**und -innen,**
„	Bildhauer	
„	Schauspieler	
„	Sänger	

welche mit der ihnen eigenthümlichen Kunst nicht im Stande waren, sich ihren Lebensunterhalt zu erwerben, konnten sowohl mit dem kleinen Cococello als mit der **A-eolsharfe**, auf welche Instrumente sie sich zu ihrem **Nebenverdienste warfen, nicht mehr die stetig steigenden Lebensmittelpreise erschwingen. Was nützte die Anlehnung**, bezw. Anleihe an den „Spar- und Sterbeverein München Ost" **„Mir hams" und die „Holzwürmer"? — NICHTS [!!.]**

Es schmerzt uns, dass wir hier nochmals jenen, die Druckerschwärze aller Parteipressen erregenden Skandal berühren müssen, indem auf jenem A-eolsharfenfeste jene hochgestellte Persönlichkeit bekanntlich mit den lockeren vormärzlichen Sitten eines Louis quatorze, des fünfzehnten, seines Bartes wegen auch Henri quatre (spr. angri Kater!) genannt, die Sonntagsstimmung der harmlos versammelten Kunstgenossen zu durchbrechen versuchte. Er schlug dem reinen Antlitz des nach Kunstfreiheit strebenden 19. Jahrhunderts ins Gesicht.

Wozu musste dies führen? — Sagt es *selbst!!!...——;;—?—!—0/0—§—*

Alles schreit nach **Zusammenschluss!**

Der gelockerte **Cococelloclub**, die schwerverstimmte **A-eols-harfe** schwingen sich mit ihren verhältnißmäßig wenigen Saiten **und** Sehnen an die Spitze **und rufen:**

Strömmt zusammen Kampfgenossen und Kunstarbeiter!

zu einer

April-Feier am 22. April

Abends 8 Uhr im

grossen Saale der Salvatorbrauerei in SCHWABING (Eintritt 2 Mark.)

Kommt frisch von der Arbeit weg, **wie ihr da seid!!!!!!!**

Kommt im öligen Malkittel — Ihr Kunstmaler —
Mit thonigen Händen — Ihr Bildhauer —
Mit tönenden Fingern — Ihr Musikanten — } und -innen!

Mit geschminkten Köpfen — Ihr Schauspieler —
Mit den Knödeln im Halse — Ihr Sänger —
Mit den Tintenärmeln — Ihr Dichter — } und -innen!

Verlaßt Euere „**Vereinigten Werkstätten**" Ihr **Kunst**handwerker!
Kommt mit Euren kalten unentwickelten **Platten** Ihr **Photo-**, Lito-, **Auto-**, Zinko-, **Chemi-** und **Kali-Graphen!**
Auch Ihr Kunstartisten **und** Kunstvarietéspezialitäten!

Glaubt auch **Ihr Euch nicht** ausgeschlossen: Ihr Kunstvereinsdiener, Ihr Gebr. Wetsch-Männer, Ihr Theaterfriseure u. -eusen, Ihr Kunstmodelle (Berufsmodelle nicht ausgeschlossen).

Und jetzt **zu Euch** Ihr Frauen, die ihr keine Kunst**spezialität** treibt, **sondern** die Kunst Euren Männern u. dergl. überlaßt, kommt mit **Kind & Kegel**, als wackere Künstlerfrauen ohne den Putz und Tand **eines** äußerlichen Malkastengeistes.

„O Fahne, A-eolsfahne — Warum bist du so roth?"
(Herwegh, 1848.)

Freiheit, Gleichheit und Musik
Unser Herz entflammen,

Lieber winkt und das Lokal
Wir halten extra dry zusammen!

München, den 15. April 1899.

Das Comité: Heinrich Schifferdecker, Fehr, Wieland, Niemeyer, Schlagintweit, Schröter und dergl.

Druck v. A. Fröhlich, München

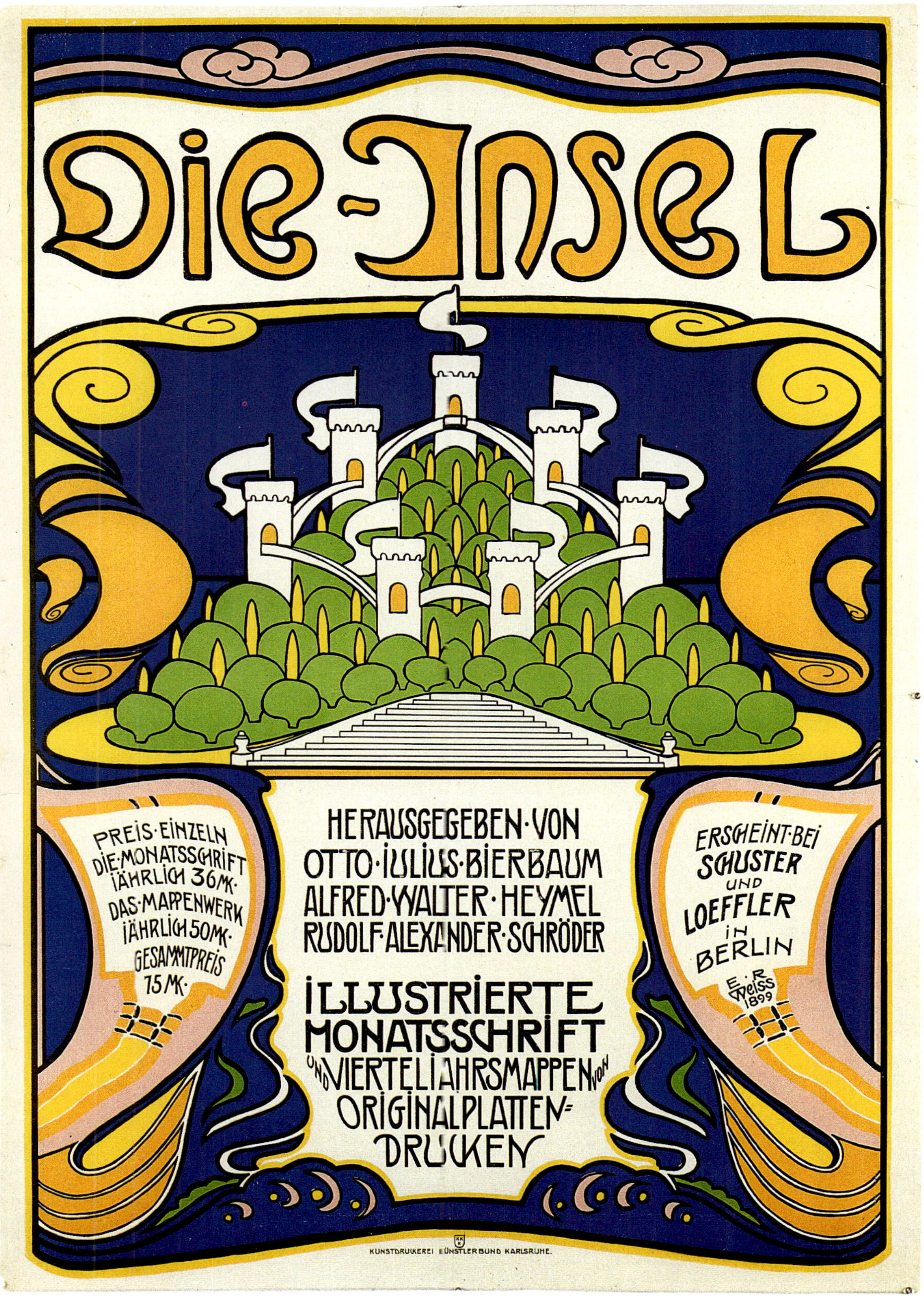

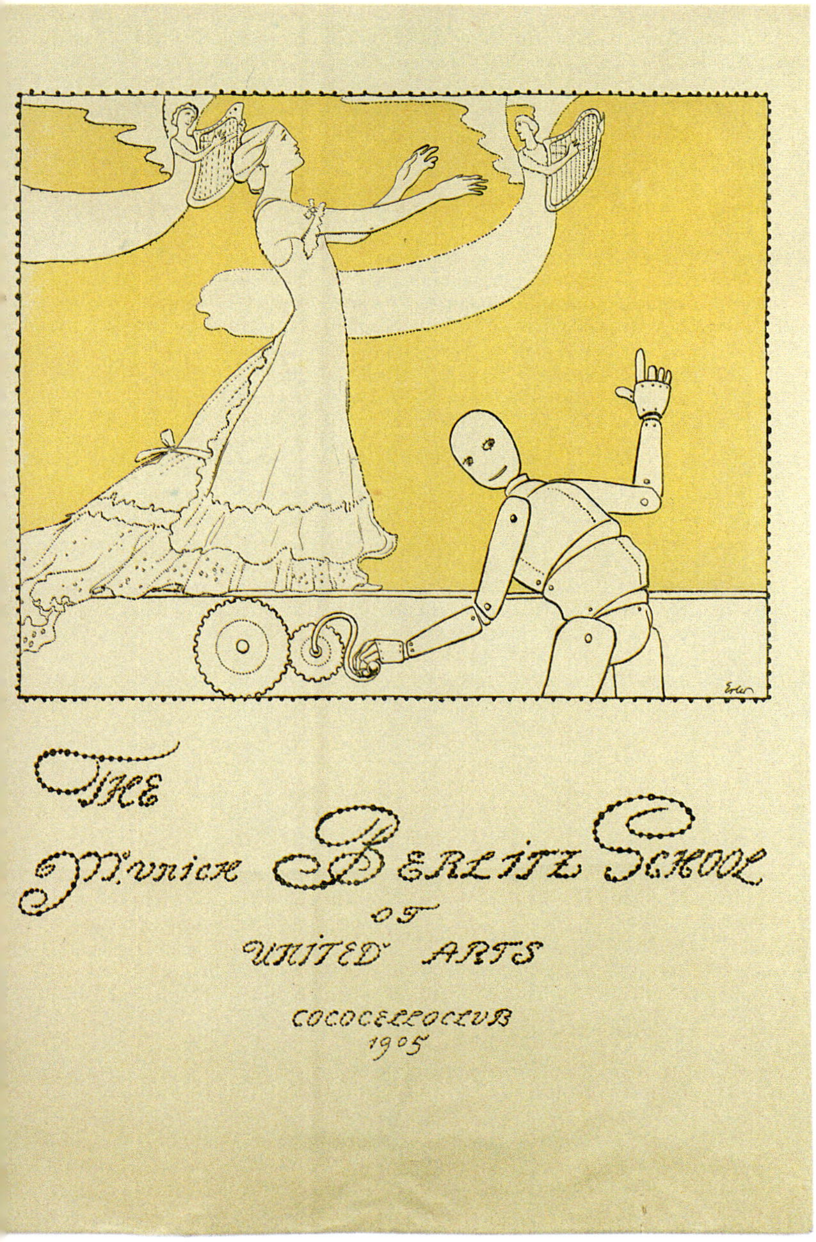

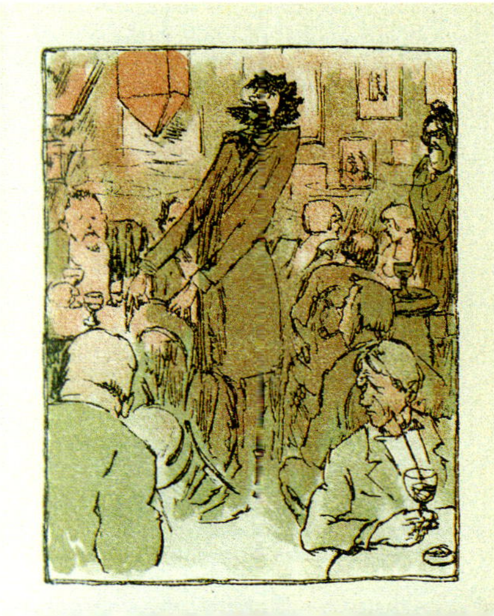

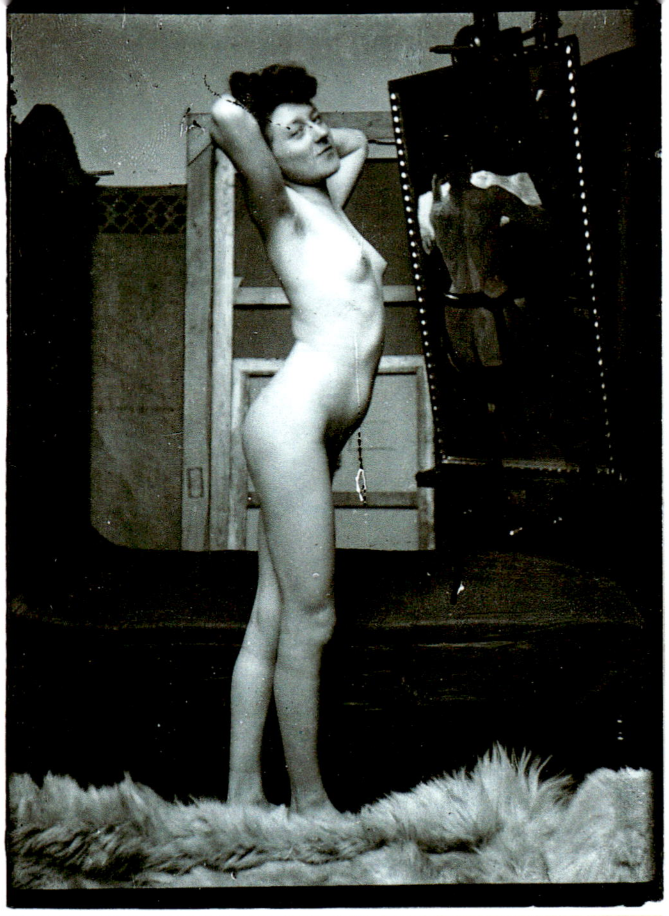

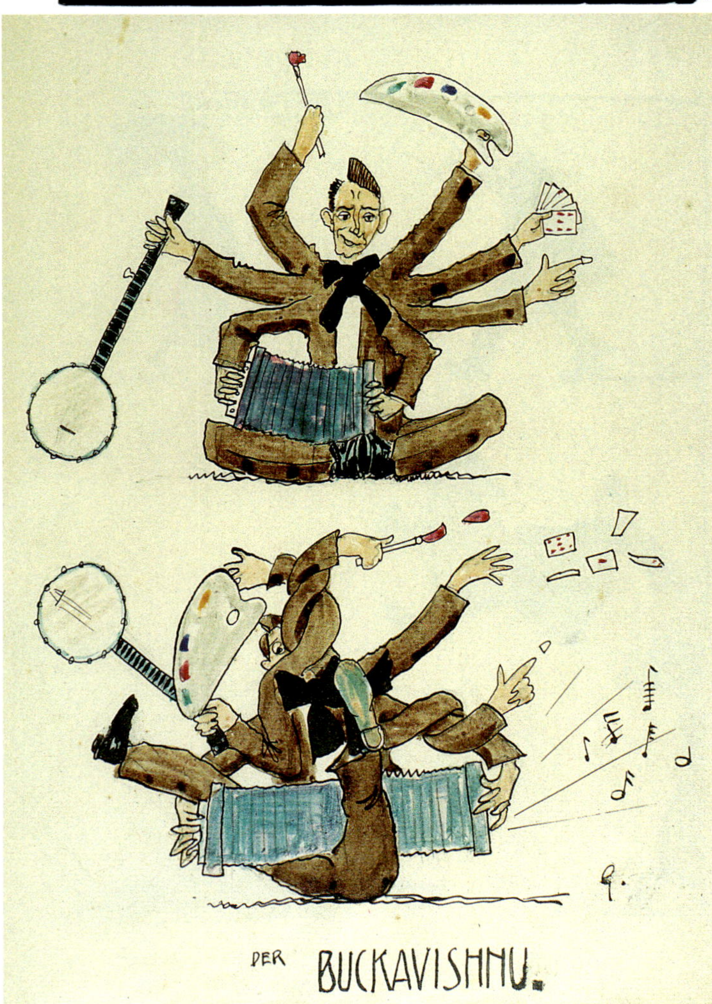

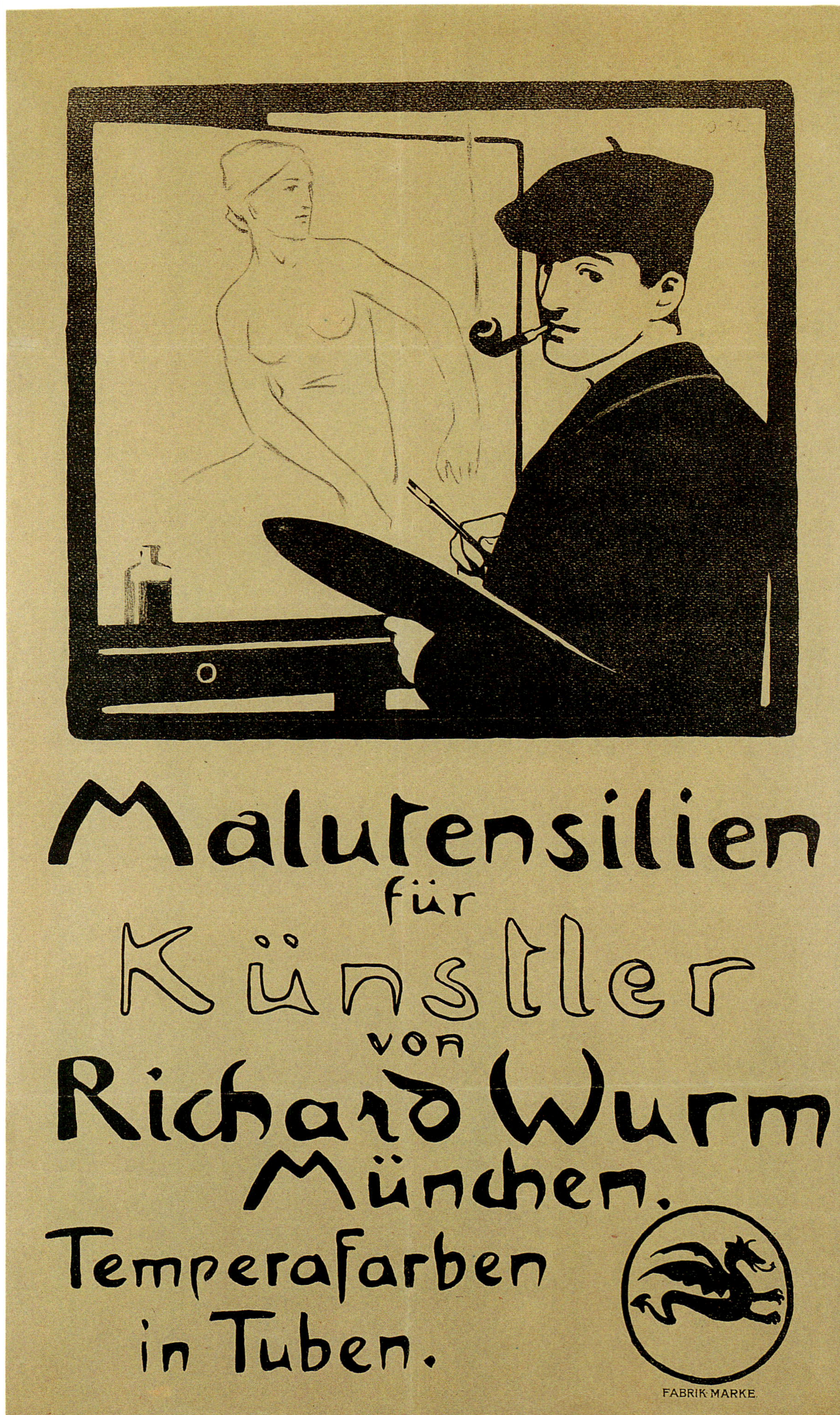

Künstlerpinsel „Meunier“ • Anerkannt • bestes Fabrikat
Ls. Meunier, Pinselfabrik, München.

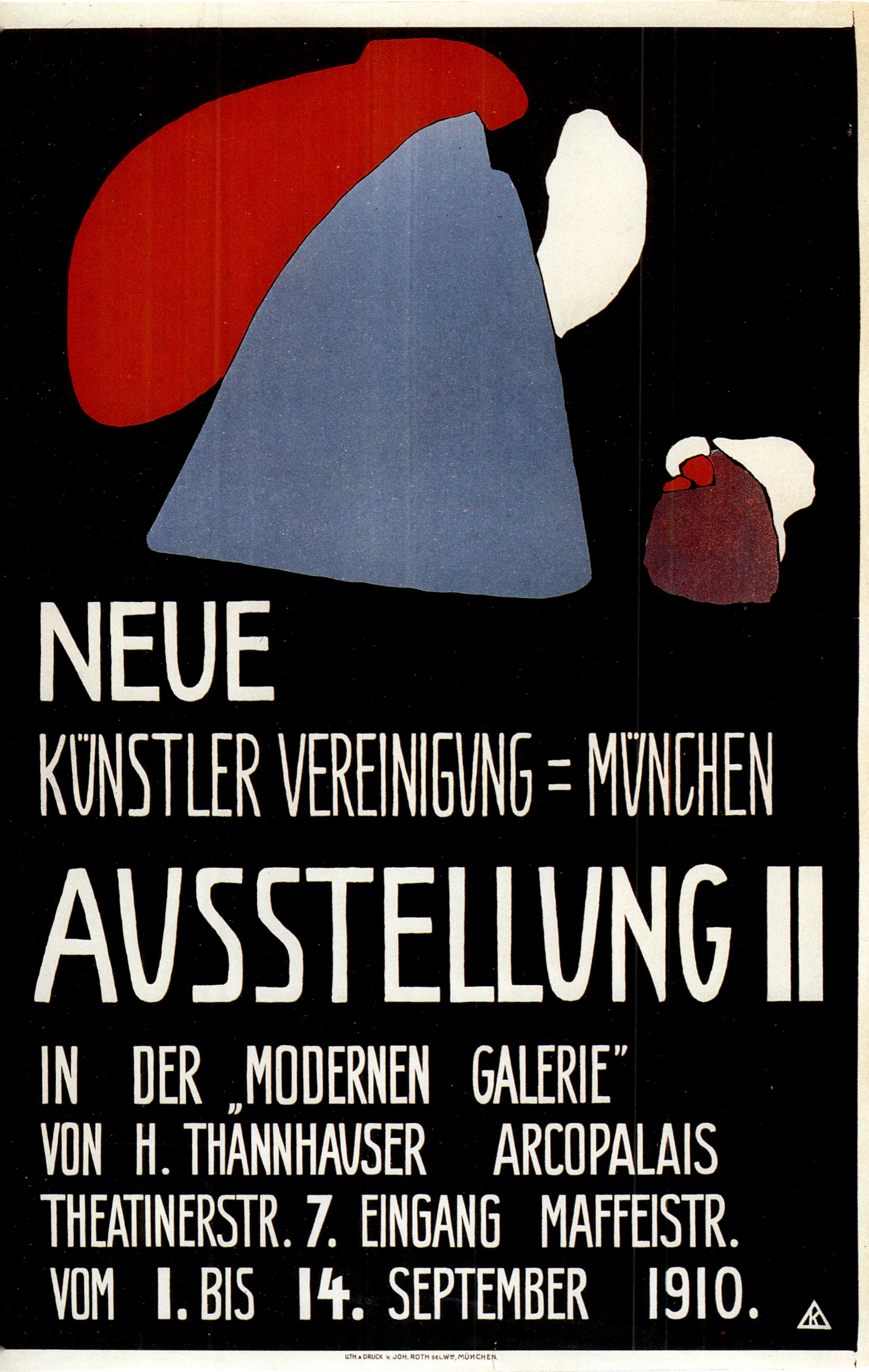
NEUE
KÜNSTLER VEREINIGUNG = MÜNCHEN
AUSSTELLUNG II
IN DER „MODERNEN GALERIE"
VON H. THANNHAUSER ARCOPALAIS
THEATINERSTR. 7. EINGANG MAFFEISTR.
VOM 1. BIS 14. SEPTEMBER 1910.
LITH. u. DRUCK v. JOH. ROTH SEL. Wᵂᵉ, MÜNCHEN.

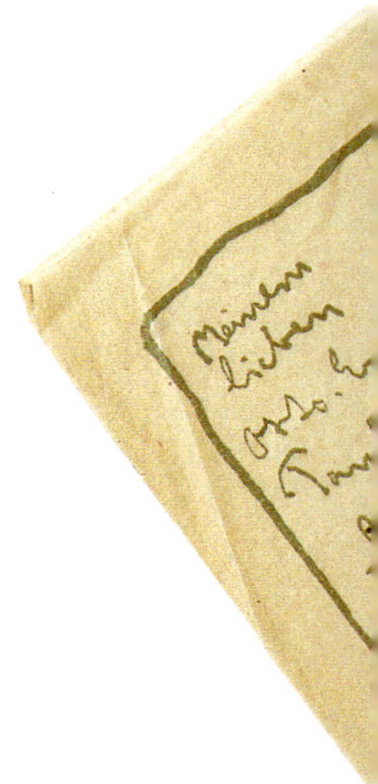

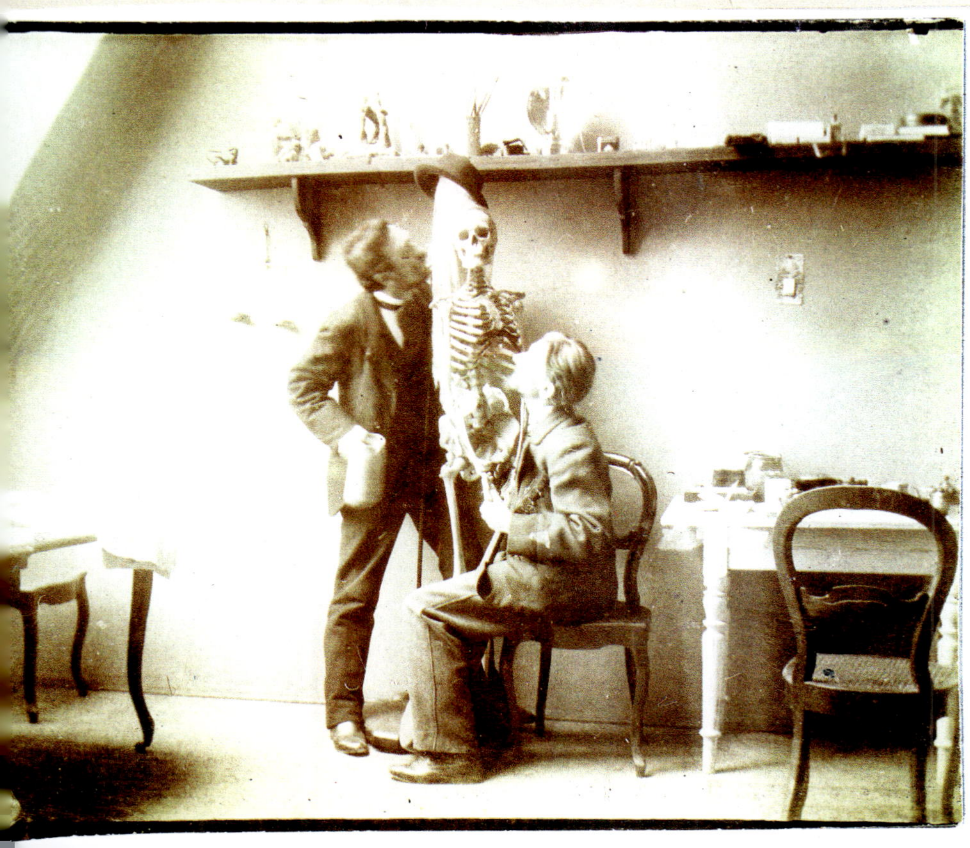

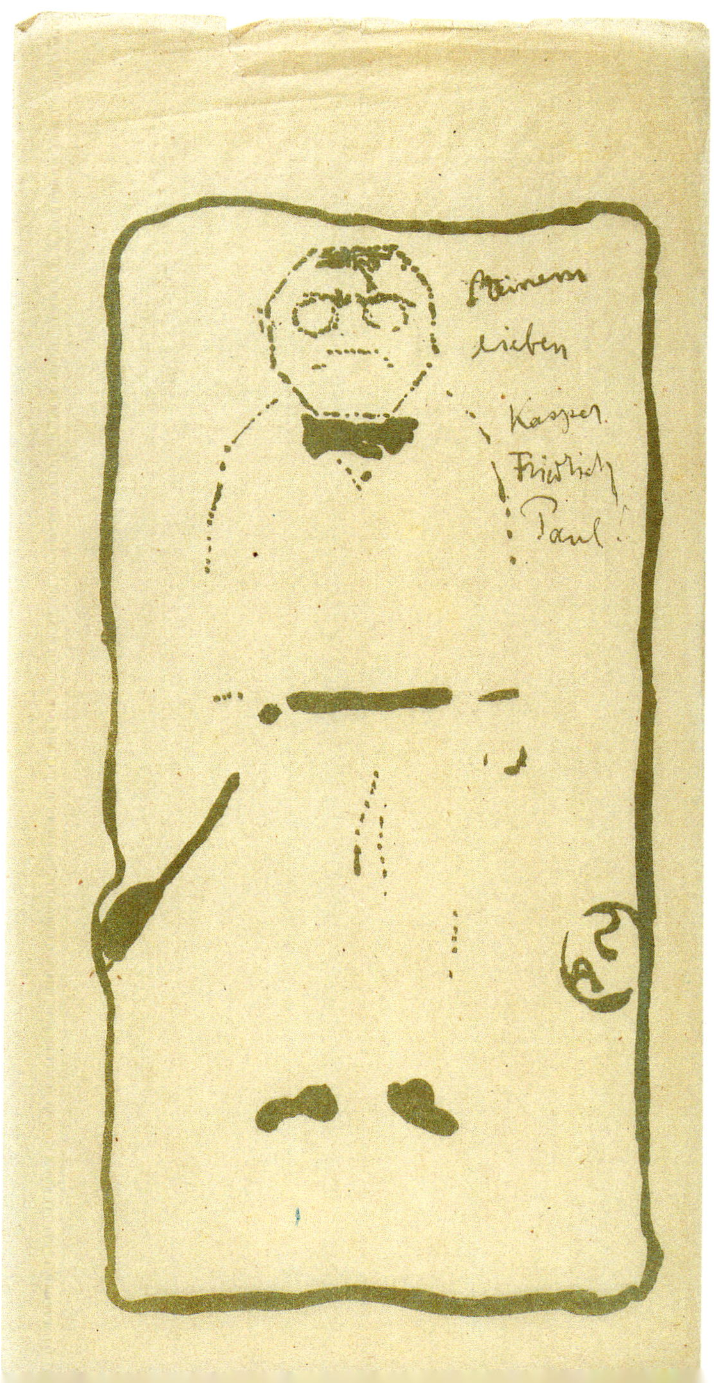
Meinem lieben Kasper. Friedrich Paul

Helmut Bauer

SCHW

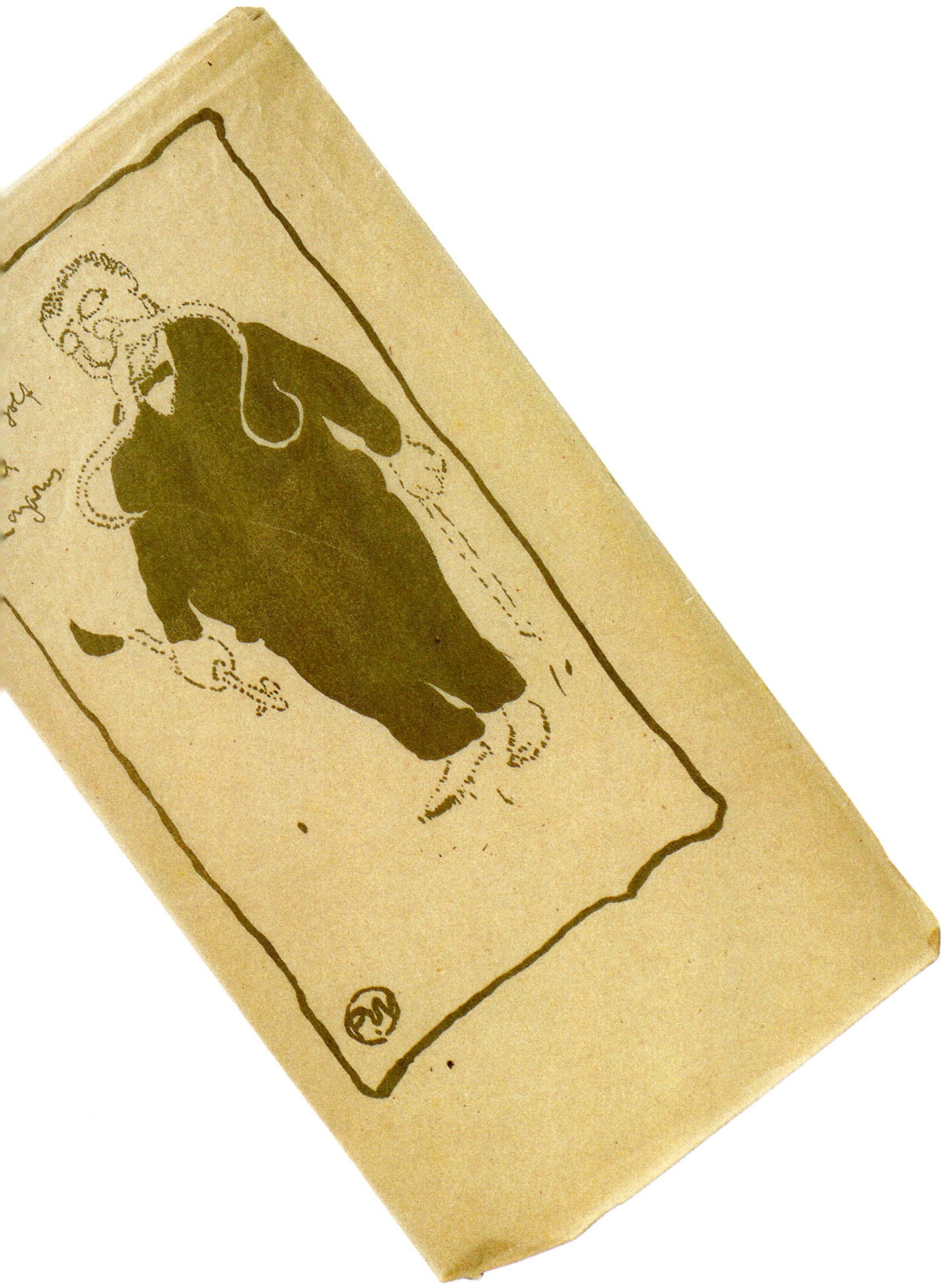

unter Mitarbeit von Sandra Uhrig

Typographie und Gestaltung: Lech Majewski

SCHWABING

ABING

Kunst und Leben

um 1900

MÜNCHNER STADTMUSEUM

NAZRAELI PRESS

Das Schwabing-Archiv

Es kommt ja nur darauf an, die richtige Zeit und den richtigen Ort zu treffen.[1]

Franz Blei

1 Rolf von Hoerschelmann (links), der Gründer des *Schwabing-Archivs R.v.H.* während eines geselligen Abends in Max Halbes Kegelbahn. Hinter ihm mit Hut Erich Mühsam. Rechts: Hans Bötticher alias Joachim Ringelnatz. *Fotografie um 1912*

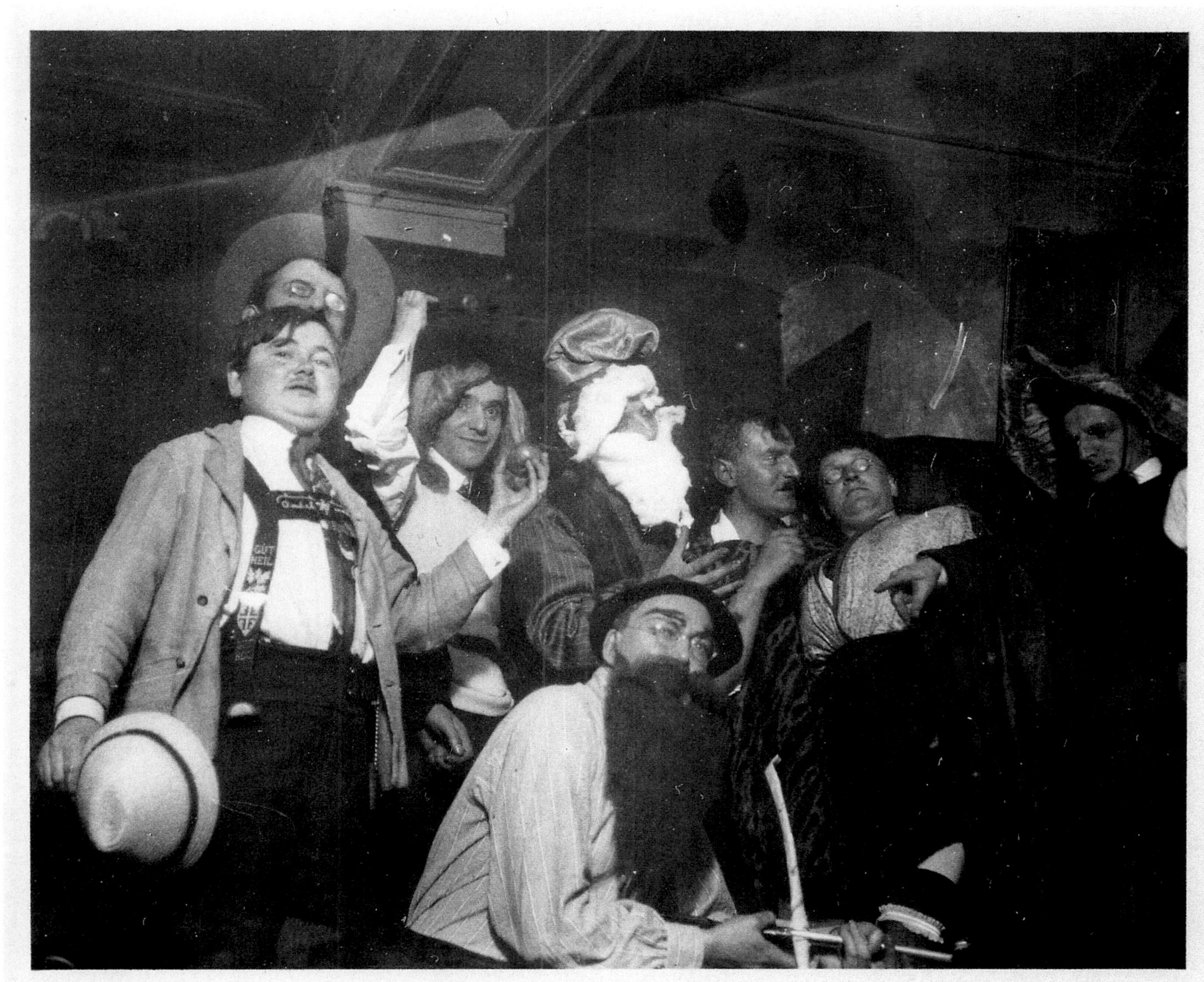

1

Von Kraglfing nach Wahnmoching

Der Weg von Kraglfing nach Wahnmoching zieht sich. Mancher kommt nie an. Viele bleiben in Kraglfing. Andere stürzen sich kopfüber ins Wahnmochinger Treiben, vergessen Kraglfing. Darin liegt die Gefahr, den Boden unter den Füßen zu verlieren. Es ist besser, in Kraglfing zu wurzeln und in Wahnmoching zu fliegen oder auf dem Weg zu sein wie auf einer imaginären Reise mit dem Zug von Kraglfing nach Wahnmoching und mittendrin auszusteigen. Denn hier liegt Schwabing.

Das Bild einer Reise hilft, merkwürdige Begebenheiten an einem Ort wie Schwabing, besser zu verstehen. Doch es fällt schwer, eindeutige Aussagen über den Ort zu machen, weil die Vielfalt unterschiedlicher Handlungen so groß ist. Der Reisende weiß nicht, wer sich zu ihm ins Abteil setzen wird. Er weiß auch nicht, in welchem Zustand er das Ziel seiner Reise erreichen wird. Schwabing läßt sich nicht eingrenzen, kann nicht in Form eines Baedeker-Reiseführers oder Dehio-Kunstführers vorgestellt werden.

2 Aufforderung zum Fingerhakeln. Das Phänomen Kraglfing zeigt sich auf vielen in München edierten Postkarten mit ethnischen Motiven.
Postkarte um 1900

Als Autor an Schwabing scheitern, ist normal. Hier ist nichts weder falsch noch richtig. Jedenfalls hat alles, auch das scheinbar Falsche etwas mit Schwabing zu tun.
Um Schwabing zu erreichen, ist es wichtig, in Kraglfing die Reise anzutreten. Denn dort herrschen einfache, überschaubare Verhältnisse. Frei nach Tacitus' *Germania* schildert der Anwalt Dr. Ludwig Thoma das Kraglfinger Geschehen in einer Serie von Artikeln für den Sammler, einer Beilage der Augsburger Abendzeitung. Unter dem Titel *Agricola* faßt er sie zuerst im Verlag der Waldbauerschen Buchhandlung in Passau, dann im Verlag für Litteratur und Kunst bei Albert Langen in München-Schwabing zusammen. Für Langen arbeitet Thoma als Redakteur und ständiger freier Mitarbeiter, nachdem er seinen bisher ausgeübten bürgerlichen Beruf, den des Advokaten, an den Nagel gehängt hat. Seine Distanz zur Bourgeoisie beginnt mit *Agricola*, fängt an in Kraglfing. Die Buchausgabe entsteht in enger Zusammenarbeit mit den Zeichnern Bruno Paul und Adolf Hölzel. Paul übernimmt die Illustration von Personen und Handlungen, Hölzel die Motive Dorf und Landschaft. Zusammen erfinden sie Kraglfing, einen fiktiven Ort, an dem bodenständige Bauern ihre irdene Schwerkraft nur in dem Moment aufheben, wenn während der Kirta bei reichlich Biergenuß im Streit nur noch die Körperkraft als Argument zählt. Inmitten einer Rauferei, in der sie sich gegenseitig ihrer sprichwörtlichen Standkraft entheben, fängt der Kraglfinger an, abzuheben, zu fliegen. Nur dann.
Aus ethnologischer Sicht gehört Kraglfing wie Schwabing in die Kulturlandschaft des Amperlands. Bäuerliche Architektur, Tracht, Sitten und Gebräuche fallen an beiden Orten gleich aus. Diese kulturelle Identität ist dort wie hier eindeutig gegeben. Vor allem in Kraglfing kommt die agrikulturelle Lebensform in höchster Reinheit vor. Das von Ludwig Thoma literarisch angelegte Biotop existiert ohne störende Einflüsse von außen. Kraglfing steht gleichsam als Modell für die Einheit von Land und Leben. *G'standen sein* ist die Maxime Kraglfings.
In Wahnmoching ist alles ganz anders. Bei gleichen ethnographischen Konditionen haben sich in Wahnmoching die fremden Einflüsse so verstärkt, daß die ursprüngliche Bodenständigkeit zum großen Teil aufgehoben ist. Gründe dafür sind nur spekulativ auszumachen. Die Einen sagen, daß die Nähe zur Residenzstadt München, der kunstsinnige König Ludwig I durch den Bau der Ludwigstraße, die bei Wahnmoching in ihrer Monumentalität jäh endet, schuld daran ist, daß das agricolare Leben Wahnmochings gegen 1900 verloren geht. Andere behaupten, daß die Einrichtung von Bildungsinstituten wie der Ludwig-Maximilians-Universität und der Königlichen Bayerischen Akademie der bildenden Künste viele Fremde zum Studium der Wissenschaft und Kunst nach München führt, und daß eben diese Fremden die Kraglfinger Lebensart allein aufgrund ihres Zuzugs so verändert haben. Der fremde Einfluß zeichnet sich besonders dadurch aus, daß der Fremde die ihm fremden Sitten Kraglfings weder als kulturell unbedeutend einschätzt noch als konservativ ablehnt. Im Gegenteil! Die neuen EInwohner Schwabings amüsieren sich über die vorgefundenen Sitten und integrieren sie gerne in ihre Lebensform. Die seit 1895 jährlich an Karneval in der Schwabinger Brauerei abgehaltene Bauernkirta ist ein Beispiel für die Anpassung an gegebene ethnographische Konditionen. Die Mutation von Kraglfing zu Wahnmoching passiert wie in einem Biotop ohne Überwindung von Gegensätzen und im Gleichklang gegen die Kunst-Bourgeoisie. Die zwar einfachen aber authentischen Lebensformen Kraglfings bilden einen natürlichen Gegensatz zu einer künstlich aufgeblasenen Kunststadt-Vision, wie sie die Allotria-Professoren der Akademie zu pflegen gewohnt sind.

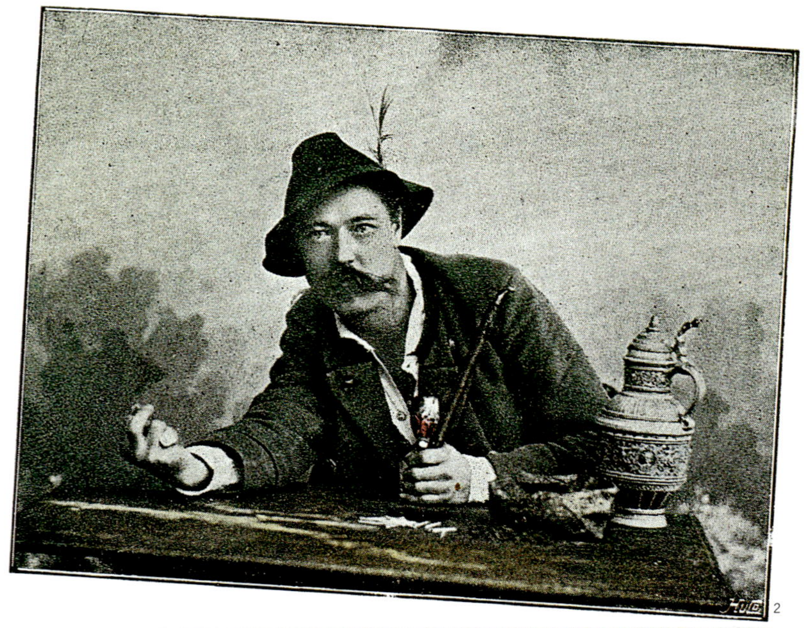
2

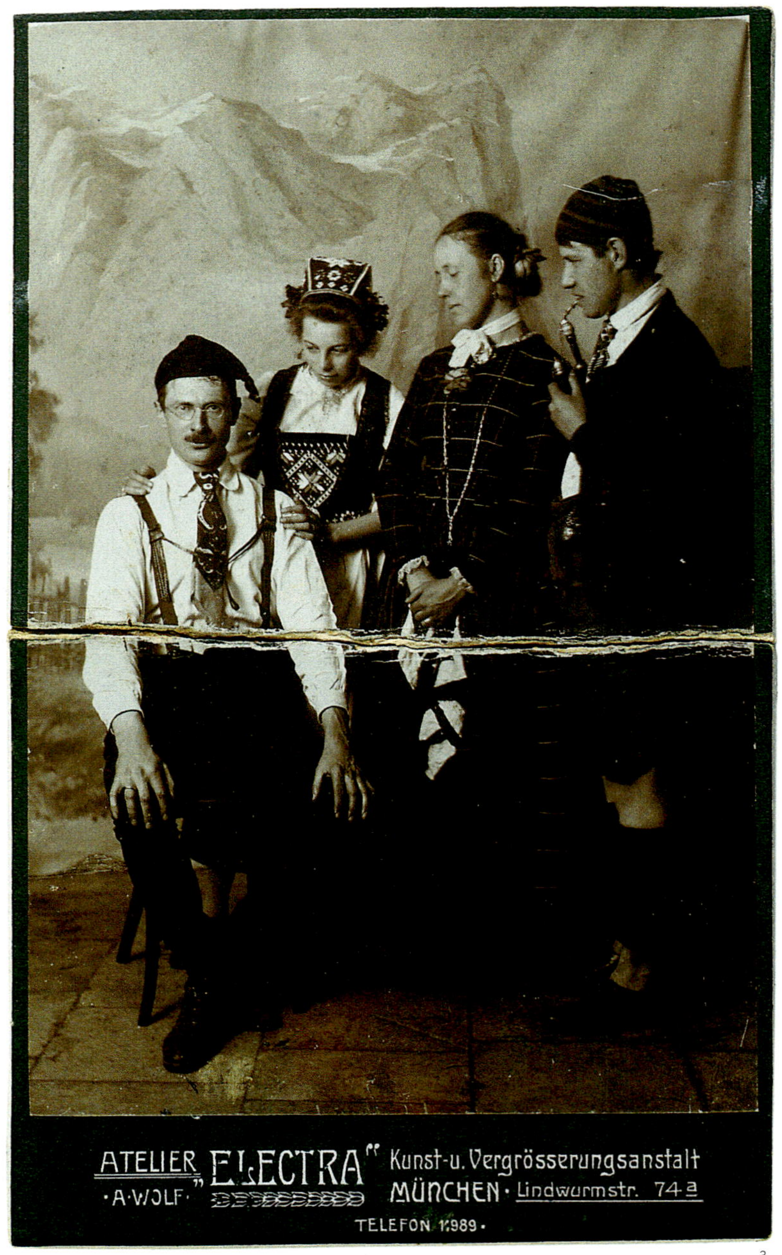

3

3 Künstler besuchen 1908 die Schwabinger Bauernkirta und lassen sich in ihren bäuerlichen Kostümen fotografieren. Von links nach rechts: der Maler Paul Roloff, seine Frau Aagot, die Frau des Architekten Veil und ihr Mann.
Fotografie, 1908

4 Postkarte mit bäuerlichem Motiv anläßlich der Schwabinger Bauernkirta 1903, die seit 1895 jährlich in der Schwabinger Brauerei stattfindet. Veranstalter ist der Verein der Kunst-Studierenden

5 Der Maler Erich Kubierschky mit seiner Tochter unterwegs in Schwabing. *Fotografie um 1895*

6 Anzeige aus der Zeitschrift *Kunst für Alle*

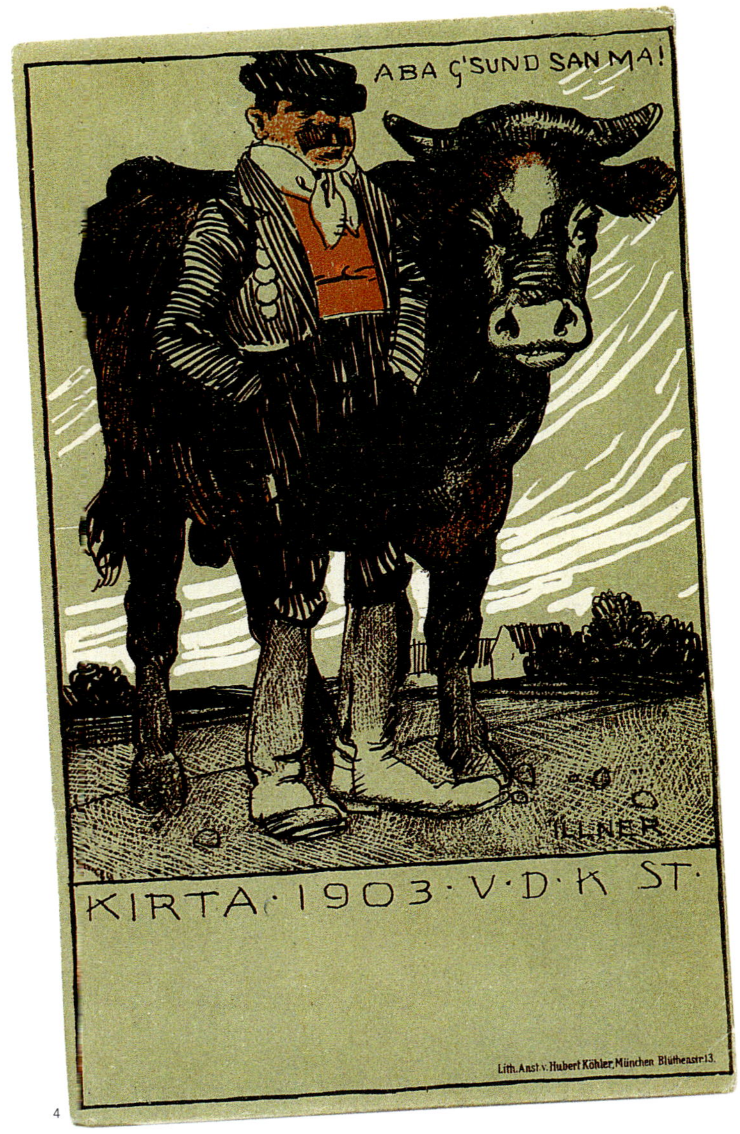

4

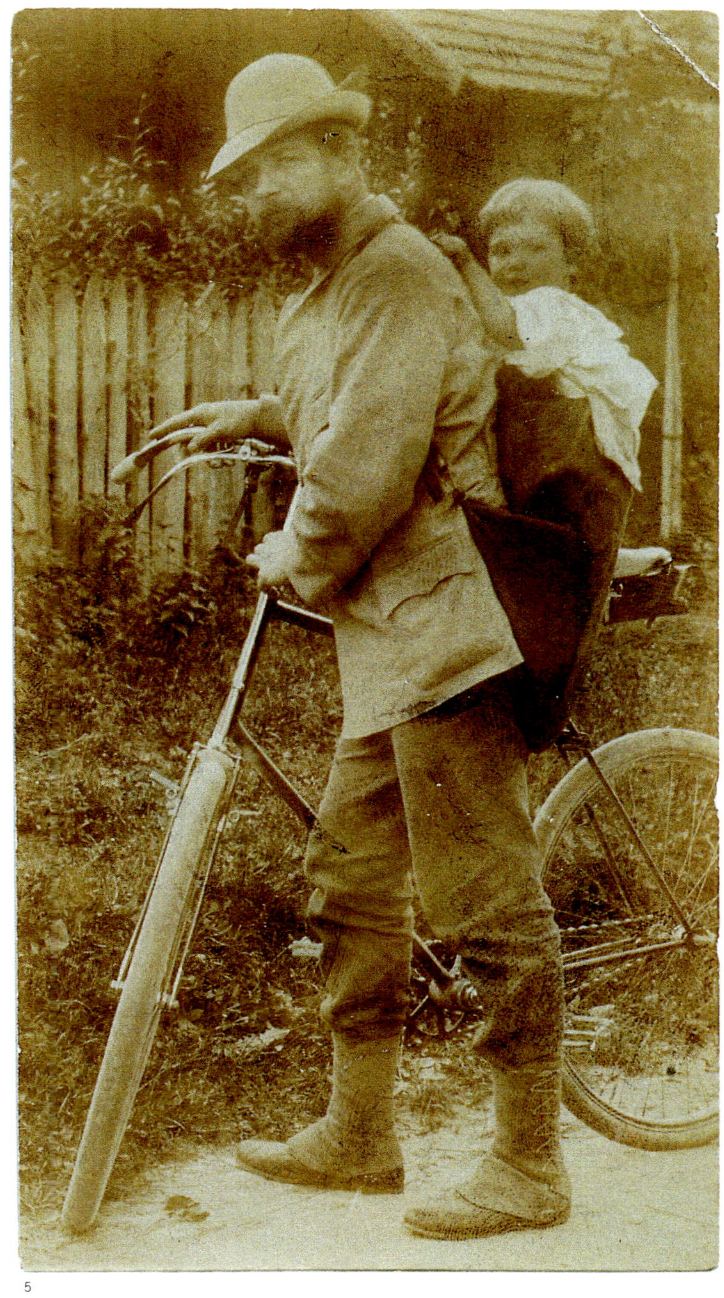

5

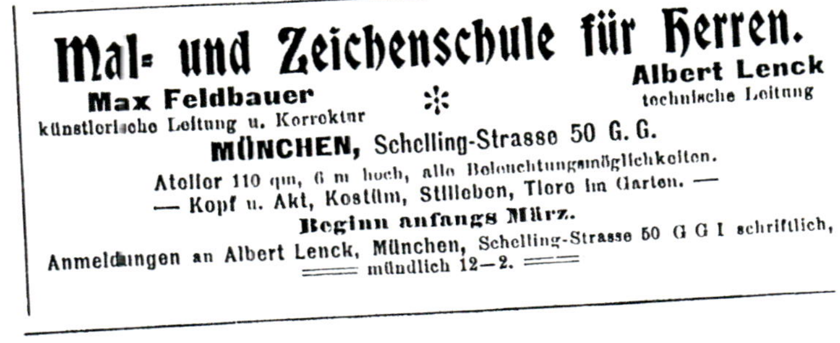

Mal- und Zeichenschule für Herren.

Max Feldbauer künstlerische Leitung u. Korrektur

Albert Lenck technische Leitung

MÜNCHEN, Schelling-Strasse 50 G. G.

Atelier 110 qm, 6 m hoch, alle Beleuchtungsmöglichkeiten. — Tiere im Garten. — Kopf u. Akt, Kostüm, Stilleben, —

Beginn anfangs März.

Anmeldungen an Albert Lenck, München, Schelling-Strasse 50 G G I schriftlich, mündlich 12—2.

So ergibt sich eine neue kulturgeographische Situation. Die Reise von Kraglfing nach Wahnmoching endet in der Synthese von Land und Leben und Kunst und Leben, endet in Schwabing. Schwabing ist kein geographischer Ort, sondern ein kultureller Begriff. In der Dialektik der Einheit von Kunst und Leben, also innerhalb der Kunst als Lebensform und im Leben als Kunstform lassen sich für Schwabing Beispiele finden, die in dieser Publikation vorgestellt werden. Das vorliegende Album ist der erste Versuch, das Schwabing der Jahrhundertwende anhand ausgewählter Bildbeispiele zu rekonstruieren. Wie in einem Familienalbum werden die noch erhaltenen Dokumente gleichsam eingeklebt. Die Technik der Collage als Methode eignet sich, weil scheinbar disparate Handlungen zusammengefaßt werden können.
Die Methode der Collage leistet das, was bei zahlreichen Einzeluntersuchungen und monographischen Ausstellungen verloren gegangen ist, die spielerische Rekonstruktion des Kontexts. Die Form des Albums eignet sich dafür, da wie in einem Familienalbum die familiären Ereignisse Geburt, Kindheit, Schule, Beruf, Heirat, Feste und Tod ohne jede Interpretation der Geschehnisse aneinandergereiht werden. Es geht hier nicht darum, über welche Erlebnisse ein Maler den Weg zur formalen Abstraktion der Bildmotive gefunden hat. Es geht auch nicht darum, werkimmanente Bedeutungen von heute aus zu entschlüsseln und mit welcher auch immer der Mode unterworfenen Methode der Interpretation bloßzulegen. Es geht schlicht um die spezifische Lebensform und das besondere Verhältnis von Kunst und Leben bei Stefan George, Paul Klee, Ludwig Thoma ...
Es geht um Begegnungen in Malschulen, auf den Fluren der Akademie, im Café Stefanie, auf dem Hexensabbat, der Schwabinger Bauernkirta oder auf dem Modellball im Saal des *Restaurants zur Blüte*. Überlegungen zu kulturhistorischen Strömungen des Symbolismus, Naturalismus, Jugendstils und Neoklassizismus sind hier fehl am Platz. Wichtiger ist die Information über den nächstgelegenen Laden für Malbedarf. Deshalb ist es notwendig, ersteinmal aus dem Dickicht kunst- und literaturwissenschaftlicher Studien herauszufinden, sich von der Germanistik und Kunstgeschichte zu befreien, um wieder einfache, grundlegende Fragen stellen zu können. Primitivität ist gefragt, denn nur von Kraglfing aus erreicht der Reisende Wahnmoching, versteht er Schwabing.

Oscar A. H. Schmitz schildert in seinem Roman *Bürgerliche Bohème* –1918 erscheint die siebente Auflage bei Georg Müller – zutreffend das, was Schwabing nicht ist: „Er setzte sich an die Lampe und las Zeitung. In Holzkirchen hatte man einen Neger wegen Heiratsschwindel verhaftet. Im Volkstheater war ein Garderobenbrand ausgebrochen. Der Schaden sei noch nicht zu berechnen. Der Prinzregent hatte beim Professor Keller Tee getrunken. Die Prinzessin Gisela hütete eines leichten gastritischen Fiebers wegen das Bett.“ [2]

Franziska Gräfin zu Reventlow schildert in ihrem Roman *Herrn Dames Aufzeichnungen oder Begebenheiten aus einem merkwürdigen Stadtteil* – 1913 zum ersten Mal bei Albert Langen erschienen – zutreffend das, was Schwabing ist: „'Herr Dame – denn Sie heißen ja wirklich so‘, sagte der Philosoph, und ich konnte es ihm in diesem Augenblick nicht übelnehmen – ‚Wahnmoching heißt wohl ein Stadtteil, eben dieser Stadtteil, aber das ist nur ein zufälliger Umstand. Er könnte auch anders heißen oder umgetauft werden, Wahnmoching würde dennoch Wahnmoching bleiben. Wahnmoching im bildlichen Sinne geht weit über den Rahmen eines Stadtteils hinaus. Wahnmoching ist eine geistige Bewegung, ein Niveau, eine Richtung, ein Protest, ein neuer Kult oder vielmehr der Versuch, aus uralten Kulten wieder neue religiöse Möglichkeiten zu gewinnen – Wahnmoching ist noch vieles, vieles andere, und das werden Sie erst allmählich begreifen lernen. Aber für heute sei es des Guten genug, sonst möchte noch die aufgehende Sonne uns hier im Zwiegespräch überraschen.‘ Damit trennten wir uns.“ [3]

Die zeitgenössische Szenerie aller Künste war in München noch nie so lebendig wie im Wahnmoching der Jahrhundertwende. Die Mythenbildung setzt in kurzer Zeit ein. Schwabing avanciert zum Künstlerviertel wie Montmartre und Montparnasse. Das ist heute noch spürbar, zumindest noch dort, wo Spekulanten des Immobiliengewerbes Atelierwohnungen mit Isolierverglasung anbieten. Der Anfang der Mythologisierung Schwabings datiert das Ende der Blütezeit, einer Zeit, in der Erinnerungen und Rückblicke keine Rolle spielen, weil nur die Gegenwart, der momentane Augenblick zählt. Als 1913 das Buch der Gräfin zu Reventlow herauskommt, ist damit die erste Retrospektive Schwabings erschienen. Der Mythos Wahnmoching, der Mythos Schwabing ist geboren. Wenngleich die Autorin beschreibt, was sie erlebt, beinhaltet der Untertitel aufgrund des Begriffs *merkwürdig* das Prinzip des Erinnerns. Da Erinnerungen, Memoiren immer ein hohes Maß an Verfälschung der Wirklichkeit erzeugen, endet das Schwabing-Album in den meisten Kapiteln vor 1913. Franz Jung bestätigt das Ende Schwabings 1913, wenn er schreibt: „Wir sind ohne Bedauern von München geschieden. Aber auch die allgemeine Abwanderung von Kunst und Literatur aus München hatte 1913 bereits eingesetzt. Margot konnte den größten Teil der Leute, mit denen sie im Stefanie zusammengesessen hatte, bereits wenige Monate später im Café des Westens am Kurfürstendamm wiedertreffen.“ [4]

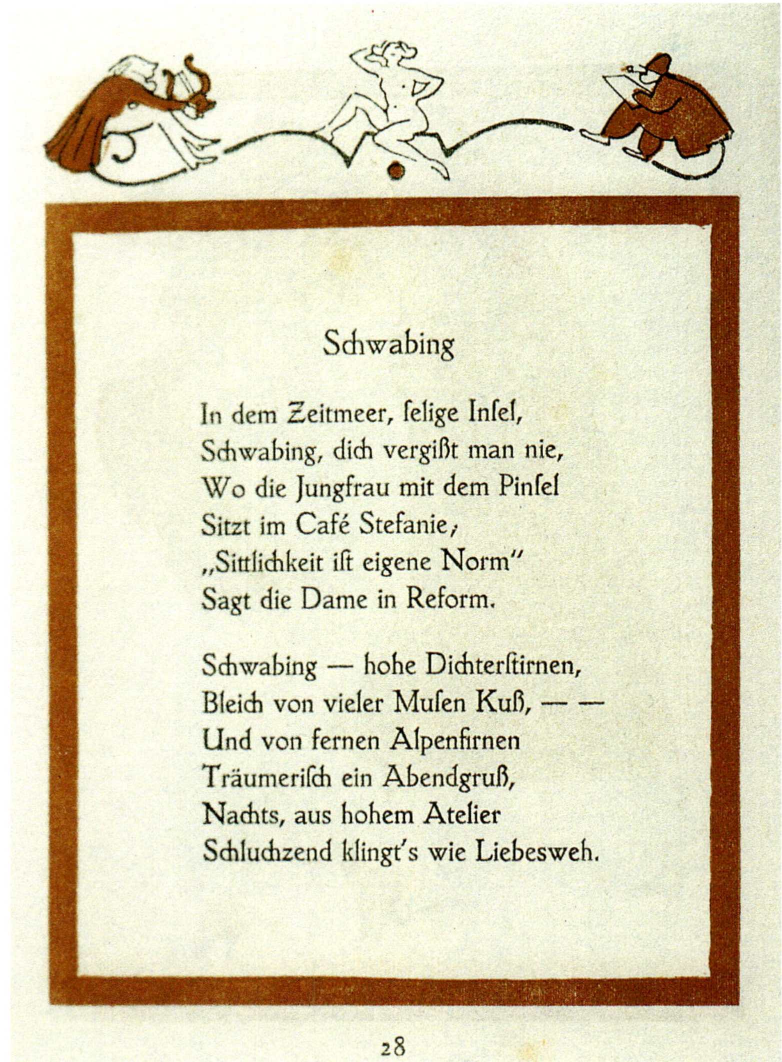
Schwabing

In dem Zeitmeer, selige Insel,
Schwabing, dich vergißt man nie,
Wo die Jungfrau mit dem Pinsel
Sitzt im Café Stefanie,
„Sittlichkeit ist eigene Norm“
Sagt die Dame in Reform.

Schwabing — hohe Dichterstirnen,
Bleich von vieler Musen Kuß, — —
Und von fernen Alpenfirnen
Träumerisch ein Abendgruß,
Nachts, aus hohem Atelier
Schluchzend klingt's wie Liebesweh.

28

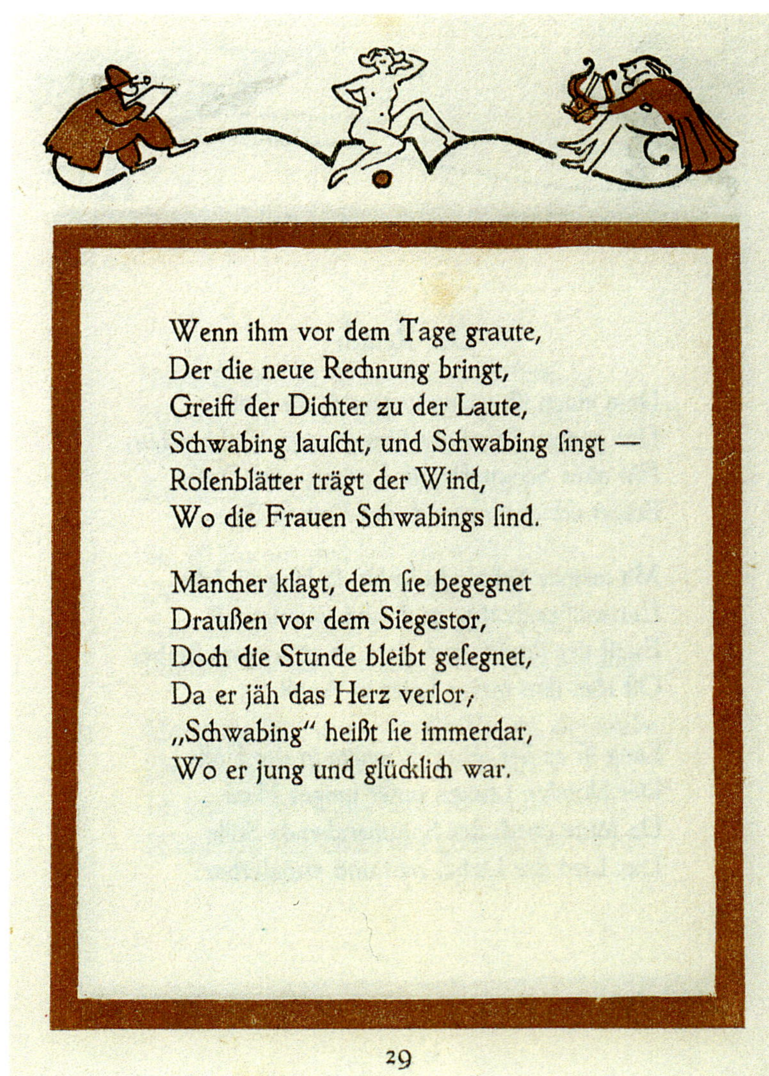
Wenn ihm vor dem Tage graute,
Der die neue Rechnung bringt,
Greift der Dichter zu der Laute,
Schwabing lauscht, und Schwabing singt —
Rosenblätter trägt der Wind,
Wo die Frauen Schwabings sind.

Mancher klagt, dem sie begegnet
Draußen vor dem Siegestor,
Doch die Stunde bleibt gesegnet,
Da er jäh das Herz verlor,
„Schwabing“ heißt sie immerdar,
Wo er jung und glücklich war.

29

6

6 Eine linke und eine rechte Seite aus der Publikation *Kennst Du die Stadt?* von Hermann Jaques, erschienen 1911 im Vita Verlag, Berlin. Sein Gedicht Schwabing ist ein Beispiel für die früh einsetzende Mythologisierung Schwabings zum Künstlerviertel

7 Umschlag der Erstausgabe von *Herrn Dames Aufzeichnungen*, die 1913 Albert Langen verlegt. Das Motiv liefert der Grafiker Woelfle

Der erste Satz in Ludwig Thomas *Agricola* lautet: „Ich will dich in das kleine Dorf führen, wo die Geschichten spielen.“ [5] *Agricola* erscheint 1897. Zwischen 1897, der Erfindung Kraglfings, und 1913, der Erfindung Wahnmochings, liegt die kulturelle Blütezeit Schwabings. Schwabing ist die Synthese von Kraglfing und Wahnmoching. Hier finden sich Lebensformen, die durch Akzeptanz authentischer Handlungen und durch strikte Ablehnung bürgerlicher Lebensformen im Zustand Schwabing aufgehen. Hier wird die Utopie einer Einheit von Kunst und Leben Wirklichkeit.

Schwabinger Tagebücher

• Zum Beispiel am 2. Mai 1899. Tagebuchnotiz der Gräfin zu Reventlow:
„Zum erstenmal aus. Bei Langen, hatte meinen beau jour und erntete Komplimente, aber man fand, ich sähe hektisch aus. Arbeit geholt. Drei Kapitel Prévost und zwei Teile großer Roman.“ [6]

• Zum Beispiel am 31. Dezember 1911. Tagebuchnotiz von Erich Mühsam:
„Der Kain-Kalender für das Jahr 1912 ist heraus. Gott sei Dank“ [7]

• Zum Beispiel am 1. Januar 1903. Tagebuchnotiz der Gräfin zu Reventlow:
„Mit Suchs [Bogdan von Suchockis] Hilfe Wohnung gefunden, herrenlose, wo man nicht einmal zu mieten braucht. Bekomme von der Bäckerin den Schlüssel und nehme sie. Atelier dabei“ [8]

• Zum Beispiel am 22. September 1910. Tagebuchnotiz von Erich Mühsam:
„Ich wohne in der Pension [...] Akademiestraße 9 [...] Ganze Pension 130 Mark. Teuer genug.“ [9]

• Zum Beispiel am 8. März 1900. Tagebuchnotiz der Gräfin zu Reventlow:
„Bei unserm letzten Zusammensein il a été comme un amoureux, des baisers sauvage, des caresses ... Et depuis – le Krach au Bauernball et puis pas un mot ... Et pendant je ne suis pas malheureuse – je m'en étonne, mais c'est bien comme ça. Je n'ai pas même besoin de lui – C'est presque comme une amputation, qui m'a délivrée d'une grande souffrance. Je me sens comme reconvalescente-physiquement comme moralement.“
[Bei unserem letzten Zusammensein war er wie ein Liebender, wilde Küsse, Zärtlichkeiten ... Und dann – der Krach auf dem Bauernball und dann kein Wort ... Ich bin nicht unglücklich dabei. Ich wundere mich darüber, aber es ist so.
Ich brauche ihn nicht. Es ist fast wie eine Amputation, die mich von einem großen Leiden befreit hat. Ich fühle mich wie erholt physisch wie moralisch.] [10]

• Zum Beispiel am 15. Juli 1911. Tagebuchnotiz von Erich Mühsam:
„Der Diwan in meiner Stube kann endlich wieder eine Liebesgeschichte erzählen: das Puma [Lotte Pritzel] war die erste – und wir liebten uns auf das süßeste. Nachmittags schon hatte sie mich ins Stefanie antelefoniert“ [11]

• Zum Beispiel am 21. April 1902. Tagebuchnotiz der Gräfin zu Reventlow:
„Ludwig [zu Reventlow]. Die nächsten Tage fast von morgens bis abends mit ihm zusammen. Mittags im Ratskeller. Abends saßen wir bei den Scharfrichtern. Wedekind, seine Ballade zur Gitarre singen gehört. E du mon Dieu, mon Dieu! – Das Karnevalsfaible für ihn erwacht wieder – aber arg.“ [12]

• Zum Beispiel am 28. September 1911. Tagebuchnotiz von Erich Mühsam:
„Sehr angeregte Gespräche mit Wedekind, der allerdings immer schrulliger wird. Seine ethymologischen Spekulationen sind fabelhaft. ‚Kitsch‘ leitet er kühn von Kunst ab. Ich erklärte es mit der reinen Klanglichkeit des Wortes wie Klatsch, Ramsch [...] Pipifax will er mit Pontifex in Zusammenhang bringen. Meine Erklärung ‚pipi facere‘, der Pipimacher, läßt er nicht gelten.“ [13]

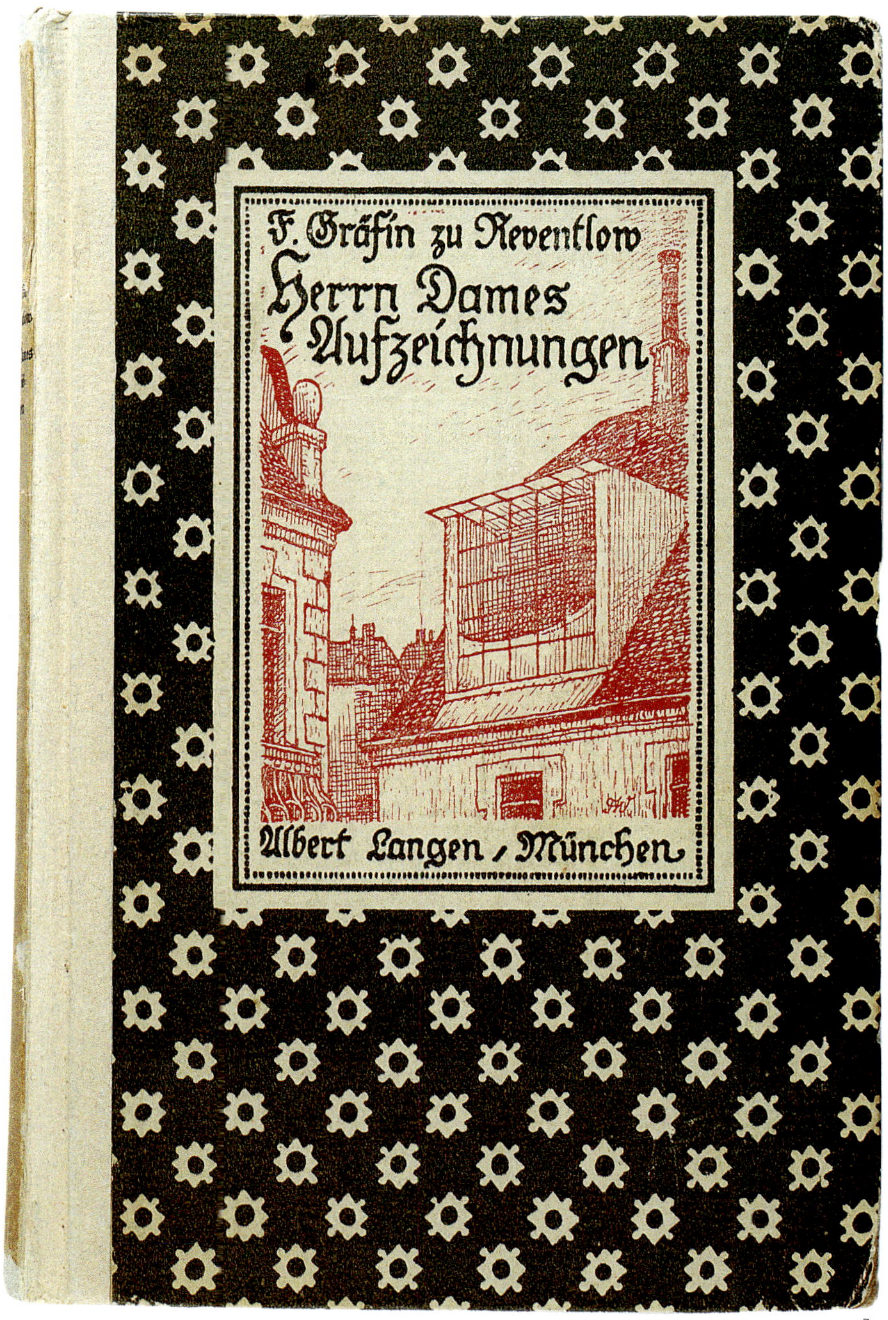

7

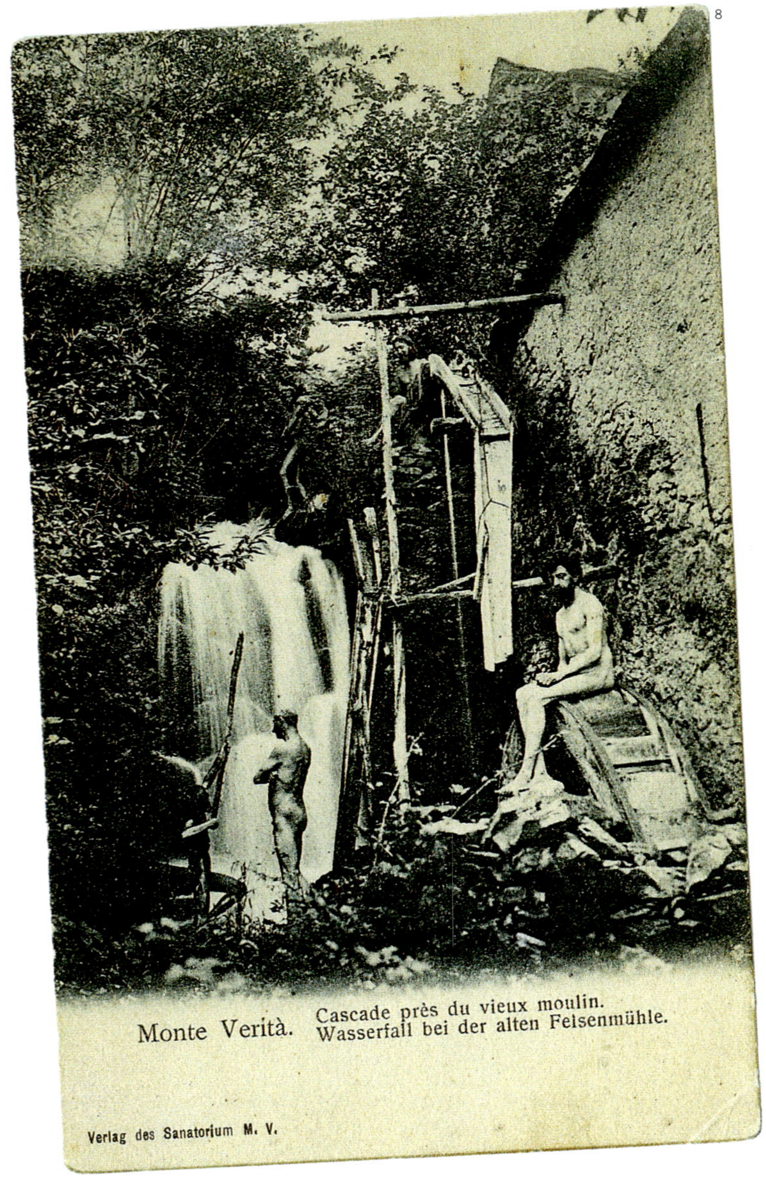
Monte Verità. Cascade près du vieux moulin. Wasserfall bei der alten Felsenmühle.
Verlag des Sanatorium M. V.

Schriftliche Notizen unmittelbar nach dem Erlebnis, ohne Auftrag und Absicht zur Publikation gehören neben den Bilddokumenten zu den Primärquellen Schwabings, vor allem, wenn sie aus erster Hand einer Gräfin und eines Anarchisten stammen. Franziska Gräfin zu Reventlow beginnt 1892, als sie zum zweiten Mal nach Schwabing kommt und bleibt, mit ihren Aufzeichnungen in meist oktavgroße Hefte und Bücher. Sie schreibt nicht täglich aber regelmäßig. Oft faßt sie die Erlebnisse von mehreren Tagen zu einem Eintrag zusammen. Es bleibt keine Zeit für eine Notiz am Ende eines geselligen Abends in einem Café, wenn es im engen Kreis zuhause bis in den Morgen hinein weitergeht. Die Tagebücher berichten von Begegnungen, Erlebnissen, auch von Stimmungen und ungelösten Problemen. Sie zeigen eine Person in einer Zeit, die über gewöhnliche Geschichtsbücher immer nur aus der Distanz des Historikers und der von ihm bewältigten Sekundärliteratur vermittelt wird. Tagebücher schaffen Nähe, erlauben die Reise ins Schwabing der Jahrhundertwende.

Die Tagebücher der Gräfin gehen bis ins Jahr 1910. Dann beginnen die Tagebücher des Anarchisten Erich Mühsam. In seinen *Unpolitischen Erinnerungen* vermerkt er: „Die Tagebücher – sie brechen 1910 ungefähr da ab, wo meine eigenen Erinnerungen durch seltsame Konspirationen mit den Erlebnissen der Gräfin zusammengeraten – beleben auf jeder Seite Stätten, Namen, Stimmungen und, obwohl bis dahin meine Wege die ihrigen nur flüchtig kreuzten, Situationen, die eine Art familiärer Zusammengehörigkeit Schwabings offenbaren, eine Gemeinsamkeit des Erlebens aller, auch ohne mitwirkende Beteiligung aller.“ [14] Im Rückblick – die Unpolitischen Erinnerungen verfaßt Erich Mühsam für die *Berliner Vossische Zeitung* von 1927 bis 1929 – wirkt die Imagination, die zur Vorstellung gemeinsamer Erlebnisse aufgrund *seltsamer Konspirationen* führt. Der Vergleich einer Tagebuchnotiz mit einer Erinnerung, die zehn, zwanzig und mehr Jahre nach dem Ereignis aufgezeichnet wird, zeigt die Differenz zwischen Wirklichkeit und Vorstellung. Oft klingen Erinnerungen euphorisch, wenn der Alternde für die eigene, nun vergangene Jugend schwärmt. Von Erich Mühsam gibt es beides: Tagebücher und Erinnerungen. Seine täglichen Notizen sind detailliert und direkt formuliert. Seine Erinnerungen klingen euphorisch. Doch Mühsam ist ein klarer, politisch motivierter Denker, dem es nicht möglich ist, der Romantik vergangener Zeiten zu verfallen. Seine Motivation zur Verfassung von Memoiren ist klar umrissen und gut begründet: „Memoiren schreibt man gleich für andere. Daher habe ich die Frage: Was gehen andere Leute meine Erlebnisse an? besser so zu formulieren: Welche meiner Erlebnisse gehen andere Leute an? Worauf zu antworten wäre: diejenigen, die nicht meine Erlebnisse allein sind, sondern in irgendwelcher Beziehung zur Zeitgeschichte, zur Kultur und zur Kennzeichnung der Gegenwart stehen.“ [15]

8 Erich Mühsam (rechts), dessen Tagebücher eine wichtige Quelle für die Schwabing-Forschung sind, als Nudist am Wasserfall bei der alten Felsenmühle in Monte Verità.
Postkarte um 1905

9 Franziska Gräfin zu Reventlows Roman *Herrn Dames Aufzeichnungen* handelt von den Kosmikern, einem Kreis von Personen um den Dichter Stefan George, die sich für *enorm* halten. Karl Wolfskehl (links) ist sein enger Vertrauter. Rolf von Hoerschelmann (rechts) hat zwar Kontakte mit den Enormen, gehört aber nicht zum engen Kreis.
Fotografie um 1909

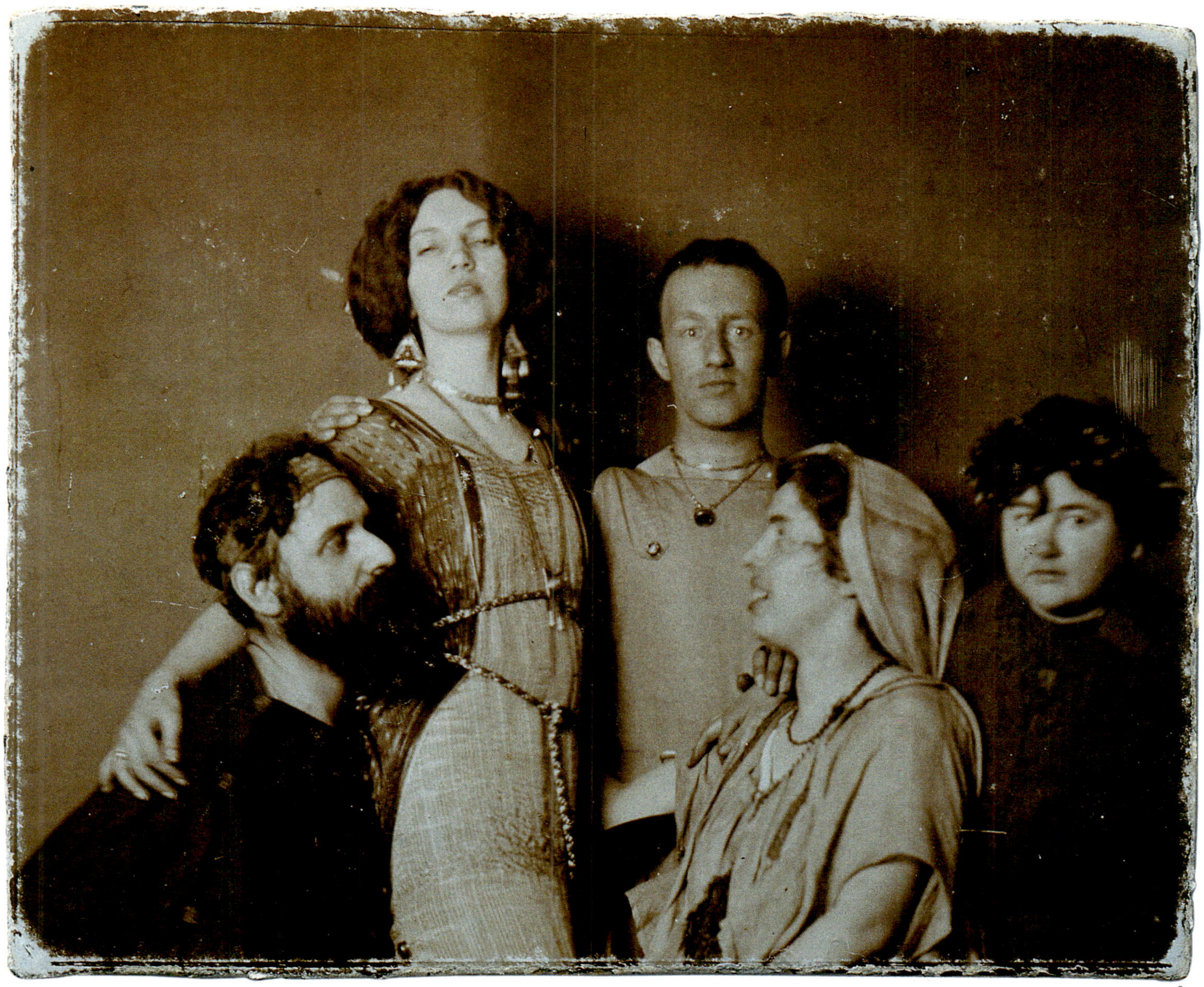

9

Franziska Gräfin zu Reventlow verfaßt statt Memoiren einen Roman. Der Titel verrät zugleich seine Form: *Herrn Dames Aufzeichnungen oder Begebenheiten aus einem merkwürdigen Stadtteil*. Die Rahmenhandlung spielt sich während einer Reise ab. Herr Dame überreicht seine Tagebücher, einem Mitreisenden, auf den er zufällig trifft. Die Gräfin schreibt diesen Roman in Ascona. Er erscheint 1913. Drei Jahre zuvor hat sie Schwabing für immer verlassen. Ihre Distanz erklärt sich in den imaginären Tagebüchern des Herrn Dame. Weil sie so unterschiedlich wahr und nah sind, begleiten die Schwabinger Tagebücher, Erinnerungen und der Roman dieses Album.

Das Schwabing-Archiv

Rolf von Hoerschelmann trifft zur richtigen Zeit den richtigen Ort. Im Januar 1903 kommt er aus dem bücherreichen Haushalt eines Professors aus der Universtätsstadt Dorpat nach Schwabing. Er wird Debschitz-Schüler. Dort, „wo Zweige und Knospen, Moose und Algen zum täglich studierten Lehrmaterial gehörten, [wird] die eigene Kunstbetätigung in charakteristische Bahnen gelenkt und der Blick für die Reize der rankenfrohen, romantischen Zeichenkunst geschärft.“ [16] Hoerschelmann widmet sich nicht wie die meisten seiner Mitschüler der angewandten Kunst, sondern wird Zeichner und Sammler. Als Zeichner ziert er zu vorgerückter Stunde das Gästebuch des Carl Georg von Maaßen, als Sammler ist er auf der Suche nach Zeichnungen von Schwind, Neureuther und Pocci, nach Bilderbögen, Kartenspielen, Vorsatzpapieren, Etiketten, Papierspitzen, Silhouetten, Visitenkarten, Ex libris, Einladungs- und Tanzkarten und nach Fotografien, die ihn selbst und seine Zeit in Schwabing dokumentieren. Diese Bilddokumente bilden einen eigenen Bereich innerhalb seiner Sammlung. Auf dieser Basis gründet er das *Schwabing-Archiv R.v.H.*

Der Gründungsakt beschränkt sich auf die Anfertigung eines Stempels, mit dem er alles, was er über Schwabing findet und erwirbt, kennzeichnet. Doch das Archiv gerät in Vergessenheit. Es funktioniert, solange sein Gründer lebt, bis 1947.

Max Unold erinnert sich in einem Nachruf auf den Archivar an die Einladungen in den *Fuchsbau*, in Hoerschelmanns Wohnung und Archiv an der Gedonstraße 8: „Da hieß zu Eingang seine Frage: ‚Was wollt ihr ansehen?‘ und dann holte er aus irgendeiner Ecke (man begriff nie, wie das alles in zwei winzigen Zimmern Platz fand) bibliophile oder graphische Köstlichkeiten hervor, die auch einer, der von Seltenheitswert wenig verstand, mit Hochgenuß betrachtete.“ [17]

Das Schwabing-Archiv des Rolf von Hoerschelmann lockt auch den Intendanten der Münchener Kammerspiele und ehemaligen Scharfrichter Otto Falckenberg in den Fuchsbau. Falckenberg und sein Dramaturg Wolfgang Petzet suchen nach einem Privatdruck, einer Übersetzung der Theaterstücke von W. B. Yeats durch Henry von Heiseler. Der Archivar Hoerschelmann besitzt diese Rarität. Falckenberg entdeckt darin das Stück *Das Einhorn von den Sternen* und entschließt sich zu einer Inszenierung. Der Gastgeber bittet zum Tee. Jetzt beginnt wie ein Ritual, der Blick ins Schwabing-Archiv. Doch bevor die erste Mappe aufgeschlagen wird, liest der Archivar seinen Gästen diesen wohlüberlegten Text vor:

„Schwabing. Es kann nicht geleugnet werden, daß heute der Name Schwabing in Mißkredit gekommen ist. Fröhliches Künstlervölkchen, Atelierfeste, Fasching in der Pension Fürmann, das sind ungefähr die heiteren Vorstellungen, die den Unkundigen beim Klang jenes Wortes beherrschen; politische Wirrköpfe, Kaffeehausliteraten, Schlamperei und Nichtstuerei gepaart mit ungeheuerer Selbstüberschätzung, das wären die minder erfreulichen. Die Zwischenkriegszeit hat vieles von dem in Vergessenheit geraten lassen, was in den zwanzig Jahren, die Schwabing zum Begriff erhoben, hier geschah [...] Jene Schwabinger aber machten sich anheischig, die Welt zu ändern, jedes Ideal im täglichen Leben zu verwirklichen, nach ihren Grundsätzen zu leben. Sie waren Schüler Nietzsches.“ [18]

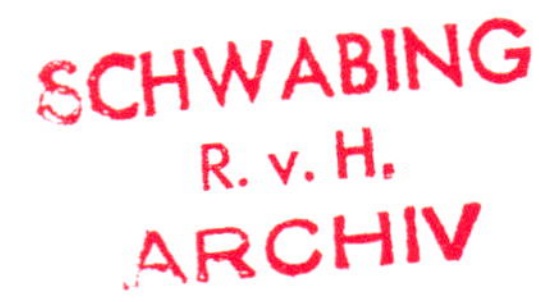

10

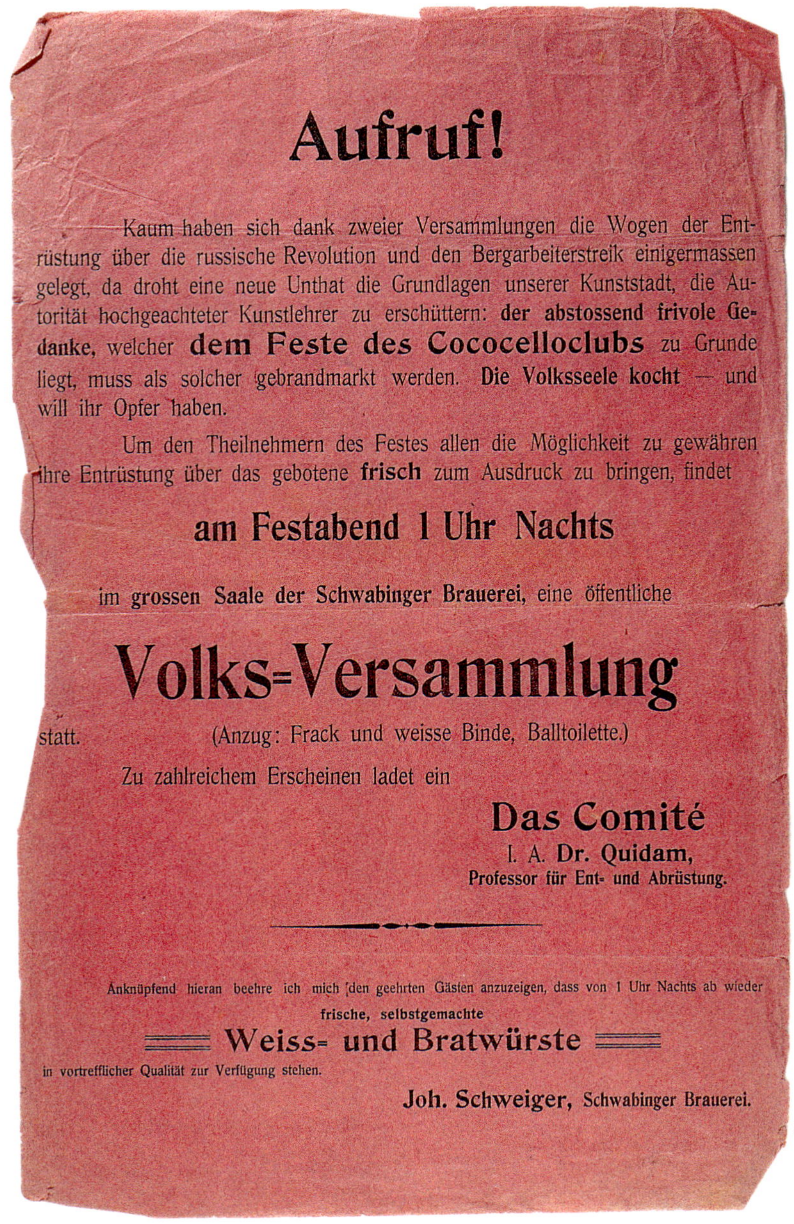

Aufruf!

Kaum haben sich dank zweier Versammlungen die Wogen der Entrüstung über die russische Revolution und den Bergarbeiterstreik einigermassen gelegt, da droht eine neue Unthat die Grundlagen unserer Kunststadt, die Autorität hochgeachteter Kunstlehrer zu erschüttern: **der abstossend frivole Gedanke,** welcher **dem Feste des Cococelloclubs** zu Grunde liegt, muss als solcher gebrandmarkt werden. **Die Volksseele kocht** — und will ihr Opfer haben.

Um den Theilnehmern des Festes allen die Möglichkeit zu gewähren ihre Entrüstung über das gebotene **frisch** zum Ausdruck zu bringen, findet

am Festabend 1 Uhr Nachts

im grossen Saale der Schwabinger Brauerei, eine öffentliche

Volks=Versammlung

statt. (Anzug: Frack und weisse Binde, Balltoilette.)

Zu zahlreichem Erscheinen ladet ein

Das Comité
I. A. **Dr. Quidam,**
Professor für Ent- und Abrüstung.

Anknüpfend hieran beehre ich mich den geehrten Gästen anzuzeigen, dass von 1 Uhr Nachts ab wieder **frische, selbstgemachte**

Weiss- und Bratwürste

in vortrefflicher Qualität zur Verfügung stehen.

Joh. Schweiger, Schwabinger Brauerei.

11

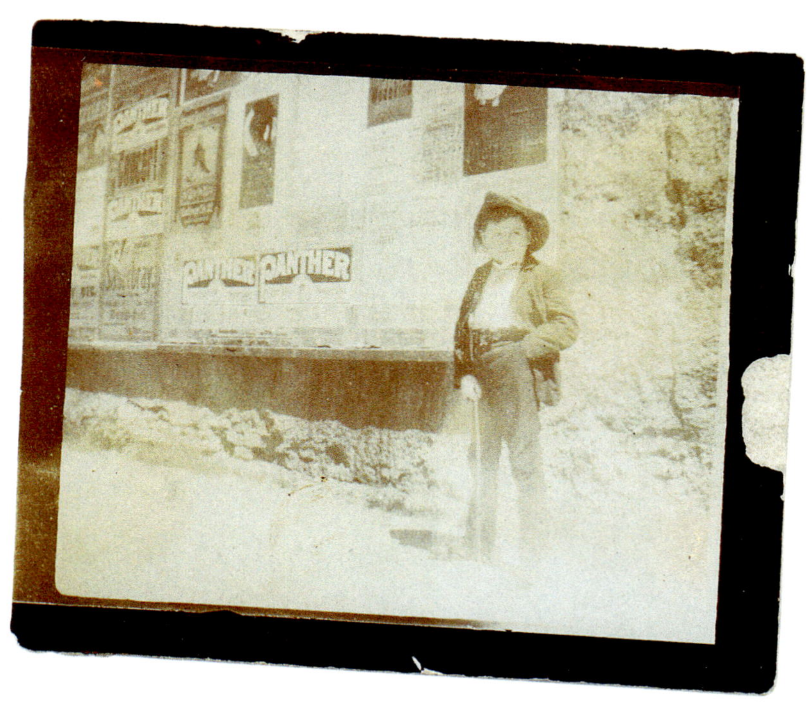

12

Nach der Lesung beginnt die Praesentatio der Acta Artificiorum Schwabingienses, Akte für Akte, Blatt für Blatt zeigt der Archivar die Höhepunkte Schwabings auf. Er legt die Mappen mit den Dokumenten nach Themen geordnet in folgender Reihenfolge vor:

1. Die Elf Scharfrichter
2. Simplicissimus
3. Die Insel
4. Pension Fürmann
5. Stefan George
6. Der Schwabinger Beobachter
7. Die Lehr- und Versuch-Ateliers für freie und angewandte Kunst
8. Der Salon der Baronin Werefkina
9. Der Blaue Reiter
10. Die Schwabinger Schattenspiele

Die Themen bieten eine erste Struktur für die vorliegende Publikation. Sie stammen noch dazu aus erster Hand, von einem Zeitzeugen. Jetzt ist es einfach, Schwabing kennenzulernen und wie Hoerschelmann seinen Gästen in einer etwas erweiterten Form als Ausstellung zu zeigen.

Der Archivar zeigt eine seiner Raritäten. Es ist *Das Buch von der Lex Heinze*, herausgegeben von Otto Falckenberg. Der Gast erinnert sich an seine Zeit in Schwabing, als er 1896, zweiundzwanzig Jahre alt, nach München kommt und zum Scharfrichter Peter Luft wird. Mit der Einführung der Lex Heinze wollen Politiker die Verschärfung eines Paragraphen, mit dem der strafrechtliche Umgang mit Pornographie und Prostitution festgelegt ist. Die Verschärfung zielt in Richtung eines generellen Verbots der Darstellung von Nacktheit und Erotik. Falckenbergs *Buch von der Lex Heinze* ist eine Reaktion auf das prüde Ansinnen konservativer Politiker. Die Konsequenz wäre gewesen, daß die in Stein gehauenen primären Geschlechtsmerkmale an antiken Statuen weiterhin mit Feigenblättern bedeckt bleiben, daß an der Akademie Aktzeichnen und Aktmodellieren, also das übliche Aktstudium verboten, daß in der Literatur erotisch anmutende Textstellen getilgt werden. Die Künstler empören sich, auch die Gelehrten der Klassischen Archäologie. Im Café Gisela gründet Max Halbe den Goethebund, um die gesetzliche Verankerung der Prüderie zu verhindern. Einige drehen den Spieß einfach um, verstehen sich unter der Lex Heinze als Verbrecher. Es kommt zu regelmäßigen Lumpen- und Verbrecherabenden.

10 Der Stempel des Archivars Rolf von Hoerschelmann

11 Dieser Aufruf ist eine Einladung in Form eines politischen Plakats zu einem Fest in der Schwabinger Brauerei. Es lädt ein der Cococello Club, eine lockere Künstlerrunde, die sich über alles, was mit Kunst und Leben zu tun hat, lustig macht.
Februar 1905

12 Der Gründer und Archivar des Schwabing-Archivs Rolf von Hoerschelmann.
Fotografie um 1909

13 Detail aus der Festzeitschrift eines intimen Atelierfests, veranstaltet von der Künstler-Vereinigung Sturmfackel. Die Gestaltung der Festdekoration und -zeitung haben Alexander von Salzmann und Gino Finetti übernommen.
2. Februar 1900

13

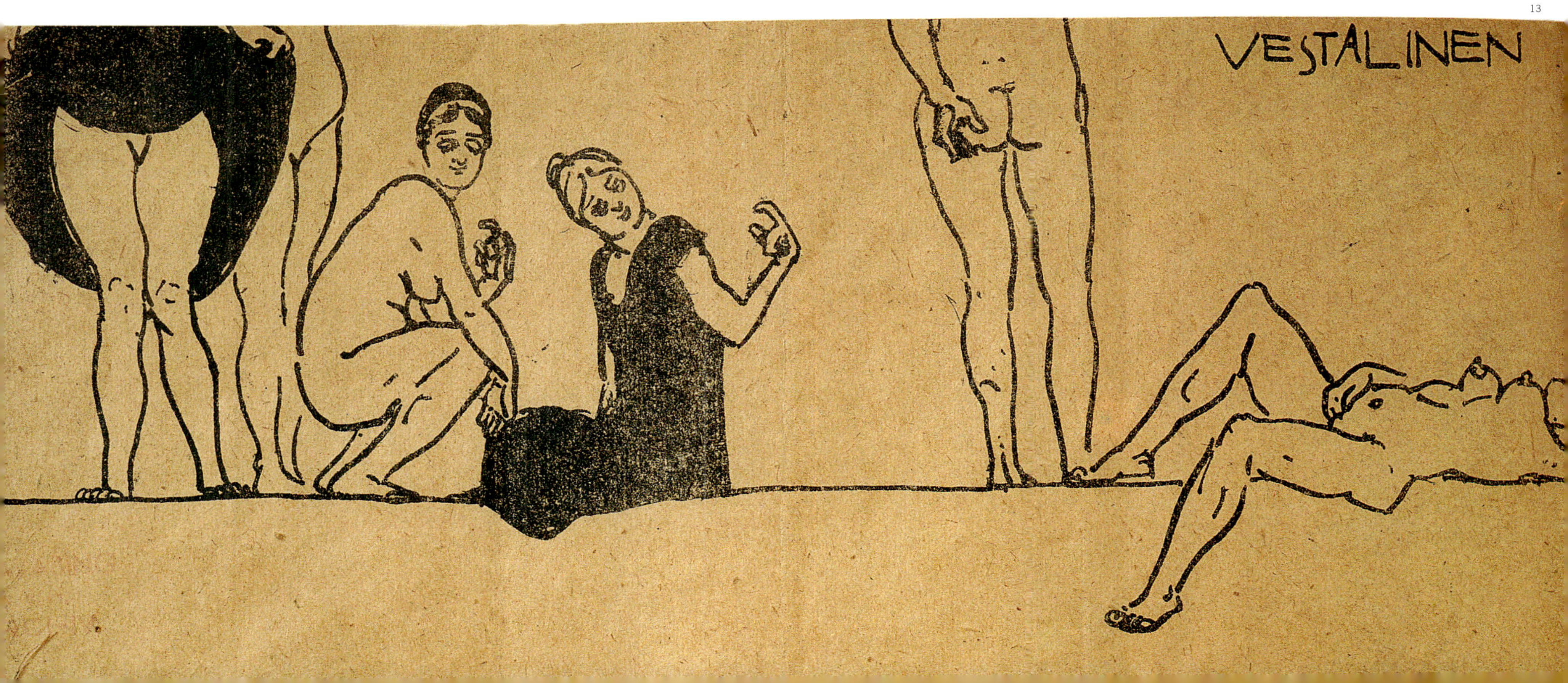

In der Dichtelei, einem Weinlokal an der Türkenstraße, das von Kathi Kobus geführt wird, treffen sich die Verbrecher und gründen das Brettl *Die Elf Scharfrichter*. So werden aus Lumpen Richter. Doch diese Richter urteilen über Kirche und Staat mit dem Richtschwert der Libertinage eines vogelfreien Künstlertums. Im Protest gegen die Lex Heinze entsteht ein Künstlerbrettl, das analog zum Simplicissimus das Bürgertum in allen seinen Spießervarianten zum Schafott führt.

Der Archivar schlägt die nächste Mappe auf. Sind die elf Scharfrichter diejenigen, die das bereits gefällte Urteil ausführen – wir richten scharf und herzlich[19] – bietet eine in Schwabing herausgegebene Zeitschrift das kritische Potential zur Verurteilung bourgeoiser Lebensformen. Albert Langen kommt aus Paris mit der Idee seines Freundes Willy Grétor nach Schwabing, um eine Zeitschrift ähnlich wie *Le Rire* oder *Gil Blas Illustré* herauszubringen. Er hat als Verleger die sichere Hand, das Spannungsverhältnis zwischen Text und Bild, von Satire und Karikatur zu optimieren. Langen versteht es, um die Jahrhundertwende die besten und frechsten Autoren und Zeichner für sein Blatt zu engagieren. Redaktion und Verlag in der Kaulbachstraße 91 werden zum satirischen Zentrum Schwabings, Münchens und überhaupt. Die Mitarbeiter wohnen in nächster Nähe zur Redaktion. In der Franz-Joseph-Straße sogar Tür an Tür. Am Sportplatz an der Leopoldstraße stadtauswärts spielen sie zusammen Radpolo. Langen ist erfolgreich, beteiligt seine engsten Mitarbeiter auf deren Verlangen am Umsatz des Verlags. Viele Autoren und Zeichner leben vom *Albert Langen Verlag für Litteratur und Kunst* und der Zeitschrift *Simplicissimus*. Schwabing wird zum Ort des Widerstands zumindest in der Redaktion des Simplicissimus und auf der Bühne der Elf Scharfrichter.

Der Widerstand gegen eine Gesellschaft, die Freiheiten beschränkt, geschieht mit künstlerischen Mitteln. Satire und Karikatur helfen die mächtige Liaison von Staat, Kirche und Kapital immer wieder mit spitzer Feder anzugreifen. Die satirische Schärfe des Simplicissimus provoziert Anzeigen. Staatsanwälte lassen Auflagen konfiszieren. Gefängnisstrafen für Schriftsteller und Zeichner werden verhängt.

Dem Verleger bleibt nur eine Wahl: der Gang ins Exil.

Schwabing ist nie etwas eindeutig. In Schwabing ist vieles nebeneinander möglich ohne sich gegenseitig zu stören. Es ließe sich auch behaupten, daß in Schwabing der typische Bohèmien zu Hause ist, definiert sich Bohème als eine Art Lebenskunst, die sich darin äußert, häufig im Café zu sitzen und keinen besonderen Wert auf sein Äusseres zu legen. Kopf- und Barthaare werden in keine Fasson gebracht. Die Einrichtung der Wohnung darf nie so aussehen wie in Georg Hirths *Das deutsche Zimmer*. Feste Arbeitszeiten gibt es nicht. Der Werktag wird zum Sonntag und umgekehrt. Die Nacht zum Tag, der Tag zur Nacht. Der Bohèmien ist immer zu einer Reise, zu einem Ausflug, zu einer geselligen Nacht bereit. Er geht keine festen Bindungen ein, die zu einer festen Arbeitsstelle oder gar zur Ehe führen könnten. Er ist für die freie Liebe. Hier in Schwabing ist der Ort für Lebenskünstler, hier herrscht die Bohème, hier ist alles erlaubt, was in Bürgerkreisen verboten. Hier wird die absolute Einheit von Kunst und Leben erreicht. Auf nach Schwabing! Dieses Klischee ist schnell hergestellt. Doch ist alles ganz anders.

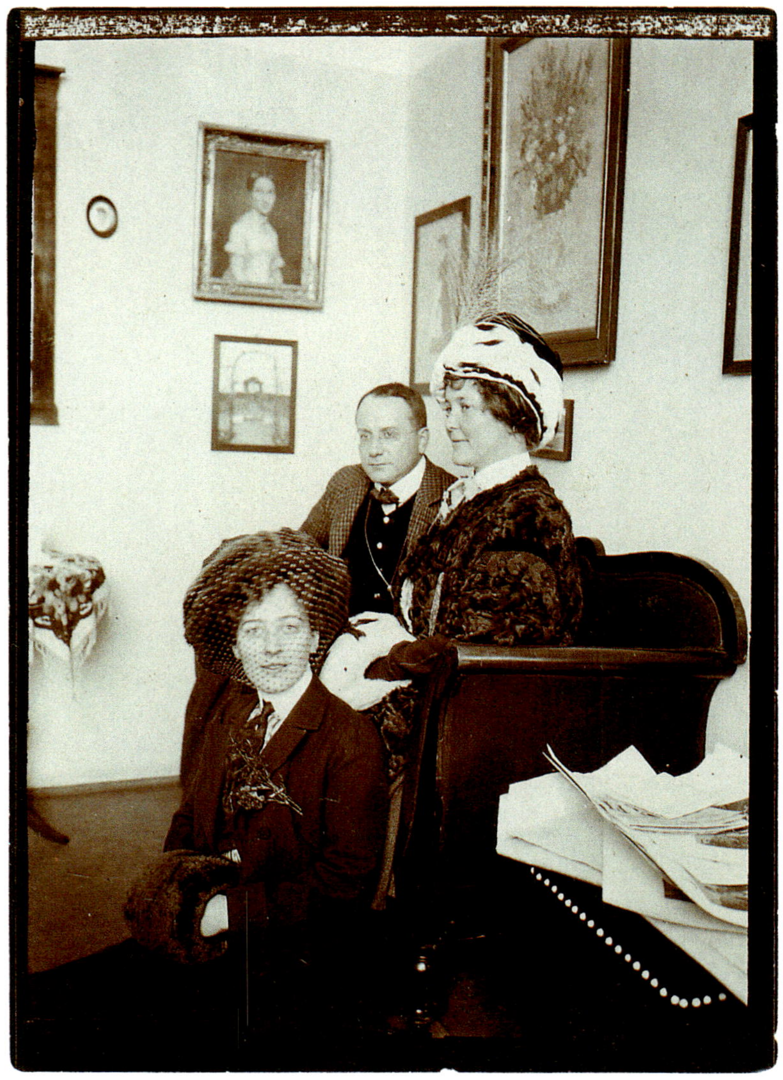

14

14 Der Verleger des *Simplicissimus* Albert Langen. Neben ihm seine Frau Dagny, geborene Björnsson. *Fotografie um 1900*

15 Der Verleger Albert Langen und seine Frau in Schwabing. *Fotografie um 1900*

16 Simplicissimus-Kalender 1903 mit den beiden Signets des Simplicissimus: Teufel und Bulldogge. Entwurf von Thomas Theodor Heine

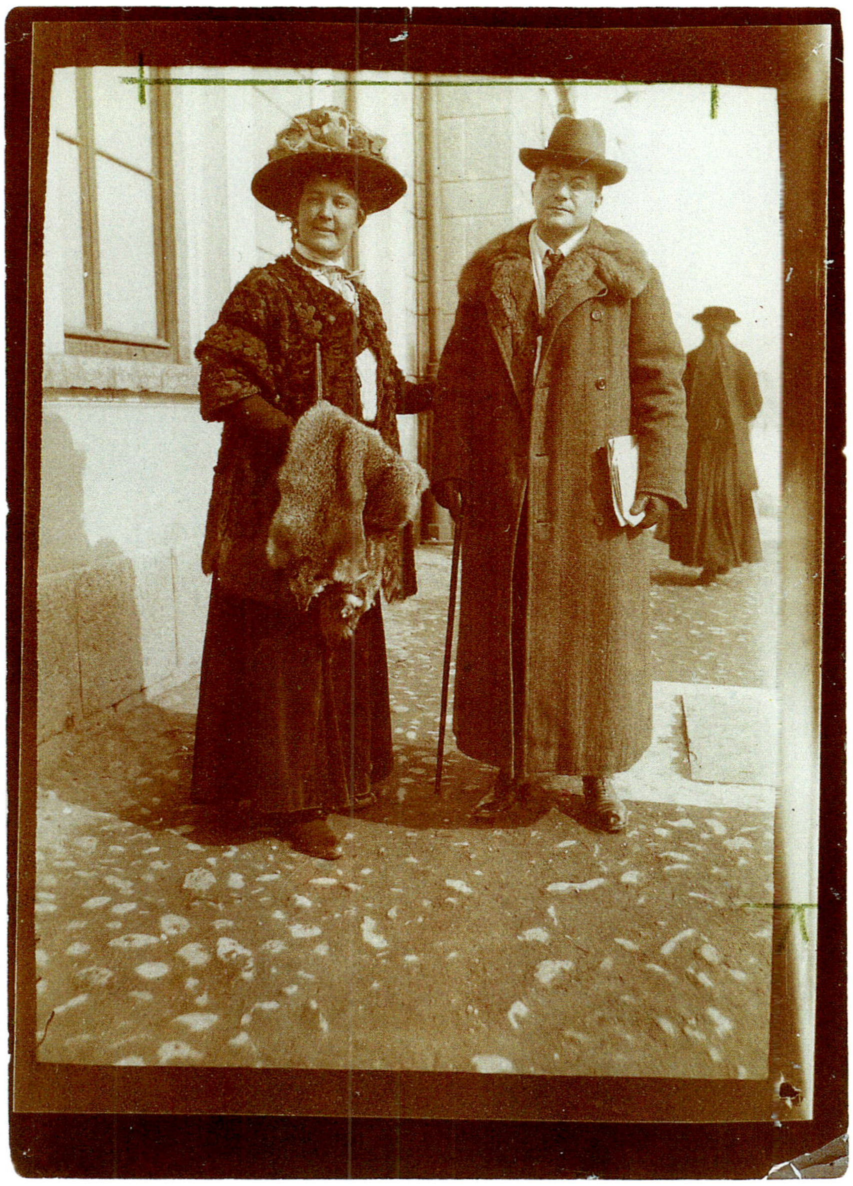

15

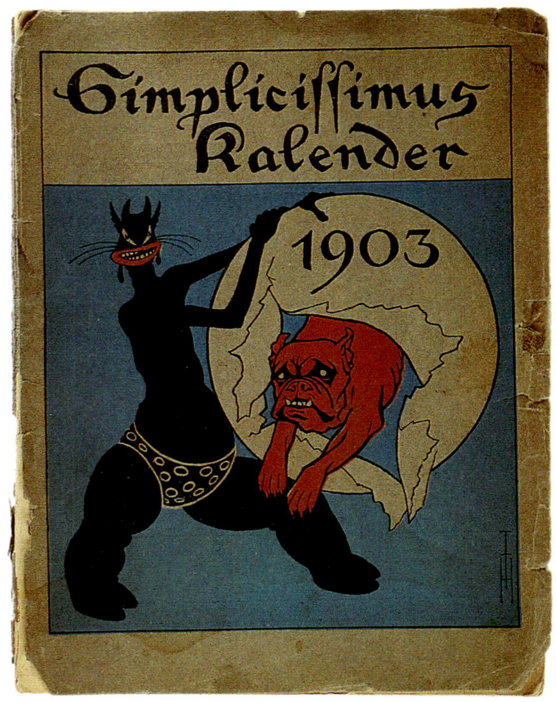

16

Es war in München, in einem Rückgebäude der Schellingstraße, mehrere Stiegen hoch. Draußen, hinter dem breiten Nordlicht-Fenster, herrschte Himmelsblau, Vogelgezwitscher und Sonnenschein, und des Frühlings junger, süßer Atem, der durch eine offene Klappe hereinströmte, vermischte sich mit dem Geruch von Fixativ und Ölfarbe, der den weiten Arbeitsraum erfüllte." [20] Der stets gut gekleidete Schriftsteller Tonio Kröger besucht eine ihm gut bekannte Malerin. Er trifft sie mitten in der Arbeit. Vor der Staffelei korrigiert sie eine soeben angelegte Ölskizze. Kröger erzählt der Malerin, daß es in seinem Kopf nicht anders aussehe wie auf der unfertigen, immer wieder korrigierten Skizze. Er spüre die Mischung von Frühlingsluft und dem Geruch der Malmittel im Atelier. Hier die Kunst und dort das Leben, das sich während dieser Jahreszeit als *unanständiges Kribbeln* äussere und den Künstler von der Kunst abhalte. Sein Freund fliehe deshalb ins Café.
„Das ist neutrales, vom Wechsel der Jahreszeiten unberührtes Gebiet, wissen Sie, das stellt sozusagen die entrückte und erhabene Sphäre des Literarischen dar, in der man nur vornehmerer Einfälle fähig ist " [21] Tonio erinnert sich, wie er litt unter dem Abstieg in Niederungen der Wollust ohne Liebe. Sieht vor sich den Vater, den „reinlich gekleideten Mann mit der Feldblume im Knopfloch" [22] Die Malerin bietet dem Dichter einen Platz auf einer Kiste an und bedenkt dessen feine Kleider. Kröger wehrt sich: „Ach lassen Sie mich mit meinen Gewändern in Ruh! [...]

Wünschen Sie, daß ich in einer zerissenen Sammetjacke oder einer rotseidenen Weste umherliefe?" [23] Tonio fühlt sich den Künstlerkreisen und Künstlergesellschaften, in denen Sammetjacke, Schlapphut und rote Weste die Kleidung den Künstler ausmachen, nicht zugehörig. „Man ist als Künstler innerlich immer Abenteurer genug." bekennt Tonio Kröger und fordert: „Äusserlich soll man sich gut anziehen, zum Teufel, und sich benehmen wie ein anständiger Mensch" [24] Thomas Mann hat die Novelle *Tonio Kröger* 1903 im Sammelband *Tristan* bei S. Fischer publiziert. Er reflektiert in dieser Geschichte das Selbstverständnis des Künstlers und seine eigene Situation als ein Schriftsteller, der seit 1894 in Schwabing lebt. Die zentrale Aussage: *Man ist als Künstler innerlich immer Abenteurer genug,* trifft für ihn wie auch für Ludwig Thoma zu. Der Eine kommt aus gutbürgerlichen Verhältnissen aus dem hanseatischen Lübeck, der Andere aus dem oberbayerischen Oberammergau. Beide leben in Schwabing, arbeiten als Redakteure für den Simplicissimus. Beide gehen, wenn auch nicht zusammen, auf die Schwabinger Bauernkirta. Beide sind als Autoren erfolgreich. Thomas Mann mit einem großen Roman.

17 Karikatur von Thomas Theodor Heine zum Thema Kunst und Leben, publiziert im *Simplicissimus* vom 25. Februar 1907

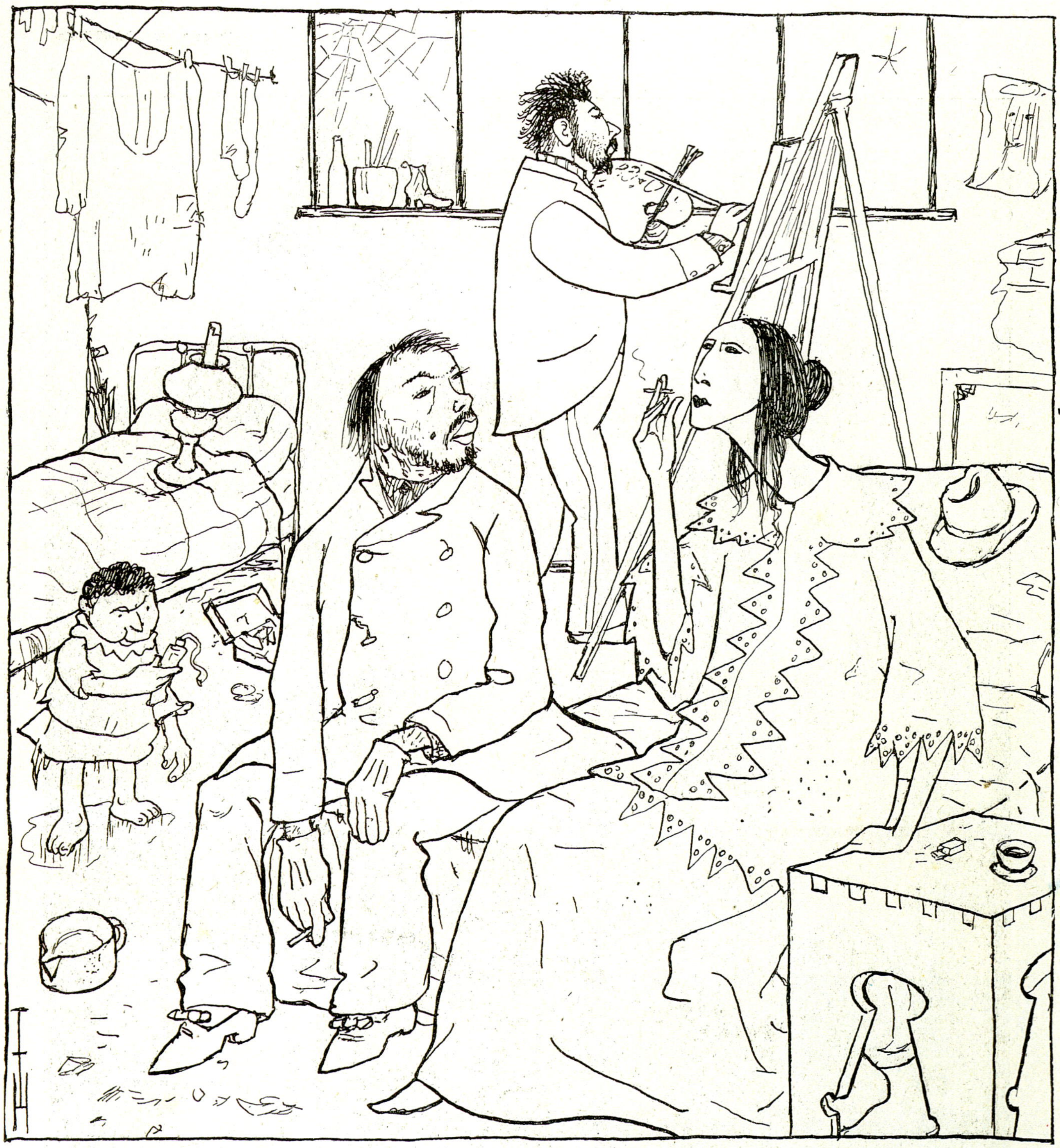

„Meine Mann ise ein Pervers, jedes Wochen er will anzieh einer frische Hemd."

17

Ludwig Thoma mit Bauerngeschichten und mit dem Gedicht *An die Sittlichkeitsprediger in Köln am Rheine,* weshalb er 1906 für ein halbes Jahr in Stadelheim einsitzen muß. Bei der Durchsicht der Bilddokumente fällt immmer wieder auf, wie gutbürgerlich Künstler gekleidet, wie gutbürgerlich ihr Tisch gedeckt, wie biedermeierlich ihre Wohnung eingerichtet ist. Der Zeichner Thomas Theodor Heine lebt in Biedermeiermöbel und wird wegen einer satirischen Zeichnung anläßlich der Palästinareise des deutschen Kaisers zu einer Haftstrafe verurteilt. Auch der stets korrekt gekleidete und bürgerlich möblierte Thomas Mann denkt in Kategorien, die bourgeoise Verhaltensmuster in Frage stellen. In seiner Schrift *Gladius Dei* kritisiert er die Kunststadt München wegen des beliebigen und profanen Umgangs mit der Kunst, deren Wert sich nur noch an Renditen des Kunsthandels mißt. Der russische Maler Wassily Kandinsky zieht zusammen mit seiner Frau nach Schwabing. Sie richten sich gutbürgerlich ein, haben ein Hausmädchen und das Hündchen Daisy. Mit Daisy geht er eines Tages zum Königlichen Hofphotographen Bernhard Dittmar in die Amalienstraße. Dittmar porträtiert gewöhnlich die Professoren der Akademie und der Universität. Kandinsky distanziert sich mit Daisy von derartigen Konventionen auf amüsante Weise. Alexej Jawlensky und Marianne Werefkin leben mit dem Hausmädchen Helene in einer großräumigen Wohnung an der Giselastraße 23. Die Wohnung ist als Salon der Baronin Werefkina unter den Russen in Schwabing gut bekannt. Helene Nesnakomoff wird von Alexej schwanger. Der Sohn wird von allen dreien großgezogen. Franziska Gräfin zu Reventlow lebt mit Bogdan von Suchocki und Franz Hessel in einer Wohnung zusammen. Als sie einen Sohn gebärt, gibt sie den Namen des Vaters nicht preis.

Viele Schwabinger Künstler leben in bürgerlichen Verhältnissen, benehmen sich aber nicht so. Viele lassen sich über das Münchener Adressbuch nicht herausfinden. Sie wohnen in Pensionen, bei Freunden, wechseln häufig den Wohnsitz. Der Begriff Bohème mag hier zutreffen, paßt jedoch nur aus der Vorstellung heraus, daß jeder, der wenig und meist kein Geld in der Tasche hat und ein unstetes Leben führt, zur Bohème zählt. Wenn es sich so verhält, dann zählen viele Maler, Tänzer, Dichter, Verleger, Dramatiker und Zeichner in Schwabing nicht zur Bohème. Der Verleger Alfred Walter Heymel kommt mit einem großen Aktienvermögen als Hintergrund nach Schwabing. Der Maler Wassily Kandinsky erbt von seinem Onkel in Moskau vierundzwanzig Wohnungen, die ihm die finanzielle Unabhängigkeit bescheren. Der Schriftsteller Thomas Mann heiratet in eine begüterte Familie ein. Der Verleger Albert Langen kann auf Anteile einer Zuckerfabrik im Rheinland zurückgreifen. Der Anarchist Erich Mühsam erhält regelmäßig Zahlungen von seinem Vater, um die von ihm verlegte Zeitschrift *Kain* finanzieren zu können. Alfred Schuler lebt ständig bei seiner Mutter an der Luisenstraße und wird von ihr verköstigt. Alfred Kubin kommt mit einer kleinen Erbschaft der Großeltern mütterlicherseits zum Studium der Kunst nach Schwabing. Es gibt genug Beispiele, die eher auf gutbürgerliche Verhältnisse schließen lassen als auf eine Korrelation von Armut und Bohème. Trotzdem verbindet alle hier erwähnten Personen ihre Entscheidung, bürgerliche Normen abzulehnen und zu überwinden, und der Drang nach Unabhängigkeit, nach Freiheit. Allen gemeinsam ist das Ziel, in der Einheit von Kunst und Leben diese Freiheit zu leben. Unter Berücksichtigung der unterschiedlichsten Voraussetzungen und Lebensgewohnheiten der Personen, die hier vorgestellt werden, unabhängig von allen oft klischeehaften Vorstellungen, wer ein Bohèmien ist oder nicht, trifft doch am meisten die Definition des Anarchisten Erich Mühsam zu: „Weder Armut noch Unstetigkeit ist entscheidendes Kriterium für die Bohème, sondern Freiheitsdrang, der den Mut findet, gesellschaftliche Bindungen zu durchbrechen und sich die Lebensformen zu schaffen, die der eigenen inneren Entwicklung die geringsten Widerstände entgegensetzen.“ [25]

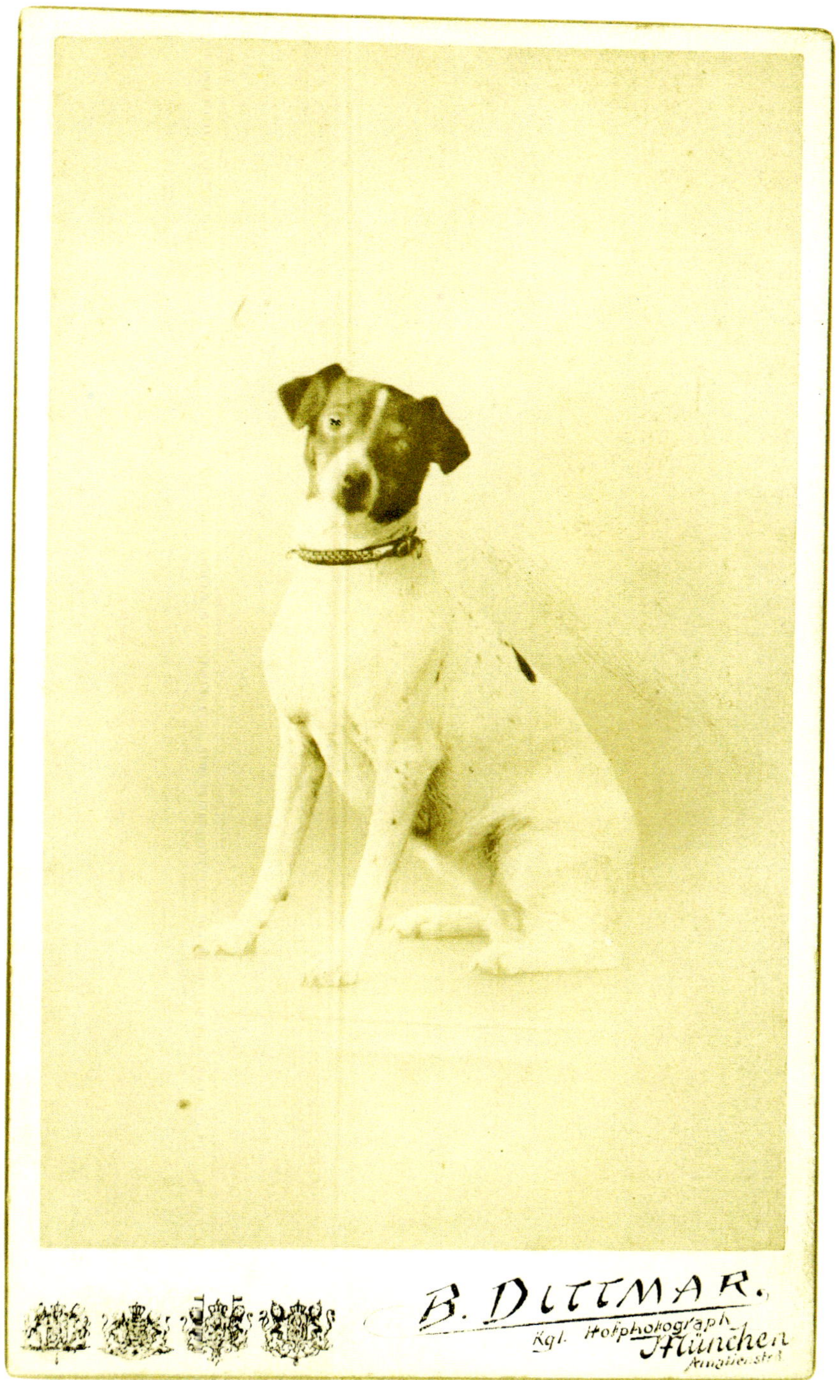

18

18 Daisy, das Hündchen des Malers Wassily Kandinsky. Porträt von Bernhard Dittmar, *1902*

Der Archivar Rolf von Hoerschelmann zeigt seinen Gästen, nachdem er als Unterbrechung Schnaps angeboten hat, eine weitere Dokumentenmappe aus seinem Schwabing-Archiv. Dieses Mal geht es um einen Schwabinger Haushalt, auf dem Mühsams Bohème-Definition nahezu Wort für Wort zutrifft. Alfred Walter Heymel hat Geld und will es auch ausgeben. Seine ersten Gedichte verfaßt er als Schüler. Zusammen mit Rudolf Alexander Schröder will er in Schwabing eine Zeitschrift für zeitgenössische Literatur herausgeben. An der Leopoldstraße 4, in einem repräsentativen Neubau nach dem Entwurf von Martin Dülfer, läßt er sich eine Wohnung einrichten mit allem, was als edel, teuer und modern gilt. Hier sind auch die Redaktionsräume des Insel-Verlags untergebracht. Heymel ist zusammen mit seinen Mitherausgebern Rudolf Alexander Schröder und Otto Julius Bierbaum wie Thomas Mann innerlich Abenteurer genug. In der Zeitschrift *Die Insel* werden die neuesten Theaterstücke, Gedichte und Geschichten publiziert. Frank Wedekinds *Marquis von Keith* erscheint dort unter dem Titel *Münchener Scenen*. Hugo von Hofmannsthal veröffentlicht hier, auch Heinrich Lautensack, der auf alles, was nach sakraler und profaner Obrigkeit riecht, allergisch reagiert. Im Insel-Verlag verlegt Heymel *Deutsche Chansons*. Die Chansons unterscheiden sich vom klassischen, deutschen Liedgut, wie der Blues vom Libretto.

Der Archivar legt die nächste Mappe vor. Wer nicht so elegant wohnen will wie die Herausgeber der *Insel*, geht in eine Pension. Die Pension Gisela ist eine bekannte Adresse für Schülerinnen der Debschitzschule. Die Pension Fürmann an der Belgradstraße ist berühmt für die zahlreichen Feste und dafür, daß einem der Inhaber Kost und Logis stundet. Anders als heute bleiben die Gäste einer Pension nicht für ein paar Tage oder Wochen, sondern ein ganzes Jahr und länger.

Der Schweizer Heinrich Fürmann hat den Pferdestall an der Belgradstraße geerbt und zu einer Pension umgebaut. Viele Kunst-Studierende entdecken die gute Lage und die gute Atmosphäre der Pension. Eine Chronik hat sich erhalten und Anschlagtafeln, die aufrufen zum Bennobier oder mahnen zur baldigen Bezahlung der Mieten. Die Feste werden gefeiert, wie sie fallen. Am 12. Dezember 1912 steigt die Karl-May-Feier. Ernst Moritz Engert, Stammgast der Pension, entwirft die Einladungskarte, malt die Anschlagstafel. Im Garten der Pension werden Zelt und Marterpfahl errichtet und bunt bemalt. Engert ist gefesselt am Marterpfahl und Fürmann verkleidet sich als Karl May. Die Festgesellschaft zieht los, erreicht den Marienplatz in Maske und Kostüm. Der Karneval ist noch weit. Die Passanten wundern sich über den Aufzug. Die Polizei schreitet ein. Denn es ist Trauer angesagt, Staatstrauer, jede Fröhlichkeit ist untersagt. Der Prinzregent ist tot. Er starb zum Zeitpunkt der Karl-May-Feier der Pension Fürmann.

Nun folgt ein gewichtiger und ernster Teil des Schwabing-Archivs. Personen mit ernsten Mienen, gekleidet wie im antiken Rom, speisen liegend und bekränzen sich mit Lorbeer. Sie dichten und denken über den Ursprung der Poesie nach. Sie streben nach der Ausgewogenheit des Apollinischen und Dionysischen. Stefan George ist der Protagonist in diesem Kreis. Er fordert eine neue Schreibweise, eine neue Typographie und sieht sich in der Tradition Homers, Dantes und Nietzsches. Stefan George wohnt in Schwabing in einem Zimmer, das er nach eigenen Vorstellungen eingerichtet hat. Die von ihm entworfenen Möbel nehmen den Anspruch auf Funktionalität des Bauhauses vorweg.

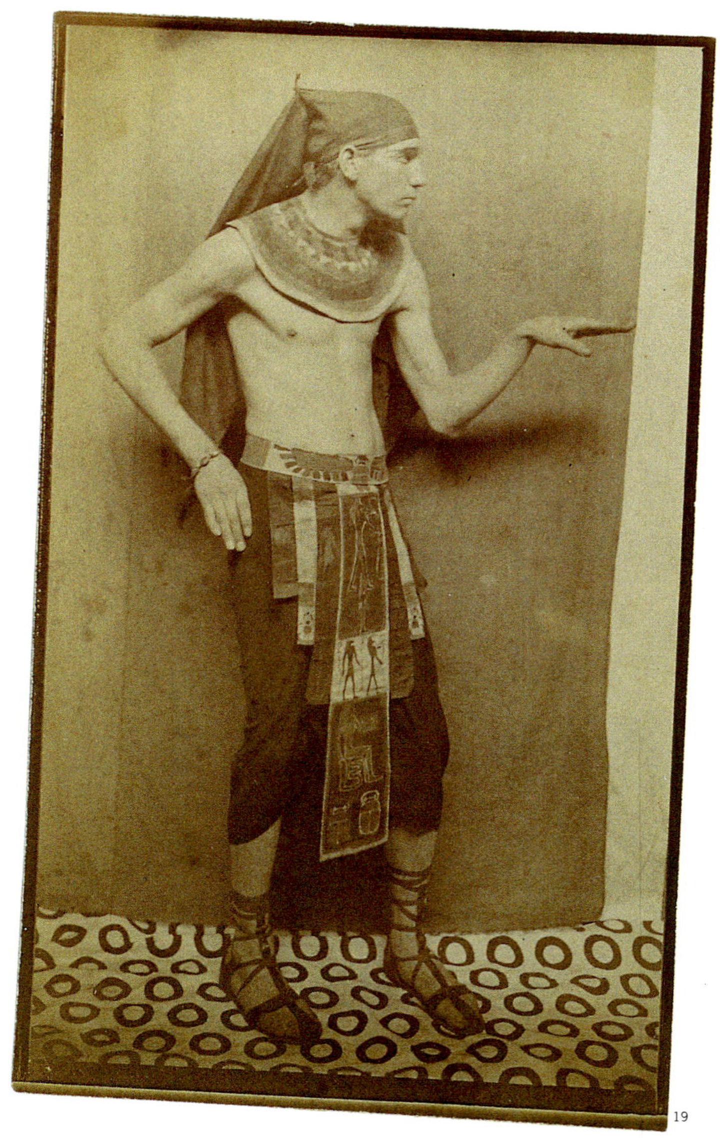
19

19 Aus der Chronik der Pension Fürmann. *Fotografie um 1912*

20 Pathologisches Porträt aus der Chronik der Pension Fürmann. Zeichnung vom 26. Juli 1914, nachmittags, fünf Tage vor der Kriegserklärung des Deutschen Reichs an Rußland. Einige Pensionsgäste sind von der Mobilmachung betroffen, ziehen in den Krieg und kehren nicht mehr zurück

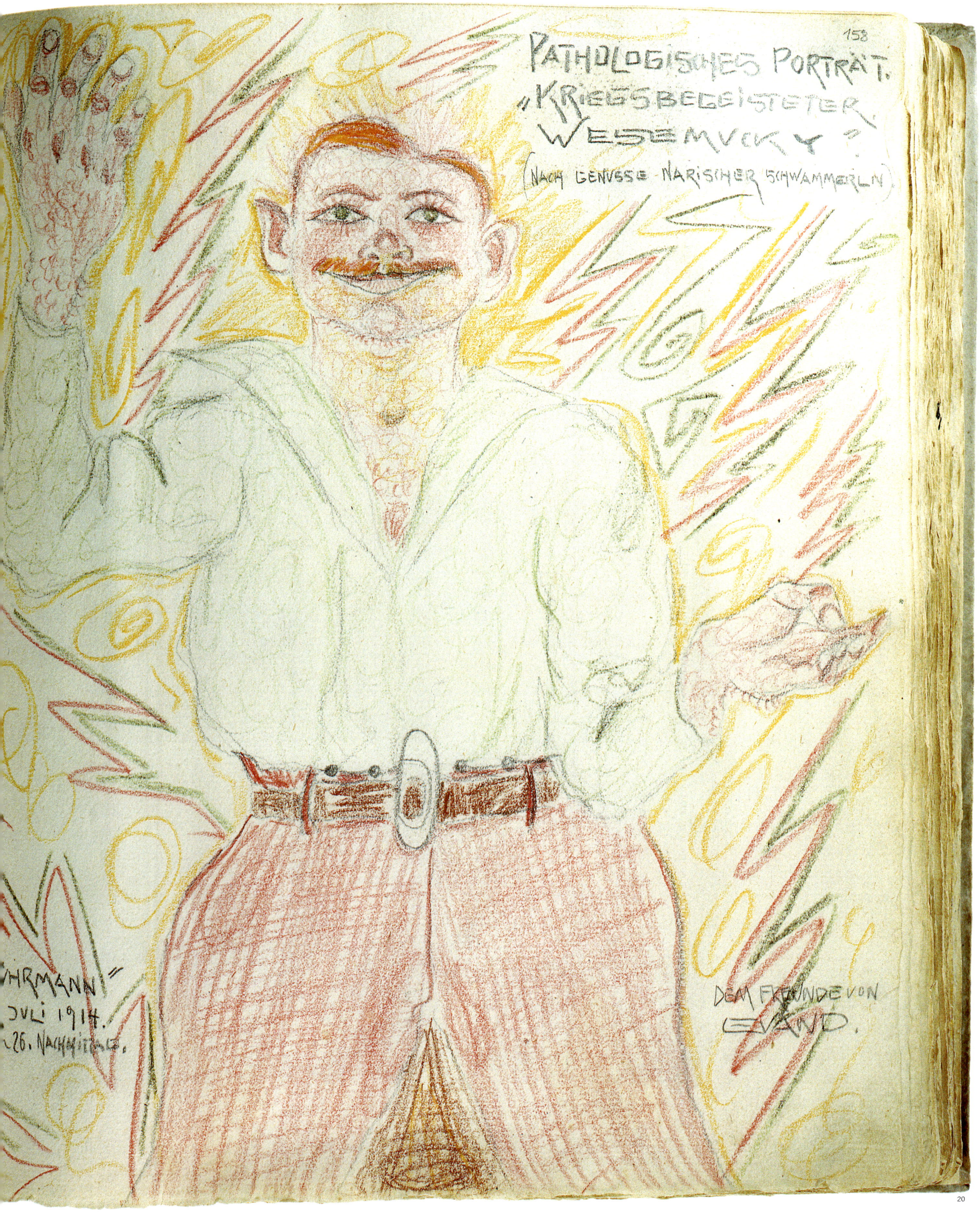
158
PATHOLOGISCHES PORTRÄT.
„KRIEGSBEGEISTETER
WESEMUCKY"?
(NACH GENUSSE NARISCHER SCHWAMMERLN)
HRMANN"
JULI 1914.
26. NACHMITTAG.
DEM FREUNDE VON
EVAND.

George ist Archipoeta. Er sucht nach den archetypischen Bedingungen von Kunst und Leben, profanisiert das Jungfrau-Maria-Lied wie den Heldengesang erneut und bezieht sich auf matriarchale Gesellschaftsstrukturen einerseits, andererseits auf das Heldenepos der Antike. So erfindet er für sich und seinen Kreis den modernen Poeten. Mit dieser Programmatik zieht er auch andere reformeifrige Wissenschaftler und Dichter an. Vor allem Alfred Schuler und Ludwig Klages fragen sich, wer das Ich-Ideal am stärksten verhindere. Es kommt zu antisemitischen Äusserungen. Karl Wolfskehl, dem Freund Stefan Georges, wird seine jüdische Herkunft und sein Engagement für den Zionismus angelastet. George distanziert sich von Schuler und Klages. Es entsteht der sogenannte Kosmikerstreit, der 1904 vom *Schwabinger Beobachter* persifliert wird. Die Enormen streiten, die Belanglosen amüsieren sich. Der Kreis um George rückt eine kurze Zeit in die Schlagzeilen des *Schwabinger Beobachters*, der an Spott nicht spart: „Wehe mir um das Haus Gueule-de-Loup [Wolfskehl] und um die so darin aus und eingehen beim festen tage – es ist viel falsch unter ihnen, werft den skandal ihrer goldenen lampen auf die gasse, auf dass sie zum ärgernis werden [...] Wehe denen unter euch, die sich abwandten vom natürlichen gebrauch des weibes, wehe den weibern, die sich erhitzen in schändlichen lüsten. Wehe dem jünger, der bei dem meister lieget und der meister lieget bei ihm [...] ICH habe alle eure gräuel gesehen und weiss alle eure verderbnis – Ich bin euer A. und euer B. und will euch zu C. führen, ehe denn die stunde verloren ist – ICH – schwabinger – euer general. – CHRISTUS IMPERATOR MAXIMUS“ [26]
Ein Exemplar des seltenen und berüchtigten Schwabinger Beobachters zieht der Archivar als letztes Dokument aus der Mappe mit Dokumenten über den Stefan George-Kreis.

Das Album folgt dem von Hoerschelmann angelegten Schwabing-Archiv nicht in allen Beispielen. Trotzdem bietet das Archiv die Basis für das Schwabing-Projekt. 1963 werden die Archivalien in die Graphische Sammlung des Münchner Stadtmuseums integriert. Es fällt leicht, mit diesem Fundus auf eine Ausstellung und eine Publikation zuzusteuern. Trotzdem ist es notwendig, das hauseigene Schwabing-Archiv zu erweitern, damit auch jene Aspekte Schwabings beleuchtet werden können, die über Hoerschelmann nicht oder zu schmal belegt werden können.
Dazu gehört die Situation der Malerei in Schwabing. Wie in jedem Künstlerviertel gibt es rund um die Akademie der bildenden Künste viele Ateliers, Geschäfte für Malbedarf und private Kunstschulen. Die meisten Kunstschulen sind Malschulen. Viele kommen nach München, um hier Malerei zu studieren. Der Kunststudent Pablo Picasso beschwert sich in einem Brief an einen Freund über die schlechten Zustände an der Akademie San Fernando in Madrid. Er würde, wenn er einen Sohn hätte, ihn nach *Munick* zum Studium der Malerei schicken. Eine internationale Messe für Maltechnik im Glaspalast zieht aus ganz Europa Händler für Malutensilien und Künstler an. Wer nicht sofort bei einem Professor an der Akademie unterkommt, weicht auf privaten Kunstunterricht aus. Frauen, denen der Zutritt aufgrund ihres Geschlechts verwehrt bleibt, gründen ihre eigene Akademie, samt Verein mit eigener Verkaufsstelle. In Hinblick auf den Grad an Berühmtheit, den ein Künstler später erreicht, läßt sich feststellen, daß nahezu alle bekannt gewordenen Maler an privaten Kunstschulen studiert haben. Jawlensky und Kandinsky gehen in die *Mal- und Zeichenschule Anton Azbé* an der Georgenstraße. An den kleinen Malschulen werden Voraussetzungen für einen Fortschritt in der Malerei geschaffen. Während an die Akademie noch der Tiermaler Heinrich Zügel berufen wird – für seine Klasse wird an die Rückseite der Akademie ein Stall für Tiere zum Modellstudium angebaut – verläßt Franz Marc bereits nach einem Jahr die Akademie und verlegt sein Atelier auf die Staffelalm.

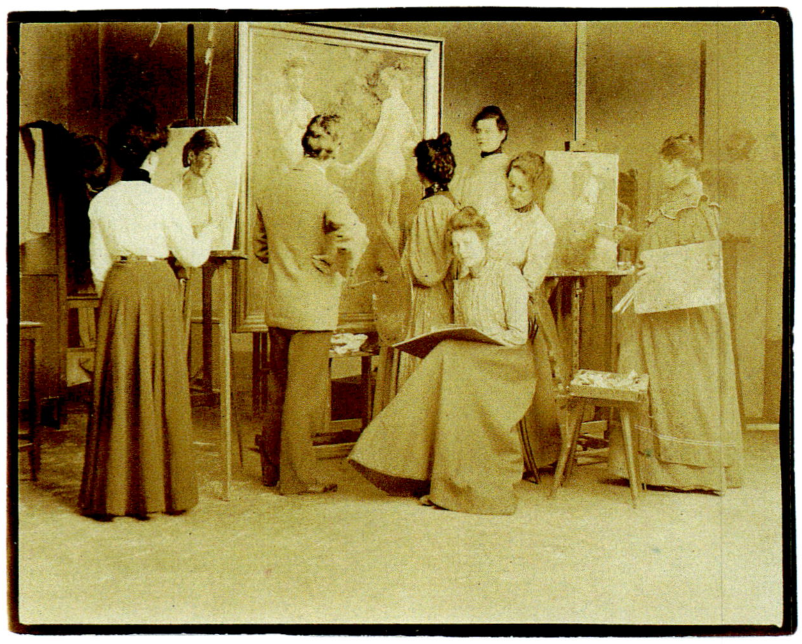
21

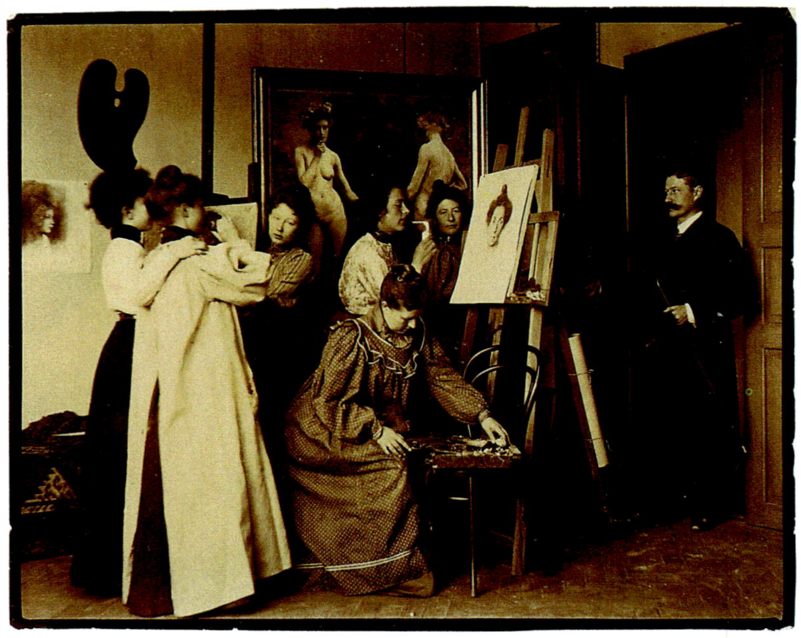
22

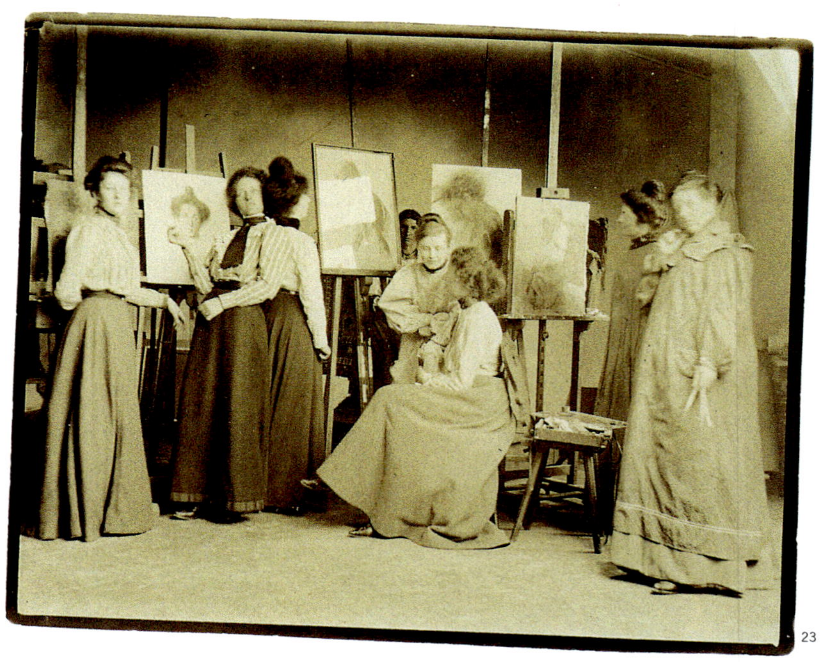
23

21, 22, 23 In Schwabing gibt es zahlreiche private Malschulen, vor allem für Frauen, denen der Zugang an die Akademie der bildenden Künste nicht erlaubt ist. *Fotografien um 1900*

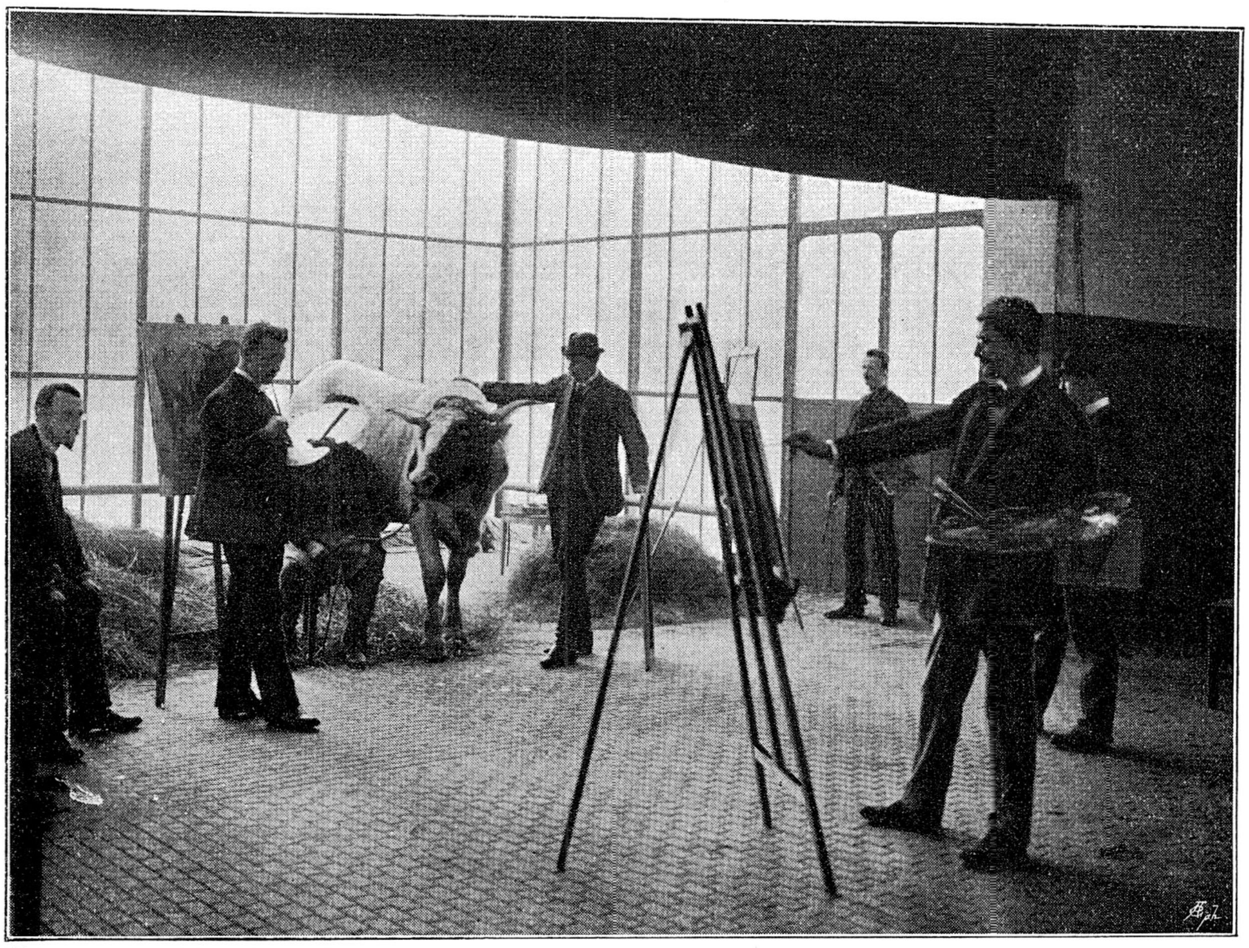

24

Die akademische Lehre scheint ihm nicht interessant genug. Im Salon der Baronin Werefkin an der Giselastraße 23 treffen sich Malschüler von Anton Azbé und probieren Malrezepte aus. ‚Klebt schlecht' notiert Kandinsky an den Rand eines Rezepts. Auch innerhalb der Maltechnik wird privat experimentiert, weil die akademische Tradition den Darstellungswert der Farbe vorzieht und so an den Prämissen des 19. Jahrhunderts festhält. Traditionelle Münchener Malerei ist Handelsgut. Die Gemälde-Umsätze von Berlin und München werden verglichen. Die Aufträge für Porträts gehen gut. Kaulbach, Lenbach und Stuck erhalten lukrative Aufträge. Landschaften und Tiermotive gehen auch gut. Die Gemälde werden wie Möbel, wie Accessoires gehandhabt. Eingebunden in ein Dekorationssystem, das bei Tageslicht besehen eher an eine Theaterkulisse erinnert, ist das Gemälde nichts anderes als Beiwerk zum gutbürgerlichen Wohnstil der Jahrhundertwende. Inmitten dieser Münchener Kunsttradition entsteht in Schwabing, in den privaten Malschulen und

24 Als der Tiermaler Heinrich Zügel als Professor an die Münchener Kunstakademie berufen wird, besteht er auf die Einrichtung eines Ateliers in Kombination mit einem Stall für die Modelle. *Fotografie 1896*

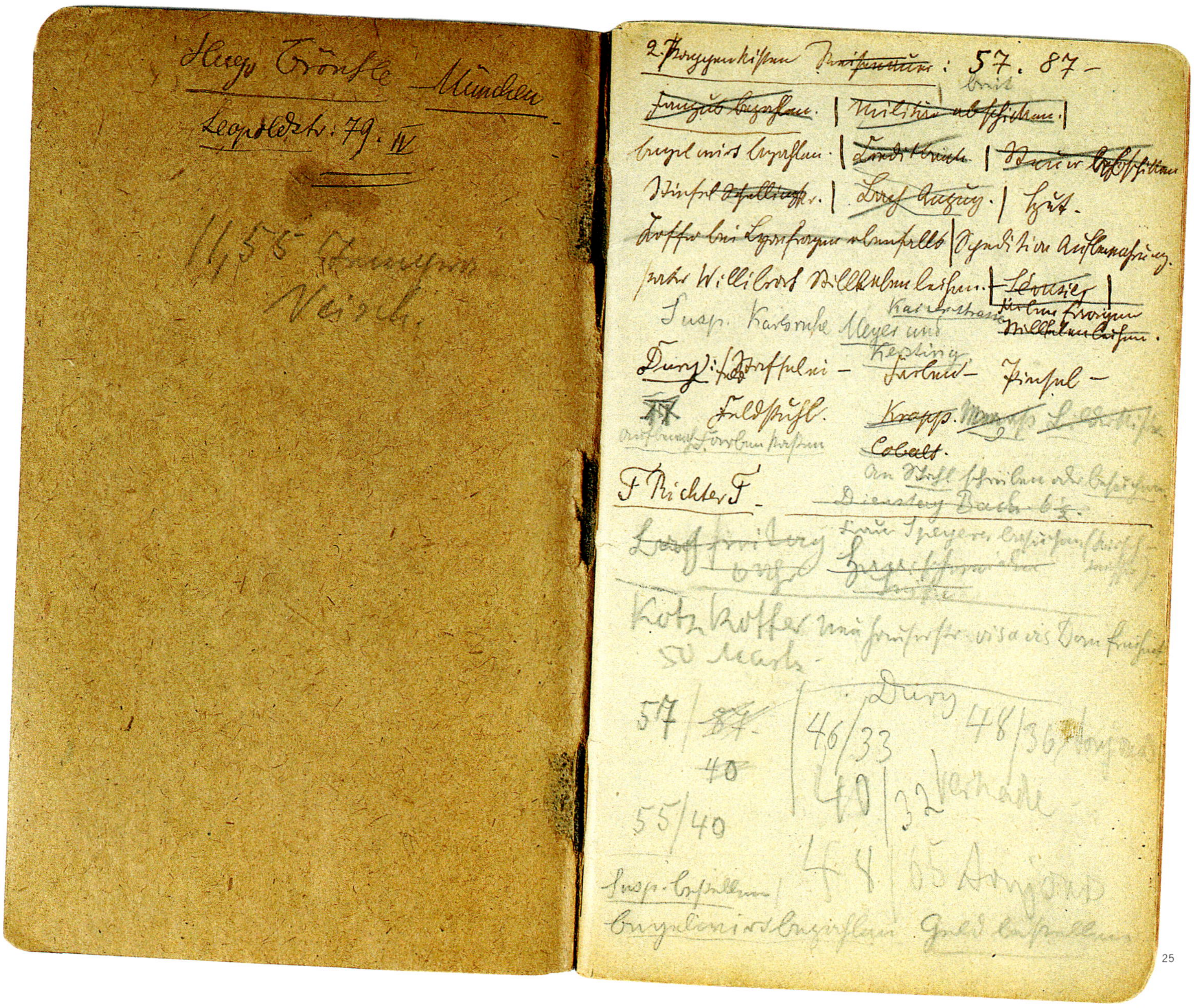

in den neuen Ateliers, in denen es keine Requisitenkammer mehr braucht, eine neue Auffassung von Malerei. Jetzt zählt nicht mehr so sehr der Darstellungswert der Farbe, sondern vielmehr ihr Eigenwert. Repräsentiert die traditionelle Malerei die künstliche Kulisse bourgeoiser Lebensformen, ist die neue Kunst der Inbegriff von Kunst und Leben als Einheit. Die Akademie hat darauf überhaupt keinen Einfluß. Sie existiert ehrwürdig vor sich hin. Die Professorenschaft genügt sich selbst. Ein Aufbruch ist undenkbar. Doch in den Wohnungen Schwabings besinnen sich Künstler auf die Qualitäten authentischer Volks- und Stammeskunst, auf die emotionale Wirkkraft der Farbe, interessieren sich Künstler für die Entwicklung der Psychologie als autonomes Fach. Überhaupt erwacht das Interesse am Verhältnis zwischen Wissenschaft und Kunst. Auf dem Terrassendach des Mietshauses an der Ainmillerstraße 36, das zur Wohnung Kandinskys gehört, treffen sich Maler und Bildhauer, die sich zum *Blauen Reiter* bekennen. Franz Marc, der Mitherausgeber des Almanachs *Der Blaue Reiter* verkündet in einem Prospekt zur Subskription vom Januar 1912: „Die Kunst geht heute Wege, von denen unsere Väter sich nichts träumen ließen; man steht vor den neuen Werken wie im Traum und hört die apokalyptischen Reiter in den Lüften; man fühlt eine künstlerische Spannung über ganz Europa, – überall winken neue Künstler sich zu: ein Blick, ein Händedruck genügt,

25 Skizzenbuch des Malers Hugo Troendle, der an der Leopoldstraße 79 sein Atelier hat. *Winter 1907 / 1908*

um sich zu verstehen!“ [27] Im Salon von Alexej von Jawlensky und Marianne von Werefkin an der Giselastraße 23 wird gegen den herkömmlichen Kunsthandel und Ausstellungsbetrieb die Gründung der *Neuen Künstler-Vereinigung München E.V.* überlegt. Das Sekretariat mit einer ständigen Ausstellung von Werken der Mitglieder liegt an der Franz-Joseph-Straße 36 im 4. Stock rechts. Bei der ersten Ausstellung 1909 sind dabei: Marianne von Werefkin, Gabriele Münter, Alfred Kubin, Moyssey Kogan, Alexander Kanoldt, Wassily Kandinsky, Alexej von Jawlensky, Karl Hofer, Pierre Girieud, Adolf Erbslöh, Emmi Dresler, Erma Bossi, Wladimir von Bechtejeff und Paul Baum. Die zweite Ausstellung 1910/11 wird noch umfangreicher. Aus Paris sind Maurice de Vlaminck, Georges Rouault und Pablo Picasso mit Gemälden vertreten. Es wird immer deutlicher, daß eine neue Auffassung von Kunst weder an die Tradition Münchener Malerei anknüpft noch von den Professoren der Kunstakademie gefördert wird. Die neue Kunst, der Aufbruch in die Moderne passiert in der Subkultur Schwabing.

Ein allgemeiner Überblick über die Situation der Künste um 1900 zeigt, wie sehr trotz der Aufbruchstimmung in der *Neuen Künstler-Vereinigung* und im Umfeld des Almanachs *Der Blaue Reiter* die Maler an der Tradition Münchener Malerei des 19. Jahrhunderts festhalten. Die graphischen Künste dagegen werden durch die neuen Ansprüche in der Werbung reformiert. Der Verleger Albert Langen läßt die Buchumschläge aufwendig illustrieren, setzt so das Erscheinungsbild der Publikation werbetechnisch geschickt ein. Das ist ein Novum im graphischen Buchgewerbe. Die Plakatkunst gehört ebenso zu den fortschrittlichen Medien der Kunst um 1900. Doch die stärkste Tendenz zu Innovation und Avantgarde zeigt sich in den Künsten Tanz und Fotografie. Alexander Sacharoff, ein häufiger Gast im Salon der Werefkina, beginnt 1903 in Paris ein Studium der Malerei, in Schwabing tritt er der *Neuen Künstler-Vereinigung* bei. Dann entscheidet er sich endgültig für den modernen Tanz. Am 21. Juni 1910 hat er als Tänzer seinen ersten Auftritt. Das Début findet in der Tonhalle an der Türkenstraße statt.

Rudolf von Laban ist Maler, gründet jedoch nicht wie viele eine Malschule, sondern eine Schule für modernen Tanz. An der Art zu tanzen zeigt sich die moderne Haltung. Die Tradition des Statuarischen wird überwunden, ersetzt durch freie Bewegung im Raum. Bei dem Verlagsbuchhändler Georg Müller am Josefsplatz erscheint unter dem Titel *Der moderne Tanz* die erste Publikation, in der die verschiedenen Schulen vorgestellt werden. Hans Brandenburg, der angeregt durch einen Vortrag von Michael Georg Conrad über Emile Zola, nach Schwabing aufbricht, um Dichter zu werden, heiratet die Debschitz-Schülerin Dora Polster. Beide folgen dem Tanzlehrer Laban nach Ascona, wo er während der Sommermonate in Monte Verità Tanzkurse abhält. Rudolf von Laban will den Zusammenhang von Tonkunst, Wortkunst und Bewegungskunst neu überlegen. Doch geht es ihm zuerst darum, die traditionelle Abhängigkeit des Tanzes von der Musik aufzulösen, um dann eine neue Einheit von Literatur, Musik und Tanz zu erreichen. Die Schüler tanzen barfuß im Freien mit offenen Haaren, im Sommer ohne Bekleidung. Der Lehrer unterstützt ihre Bewegung mit Flöte oder Handtrommel. Seine Assistentin Mary Wigman, führt den modernen Tanz vor. Der Fotograf Johann Adam Meisenbach hat die Sequenz an Bewegungen am Ufer des Lago Maggiore fotografisch festgehalten.

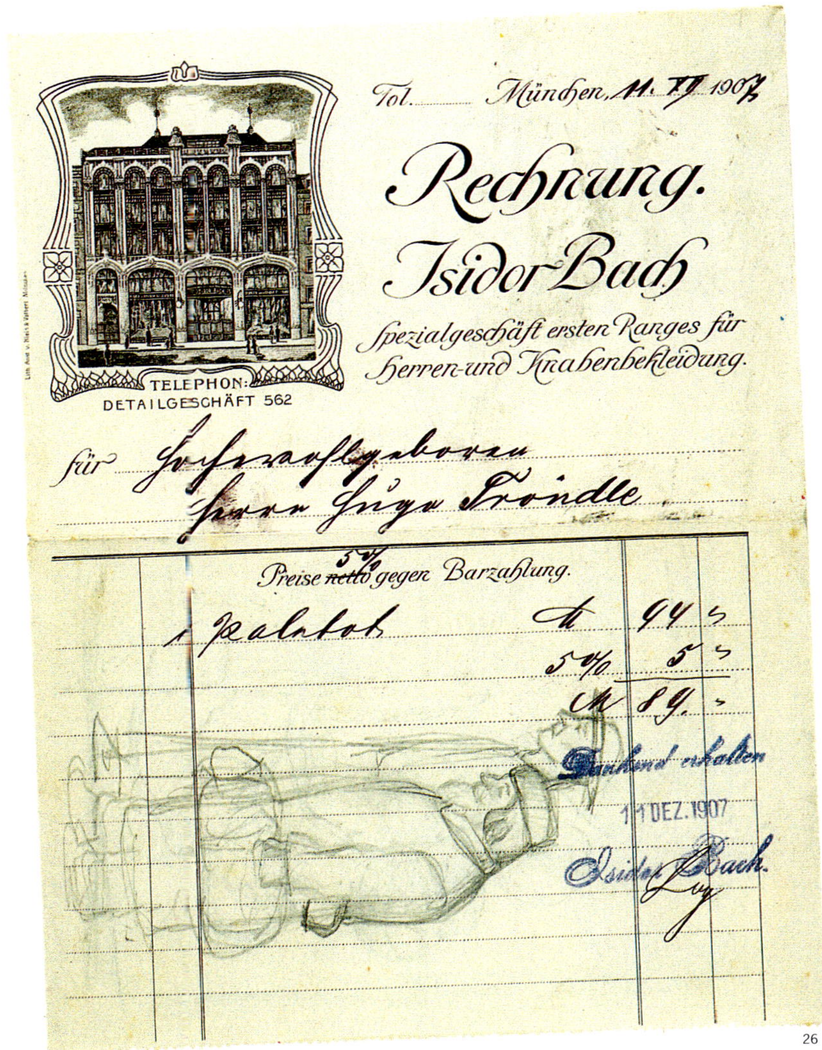

26

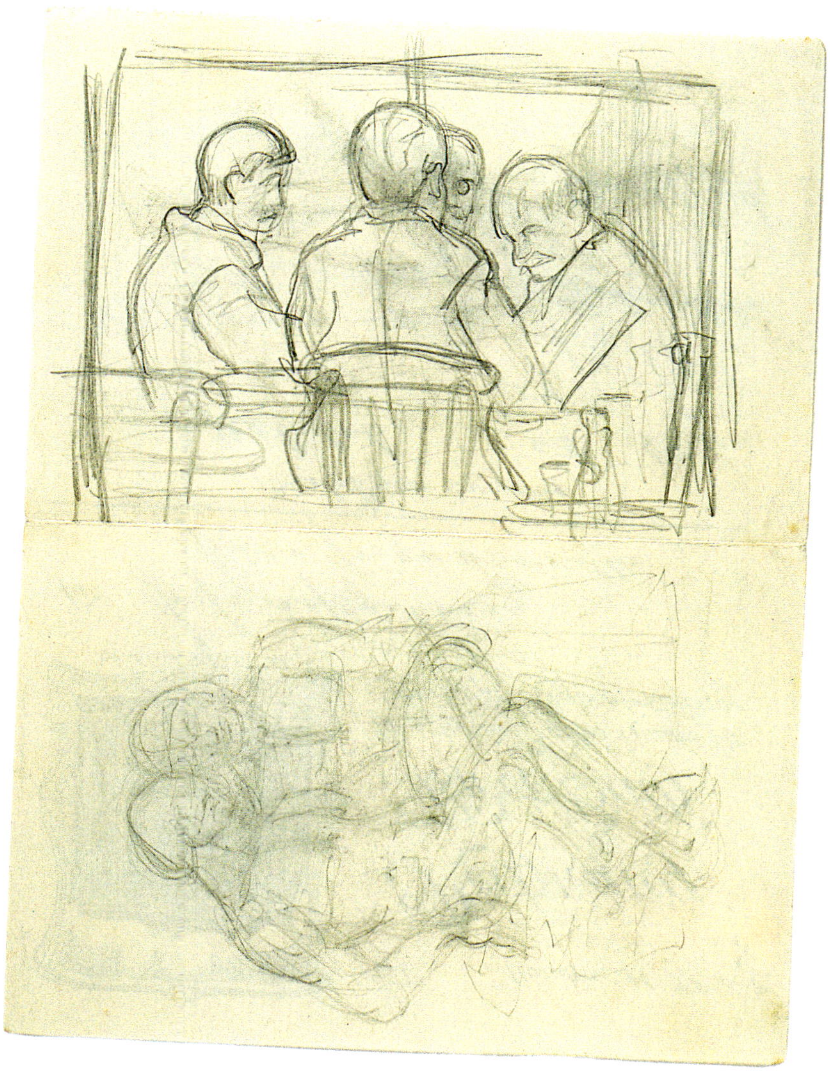

26 Hugo Troendle holt seine Freunde, die Maler Pater Jan Verkade und Paul Sérusier (mit Bart) am Münchener Bahnhof ab und skizziert sie auf einer Rechnung über einen soeben erworbenen Paletot. *Skizzen, recto und verso 1907*

Parallel zum Modernen Tanz entwickelt sich das Medium Fotografie zu einer Kunst, mit der wie von selbst die konventionellen Künste Malerei und Bildhauerei überholt werden. Frank Eugene Smith ist Lehrer an der *Lehr- und Versuchsanstalt für Photographie, Chemigraphie, Lichtdruck und Gravüre* an der Clemensstraße in Schwabing. Auch er beginnt als Maler, hat aber keinen Erfolg in diesem Métier. Sein bestes Stilleben gelingt ihm, indem er die Wand seines Ateliers mit seinen eigenen Gemälden drapiert und dieses Motiv mit der Kamera ablichtet. Daraufhin hört er auf, zu malen. Jetzt arbeitet Smith als Künstler nur noch mit der Kamera. Einem einzigen malerischen Effekt hält er die Treue, indem er Bildhintergründe in der Dunkelkammer mit dem Retouschierpinsel verfremdet. Zahlreiche Schwabinger Künstler lassen sich von ihm porträtieren.

Im *Atelier Veritas* im Gartengebäude an der Franz-Joseph-Straße 13 werden Porträts von Thomas Mann und Ludwig Thoma, von Alfred Walter Heymel und Otto Julius Bierbaum angefertigt. Wanda von Debschitz-Kunowski nimmt in den Münchener *Lehr- und Versuch-Ateliers für angewandte und freie Kunst*, Hohenzollernstraße 21, Atelierszenen auf. Auch das Genre *Im Atelier,* das bisher in Öl auf Leinwand ausgeführt wurde, übernimmt der Fotograf. Gabriele Münter fotografiert Landschaften und Personen, dokumentiert die Entstehung des Almanachs *Der Blaue Reiter.* In der Garderobe der Schwabinger Brauerei werden vor Festbeginn die kostümierten Festteilnehmer fotografisch festgehalten. Mit den Mitteln der Fotografie können Maler weniger aufwendig dokumentieren als bei einem in traditioneller Technik ausgeführtem Historienbild. Künstler haben innerhalb des Mediums Fotografie vielfältige Möglichkeiten zum Experiment. Die rasche Entwicklung zum Medium Film beweist, in welch engen Grenzen die traditionelle Malerei immer mehr stagniert.

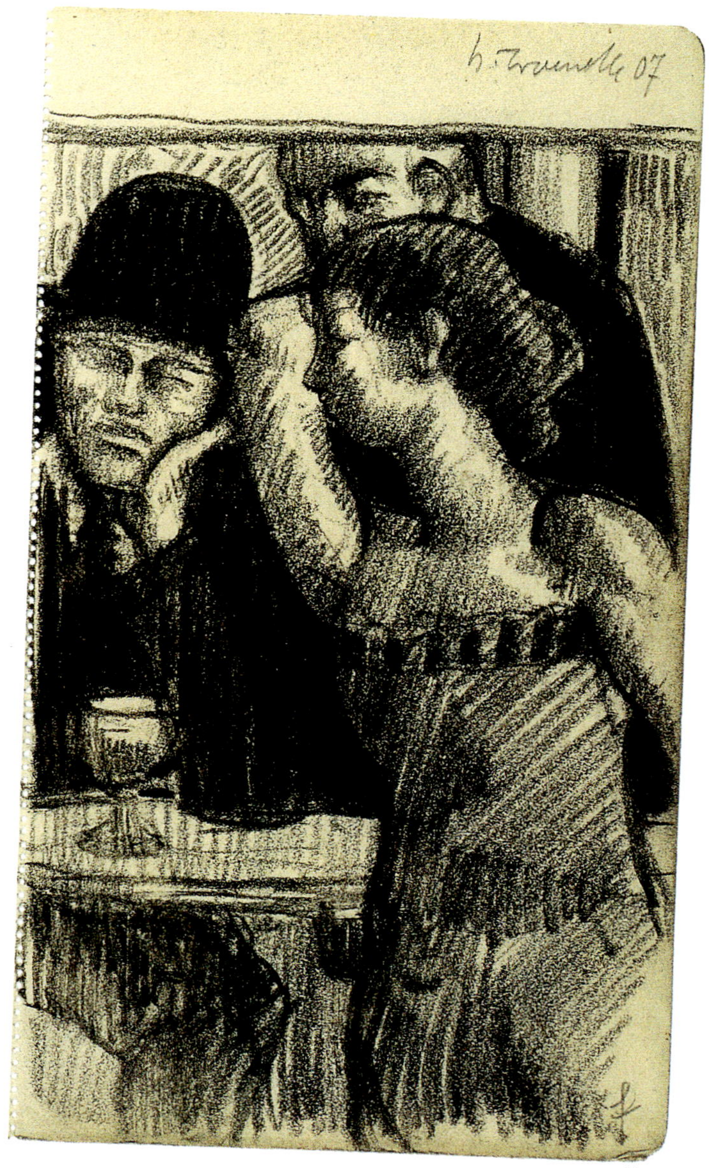

28

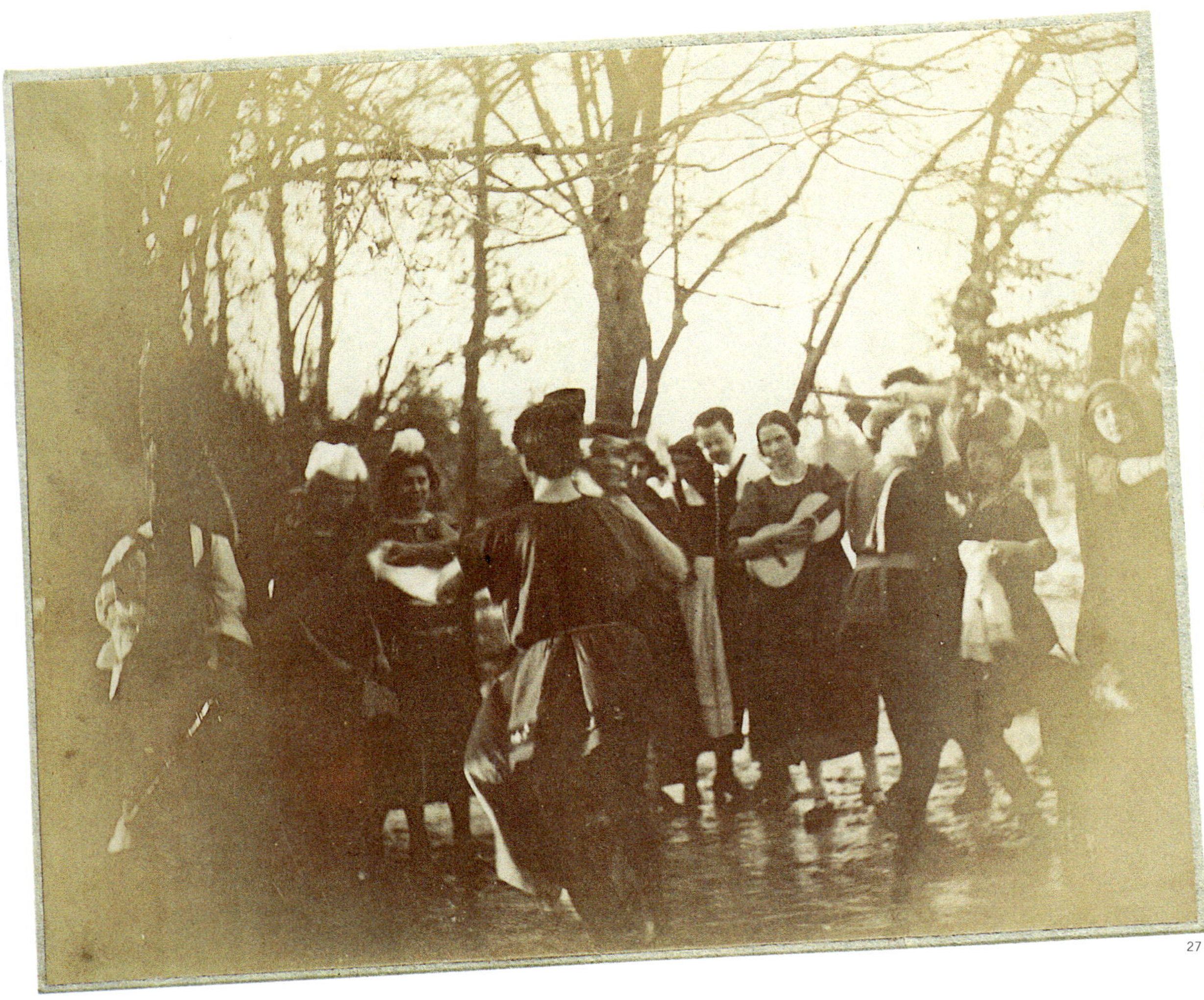

27

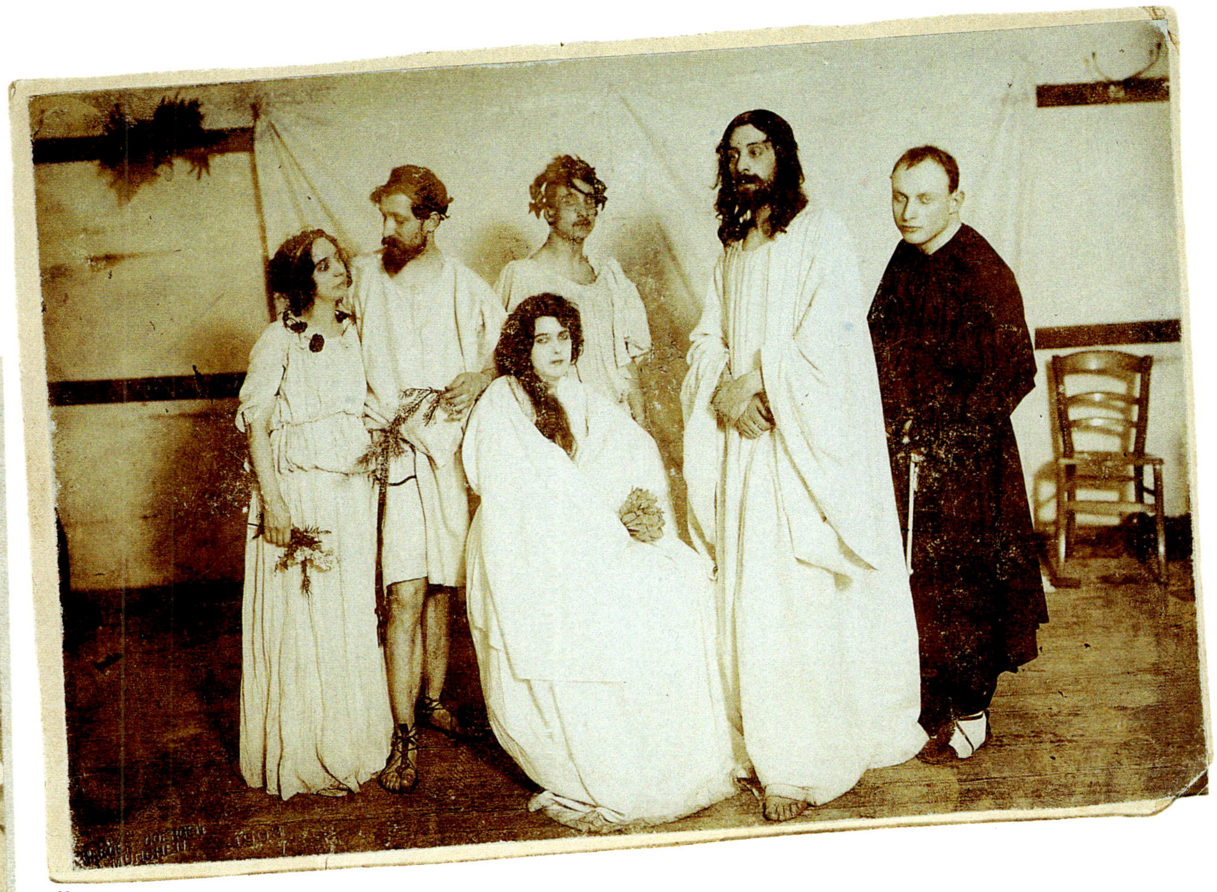

30

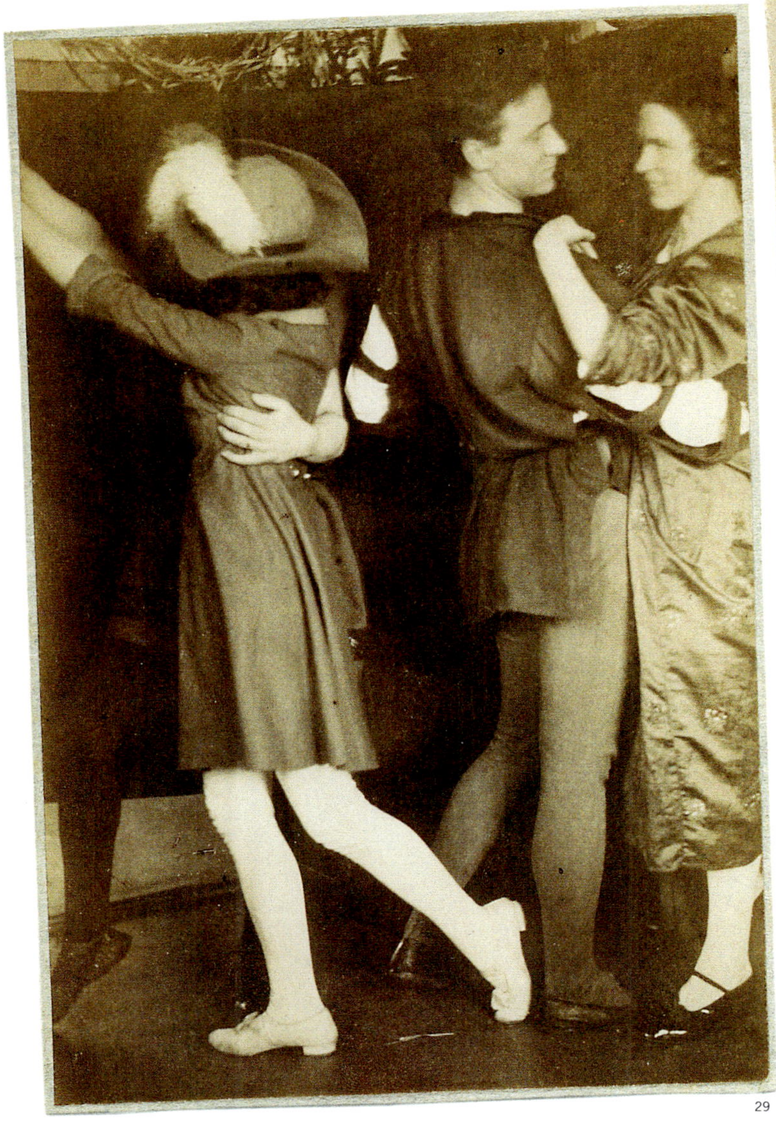

29

27 Künstlerfest in Eichenau.
Fotografie von Frank Eugene Smith, 1911

28 Hugo Troendle reist im Oktober 1907 nach Paris. In Montparnasse, im Café du Dôme trifft er auch auf Hans Purrmann. Dort entsteht diese Skizze

29 Tanzende auf dem Künstlerfest in Eichenau. Links: Dora Polster.
Fotografie von Frank Eugene Smith, 1911

30 Kostümierte auf dem Künstlerfest *Münchens Niedergang als Kunststadt* im Saal der Schwabinger Brauerei am 18. März 1903. Von links nach rechts: eine Unbekannte, der Bildhauer Vittorio Güttner, Roderich Huch und die in der Kunststadt beliebten Modelle Christus und Mönch

Das *Schwabing Archiv R.v.H.* bietet einen reichen Fundus an Dokumenten zu Schwabinger Situationen, die fotografisch festgehalten sind. Doch fehlt bei vielen Dokumenten eine ausführliche Beschriftung. Der Archivar stützte sich auf sein Gedächtnis, wenn er seine Archivalien Besuchern vorführt. Heute können viele der abgebildeten Personen nicht identifizert werden, vor allem dann nicht, wenn sie maskiert sind.
Eine Fotografie aus dem Archiv besticht durch die kuriose Kostümierung der abgebildeten Personen. Einer ist als Mönch, ein Anderer als Christus verkleidet. Der Ort der Aufnahme ließ sich erst feststellen, als sich in der Münchener Stadtchronik unter den Bilddokumenten eine Serie von Fotografien mit dem gleichen Bildhintergrund fand. Diese Dokumente sind datiert und eindeutig lokalisiert.
Sie entstanden am 3. März 1903 in der Garderobe des Festsaals der Schwabinger Brauerei. Am Mittwoch, abends um acht Uhr begann ein Künstlerfest mit dem Titel *Münchens Niedergang als Kunststadt*. Die Einladung, sie stammt wiederum aus dem Schwabing Archiv, verrät die Motive zum Fest: „Mit diesem Fest soll den Münchnern die Gelegenheit gegeben werden, ihre niedergehende Phantasie und Lebenskraft

in einem letzten dämonischen Aufflammen noch einmal zu betätigen. Wie die Abendröte den dahingeschiedenen Tag verherrlicht, soll diese Götterdämmerung der Münchner Kunst ein Schauspiel darstellen, das in seinen Teilnehmern den Glanz und die Schönheit der einstmaligen Blütezeit zu einer einzigen Apotheose zusammenfasst. Was von den Figuren der früheren Münchner Künstler und der vielen noch Lebenden sich verkörpern lässt, möge an diesem Abend lebendig werden und nicht minder mögen diejenigen zur Gestaltung ihrer Träume gelangen, die hinter dem Niedergang bereits den zukünftigen Aufschwung unter dem Einfluss des Berliner Ideenreichtums erblicken. Der Ertrag wird dem Künstler-Unterstützungsverein zugute kommen.“ [28] Die Illustration auf der Einladung zeigt ein aufgebahrtes Münchner Kindl, eine Malerpalette zu ihren Füßen, zwei brennende Kerzen und das Wappentier Berlins. Die Kunststadt-Diskussion, ausgelöst durch einen Beitrag von dem Berliner Journalisten Rosenhagen wird an den Stammtischen der Kunstprofessoren zum Problem. In der Subkultur Schwabing bleibt dieses Problem ohne Belang. Reformbereite Künstler in Schwabing fühlen sich einig mit gleichgesinnten Künstlern in Berlin, Paris, Wien, Ascona, Kristiania. Kurios ist, daß in Schwabing eine ernst geführte Debatte über die Vorrangstellung der konkurrierenden Städte Berlin und München zum Thema eines Kostümfests wird. Die Kunstszene persifliert sich selbst. Vor dem als Hintergrund gespannten Tuch in der Garderobe des Festsaals der Schwabinger Brauerei treten die Festteilnehmer vor den Fotografen. Der Mönch tritt vor und stellt sich neben Christus. Der Typus Landschafter zeigt sich mit leichter, zusammengeklappter Staffelei begleitet von einem Hund.
Dieses Kostüm, das ja im Alltag keines ist, findet sich ebenso als Illustration in einer Reportage über Münchener Kunststudenten in der englischen Zeitschrift *The Studio*. Der Autor L. van der Veer gewinnt den Maler Arthur S. Covey dazu, seinen Report zu illustrieren. Covey zeichnet *The oldest Model*. Zur Charakterisierung des Landschafters wählt der Autor die Reproduktion eines gleichnamigen Gemäldes von Professor Carl von Marr. Der Vergleich mit dem Festteilnehmer zeigt eine verblüffende Ähnlichkeit zwischen der ernst gemeinten Illustration in einer renommierten Kunstzeitschrift und dem Kostüm des Landschafters. Wenngleich sich Künstler über den Niedergang Münchens als Kunststadt auf einem gleichnamigen Kostümfest im Saal der Schwabinger Brauerei amüsieren, ist der Untergang der traditionellen Künste in München Wirklichkeit geworden. Gleichzeitig mit dem Abschied von der *Allotria* entsteht eine neue Kunststadt München in Form des Künstlerviertels Schwabing. Es liegt angeblich zwischen Kraglfing und Wahnmoching und existiert als Mythos bis heute.

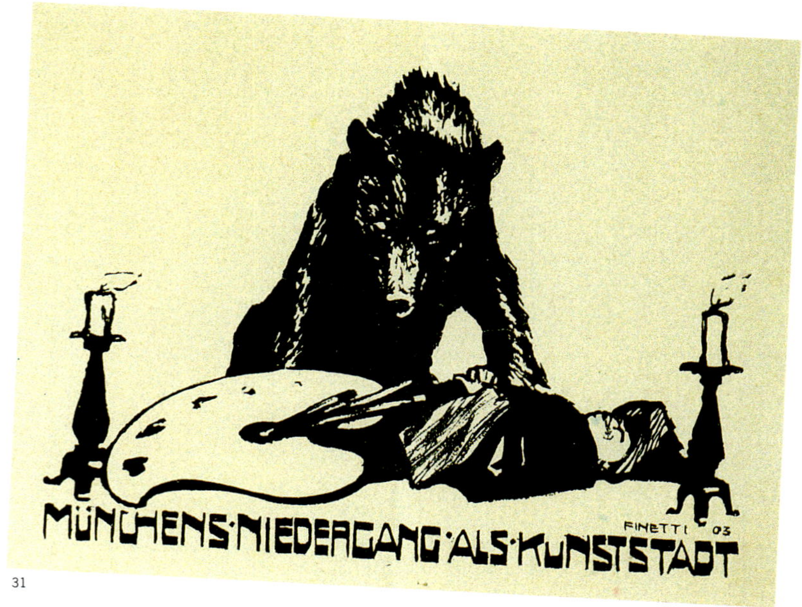

31

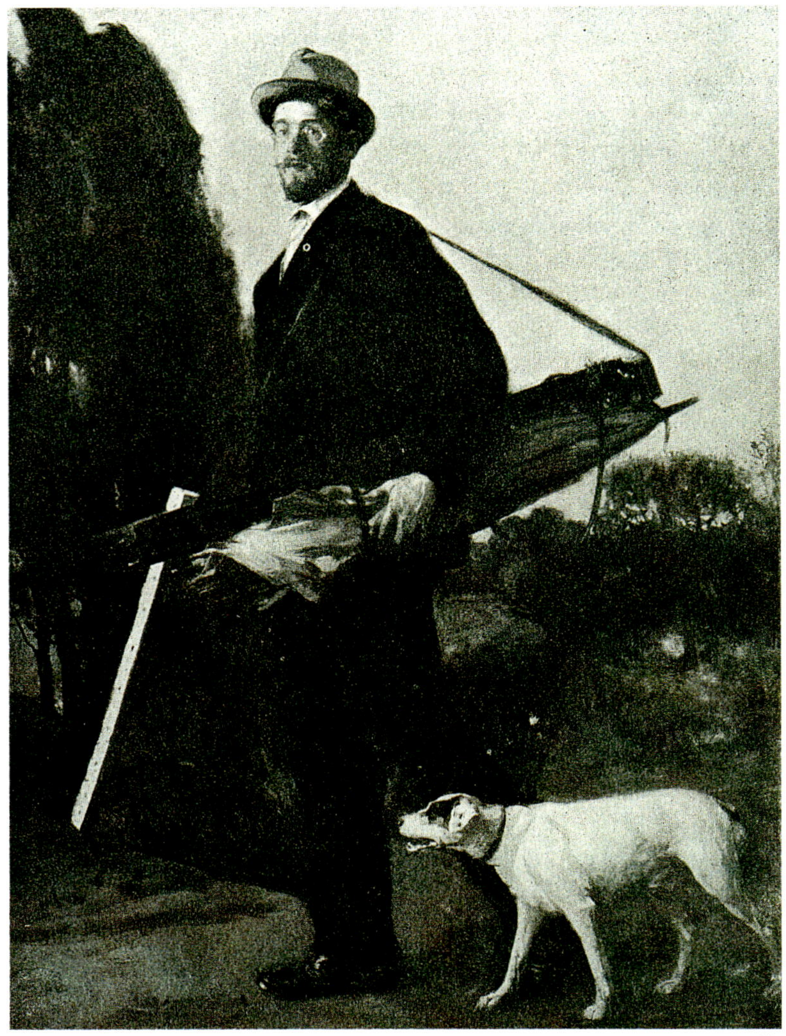

32

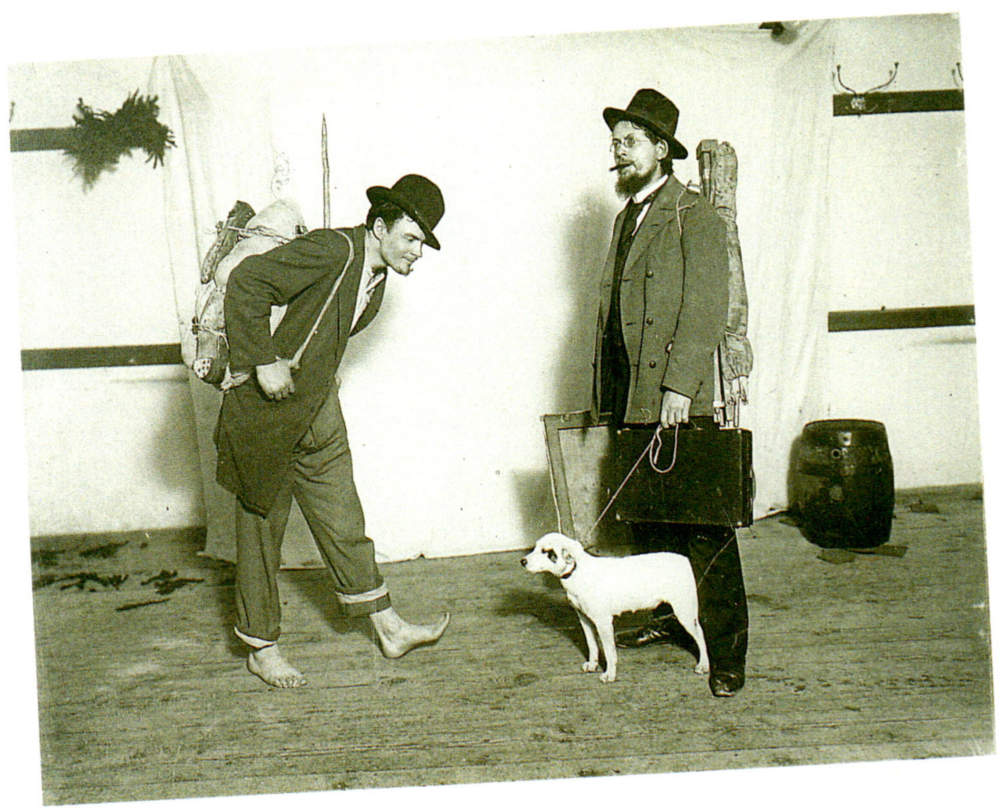

33

31 Illustration mit Münchner Kindl und Berliner Bär auf der Einladung zum Kostümfest *Münchens Niedergang als Kunststadt* in der Schwabinger Brauerei.
Entwurf: Gino Finetti, 1903

32 Gemälde von Carl von Marr mit dem Titel *Der Landschaftsmaler* als Illustration innerhalb einer Reportage über Kunststudenten in München aus der Zeitschrift *The Studio*, 1904

33 Der Landschafter als Kostüm auf dem Fest *Münchens Niedergang als Kunststadt* am 3. März 1903 in der Schwabinger Brauerei

Exkurs

Nietzsche! Erst vor kurzem fand in Schwabing ein Student der Philologie im Hausflur seines Mietshauses zwischen dem Altpapier, das er oft nach brauchbarem Schrifttum durchsuchte, die Tagebücher eines Bankangestellten. Sie erzählen die Geschichte eines Kassiers, der, nachdem er sich immer mehr auf die Schriften Friedrich Nietzsches eingelassen hatte – zuerst las er *Menschliches, Allzumenschliches* – begann, seine berufliche Position immer mehr in Frage zu stellen. Der Kassier steigerte sich derart in das Gedankenreich des Philosophen hinein, daß er bald glaubte, Nietzsche persönlich würde mit ihm in Dialog treten. Immer dann, wenn er nach der Arbeit im alten Nordfriedhof an der Adalbertstraße spazieren ging, erschien ihm der Philosoph. Es dauerte nicht lange, dann passierten die ersten Unregelmäßigkeiten in den Tagesabrechnungen des Bankangestellten. Ersten Mahnungen von oben folgte bald die Androhung einer Degradierung zum einfachen Schalterdienst. Der Angestellte aber suchte weiterhin die Begegnung mit Friedrich Nietzsche. Inzwischen las er *Nutzen und Nachtheil der Historie für das Leben* und bezog alle hier geschilderten Gefahren auf seine berufliche Tätigkeit. Im Urlaub besuchte er Weimar, Sils Maria, Basel – Orte, an denen Nietzsche verweilte. Als er schließlich auf dem Friedhof von Genua herumspazierte, Nietzsches Begeisterung für eben diesen Ort wie selbstverständlich nachempfinden konnte, entschloß er sich, seine bisherige bürgerliche Existenz fristlos aufzugeben. Der Kassier kehrte nicht mehr an seinen Arbeitsplatz zurück. Seine Tagebucheinträge enden an diesem entscheidenden Punkt. Es ist nicht bekannt, was aus dem ehemaligen Kassier geworden ist. Der Philologie-Student prüfte noch nach, ob die in den Tagebüchern aufgezeichneten Dialoge vonseiten Friedrich Nietzsches frei erfunden oder echt sind. Er fand sie alle aufs Wort genau in den Schriften des Philosophen wieder.

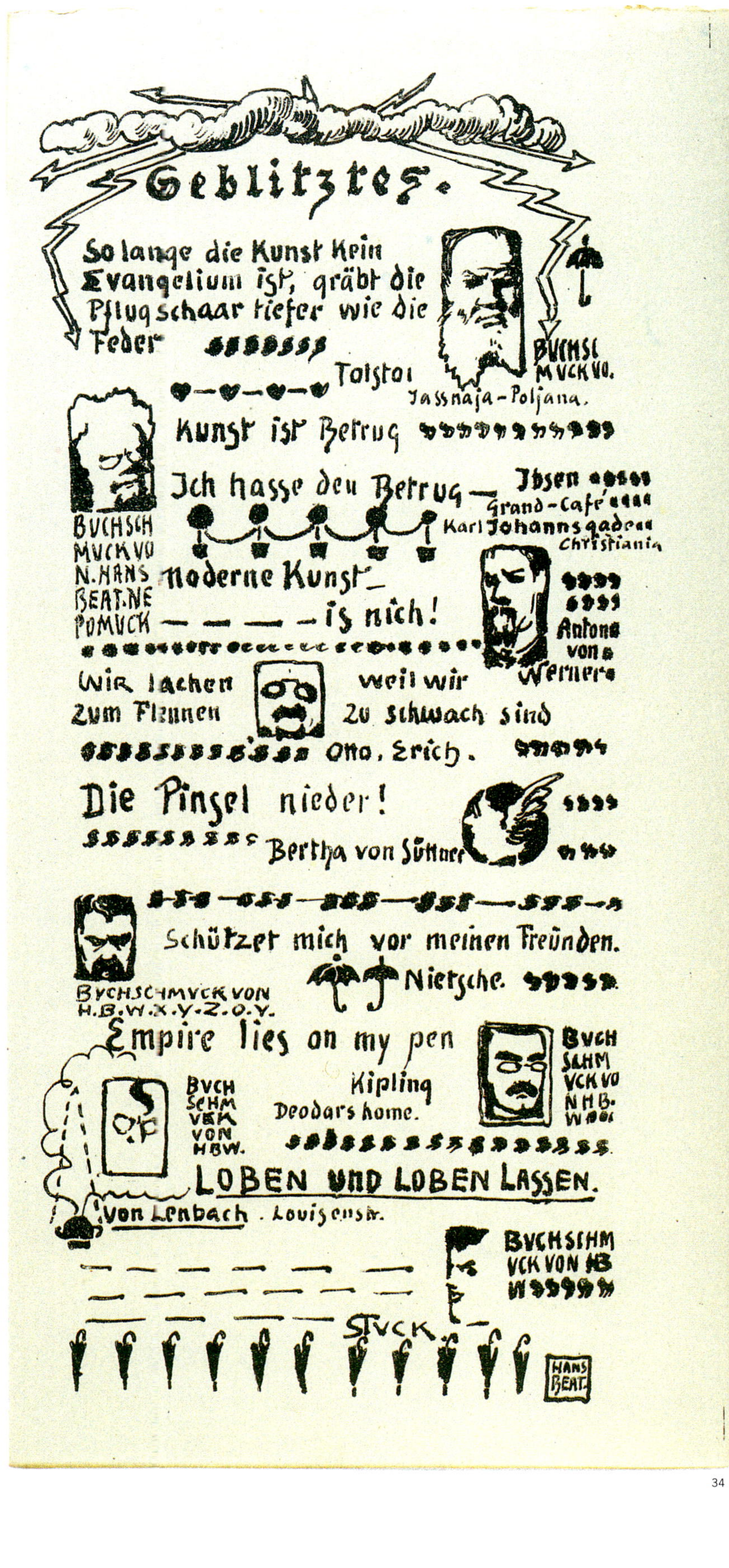

34

34 Die Persiflage ist in Schwabing Methode zur Betrachtung künstlerischer Bestrebungen der anderen und auch der eigenen. Das Dokument stammt aus dem Zusammenhang des *Cococello Clubs*, um 1900

Jene Schwabinger aber machten sich anheischig, die Welt zu ändern, jedes Ideal im täglichen Leben zu verwirklichen, nach ihren Grundsätzen zu leben. Sie waren Schüler Nietzsches.[29]

Rolf von Hoerschelmann

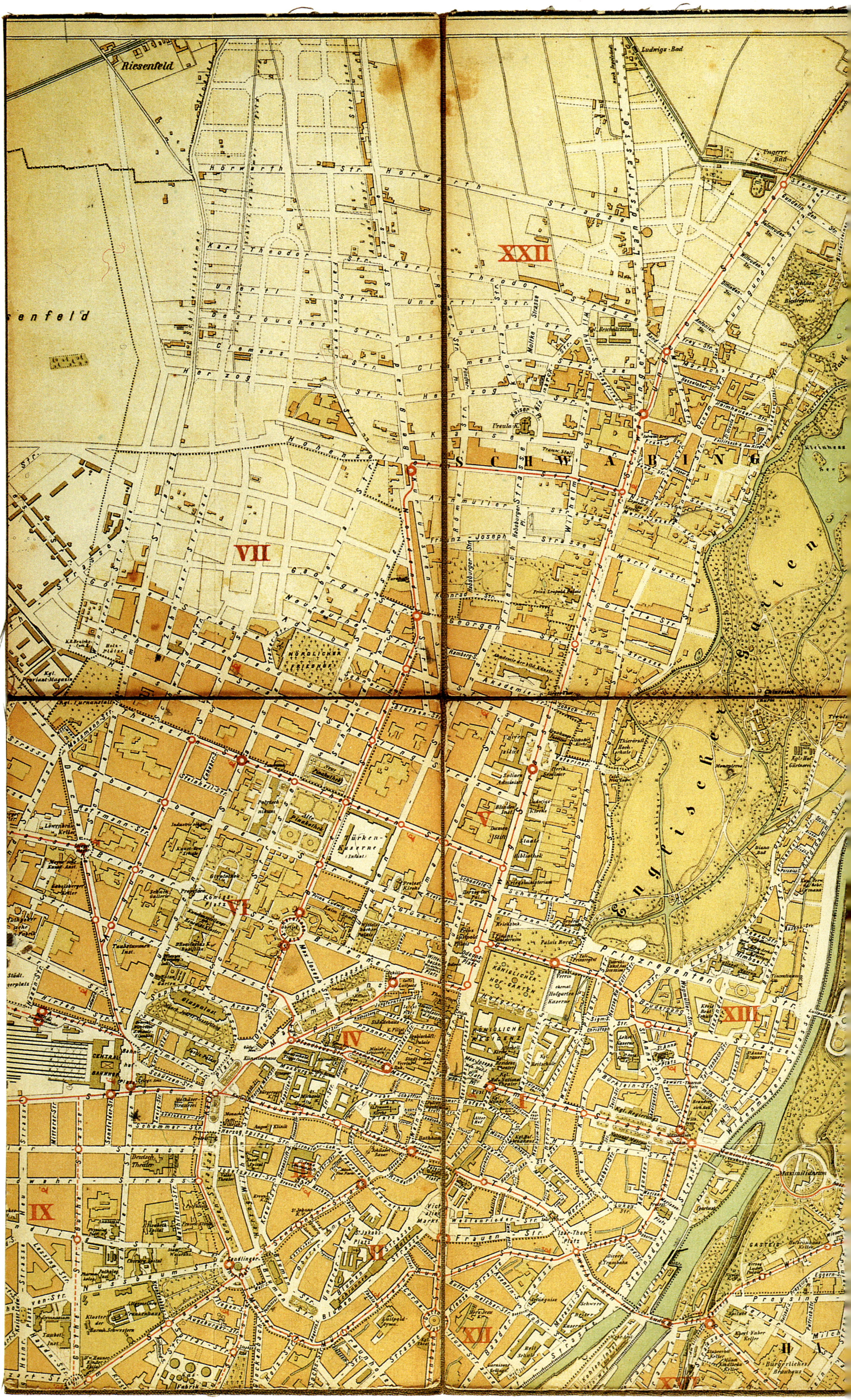
Riesenfeld
Ludwigs-Bad
Hörwarth-Str.
XXII
S C H W A B I N G
VII
VI
IV
V
XIII
IX
XII
Englischer
Garten

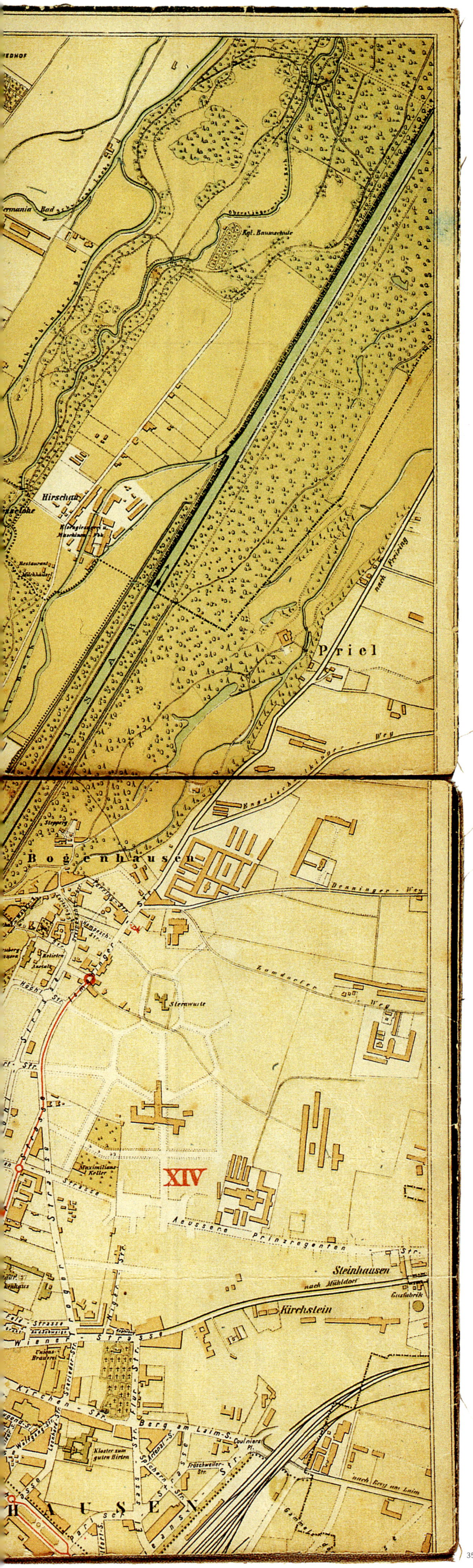
Germania Bad
Kgl. Baumschule
Hirschau
Priel
nach Freising
Bogenhausen
Denninger Weg
Zamdorfer Weg
Sternwarte
XIV
Aeussere Prinzregenten Str.
Steinhausen
nach Mühldorf
Gasfabrik
Kirchstein
Berg am Laim Str.
Kloster zum guten Hirten
nach Berg am Laim

35

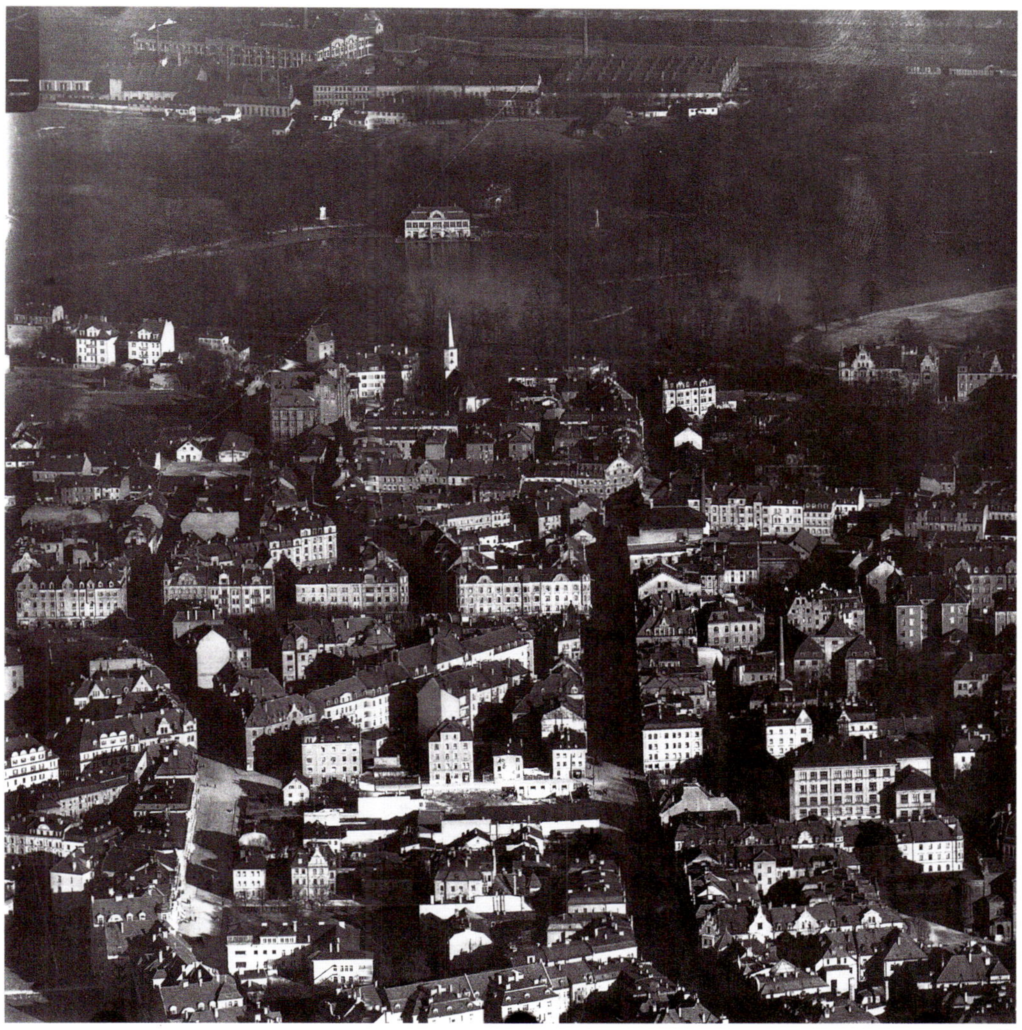

36

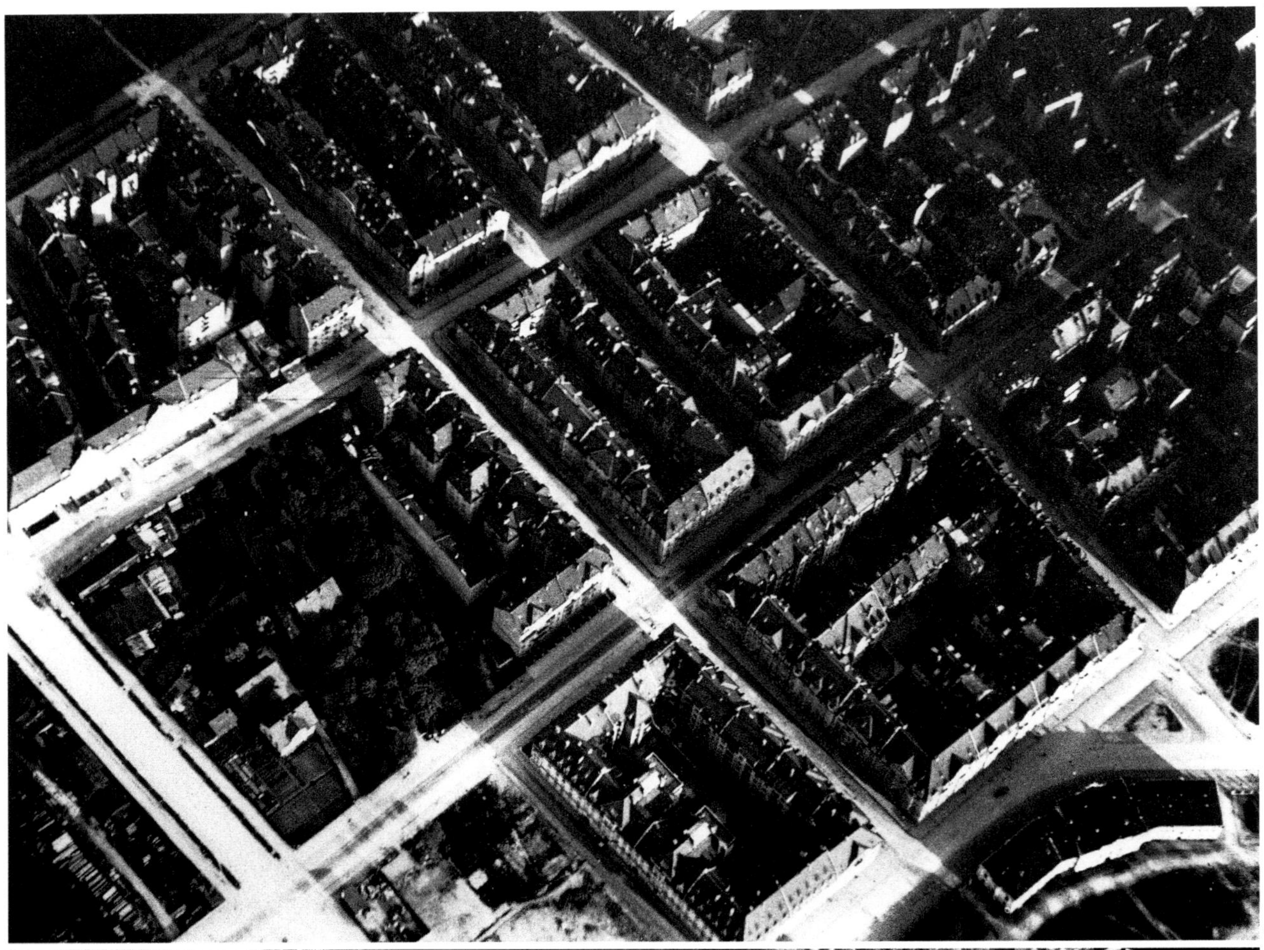
37

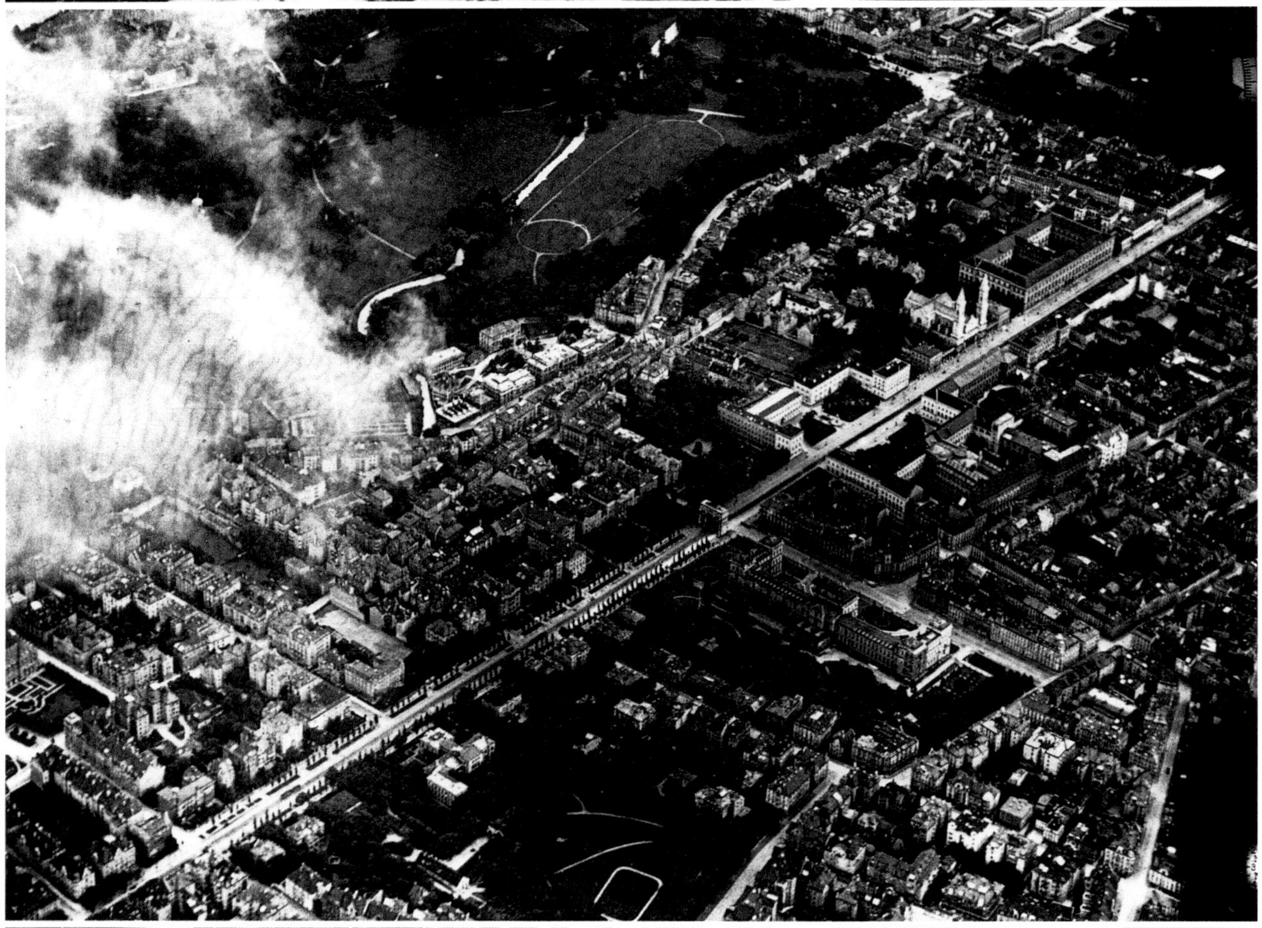
38

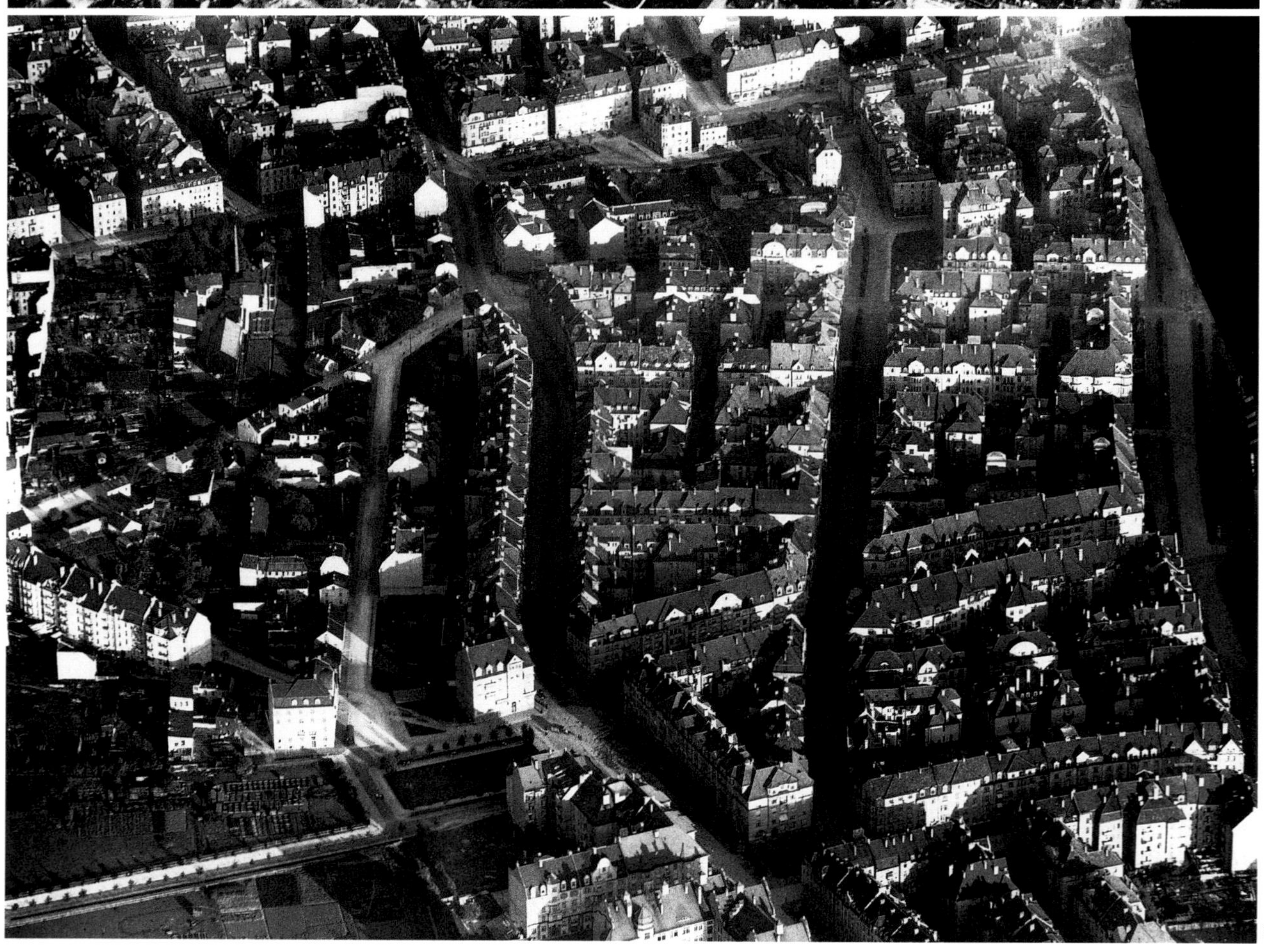
39

Schwabing ist kein geographischer Ort sondern ein kultureller Begriff

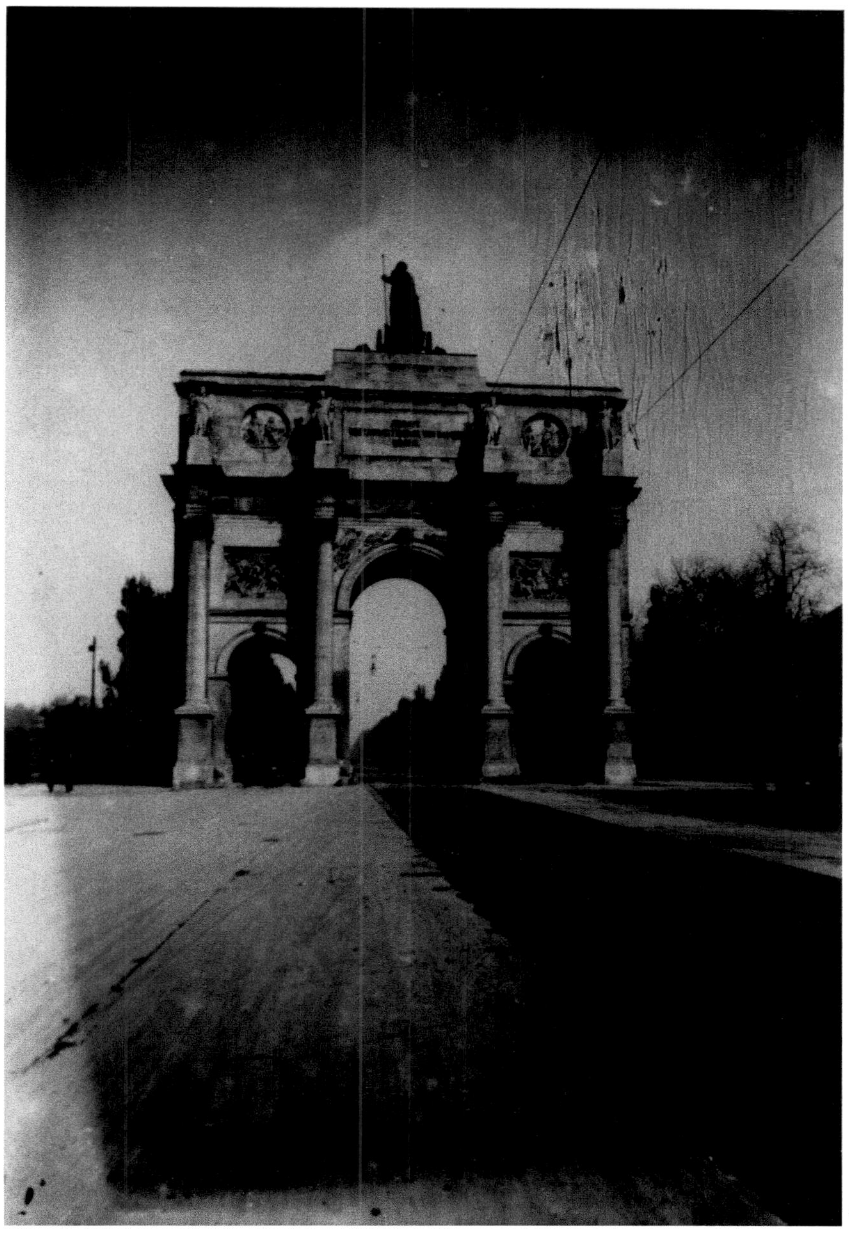

40 Es stand ein Mann am Siegestor,
Der an ein Weib sein Herz verlor.
Schaut sich nach ihr die Augen aus,
In Händen einen Blumenstrauß.
Zwar ist das nichts Besunderes.
Ich aber – ich bewunder es.[30]
Erich Mühsam

40

Schwabing hat keine Grenzen. Schwabing ist grenzenlos. Zuvor ein kleines Dorf, ethnographisch zum Amperland gehörig, wird Schwabing gegen 1900 zum Künstlerviertel Münchens. Hier, in den Straßen Schwabings wird die Einheit von Kunst und Leben Wirklichkeit. Der Stadtteil Schwabing beginnt im Norden am Ungerer Bad, findet statt im Café Stefanie, hat seine Filialen am Lago Maggiore und in Montparnasse. Schwabing ist Maxvorstadt und Quartier Latin, ist Murnau und Café Luitpold, ist die kosmische Wiese neben der Pension Fürmann, ist überall dort, wo sich Schwabinger Kunst und Leben nachweisen lassen. Es sind die Gestalten, schreibt Erich Mühsam in den *Unpolitischen Erinnerungen*, „die den Stadtteil Schwabing zum Kulturbegriff Schwabing machten – Maler, Bildhauer, Dichter, Modelle, Nichtstuer, Philosophen, Religionsstifter, Umstürzler, Erneuerer, Sexualethiker, Psychoanalythiker, Musiker, Architekten, Kunstgewerblerinnen,

Schwabing! Ich denke an zahllose Stunden der Vergnügtheit, der Besinnung und des künstlerischen Genusses. [...] Ich denke an die freie seelische Luft, die Schwabing durchwehte und den Stadtteil zu einem kulturellen Begriff machte.[31]
Erich Mühsam

entlaufene höhere Töchter, ewige Studenten, Fleissige und Faule, Lebensgierige und Lebensmüde, Wildgelockte, und adrett Gescheitelte, – die bei der denkbar größten Verschiedenheit voneinander (einer individuellen Verschiedenheit, die dem Juste-milieu ganz unbekannt ist) nur verbunden waren durch ihre gleich himmelweite Entfernung von eben diesem Juste-milieu, vereint waren in einer unsichtbaren Loge des Widerstandes gegen die Autorität der herkömmlichen Sitten und des Willens, ihr individuelles Gehaben nicht unter die Norm zu beugen." [32] Schwabing läßt sich nicht eingrenzen. Begrenzung bedeutet Normierung. In Schwabing ist keine Norm möglich. Schwabinger fühlen sich über die Norm erhaben (Enorme), mindestens außer der Norm, aber niemals unter der Norm.

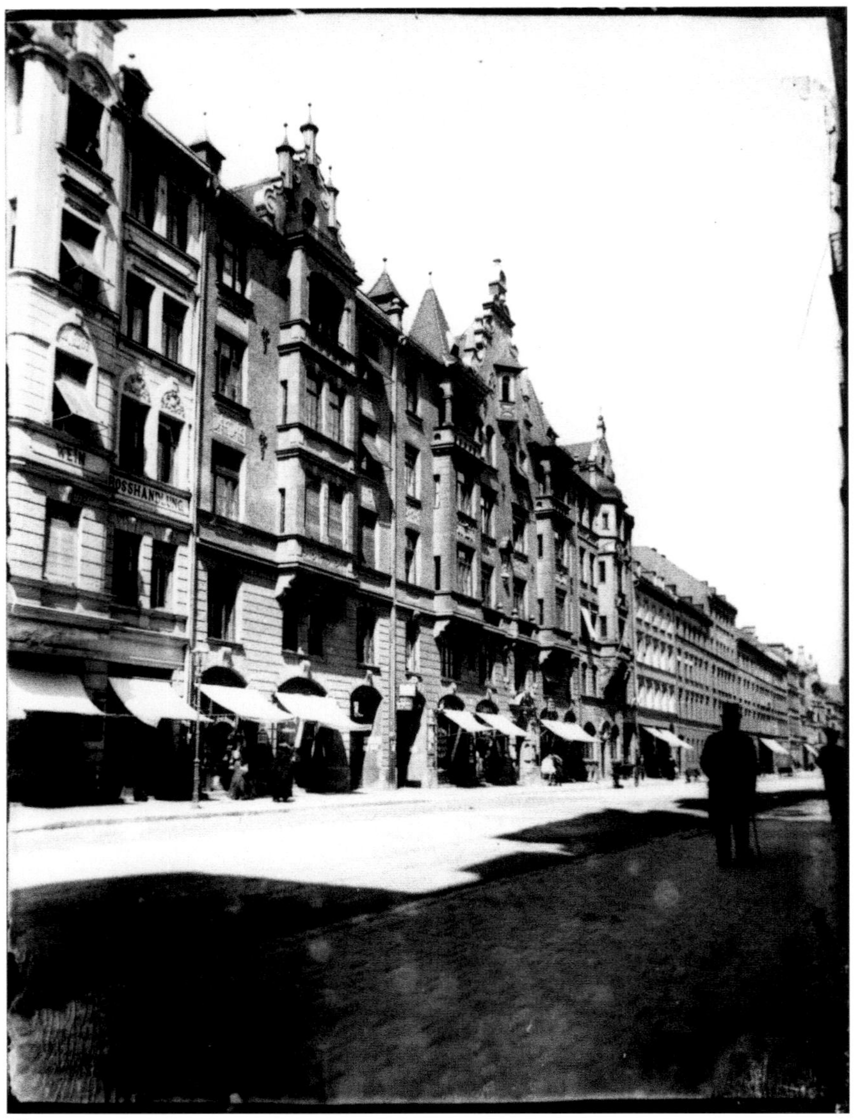

41

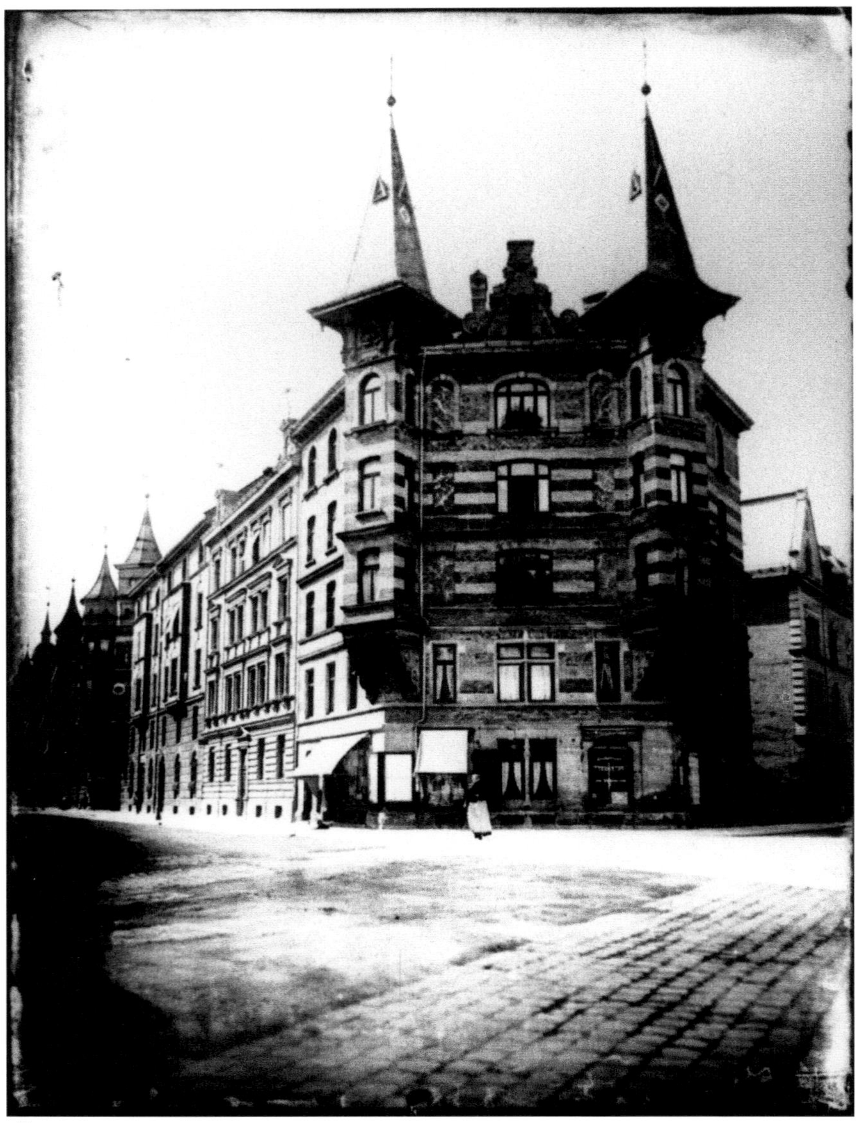

42

41 Blick auf die Fassaden gegenüber der Rückseite der Universität in der Amalienstraße zwischen Schellingstraße und Adalbertstraße. *Aufgenommen von Georg Pettendorfer am 12. April 1906*

42 An der Adalbertstraße hat der Baumeister Josef Widmann nahezu in jedem seiner von ihm errichteten Mietshäuser Ateliers für Künstler eingeplant. In den Gartengebäuden arbeiten und wohnen ebenerdig die Bildhauer. Die Nähe zur Akademie und die hohe Anzahl an hier lebenden Künstlern beeinflußt die Bauvorhaben Schwabinger Bauherrn. Die von Georg Pettendorfer am 2. Juli 1906 aufgenommene Photographie zeigt das Eckhaus Adalbert-/ Nordendstraße

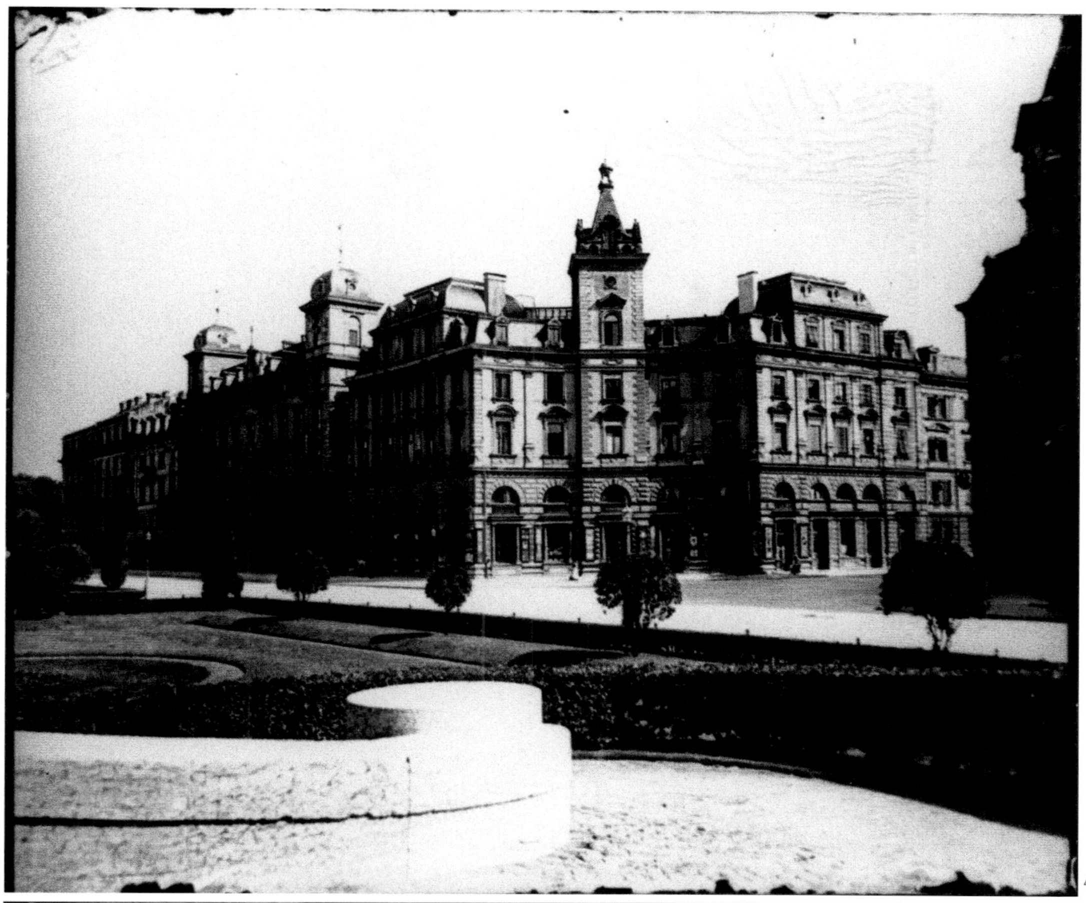

43

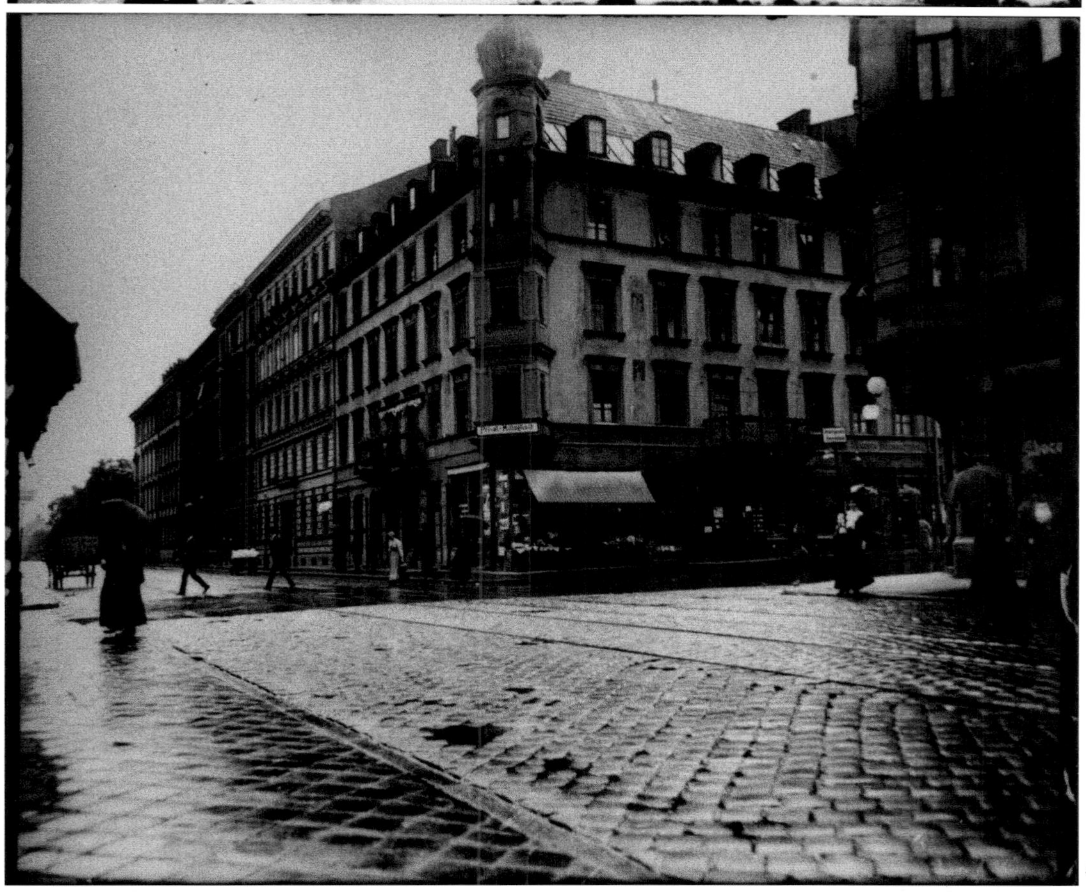

44

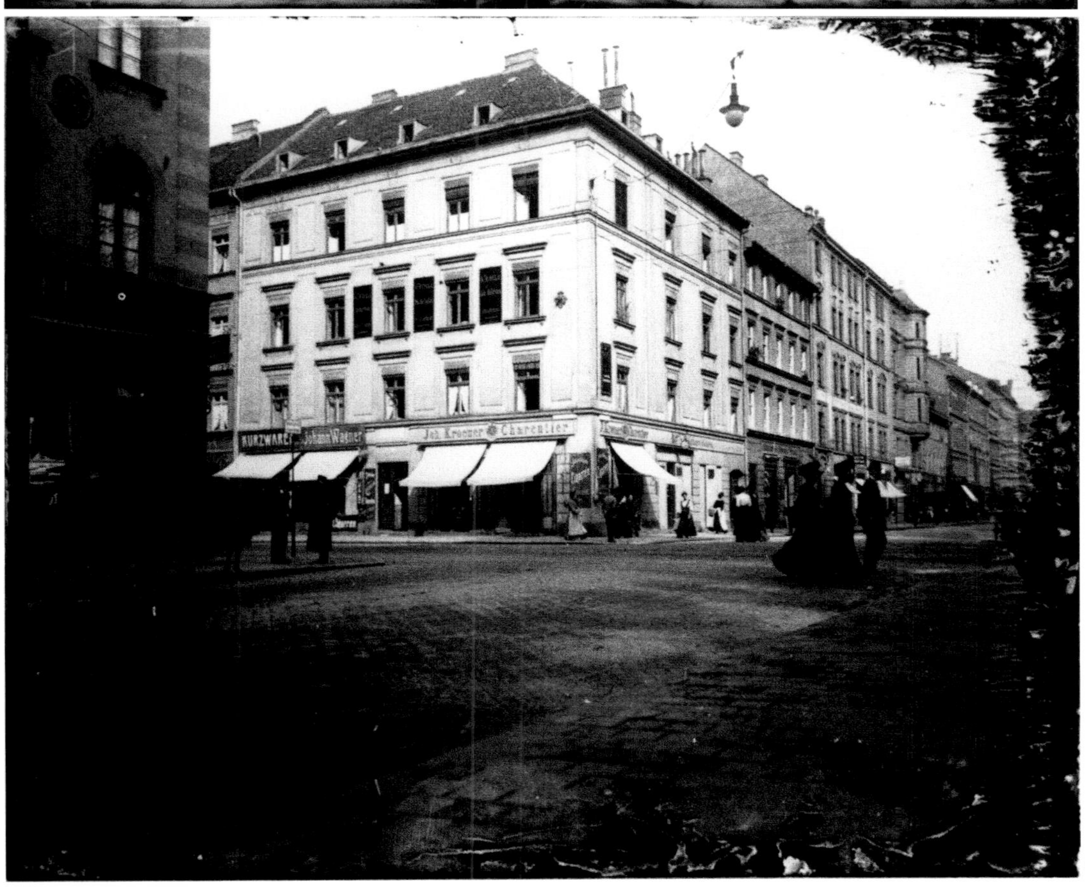

45

43 In der Umgebung der Königlich Bayerischen Akademie der bildenden Künste haben sich Kaufleute niedergelassen, die den Kunststudenten und Künstlern Malmaterialien feilbieten. Im Parterre des mittleren Gebäudes Ecke Akademie-/ Amalienstraße, unmittelbar gegenüber der Akademie betreibt der Händler für Malutensilien Franz Dury sein Geschäft.

44 An einem schönen Tag im Mai 1903 kommt ein junger Dichter in München an.
Er spaziert die Schellingstraße entlang, entdeckt an der Tür eines Milchgeschäfts die Zeitschriften *Jugend* und *Simplicissimus* und mietet sich ein im ersten Stock rechts Ecke Barer-/ Schellingstraße. Am Abend noch führt ihn ein Schulfreund, der sich als ortskundig erweist und Schauspieler werden will, ins Café Stefanie.
Aufnahme Eckhaus Schellingstraße 55 von Georg Pettendorfer 1910

45 Erich Mühsam sitzt gern und oft im Café Stefanie, spielt Schach, trifft sich mit Freunden, um dann von hier aus loszuziehen und mit wem auch immer den Abend, die Nacht zu verbringen.
Er erinnert sich: „Schwabing! Ich denke an zahllose Stunden der Vergnügtheit, der Besinnung und des künstlerischen Genusses. Ich denke an Faschingsnächte von maßloser Ausgelassenheit und an Menschen von seltsamem Gehaben, aber genialer Beweglichkeit des Geistes, so an den Psychiater Dr. Otto Gross, den bedeutendsten Schüler Sigmund Freuds, dem es wohl zu danken ist, daß die Psychoanalyse aus der einseitigen Betrachtung des Lebens von der sexualen Seite herausfand zur Erkenntnis der sozialen Bedingtheit des seelichen Erlebens. Ich denke an die Schwabinger Mädchen, die Leben und Liebe vorurteilsfrei und unbefangen zu nehmen und zu geben verstanden. Ich denke an die freie seelische Luft, die Schwabing durchwehte und den Stadtteil zu einem kulturellen Begriff machte.“ [33]
Links: Café Stefanie 1910.
Aufnahme von Georg Pettendorfer

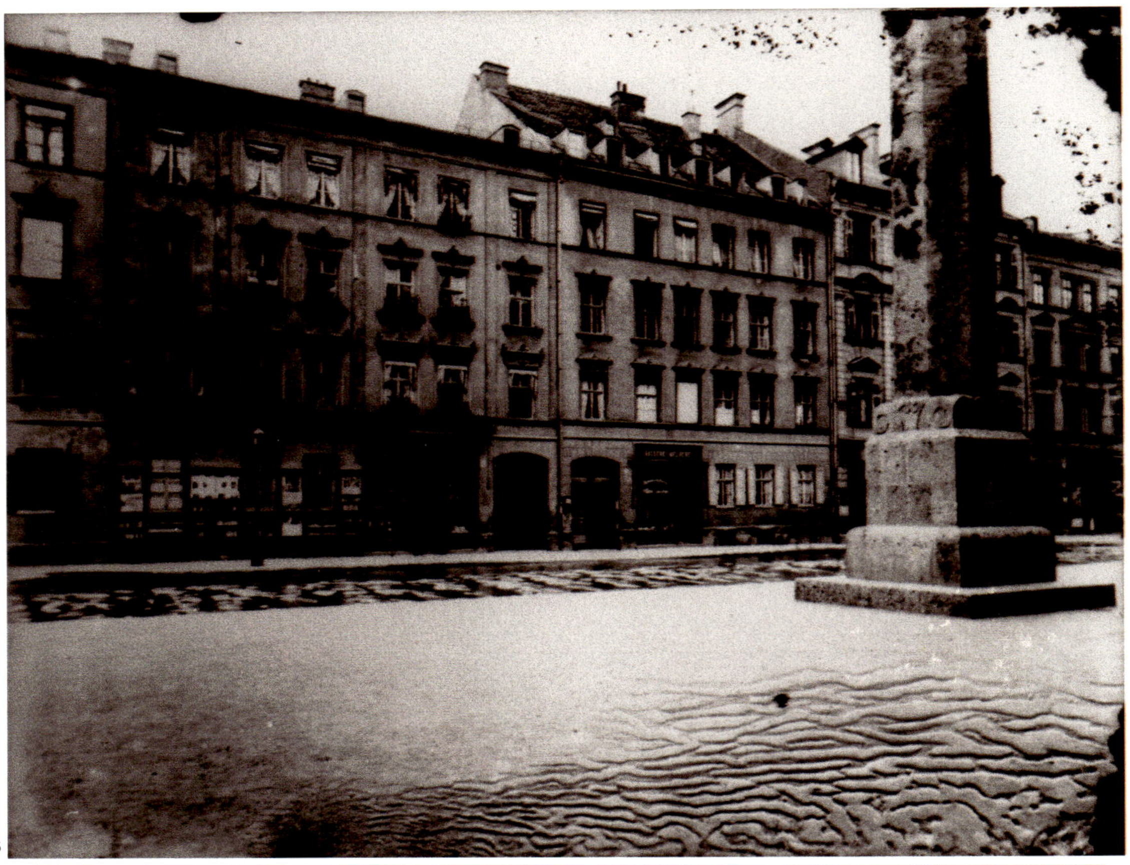
46

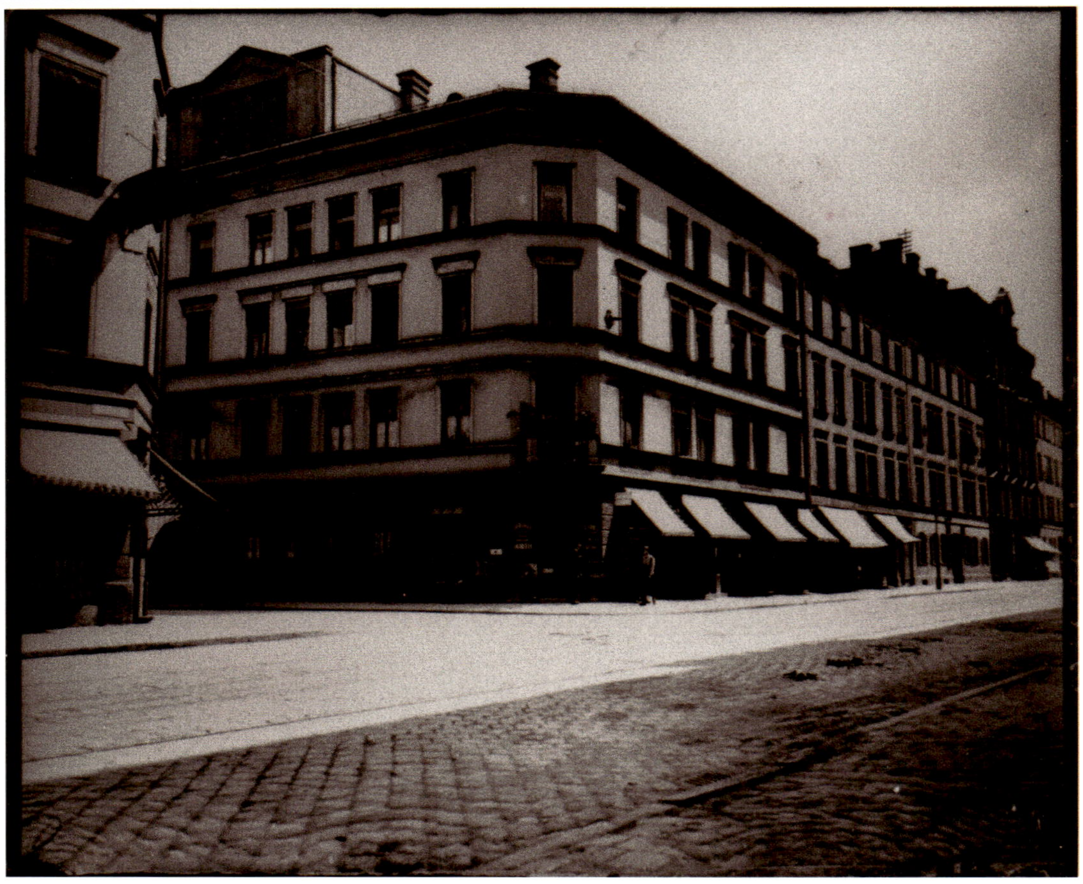
47

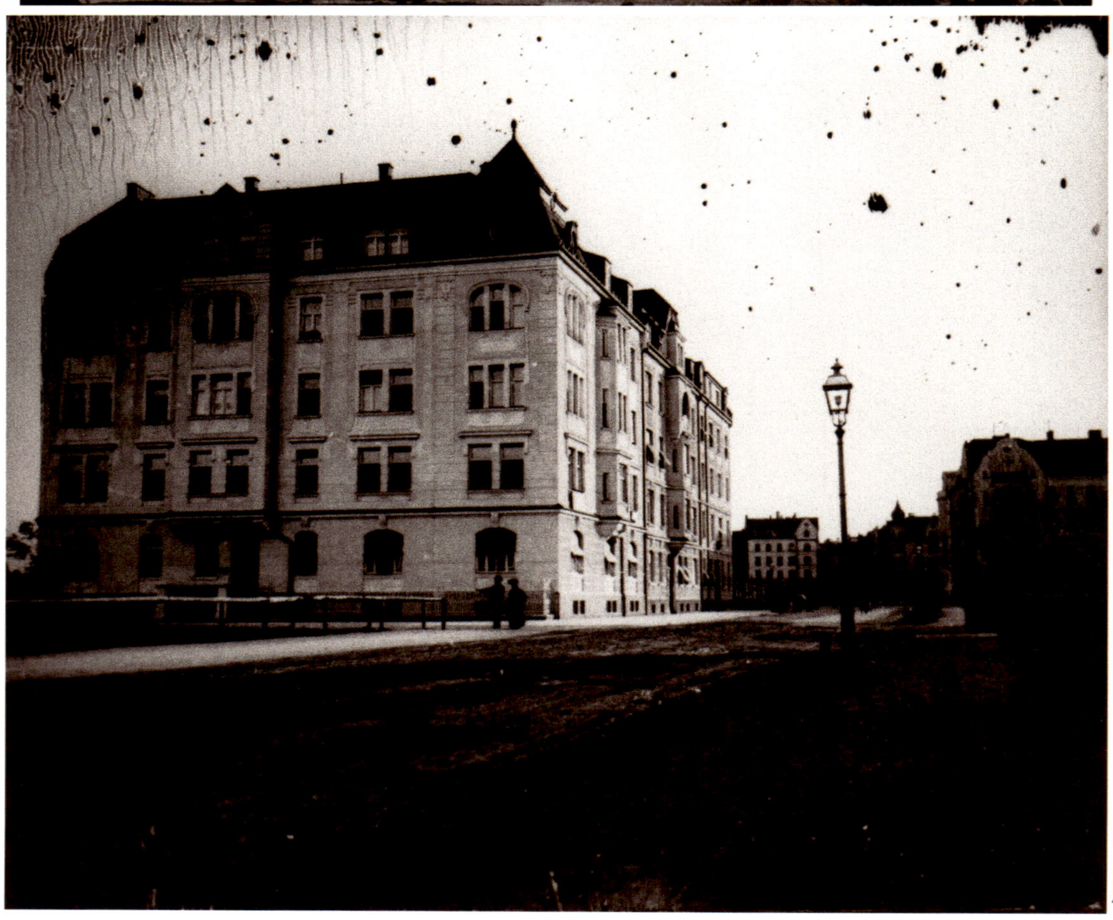
48

46 Akademische Buchhandlung an der Amalienstraße.
Aufnahme von Georg Pettendorfer vom 12. Juni 1909

47 Im Saal des Restaurants zur Blüte, Blütenstraße 18, findet jedes Jahr im Karneval der Modell-Ball statt. Veranstalter ist die Unterstützungskasse für hilfsbedürftige Berufsmodelle. Der Eintritt kostet 2.- Mark, für Kunststudierende 1,10 Mark inklusive Lustbarkeitssteuer.
Aufnahme von Georg Pettendorfer vom 16. Juli 1911

48 Straßenecke Georgen-/ Adelheidstraße. Baugruben für neue Mietshäuser charakterisieren das westliche Schwabing zu dieser Zeit als Neubaugebiet.
Aufnahme von Georg Pettendorfer vom 22.Oktober 1906

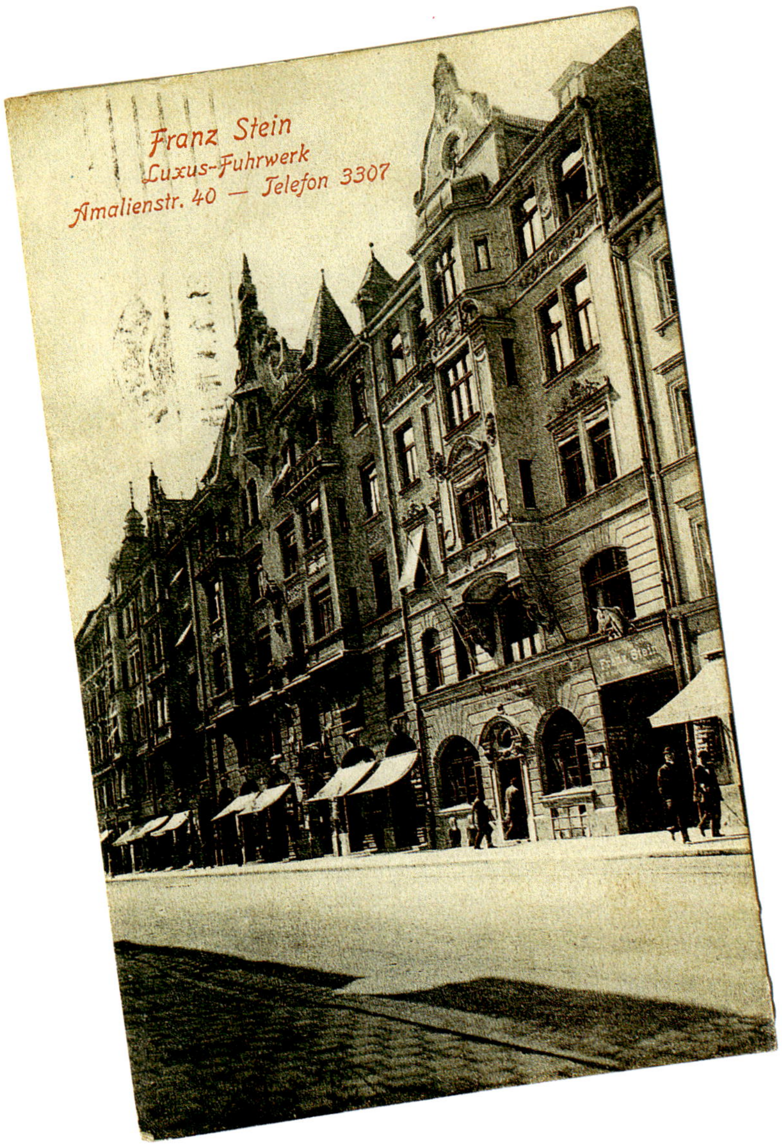

49

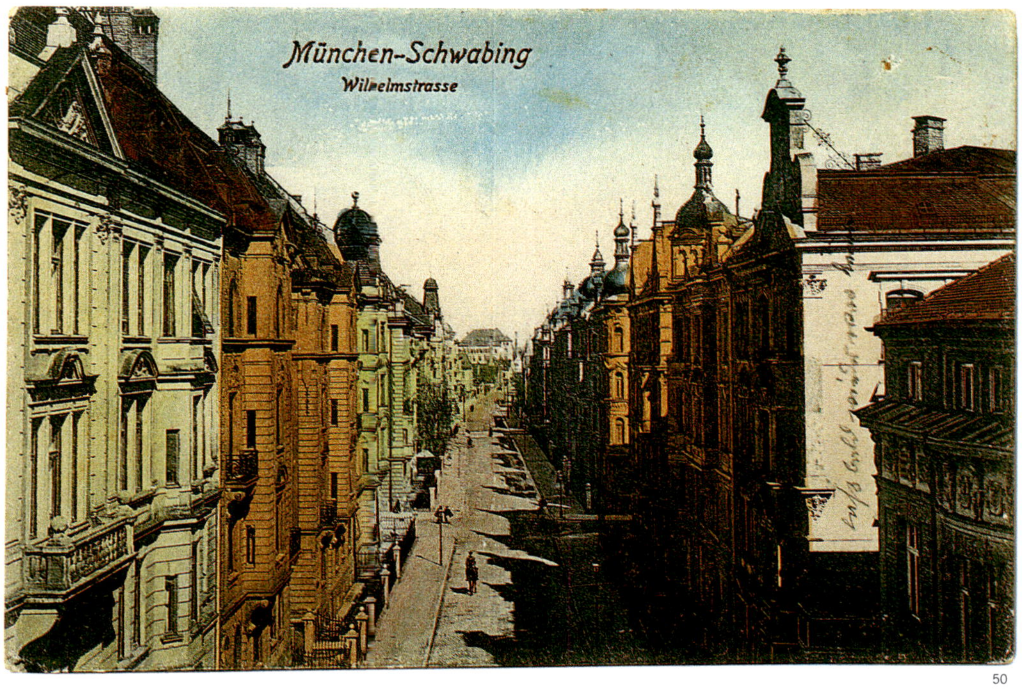

50

49 Blick in die Amalienstraße.
Postkarte mit Poststempel vom
31. Oktober 1914

50 Blick in die Wilhelmstrasse.
Postkarte mit Poststempel vom
11. August 1908

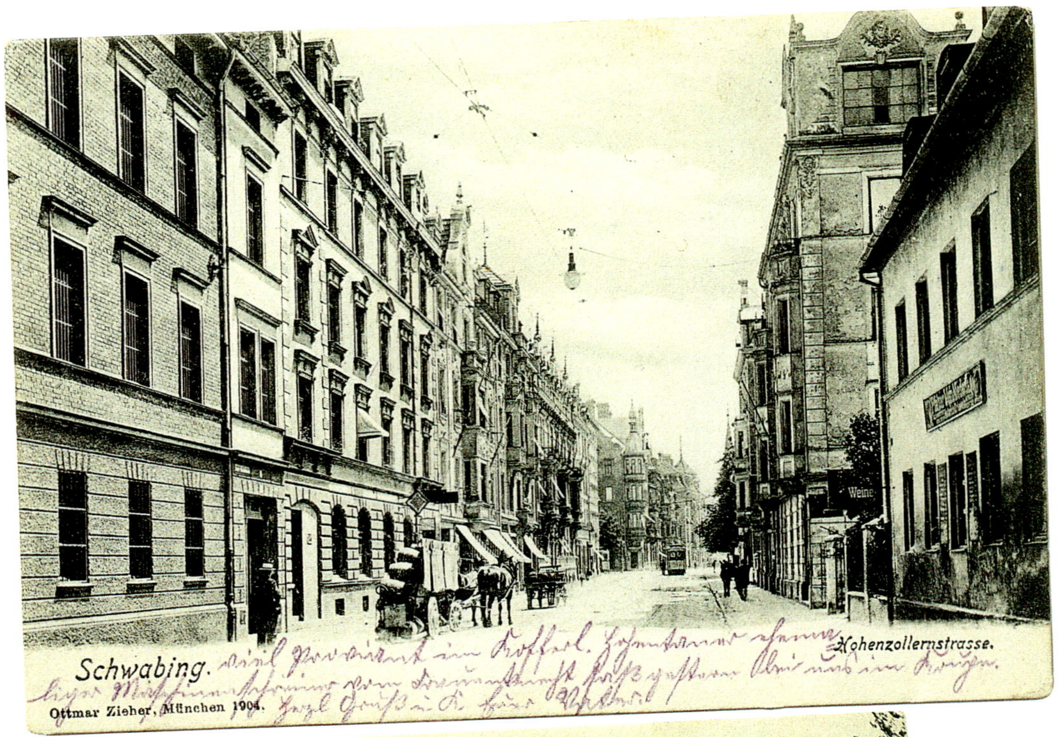

51

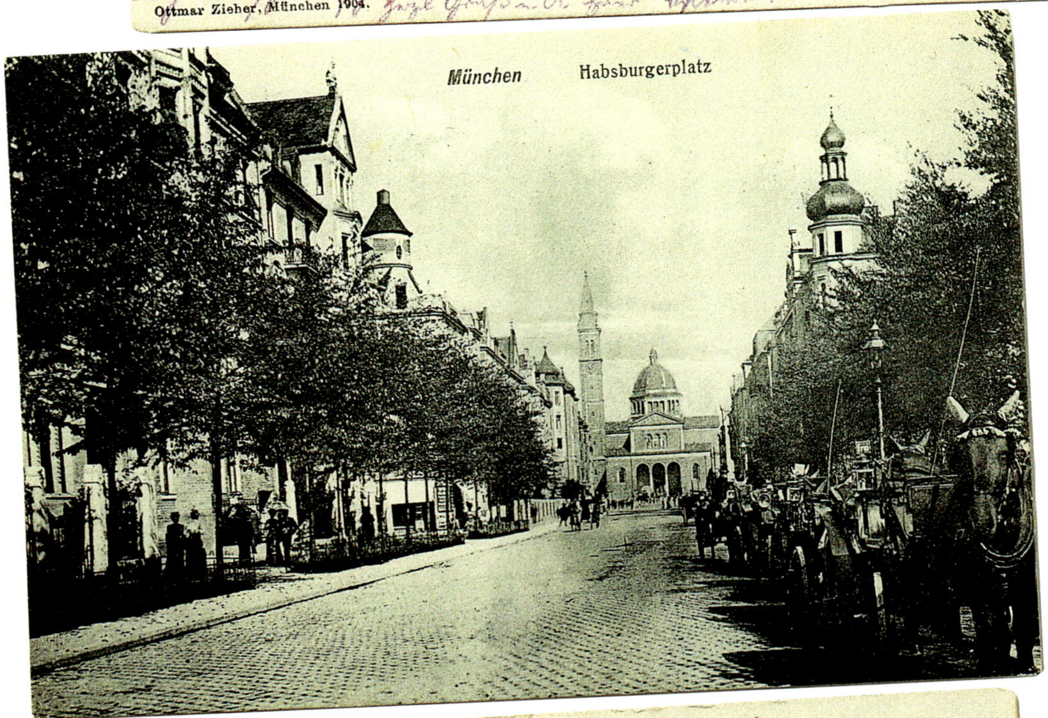

52

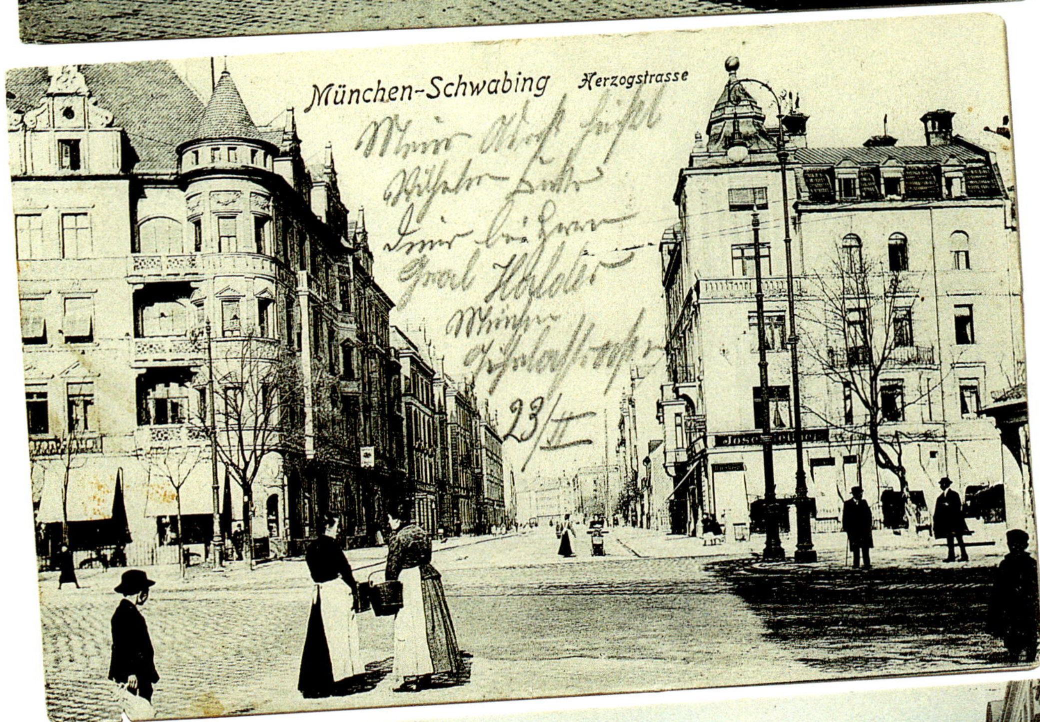

53

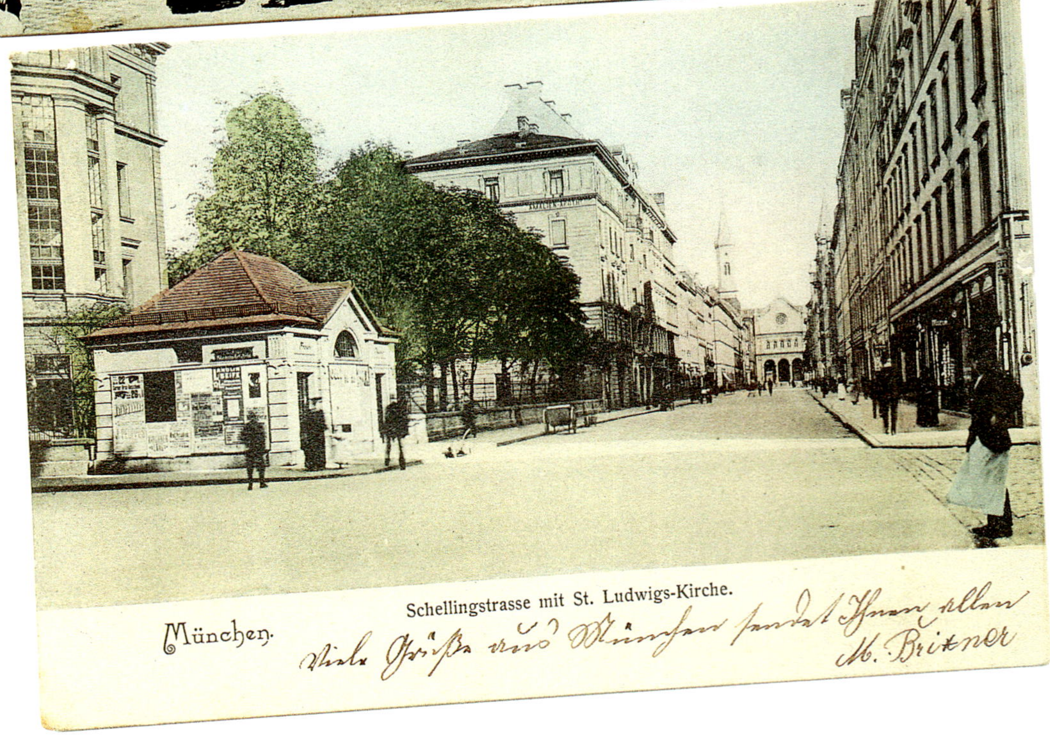

54

51 Blick in die Hohenzollernstraße.
Postkarte

52 Im Hintergrund die Ursulakirche.
Postkarte mit Poststempel vom 25. November 1912

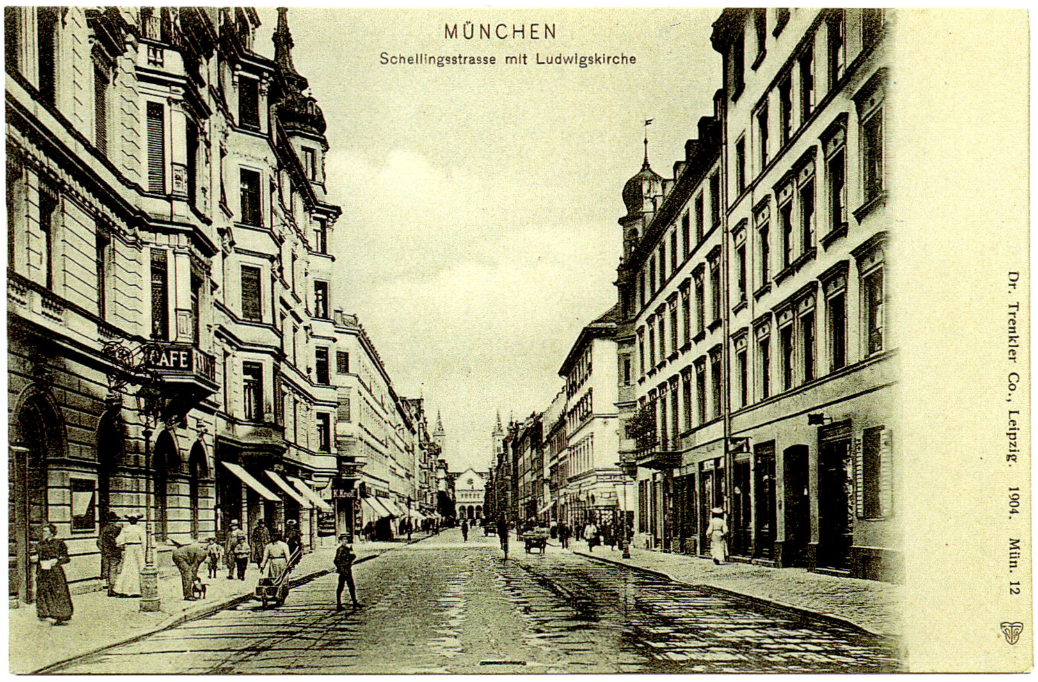

55

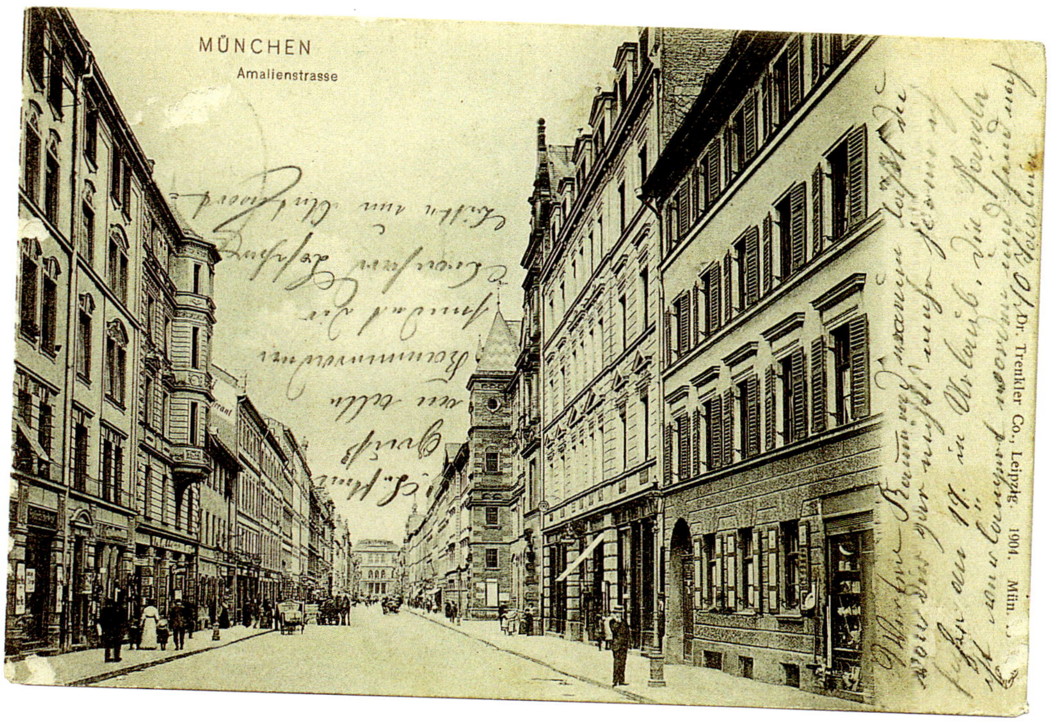

56

53 Blick in die Herzogstraße.
Postkarte mit Poststempel vom 6. Oktober 1906

54 Postkarte mit Poststempel vom 22. April 1903

55 Im Hintergrund die Ludwigskirche.
Postkarte, 1904

56 Im Hintergrund die Königlich Bayerische Akademie der bildenden Künste
Postkarte, 1904

In Memoriam Franziska Gräfin zu Reventlow und Erich Mühsam

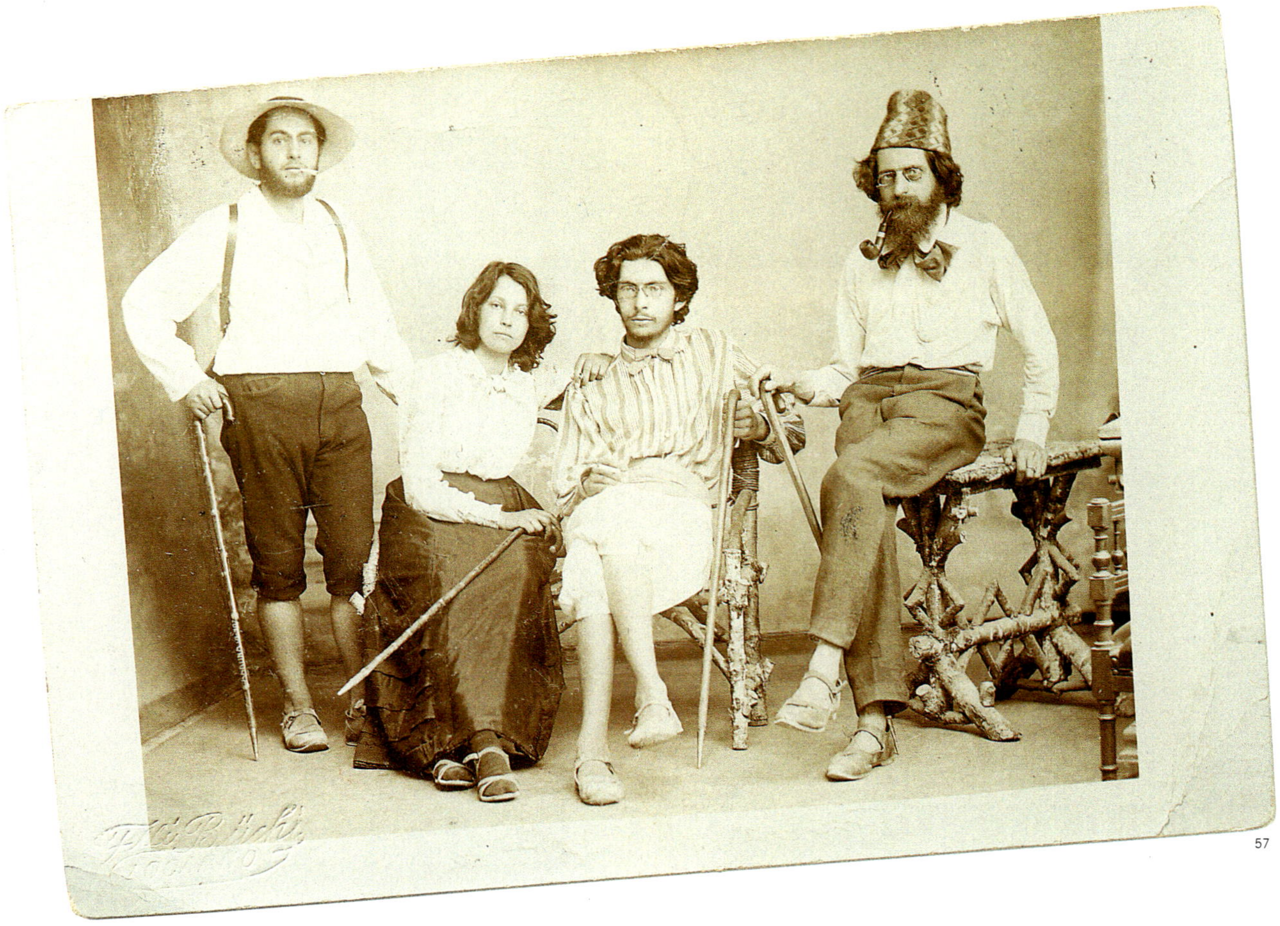

57

Anonym gibt Franziska Gräfin zu Reventlow den *Schwabinger Beobachter* heraus. Die Zeitung erscheint viermal. Zusammen mit Freunden verteilt sie das Blatt mitten in der Nacht in den Briefkästen Schwabings. Der *Schwabinger Beobachter* ist das erste originelle Geschichtenbuch Schwabings. Für Oskar Panizzas *Zürcher Diskußionen* schreibt sie *Viragines oder Hetären*?. Der Essay thematisiert die Emanzipation der Frau unter besonderer Berücksichtigung der Interessen des Mannes. Für ein amerikanisches Kunstblatt verfaßt sie *Christus. Ein Interview*. Es spiegelt die traditionelle Kunstszene rund um die Akademie. Im *Verlag für Litteratur und Kunst* erscheint 1913 *Herrn Dames Aufzeichnungen oder Begebenheiten aus einem merkwürdigen Stadtteil*. Der Roman ist das Schlüsselwerk zu Schwabing als *Wahnmoching* und Stefan George als *Weihenstefan*. Von 1895 bis 1910 führt sie Tagebuch.

Nahezu alle Erlebnisse passieren in Schwabing. Beides – die Übersetzung ihrer Erlebnisse in eine literarische Form und der spontane Eintrag ins Tagebuch – erschließen den Zugang in das Schwabing der Jahrhundertwende. Die Tagebücher enden 1910.

Am Sonntag, den 18. September 1910 notiert sie: „Vormittags Englischer Garten, durch den leeren Bach gelaufen, ein fabelhaft schöner sonniger Morgen [...] Nachmittags Stephanie, Eis gegessen und dann Kino.“ [34] Eine Woche später:

57 Erich Mühsam in Monte Verità. Die Abbildung zeigt ihn rechts auf dem Tisch sitzend. Er schickt die Fotografie als Postkarte aus Ascona am 13. August 1907 an Franziska Gräfin zu Reventlow nach München

58 Rückseite der Postkarte von Erich Mühsam aus Ascona vom 13. August 1907 über die Adresse von Dr. Landshoff an Franziska Gräfin zu Reventlow nach Schwabing

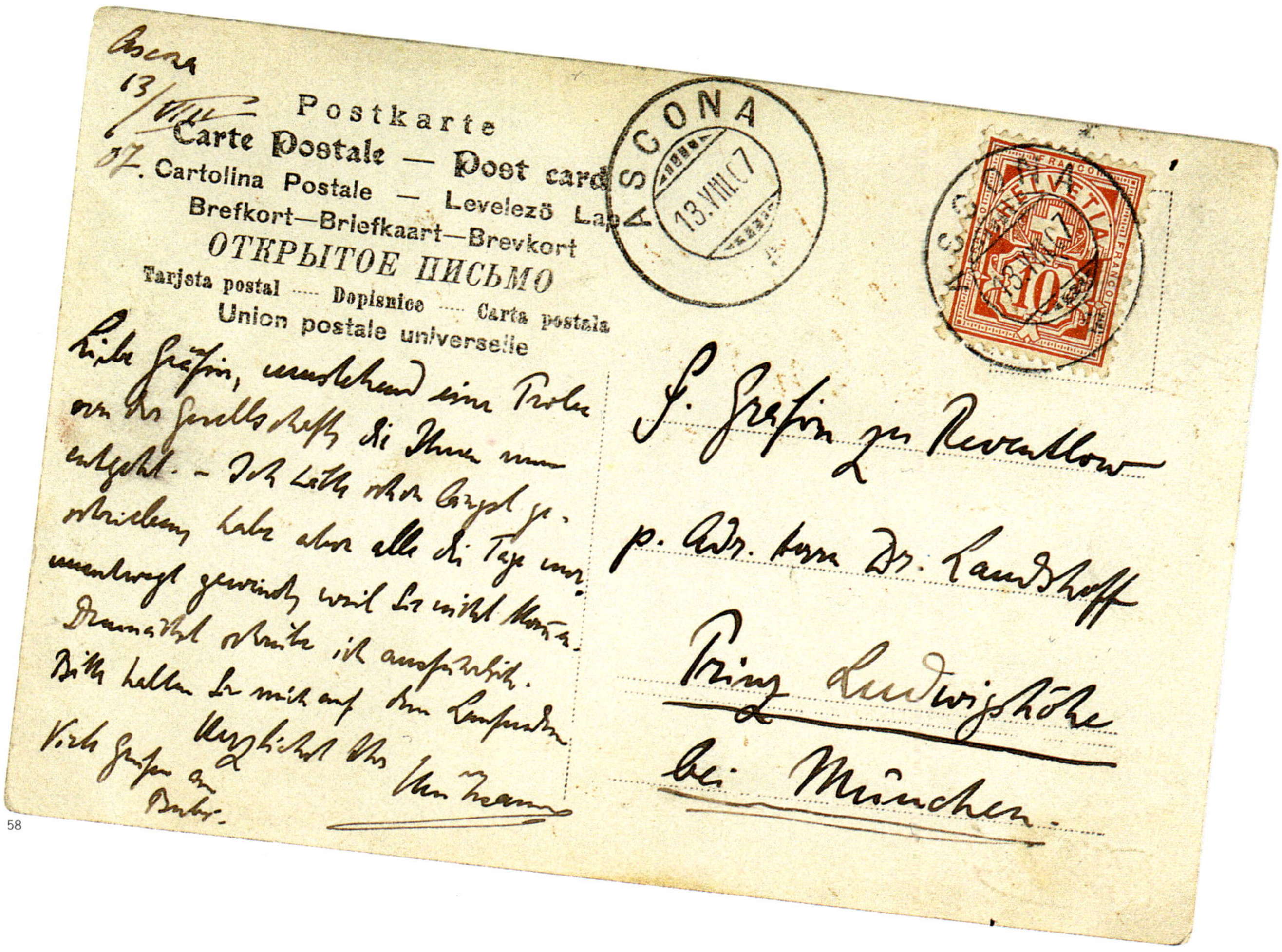

58

„Lauter letzte Tage – ja das war unser letzter Sonntag hier – ach die vielen, vielen, wo wir immer durch den Englischen Garten liefen." [35] Im Jahr 1910 verläßt Franziska Gräfin zu Reventlow Schwabing.

Im gleichen Jahr beginnen die Tagebuchnotizen von Erich Mühsam. Der Anarchist, der 1909 nach Schwabing kommt, und die Gräfin, die von Schwabing nach Ascona zieht, lernen sich kennen. Er erinnert sich: „Sie trug, außer ihrem Namen, nichts an sich, was vom Moder der Vergangenheit benagt war. In die Zukunft gerichtet war ihr Leben, ihr Blick, ihr Denken: sie war ein Mensch, der wußte, was Freiheit bedeutet, ein Mensch ohne Vorurteile, ohne traditionelle Fesseln ohne Befangenheit vor der Philiströsität der Umwelt. Und sie war ein froher Mensch, dessen Frohsinn aus dem tiefsten Ernst des Charakters kam. Wenn sie lachte, dann lachte der Mund und das ganze Gesicht, daß es eine Freude war, hineinzusehen. Aber die Augen, die großen, tiefblauen Augen, standen ernst und unbewegt mitten zwischen den lachenden Zügen. Die Gräfin war eine schöne Frau, ihr Äußeres von strahlendem Reiz, und das Herz erfüllt von der Sehnsucht nach einer schönen und freien Menschenwelt." [36]

Die Tagebücher und Erinnerungen der Gräfin und des Anarchisten begleiten das Schwabing-Album.

Ohne diese Quellen wäre die vorliegende Publikation distanzierter ausgefallen. Herausgeber und Mitarbeiter widmen beiden dieses Buch.

8. Januar 1910: Mit Günther, Ebbinghaus etc. Odeonsbar und Café Odeon. Dort Adam getroffen.
9. Januar: Kaum zu Bett, klingelt's. Adam. Bis zwölf Uhr.
11. Januar: Gauklerball. Morgentee.
12. Januar: Abends Günther.
13. Januar: Zweites Gauklerfest.
14. Januar: Hab' in der letzten Zeit immer nur die Abendtaten aufgeschrieben. Es passiert auch sonst nichts, und ich bin faul und sehr vergnügt. [37]

Franziska Gräfin zu Reventlow

Ich will dich in das kleine Dorf führen, wo die Geschichten spielen

Mir bot die Praxis, die ich vom Lande hereingebracht hatte, einigen Halt, aber der Entschluß, sobald als möglich diese Tätigkeit aufzuheben, stand bei mir fest.[38]
Ludwig Thoma

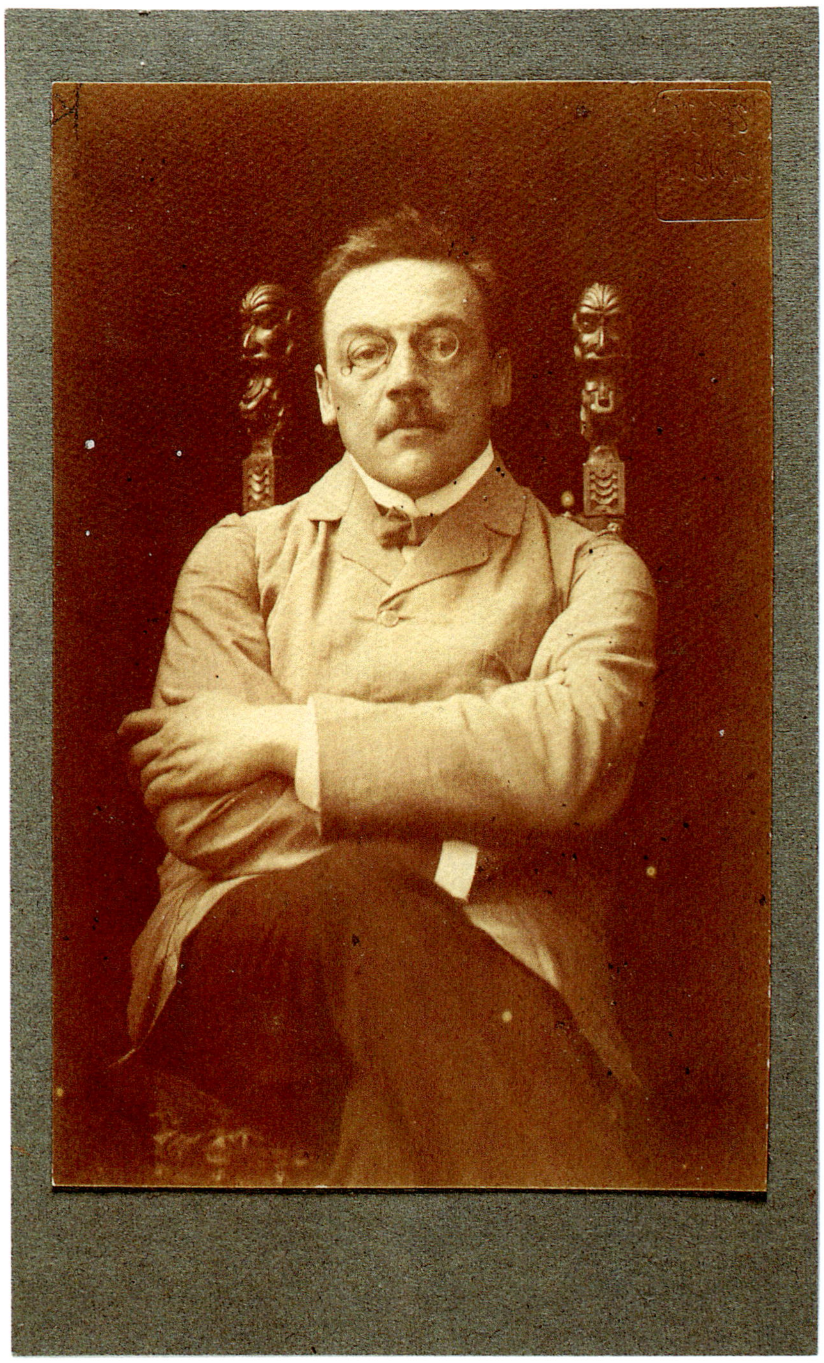

59

„Ich will dich in das kleine Dorf führen..." ist der erste Satz im ersten Buch eines in Oberammergau aufgewachsenen Autors, der sich in Dachau als Advokat niedergelassen hat.
1894 veröffentlicht Ludwig Thoma im *Sammler*, einer Beilage der Augsburger Abendzeitung, Bauerngeschichten. Es fällt ihm auf „wie das Bauernvolk natürliches Geschehen hinnimmt, wie ruhig es sich über Krankheit und Sterben wegsetzt, wie es nur die Nützlichkeit des Daseins schätzt. So zeigt es wahre Größe.“ [39]
1896, als in München die Zeitschriften *Jugend* und *Simplicissimus* zum ersten Mal erscheinen, bemerkt er von Kraglfing aus das aufstrebende Wahnmoching.
Der Jurist Dr. Ludwig Thoma entschließt sich im Frühjahr 1897 das ländliche Dachau zu verlassen. Als existenzielle Absicherung betreibt er noch eine Anwaltskanzlei in München. Doch distanziert er sich innerlich immer mehr

59 Der ehemalige Advokat Dr. Ludwig Thoma läßt sich im *Atelier Veritas*, Franz-Joseph-Straße 13 porträtieren.
Aufnahme, 1899

von dieser bürgerlichen Existenz. Thoma findet nach Schwabing. Dort ist Kraglfing und Wahnmoching zugleich. Hier entscheidet er sich für die freie Autorenschaft ohne Rücksicht auf dumpes Brauchtum und sinnlose Konventionen. Über sein erstes Buch *Agricola*, bei dem er auch mit dem Simplicissimus-Zeichner Bruno Paul zusammenarbeitet, lernt er den Redakteur Korfiz Holm und den Verleger Albert Langen kennen. Jetzt beginnt er unter dem Pseudonym Peter Schlemihl für den *Simplicissimus* zu schreiben.

Im September 1899 ist es soweit. Ludwig Thoma hängt die erlernte Juristerei an den Nagel, wird Schriftsteller und steigt schließlich ein als Redakteur in Albert Langens *Verlag für Litteratur und Kunst* in München-Schwabing.

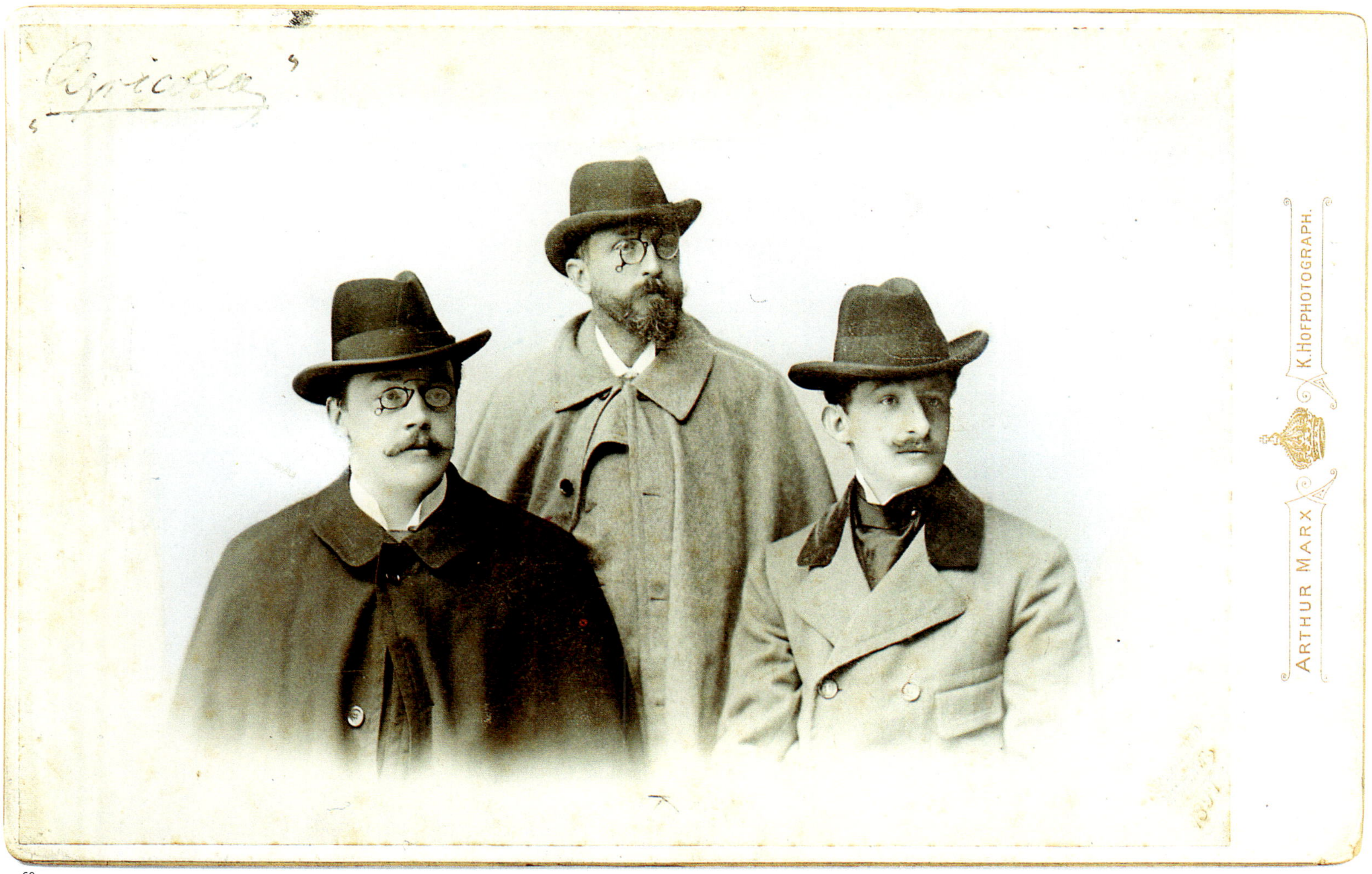

60

60 Ludwig Thoma (links), Adolf Hölzel (Mitte), Bruno Paul (rechts), entschließen sich zu der gemeinsamen Publikation *Agricola.* Hölzel übernimmt die malerische Schilderung der Landschaft, Paul die zeichnerische Wiedergabe der bäuerlichen Szenerien, Thoma verfaßt den Text auf der Basis der bereits in Augsburg veröffentlichten Bauerngeschichten. *Aufnahme von 1897*

61 Ludwig Thoma mit Mantel und Zigarre. Aufnahme von 1899 im *Atelier Veritas*, Franz-Joseph-Straße 13

61

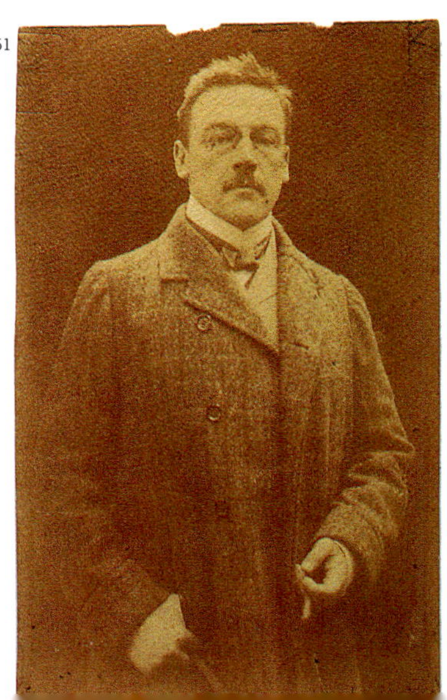

62 Umschlag der Erstausgabe, entworfen von Bruno Paul. *Agricola* erscheint zuerst im Verlag der Waldbauerschen Buchhandlung in Passau und wird dann von Albert Langen für seinen Verlag übernommen

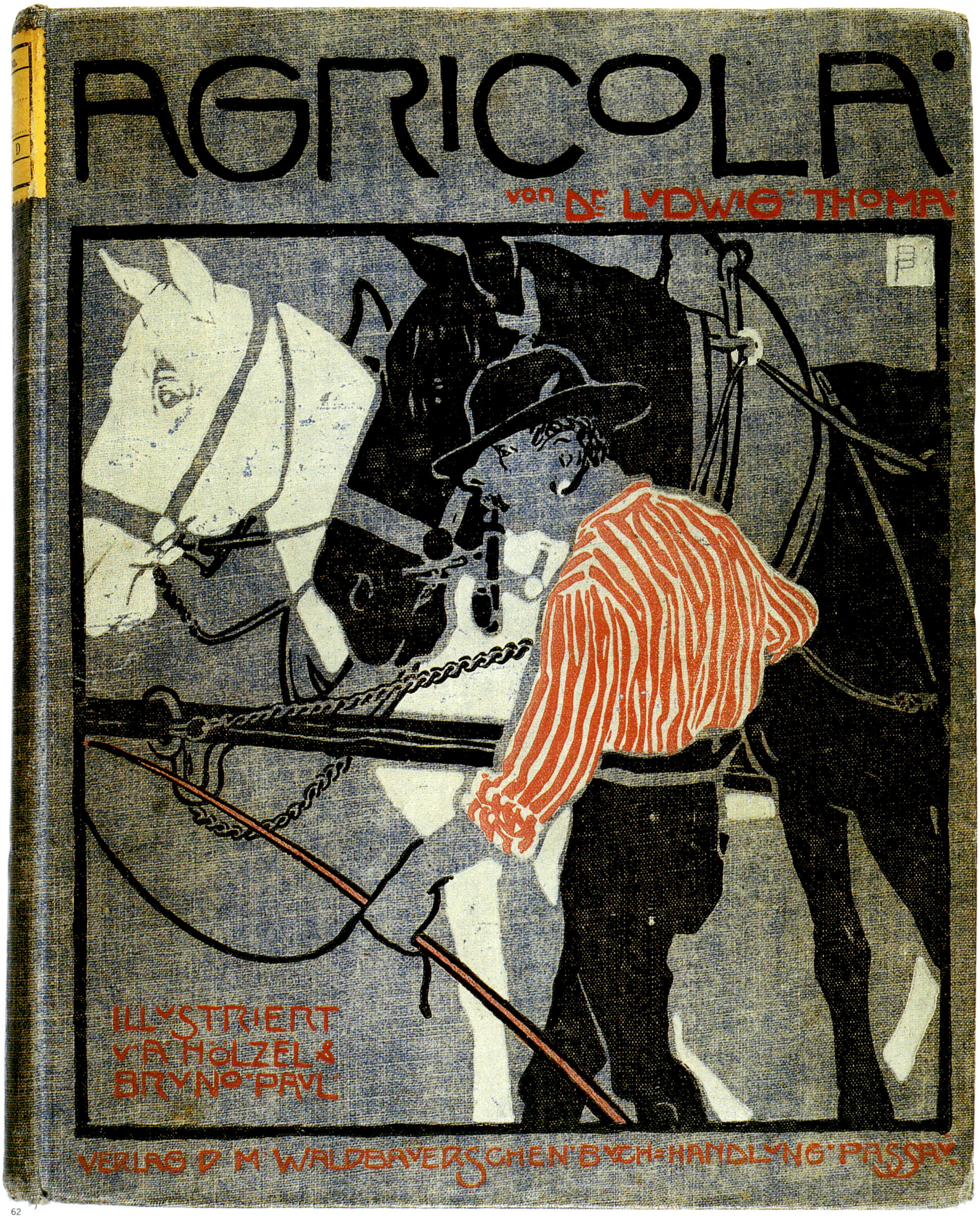

62

63 Ludwig Thoma und Helene Taschner in Dachauer Tracht anläßlich der *Schwabinger Bauernkirta*, einem Künstlerfest in der Schwabinger Brauerei

64 Im Trachtenkostüm geht Ludwig Thoma 1908 zur *Bauernkirta* in die Schwabinger Brauerei und stellt sich dem Fotografen zum Gruppenbild: Ludwig Thoma mit Pfeife, der Verleger Georg Hirth mit Maßkrug, Ignatius Taschner mit Zigarre. In der Mitte die spanische Tänzerin und Frau von Ludwig Thoma, Marietta de Rignardo. Links: Wally Hirth. Rechts: Helene Taschner

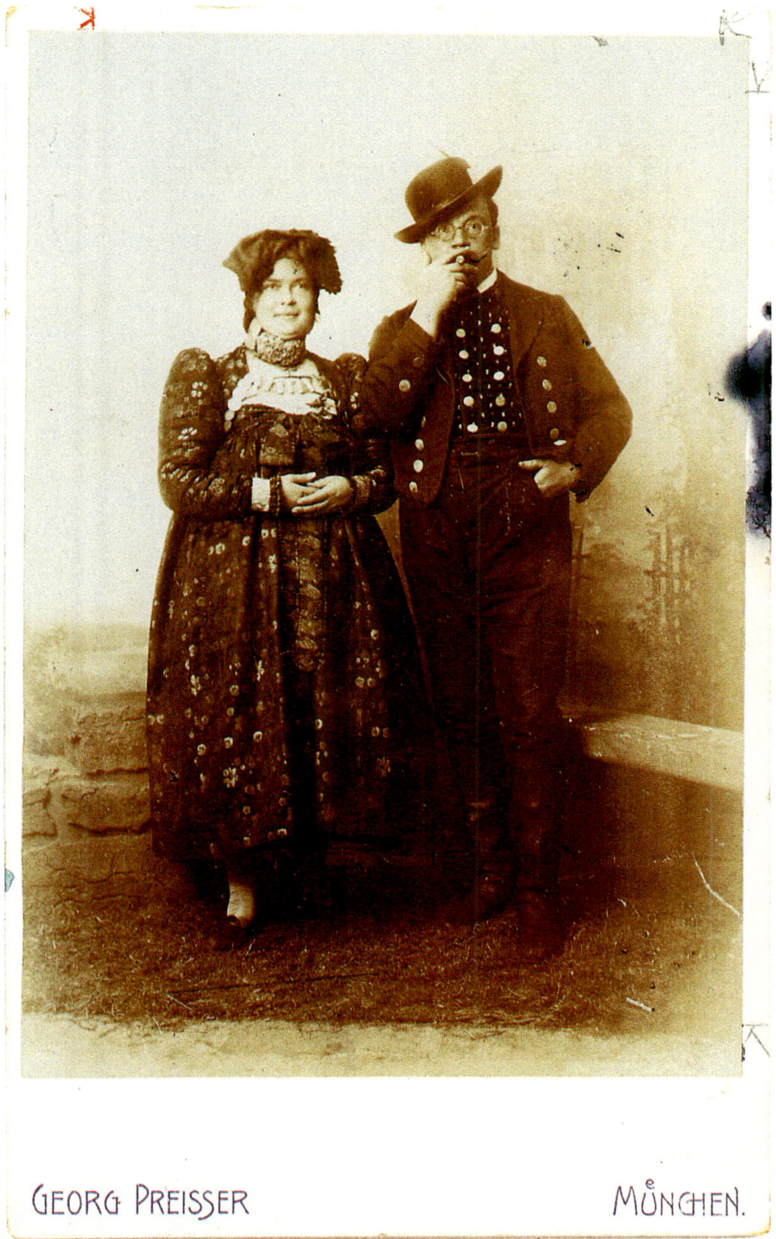

63

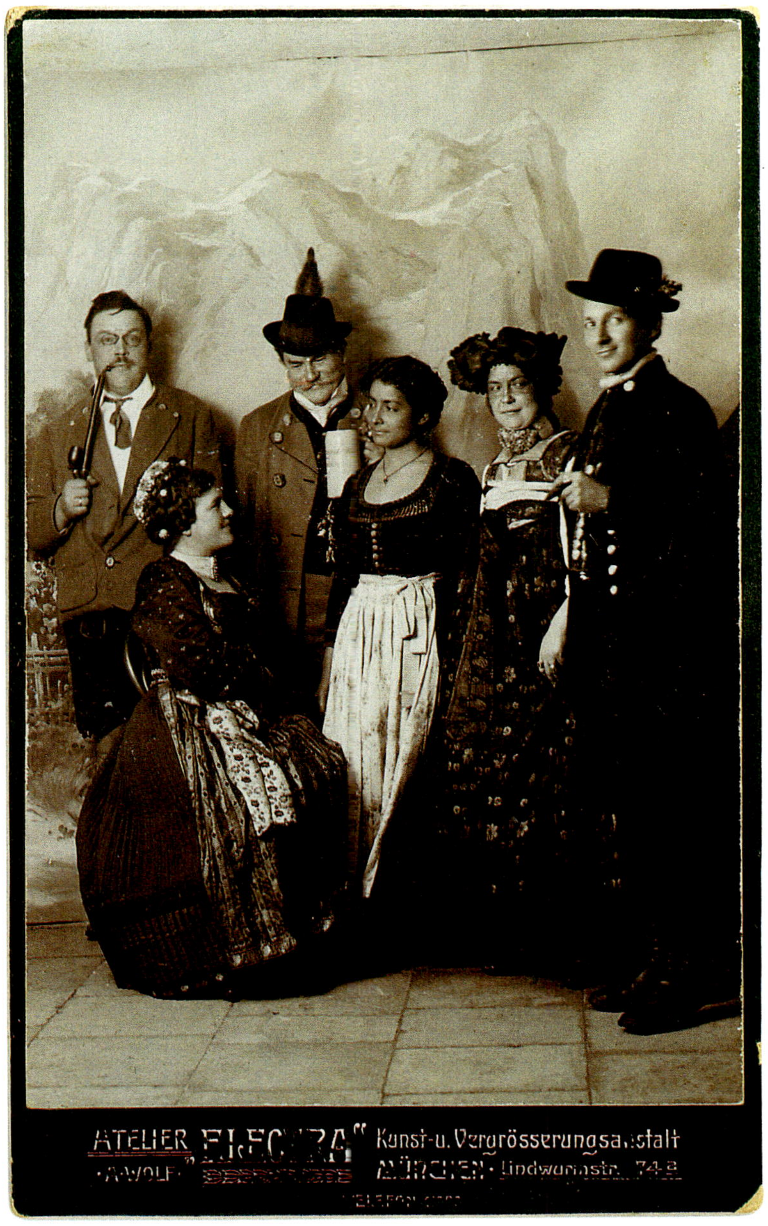

64

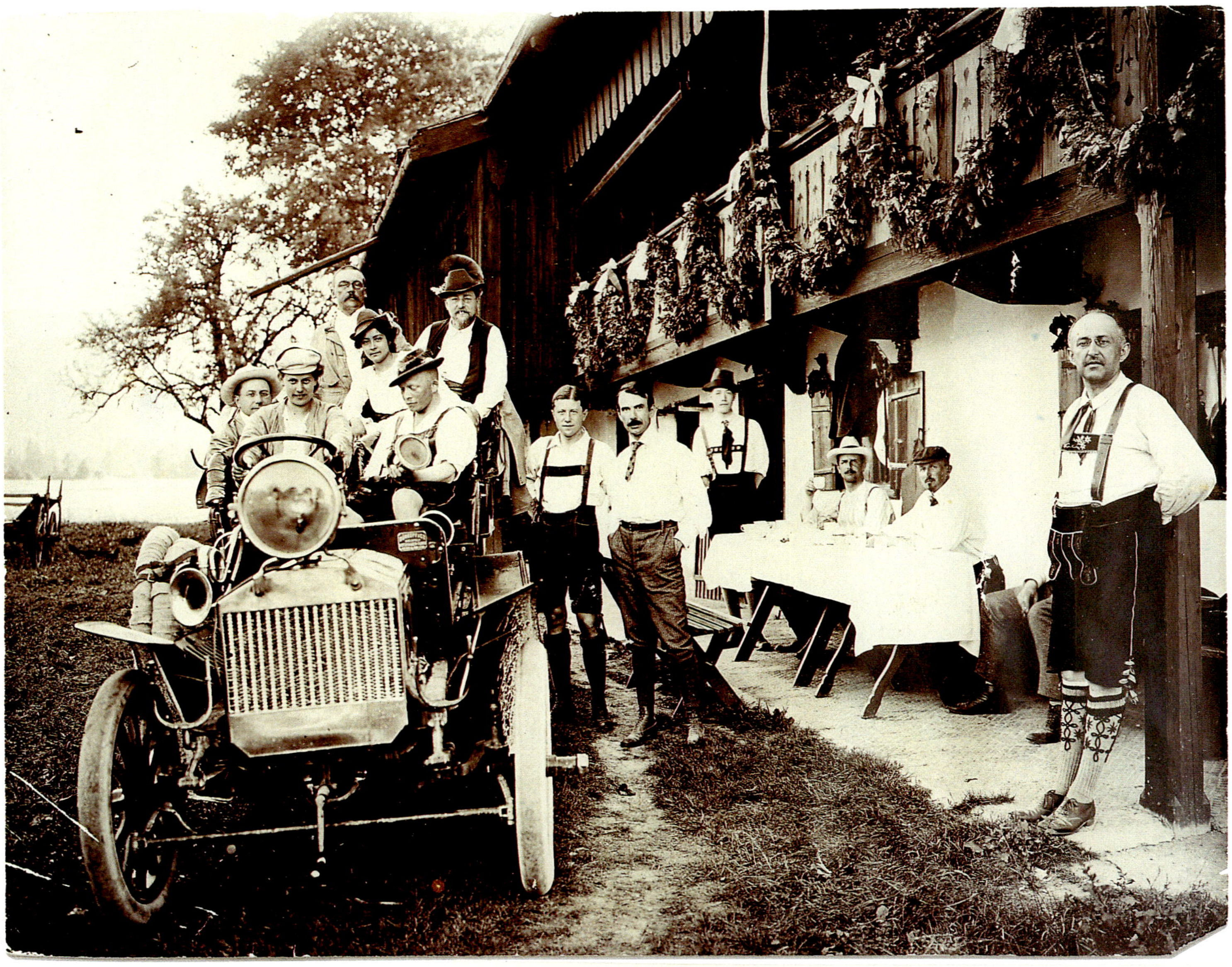
65

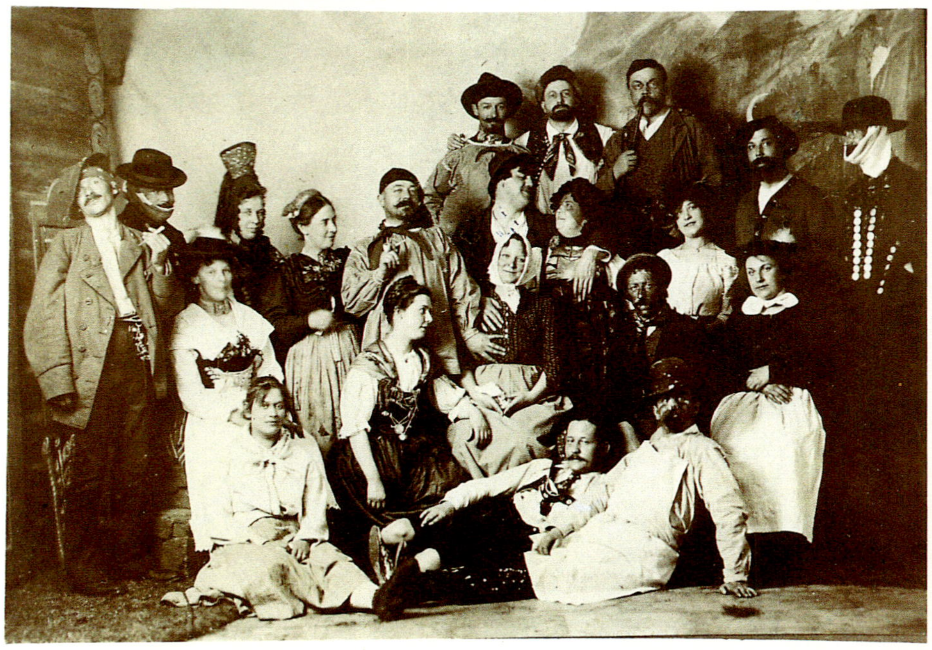
66

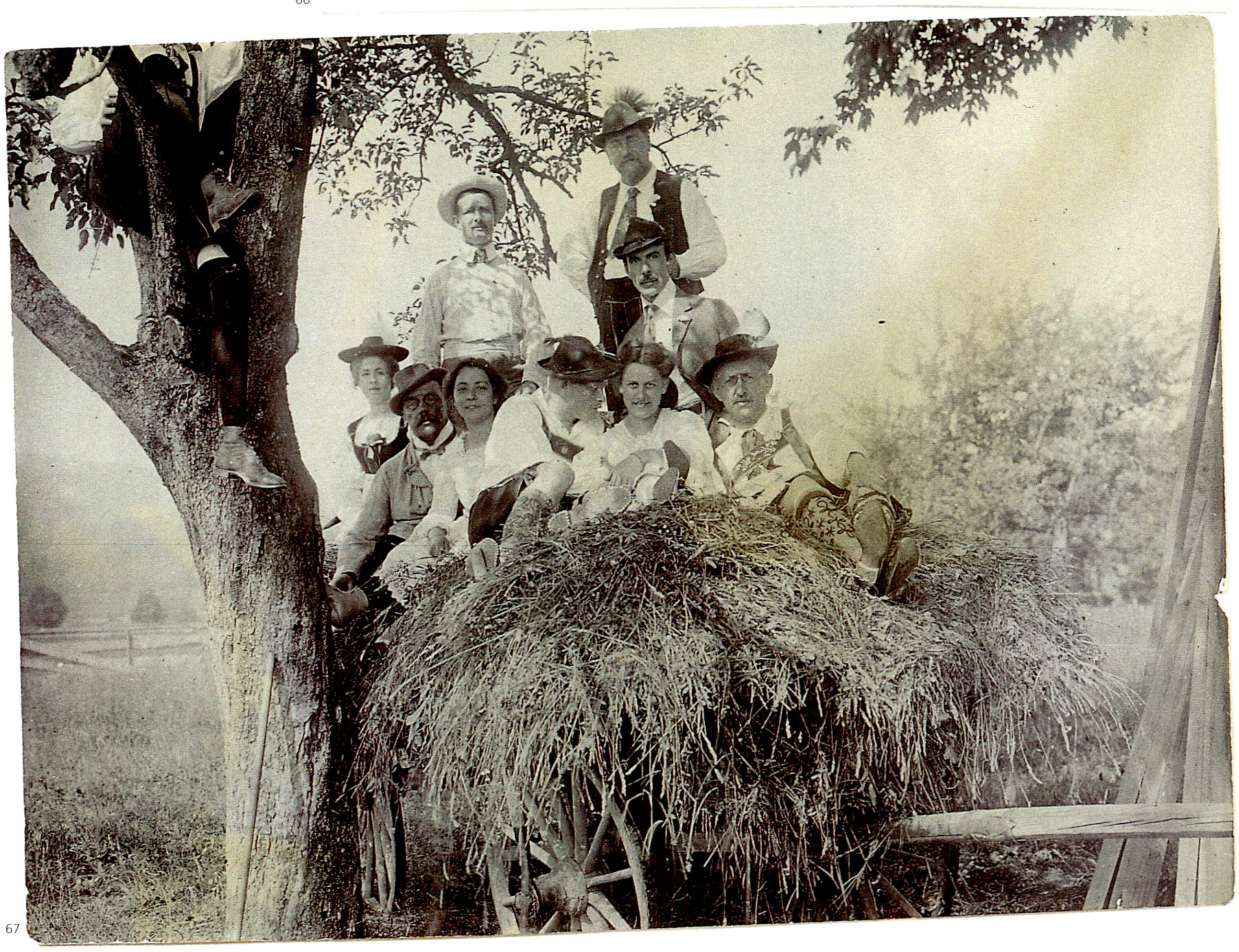
67

65 Am 7. Juli 1905 wird der Heimatschriftsteller Ludwig Ganghofer fünfzig Jahre alt. Ludwig Thoma veranstaltet in Finsterwald beim Sixbauern das Ganghofer-Gedächtnis-Schießen. Mitarbeiter des *Simplicissimus* gratulieren und feiern mit. Im Auto links: Albert Langen, dahinter Ludwig Thoma, daneben Ludwig Ganghofer, davor Marie Schultz (Marietta de Regnardo, verh. Schulz, ab September 1905 verh. Thoma). Beifahrer: Olaf Gulbransson, auf der Bank mit weißem Hut: Ferdinand von Reznicek

66 Der Verleger und sein Autor auf einem Kostümfest. Obere Reihe, zweiter von links: Albert Langen, dritter von links: Ludwig Thoma

67 Gruppenbild auf dem Heuwagen anläßlich des Ganghofer-Gedächtnis-Schießens am 7. Juli 1905. Obere Reihe links: Ferdinand von Reznicek, daneben Ludwig Ganghofer, davor der Berliner Kabarettist Georg David Schulz, links sitzend Ludwig Thoma, daneben Marie Schulz, vorne links: Olaf Gulbransson

68 Ludwig Thoma, Thomas Theodor Heine und Rudolf Wilke unternehmen 1903 eine Radtour nach Italien. Thoma führt ein Reisetagebuch: „Heine, Wilke, ich. Am 7. März Abfahrt in München. Samstag. Schnee und Regen bis zum Bodensee. Dann Aufhellung. Abends 10h treffen wir Mailand ein. Hotel Metropole. 8. März Herrliches Wetter. Nachmittag 3h 20 ab, um 6.30 in Genua. Gegend um Pavia einförmige Ebene, später durch den Appenin interessant. Genua viel Geschrei. Hotel de la Ville."

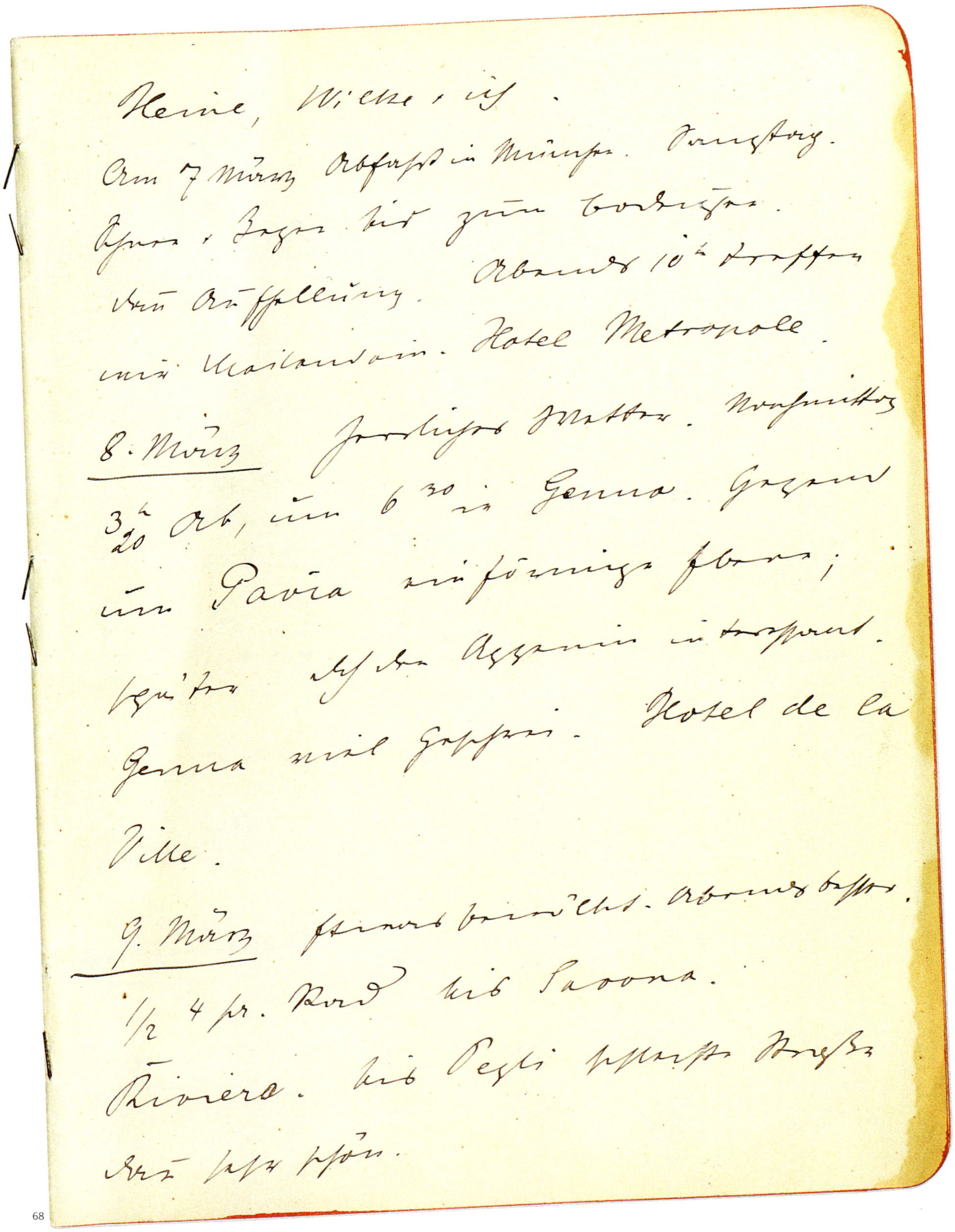
Heine, Wilke, ich.
Am 7 März Abfahrt in München. Samstag.
Schnee u. Regen bis zum Bodensee.
Dann Aufhellung. Abends 10h treffen
wir Mailand ein. Hotel Metropole.
8. März Herrliches Wetter. Nachmittag
3^h_{20} ab, um 6^{30} in Genua. Gegend
um Pavia einförmige Ebene;
später durch den Appenin interessant.
Genua viel Geschrei. Hotel de la
Ville.
9. März Himmel bewölkt. Abends besser.
1/2 4 fr. Rad bis Savona.
Riviera. bis Pegli schlechte Straße
dann sehr schön.

68

69 Ludwig Thoma, Eduard Thöny und Rudolf Wilke unternehmen 1904 eine Radtour nach Nordafrika.
Postkarte an den *Simplicissimus*, Kaulbachstraße 91:
„Pompei 30. April 1904.
früh vom Vesuv zurück; Oben im Amphitheater Thöny+Wilke als Gladiatoren. Herrliches Wetter, keine Wolke am Himmel L."

70 Postkarte aus Pompeji an die Adresse des *Simplicissimus*

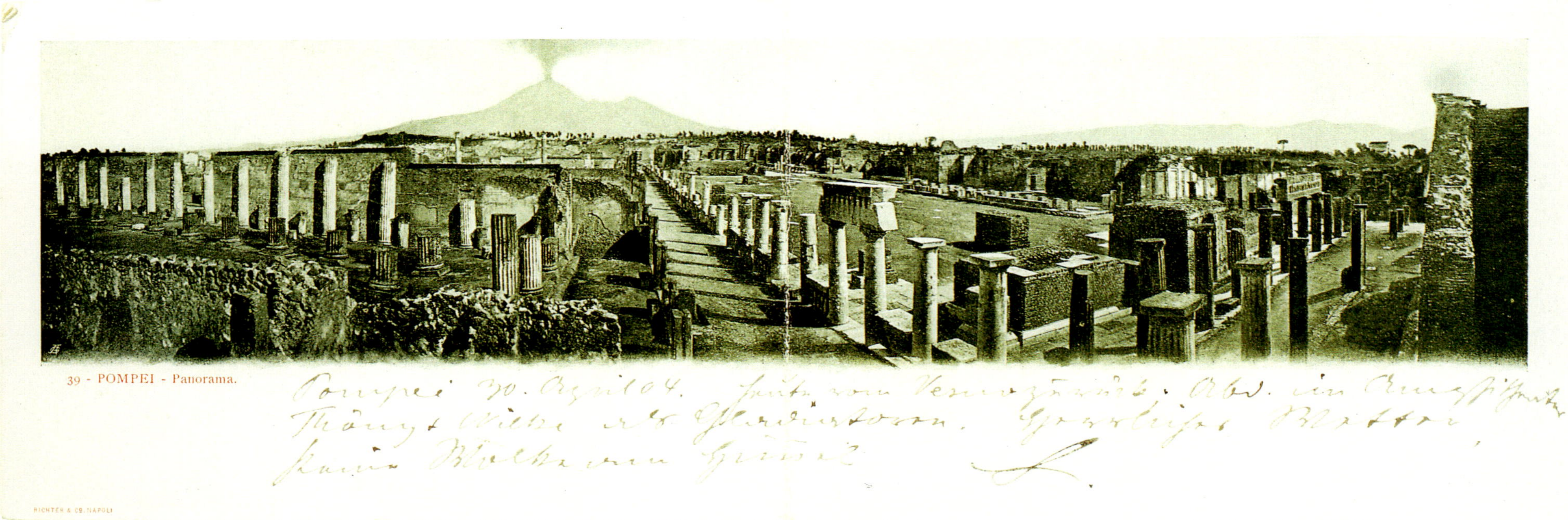

69

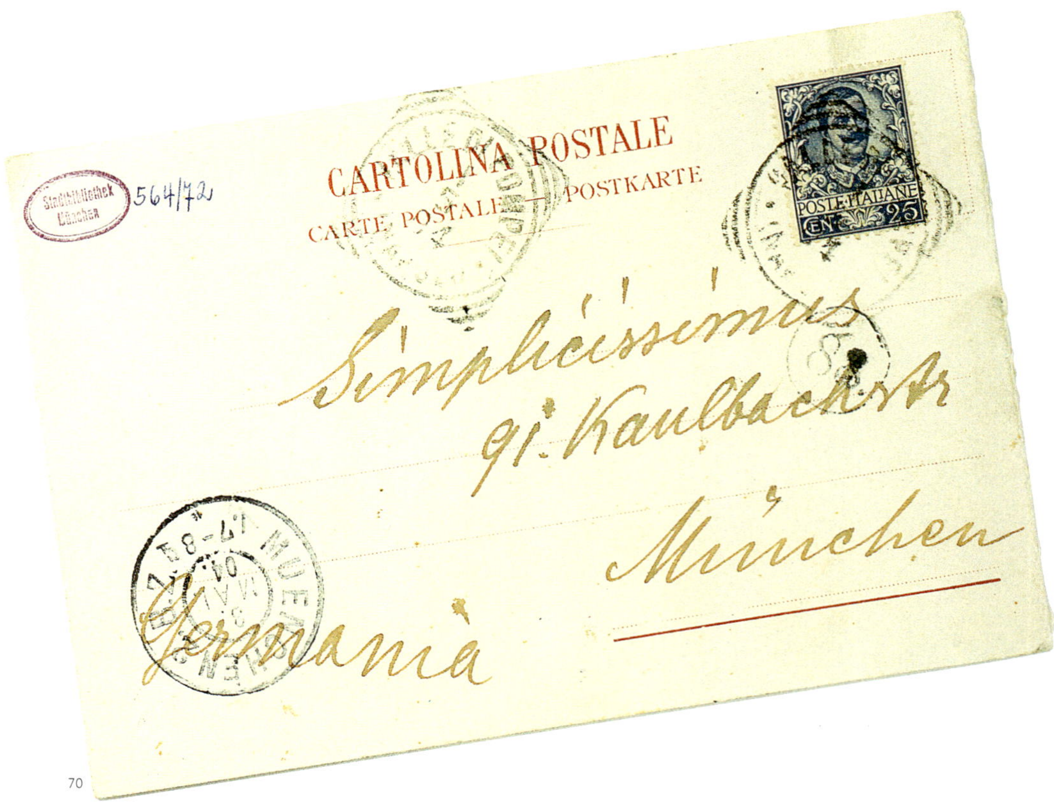

70

71 Ludwig Thoma 1906 vor der Garderobe seiner Schwabinger Wohnung an der Franz-Joseph-Straße 9. Gewehre und Rucksack erklären sich aus seiner Jagdleidenschaft

72 Ludwig Thoma 1906 mit Zigarre auf dem Sofa in seiner Wohnung. Der Schriftsteller wohnt in einer großbürgerlich eingerichteten Wohnung. Seine Bücher verkaufen sich gut. Manche Titel erreichen eine fünfstellige Auflagenhöhe

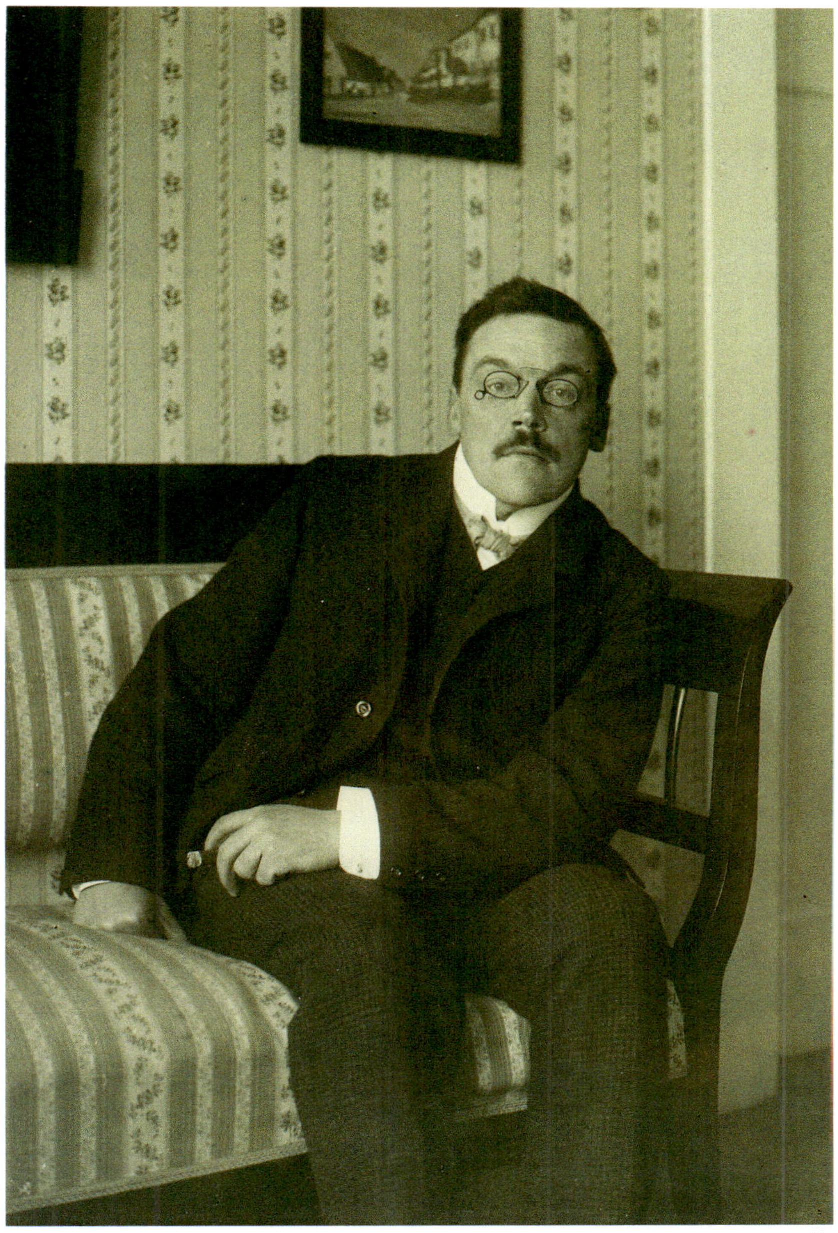

71

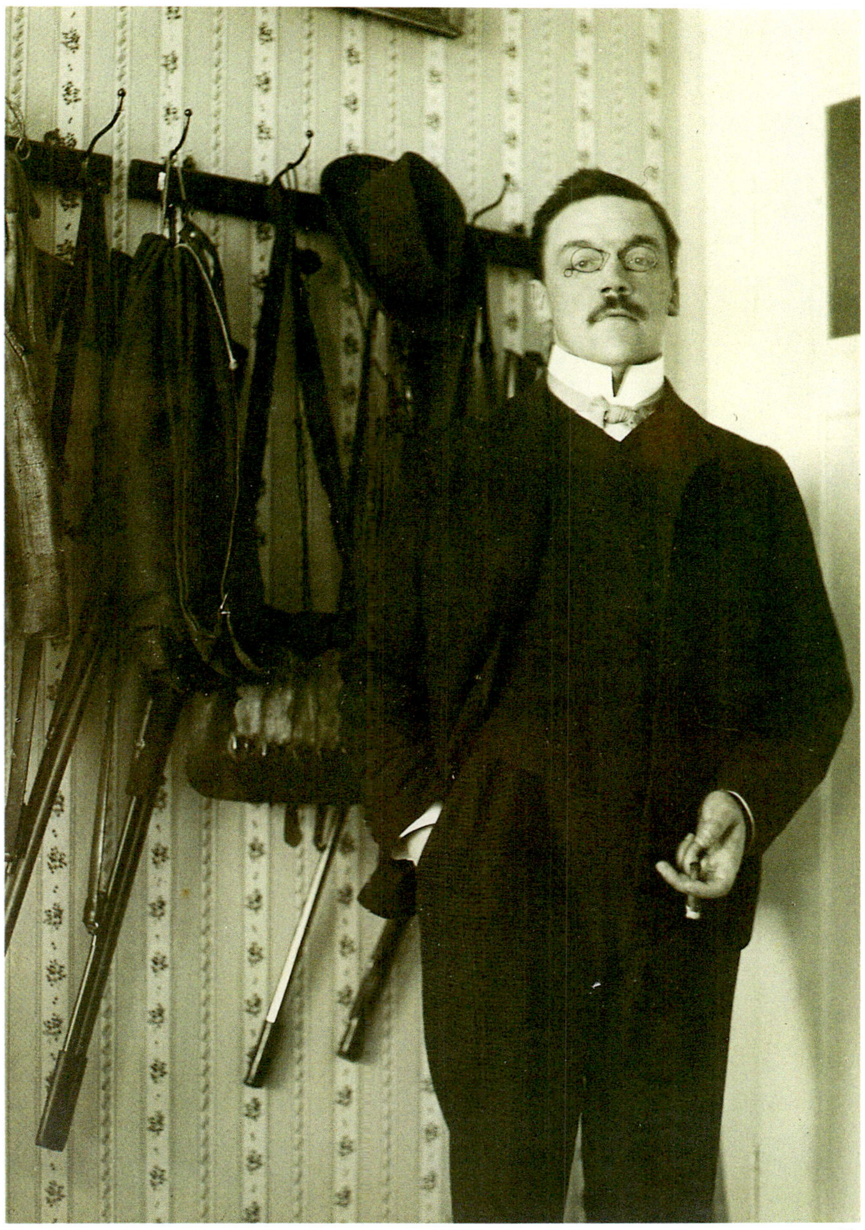

72

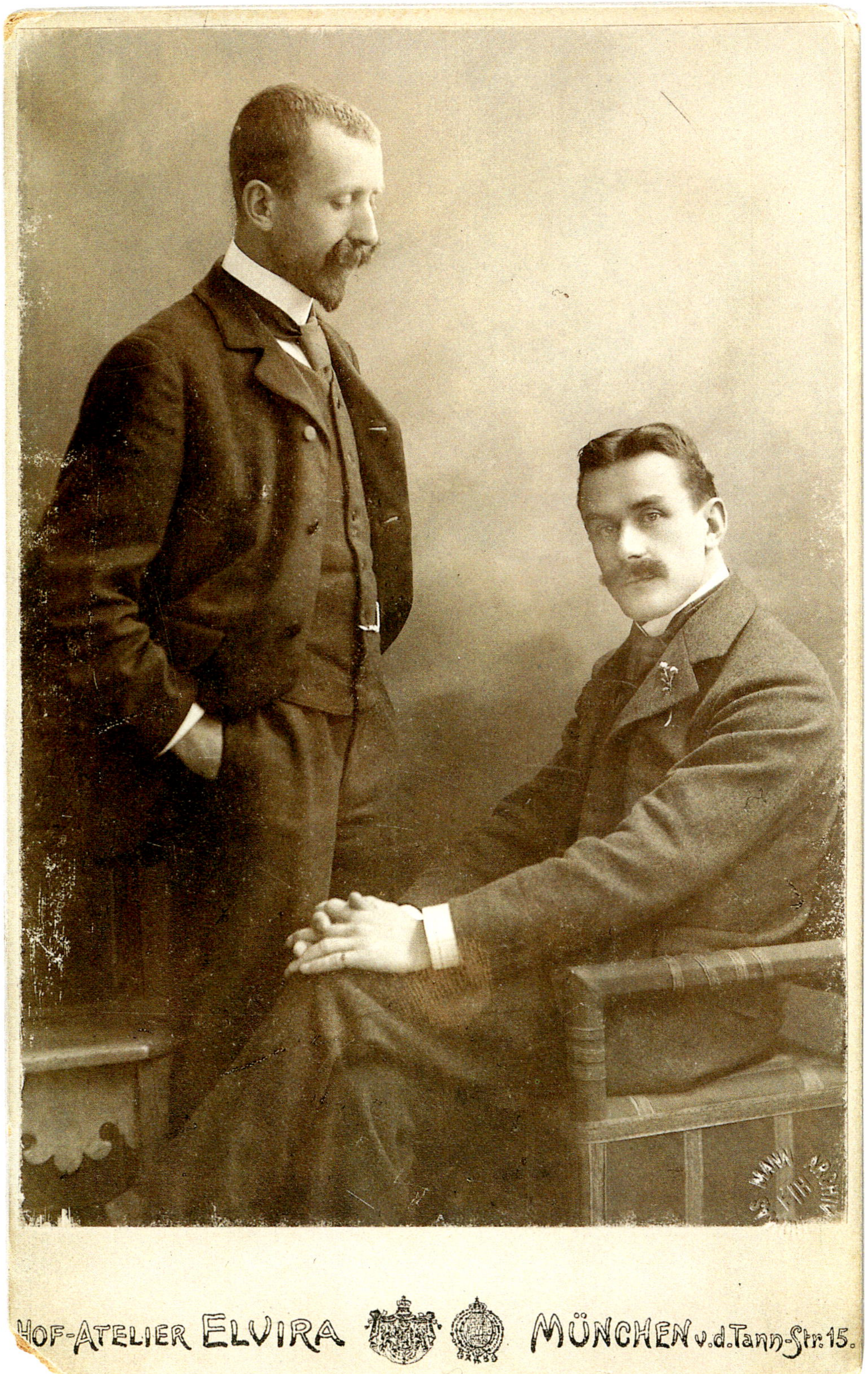

73

Ostern 1894 folgt Thomas Mann seiner Mutter und den Geschwistern Julia, Carla und Viktor Mann nach, die bereits Juli 1893 von Lübeck nach München gezogen waren. Zwei Monate vor seinem 19. Geburtstag tritt er eine Stelle als unbezahlter Volontär bei der Süddeutschen Feuer-Versicherungsbank A.G. an, wohnt zu diesem Zeitpunkt jedoch noch bei der Mutter und den Geschwistern in der Rambergstraße 2. Er bricht diese Tätigkeit, die er eher der Familie zuliebe angenommen hatte, jedoch alsbald wieder ab. Im Juli 1895 fährt er mit seinem Bruder Heinrich nach Italien und 1896 schreibt er die Novellen *Der Kleine Herr Friedemann* und *Der Wille zum Glück*. Erstere erscheint in S. Fischers *Neuer Rundschau*, letztere im *Simplicissimus*. 1896 reist er auch ein zweites Mal nach Italien und einer dort erhaltenen Aufforderung des S. Fischer Verlags, ein größeres Prosawerk zu schreiben,

73 Thomas Mann mit seinem Bruder Heinrich, *aufgenommen im Hof-Atelier Elvira, von-der-Tann-Straße 15, um 1900*

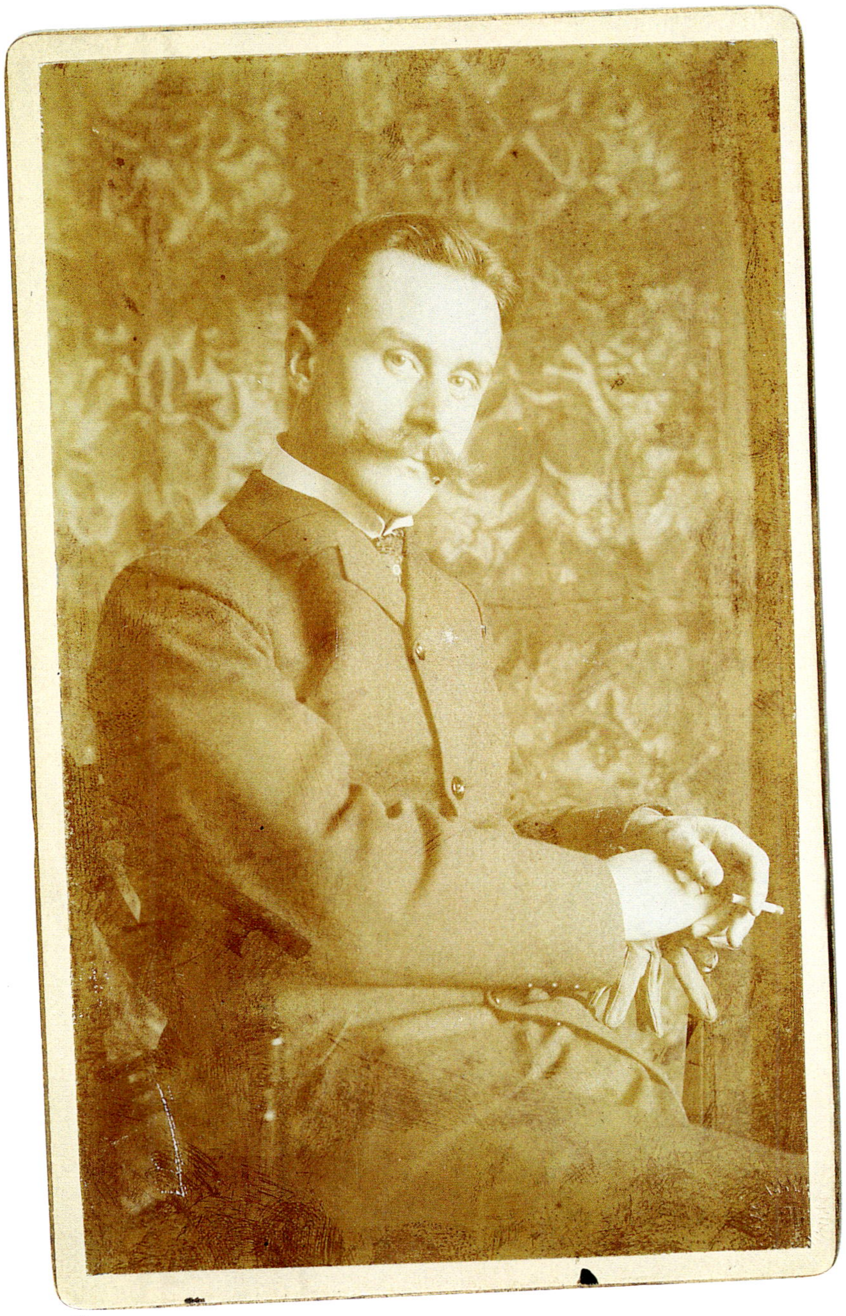

74

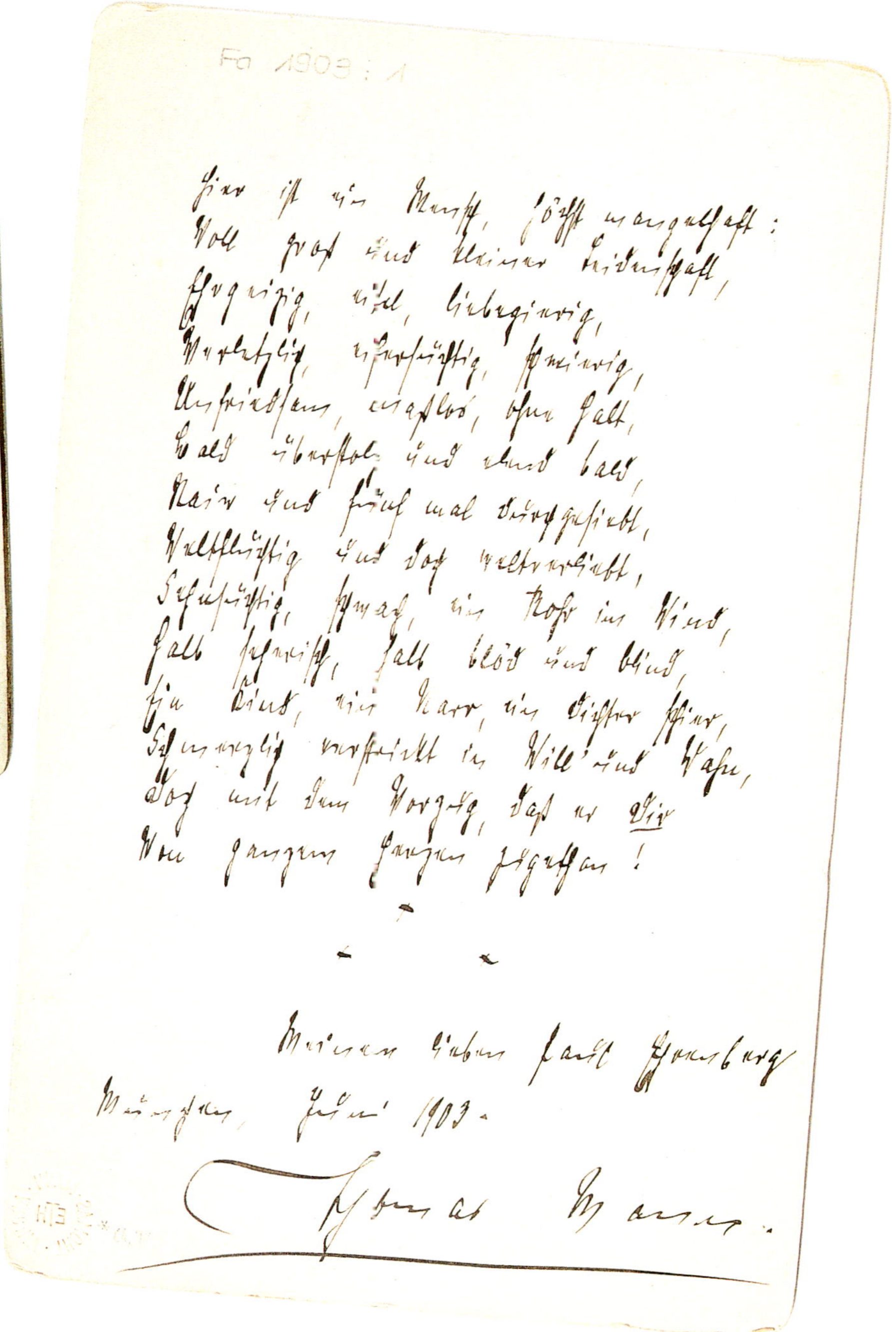

Hier ist ein Mensch, höchst mangelhaft:
Voll groß und kleiner Leidenschaft,
Ehrgeizig, eitel, liebegierig,
Verletzlich, eifersüchtig, schwierig,
Unfriedsam, maßlos, ohne Halt,
Bald überstolz und elend bald,
Naiv und fünfmal durchgesiebt,
Weltflüchtig und doch weltverliebt,
Sehnsüchtig, schwach, ein Rohr im Wind,
Halb seherisch, halb blöd und blind,
Ein Kind, ein Narr, ein Dichter schier,
Schmerzlich verstrickt in Will' und Wahn,
Doch mit dem Vorzug, daß er Dir
Von ganzem Herzen zugethan!

Meinem lieben Paul Ehrenberg
München, Juni 1903.
Thomas Mann.

75

74 Thomas Mann, 1902.
Dieses Porträt widmet Thomas Mann seinem Freund Paul Ehrenberg im Juni 1903

75 Auf der Rückseite des Porträts schreibt Thomas Mann folgende Widmung:
Hier ist ein Mensch, höchst mangelhaft:
Voll groß und kleiner Leidenschaft,
Ehrgeizig, eitel, liebegierig,
Verletzlich, eifersüchtig, schwierig,
Unfriedsam, maßlos, ohne Halt,
Bald überstolz und elend bald,
Naiv und fünfmal durchgesiebt,
Weltflüchtig und doch weltverliebt,
Sehnsüchtig, schwach, ein Rohr im Wind,
Halb seherisch, halb blöd und blind,
Ein Kind, ein Narr, ein Dichter schier,
Schmerzlich verstrickt in Will' und Wahn,
Doch mit dem Vorzug, daß er Dir
Von ganzem Herzen zugethan!

Meinem lieben Paul Ehrenberg
München Juni 1903.
Thomas Mann

nachkommend, beginnt er noch im Juli 1897 in Palestrina mit den ersten Arbeiten zu *Buddenbrooks*. Mit Heinrich, der in Rom zu ihm gestoßen ist, kehrt er 1898 wieder nach München zurück, und zusammen ziehen sie in die Theresienstraße 82. Im selben Jahr noch zieht Thomas Mann in die Marktstraße 5. Schilderungen dieser Wohnung sind sowohl in der Novelle *Der Kleiderschrank*, als auch durch seinen jüngeren Bruder Viktor erhalten: „Bei meinem ersten Besuch war Ommo [Thomas Mann] eifrig beim Einrichten. Er lackierte einige von Mama zur Verfügung gestellte Stühle erdbeerrot und bespannte die weißen Wände teilweise mit grünem Rupfen. Diese unkomplizierte Zusammenstellung von lustigem Rot mit Moosgrün und Weiß gefiel mir überaus gut." [40]

1899, Thomas Mann arbeitet inzwischen für monatlich 100 Mark als Lektor beim *Simplicissimus* und schreibt gleichzeitig an den letzten Kapiteln zu den *Buddenbrooks*, lernt er die Brüder Carl und Paul Ehrenberg kennen. Während Carl ans Dresdner Konservatorium geht, studiert Paul an der Münchner Akademie bei dem Tiermaler Heinrich Zügel. Eine intensive Freundschaft besteht bald zwischen Thomas Mann und Paul Ehrenberg. Thomas Mann schreibt über diese Zeit: „Während sein Bruder mein Porträt malte, spielte er [Carl] uns in seiner bewundernswert gebundenen und wohllautenden Art ‚Tristan' vor. Wir führten, da auch ich etwas geigte, zusammen seine Trios auf, fuhren Rad, besuchten im Karneval die Schwabinger ‚Bauernbälle' [...] Ich hatte ihnen das Erlebnis der Freundschaft zu danken, das mir sonst kaum zuteil geworden wäre. Mit gebildeter Harmlosigkeit überwanden sie meine Melancholie, Scheu und Reizbarkeit [...] Es war eine gute Zeit." [41] Als Paul Ehrenberg 1949 stirbt, schreibt er an Carl: „Unsere Jugendfreundschaft zu Dritt, die fröhliche Geduld, die ihr mit mir Scheuem und Schwierigen hattet, die guten, vertraulichen und begeisterten Stunden, die wir miteinander verbrachten – Diese Erinnerungen haben nie aufgehört [...] Weißt Du noch, wie wir früh morgens zum Aumeister radelten [...] und nach dem Kaffeetrinken mit Steinen nach leeren Bierflaschen warfen?" [42]

1905 heiratet Thomas Mann die Professorentochter und Mathematikstudentin Katia Pringsheim, während Paul Ehrenberg im selben Jahr die Malerin Lilly Teufel ehelicht. Von 1905-10 wohnt Thomas Mann mit seiner Frau in den von seinen Schwiegereltern eingerichteten Räumen der Franz-Joseph-Straße 2, zieht jedoch dann aus Schwabing weg nach Bogenhausen.

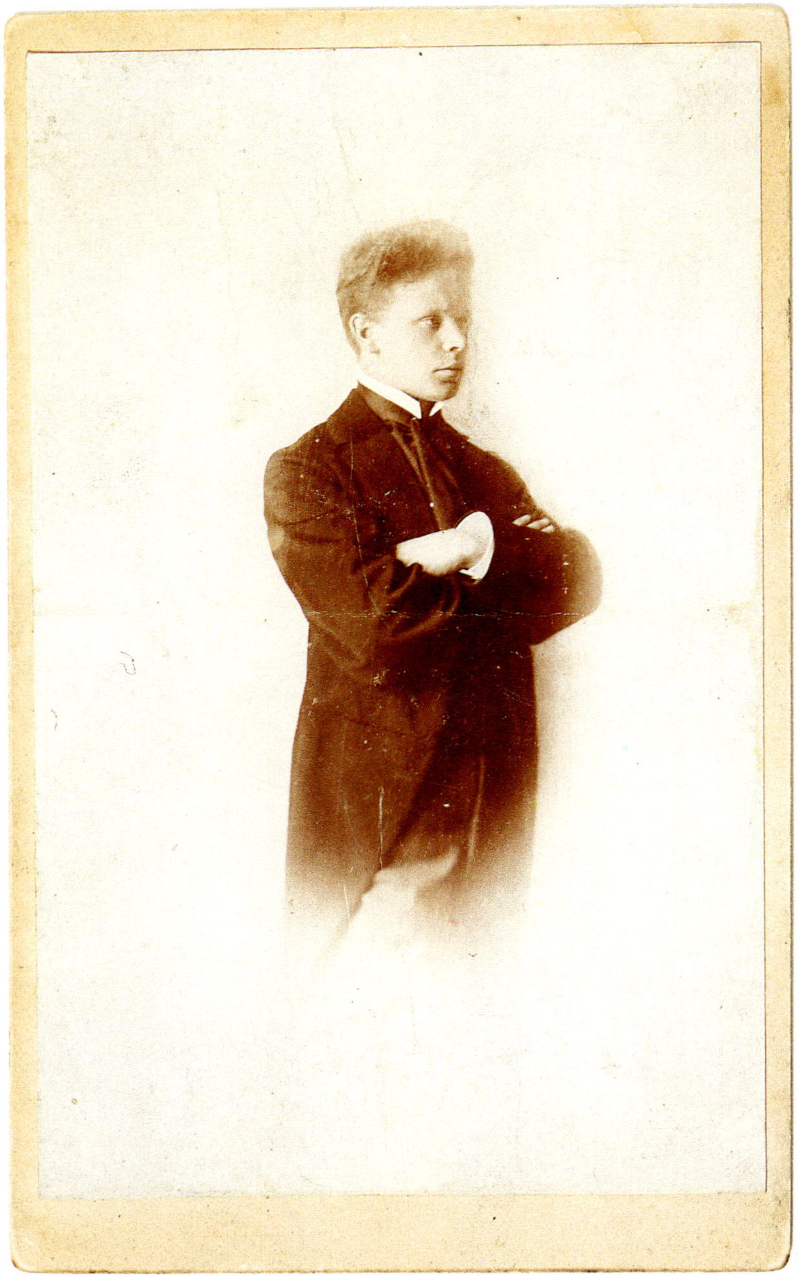

76

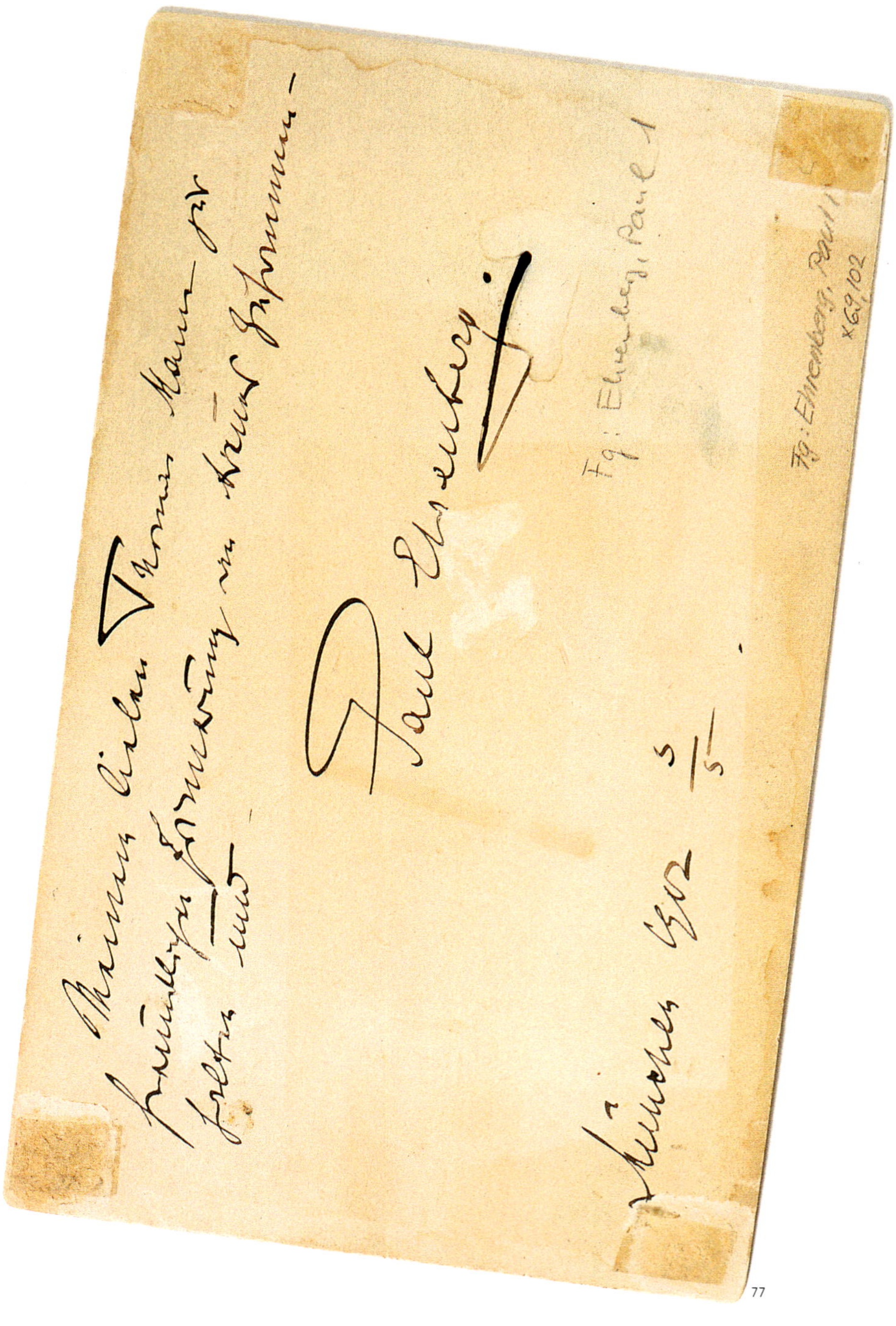

77

76 Der Maler Paul Ehrenberg widmet dieses Foto Thomas Mann

77 Auf der Rückseite der Fotografie schreibt er:
Meinem lieben Thomas Mann zur freundlichen Erinnerung an treues Zusammenhalten usw.
Paul Ehrenberg
München 5.5.1902

78 1903 erscheint der langersehnte Novellenband *Tristan*, für den Alfred Kubin den Umschlag entwirft. Über die Schwierigkeiten, die sich mit dem Vorabdruck der Novelle ergeben, schreibt Thomas Mann an Paul Ehrenberg: „Ich fing schon an, die Geschichte selbst für einen Schmarn zu halten, als die ‚Insel' (Bierbaum) sie mit sichtlicher Freude acceptierte." [43] Doch der geplante Vorabdruck scheitert, da der Autor vertraglich bereits an den S. Fischer Verlag gebunden ist

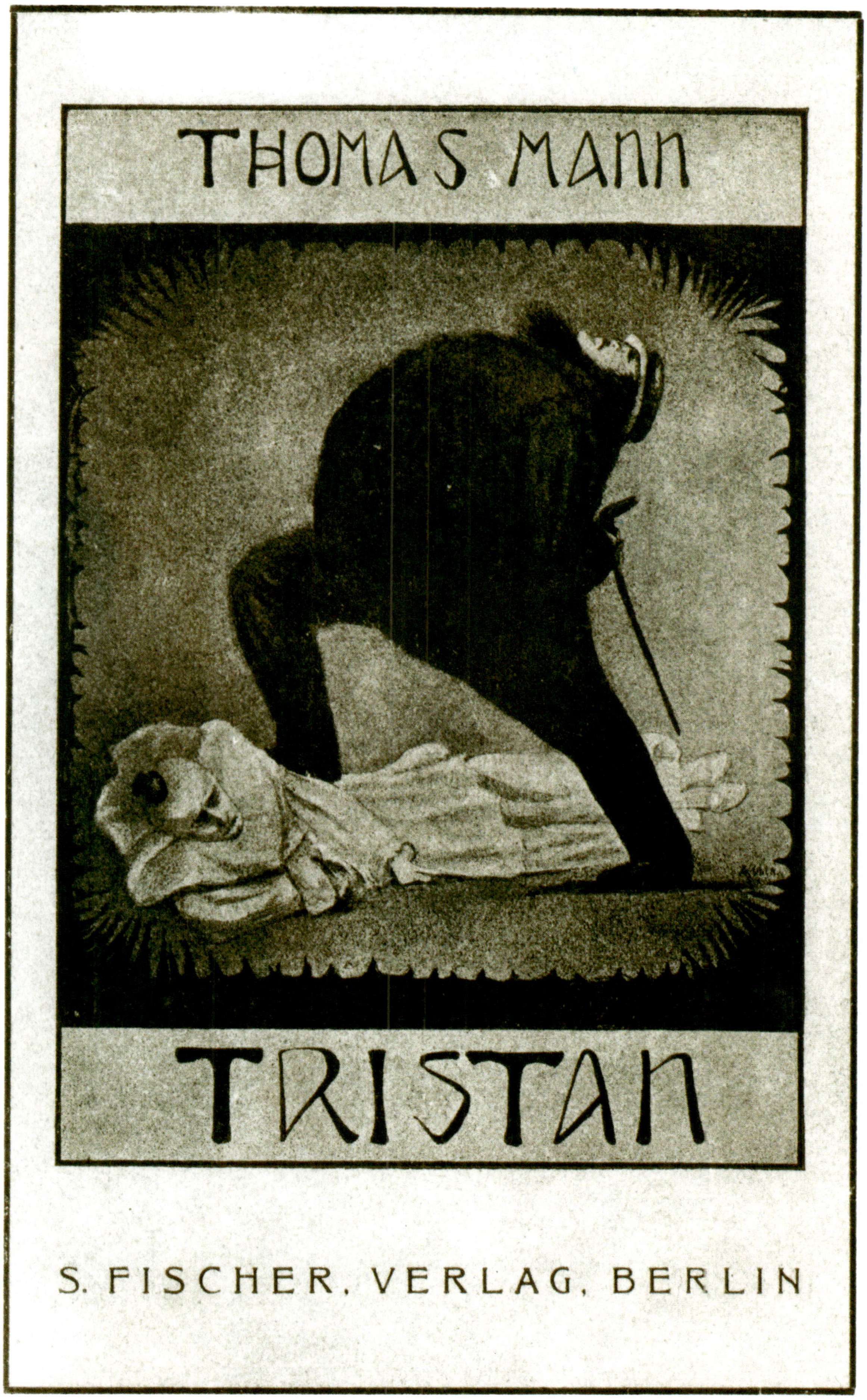

78

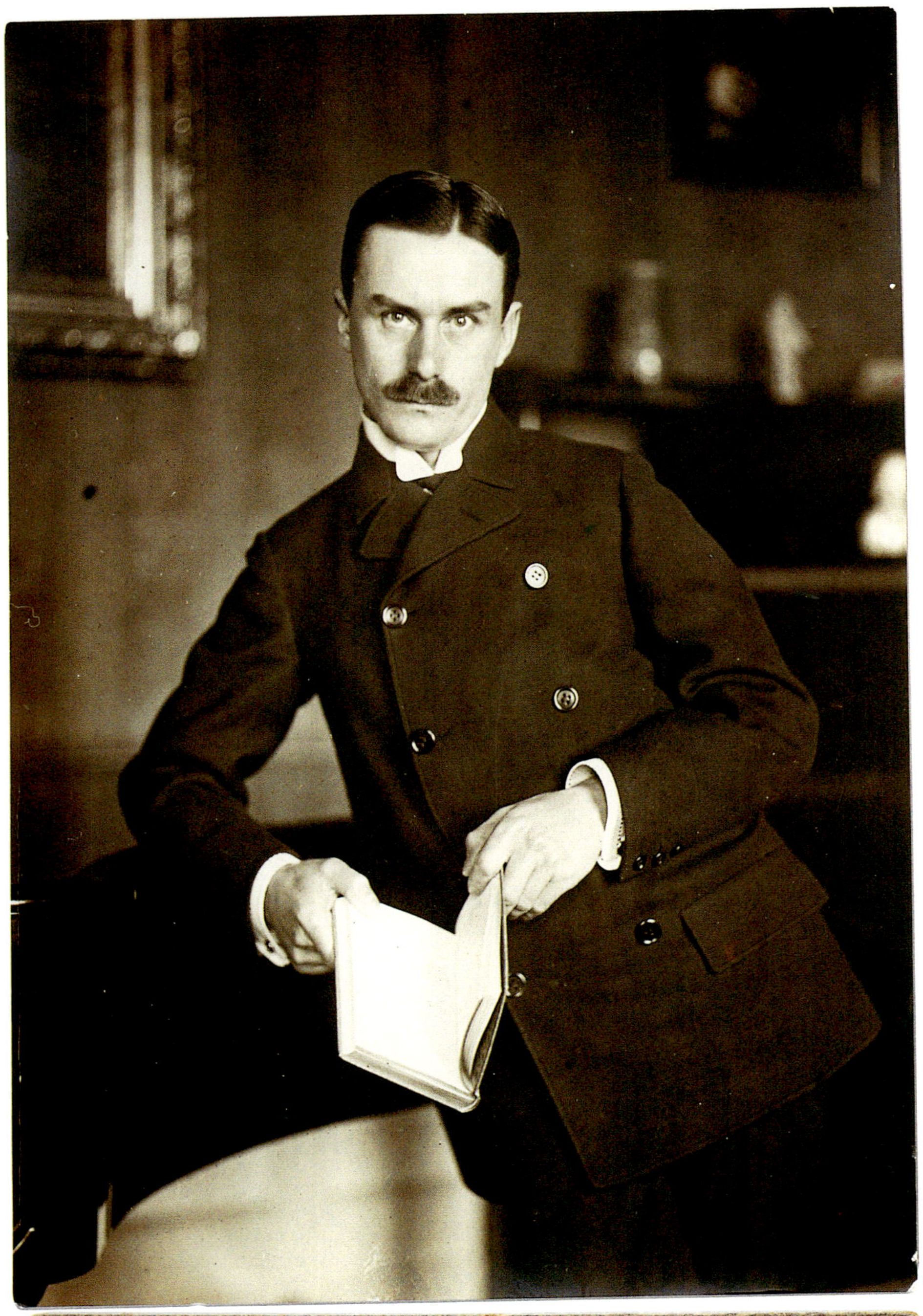

79

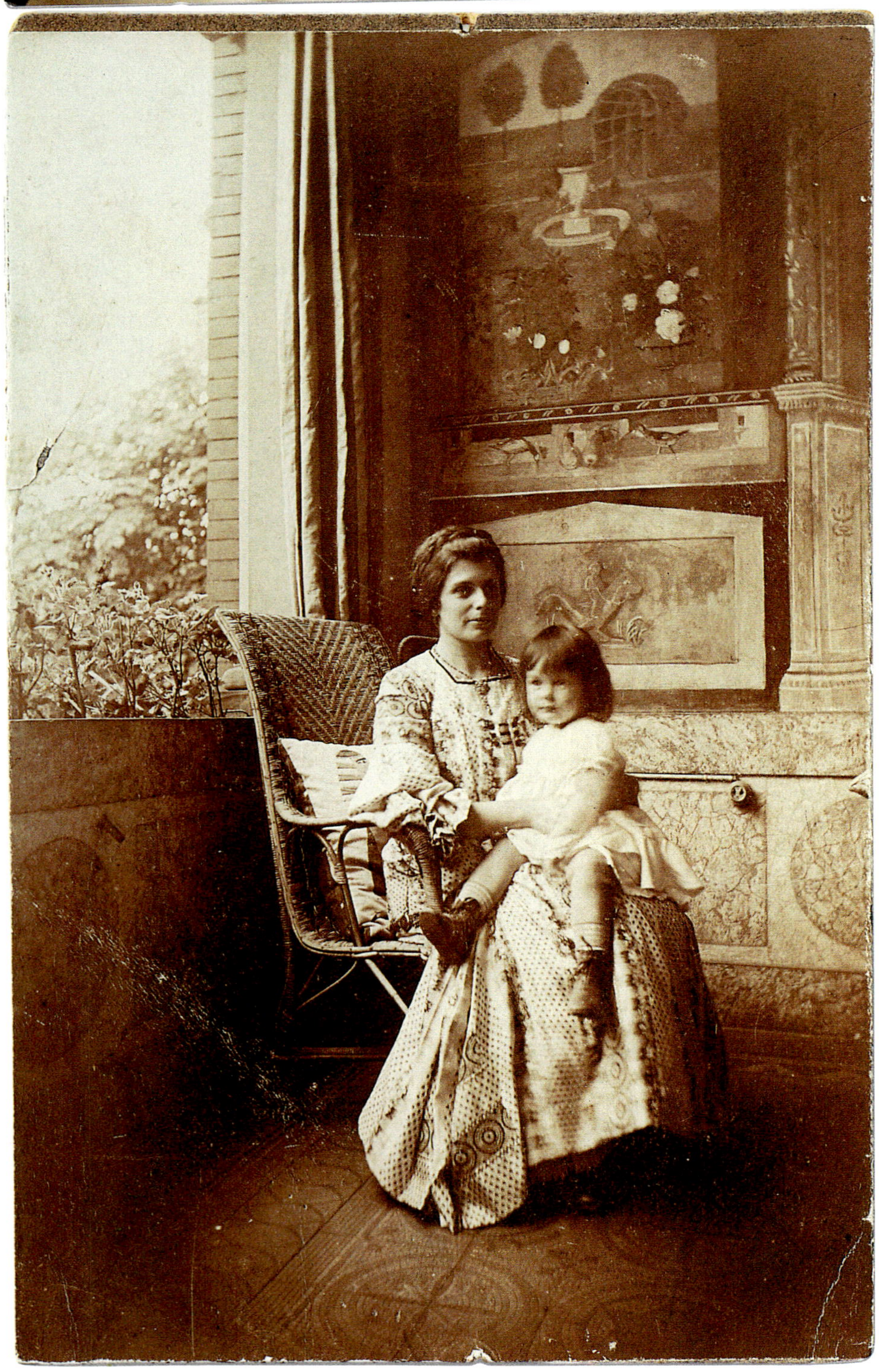

80

Man ist als Künstler innerlich immer Abenteurer genug.[45]

Thomas Mann

79 Thomas Mann stellt sich dem Fotografen als erfolgreicher Schriftsteller. Dieses Foto wird aufgenommen im Auftrag des *Fotografischen Verlags Kester & Co*, der die Presse mit Bildmaterial bedient. Thomas Mann ist stets korrekt gekleidet. Ebenso Tonio Kröger in der gleichnamigen Novelle, in der auch die Kleiderfrage angesprochen wird: Tonio Kröger besucht die Malerin Lisaweta Iwanowna in ihrem Atelier in einem Rückgebäude der Schellingstraße. Im Atelier riecht es nach Fixativ und Ölfarbe. Die Gastgeberin ist besorgt um die *Patriziergewänder* ihres Gastes. Tonio Kröger: „Ach lassen Sie mich mit meinen Gewändern in Ruh, Lisaweta Iwanowna! Wünschten Sie, daß ich in einer zerrissenen Sammetjacke oder einer rotseidenen Weste umherliefe? Man ist als Künstler innerlich immer Abenteurer genug. Äußerlich soll man sich gut anziehen, zum Teufel, und sich benehmen wie ein anständiger Mensch.“ [44]

80 Katia Mann mit der ersten Tochter Erika, 1907 im Haus ihrer Eltern Alfred und Hedwig Pringsheim in der Arcisstraße 12

81 Umschlag der Volksausgabe *Buddenbrooks*, erschienen 1903 im S. Fischer Verlag, Berlin.
Den neunten Teil dieses Romans widmet Thomas Mann Paul Ehrenberg:
Paul Ehrenberg, dem Maler, zur Erinnerung an unsere Münchner musikalisch-litterarischen Abende

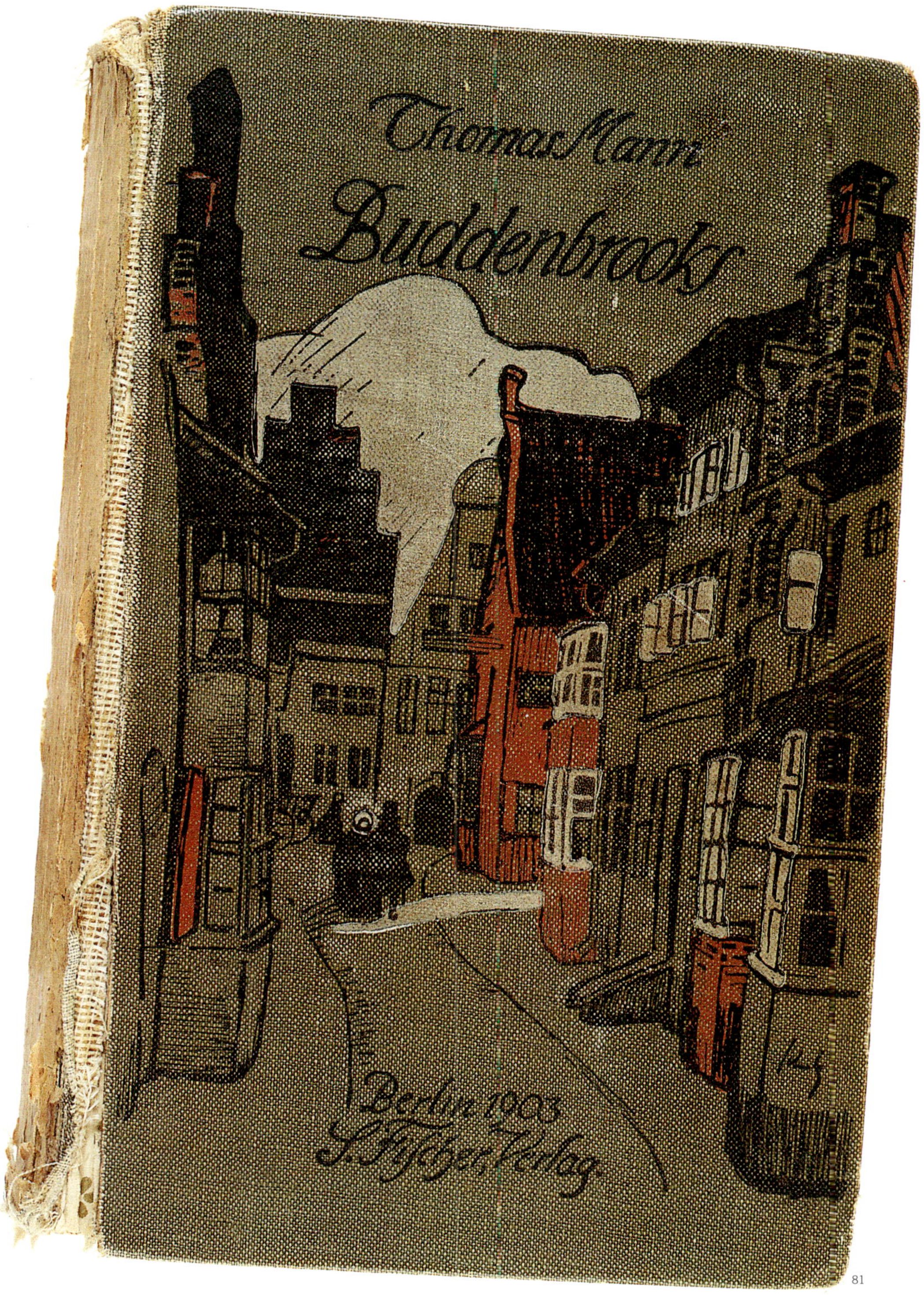

81

Es war Karfreitag, abends um acht

82 Das Haus an der Destouchesstraße 1. Im Atelier im vierten Stock finden die Lesungen der *Proklamationen* statt

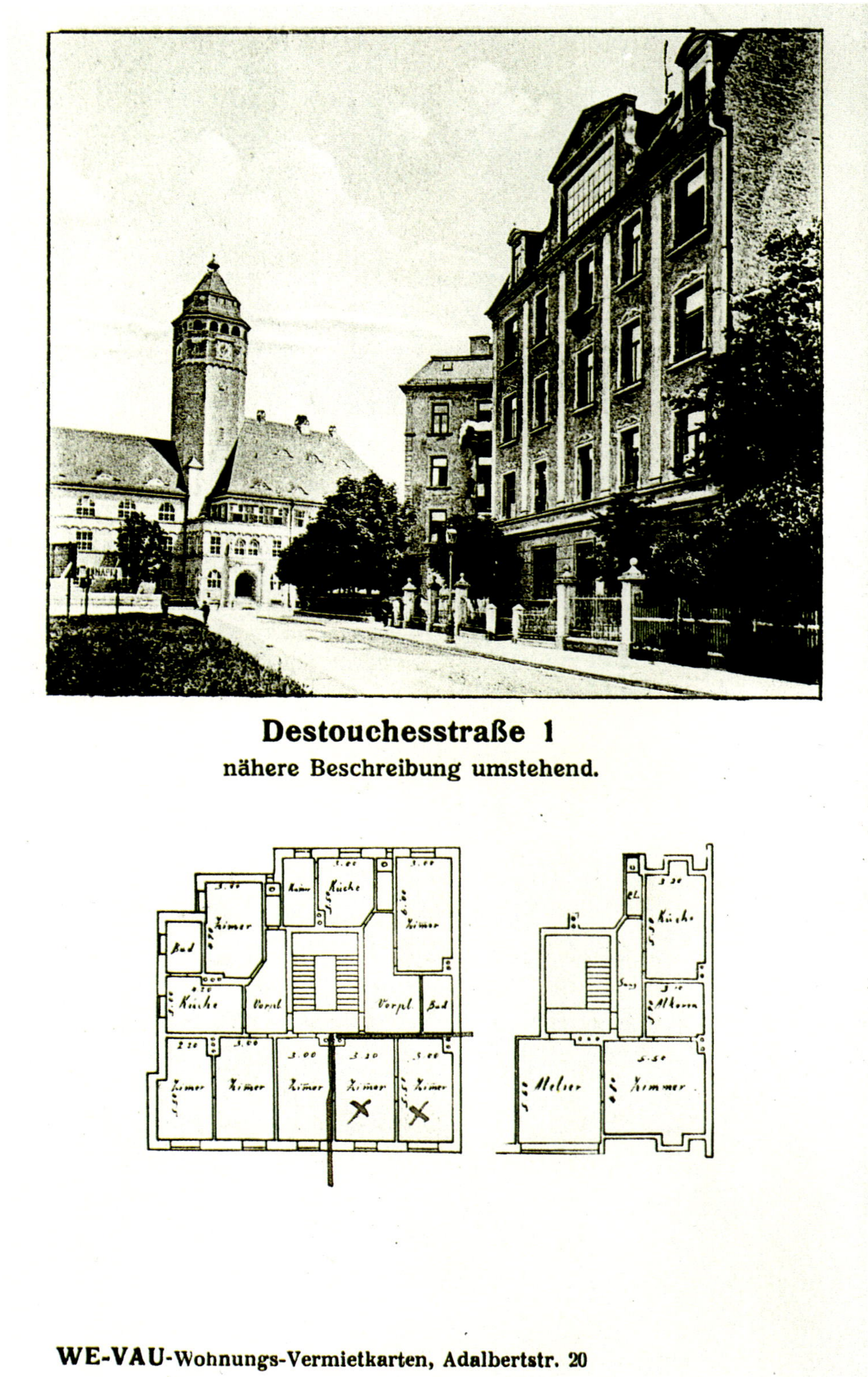

82

Im Wintersemester 1889 schreibt sich Ludwig Derleth als Student der Philosophie, Altphilologie, Chemie und Psychiatrie an der Ludwig-Maximilians-Universität München ein. Er bezieht mit einem eisernen, violett bezogenen Feldbett, einem Tisch mit violetter Decke und einem Silberleuchter ein Atelier in der Ludwigsstraße.[46] 1892 beendet er sein Studium und tritt als Gymnasiallehrer in den Schuldienst ein, der ihn weg aus München führt. Er verlebt jedoch seine Wochenenden in München und macht hier über Karl Wolfskehl die Bekanntschaft mit Stefan George, für dessen *Blätter für die Kunst* er seitdem Beiträge schreibt. 1903 entstehen die *Proklamationen*, die in der Karwoche 1904 in seiner Wohnung Destouchesstraße 1 an drei Tagen einem geladenen Kreis vorgetragen werden. Unter den Gästen der zweiten Lesung befindet sich auch Thomas Mann. Er beschreibt dieses Erlebnis in der Novelle *Beim Propheten*.

Es war Karfreitag, abends um acht. Mehrere von denen, die Daniel [Ludwig Derleth] geladen hatte, kamen zu gleicher Zeit [...] Einige kannten einander und tauschten Grüße. Es waren der polnische Maler [Bogdan von Suchocki] und das schmale Mädchen [Franziska Gräfin zu Reventlow], das mit ihm lebte, der Lyriker, ein langer, schwarzbärtiger Semit [Karl Wolfskehl] mit seiner schweren, bleichen und in hängende Gewänder gekleideten Gattin [Hanna Wolfskehl] [...] Nur der Novellist [Thomas Mann], ein Herr mit steifem Hut und gepflegtem Schnurrbart, kannte niemanden.[47]

Thomas Mann

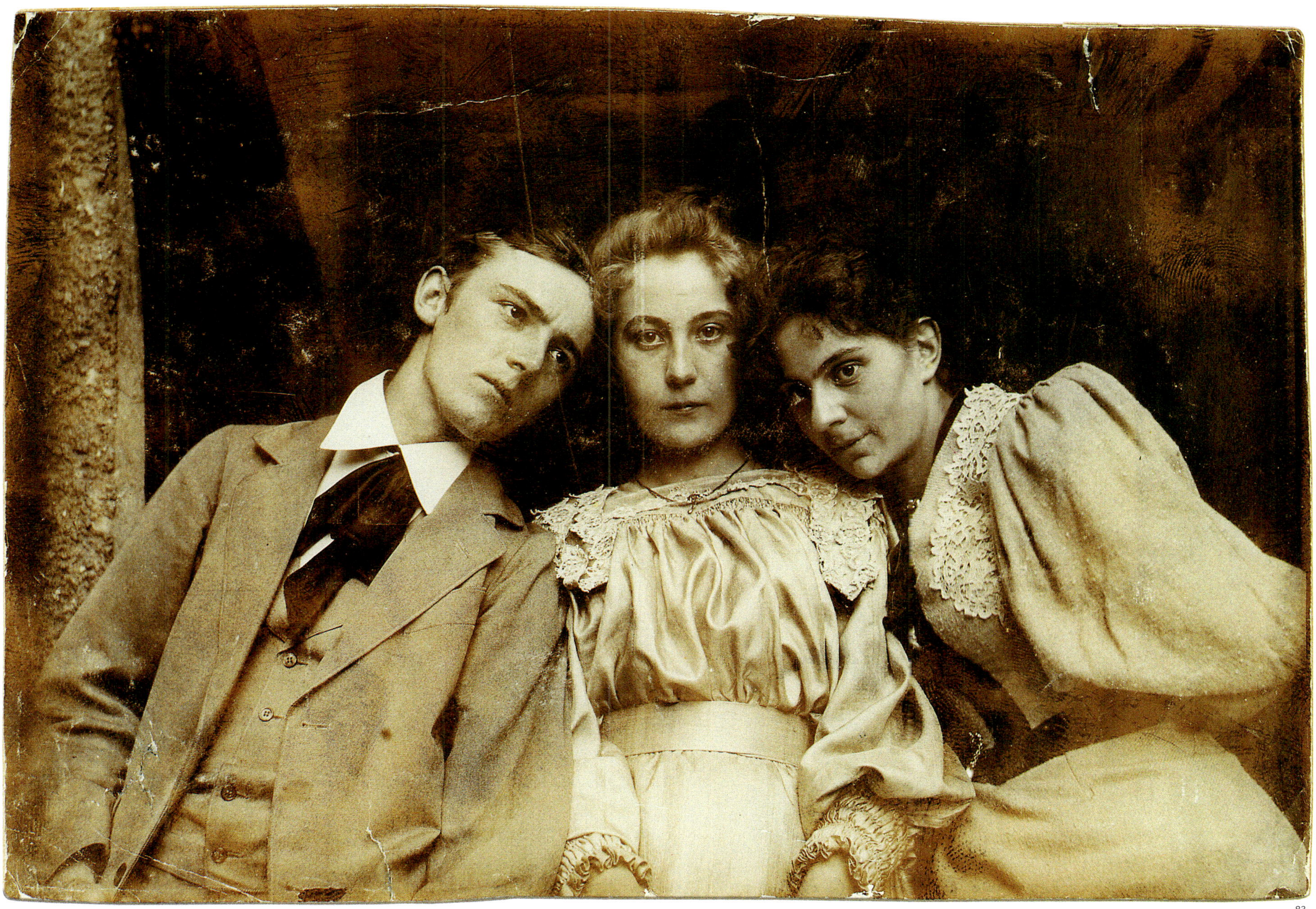

83

„Es waren Predigten, Gleichnisse, Thesen, Gesetze, Visionen, Prophezeiungen und tagesbefehlartige Aufrufe, die in einem Stilgemisch aus Psalter- und Offenbarungston mit militärisch-strategischen sowie philosophisch-kritischen Fachausdrücken in bunter und unabsehbarer Reihe einander folgten. Ein fieberhaftes und furchtbar gereiztes Ich reckte sich im einsamen Größenwahn empor" [48]
Die Darstellung Thomas Manns erscheint am 22. Mai 1904 in der *Neuen Freien Presse* in Wien. Ihr an die Seite zu stellen ist eine im Schwabing-Archiv erhaltene handschriftliche Notiz, die im 4. *Schwabinger Beobachter* veröffentlicht wird: „Von befreundeter satanischer Seite wird uns zugeflüstert, daß Louis Sterlett – Schwabing [Ludwig Derleth] einstimmig zum schwarzen Papst gewählt wurde" [49]
Briefe von Ludwig Derleth aus den Jahren 1894/95 an Franziska Gräfin zu Reventlow bezeugen eine freundschaftliche Beziehung zueinander.

83 Ludwig Derleth mit seiner Schwester Anna und ihrer Freundin Julia Krötzinger

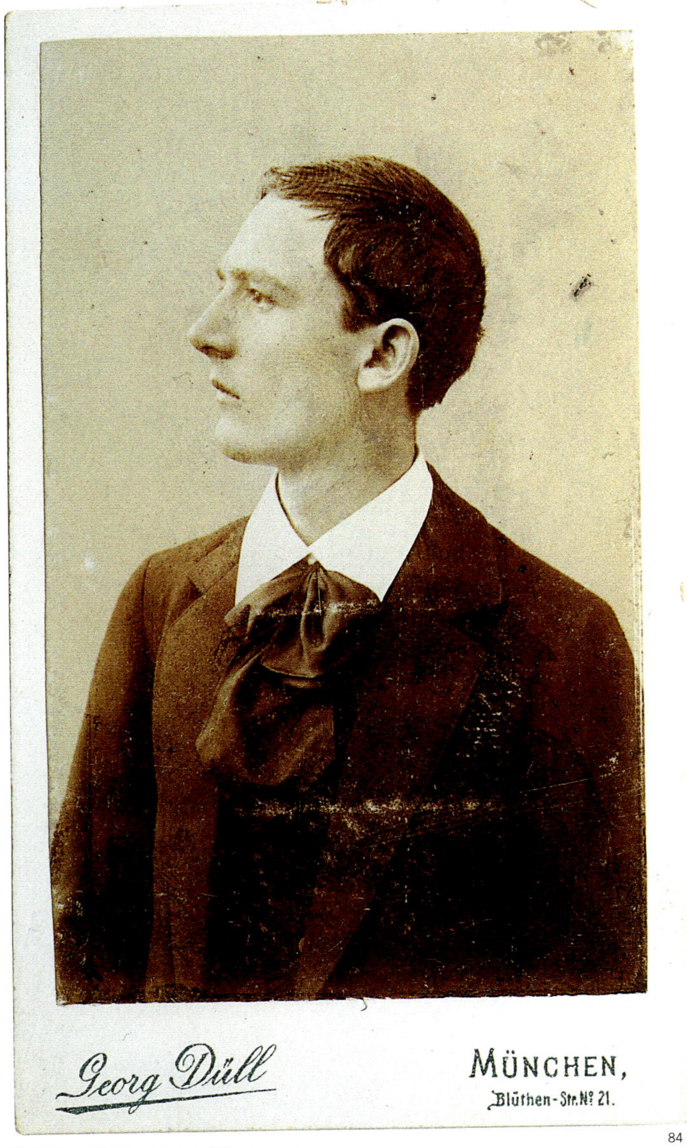

84

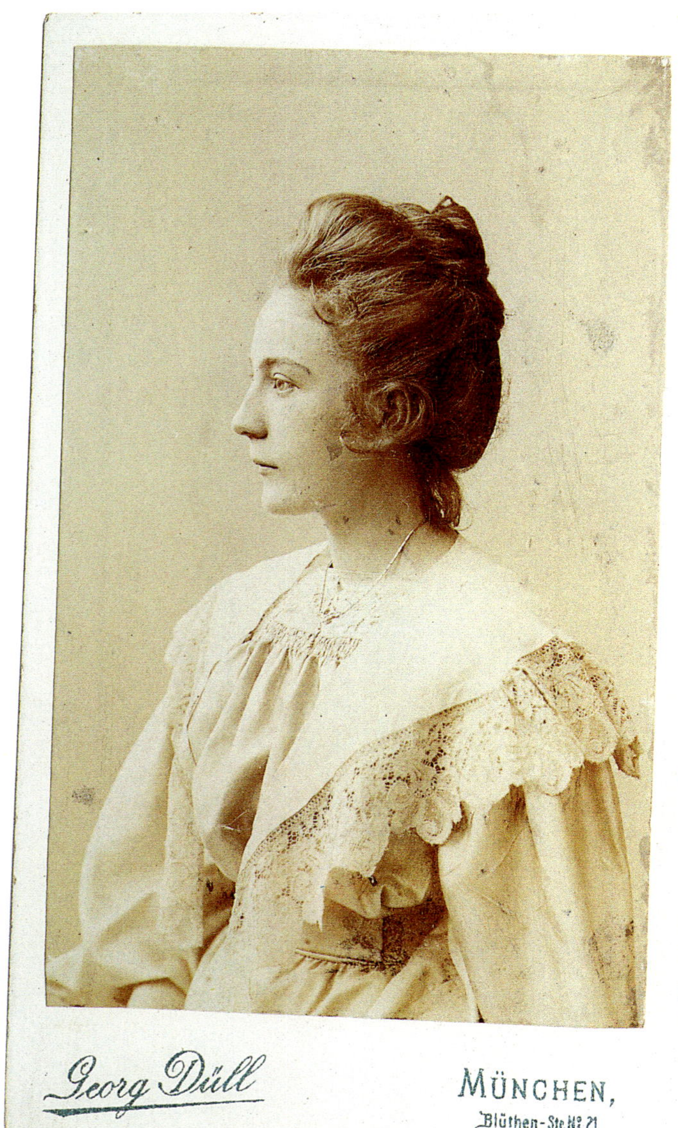

85

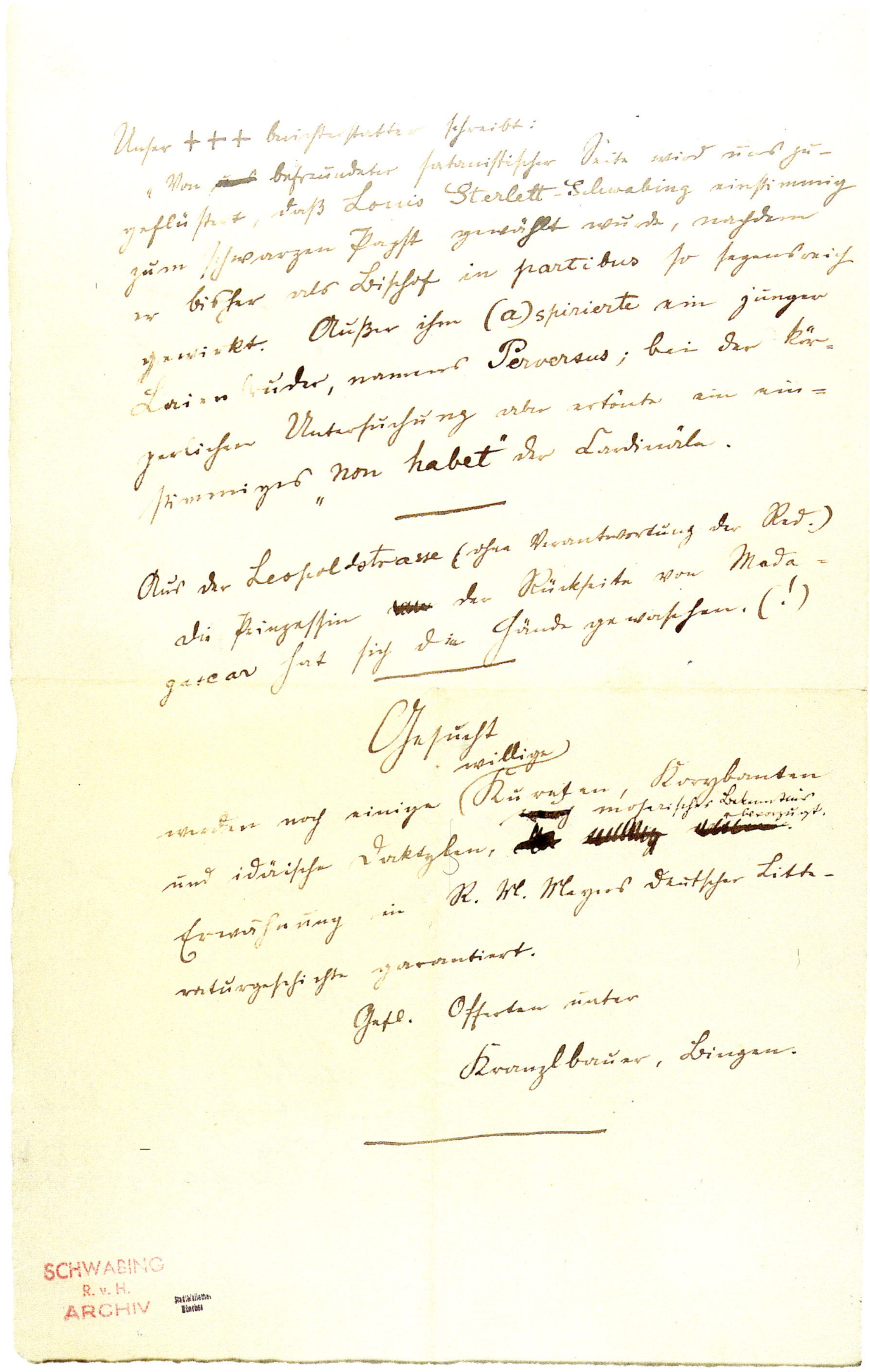

Unser +++ Berichterstatter schreibt:
„Von befreundeter patriotischer Seite wird uns zugeflüstert, daß Louis Sterlett-Schwabing einstimmig zum schwarzen Papst gewählt würde, nachdem er bisher als Bischof in partibus so segensreich gewirkt. Außer ihm (a)spirierte ein jünger Laienbruder, namens Perversus; bei der körperlichen Untersuchung aber ertönte ein einstimmiges „non habet" der Kardinäle.

Aus der Leopoldstrasse (ohne Verantwortung der Red.)
die Prinzessin der Rückseite von Madagascar hat sich die Hände gewaschen. (!)

Gesucht
werden noch einige willige Kuraten, Korybanten, mosaische Lebemänner überzeugt, und idiotische Doktoranden. in R. M. Meyers Deutscher Litteraturgeschichte garantiert.

Gefl. Offerten unter
Kornzlbauer, Bingen.

SCHWABING R. v. H. ARCHIV

86

84 Ludwig Derleth

85 „Ein junges Mädchen mit weißem Fallkragen und Manschetten über dem schlichten Kleid" [60] So beschreibt Thomas Mann Ludwig Derleths Schwester Anna

86 Handschriftlicher Entwurf zum *Schwabinger Beobachter* aus dem Schwabing-Archiv des Rolf von Hoerschelmann

Der Archipoeta

87 Stefan George in Pose. Im Roman *Herrn Dames Aufzeichnungen oder Begebenheiten aus einem merkwürdigen Stadtteil* der Gräfin zu Reventlow tritt er in der Figur des *Weihenstefan* auf

88 George und sein Kreis Von links nach rechts: Karl Wolfskehl, Alfred Schuler, Ludwig Klages, Stefan George, Albert Vervey. *Fotografie von Karl Bauer, 1902*

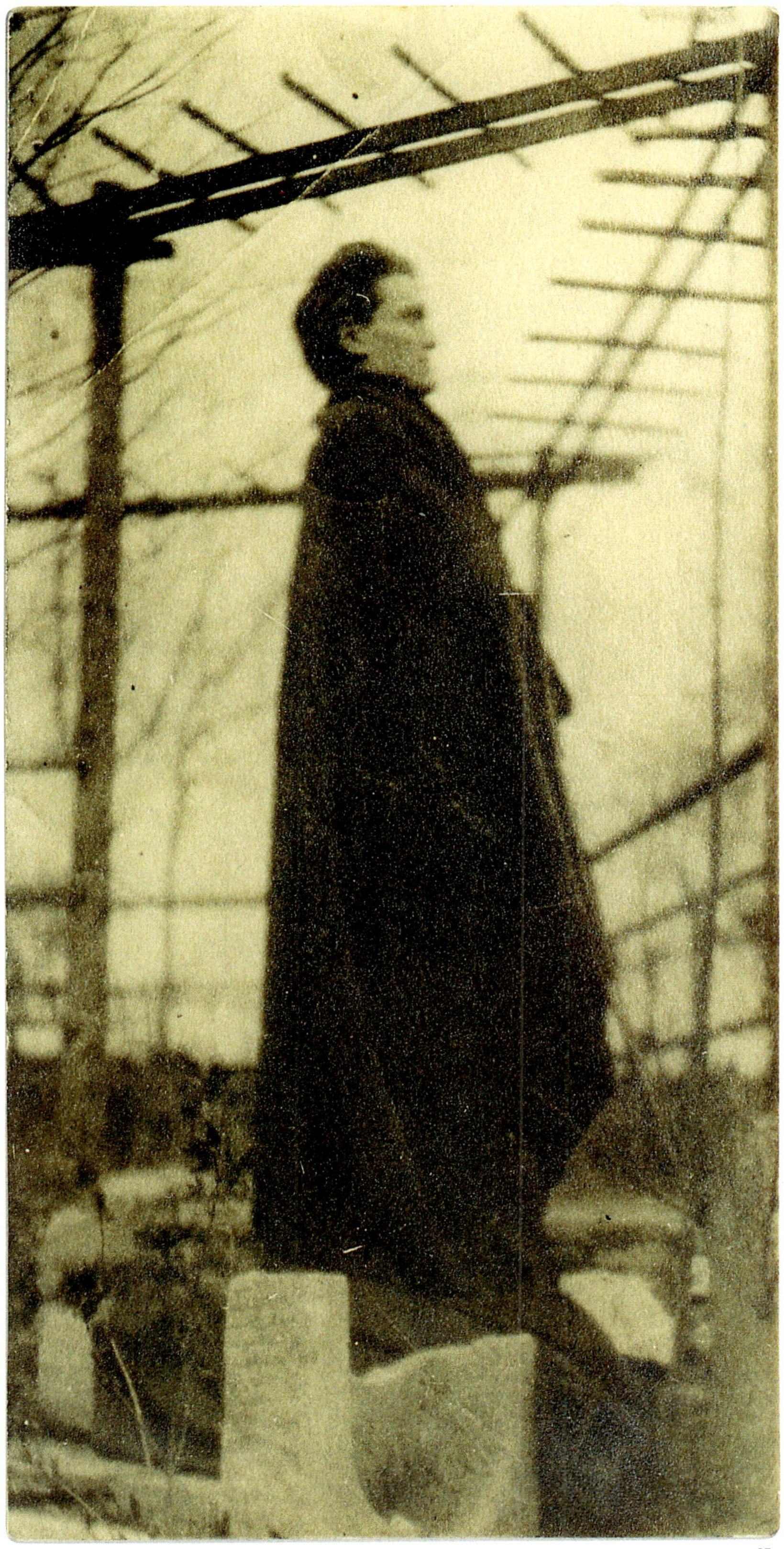

87

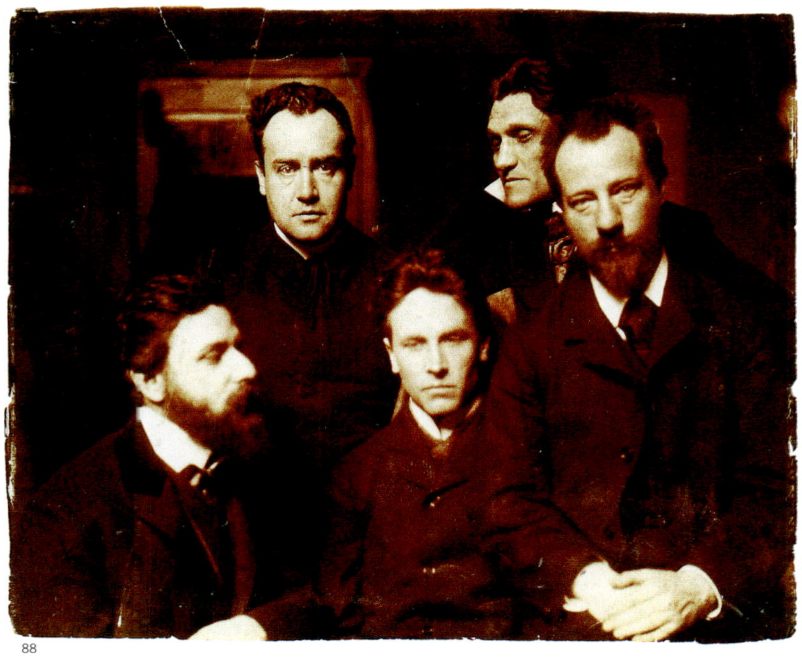

88

Wenn Stefan George in München weilt, wohnt er bei Karl und Hanna Wolfskehl an der Leopoldstaße 51 in Schwabing. Ein Jahr lang, vom Frühling 1903 bis zum Frühling 1904 lebt er in der Pension Fürmann, Belgradstraße 57. Erst 1910 bezieht er, als die Wolfskehls in die Römerstraße 16 umziehen, dort die Wohnung im Dachgeschoß mit dem legendären Kugelzimmer. Der Kunsthistoriker Ludwig Thormaehlen, ein Freund des Poeten, beschreibt Georges Studiolo: „Der Raum war bezaubernd durch die Reinheit der verarbeiteten schlichten Werkstoffe, die Wohlabgestimmtheit der Farben und den ausgewogenen Rythmus aller Maße [...] Wenn die Sonne im schrägen Schein den Raum quer durchflutete, glaubte man sich – den Geräuschen der Straße enthoben – in einer fernen Welt.“ [51]

20. Februar 1901. Immer noch gebummelt. Vor- und nachmittags und dann bis abends bei Wolfskehl. Stefan George. Fast unheimlich, dieser seltsam gebildete Kopf mit den erloschenen Augen. Kommt einem nicht recht wie ein wirklicher Mensch vor, trotzdem er lachen kann. [52]

Franziska Gräfin zu Reventlow

89 Empfang der Gäste in der Wohnung Stefan Georges, Römerstraße 16.
Aufnahme von Richard Ferdinand Schmitz, um 1910

90 Gastmahl.
Aufnahme von Richard Ferdinand Schmitz, um 1910

91 Im Vordergrund Karl Wolfskehl, in der Bildmitte der Gastgeber.
Aufnahme von Richard Ferdinand Schmitz, um 1910

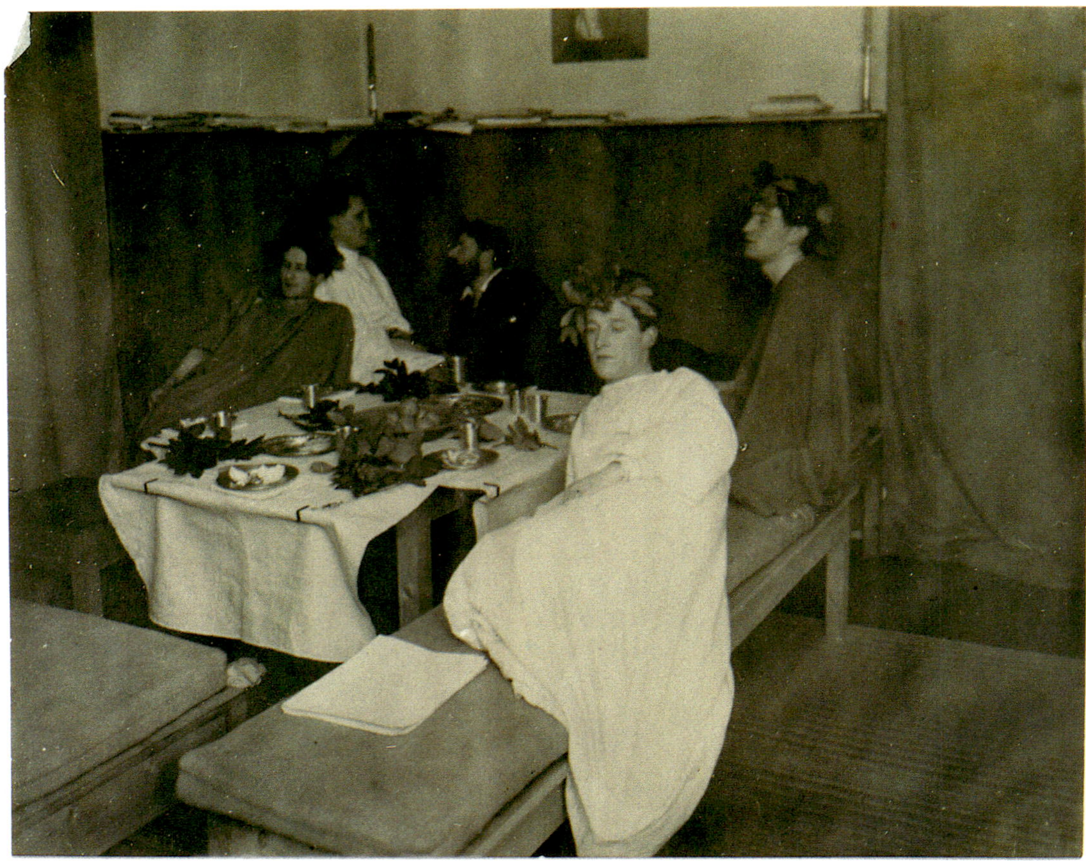

90

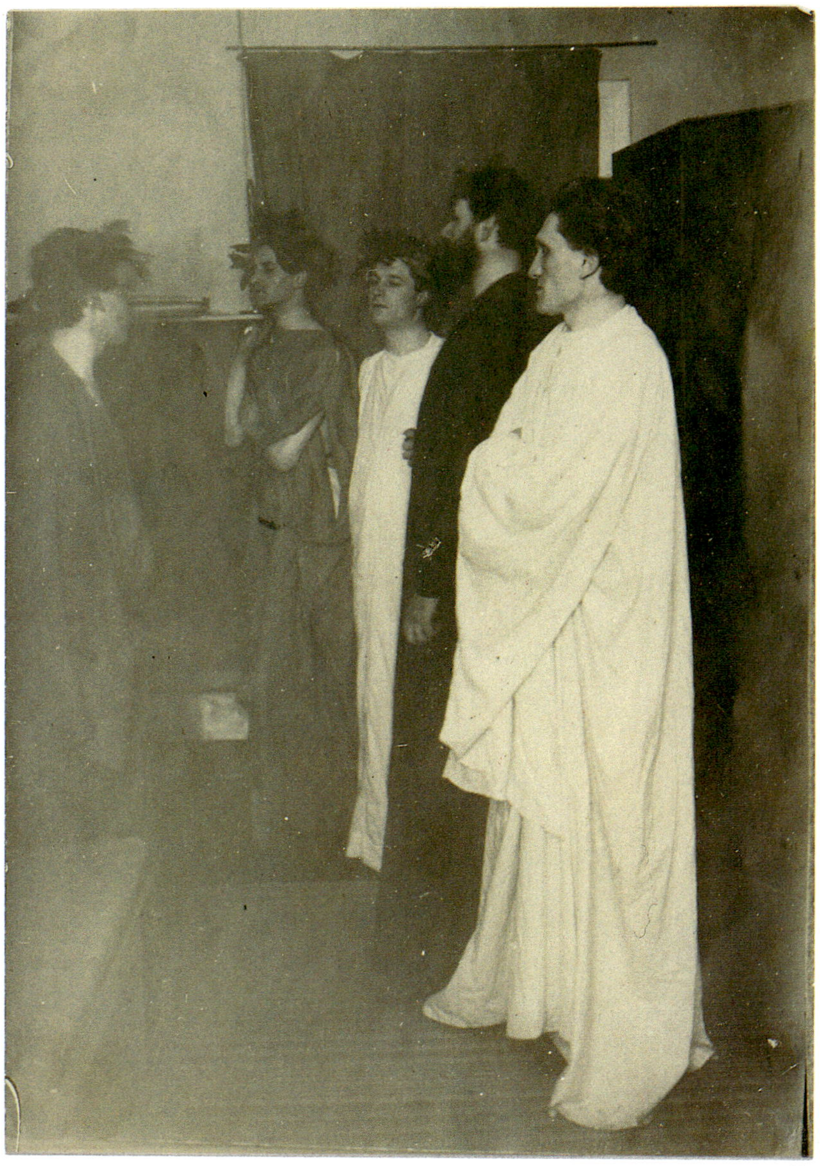

89

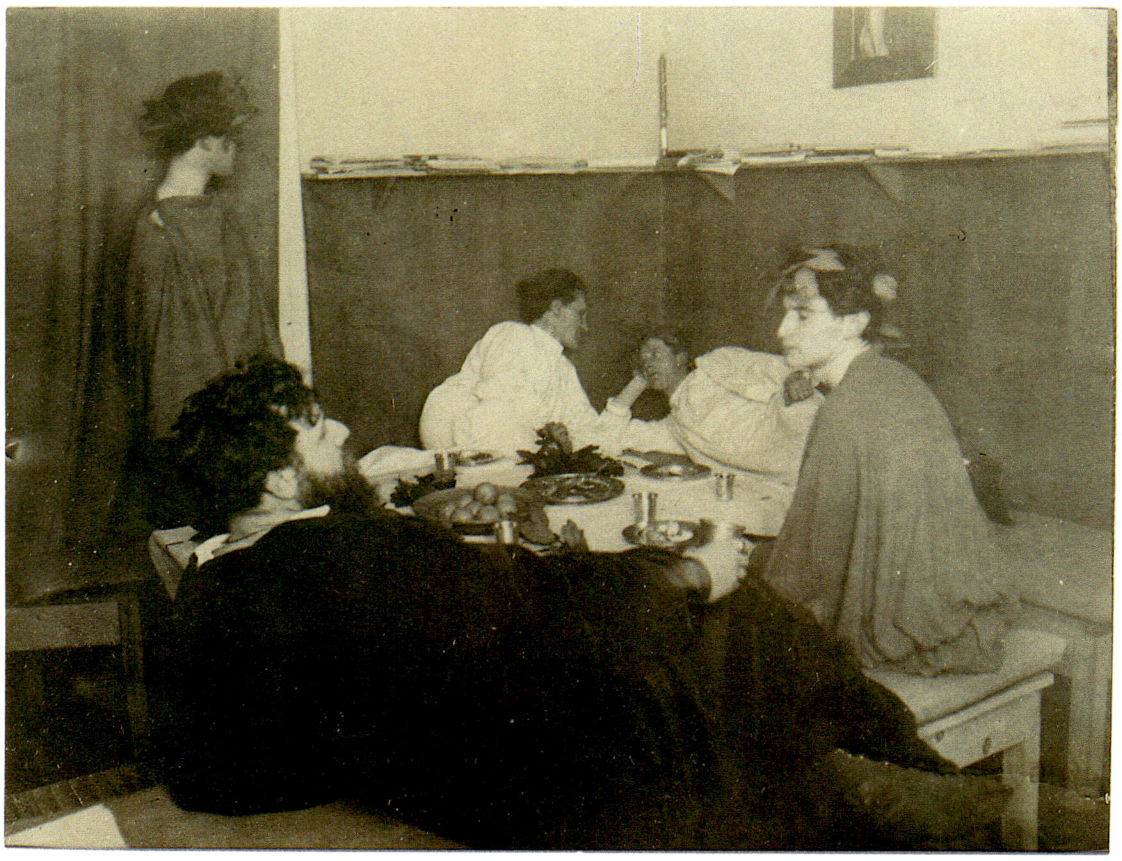

91

Im Winter 1910 wird Ludwig Thormaehlen von dem Dichter erneut eingeladen. Der Gast berichtet: „Er führte mich in die Kammer neben dem Kugelzimmer, die dem Dichter offensichtlich als Schlafgemach oder Gastzimmer diente. Auf dem Bett ausgebreitet lagen einige Gewänder in verschiedenen Farben. Auch dazugehörige Fußbekleidung war bereitgestellt. Unter den Gewändern, zumeist weiß, wählte der Dichter ein ziemlich helles blaues aus Wolle und bedeutete, dieses sei wohl das geeignete, ich möge es nehmen und mich umkleiden. Auch ein schmaler Kranz, aus immergrünem Laub schön zusammengefaßt, lag bereit. George überließ mich der Umkleidung. Als ich dann auf den Gang hinaustrat, war der Dichter in einen weißen Peplos gehüllt, mit einem schmalen Kranz aus Lorbeer im Haar.“ [53]

92 Kostümfest 1903 in der Wohnung von Karl und Hanna Wolfskehl in der Leopoldstraße 51 im ersten Stock. Zu den Gästen zählen neben den Gastgebern und dem Dichter auch Franz Hessel, Oscar A. H. Schmitz und Franziska Gräfin zu Reventlow.
In der Bildmitte: Stefan George, daneben Alfred Schuler. Das Dokument hat sich in diesem Zustand im Schwabing-Archiv R.v.H. erhalten.

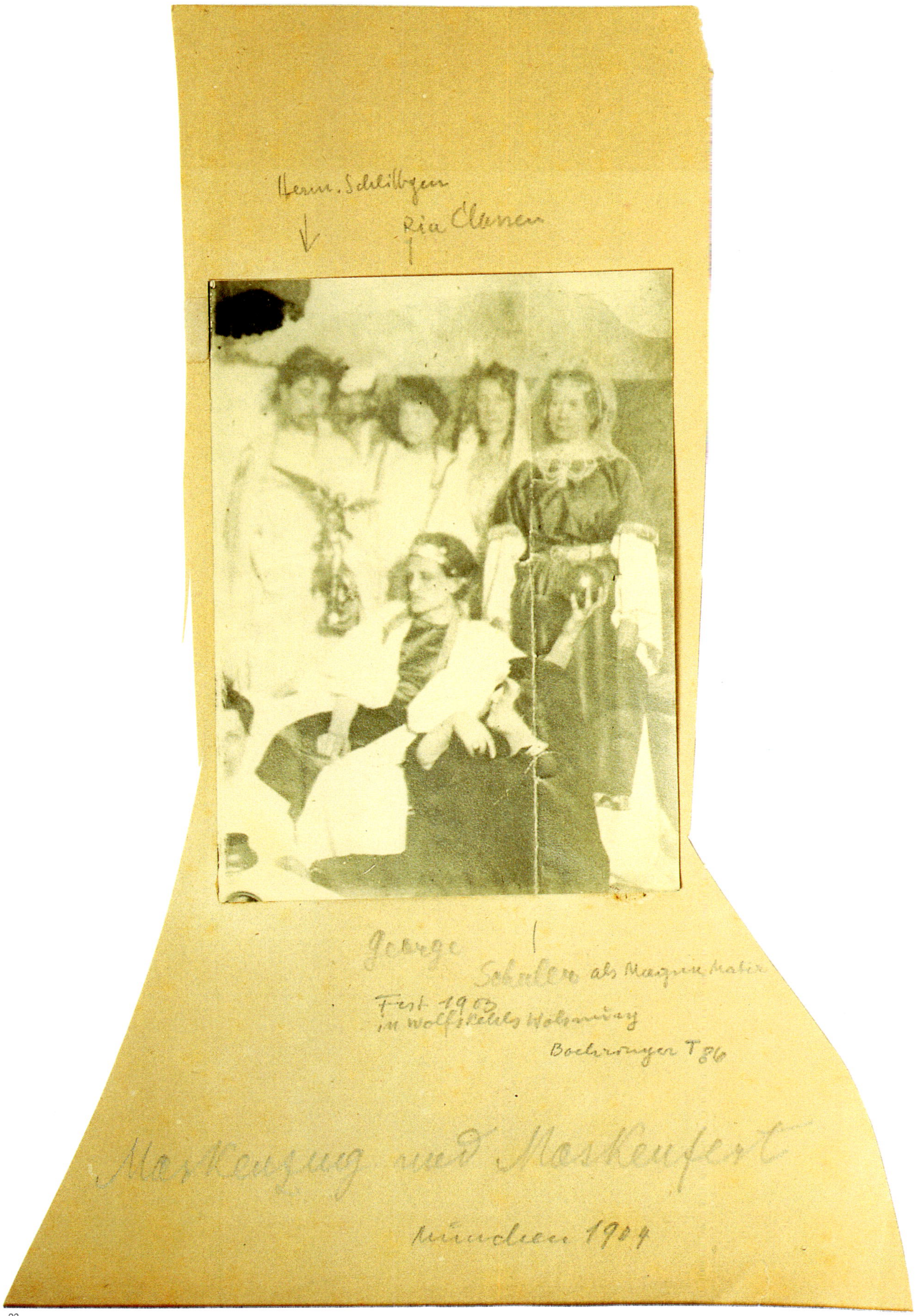

92

Die Gäste und er lesen aus ihren jüngsten Werken. Auf dem Tisch stehen Brot, Früchte und Wein, zinnerne Teller und Becher bereit. Während des Gastmahls geht es lebhaft zu. Aber George läßt Gespräche über Dinge, die er für profan hält und die deshalb seines Hauses nicht würdig sind, nicht zu. Dann mahnt der Poet, gibt das Zeichen zur Beendigung des Mahls und zur Fortsetzung der Lesungen.
Stefan George achtet auf die fotografische Dokumentation seiner Gastmahle und Lesungen. Ein paar Tage nach dem Gelage verabredet er sich mit den Gästen zu einem Termin für die fotografische Aufnahme, die immer die Maler Richard Ferdinand Schmitz und Karl Bauer bewerkstelligen.

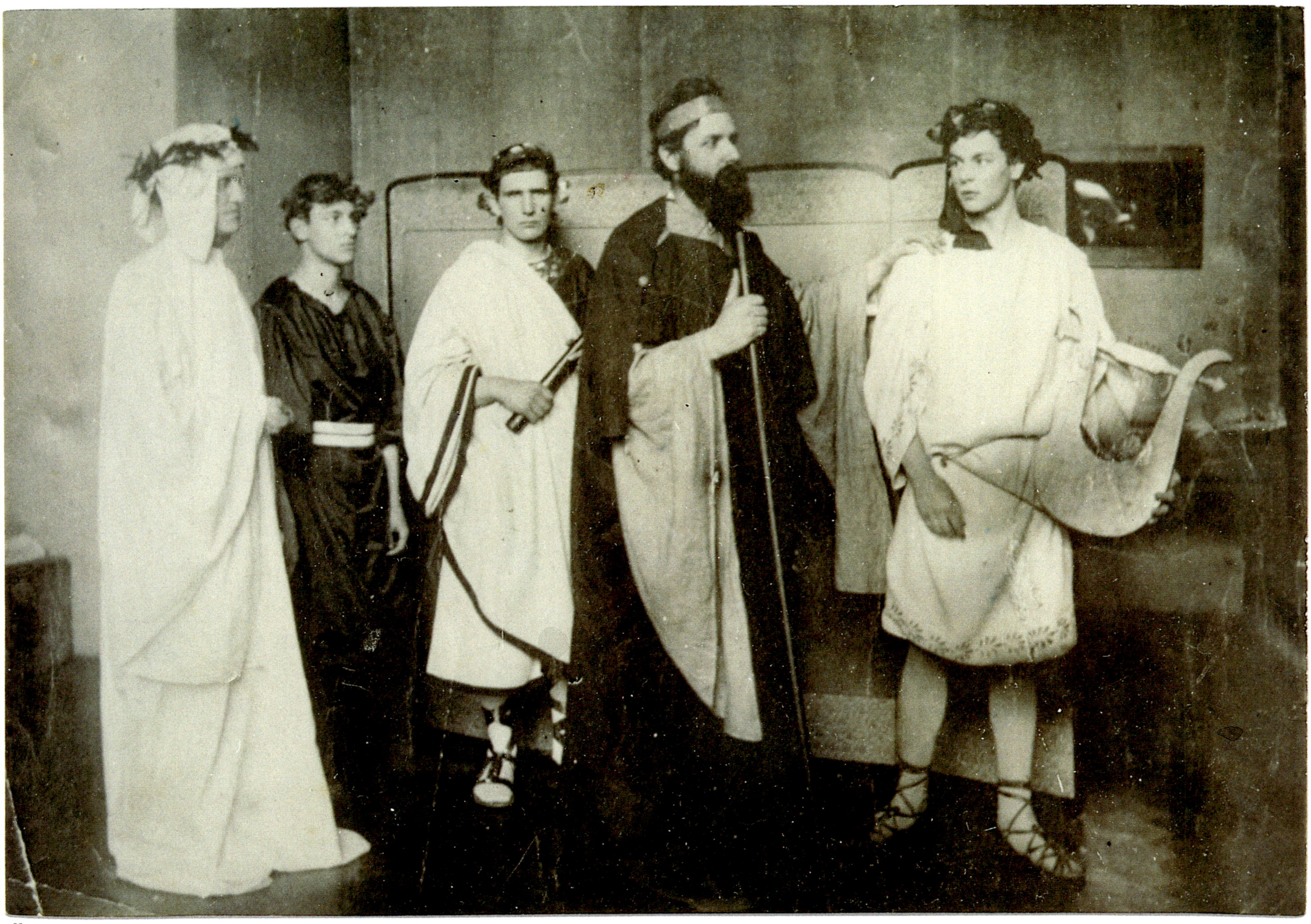

93

93 Am 14. Februar 1904 findet in der Wohnung von Henry von Heiseler in der Ungererstraße 11 ein Maskenfest statt. Hanna Wolfskehl berichtet darüber in einem Brief vom 20. Februar 1904 an Friedrich Gundolf: „Etwas sehr schönes haben wir mitgemacht: Ein Abend in der Unterwelt, gegeben bei Heiselers deren ganze Räume rot und violett und grün und gelb miteinander wechselten und von Drachen und Schlangen und Wunderwesen wimmelten zwischen denen sich Gestalten bewegten, die ich Ihnen gern näher schildern wollte, könnt ichs nur. Harry [Henry von Heiseler] selbst als schwarzer satanischer Fürst sah schöner aus und bedeutender als jemals. Er empfing uns, gebot Ruhe und nun wallte der Zug durch die Zimmer zum Staunen der andern Gäste. Voran ging vor allen ein Blumen streuendes Mädchen schwarz von Haar antik von Kleidung, dann ein Pais [griech.: Kind bis zum 15. Lebensjahr], griechisch und schön trug er die Harfe dem Homer [Karl Wolfskehl], der dann folgte und der Karl war. Nach dem kam der Virgil mit rot und gold und einer lateinischen Rolle, dann der Amor [Maximilian Kronberger] aus der Vita Nova und führend den wirklichen und wahrhaftigen Dante [Stefan George]. Eine Vision wars! und fast nicht zu glauben.“ [54]

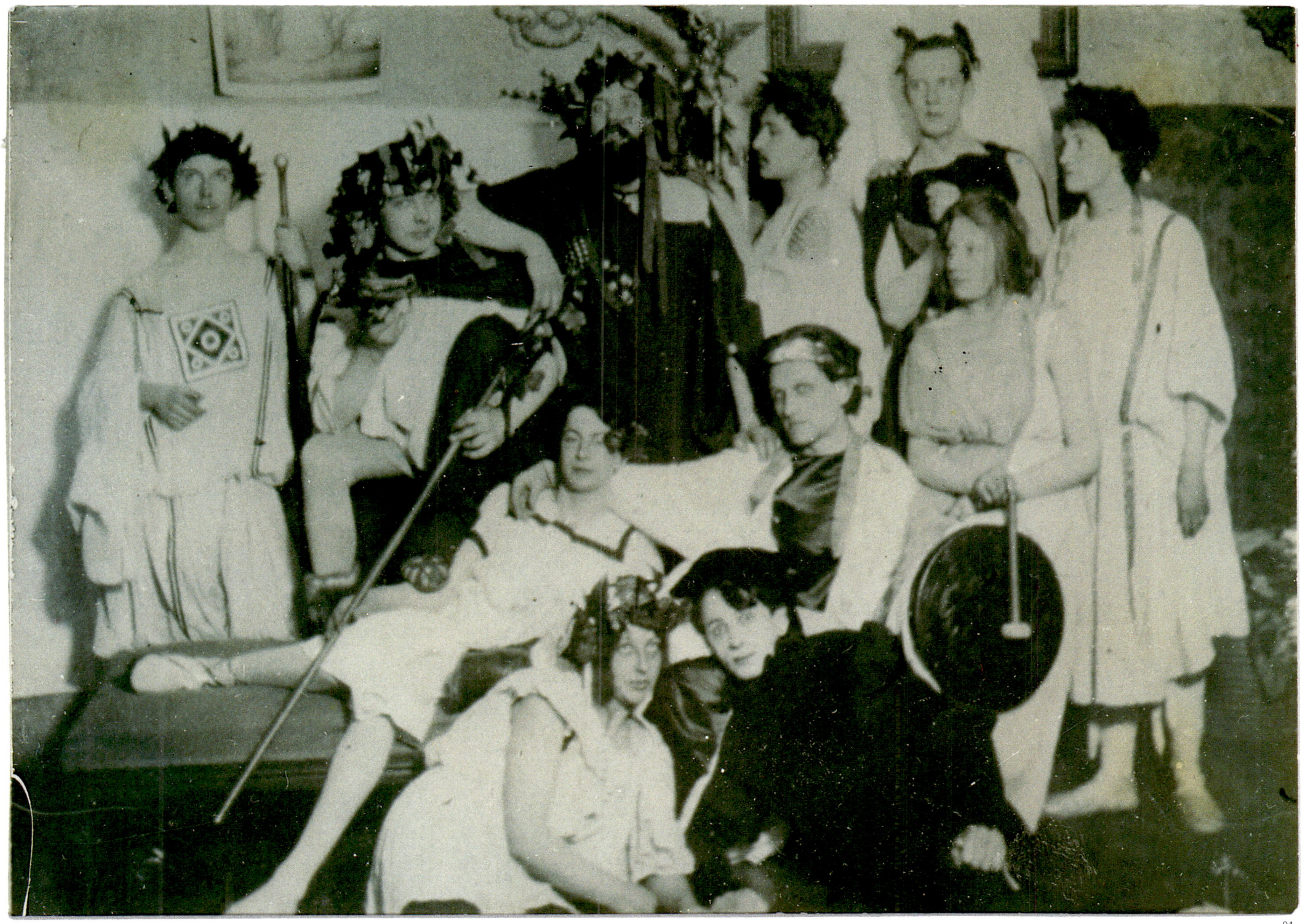

94

94 Maskenfest 1903
bei Karl und Hanna Wolfskehl
in ihrer Wohnung an der
Leopoldstraße 51. Vorne liegend:
Franziska Gräfin zu Reventlow,
in der Bildmitte: Stefan George,
in der Mitte der hinteren Reihe:
Karl Wolfskehl

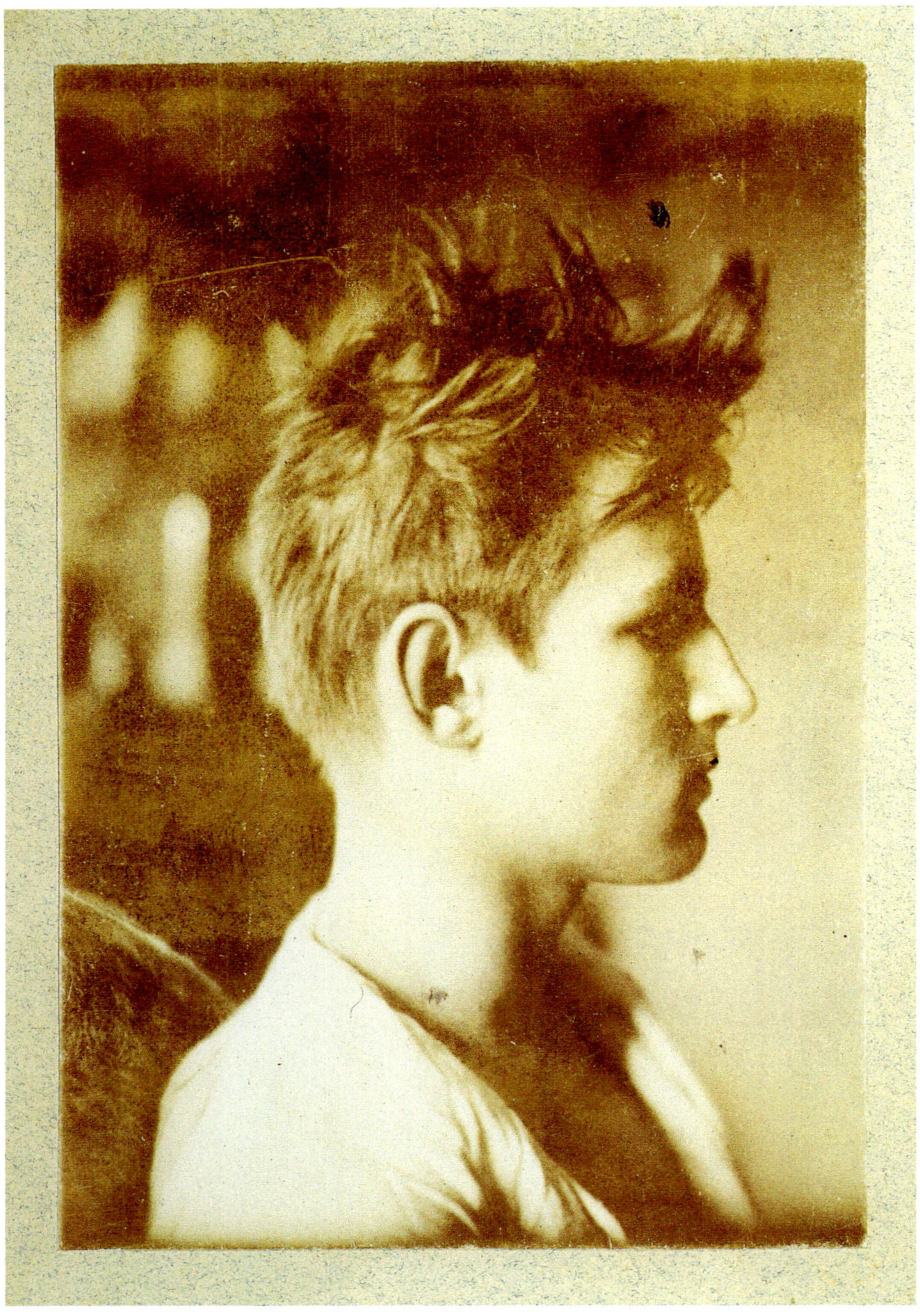

95

95 Stefan George und Maximilian Kronberger begegnen sich auf der Leopoldstraße und befreunden sich. Stefan George liebt den jungen Dichter, nennt ihn fortan Maximin.
Sein Bild, das Porträt Maximins, begleitet ihn bis zu seinem Tod. In der Vorrede Georges zum Gedenkbuch *Maximin* steht geschrieben: „Dies aber war Maximins stolzester abend als er unter langen gesprächen mit dem Meister durch die halb-entschlafnen fluren gegangen war und dieser sagte während sich hinter dem schloss eine weinrote wolke erhob: Mein Maximin was du mir entgelten wolltest ist reichlich zurückgegeben.“ [55]

96 Stefan George

96

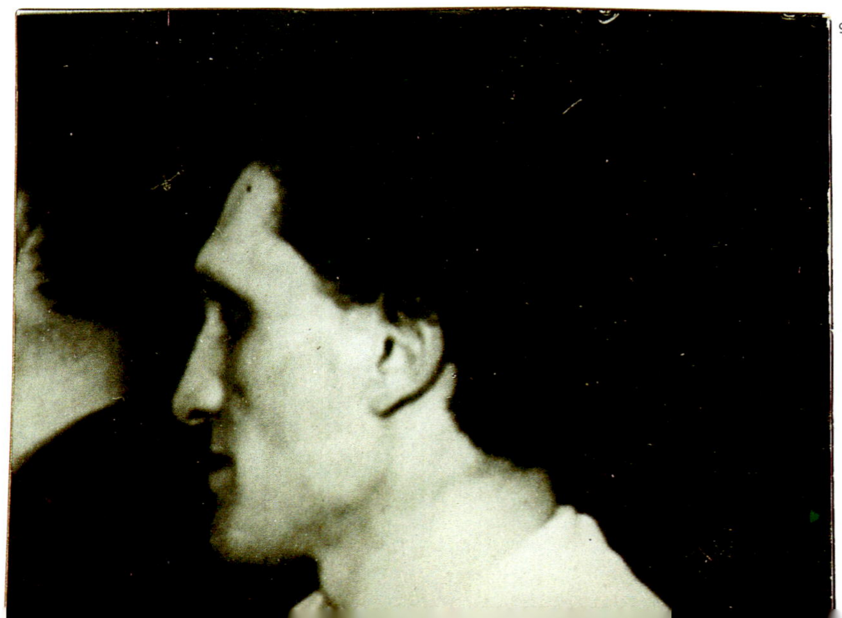

97 Am Karfreitag, den 15. April 1904 stirbt Georges Lieblingsjünger Maximilian Kronberger. Auf dem neuen Schwabinger Friedhof findet zwei Tage später sein Begräbnis statt. 1907 gibt Stefan George im Verlag *Blaetter fuer die Kunst* 33 Gedichte Maximins als Gedenkbuch heraus. Melchior Lechter oblag der Buchschmuck

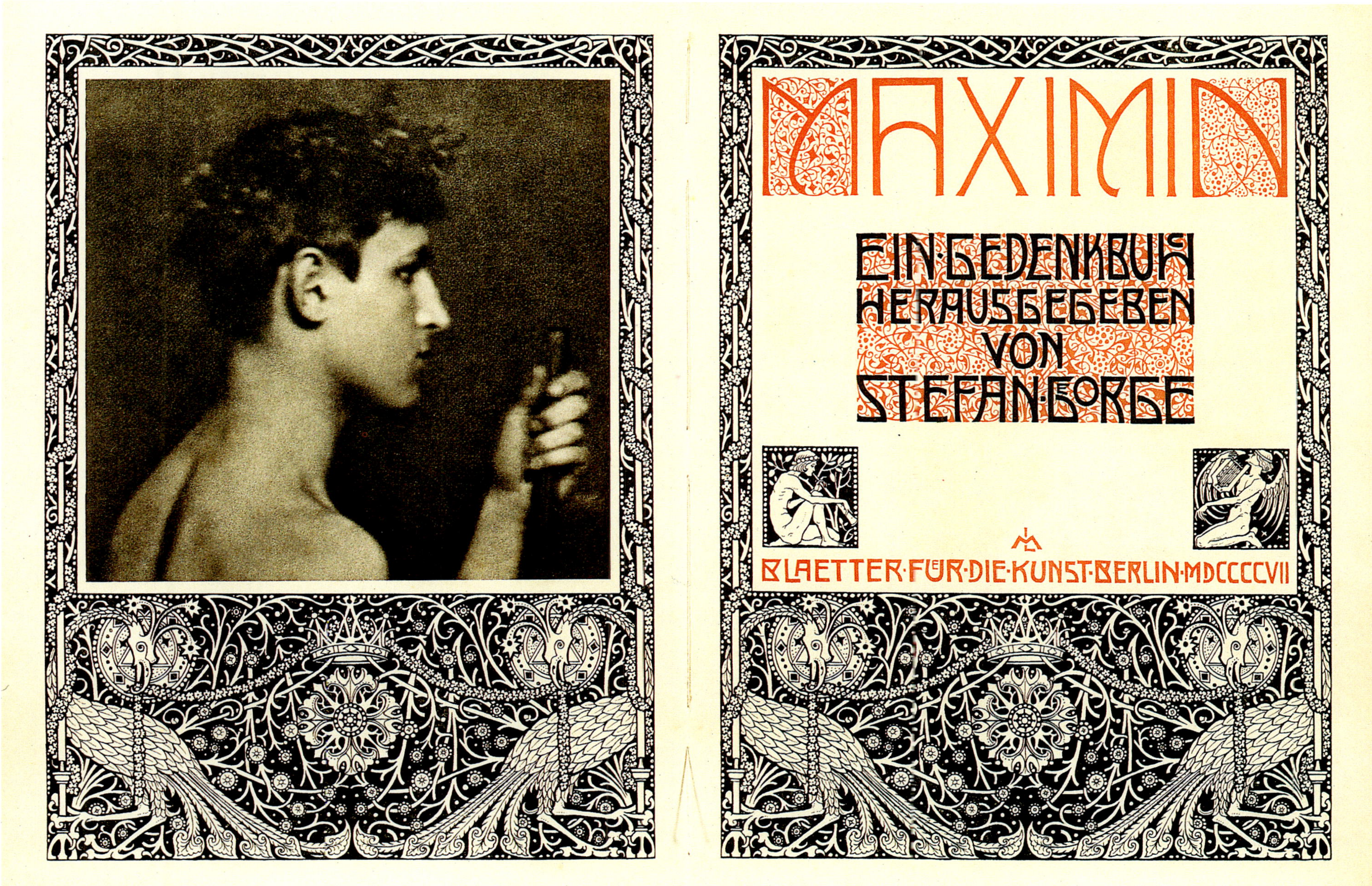

97

Der Königsaar schwingt sich vor seinem tode
Noch einmal auf zum hellen sonnenlichte
Dort hört er den gesang der Sfären
Gekräftigt senkt er sich zur erde nieder
Und wartet auf den Allerlöser Tod.
Auch ich will einst vor meinem tode
Mich schwingen auf zu deinen höhn
Und will dir meine reine seele
Dann wiedergeben wie du sie mir gabst.[56]
Maximin 1902

98 Melchior Lechter in Berlin, 1897. Der Graphiker und Buchkünstler übernimmt für nahezu alle Schriften Stefan Georges die Buchgestaltung: seit 1892 für die *Blaetter fuer die Kunst*, 1897 für den Zyklus *Das Jahr der Seele*, 1899 für *Teppich des Lebens*

99 Melchior Lechter in Indien, *1910*

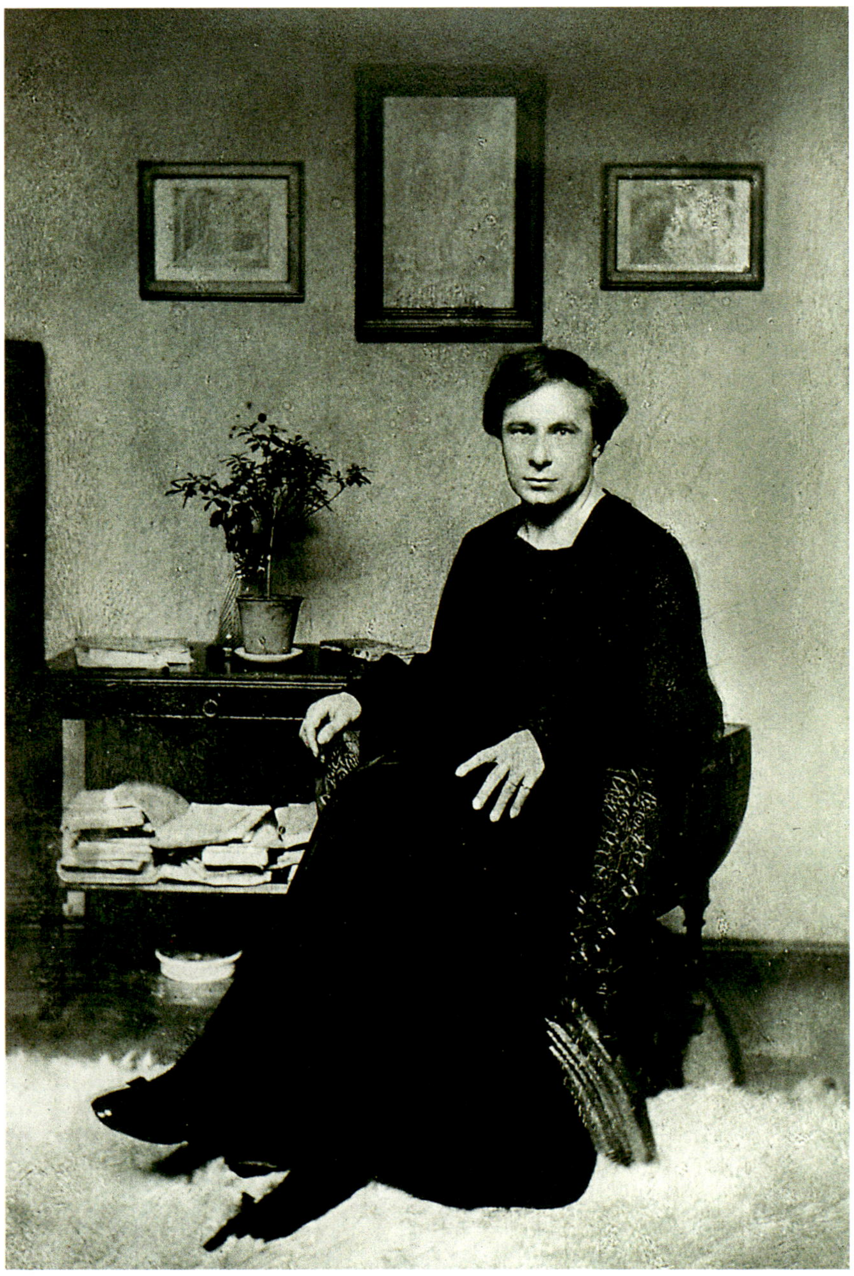

98

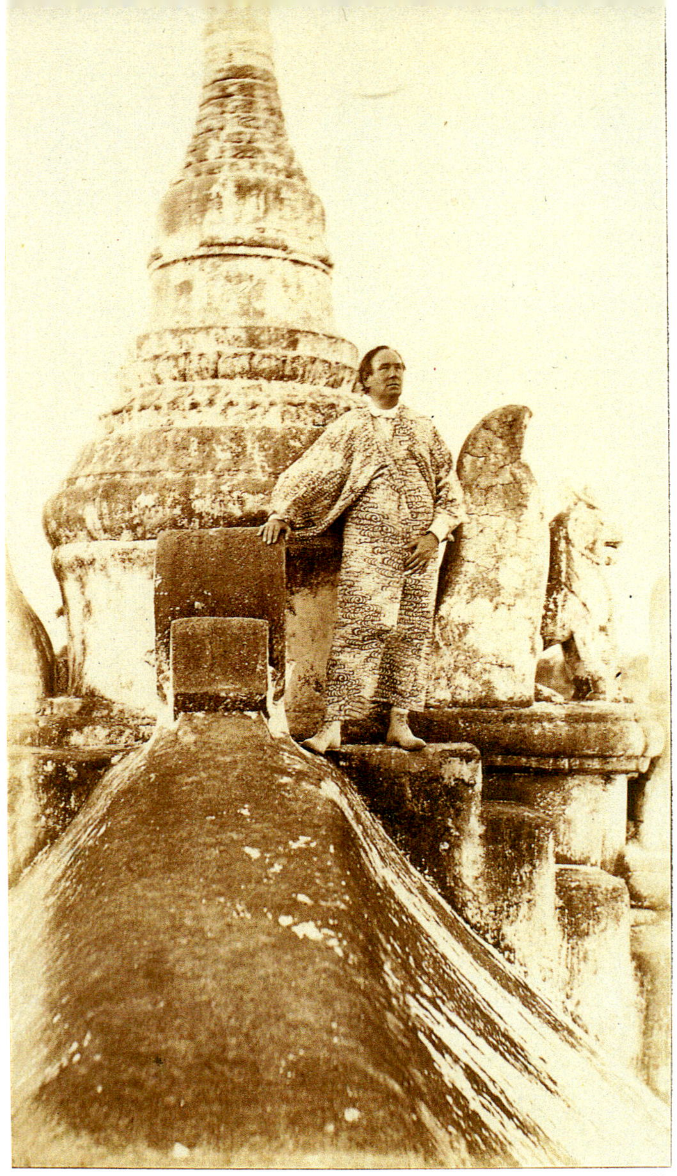

99

100 Zusammen mit Karl Wolfskehl will Melchior Lechter im September 1910 eine Reise durch Indien unternehmen. Doch Wolfskehl erkrankt bereits während der Anreise. Lechter setzt die Reise allein fort und publiziert sein Reisetagebuch. Eintragung vom 1. Oktober 1910: „In der früh in München angekommen. Bei W.s [Wolfskehls] herzlich empfangen. Nachher bei Franz Hanfstaengl die ‚M.L. [Melchior Lechter]-Sonderausgabe' durchgesehen und korrigiert." [57]

TAGEBUCH DER · INDISCHEN · REISE

ANGETRETEN · IM · SEPTEMBER · 1910

△

30 · SEPTEMBER · 1910

Heute verließ ich abends 9 uhr 44 Berlin. Manche freunde waren an der bahn. Merkwürdige empfindungen überkamen mich: werde ich sie, werde ich Berlin wiedersehen? Noch ergreifender war der augenblick, als ich zu hause, kurz vor meiner abfahrt, eine stunde bevor der wagen kam, in fliegender eile mein testament geschrieben, durch alle räume schritt, ein licht nach dem andern verlöschte, einen letzten blick auf den in erhabener ruhe thronenden Buddha, einen andern auf die feierlichkeit der Goethischen maske im schlafzimmer warf: ein schauer überrieselte mich, wie ich an beide Erhabene und zuletzt an den Angelicoschen Christus worte des abschieds murmelte und um ihren segen und geleit bat.

1 · OKTOBER

In der früh in München angekommen. Bei W.s herzlich empfangen. – Nachher bei Franz Hanfstaengl die ›M. L.-Sonderausgabe‹ durchgesehen und korrigiert.

2 · OKTOBER

Von A. lieben geburtstagbrief erhalten und blumen von Dr. W. und L.s aus G. – Am abend in der däm-

100

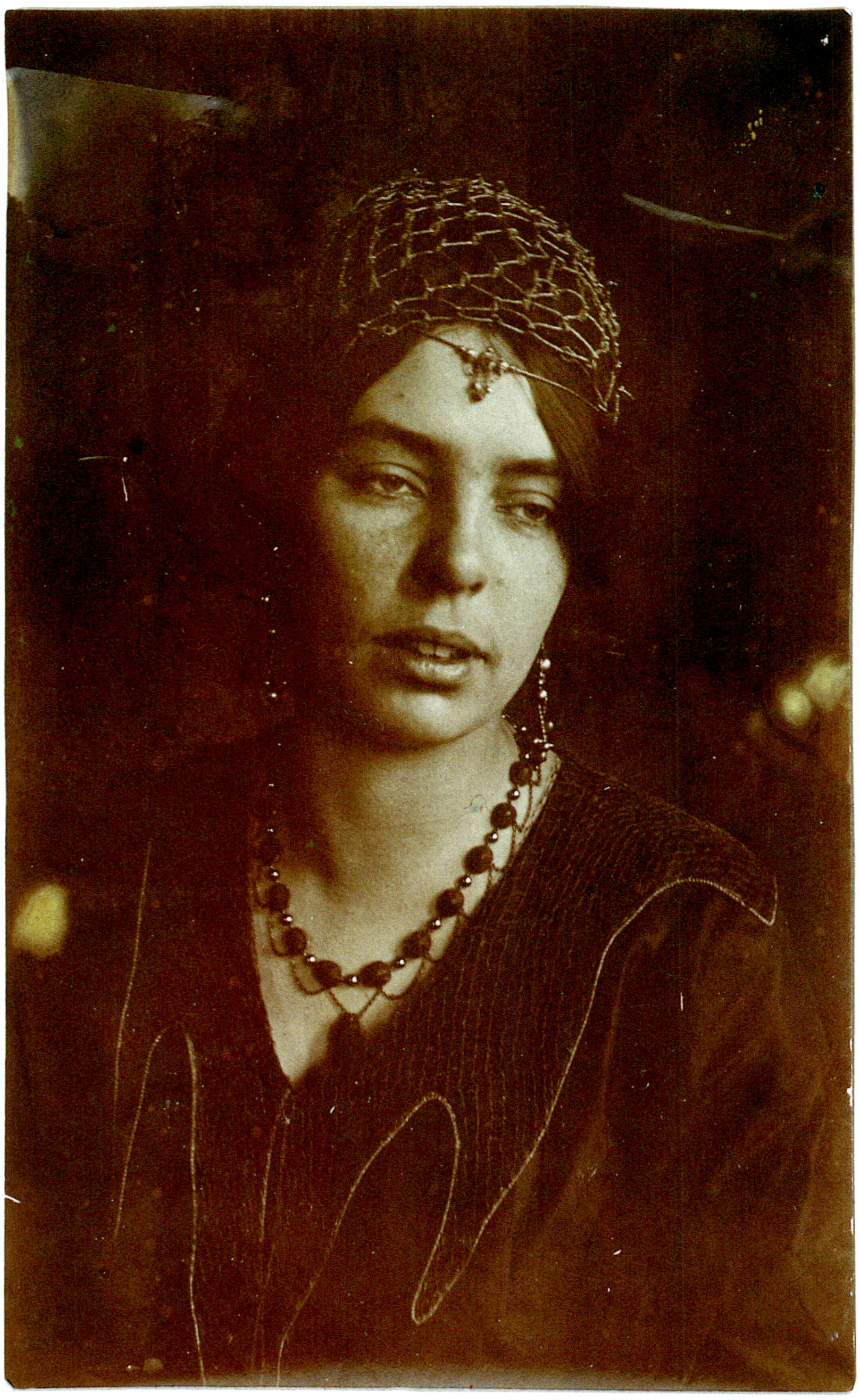

102

101 Karl Wolfskehl

102 Hanna Wolfskehl

103 Karl und Hanna Wolfskehl feiern am 1. März 1913 zusammen mit Freunden Karneval im Chinesischen Turm im Englischen Garten. Obere Reihe, vierter von links: Karl Wolfskehl. Zweiter von rechts: Eugen Diederichs. In der Bildmitte: Rolf von Hoerschelmann

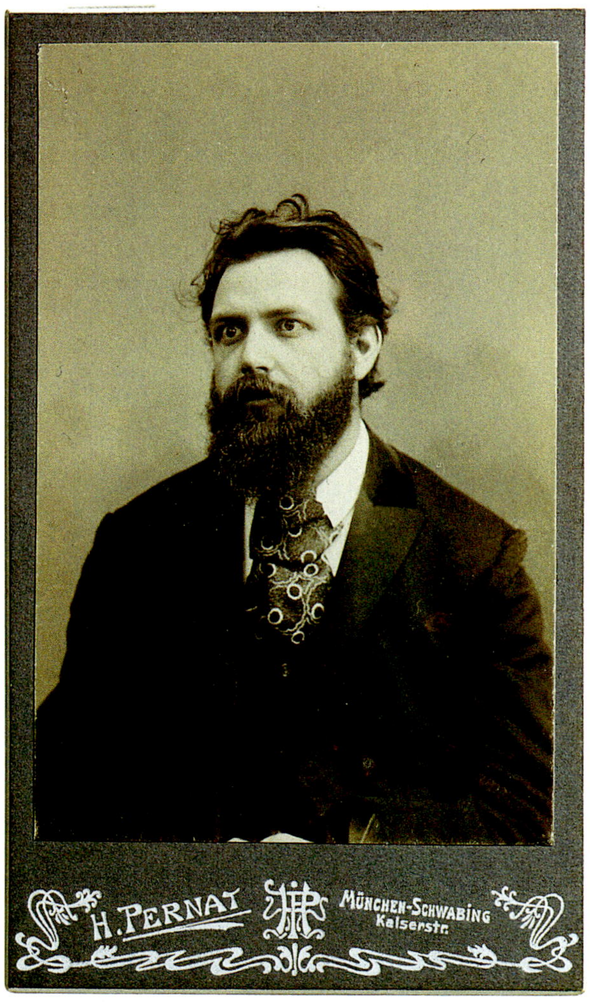

101

Erster März Faschingsverweser
Locket gesellig gleich und gleich
Zu dem Turme der Chineser
In das TAUSENDJÄHRIGE REICH

Fehden schweigen, Freuden brausen
Wollen Stern wie Blumen streun
Schwabing eins mit Bogenhausen
Reiches Anfang: halber neun.

Keine Sorge um Gewänder!
Was euch ansteht ziert das Fest
Seid geladen alle Länder
Einst und Jetzt, Nord, Süd, Ost, West.[58]

Karl und Hanna Wolfskehl

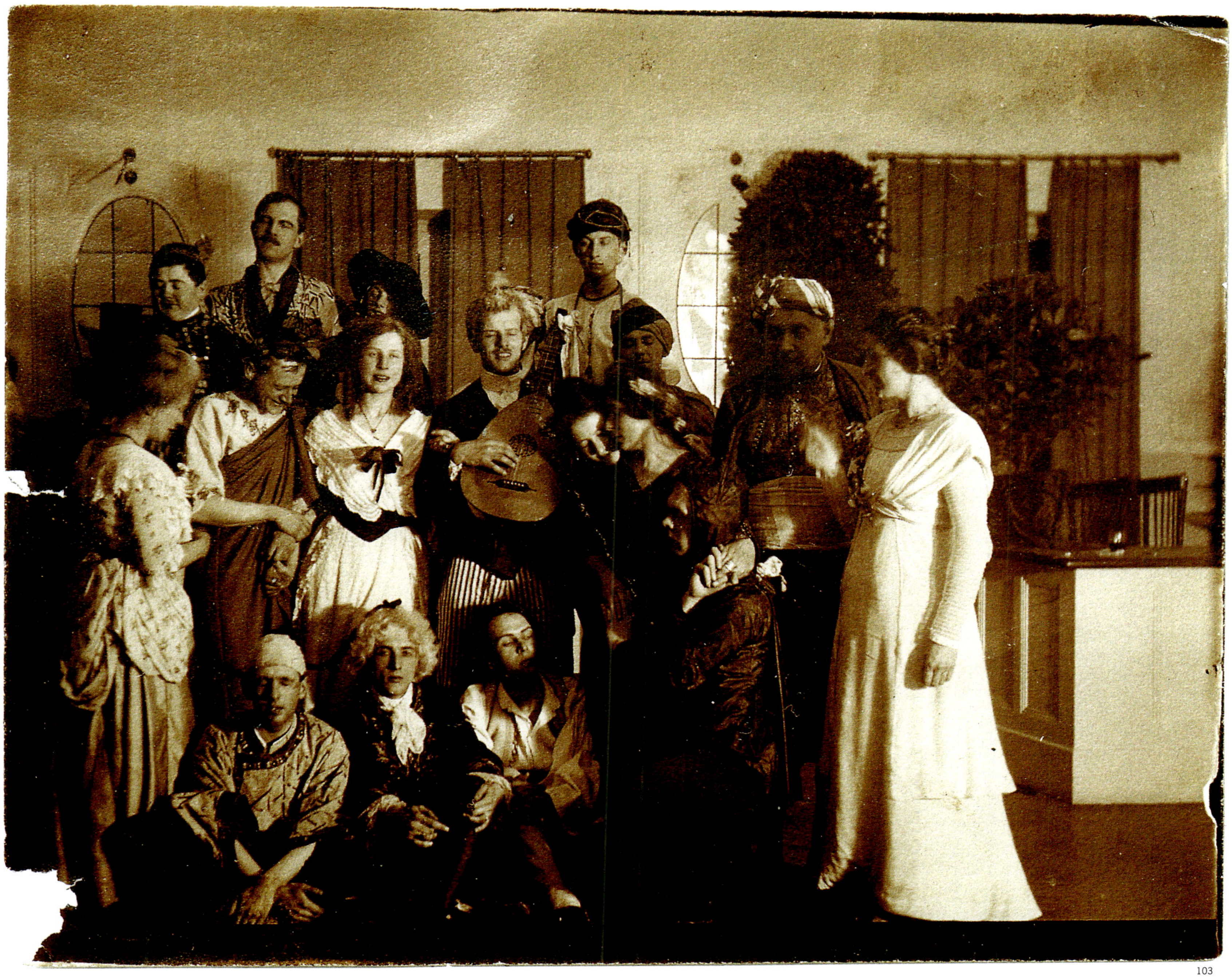

103

Mon ceur is every times pink for You!

21. Juni 1906: Die letzte Nacht in meinem lieben weißen großen Zimmer, wenn ich jetzt daran denke, wird mir noch ganz weh, daß ich es nie mehr haben werde. Wieviel Zeit und unendliche Stimmungen habe ich dort erlebt. Doch war es Heimat, viel Ruhe, einmal Liebes und Gutes. Auch Bübchens Heimat in langer Zeit. Nun treiben wir wieder.[59]

Franziska Gräfin zu Reventlow

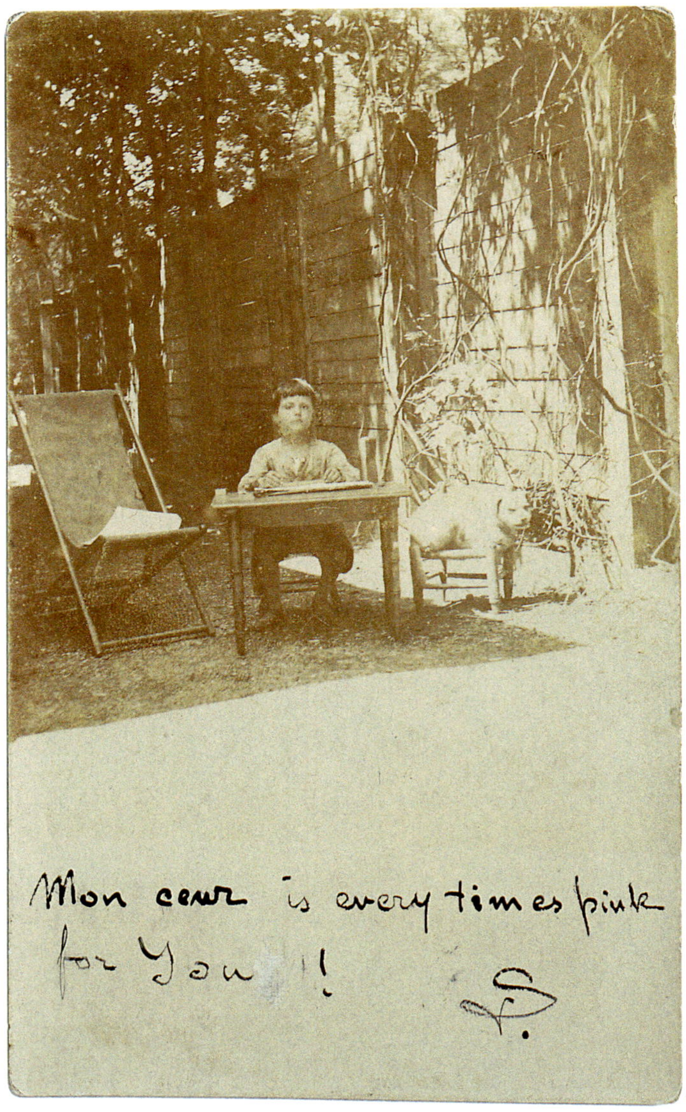

104

1892 kommt Franziska Gräfin zu Reventlow einundzwanzigjährig das erste Mal nach München. Zu diesem Zeitpunkt ist sie mit einem Hamburger Gerichtsassessor verlobt, der ihr den Aufenthalt sowie die Aufnahme eines Malstudiums ermöglicht. Zwei Jahre später, inzwischen verheiratet, fährt sie dieser Malstudien wegen ein zweites Mal nach München. Ein mehrmonatiger Krankenhausaufenthalt zwingt sie jedoch zur Unterbrechung. Ihr Freiheitsdrang und die bürgerlichen Vorstellungen ihres Mannes lassen die Ehe scheitern, und so wird sie 1897 geschieden. Sie bleibt nun in München, ist jedoch auf Grund ihrer finanziellen Lage gezwungen, häufig den Wohnsitz zu wechseln. Für Albert Langen tätigt sie Übersetzungen, versucht sich nebenbei weiterhin als Malerin, scheitert jedoch daran ebenso wie an ihrem Wunsch, Schauspielerin zu werden. Wechselnde, oft nebeneinander laufende Beziehungen lassen sie ihre Krankheit und die Sorgen um ihre finanziellen Nöte in den Hintergrund drängen. Am 1. September 1897 wird ihr Sohn Rolf geboren,

104 Postkarte von Bogdan von Suchocki an Franziska Gräfin zu Reventlow vom 25. Mai 1905 mit seinem Bekenntnis „Mon ceur is every times pink for You!"

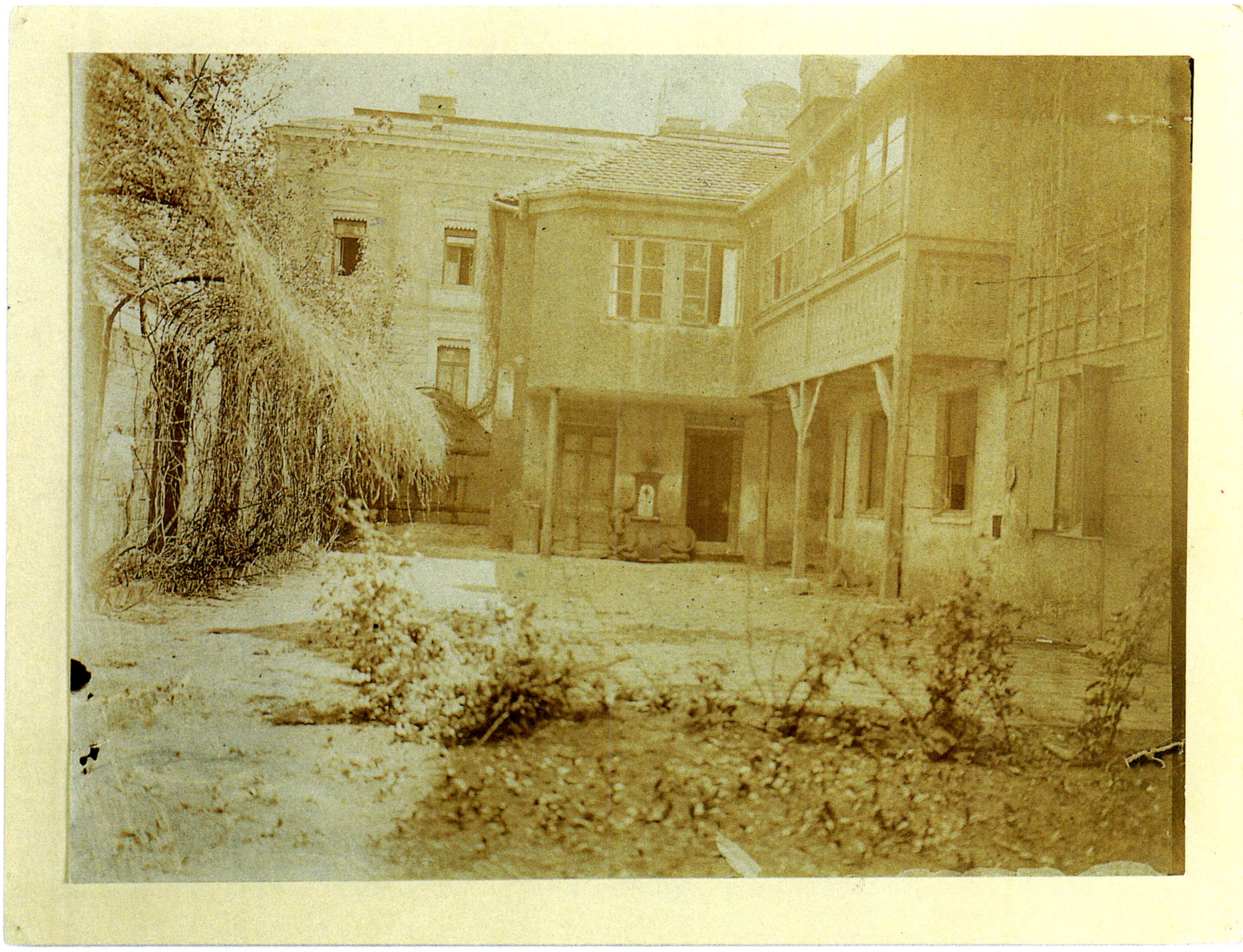

105

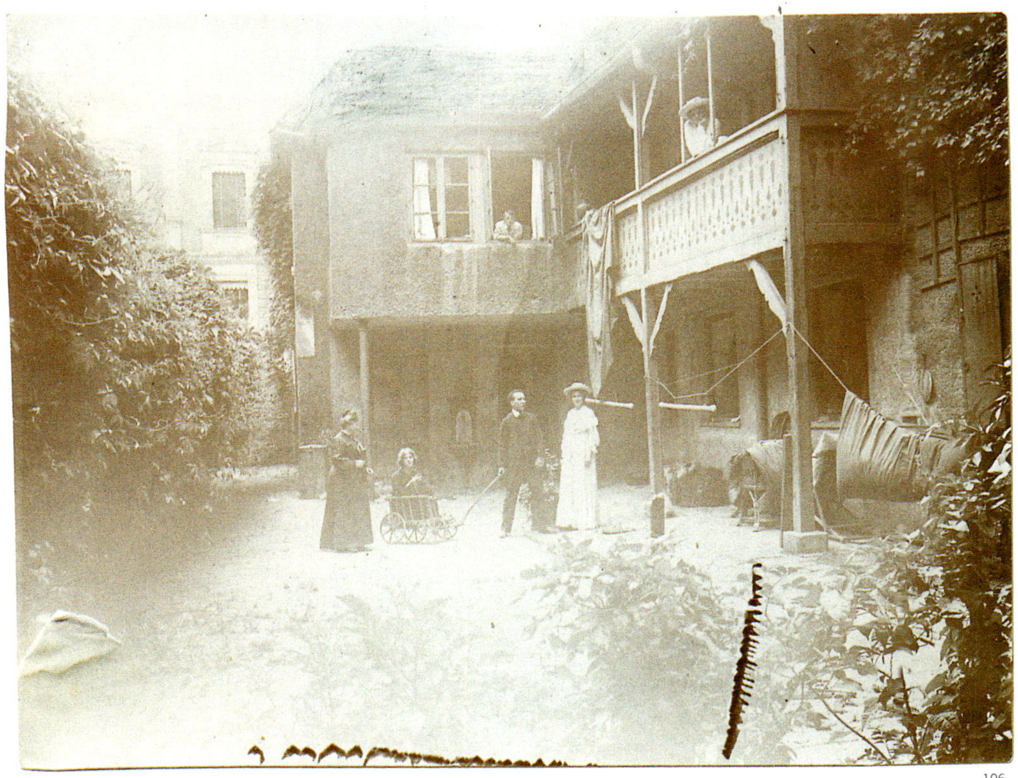

106

105 Rolf Reventlow (Bubi) schreibt in seinem Manuskript *Kaleidoskop des Lebens* über die Kaulbachstraße 63: „In Schwabing wohnten wir in einem alten Häuschen in der Kaulbachstraße in einer Art Wohnkollektiv. Mutter, ihr Freund Such und der Schriftsteller Franz Hessel. Das Häuschen war kleiner und viel älter als die umliegenden Zinshäuser, hatte einen total verwahrlosten Garten, einen leeren Schuppen, viele ungenützte Zimmer, ein Atelier, das Mutter mit Beschlag belegt hatte, und eine seltsam angelegte Wohnküche mit Veranda" [60]

106 Innenhof des Eckhauses an der Kaulbachstraße 63. Oben am Fenster: Bogdan von Suchocki, rechts daneben, an der Brüstung der Veranda: Franziska Gräfin zu Reventlow

von ihr Bubi genannt. Er wird ihr zum Mittelpunkt des Lebens. 1900 begleitet sie mit dem Dreijährigen den Paläontologen Albrecht Hentschel auf einer Reise durch Kleinasien, die sie sich mit einem Vorschuß auf ihren Roman *Ellen Olestjerne* mitfinanziert. 1903 bessert sich ihre finanzielle Lage, als sie sich mit dem polnischen Maler Bogdan von Suchocki und dem Schriftsteller Franz Hessel das Haus an der Kaulbachstraße 63 teilt und zum Unterhalt insofern beiträgt, als ihr der Haushalt

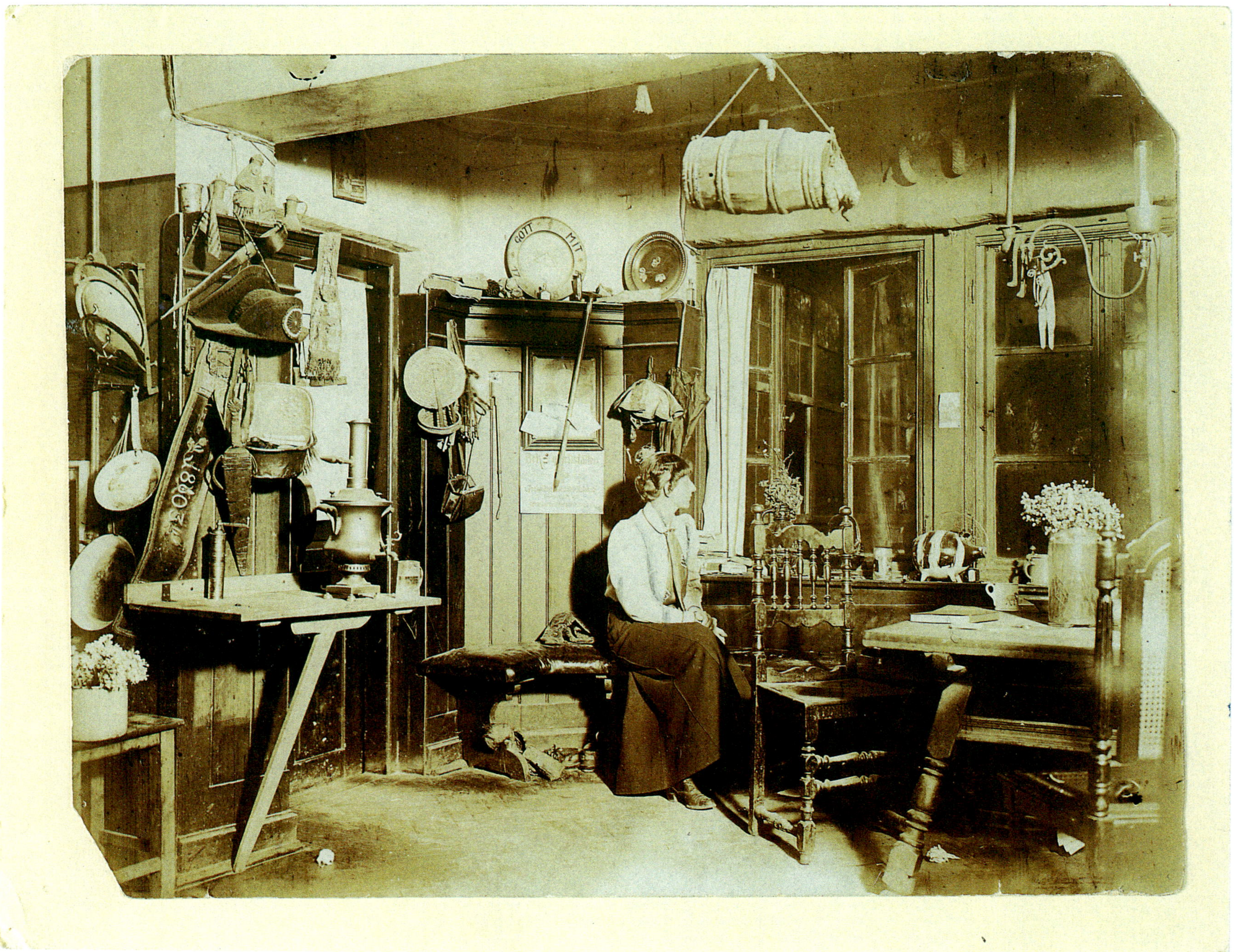

107

unterstellt ist. In Bogdan von Suchocki (Such) findet ihre Sehnsucht nach unbekümmerter Ausgelassenheit Widerhall und mit ihm besucht sie zahlreiche Faschingsveranstaltungen wie den Ball der Elf Scharfrichter oder die Schwabinger Bauernkirta. Auf einer Postkarte vom 25. Mai 1905 an Franziska Gräfin zu Reventlow bekennt Suchocki: „Mon ceur is every times pink for You!". 1904 bricht sie mit ihm, Bubi und Franz Hessel zu einem längeren Italienaufenthalt auf. Nach Differenzen mit Hessel und infolge des sich zusehends verschlechternden Verhältnisses zu Sochocki löst sich diese Wohngemeinschaft wieder auf, und 1906 ist die Zeit in der Kaulbachstraße, in der sie auch den *Schwabinger Beobachter* herausgibt, beendet. Eine unstete Zeit mit vielen Wohnungswechseln und unbefriedigenden Tätigkeiten folgt. 1910 reist sie über Paris nach Ascona ab.

107 Franziska Gräfin zu Reventlow in der Küche der Kaulbachstraße 63. Sie selbst beschreibt diesen Raum in ihrem Roman *Herrn Dames Aufzeichnungen*: „eine Art Küche, wie man sie in Bauernhäusern findet. In der einen Ecke ist der Herd, in der anderen ein gewaltiger Tisch mit ledergepolsterten Bänken und Stühlen – an den Wänden altes Kupferzeug und Fayencengeschirr, – ein ganzes Museum." [61]

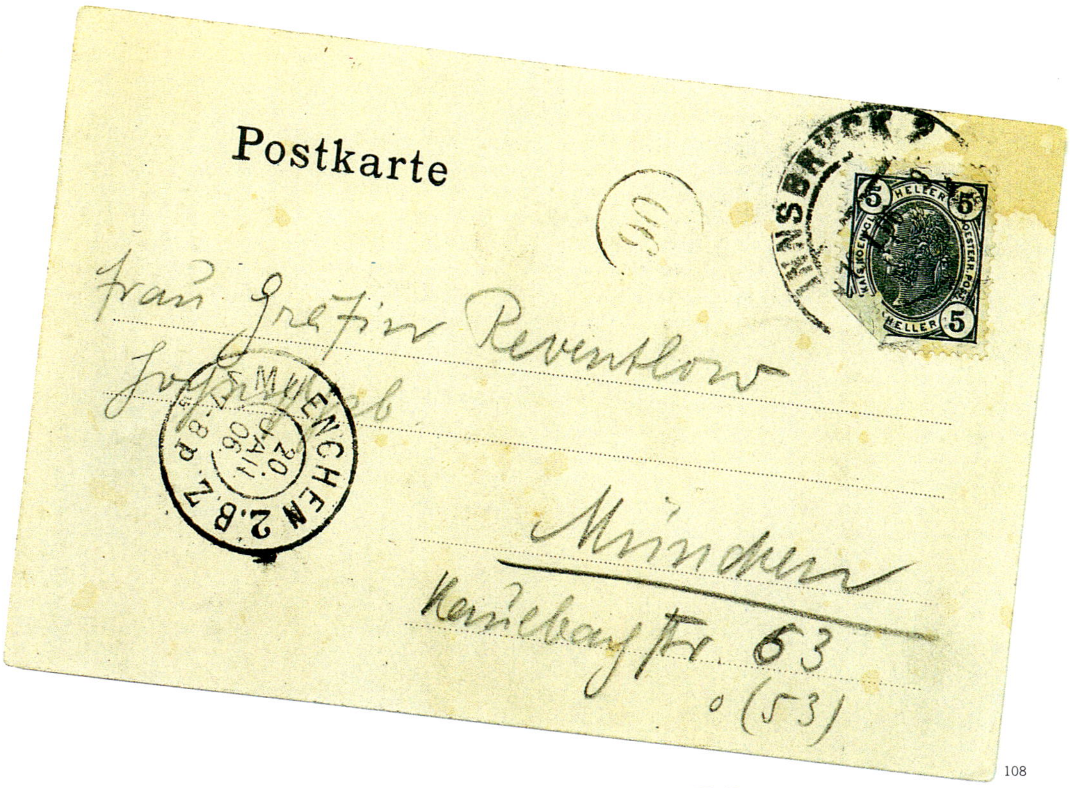

108

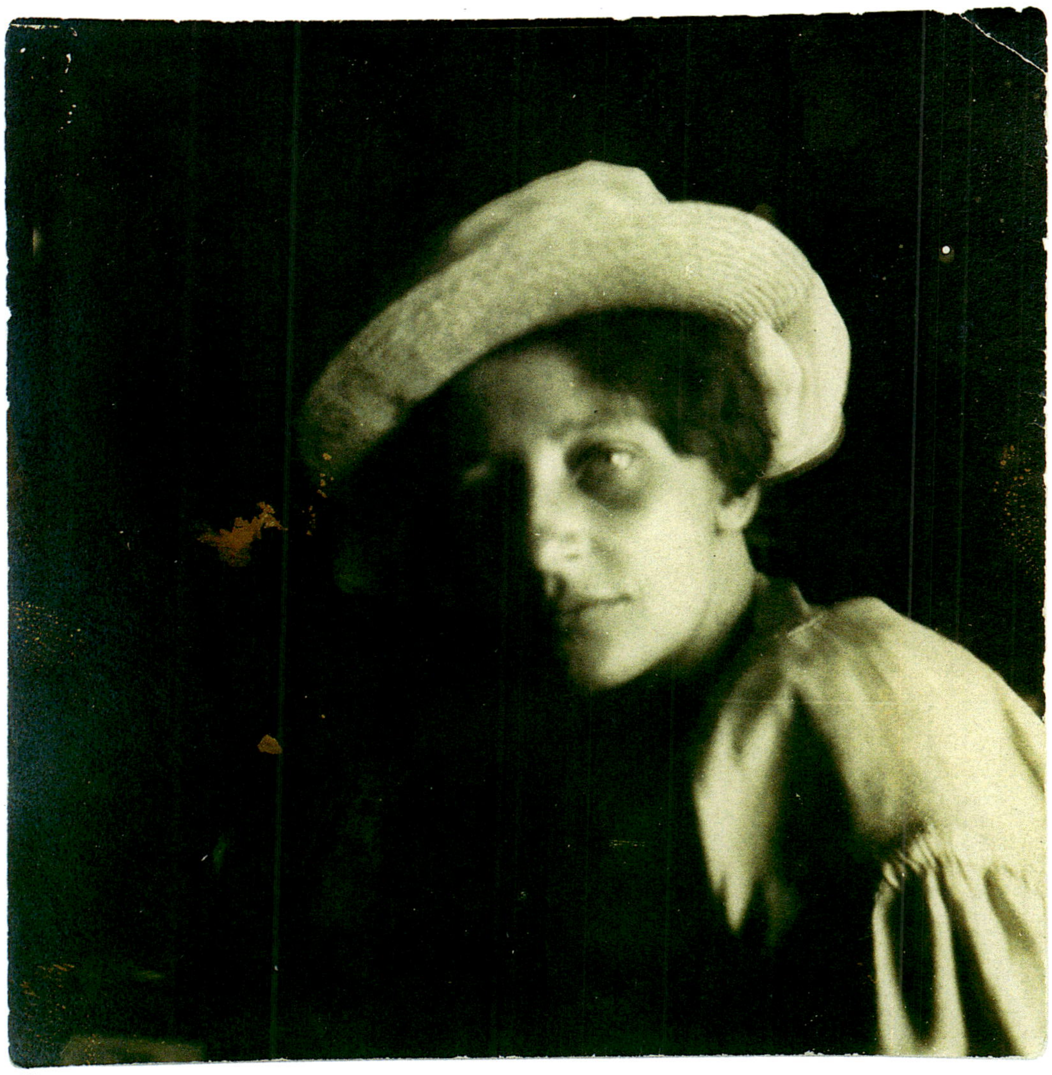

109

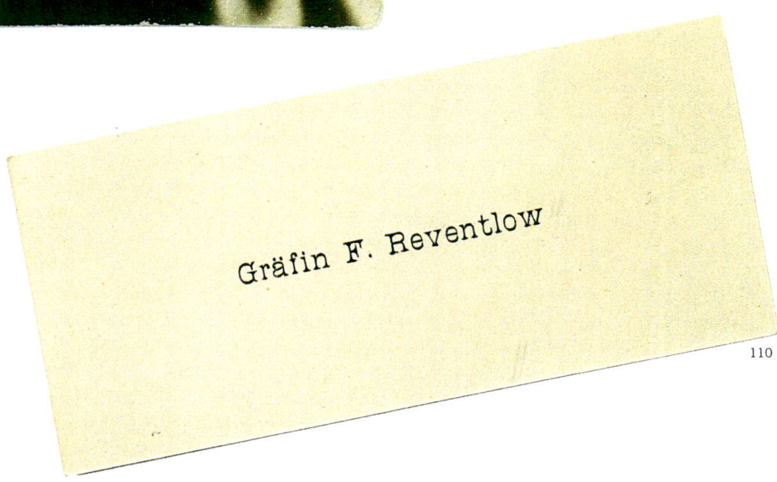

110

108 Ihre Anschrift von 1903 bis 1906. Die Rückseite ist mit den Zeilen: „to the Queen of an unknown country her latest subject" beschrieben.

109 Franziska Gräfin zu Reventlow, fotografiert von Henri Pierre Roché. Im Sommer 1907 schreibt sie in ihr Tagebuch: „April bis Mai die Franzl-Roché-Zeit – dann die Roché Zeit, dazwischen große Krankheitsattacke, Operationsaussichten, wieder Besserung und rasch, als sollte ich noch nachträglich entschädigt werden, die schönen, frohen, warmen Frühlingstage" [62]
Sommer 1907

110 Ihre Visitenkarte

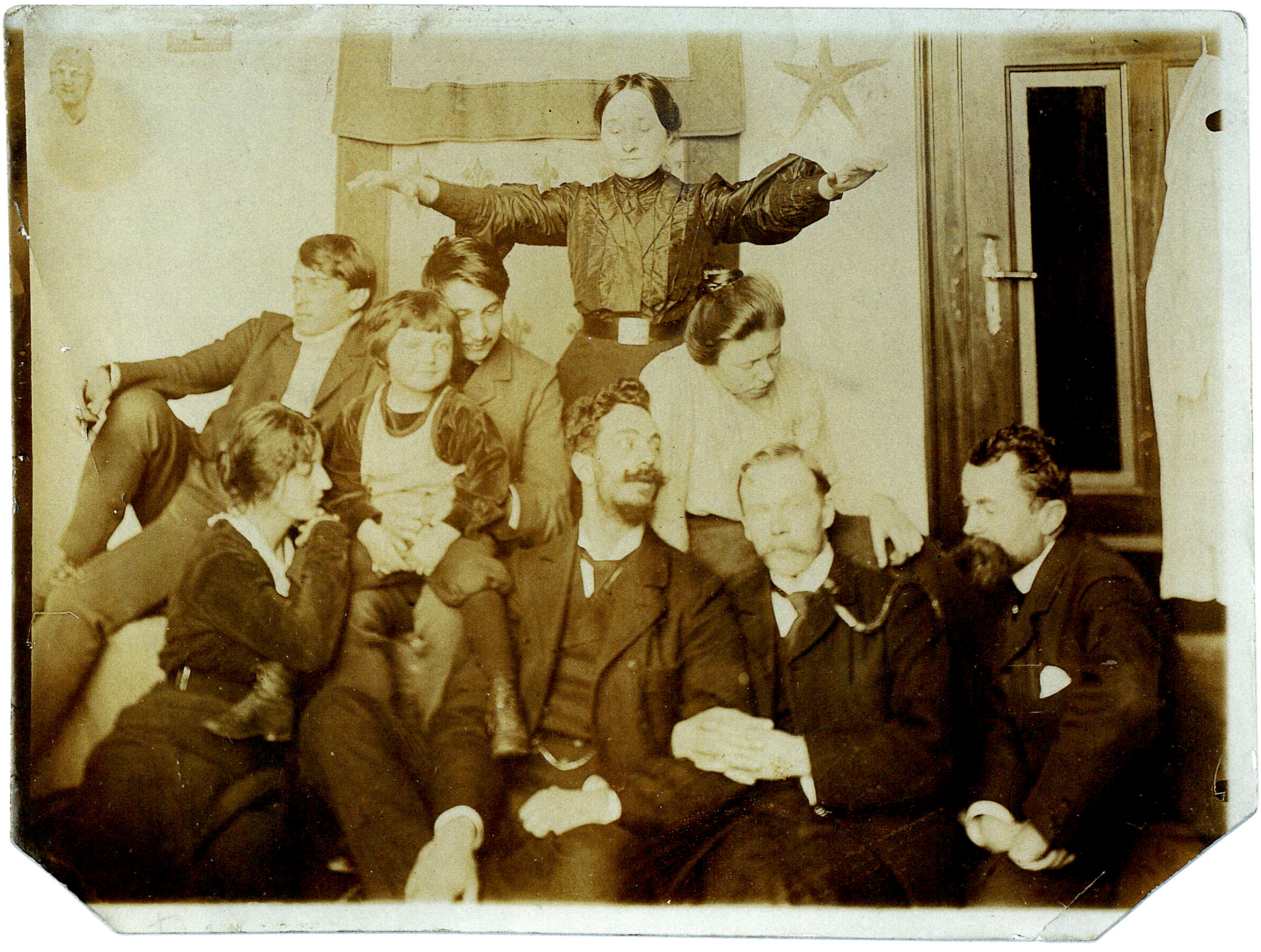

111

111 Zusammen mit Freunden. Vorne links: Franziska Gräfin zu Reventlow, Bubi auf den Knien von Roderich Huch, daneben, in der Mitte sitzend: der Maler Hans von Strahlendorff. In der zweiten Reihe hinten links, direkt hinter ihr: Bogdan von Suchocki

112 Franziska Gräfin zu Reventlow in der Mitte der sich um sie gruppierten Freunde. Von rechts nach links: Bogdan von Suchocki, Roderich Huch, Bubi. Rechts: Hans von Strahlendorff

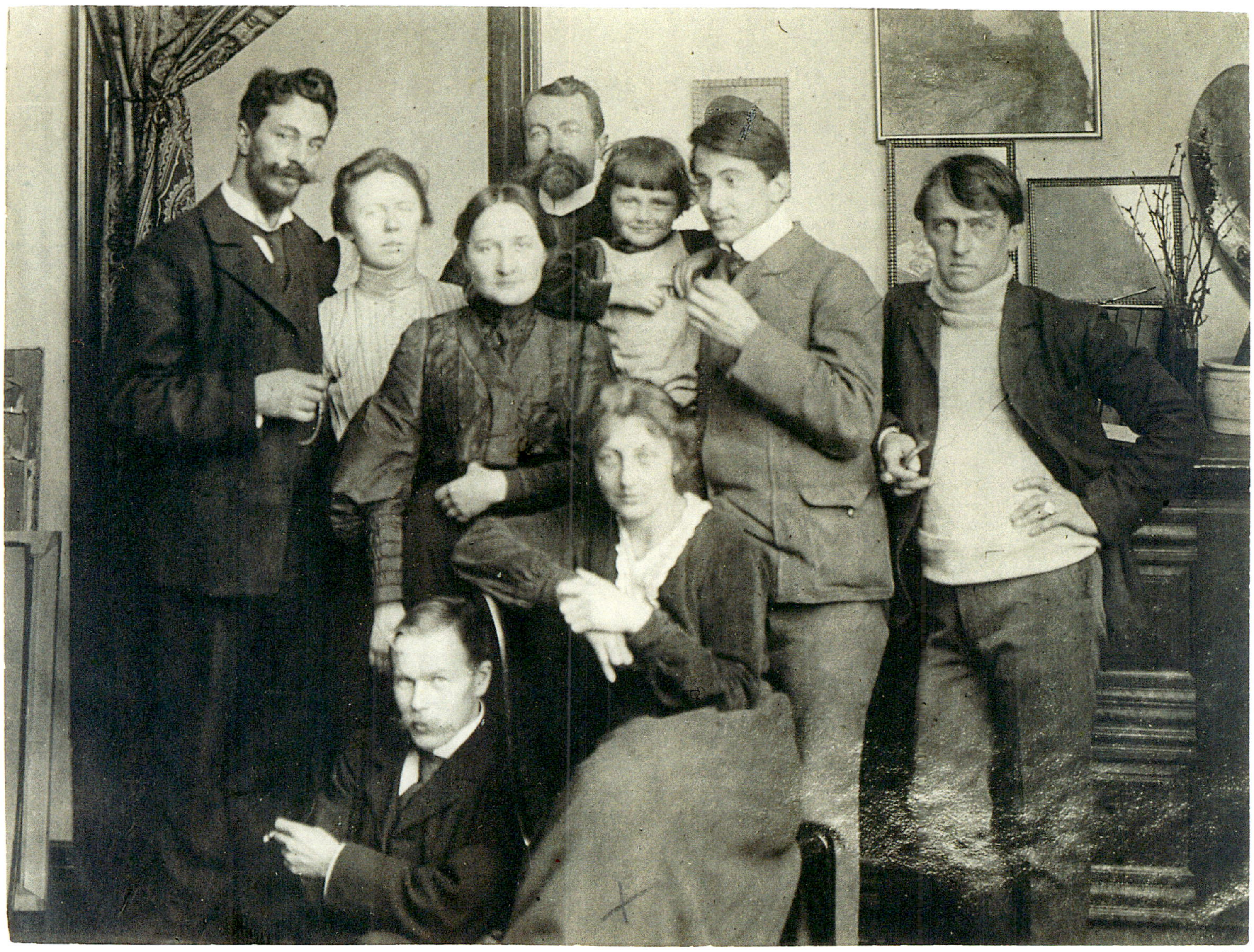

112

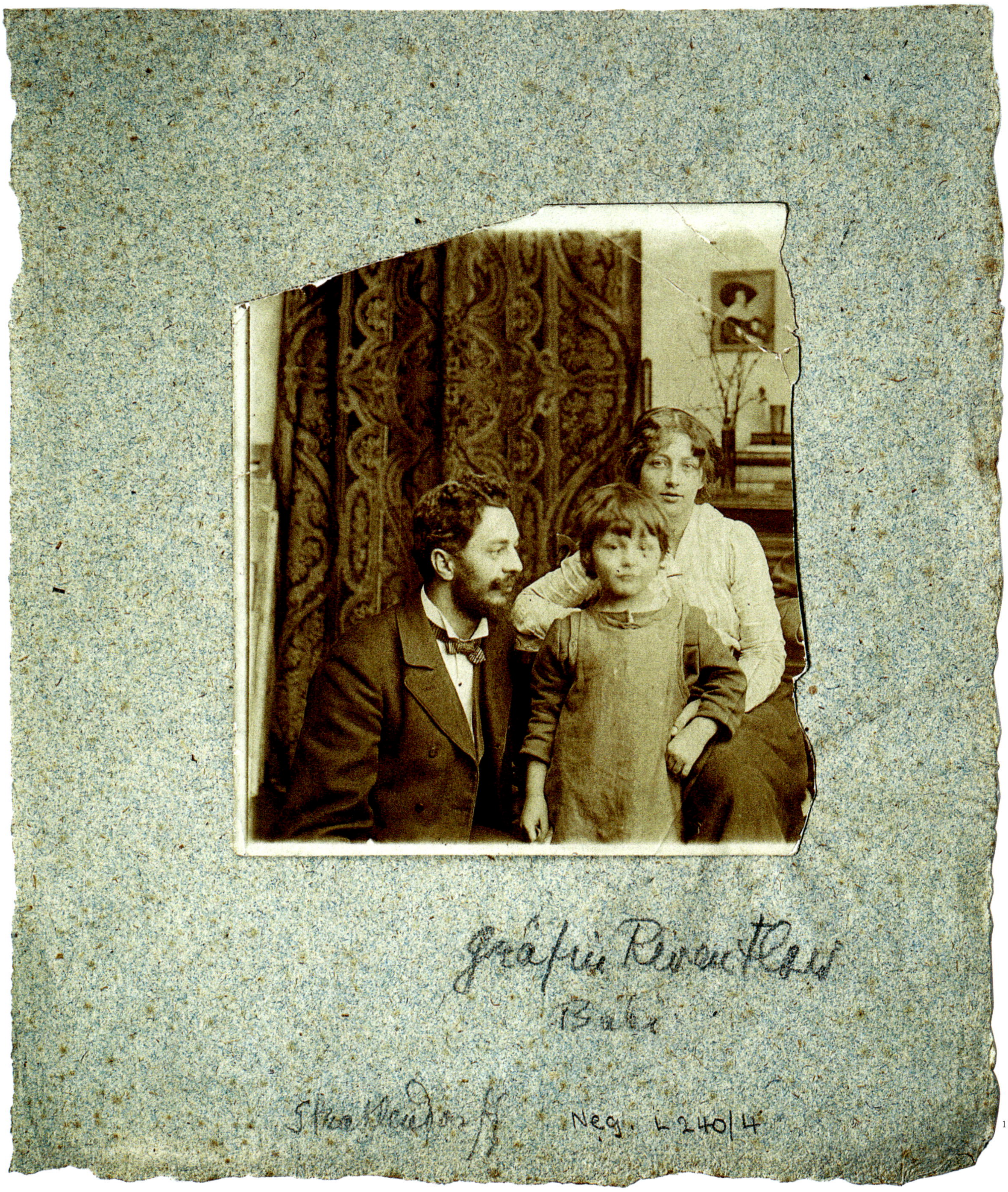

113

113 Mit Bubi und Hans von Strahlendorff, für den sie zeitweilig als Köchin arbeitet. Im Winter 1902 findet sich in ihrem Tagebuch folgender Eintrag: „Koche jetzt mittags bei Strahlendorff als Wanderköchin, esse dafür umsonst, Zähne rasen – aber man muß wohl oder übel schaun, wie leben. – So schaut man denn und lebt.“ [63]

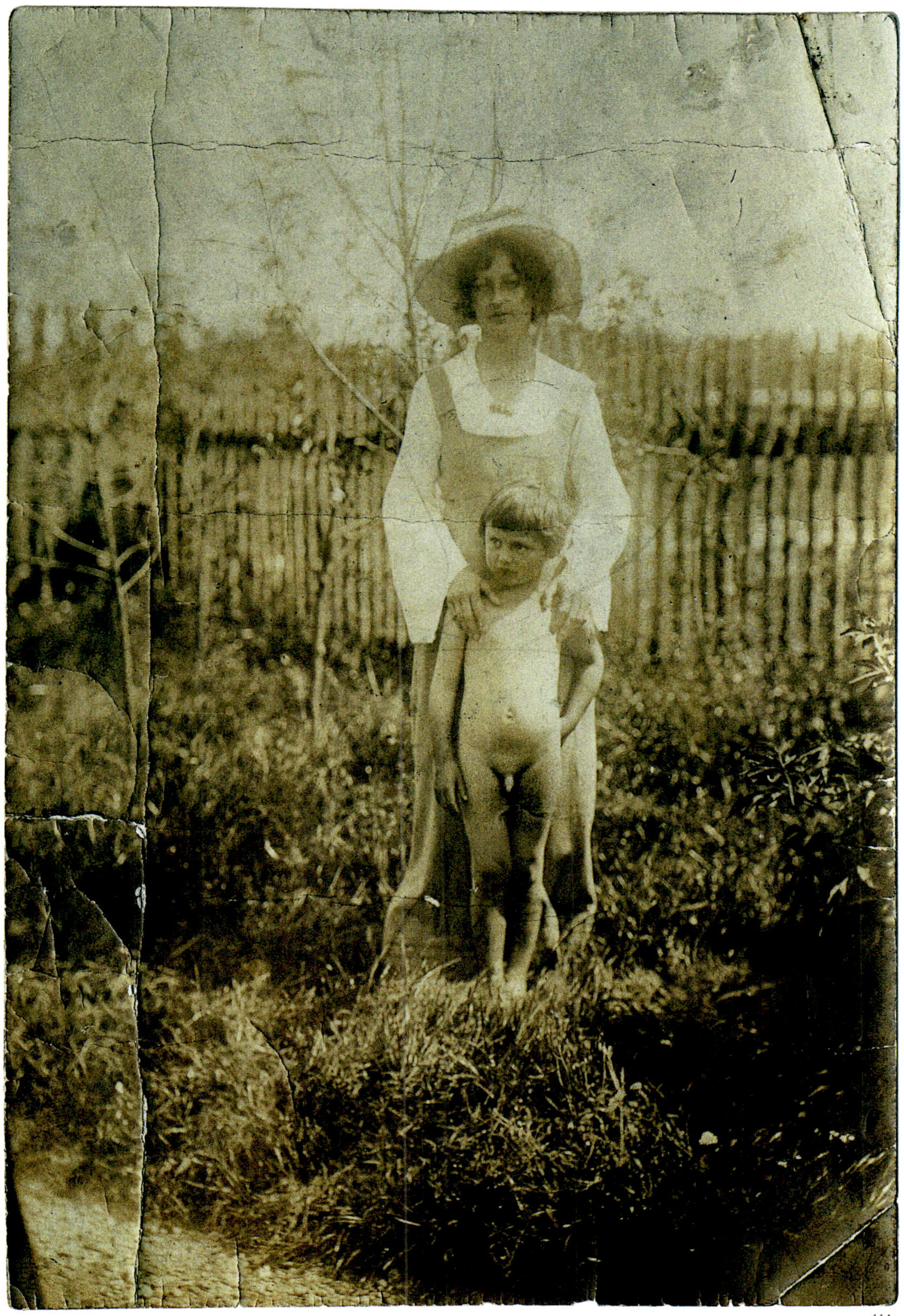

114

114 Mutter und Sohn

25. Januar 1903: Der Karneval geht an, immer noch Eis und Schlittschuhlaufen. Schon seit langem kommt der Such jeden Abend und gehört auch ganz zu meinem Leben [...] Vorbereitungen zur Elendenkirchweih, Kostümproben. Such bleibt auf dem Sofa schlafen. Kostümieren uns [...] Ich altes ‚griechisches' Theaterkostüm mit Dolch im Herzen. Gehen dann zu Wolfskehls, holen ihn ab und fahren nach Pullach, von Großhesselohe mit dem Schlitten. – Das Fest sehr bunt und froh trotz der allgemeinen ziemlichen Blödheit. Die gewohnten Karnevalsintermezzi mit Falckenberg und Wedekind, wieder schöne Augenblicke mit meinem Tannhäuser, Pierrot, der mich als Lukretia verfolgt. – Suchs schöne Berserkerwut wirft das Brüderlein an die Wand, haut sich selbst an seinem Schwert blutig – ich möchte sehr gut und lieb zu ihm sein, aber er ist nicht zu fassen.[64]

Franziska Gräfin zu Reventlow

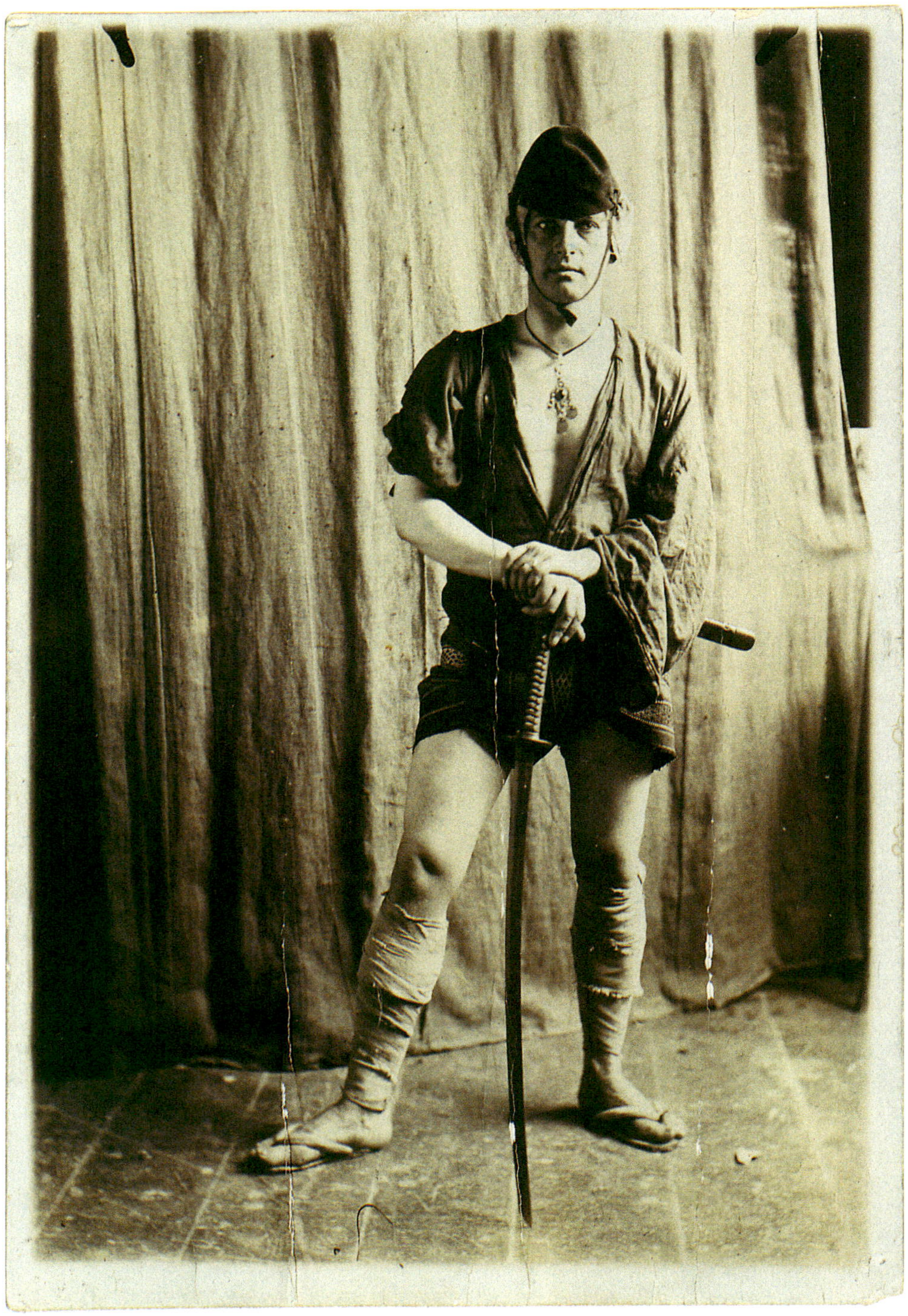

115

115, 116, 117 Bogdan von Suchocki im Kostüm.

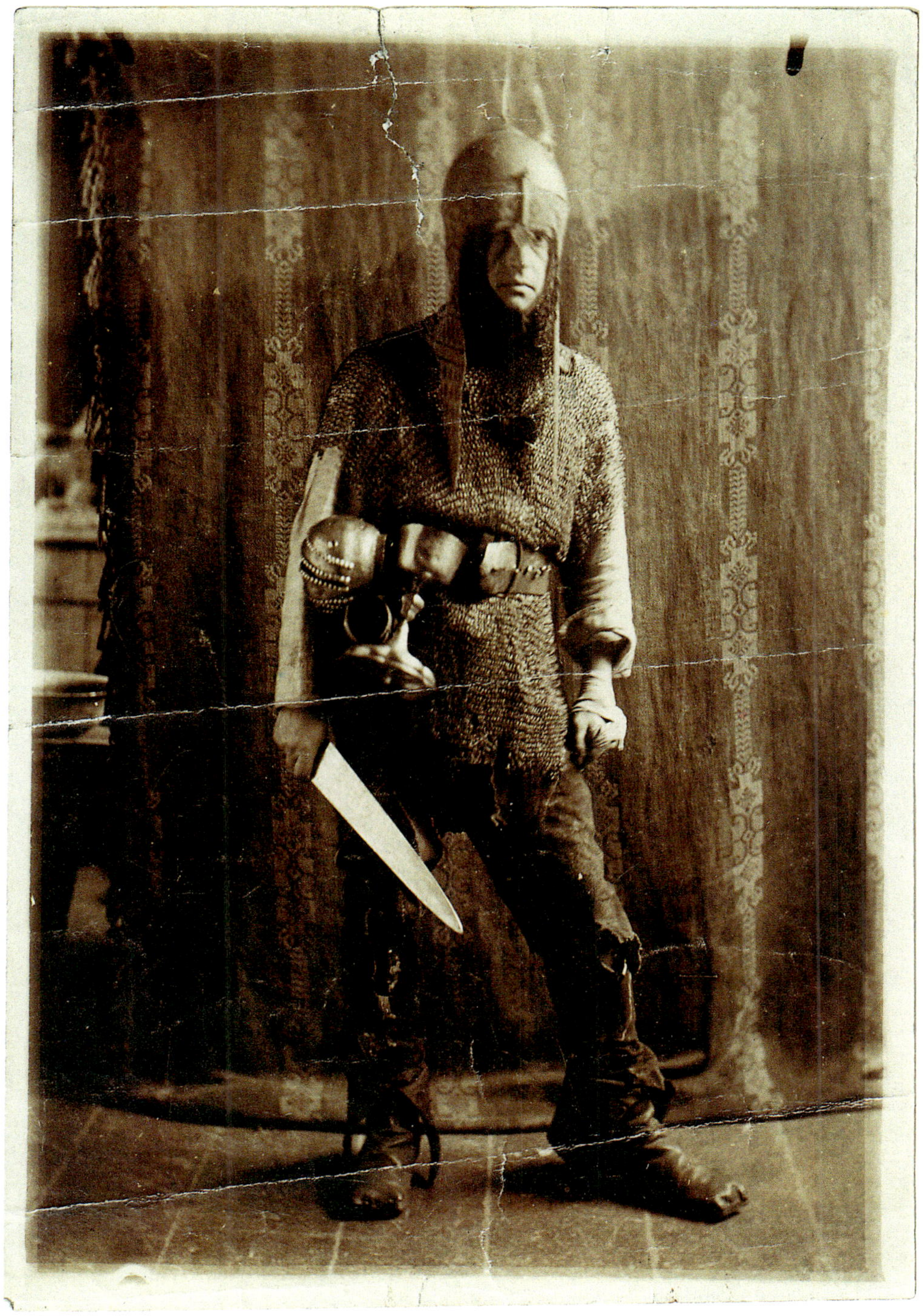

116

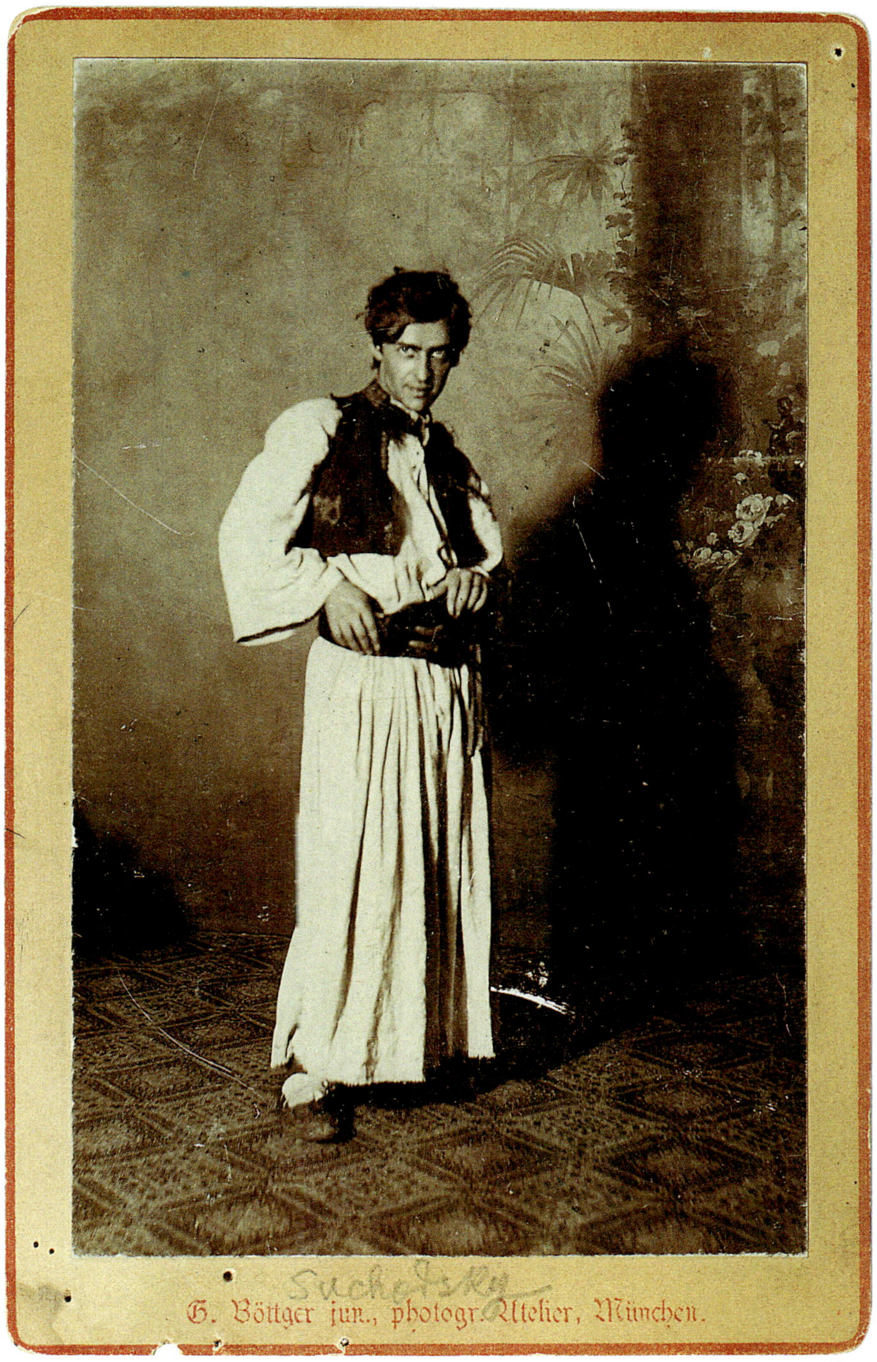

117

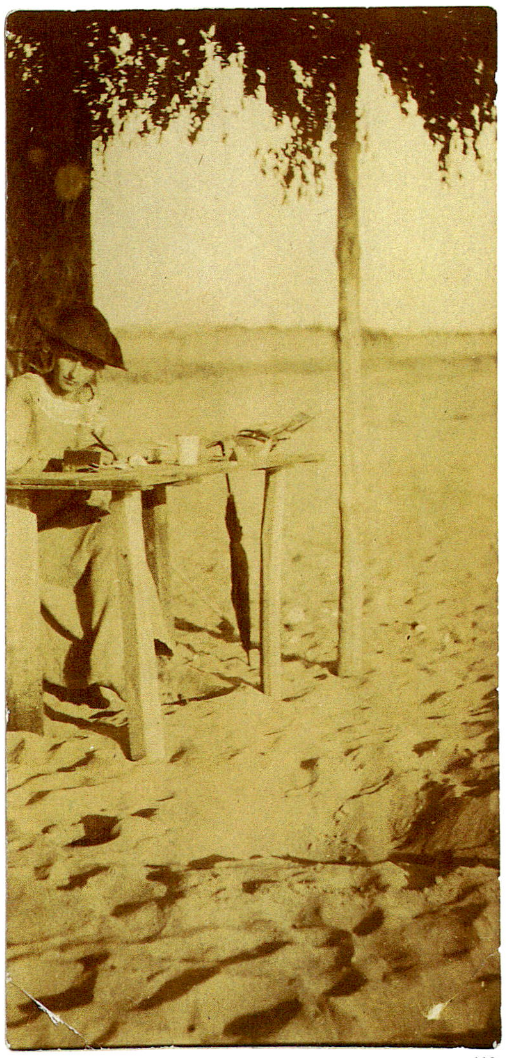

118

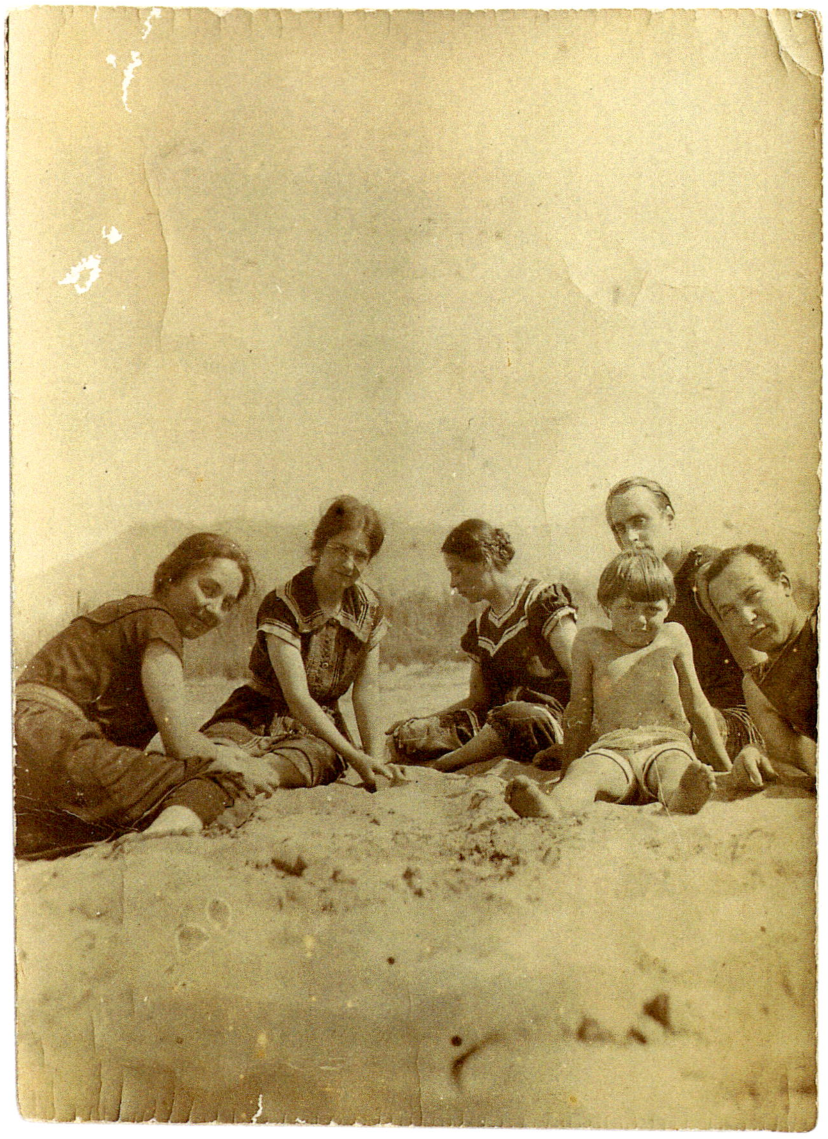

119

118 Franziska Gräfin zu Reventlow in Forte dei Marmi. Dort versuchen u.a. der Maler Hugo Troendle aus Schwabing und der Schriftsteller Theodor Däubler eine Künstlerkolonie aufzuziehen

119 Bubi am Strand in Italien inmitten der Freunde seiner Mutter. Rechts außen: Franz Hessel

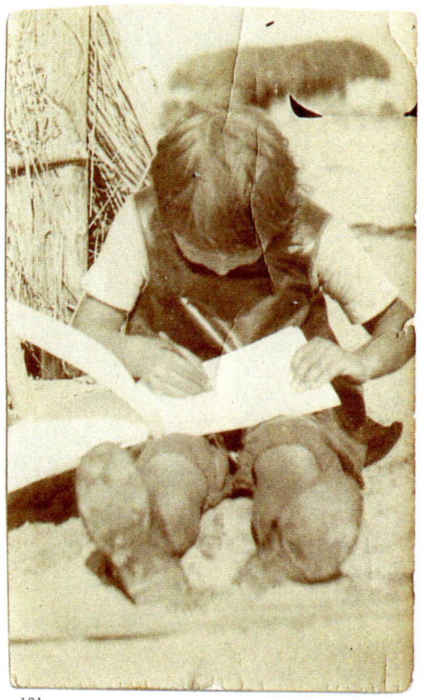

121

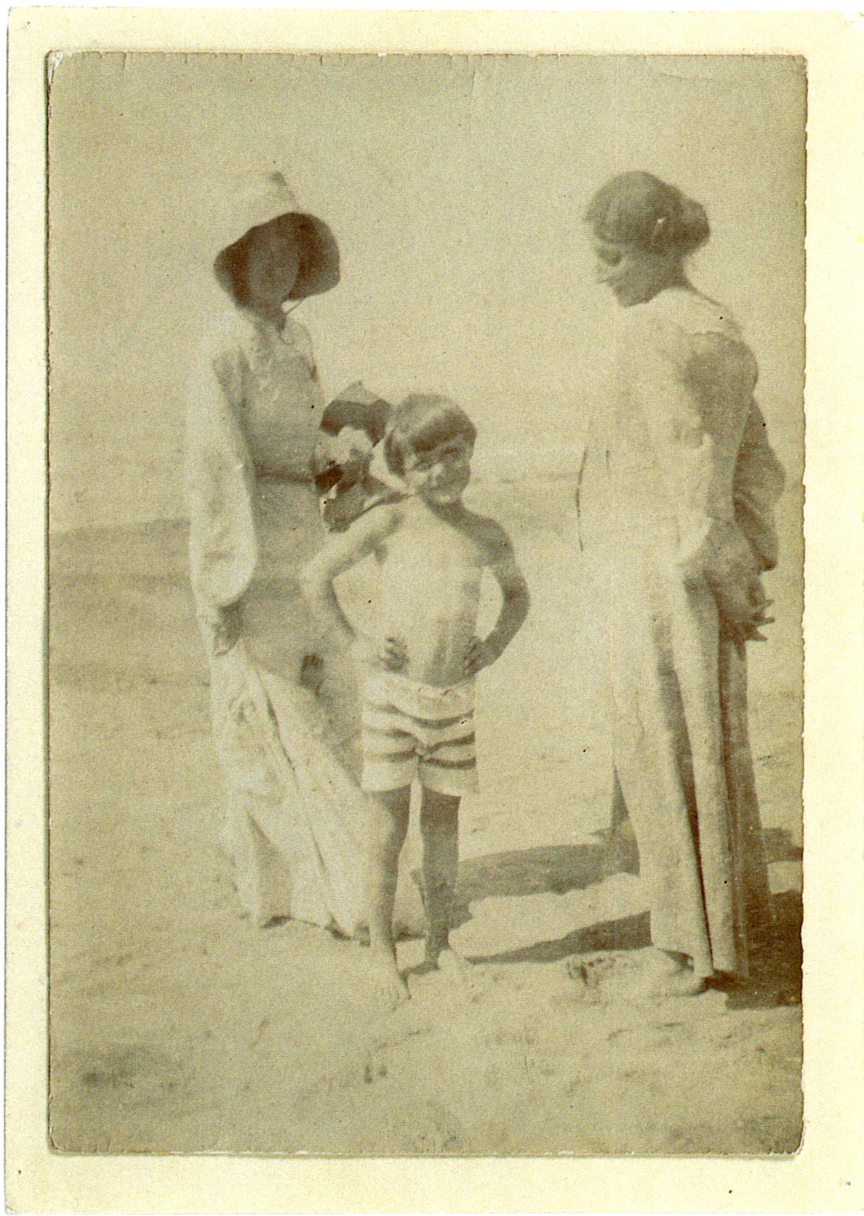

120

120 1904 am Strand bei Forte dei Marmi. Franziska zu Reventlow (rechts) ist in anderen Umständen. In der Mitte: Bubi

121 Bubi am Strand

122 1900 auf der Reise durch Kleinasien mit ihrem Sohn und dem Paläontologen Albrecht Hentschel. In Smyrna läßt sich Bubi die Schuhe putzen

123 Mit Albrecht Hentschel und Bubi in Smyrna

124 In Smyrna. Von rechts nach links: Albrecht Hentschel, Franziska Gräfin zu Reventlow, Bubi

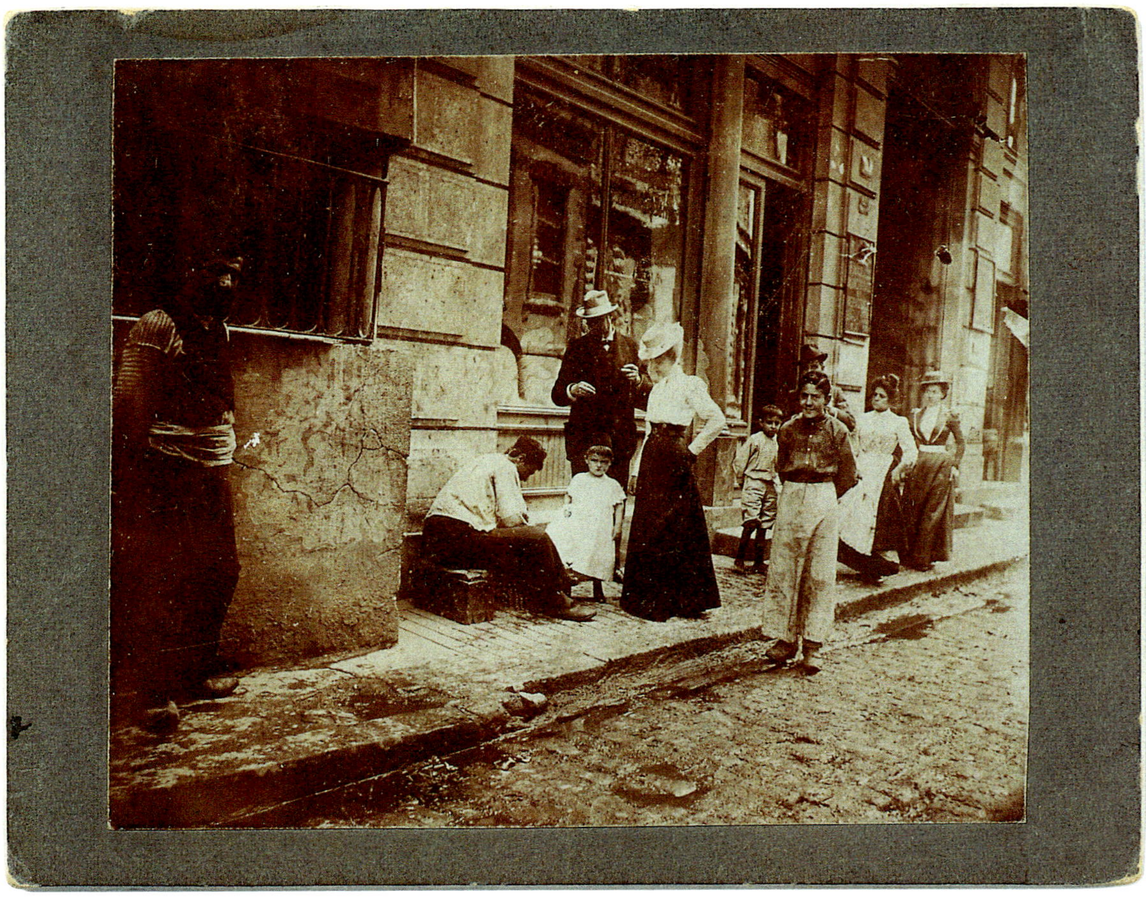

122

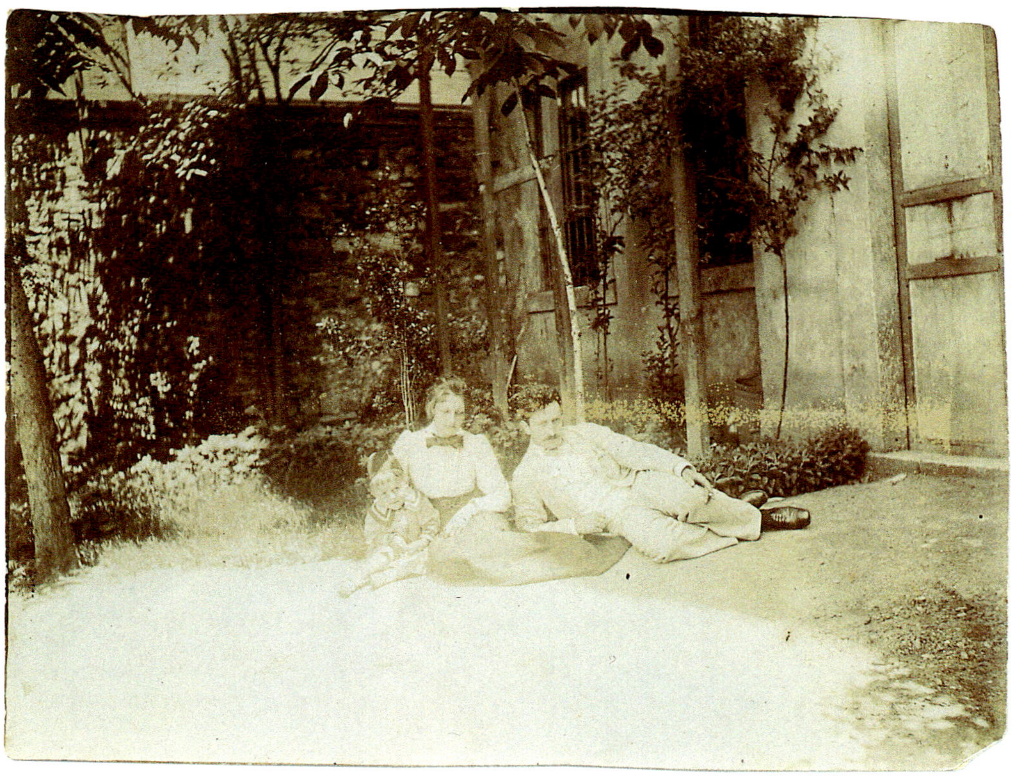

123

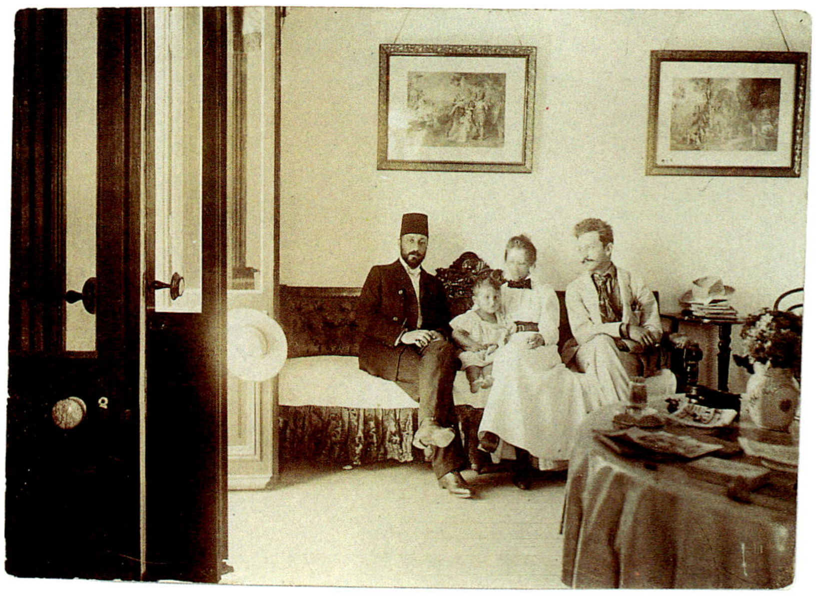

124

125 Auf der Terrasse der *Casa Francesco* in Ascona

126 Franziska Gräfin zu Reventlow lesend in der *Casa Francesco* in Ascona

127 Uli und Richard Seewald mit Franziska zu Reventlow in Ascona

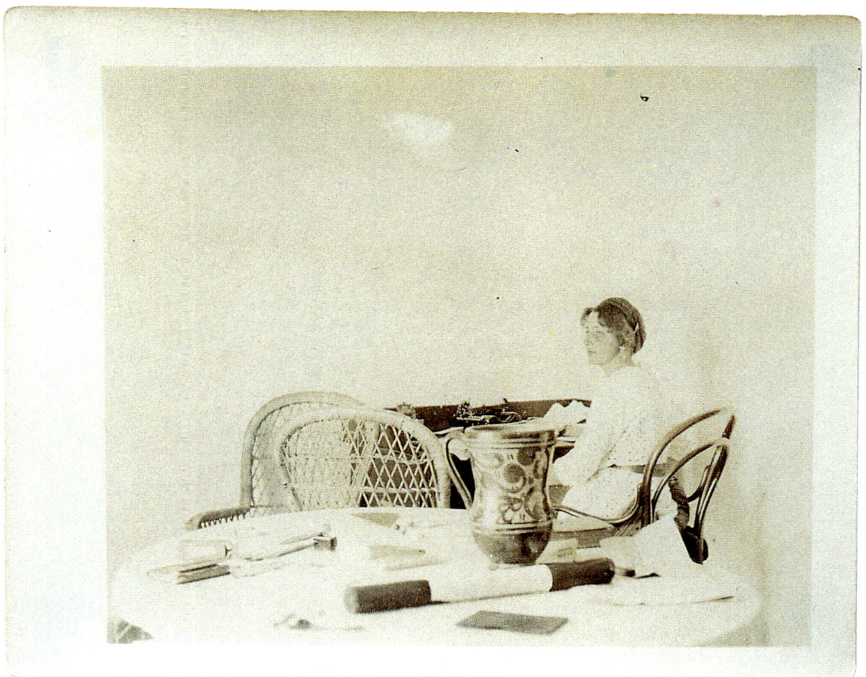

125

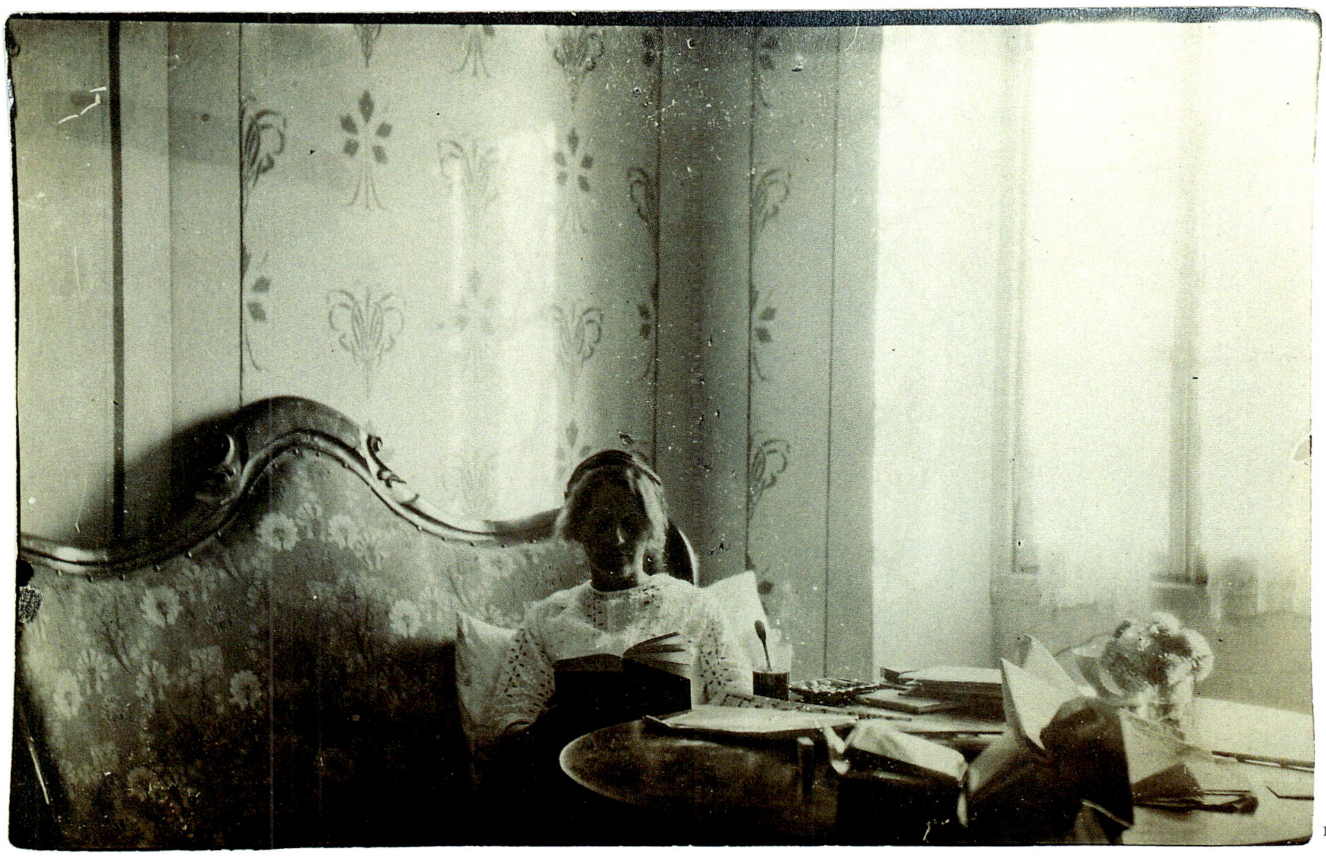

126

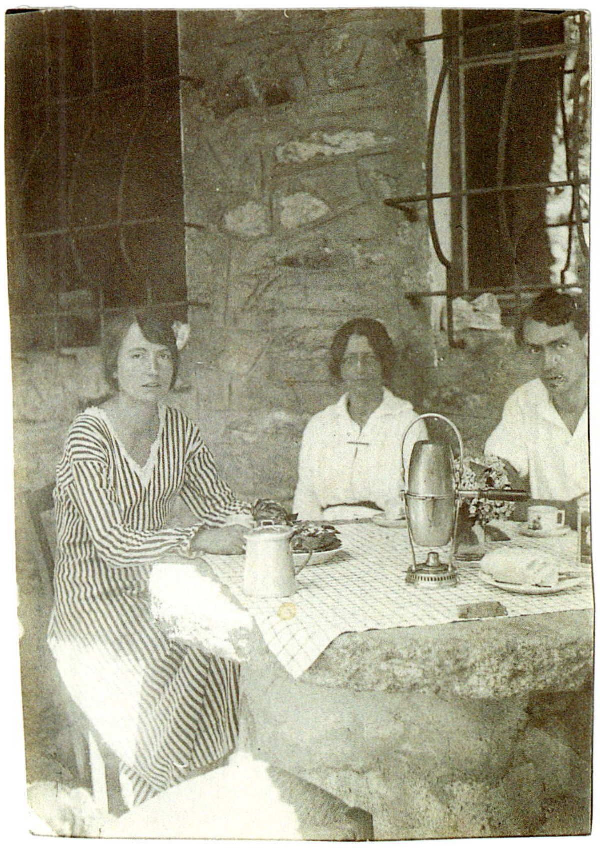

127

Stehend reiten auf zwei Gäulen

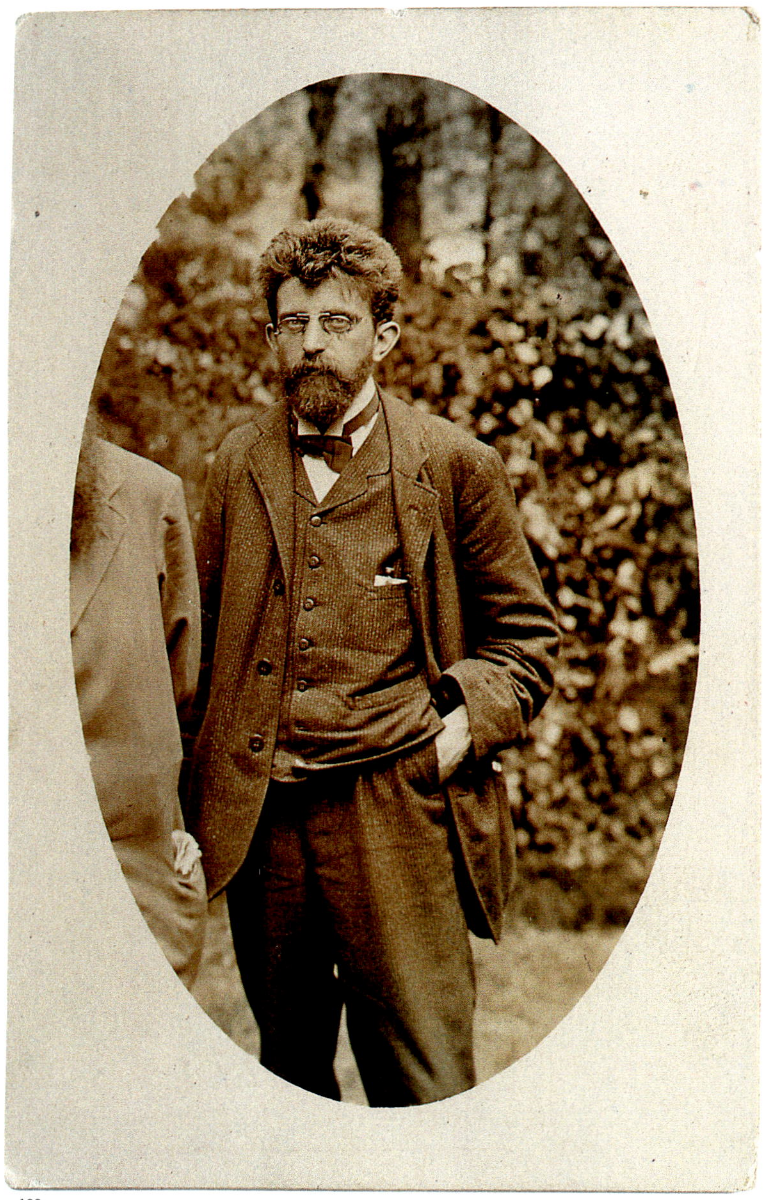
128

Wedekind und Mühsam treffen sich häufig in den Torggelstuben. „Sie reiten stehend auf zwei Gäulen, die nach verschiedenen Richtungen streben.“ [65] sagt Wedekind zu Mühsam. Erich Mühsam erwidert, er würde die Balance verlieren und sich das Genick brechen, ließe er einem der beiden Pferde freien Lauf. Die Balance des bekennenden Anarchisten und Schriftstellers bleibt dadurch bewahrt, daß er einerseits zum Anarchismus aufruft, andererseits den Anarchismus lebt, indem er jede Konvention bürgerlicher Provenienz strikt ablehnt. In Berlin-Friedrichshagen begegnet er den Anarchisten Peter Hille und Gustav Landauer. In Ascona erfährt er von neuen Lebensformen, die von Grund auf, prinzipiell ohne die herkömmlichen Erfahrungswerte überlegt und gelebt werden. Als Erich Mühsam 1909 nach Schwabing kommt, hat er in einer Schrift über Ascona eine auch für ihn selbst zutreffende Definition des Bohèmiens formuliert: „ein Bohèmien [ist] ein Mensch, der aus der großen Verzweiflung heraus, mit der Masse der Mitmenschen innerlich nie Fühlung gewinnen zu können – und diese Verzweiflung ist die eigentlichste Künstlernot – drauflosgeht ins Leben, mit dem Zufall experimentiert, mit dem Augenblick Fangball spielt und der allzeit gegenwärtigen Ewigkeit sich verschwistert“ [66] In Schwabing findet er schnell Freunde und Geliebte. Seine Tagebücher berichten ehrlich und ohne Rücksicht auf eine spätere Veröffentlichung über seine Erlebnisse. Das ist die eine Seite der Balancestange. Die andere Seite ist seine klare politische Absicht, das Lumpenproletariat zum Rebellentum zu bewegen. Er ist Initiator und Wortführer der *Gruppe Tat*, wird seit seiner Ankunft in Schwabing geheimpolizeilich observiert, gründet den Kain-Verlag und ist Herausgeber von *KAIN. Zeitschrift für Menschlichkeit*‘, die seit April 1911 monatlich erscheint. Die Schweizer Gewerkschaftssekretärin Margarethe Faas-Hardegger beschreibt in einem Brief an Gustav Landauer die Agitationen Mühsams, erwähnt aber auch, daß er sich mit *Kunst-Zigeunern* in Schwabing herumtreibe.

128 Erich Mühsam wird am 6. April 1878 in Berlin geboren, wird wie Thomas Mann in Lübeck groß. Nach der Schulzeit arbeitet er als Apothekergehilfe. 1900 geht er nach Berlin und wird freier Schriftsteller. In der *Neuen Gemeinschaft* begegnet er Gustav Landauer. 1904 und 1905 hält er sich in Monte Verità auf. 1909 läßt er sich in Schwabing nieder, wohnt in einer Pension an der Akademiestraße 9

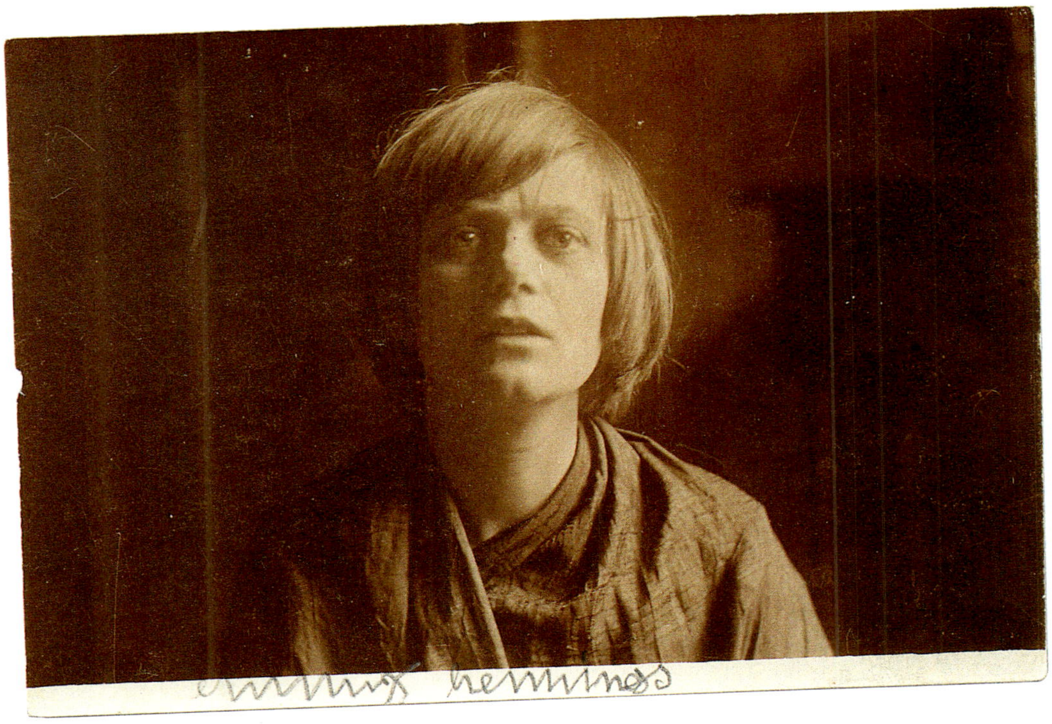

129

129 Emmy Hennings. Tagebuchnotiz Erich Mühsams am Montag, den 22. Mai 1911: „Nachts zu Emmy aufs Atelier. Das ist eine wüste Bude. Ein mächtiger Raum, dessen ganzes Mobiliar in einem dürftigen Lager, einem Ecktisch, einer primitiven Waschvorrichtung, ein paar unterschiedlichen Sitzgelegenheiten und einer Staffelei besteht. Alles unglaublich verschmiert, ein wüstes Durcheinander von Abfällen, Papier, kleiderähnlichen Stoffen und Malgerätschaften. An den Wänden Zeichnungen von allen Bekannten und Heiligenbilder, Kreuze und ähnliches. Denn Emmy ist katholisch-fromm und trägt sich mit der Absicht, zum Katholizismus überzutreten.“ [68]

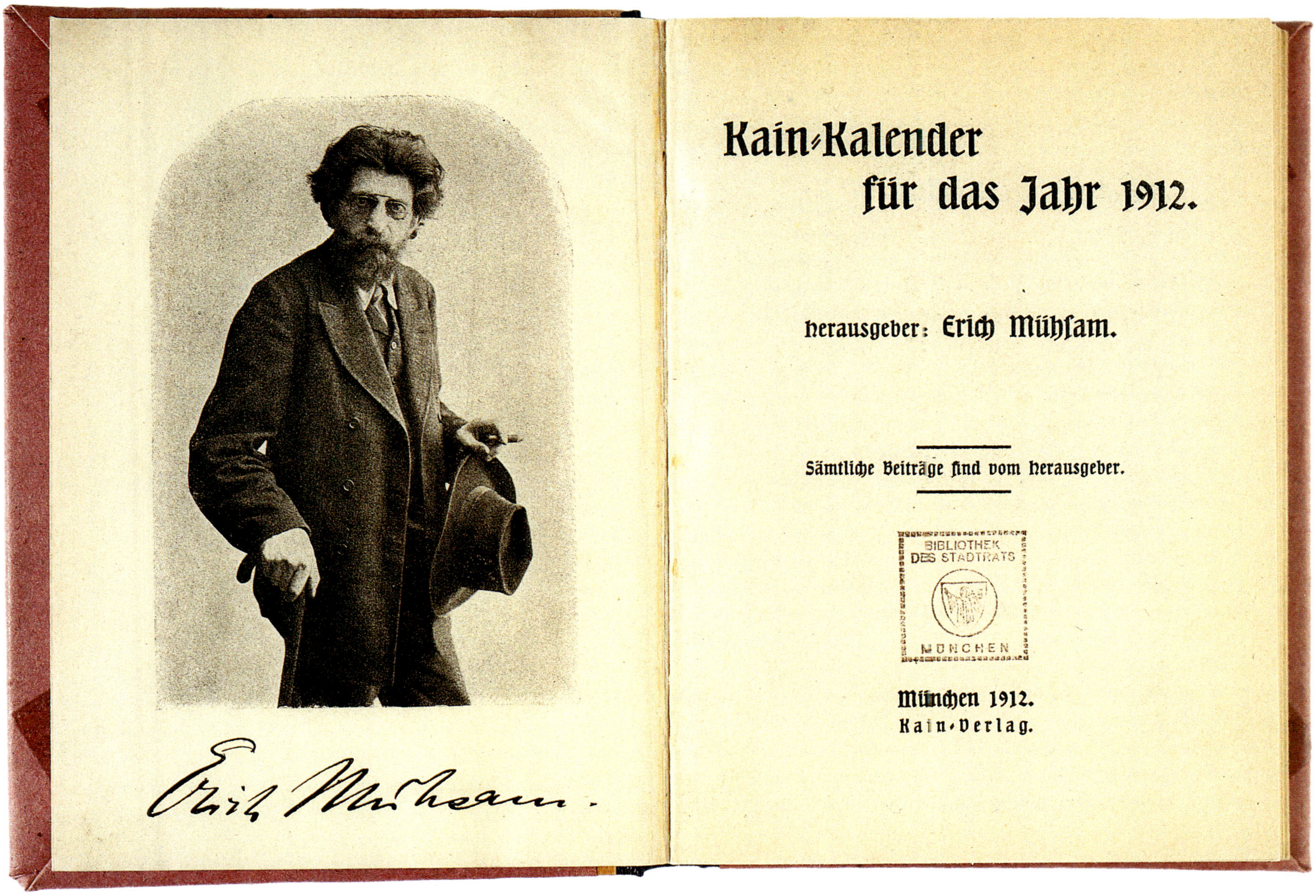

130

Weder Armut noch Unstetigkeit ist entscheidendes Kriterium für die Bohème, sondern Freiheitsdrang, der den Mut findet, gesellschaftliche Bindungen zu durchbrechen und sich die Lebensformen zu schaffen, die der eigenen inneren Entwicklung die geringsten Widerstände entgegensetzen.[67]
Erich Mühsam

130 1911 gründet Erich Mühsam den Kain-Verlag, in dem er *KAIN. Zeitschrift für Menschlichkeit* herausgibt. Gegen Jahresende erscheint der Kain-Kalender. Für die Ausgabe des Jahres 1912 hat der Herausgeber alle Beiträge selbst verfasst. Die Finanzierung der Zeitschrift, die monatlich erscheint, ist nicht einfach. Immer wieder wendet sich der mittellose Verleger an seinen Vater. Im Schwabinger Fasching 1912 amüsieren sich manche über den *KAIN* und veröffentlichen eine Parodie unter dem Titel *ABEL. Zeitschrift für Sklaverei*, herausgegeben von Balduin Bählamm

131 Heinrich Franz Seraphikus Bachmair ist 1889 in Pasing nahe München geboren. Am 11.11.1911 gründet er in Berlin einen Verlag. 1912 zieht er nach Schwabing. Hier verlegt er *Die neue Zeit. Beiträge zur Geschichte der modernen Dichtung, Die neue Kunst‘* und *Revolution*

132 Am 15. Oktober 1913 erscheint im Verlag Heinrich F. S. Bachmair in einer Auflage von dreitausend Exemplaren die Zweiwochenschrift *Revolution*. Fünf Ausgaben kommen zustande. Die erste Nummer wird beschlagnahmt wegen Blasphemie in Hugo Balls Gedicht *Der Henker*. Erich Mühsam steuert dem Titel der Zeitschrift entsprechend seine Definition von Revolution bei

Revolution ist die Bewegung zwischen zwei Zuständlichkeiten. Hierbei stelle man sich nicht das Bild einer sich langsam drehenden Rolle vor, sondern eines ausbrechenden Vulkans, einer explodierenden Bombe oder auch einer sich entkleidenden Nonne.
Alle Revolution ist aktiv, singulär, plötzlich und ihre Ursachen entwurzelnd. Revolution entsteht, wenn ein Zustand unhaltbar geworden ist: mag dieser Zustand in den politischen oder sozialen Verhältnissen eines Landes, in einer geistigen oder religiösen Kultur oder in den Eigenschaften eines Individuums stabilisiert sein. Die treibenden Kräfte der Revolution sind Überdruß und Sehnsucht, ihr Ausdruck ist Zerstörung und Aufrichtung. Zerstörung und Aufrichtung sind in der Revolution identisch. Alle zerstörende Lust ist eine schöpferische Lust (Bakunin). Einige Formen der Revolution: Tyrannenmord, Absetzung einer Herrschergewalt, Etablierung einer Religion, Zerbrechen alter Tafeln (in Konvention und Kunst), Schaffen eines Kunstwerks; der Geschlechtsakt. Einige Synonyma für Revolution: Gott, Leben, Brunst, Rausch, Chaos.
Laßt uns chaotisch sein! [69]
Erich Mühsam

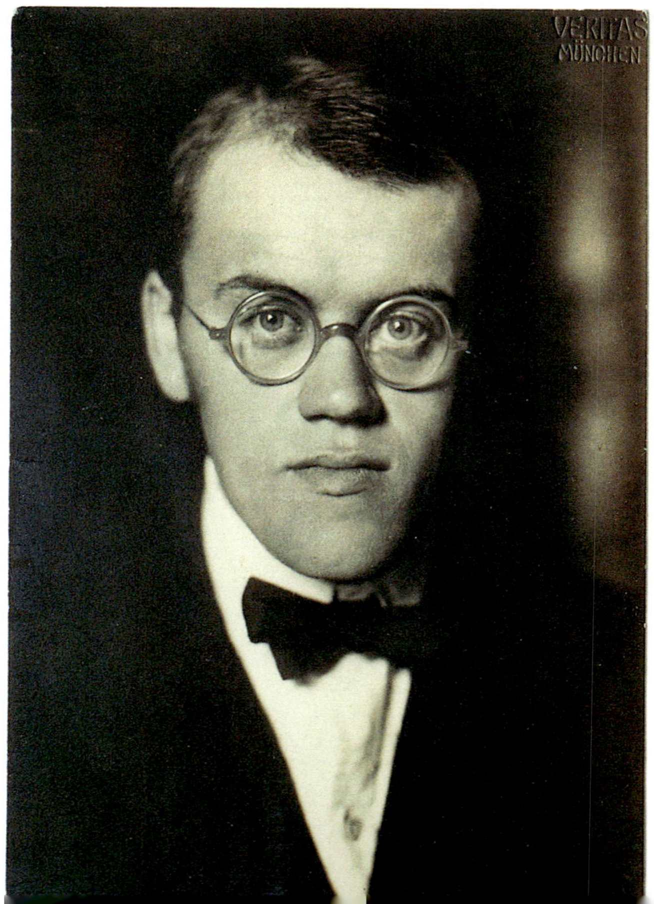

131

Revolution

Auflage 3000 | Zweiwochenschrift | Preis 10 Pfg.
Jahrgang 1913 | Verlag: Heinrich F. S. Bachmair
Nummer 1 | München | 15. Oktober

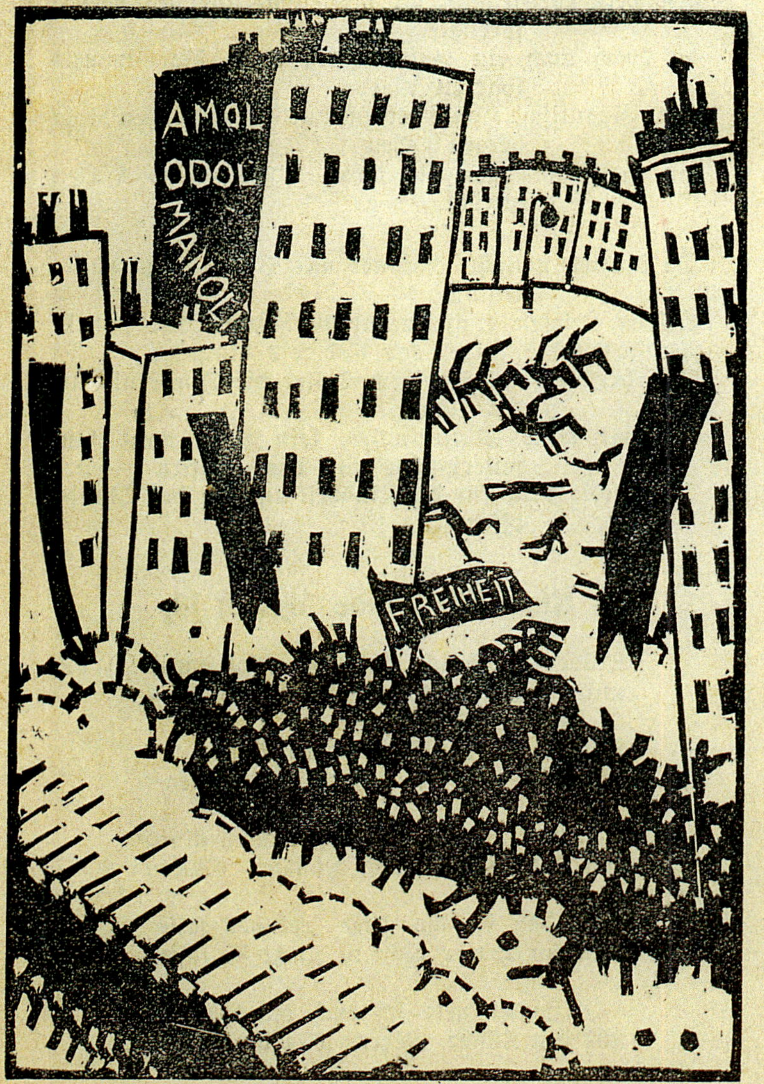

Richard Seewald: Revolution
(Original-Holzschnitt)

Inhalt:

Richard Seewald: Revolution — Johannes R. Becher: Freiheitlied — Erich Mühsam: Revolution — Hugo Ball: Der Henker — Leonhard Frank: Der Erotomane und diese Jungfrau — Klabund: Drei Gedichte — Fritz Lenz: Das endlose Sein — emmy hennings: Jch bin zu gleicher Zeit — Hans Harbeck: Georg Büchner — Franz Blei: über Maurice Barrès — Kurt Hiller: Alfred Kerr — Adam: Die katholischen Gegenfüßler — Leybold: Der Vortragsreisende Roda Roda — Klabund: Das Herz der Lasker — Bachmair: Die Aufregung in Wien — Notizen.

Mitarbeiter:

Adam, Hugo Ball, Johannes R. Becher, Gottfried Benn, Franz Blei, Max Brod, Friedrich Eisenlohr, Engert, Leonhard Frank, John R. v. Gorsleben, emmy hennings, Kurt Hiller, Friedrich Markus Hübner, Philipp Keller, Klabund, Else Lasker-Schüler, Jwan Lazang, Erich Mühsam, Heinrich Nowak, Karl Otten, Sebastian Scharnagl, Richard Seewald und andere.

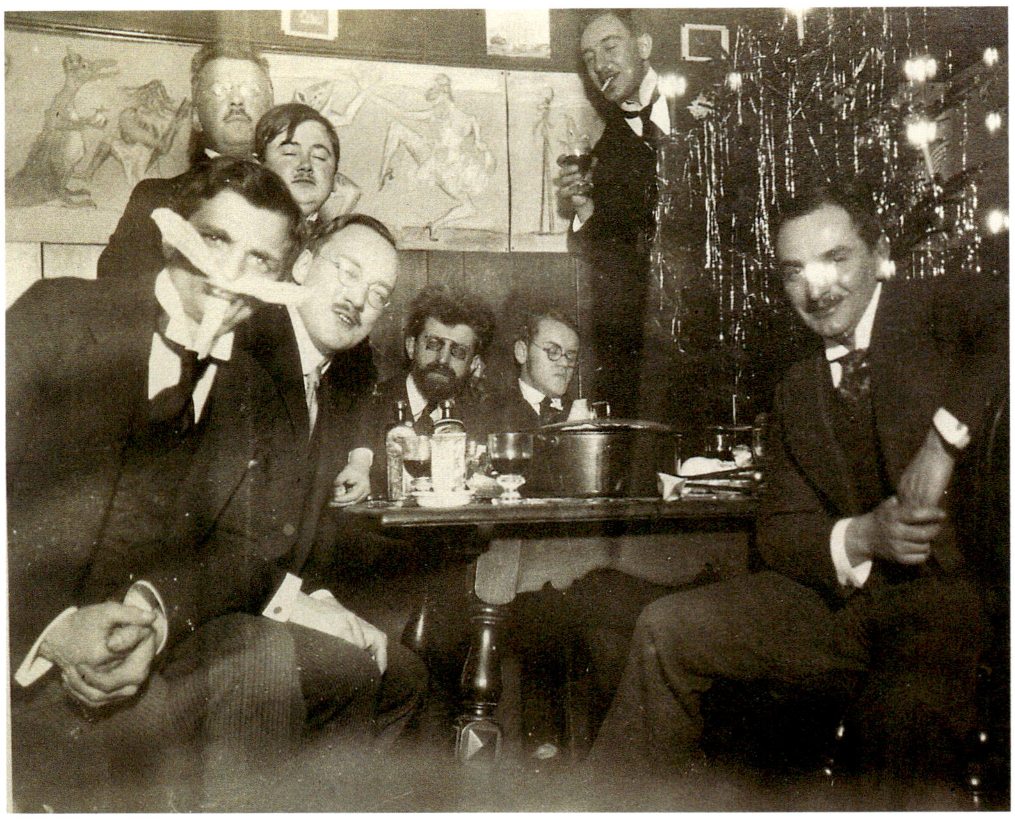

133

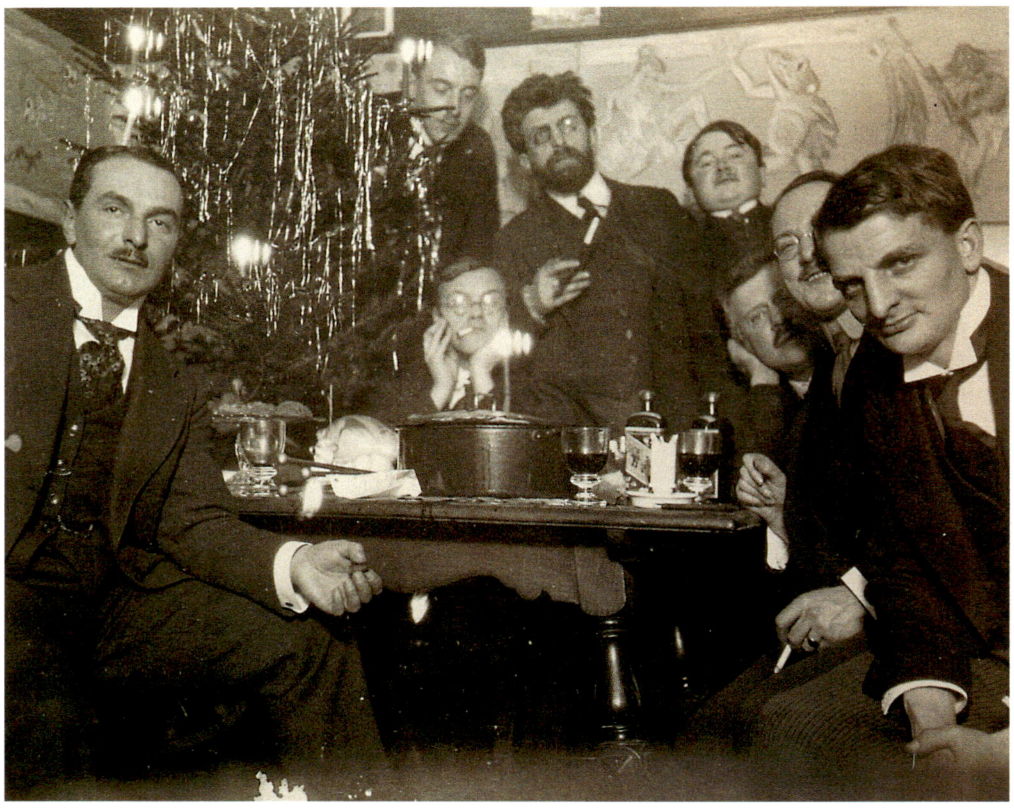

134

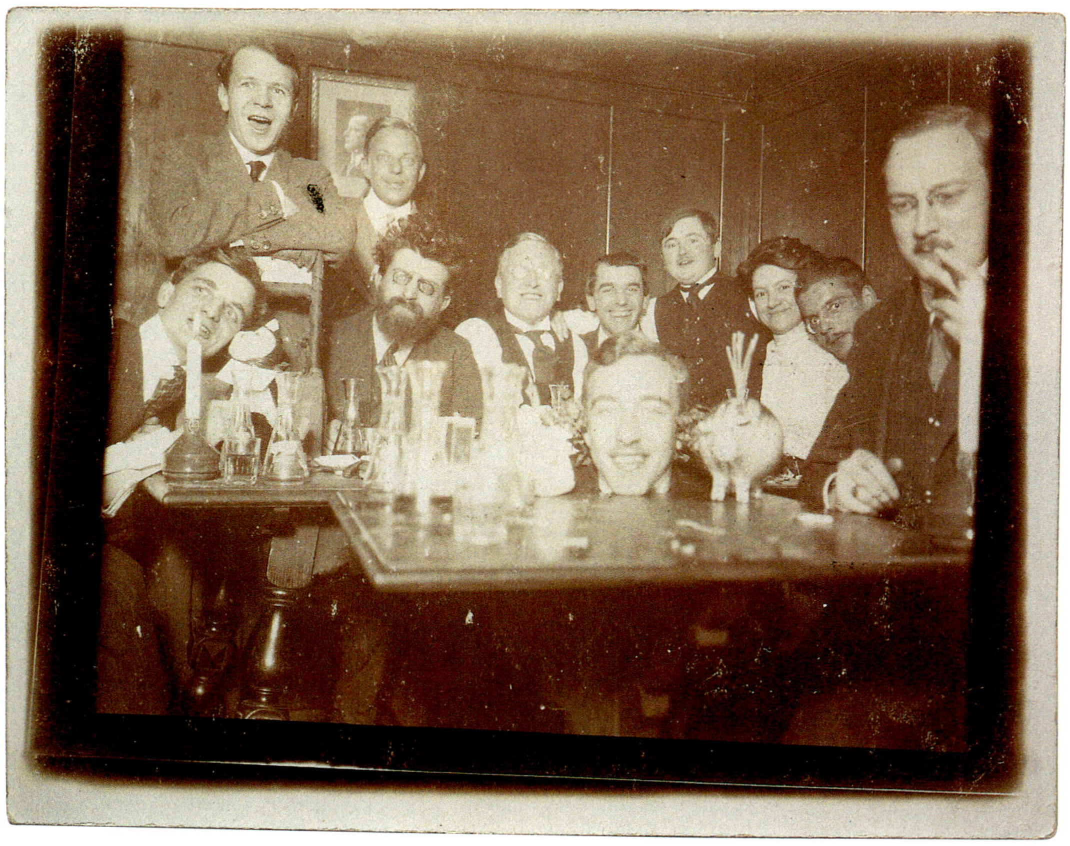

135

133 Weihnachten in der privaten Kegelgesellschaft von Max Halbe. Zu Gast sind Joachim Ringelnatz (vorne links), Rolf von Hoerschelmann (hintere Reihe zweiter von links), Erich Mühsam (in der Mitte am Tisch sitzend) und Heinrich F. S. Bachmair (rechts neben Mühsam).
Fotografie um 1913

134 Weihnachtsfeier der Kegelgesellschaft von Max Halbe. Zu Gast sind Joachim Ringelnatz (vorne links), Erich Mühsam (in der Mitte stehend), Rolf von Hoerschelmann (vierter von links) und Heinrich F. S. Bachmair (in der Mitte sitzend).
Fotografie um 1913

135 Kegelbrüder bei Max Halbe unter sich. Sitzend links: Joachim Ringelnatz. Daneben: Erich Mühsam. In der Raumecke: Rolf von Hoerschelmann.
Fotografie um 1913

Mit einer kleinen Erbschaft der Großeltern mütterlicherseits zum Studium der Kunst nach München-Schwabing

Alfred Kubin kommt 1898 nach München, mietet sich ein an der Theresienstraße 108, lernt den Schriftsteller Max Dauthendey kennen, der ihn mit anderen Dichtern bekannt macht. Er verkehrt über Otto Julius Bierbaum und Franz Blei im Haushalt Alfred Walter Heymels, in dessen luxuriös ausgestatteter Wohnung an der Leopoldstraße 4 die Zeitschrift *Insel* herausgegeben wird. An der Akademie der bildenden Künste bleibt er nicht lange. Er besucht die Zeichenklasse von Professor Nikolaus Gysis, dem Vater zuliebe, weil dieser ihm die akademische Ausbildung ans Herz legte. Doch der Kunststudent orientiert sich eher am Bestand öffentlicher Sammlungen. Im Herbst 1899 sieht er in der Graphischen Sammlung den Zyklus *Paraphrase über den Fund eines Handschuhs* von Max Klinger. Von da an findet Kubin seine Art, Visionen zeichnerisch umzusetzen. An einem Herbstabend des Jahres 1901 trifft er auf den Verleger Hans von Weber. Sie begegnen sich im Café Stefanie. Der Verleger ist in Begleitung von Frank Wedekind, Max Halbe und Eduard Graf von Keyserling. Hans von Weber ist beeindruckt von der Dichte und Dramatik in den Zeichnungen des jungen Künstlers. Er entscheidet sich zur Herausgabe einer Mappe mit fünfzehn Blättern, die der Verleger bei der Firma Obernetter als Lichtdruck auf einem eigens dem schweren Zollbütten nachgebildeten Papier tausendmal und auf kaiserlichem Japan hundertmal reproduzieren läßt. Das Mappenwerk war aus der Sicht des Verlegers kein Geschäft. Elf Bestellungen! Trotzdem beginnt mit der Weber-Mappe für Kubin der Aufstieg zum erfolgreichen Künstler, der nun, nachdem die Erbschaft verbraucht, vom Verkauf seiner Blätter leben kann.

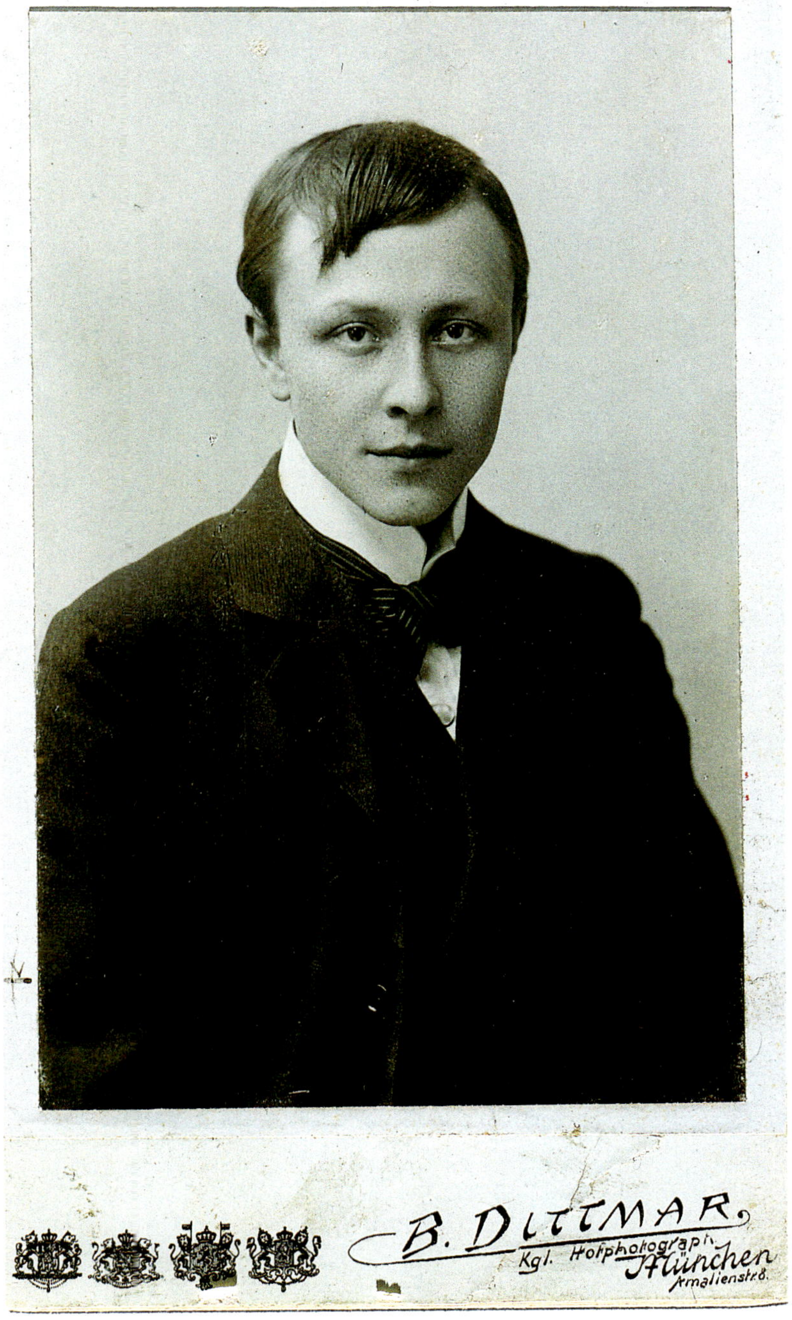

136

136 Alfred Kubin im Alter von einundzwanzig Jahren, als er 1898 in München ankommt. Zuerst besucht er die Malschule Ludwig Schmidt-Reutte, dann beginnt er das Studium der Kunst an der Königlich Bayerischen Akademie der bildenden Künste

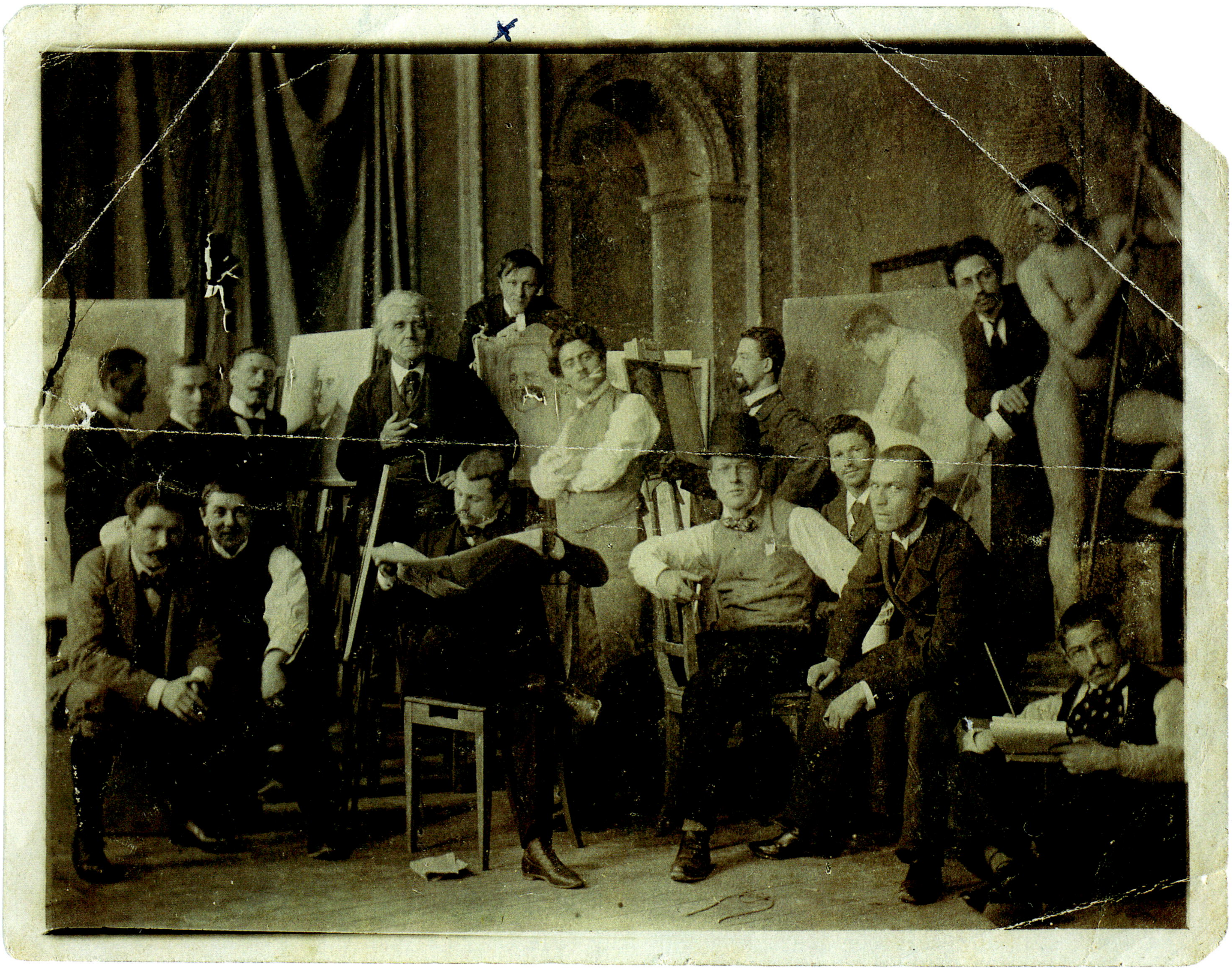

137

137 Alfred Kubin schreibt sich bei Professor Nikolaus Gysis ein, bleibt aber nur kurze Zeit. Der Besuch der Akademie „geschah mehr auf Anregung meines Vaters, welcher wünschte, daß ich eine Staatliche Anstalt besuchen sollte. Ich ging aber nur selten hin und arbeitete in der Akademie nicht allzuviel." [70] In der Mitte hinten: Alfred Kubin. Links daneben: Professor Gysis

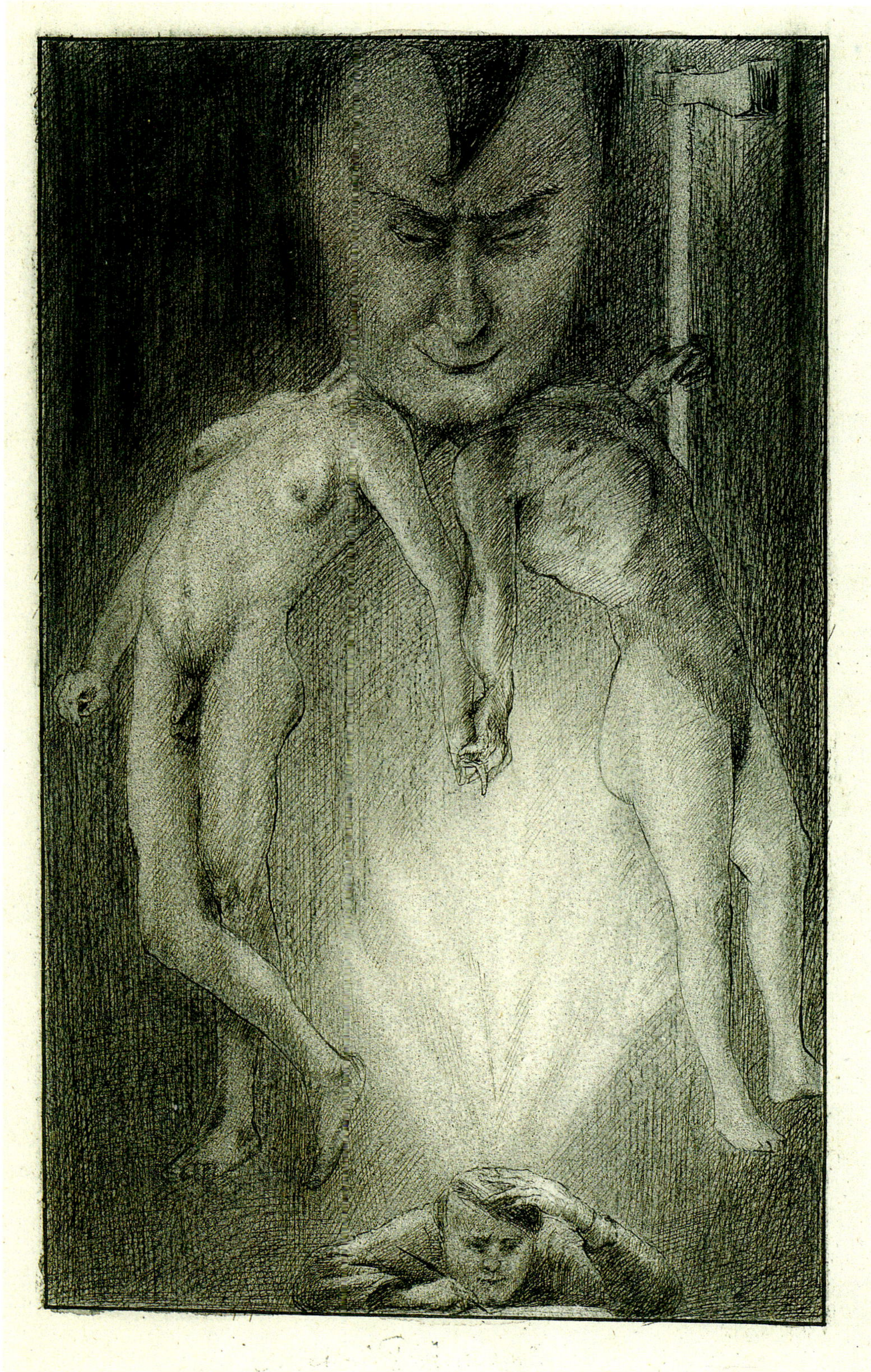

138

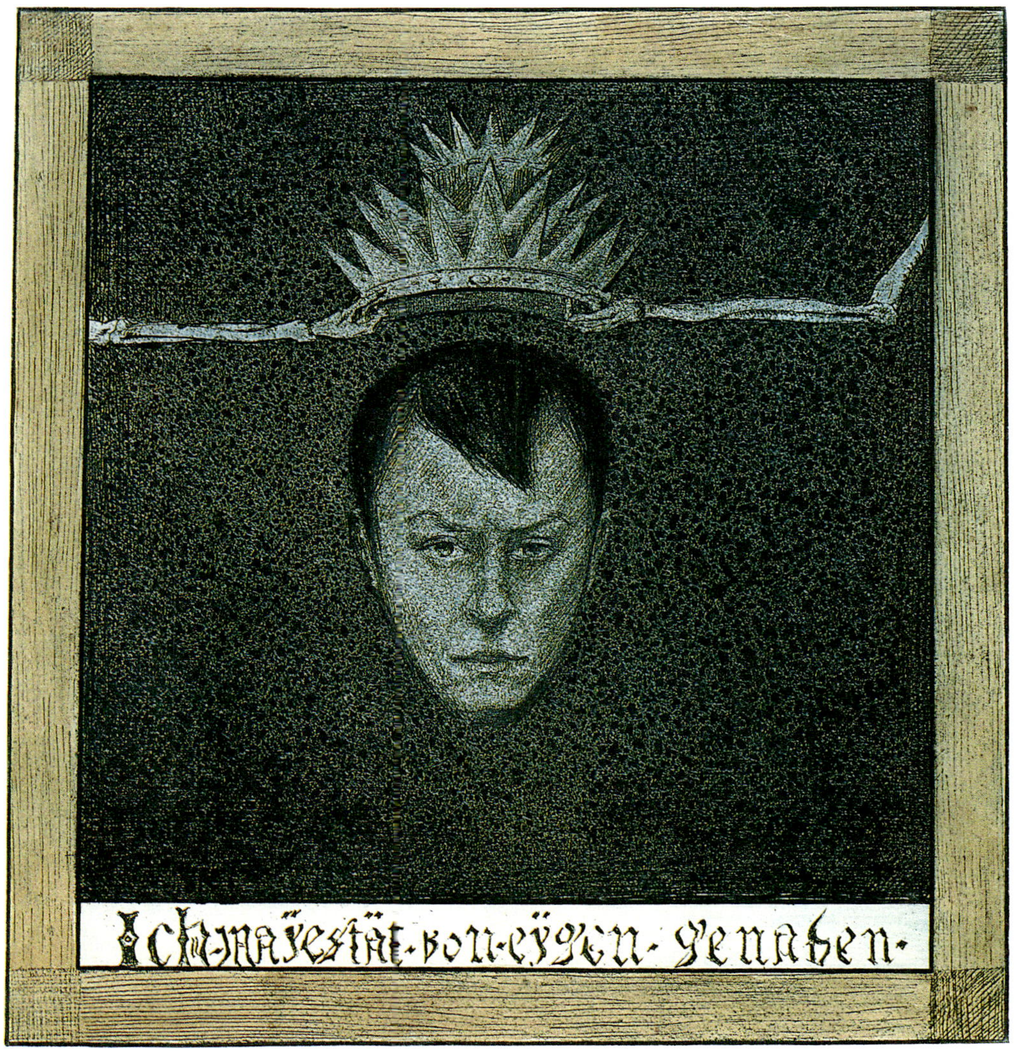

139

138 *Mein Dämon*. Selbstporträt von Alfred Kubin, *entstanden 1899*

139 *Ich Majestät von eygen Genaden*. Selbstporträt von Alfred Kubin, *entstanden um 1901/02*

140 Alfred Kubin. Fünfzehn Faksimiledrucke nach lavierten und gespritzten Tuschfederzeichnungen. Umschlag der sogenannten Weber-Mappe, *1903*

141 Innentitel der Weber-Mappe, *1903*

140

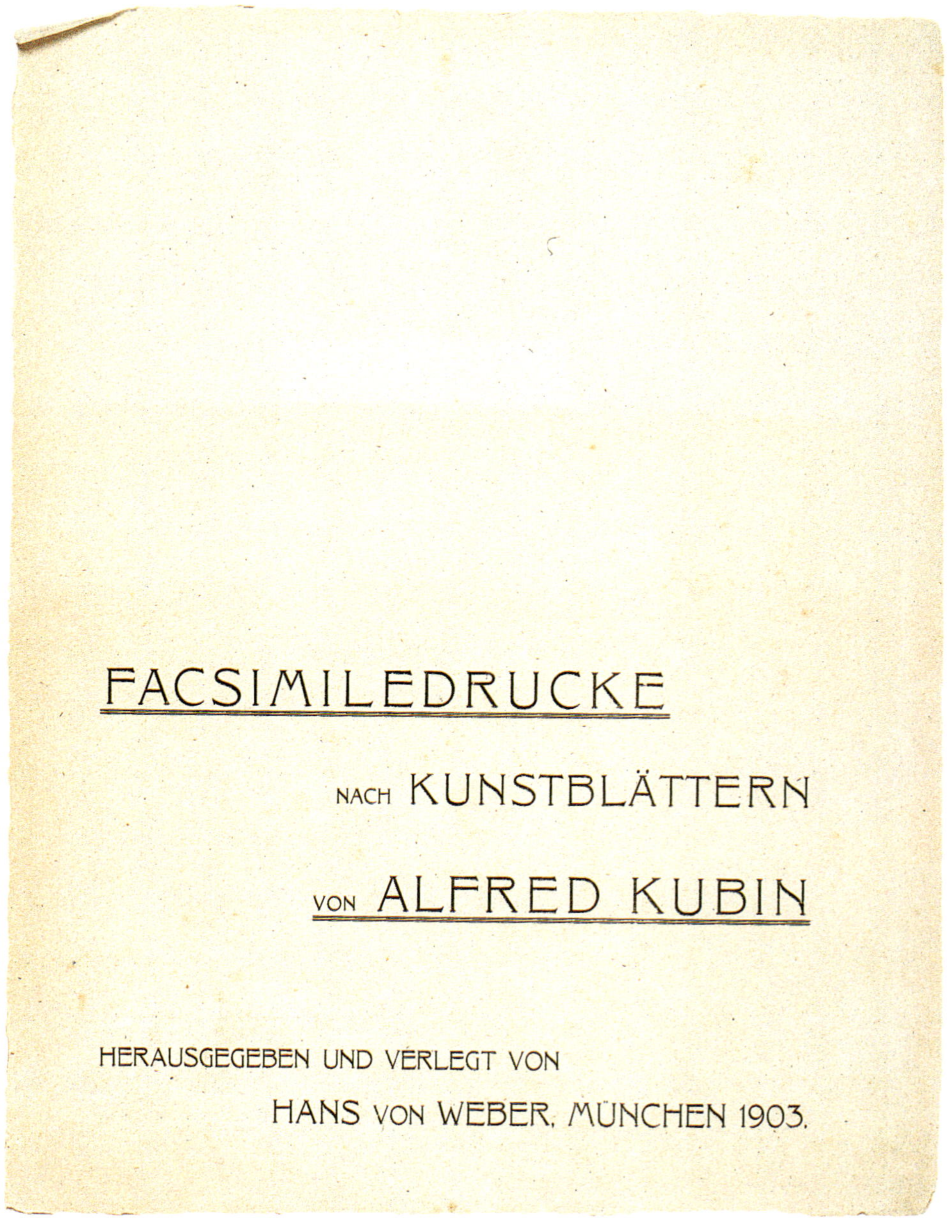

141

142 Alfred Kubin, *1902*

143 Der Verleger Hans von Weber in seiner Wohnung, *1902*. Alfred Kubin erinnert sich: „Dann besuchte mich eines Tages ein Liebhaber origineller Kunst, Herr von Weber, dem meine Sachen so gut gefielen, daß er gleich achtundvierzig Stück auf einmal mitnahm. Von da an ging es rasch vorwärts. Eine Menge Menschen kamen in mein kleines Zimmer in der Theresienstraße, alle interessierten sich lebhaft für meine Produktion, und viele kauften, so daß ich in kurzer Zeit im Besitz von sechs Tausendmarkscheinen war. Hans von Weber aber, mit dem ich gut Freund geworden war, ließ 1903 eine Mappe mit fünfzehn Reproduktionen nach meinen Blättern machen, die mich weiteren Kreisen bekannt machte und auch gut rezensiert wurde. Das war ein Jubel!" [71]

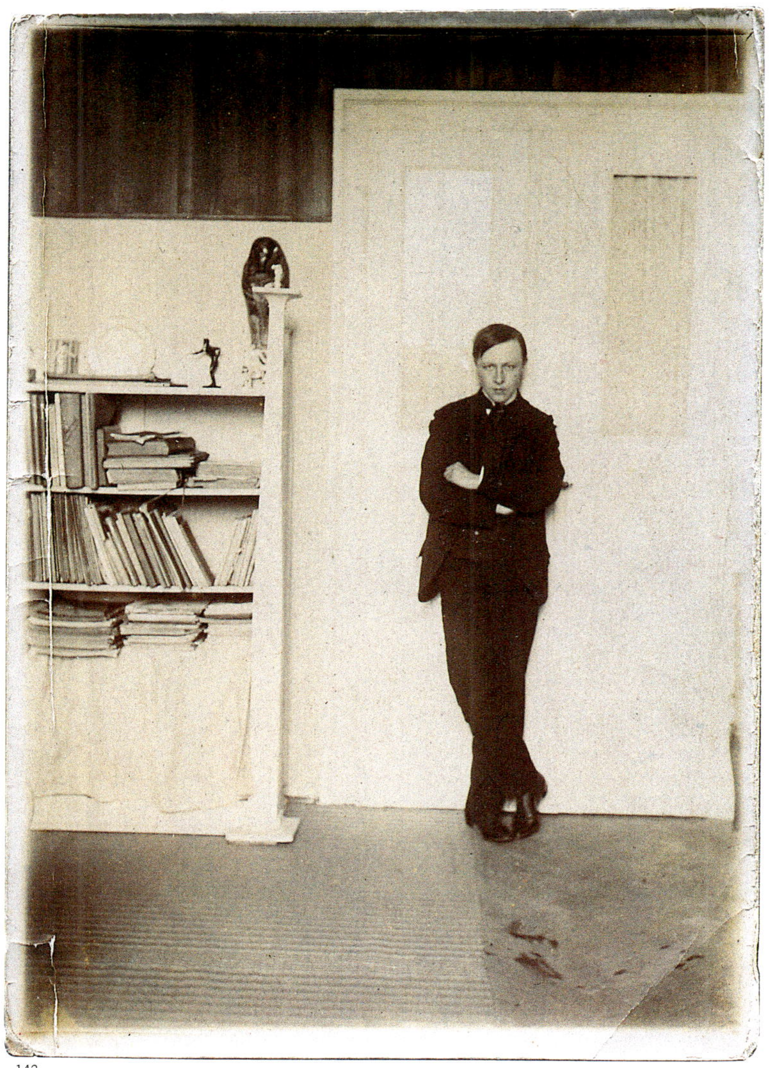
142

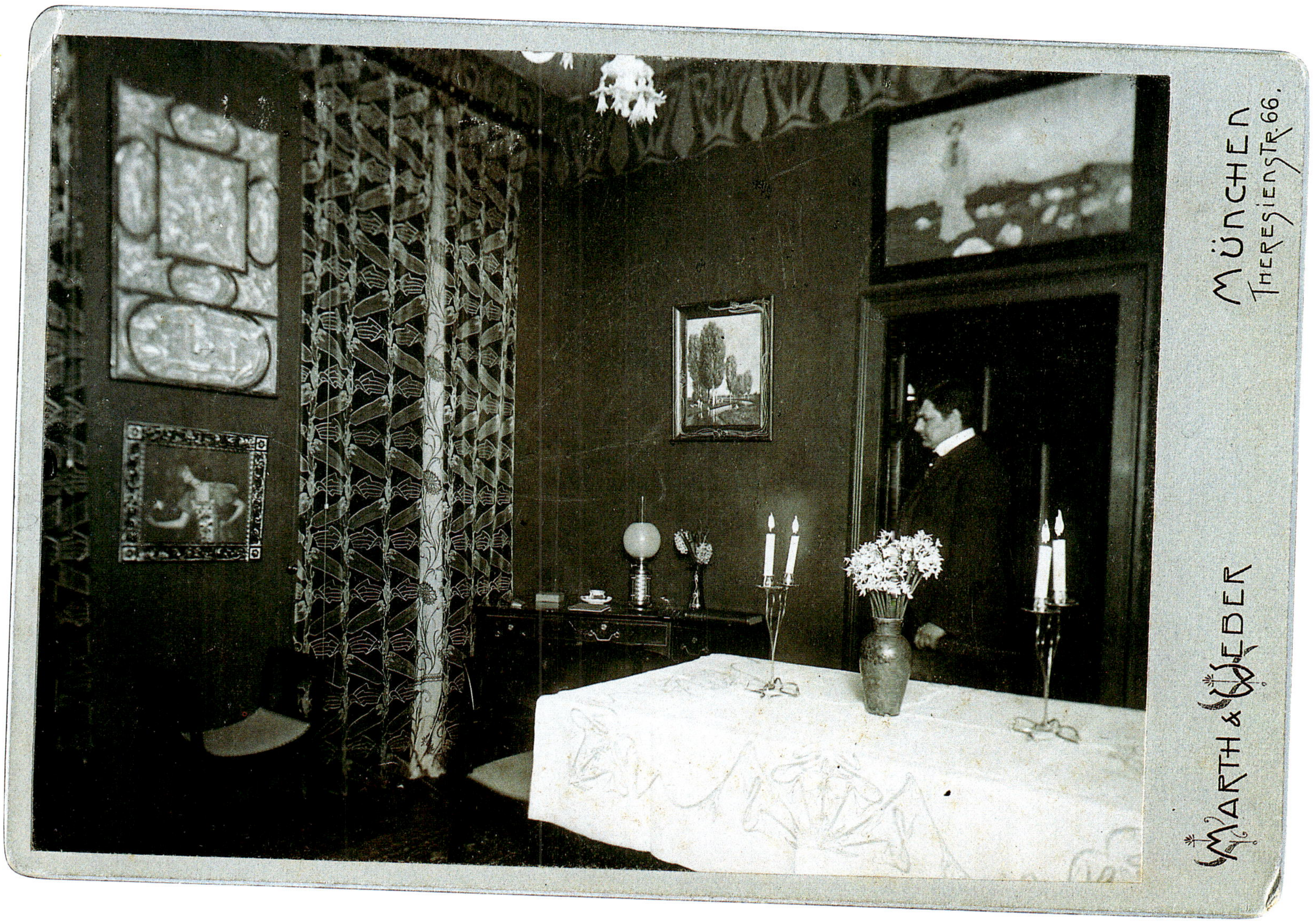

143

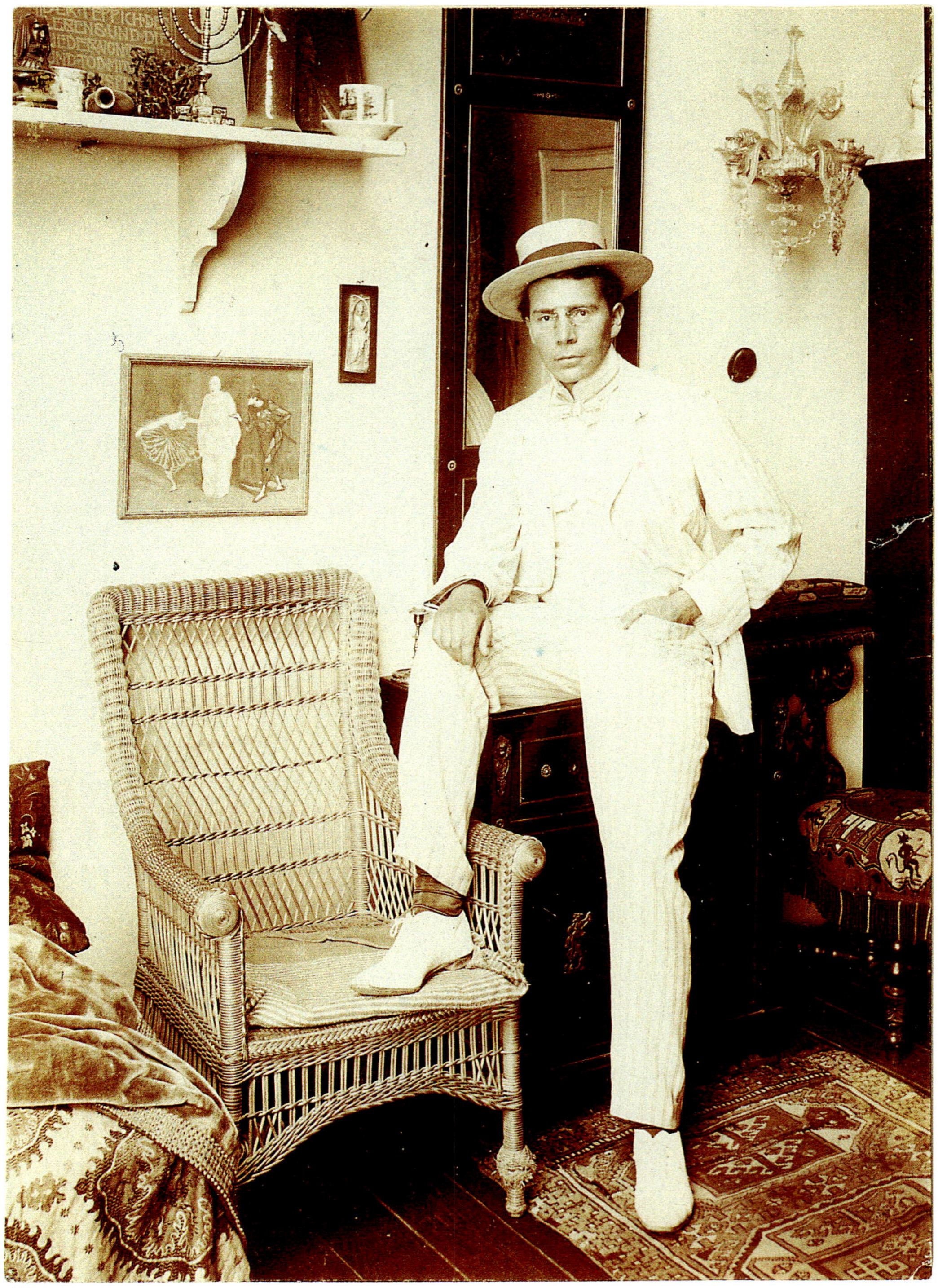

144

144 1903 lernt Alfred Kubin den Schriftsteller Oscar A. H. Schmitz kennen. Er heiratet dessen Schwester Hedwig Schmitz und zieht zu ihr in die Mandlstraße 1. Für den Schwager entwirft er 1906 den Umschlag von dessen *Don Juan Casanova und andere erotische Charactere*. 1913 illustriert er dessen Erzählungen, die unter dem Titel *Haschisch* im Verlag Georg Müller erscheinen

145 Innentitel der Erzählungen *Haschisch* von Oscar A. H. Schmitz mit einer Illustration Alfred Kubins, 1913

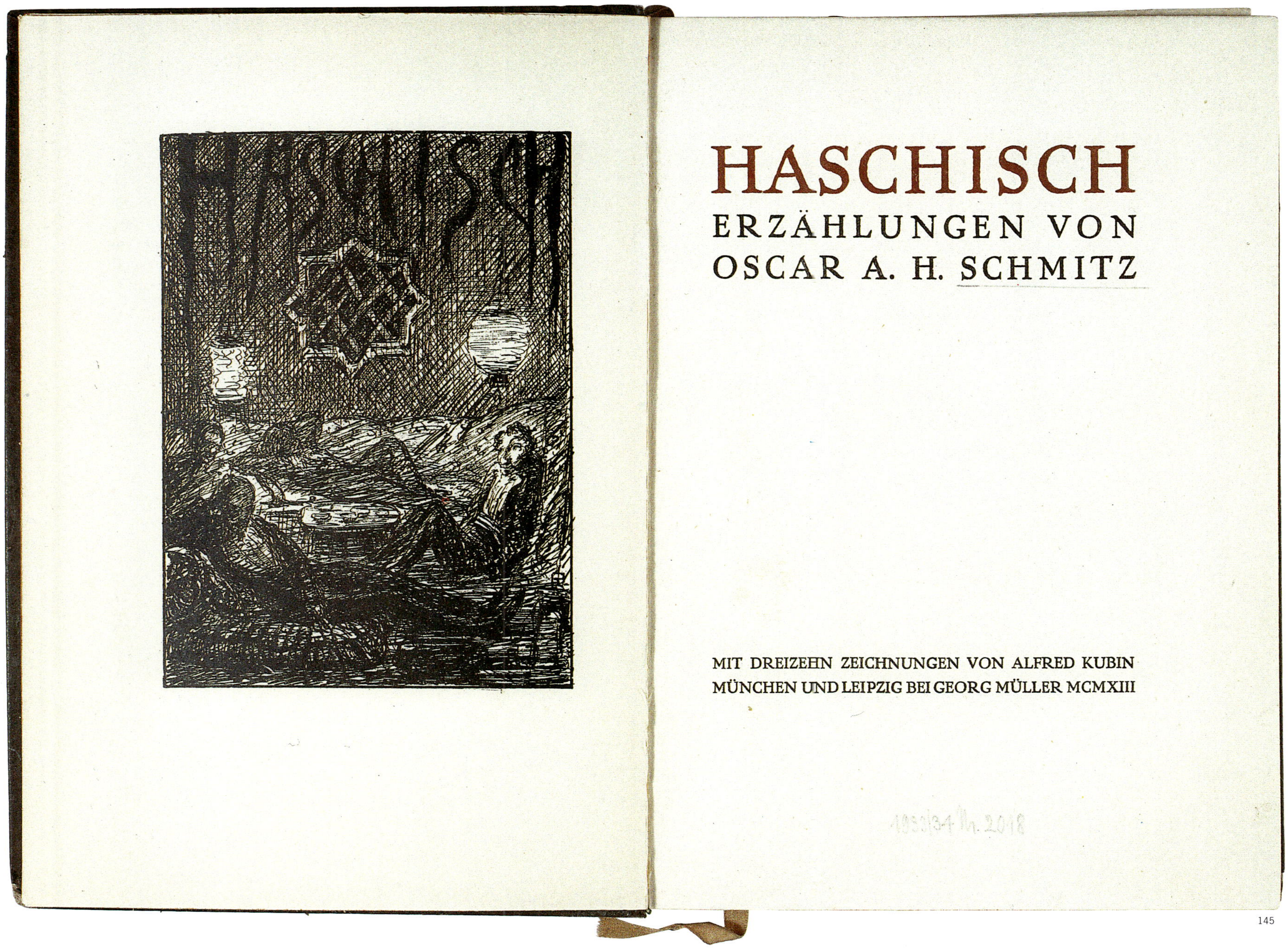
HASCHISCH
ERZÄHLUNGEN VON
OSCAR A. H. SCHMITZ

MIT DREIZEHN ZEICHNUNGEN VON ALFRED KUBIN
MÜNCHEN UND LEIPZIG BEI GEORG MÜLLER MCMXIII

145

**So seht Ihr unser Bühnlein geben
Ein winzig Bild vom großen Leben:
Ein bißchen Ernst, ein bißchen Spott**

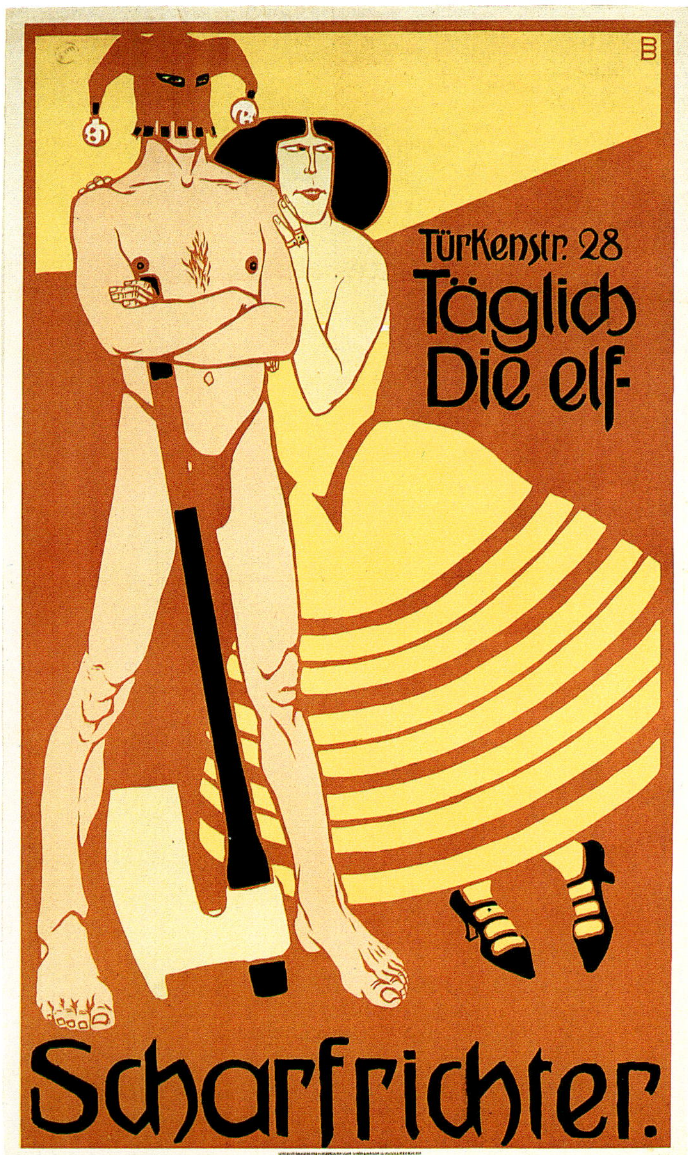

146

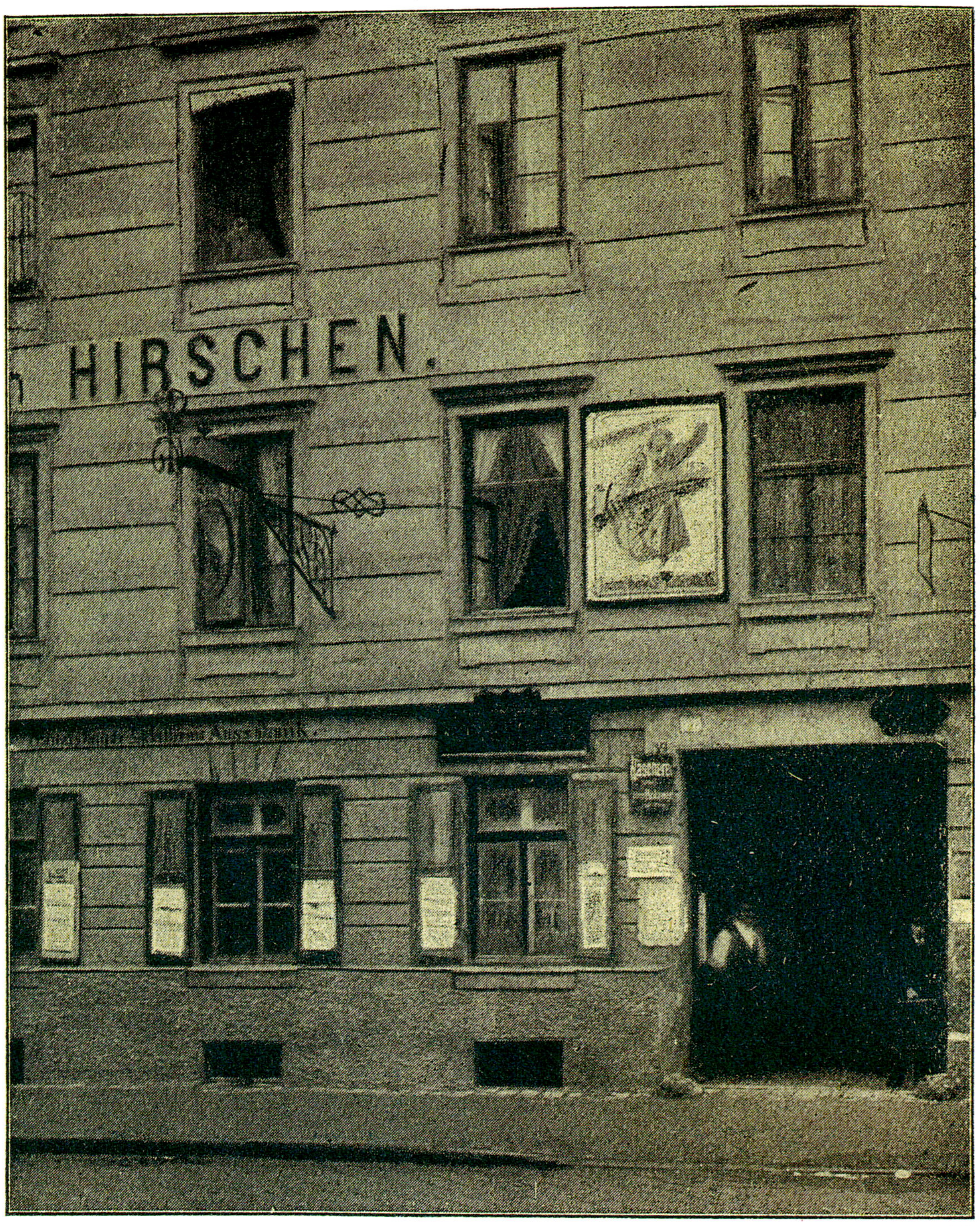

147

Am Abend des 13. April 1901 treten die Elf Scharfrichter zum ersten Mal in ihrem selbst gegründeten Brettl auf. Der Scharfrichter Till Blut, mit bürgerlichen Namen Wilhelm Hüsgen und hauptberuflich Bildhauer, erinnert sich: "In der Türkenstr. No. 81, in der Nähe des späteren Simpl, einige Häuser weiter zur Adalbertstr. hin, war das Weinbeisel ‚Die Dichtelei'. Hier trafen sich in einem Nebenraum, an einem bestimmten Tage der Woche, einige junge Künstler zu sogenannten Lumpenabenden. Wir wurden bedient von der Kellnerin Kathi – Kathi Kobus – die nachher als Simplwirtin zur Berühmtheit gelangte. Es ist schwer nach 50 Jahren zu sagen, wer zu diesem Kreis gehörte. Sicher aber waren da zunächst: Otto Falckenberg mit seinem Freund Konsbrück, dann Richard Scheid, alle drei aus Koblenz. Ferner der

146 Türkenstr. 28 Täglich die elf Scharfrichter.
Plakat von Bruno Paul, 1903

147 Gegenüber der Türkenkaserne im Rückgebäude des Wirtshauses *Zum Hirschen* haben die elf Scharfrichter ihr Quartier aufgeschlagen

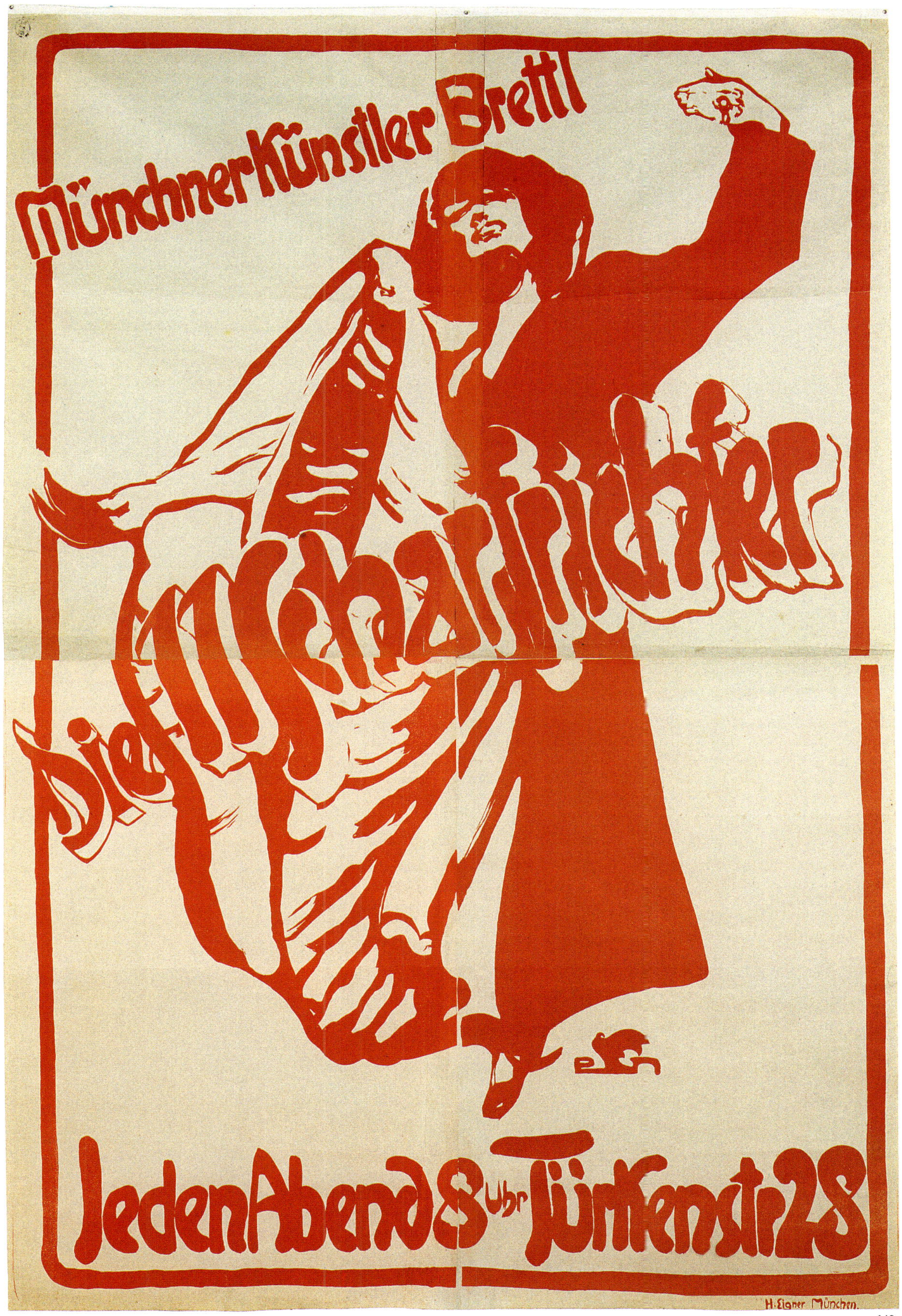

148

polnische Maler Jan Wysocki (Rudolf Wilkes Vagabund, auf einem Scharfrichter Programm mit den Schelmenliedern, stellt Wysocki in der Karikatur dar). Etwas später kamen hinzu Leo Greiner und Robert Kothe. Wieder nach einiger Zeit Marc Henry und Marya Delvard. Mein Jugendfreund Fritz Wahl, wie ich aus Barmen stammend, bestätigte mir kürzlich, daß auch er mit seiner Freundin Anne zu diesen Lumpen gehörte. Zuletzt weiß ich noch Georg O. Artaval aus Hamburg, Student an der technischen Hochschule, Mönch in Jerusalem, Schriftsteller in Rom, Maler in München, dann Bildhauer in München, Astrologe in Paris und wieder Bildhauer

148 Plakat für die Anschlagstafel am Gasthof *Zum Hirschen* an der Türkenstraße 28

in München. Aus diesen Lumpen wurden die ersten Scharfrichter: Falckenberg, Kothe, Greiner, Henry, Hüsgen. Bald kamen wir nicht nur wöchentlich, sondern täglich und nächtlich zusammen und zwar zumeist im Café Stefanie (Café Größenwahn). Als die Zahl Elf erreicht war, wurde tagelang beraten, wie wir unser geplantes Unternehmen nennen sollten. Nach unzähligen Vorschlägen einigten wir uns auf *Scharfrichter* und um nicht über Elf Mitglieder hinauszugehen schlug Falckenberg *Elf Scharfrichter* vor.
Wer war dabei? Nennen wir zunächst die elf Gründer:

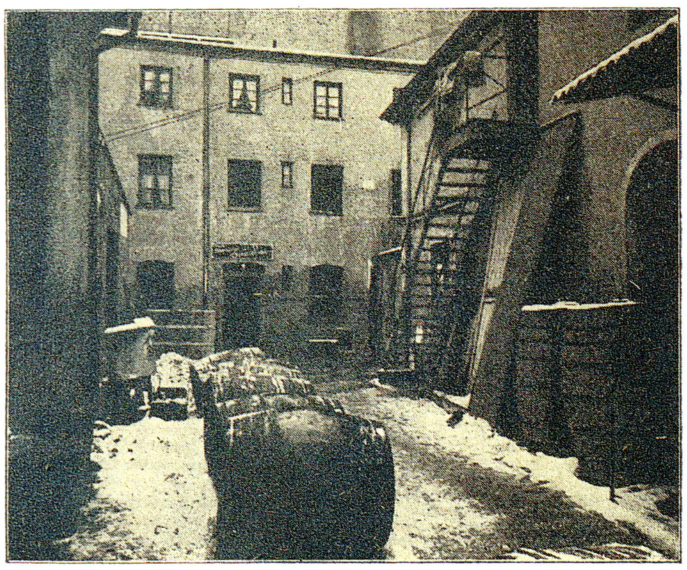
149

Robert Kothe (Frigidius Strang)
Max Langheinrich (Max Knax)
Richard Weinhöppel (Hannes Ruch)
Otto Falckenberg (Peter Luft)
Leo Greiner (Dionysius Tod)
Wilhelm Hüsgen (Till Blut)
Victor Frisch (Gottfried Still)
Marc Henry (Balthasar Starr)
Willy Rath (Willibaldus Rost)
Willi Oertel (Serapion Grab)
Ernst Neumann (Kaspar Beil)

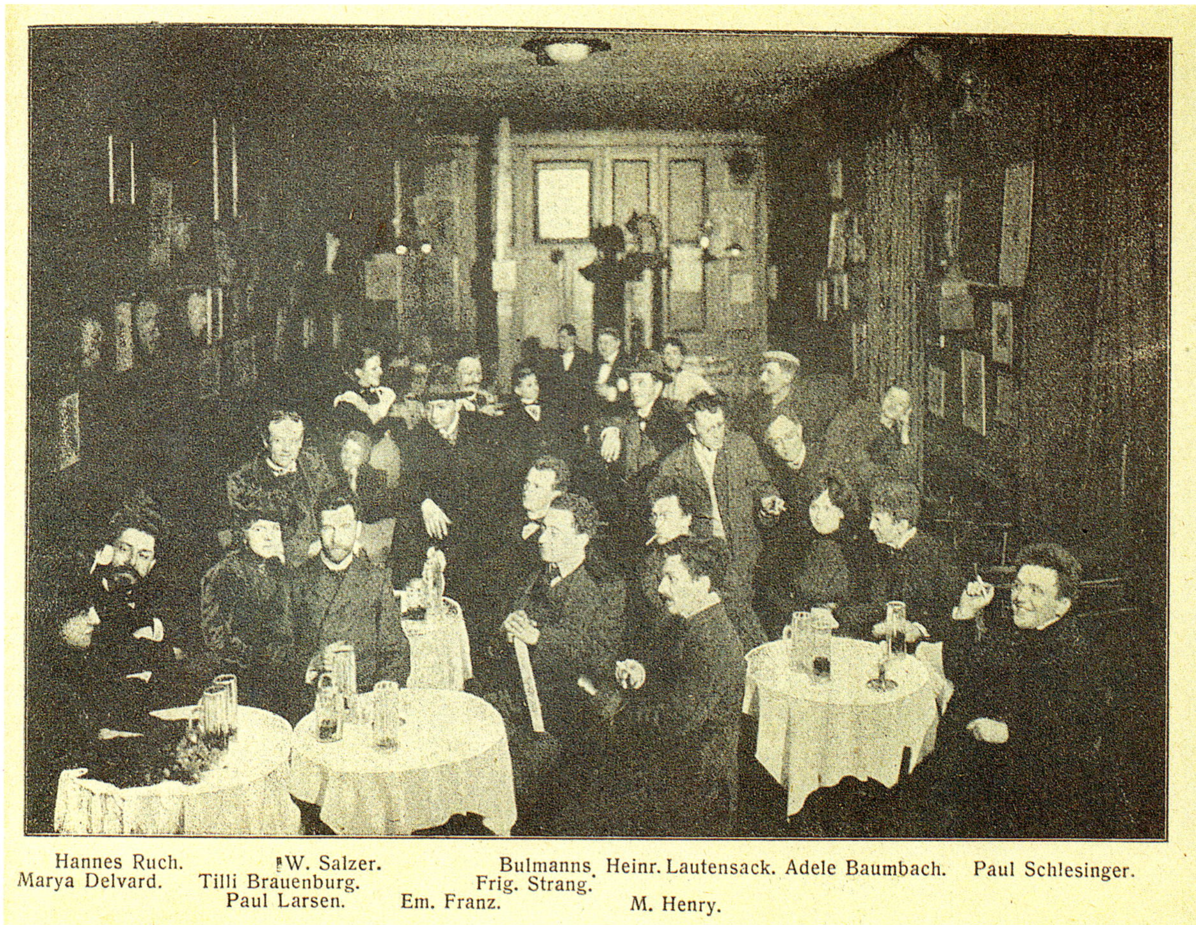

150

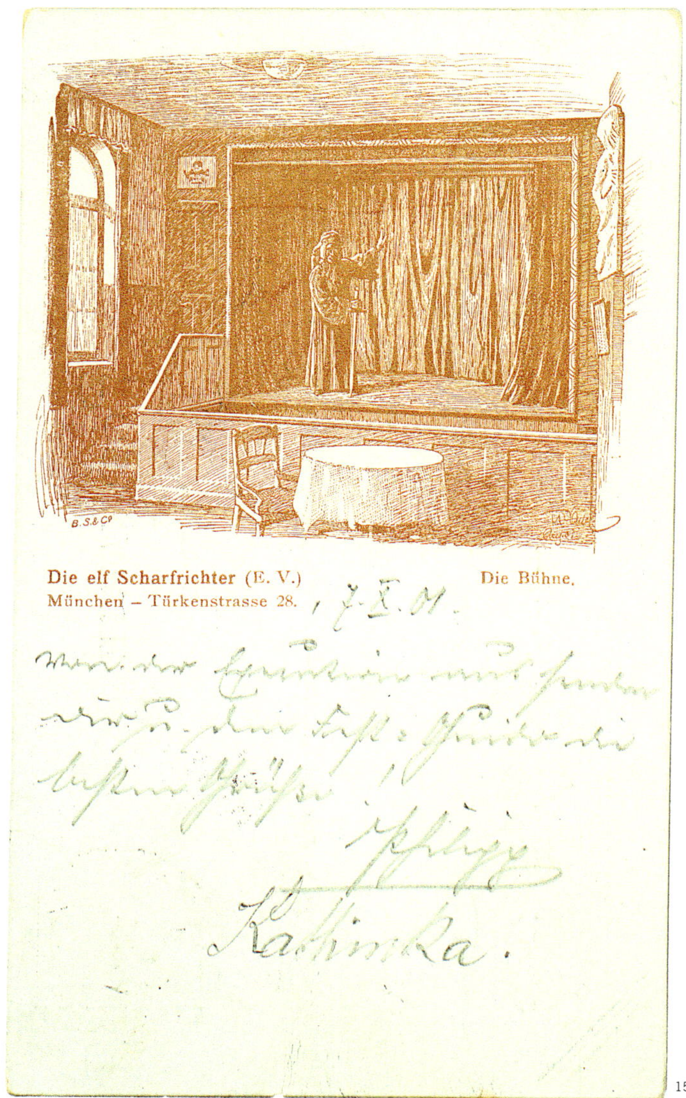

151

Dazu kamen die vier Henkersknechte Waldemar Hecker, Hans Langheinrich, ein Bruder von Max L., Heinrich Lautensack und Reinhard Piper der spätere Verleger. An weiblichen Mitwirkenden: Marya Delvard, Friederike Gutmann-Umlauft, Olly Bernhardi, Ria Classen, Jella Wagner, Adele Baumbach, Tilli Brannenburg. Später kamen hinzu, für den ausscheidenden Willy Rath Frank Wedekind unter eigenem Namen. Außerdem Hanns von Gumppenberg (Jodok) und Ludwig Scharf. Mitwirkende waren noch: Hans Dorbe, Emil Mantels (Arcus Troll), Paul Schlesinger, Paul Larsen, Bernhard Rehse und Frau, Emanuel Franz, Muhry, Schatten, Franz Kaibel, Marie von Bülow, Leonhardt Bulmans, Clément-George, Karl Neubert, dann die Frauen der Scharfrichter Frau Wanda Falckenberg, Frau Fanny Kothe, Frau Rath. Weiterhin: Senta Mahaleth, Else Gäbler, Hans Blum, Karl Lion, Hans Styx (Stavenhagen) und Ernst Stern, der als Schnellmaler auftrat, Rolf Ruff, sowie die Maler Heinrich Rettig und Fritz Quidam." [72]

149 Der Hof mit dem Eingang zum Sekretariat und zur Bühne der Elf Scharfrichter, *1903*

150 Einige Mitglieder des Ensembles der Elf Scharfrichter im Zuschauerraum ihres Brettls. Von links nach rechts: Marya Delvard, Hannes Ruch, Tilli Brauenburg, W. Salzer, Paul Larsen, Bulmanns (stehend mit Hut), Frigidius Strang, Em. Franz, Heinrich Lautensack (mit Zigarette), davor Marc Henry, Adele Baumbach und ganz rechts Paul Schlesinger

151 Die Bühne der Elf Scharfrichter. *Postkarte mit Poststempel vom 8. Oktober 1901*

152 Programmheft der Elf Scharfrichter. Entwurf des Titels: Arpad Schmidhammer, Oberregie: Dionysius Tod, Musikalischer Leiter: Hannes Ruch, Kapellmeister: Leonhardt Bulmans, Vignetten: Kaspar Beil, Dekoration: Franz Muhry

153 Die Scharfrichter nehmen kein Geld für den Eintritt, sondern verlangen eine Gebühr für die Garderobe, um den Status einer Vereinsveranstaltung zu bewahren. So konnte die Steuer übergangen werden. Die Einnahmen sind nicht sehr hoch, weil nur hundert Gäste Platz haben. Manchmal gibt es sogenannte Ehrenexekutionen, für die extra bezahlt werden muß. Auch Mäzene setzen sich für das Brettl ein, z.B. der Kunstmaler Franz von Stuck, der Bierbrauer Pschorr und der Verleger Georg Hirth

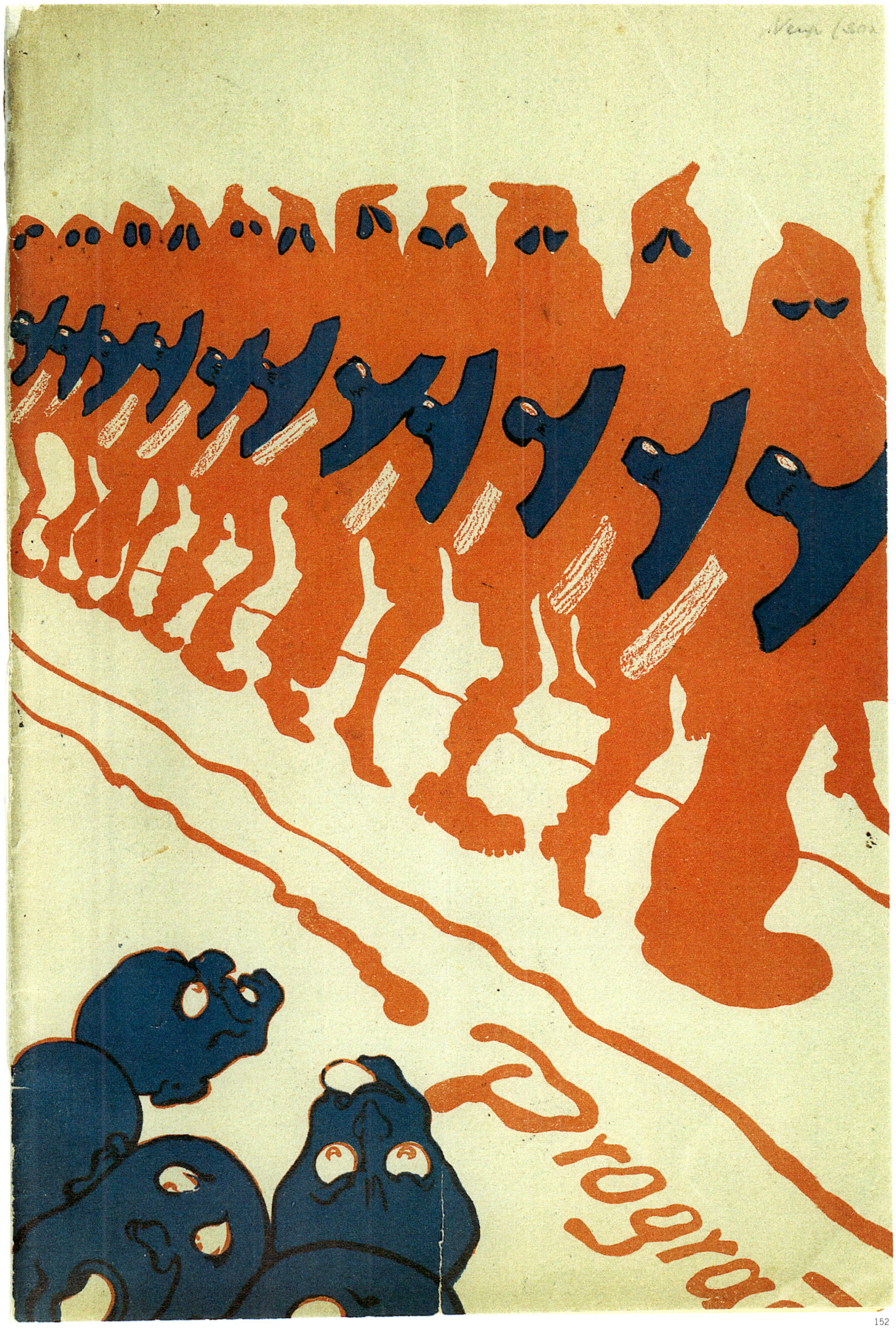

152

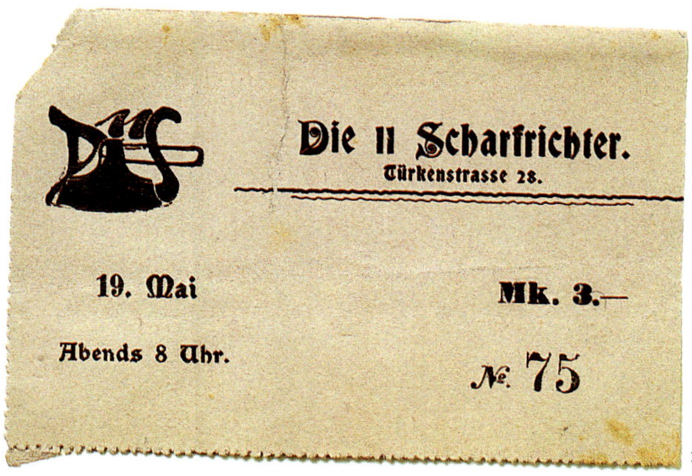

153

Erbauet ragt der schwarze Block,
Wir richten scharf und herzlich,
Blutrotes Herz, blutroter Rock
All unsere Lust ist schmerzlich.
Wer mit dem Tag verfeindet ist,
Wird blutig exequieret,
Wer mit dem Tod befreundet ist,
Mit Sang und Kranz gezieret.[73]
Dionysius Tod

154 Auftritt der Elf Scharfrichter, *1902.*
Es ertönt der Scharfrichter-Marsch für Chor, Solo und Orchester. Musik: Hannes Ruch. Der Text stammt aus der Feder des Dionysius Tod

155 Postkarte für Besucher des Künstlerbrettls, ediert vom Scharfrichter-Verlag

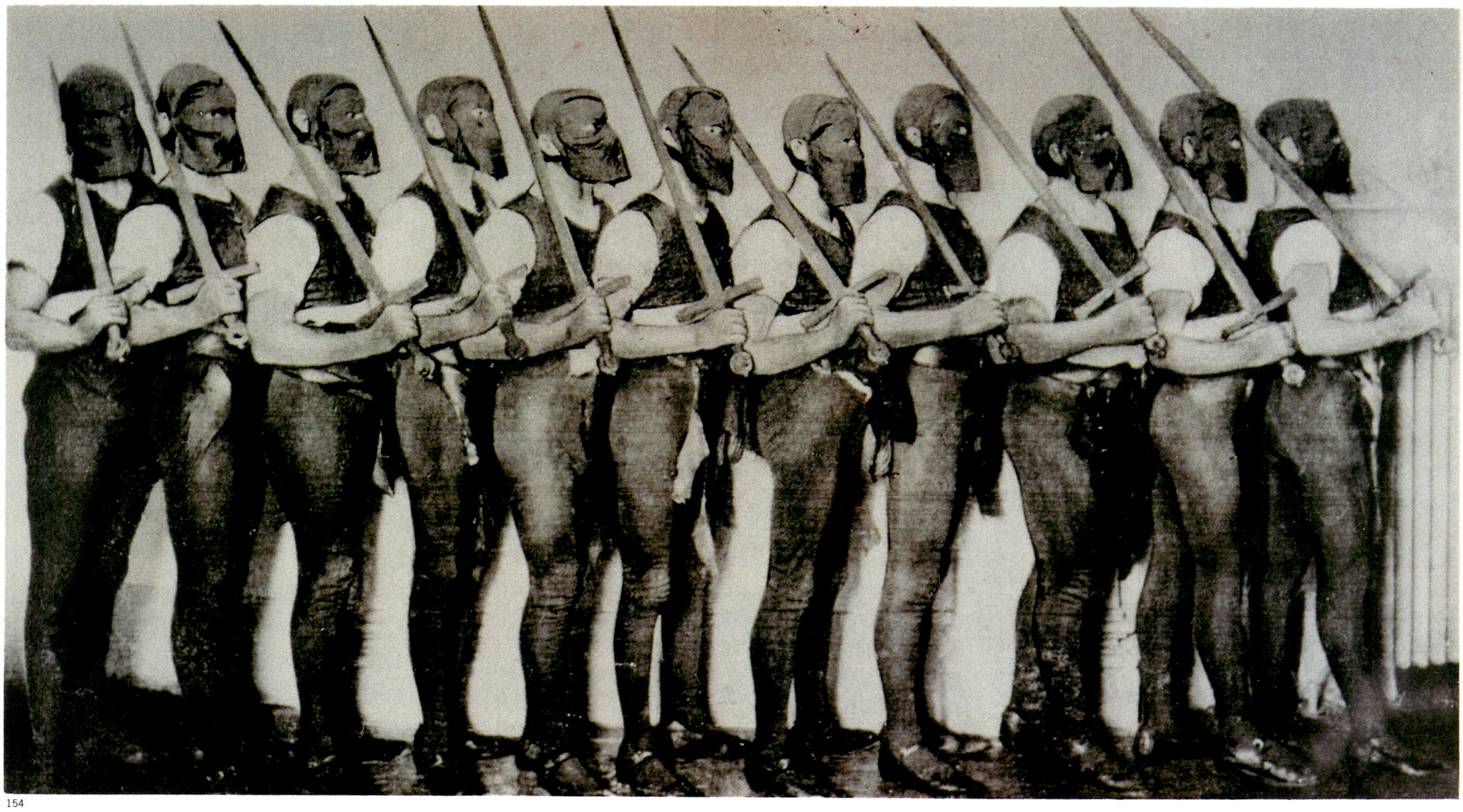
154

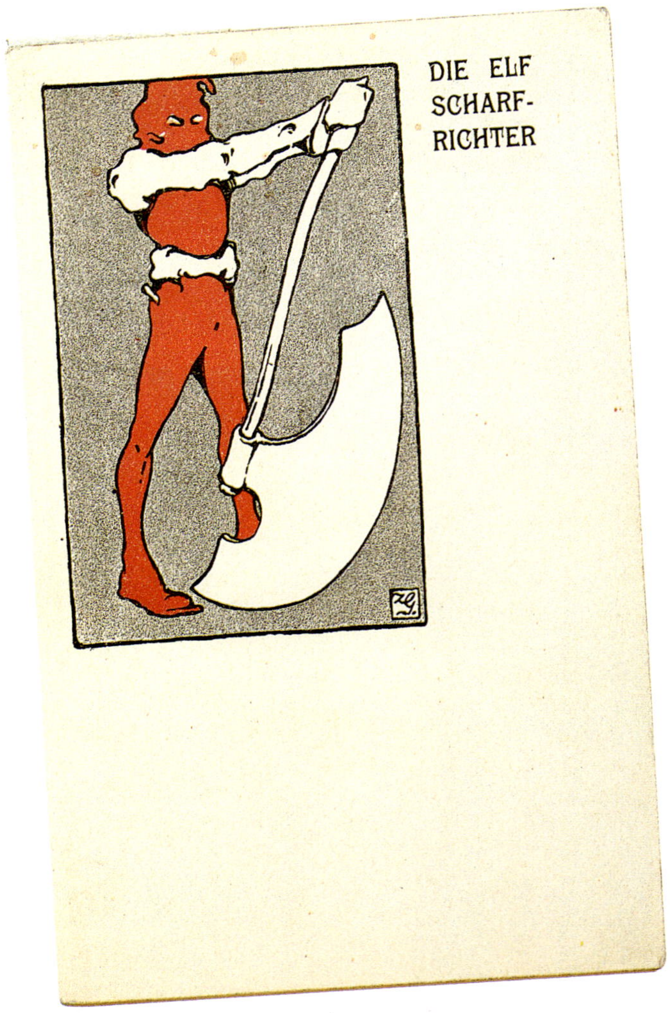

155

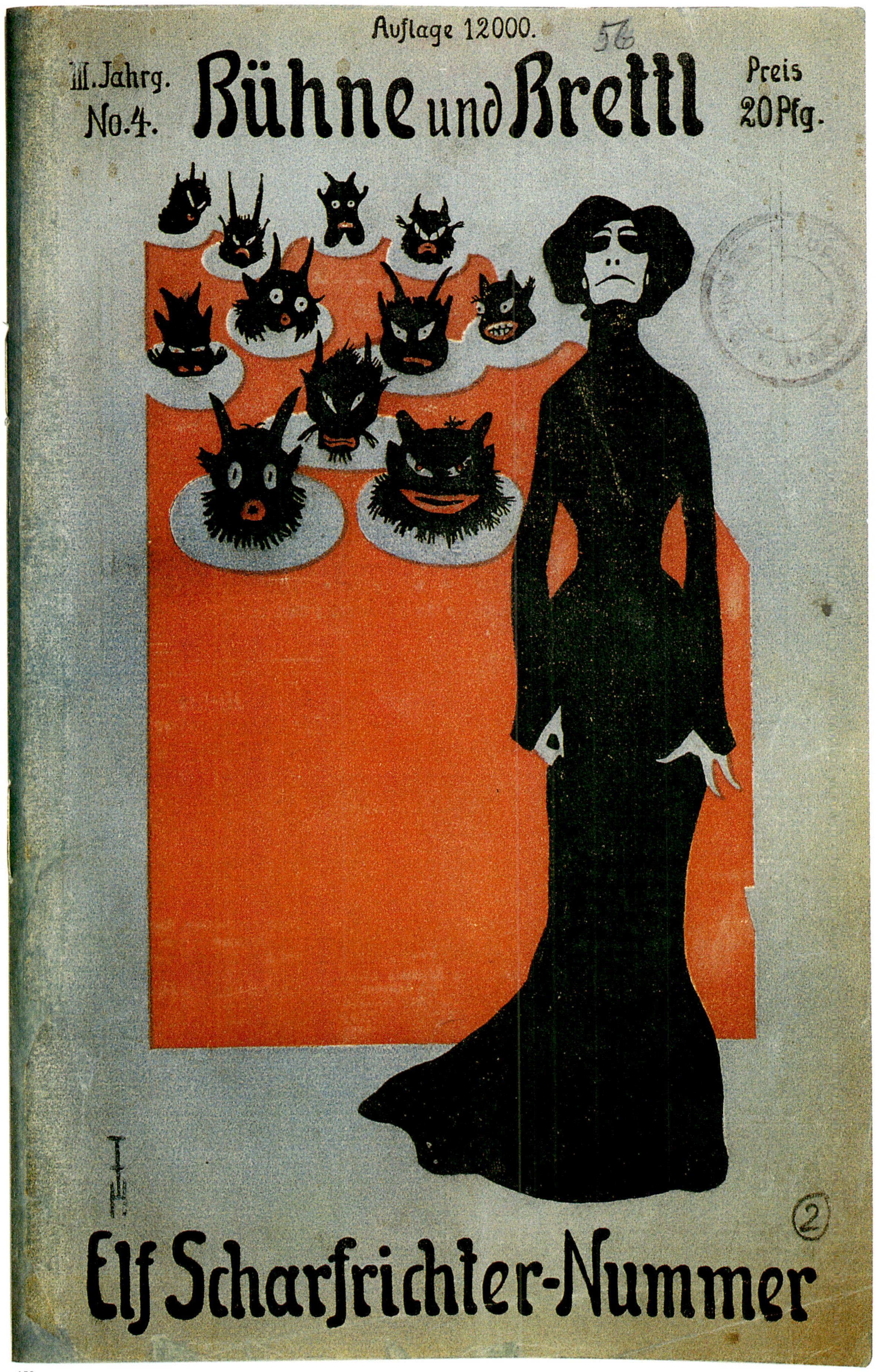

156

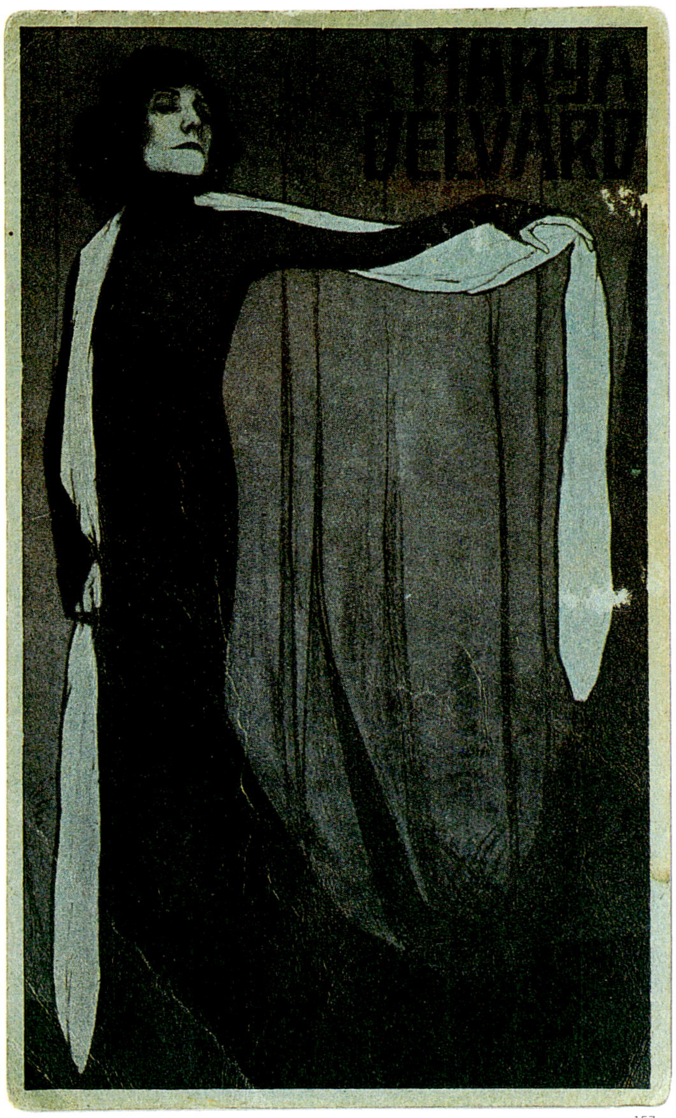

157

156 Für die Berliner Zeitschrift *Bühne und Brettl* geben die Scharfrichter Balthasar Starr, Dionysius Tod und Peter Luft eine *Elf Scharfrichter-Nummer* heraus. Sie erscheint am 2. März 1903. Die Herausgeber erzählen vom Beginn, von der Werbung, vom Ort, vom Programm des Brettls und bieten eine Auswahl aus dem Repertoire. Es ist die erste größere Publikation über das Variété. Thomas Theodor Heine übernimmt die Gestaltung des Titels

157 Der Henkersknecht Heinrich Lautensack, in Niederbayern katholisch aufgewachsen, scheitert an einer Personenbeschreibung:
„Marya Delvard. Marya Delvard ist Dame und Künstlerin. Ich hege in gleicher Weise vor ihr als Dame wie als Künstlerin die unbedingteste Ehrfurcht und Verehrung. Zu einer Karikatur von ihr aber bringt mich kein Gott und kein Himmel mehr!" [74]

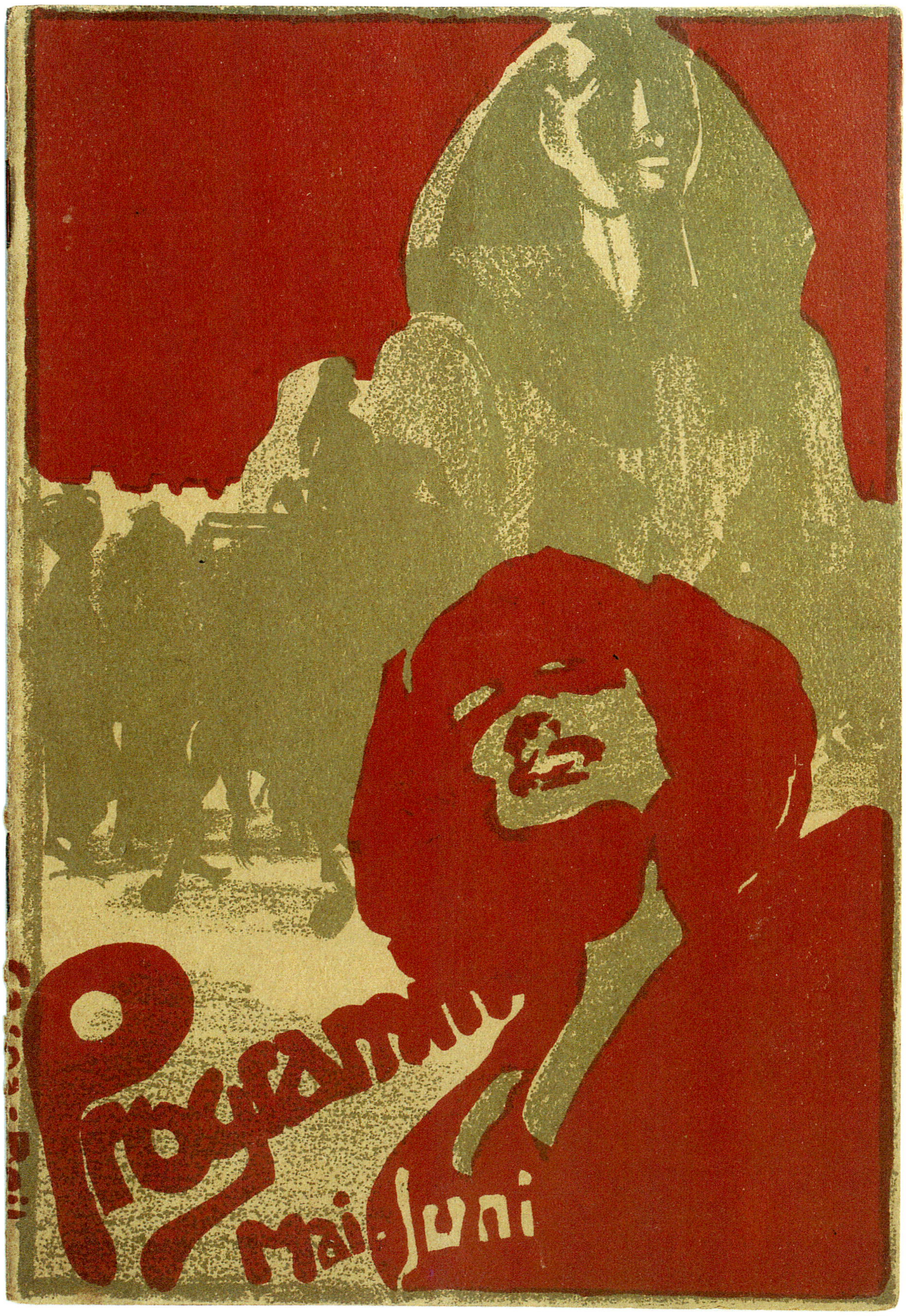

158

158 „Unsere Exekutionen finden Montags, Mittwochs und Samstags, abends 8 Uhr, vor geladenem Publikum statt." Aus: Programmheft der Elf Scharfrichter, Juni-Juli 1901 Entwurf des Titelblatts: Caspar Beil (Ernst Neumann) In diesem Heft erscheint *Ilse*, gedichtet und vertont von Frank Wedekind:

Ich war ein Kind von fünfzehn Jahren,
Ein reines, unschuldsvolles Kind,
Als ich zum ersten Mal erfahren,
Wie süss der Liebe Freuden sind.

Er nahm mich um den Leib und lachte
Und flüsterte: O welch' ein Glück!
Und dabei bog er sachte, sachte
Mein Köpfchen auf das Pfühl zurück.

Seit jenem Tag lieb' ich sie Alle,
Des Lebens schönster Lenz ist mein;
Und wenn ich Keinem mehr gefalle,
Dann will ich gern begraben sein.[75]

159 „Die Elf Scharfrichter waren einmal elf, dann zweiundzwanzig und sind jetzt beinahe dreiunddreissig Künstler. Münchener Künstler. Alle mehr oder weniger Stammgäste des Café Stefanie – München, Quartier Latin".[76] So eröffnet Heinrich Lautensack den *Musenalmanach Elf Scharfrichter e.V.* und karikiert die Protagonisten des Brettls mit spitzer Feder. Ernst Neumann liefert die Karikaturen.

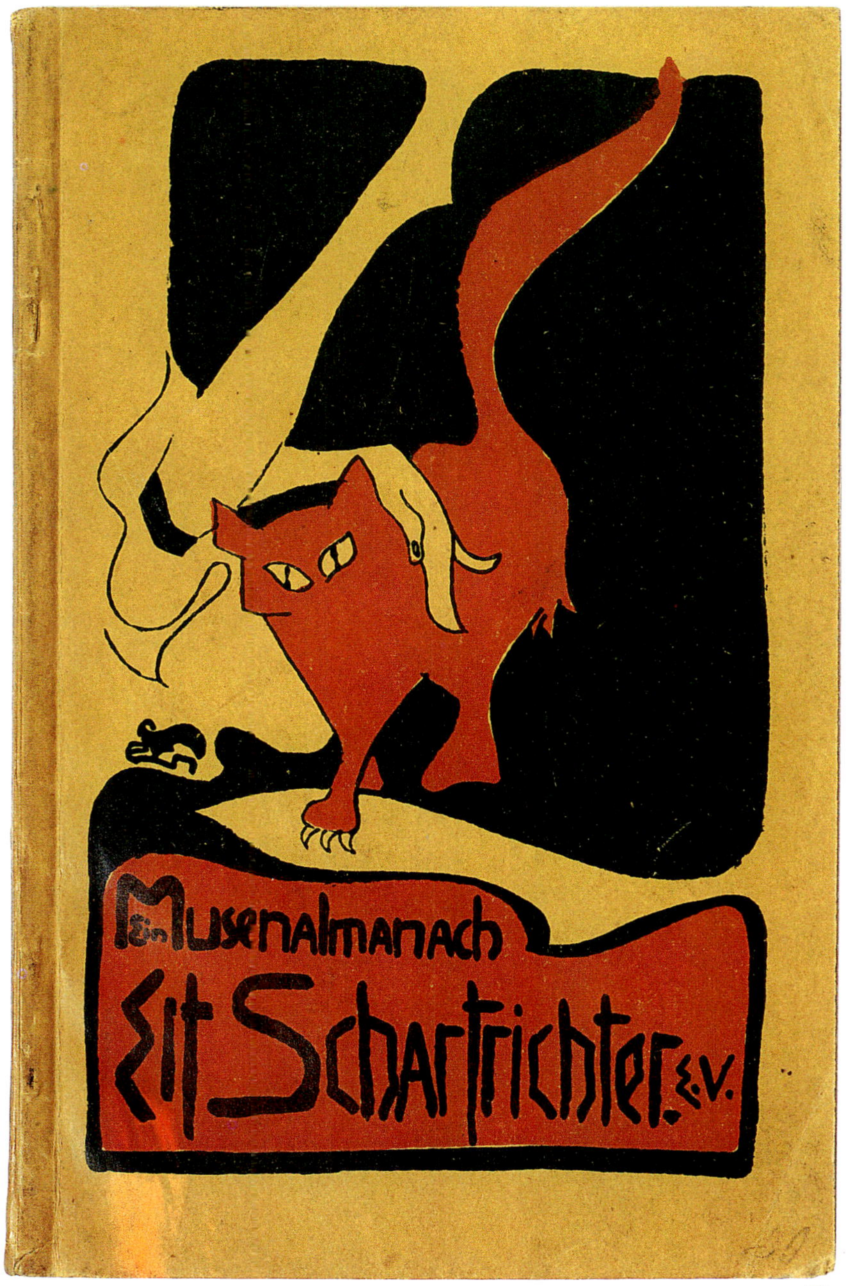

159

160 1901 kommt bei den Elf Scharfrichtern das Puppenspiel *Die feine Familie. Ein tiefes europäisches Drama in drei Aufzügen und einem Prologo* von Willibaldus Rost (Willy Rath) zur Aufführung. Die Puppen entwirft der Bildhauer Waldemar Hecker

161 Der Bildhauer Waldemar Hecker, der zusammen mit Wilhelm Hüsgen eine private Kunstschule an der Hohenzollernstraße betreibt, modelliert diese Köpfe für das Stück *Die feine Familie*, das 1901 von den Elf Scharfrichtern aufgeführt wird. Heckers Frau näht die Kostüme der Puppen. Obere Reihe von links nach rechts: unbekannt, Lihungtschang, Russe. Untere Reihe von links nach rechts: Tipp Topp, Engländer, Deutscher Michel

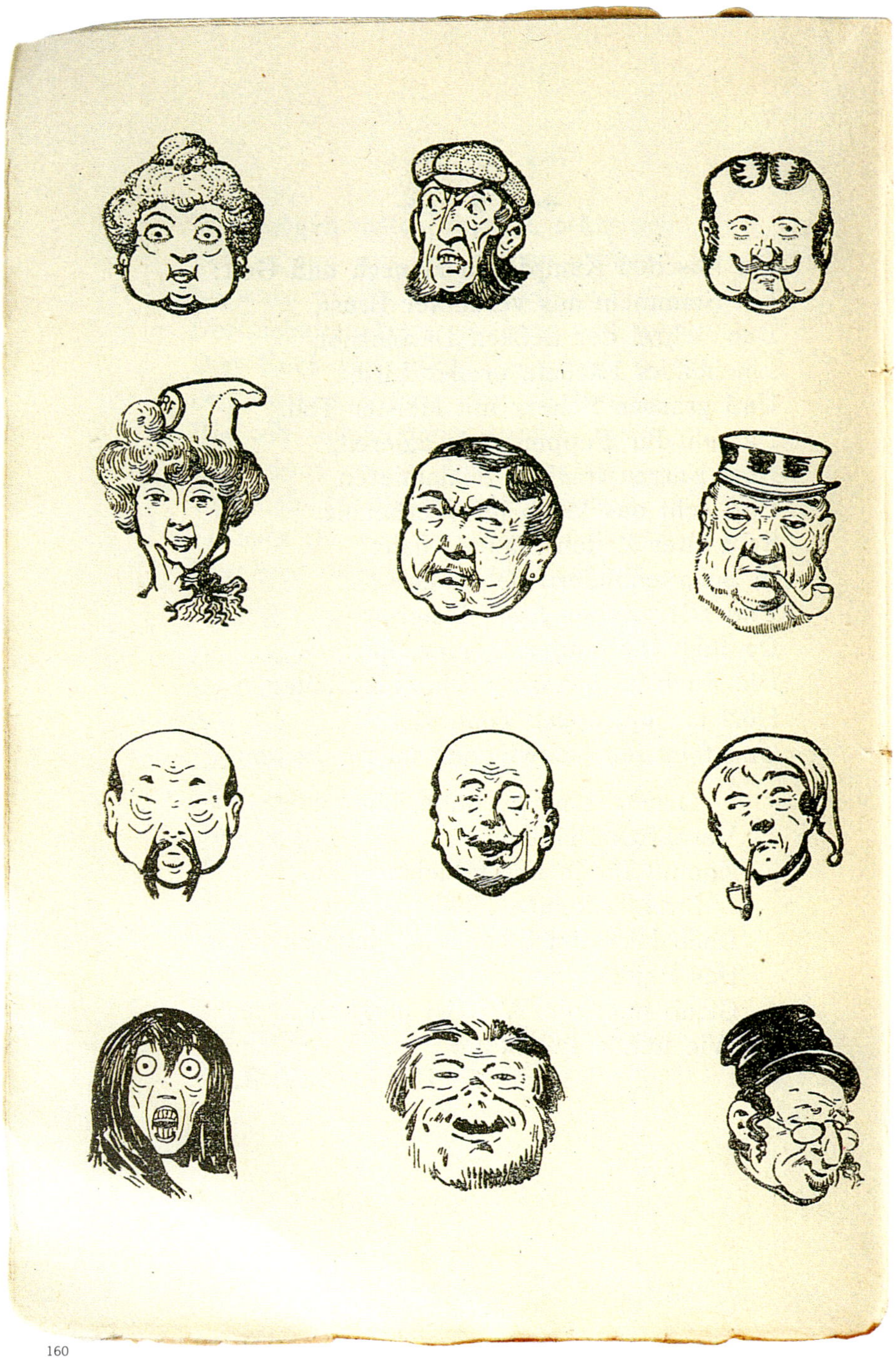

160

161

162 Der Scharfrichter Jodok (Hans von Gumppenberg) dichtet folgendes Lied mit dem Titel *Sommermädchenküssetauschelächelbeichte*. Hannes Ruch vertont es, Olly Bernhardi trägt es vor:

LIEDER

VORGETRAGEN VON

OLLY BERNHARDI

Sommermädchenküssetauschelächelbeichte

(In der geschwollenen neuen Wortkoppelweis)

Komp. vom Scharfrichter HANNES RUCH

An der Murmelrieselplauderplätscherquelle
Sass ich sehnsuchtsthränentröpfeltrauerbang:
Trat herzu ein Augenblinzeljunggeselle
In verweg'nem Hüfteschwingeschlendergang,
Zog mit Schäkerehrfurchtsbittegrussverbeugung
Seinen Federbaumelriesenkrämpenhut -
Gleich verspürt' ich Liebeszauberkeimeneignung,
War ihm zitterjubelschauderherzensgut!

Nahm er Platz mit Spitzbubglücketückekichern,
Schlang um mich den Eisenklammermuskelarm:
Vor dem Griff, dem grausegruselsiegesichern
Wurde mir so zappelseligsiedewarm!
Und er rief:,Mein Zuckerschnuckelputzelkindchen,
Welch ein Schmiegeschwatzeschwelgehochgenuss!'
Gab mir auf mein Schmachteschmollerosenmündchen
Einen Schnurrbartstachelkitzelkosekuss.

Da durchfuhr mich Wonnelodeflackerfeuer –
Ach, das war so überwinderwundervoll ...
Küsst' ich selbst das Stachelkitzelungeheuer,
Sommersonnenrauschverwirrungsrasetoll!
Schilt nicht, Hüstelkeifewackeltrampeltante,
Wenn dein Nichtchen jetzt nicht knickeknirscheknie,
Denn der Plauderplätscherquellenunbekannte
Küsste wirklich wetterbombenexquisit!!

JODOK.

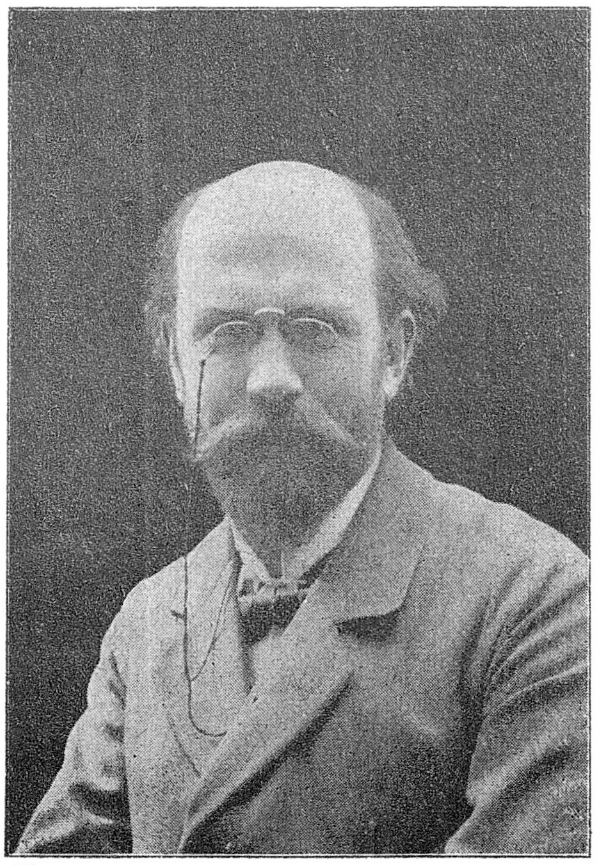

162

163 Gruppenaufnahme anläßlich des Scharfrichter-Balls in der Schwabinger Brauerei im Januar 1903. In der Mitte sitzend Karl Wolfskehl (mit Vollbart), links daneben Franziska Gräfin zu Reventlow, davor Bogdan von Suchocki. Mittlere Reihe, fünfter von links: Otto Falckenberg, oben rechts mit weißem Hut Henry von Heiseler, links von ihm, nach vorne geneigt: Roderich Huch. Obere Reihe, dritte von rechts: Hanna Wolfskehl, unterste Reihe, zweiter von rechts: Franz Hessel

164 Carnevals-Programm 1903 der Elf Scharfrichter. Obere Hälfte des Titelblatts, entworfen von J. B. Engl

Januar 1903: Zum Scharfrichterball. Rodi, Such und ich als griechische Knaben in schwarzen Trikots, roten Kränzen und weiß beschnürten Beinen, waren wirklich sehr schön. Such Keilerei mit dem schönen Meier, der mir ‚zu nahe trat'.
Auch wieder in Wedekind verliebt, er nahm mich gegen Morgen an die Hand, führt mich um sich herum und schaut mich an. Frage ihn, ob ich ihm jetzt endlich einmal gefalle. Darauf ‚fabelhafter' Blick, und ich reiße aus, damit dieser große Augenblick durch nichts zerstört würde.[77] *Franziska Gräfin zu Reventlow*

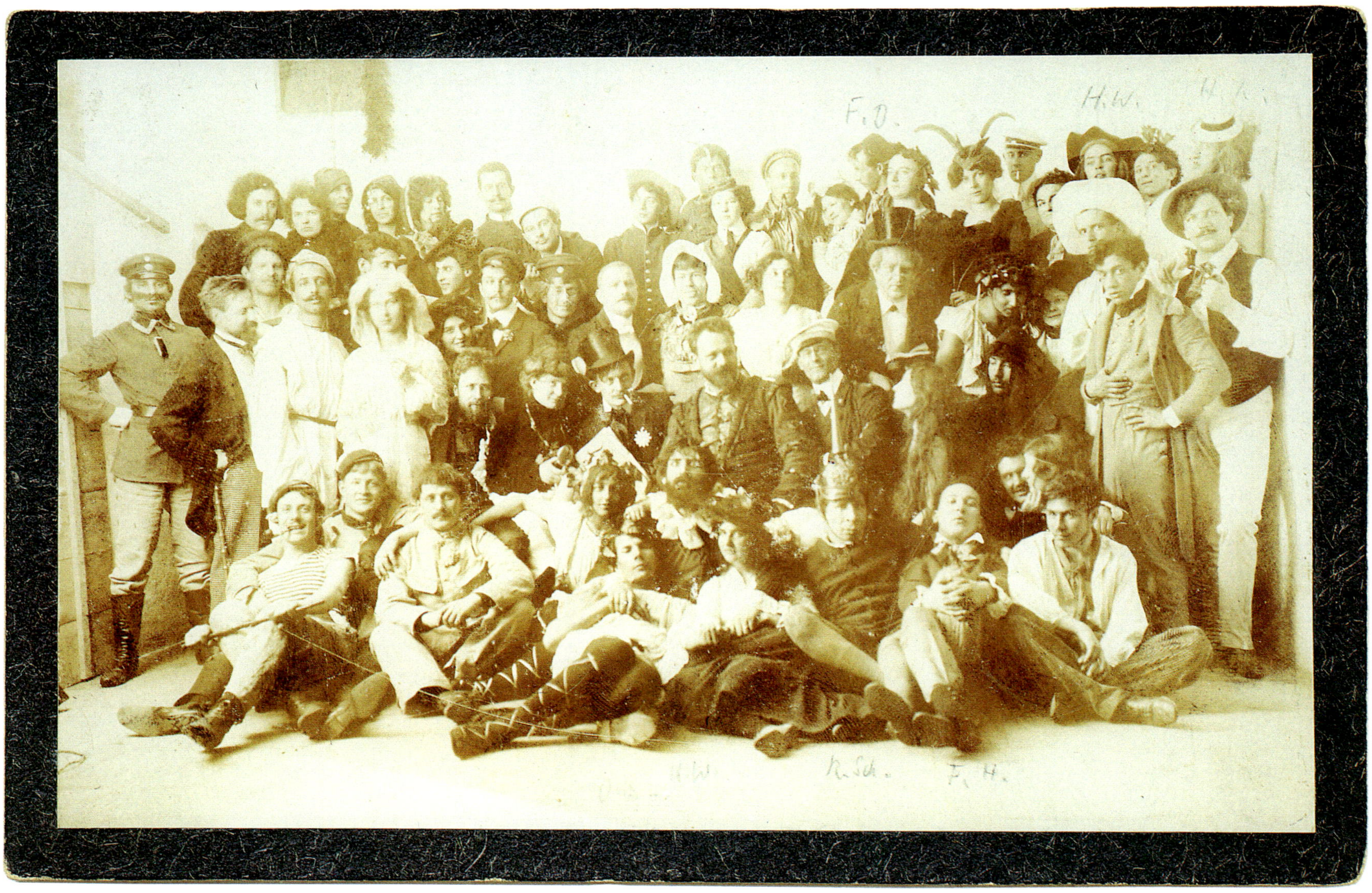

163

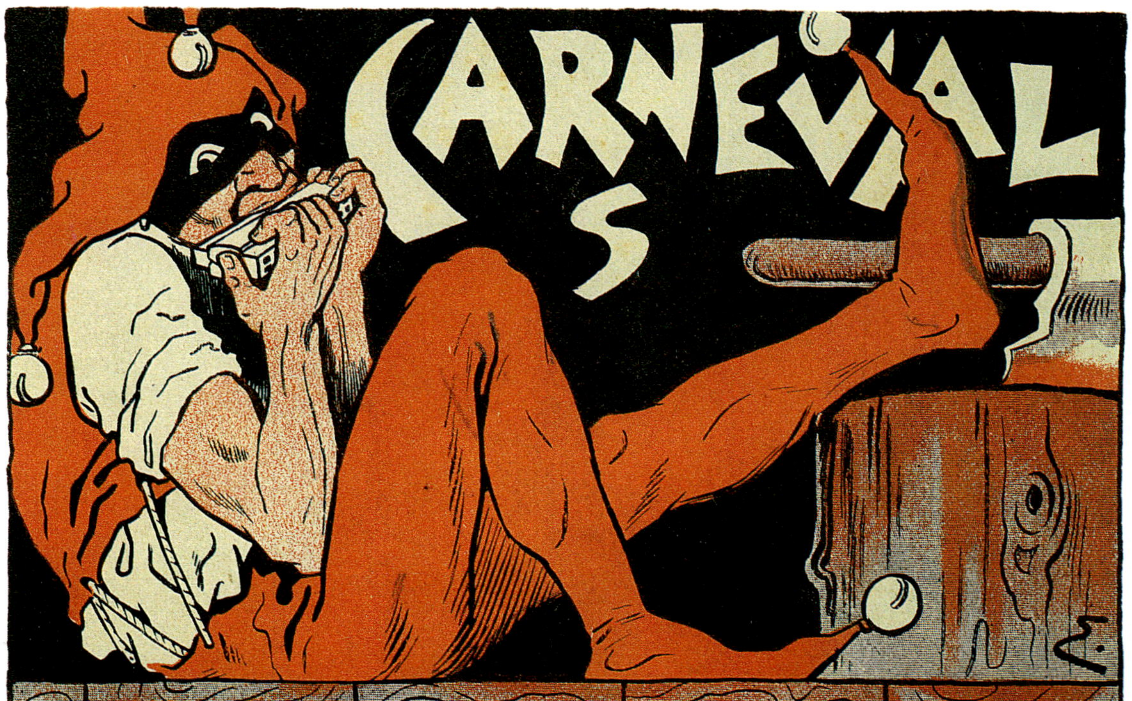

164

Das Leben ist eine Rutschbahn

Wedekind war ein unbedingt wahrhaftiger Mensch, was gewiß nicht bedeuten soll, daß er nie gelogen hätte. Nein, er hat, wo immer er sich selbst hätte enthüllen können, die Wahrheit verborgen gehalten oder selbst das Gegenteil von dem gesagt, was seine Wahrheit war. Aber sich selbst hat er niemals angelogen; wer seine Werke kennt, überzeugt sich davon. Und auch wenn er andere belog, sprach er die Wahrheit, denn er ließ sie hinter der Lüge erscheinen, sei es durch die Übertreibung der Bekräftigungen, mit denen er das Gegenteil seiner Meinung versicherte, sei es durch die Galligkeit seiner Ausdrucksweise, sei es durch sein ironisches Mienenspiel. Wedekind war ein unendlich gütiger und hilfsfreudiger Mensch, und gerade bei der Betätigung dieser Eigenschaft verkroch sich die Schamhaftigkeit seines Wesens hinter der Lüge, mit der er herzlos zu scheinen suchte.[78] *Erich Mühsam*

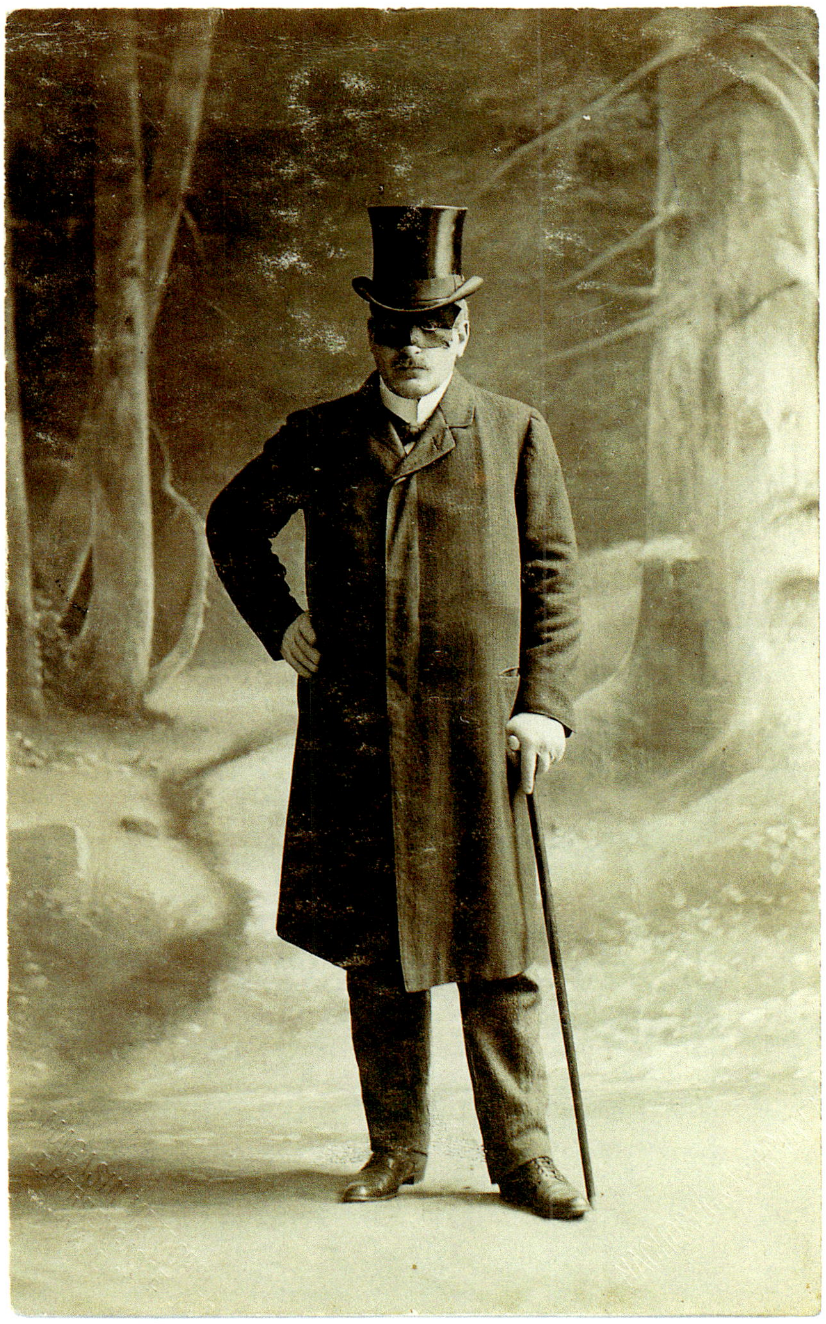

165

Das Leben ist eine Rutschbahn. Das ist der Schlußsatz in *Der Marquis von Keith*, einem Stück, das der Autor Frank Wedekind, selbst für sein bestes hält. Es spielt in München. Ein Genußmensch, will mithilfe von Aktionären einen Feenpalast gründen, will mit dem Geld anderer in Kunst und Kultur investieren. Das Unternehmen scheitert an der fehlenden Buchführung, weil von Keith nicht imstande ist, dieses Zugeständnis an eine bürgerliche Geschäftswelt zu machen. Der Lebenskünstler und Kunsthändler Willy Grétor ist das Vorbild für den Marquis. Wedekind lernt ihn 1894 in Paris kennen, über ihn auch den Verleger Albert Langen. Der Schriftsteller schreibt gerade an dem Stück *Das Sonnenspektrum. Ein Idyll aus dem modernen Leben*. Das Leben ist eine Schürzenjagd könnte der letzte Satz dieses Stücks sein,

165 Frank Wedekind als Schauspieler in seinem eigenen Stück. Der Autor spielt den ‚Vermummten Herrn' in *Frühlings Erwachen*. Aufführung in Wien, *1908*

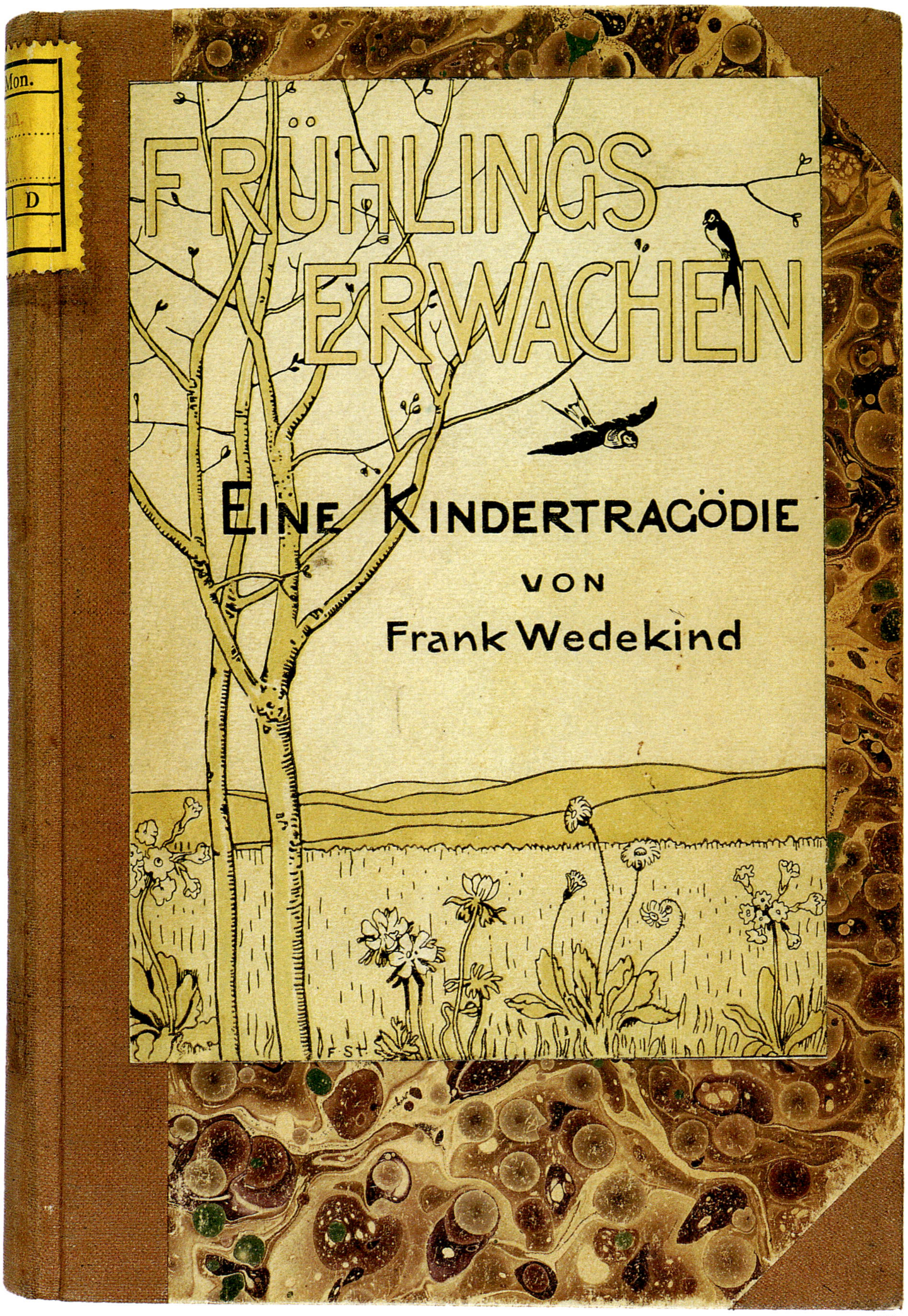

166

166 Titel der Erstausgabe *Frühlings Erwachen. Eine Kindertragödie von Frank Wedekind*, 1891 bei Jean Groß in Zürich erschienen und am 20. November 1906 unter der Regie von Max Reinhardt in den Kammerspielen in Berlin uraufgeführt

denn es spielt in einem Bordell. Der Kunde besucht sie alle. Das Spektrum setzt sich nach den verschiedenen Haar- und Hautfarben zusammen. Wedekinds Stücke sind nicht frei erfunden, sondern *nach dem Leben aufgezeichnet*. Die direkte Sprache ohne metaphorische Umwege und die aus dem Blickwinkel der Bourgeoisie stete Verletzung ihres Grundsatzes *über so etwas spricht man nicht* erzeugen Aufsehen in der Enklave der Künstler aber auch bei den Behörden.
Eingeladen zu einem literarischen Abend in *Die Nebenregierung*, einer Schwabinger Künstlergesellschaft im Nebenzimmer des *Kaffee Minerva*, trägt Wedekind Dialoge aus diesem Stück vor. „Nicht lange, so prasselten Lachsalven durch die Rauchschwaden des Lokals." [79] Wedekind, verärgert über diese Reaktion des Publikums, wirft sein Manuskript auf den Tisch und empfiehlt sich mit der Geste des Götz von Berlichingen. Max Halbe, der mit dabei ist: „Ich sah Lovis Corinth halb unter dem Tisch liegen und beinahe vor Lachen bersten." [80] Der Maler zeichnet Wedekind, singend mit Leier im Kreise seiner Geliebten. 1896 fand dieser Vortrag statt. Ein Jahr zuvor erscheint in Albert Langens *Verlag für Litteratur und Kunst* Wedekinds Stück *Der Erdgeist*.
Im gleichen Jahr wird der Autor zu einem der mutigsten Mitarbeiter des neu gegründeten *Simplicissimus*. Für die erste Ausgabe liefert er die Titelgeschichte *Fürstin Russalka*. Er steuert nahezu allen folgenden Ausgaben Gedichte und Geschichten bei. Unter dem Pseudonym Hieronymus Jobs dichtet er zur Palästinareise des deutschen Kaisers. Am 30. Oktober 1898 erhebt der Staatsanwalt Anklage wegen Majestätsbeleidigung. Der Dichter eckt an bei Künstlern ebenso wie bei Behörden. Im Schweizer Exil beginnt er mit dem *Marquis von Keith*. Das Stück erscheint zuerst 1899 unter dem Titel *Münchener Scenen. Nach dem Leben aufgezeichnet von Frank Wedekind* in der Schwabinger Zeitschrift *Die Insel*. Dann muß der Autor, der sich dann doch den Behörden stellt, vom 21. September bis zum 3. März 1900 für sieben Monate in die Haft nach Königsberg. Erich Mühsam, der später oft zusammen mit Wedekind an dessen Stammplatz in den Torggelstuben sitzt, würdigt den Autor Wedekind in seinen *Unpolitischen Erinnerungen*: „Wedekind war ein unbedingt wahrhaftiger Mensch." [81]

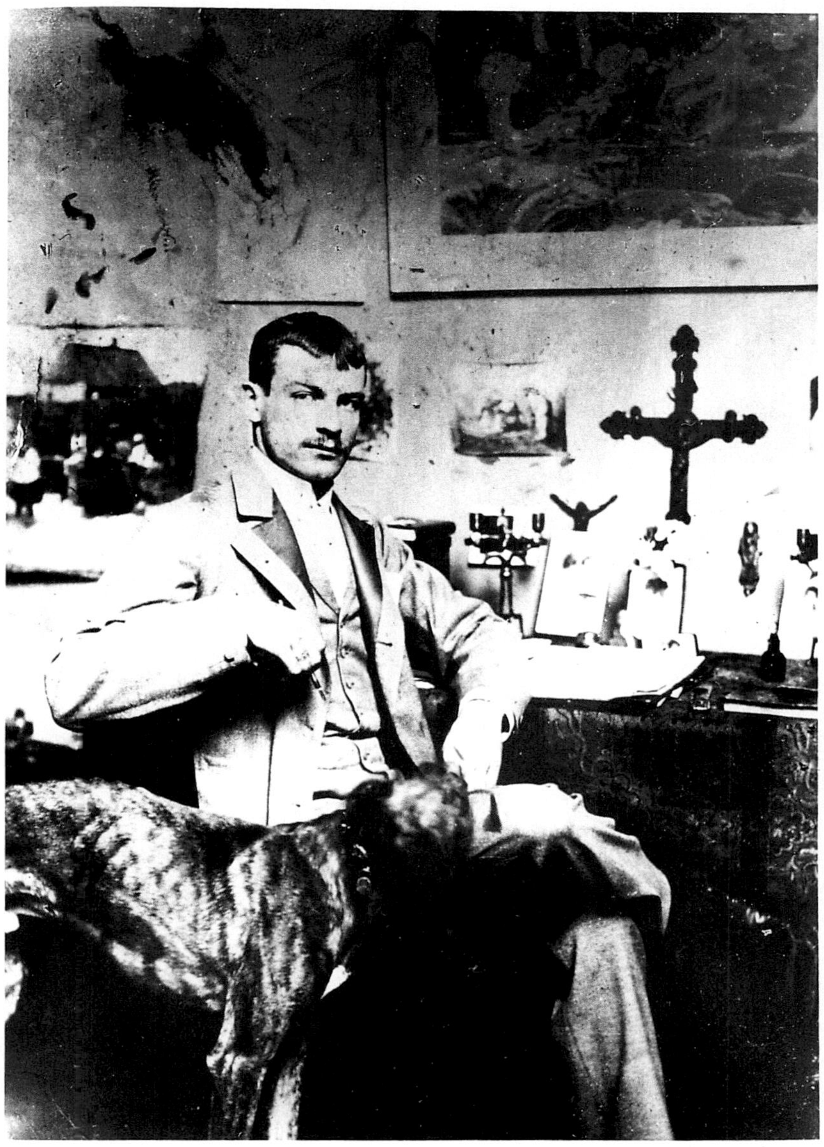
167

167 Willy Grétor in Paris, Vorbild des Marquis von Keith, Freund von Frank Wedekind und Albert Langen. Der Künstler und Kunsthändler W. Grétor brachte Albert Langen dazu, skandinavische Literatur der Gegenwart ins Deutsche übersetzen zu lassen und zu verlegen.
Die Anregung zu einer satirischen Zeitschrift soll auch von Grétor stammen. „Grétor ist Champagner für meine Stimmung!" [82]: Frank Wedekind über seinen Pariser Freund

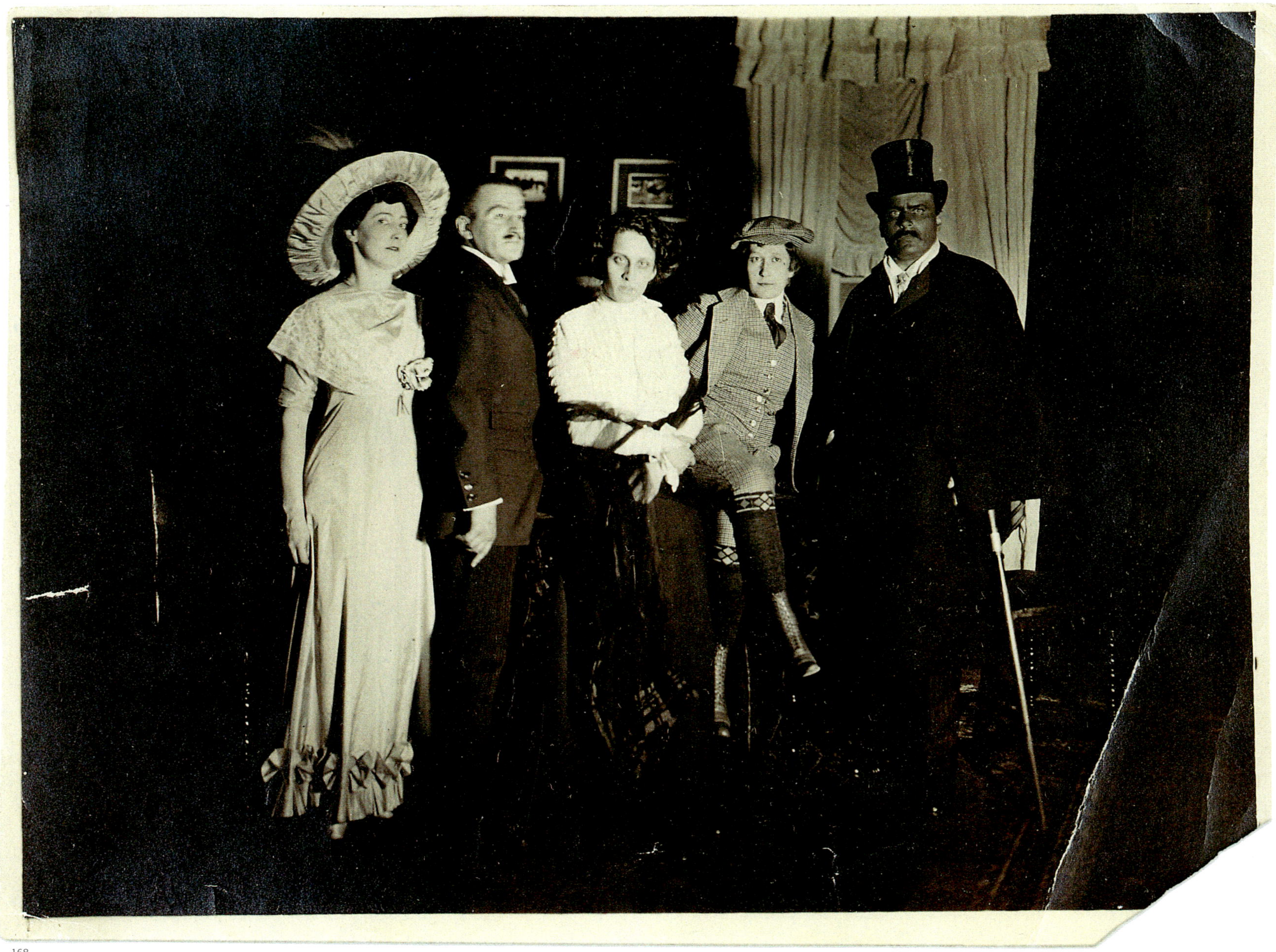

168

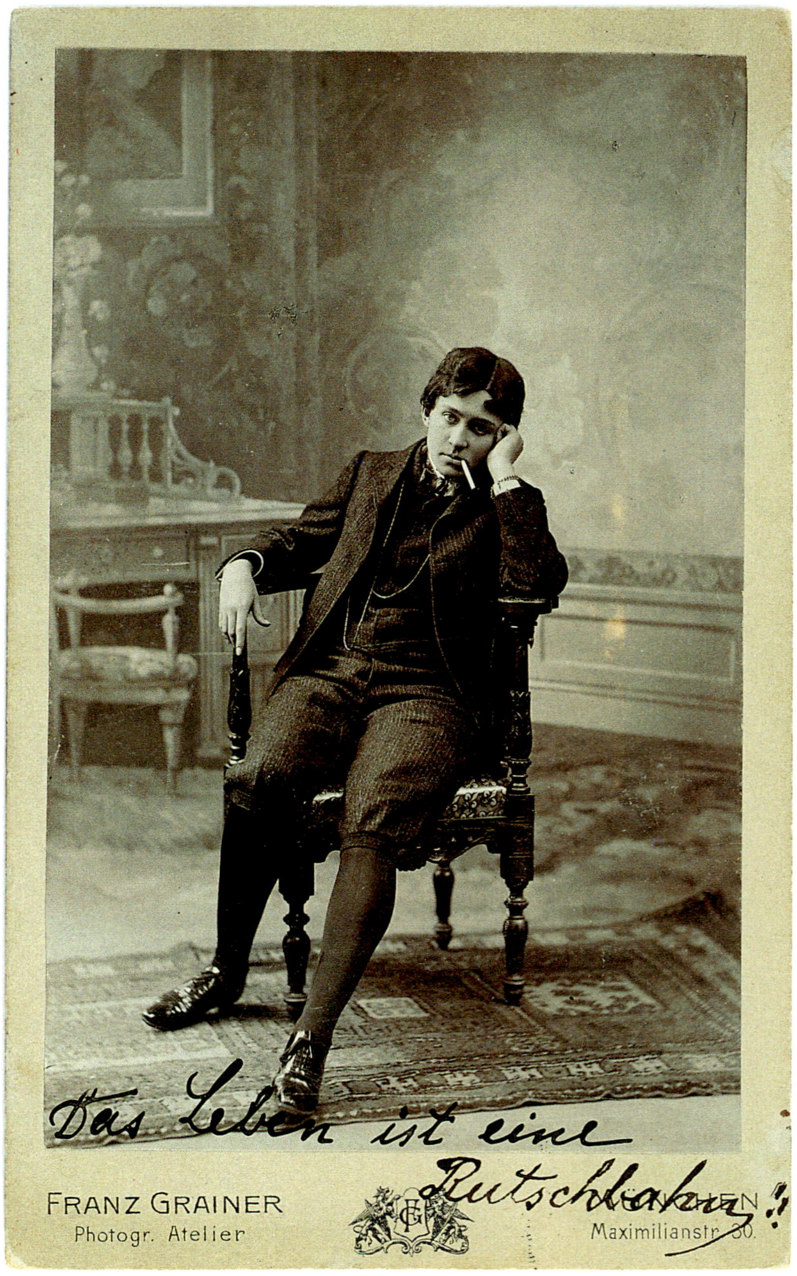

169

168 Frank Wedekind (zweiter von links) auf der Bühne in seinem Stück *Der Marquis von Keith*

169 Porträt des Schauspielers Leonhard Cassimir mit Beschriftung: *Das Leben ist eine Rutschbahn,* dem letzten Satz im *Marquis von Keith*

170 Als der Scharfrichter Willy Rath 1901 das Kabarett ‚Die Elf Scharfrichter' verläßt, steigt Wedekind für ihn ein. Die Aufnahme zeigt ihn links neben Hans von Gumppenberg, der unter dem Namen Jodok auftritt. Wedekind benützt als Einziger kein Pseudonym. Hans Carossa erinnert sich an einen Auftritt des Scharfrichters Wedekind, „der nun durch den Schlitz des grauen Vorhangs auf die Bühne schlüpfte und nach einer, wie mir vorkam, etwas widerwilligen Verbeugung, dem ihm zujubelnden Publikum halb abgewandt, sein Instrument zu stimmen begann. Das breite, die linke Schulter umschlingende Band, an dem er die Zupfgeige hielt, hatte das grelle Zinnoberrot jenes Tierbändigerfracks [...] Ohne die Miene zu verändern sang er seine Ballade vom Taler, vom armen Mädchen, von Brigitte B., aber auch vom Tantenmörder: ‚Ich habe meine Tante geschlachtet. Meine Tante war alt und schwach ...' Dergleichen hatte mein lyrisch verwöhntes Ohr gerade nicht erwartet." [83]

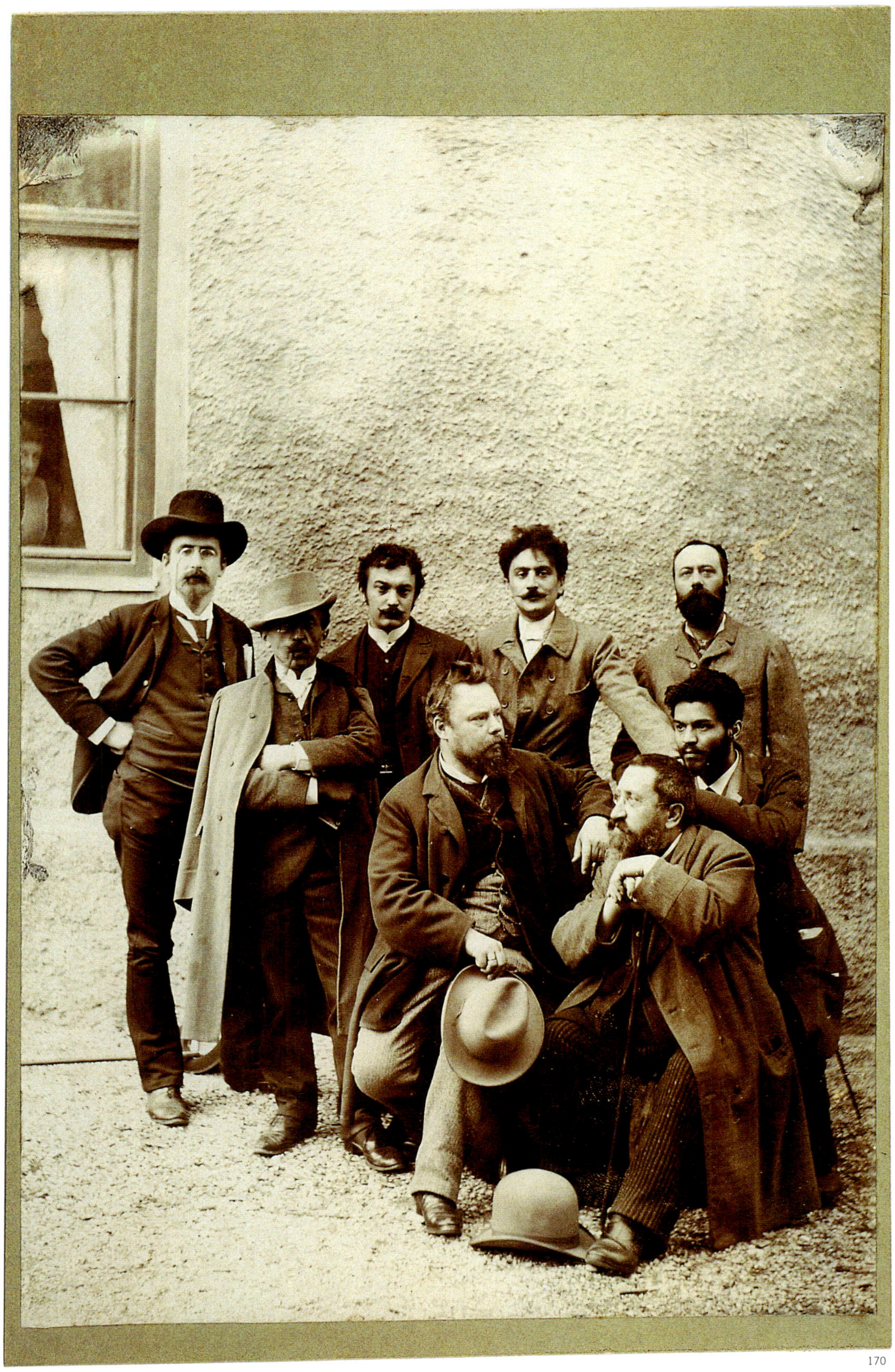

170

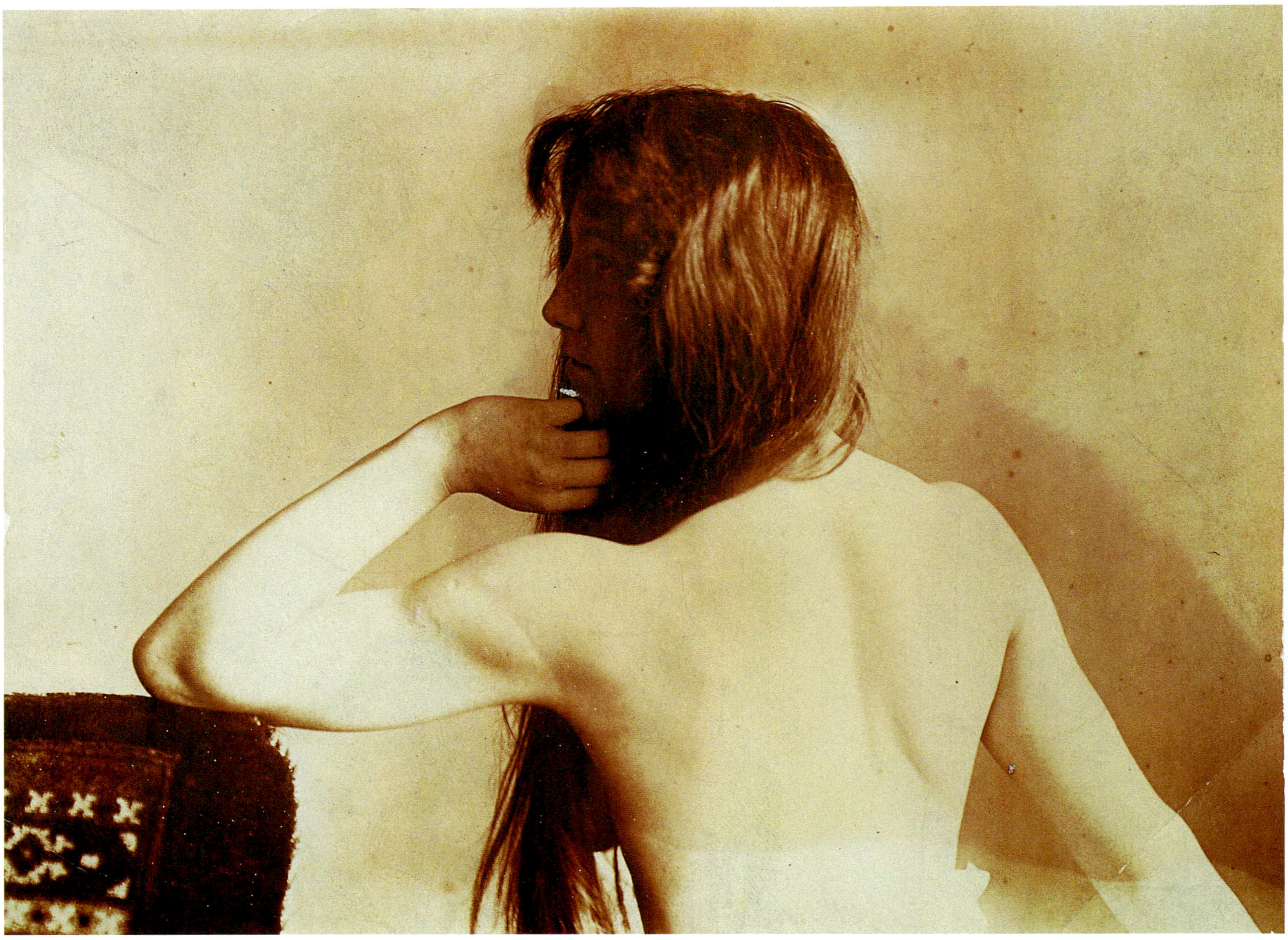
171

171 Am 29. Mai 1905 findet vor geladenen Gästen im Trianon-Theater in Wien die Erstaufführung des Stücks *Die Büchse der Pandora* statt. Der Autor selbst übernimmt die Rolle des Jack the Ripper, Tilly Newes die Rolle Lulu. Wedekind ist beeindruckt von der idealen Lulu-Besetzung.
In einem Brief vom 4. Juni 1905 von seiner Wohnung Franz-Joseph-Straße 42 in Schwabing aus: „Verehrte große Künstlerin! Entzückendes Menschenkind! [...] Es täte mir aber unendlich weh, Dein süßes Bild, wie Du im zweiten Akt erschienst, mit der Zeit aus dem Gedächtnis verlieren zu müssen. Hast Du nicht vielleicht eine Aufnahme von Dir in dem Kleide, das Du im zweiten Akt trugst? Wenn Du eine hast, dann weißt Du, wen Du sehr glücklich damit machen könntest " [84]
Die Aufnahme von Aura Hertwig von 1905 zeigt Tilly Newes. Sie stammt aus dem Nachlaß Frank Wedekind

172 Porträt der Tilly Newes, *Aufnahme von Aura Hertwig, 1905*

173 1906 verloben sich Frank Wedekind und Tilly Newes

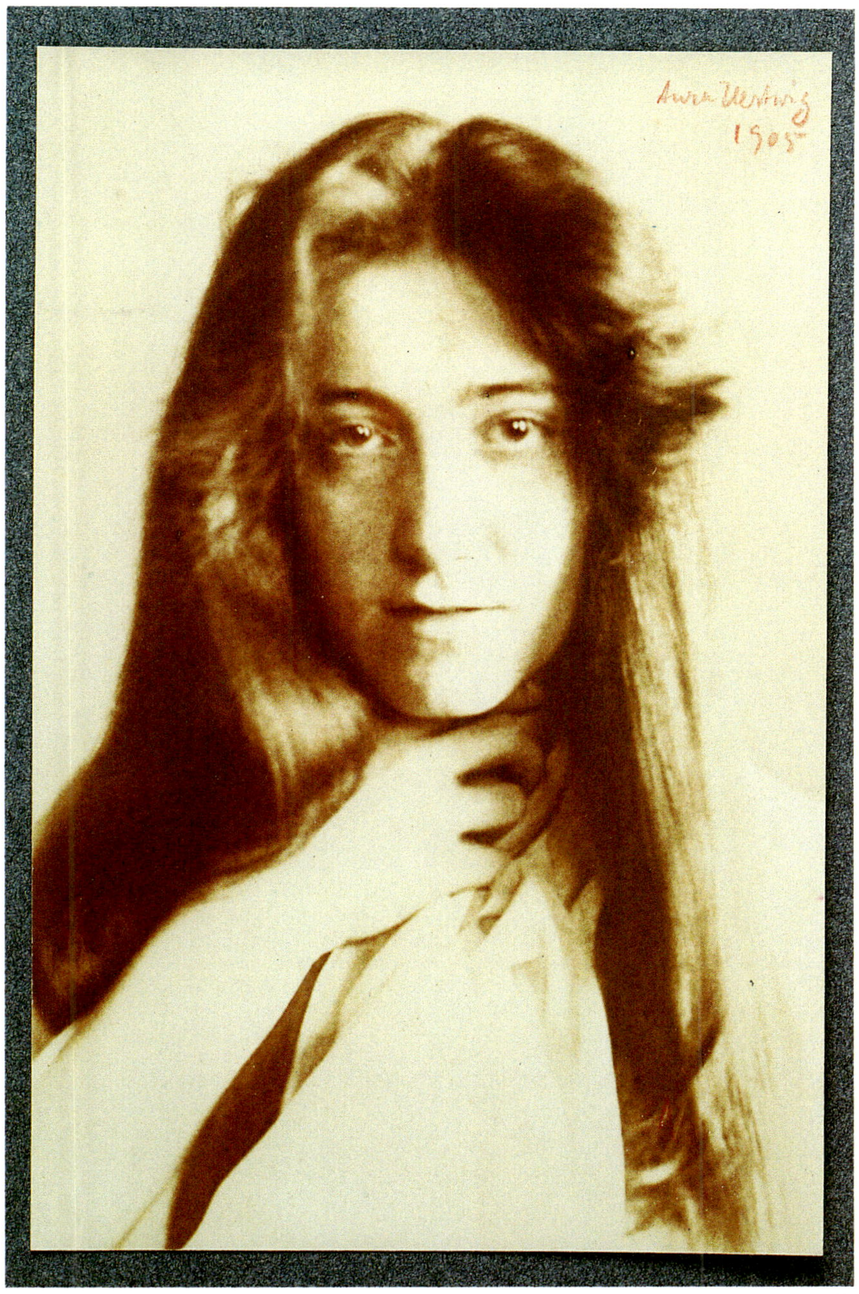

172

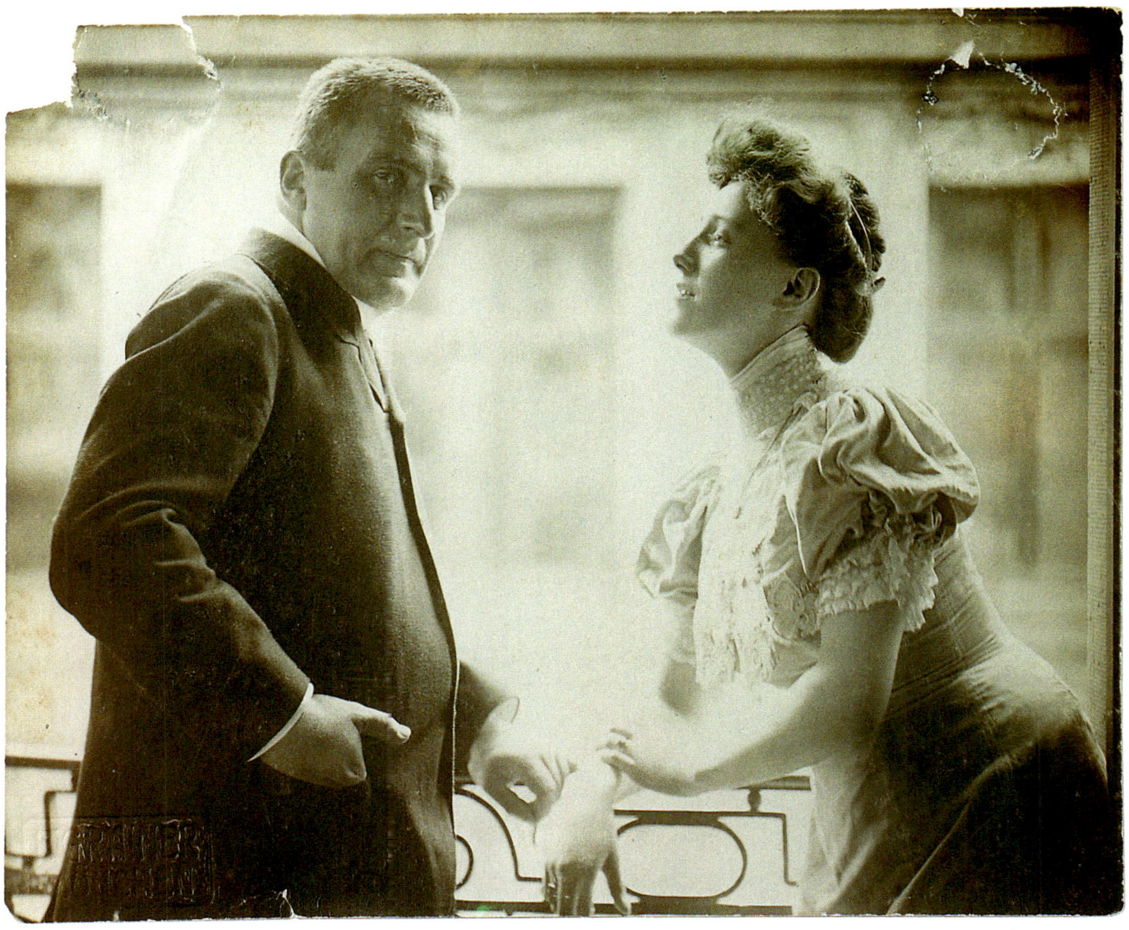

173

174 Frank Wedekind und seine beiden Töchter Pamela und Kadidja 1913 in München

175 Frank und Tilly Wedekind 1908 mit ihrer Tochter Pamela in ihrer Wohnung an der Prinzregentenstraße 50

176 Frank Wedekind mit Laute

Montag, den 21. April 1902 [...] Wedekind, seine Ballade zur Gitarre singen gehört. E du mon Dieu, mon Dieu! – Das Karnevalsfaible für ihn erwacht wieder – aber arg.

Franziska Gräfin zu Reventlow

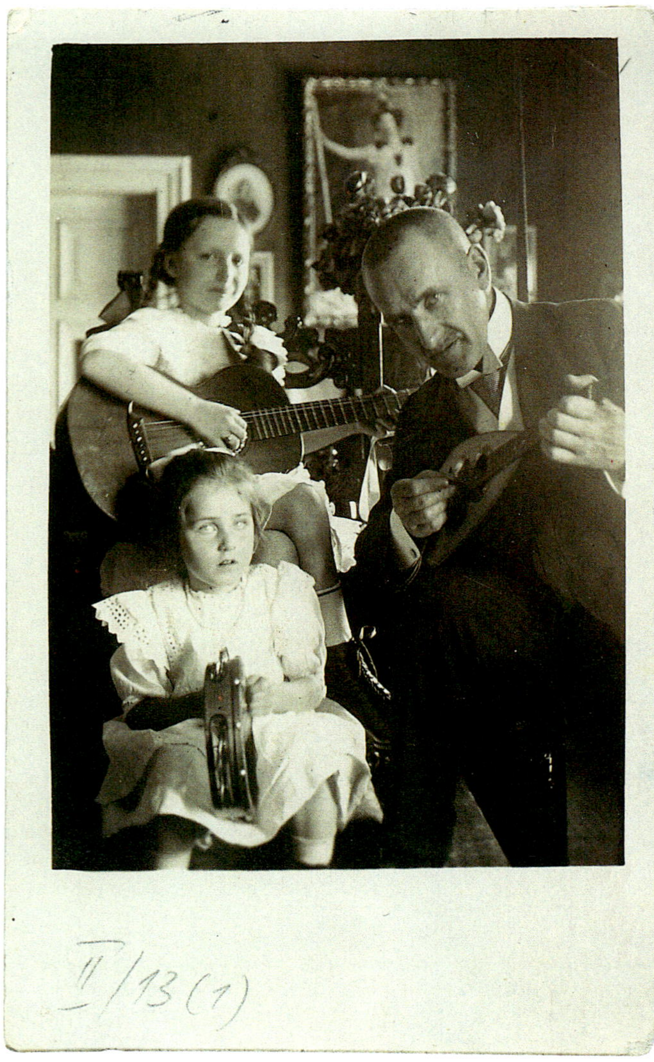

174

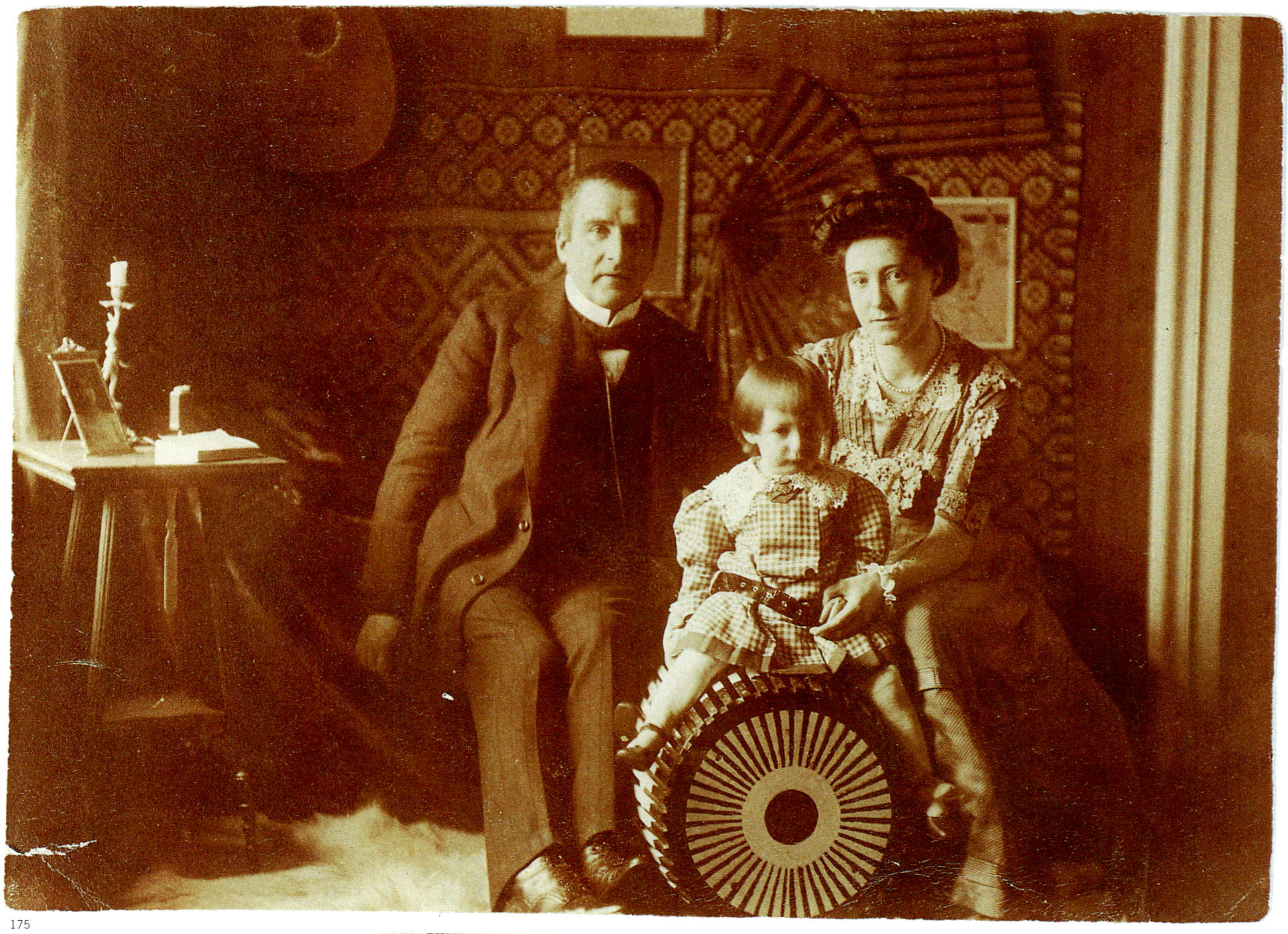

175

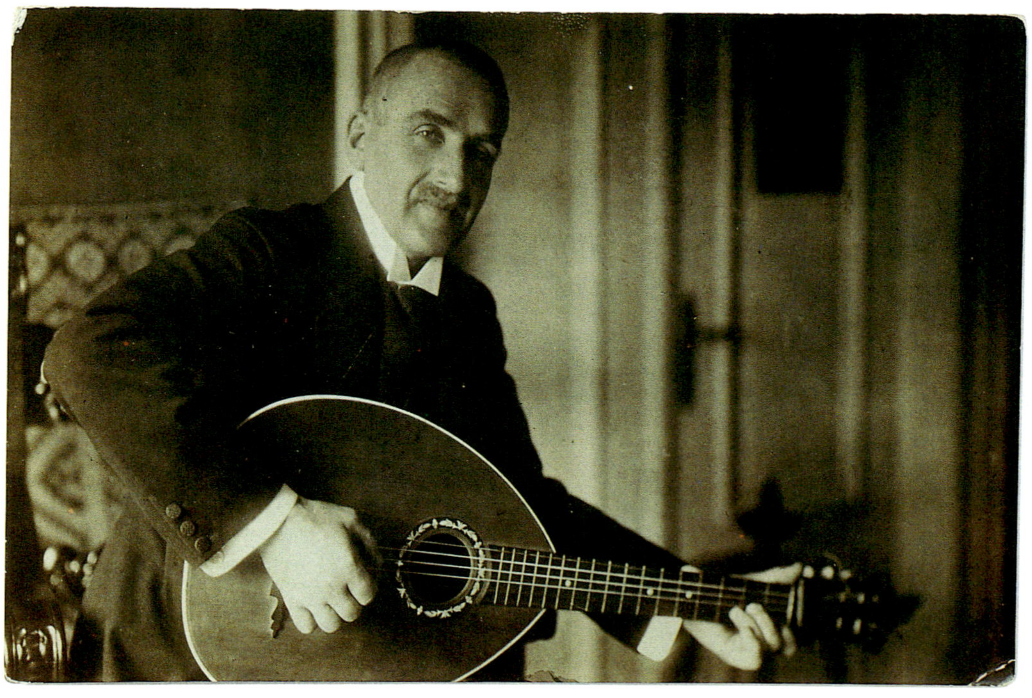

176

177 Frank Wedekind stirbt am 9. März 1918. Drei Tage später wird er auf dem Waldfriedhof beigesetzt. Ein großer Teil der Trauergesellschaft hält sich nicht an die Zeremonie und stürmt das Grab. Heinrich Lautensack wirft einen Kranz roter Rosen ins Grab und ruft: „Frank Wedekind, meinem Lehrer, meinem Vorbild, meinem Meister – dein unwürdigster Schüler." An Tilly richtet sich Frank Wedekinds letztes Gedicht:

Und so reißt das Geschickes Wut
Grausam uns auseinander.
Wenn auch jeder sein Liebstes tut,
Wir ersticken selbander.
Tilly gib mir noch einen Kuß
Es kommt ja doch, wie es kommen muß.

Ich bin alt. Des Gebrechens Last
Zwingt mich zum Eigenbrödeln
Nimmer wollt mit dem siechen Gast
Ich meine Zeit vertrödeln.
Tilly gib mir noch einen Kuß
Es kommt ja doch, wie es kommen muß.

Du bist jung. Und dein Herzblut wallt
Mächtig dem Glück entgegen.
Keinem grämlichen Aufenthalt
Widme dich meinetwegen.
Tilly gib mir noch einen Kuß
Es kommt ja doch, wie es kommen muß.[84]
Frank Wedekind

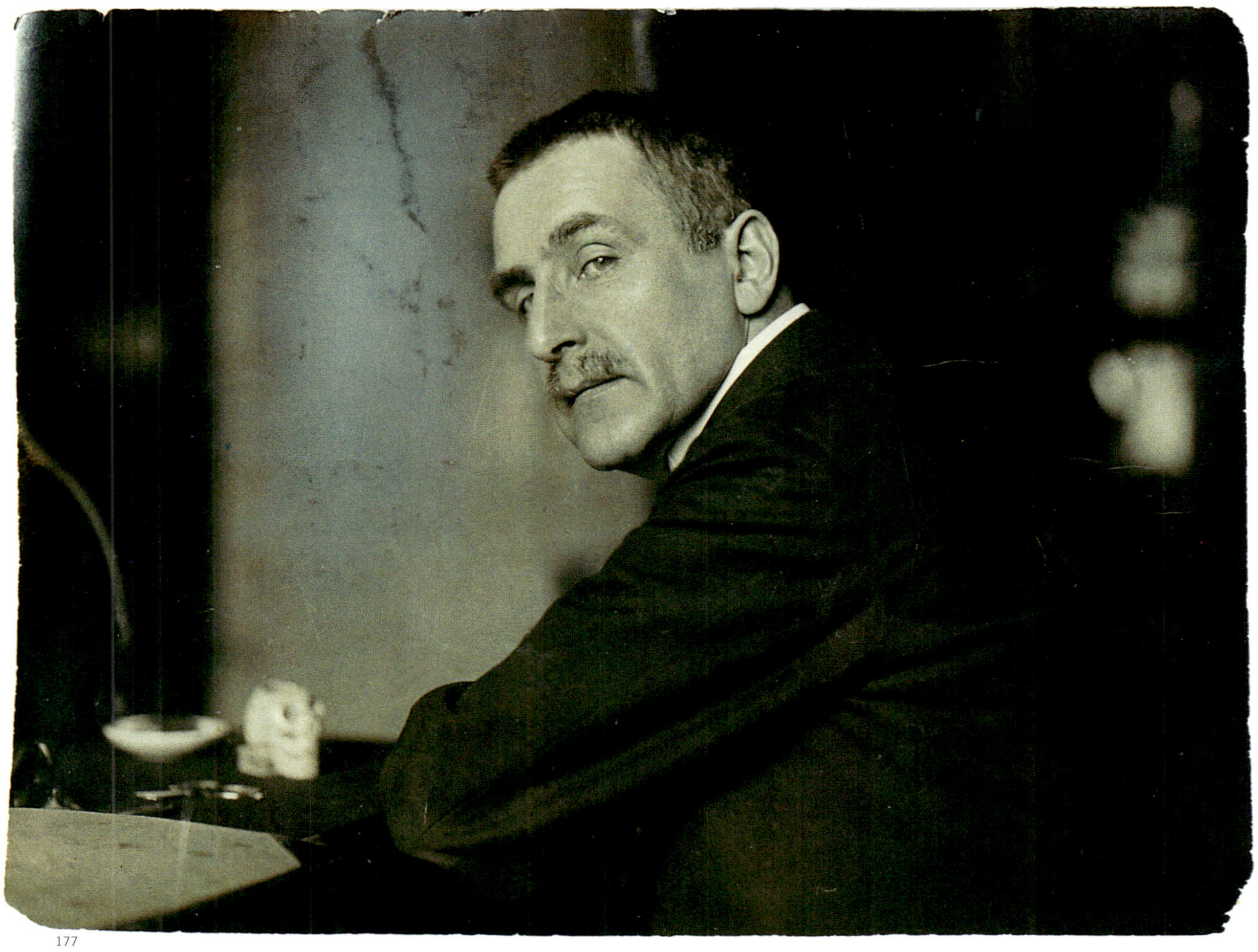

177

Ein modernes Milieu

In Schwabing nahe dem Siegestor an der Leopoldstraße 4 richtet Rudolf Alexander Schröder zusammen mit dem Architekten Martin Dülfer und dessen jungen Mitarbeiter Paul Ludwig Troost seinem betuchten Vetter Alfred Walter Heymel die Wohnung ein. Julius Meier-Graefe schreibt unter dem Titel *Ein modernes Milieu* in den *Monatsheften für freie und angewandte Kunst* einen Bericht darüber, schätzt vor allem die moderne Auffassung, die übliche belgische Linie wegzulassen: „Gerade was den Dilettanten am meisten an der Moderne imponiert, die neue Ornamentik, ist hier mit einer kühlen Sicherheit ausser acht gelassen, die kaum ein Künstler über sich bringt.“ [85] Dieses moderne Milieu ist nicht billig.
Die Sonderanfertigungen nach den Entwürfen Schröders werden in den *Vereinigten Werkstätten für Kunst im Handwerk* ausgeführt. Aber die aufwendige und gelungene Ausstattung ist nicht das Wichtigste. Unter der Maxime von der Einheit von Kunst und Leben ist das Interieur lediglich pars pro toto. Es fehlt der Protagonist.
Alfred Walter Heymel beginnt früh, Gedichte zu schreiben. Bereits auf der Schulbank entstehen erste Werke. 1898 veröffentlicht er in Bremen eine Sammlung seiner frühen Gedichte und Sprüche. Im gleichen Jahr wird er volljährig und erbt ein beträchtliches Aktienvermögen. So eingesäumt, entschließt er sich, zusammen mit seinem gleichaltrigen Vetter nach München zu gehen, um eine *Zeitschrift litterarisch-künstlerischen Charakters* herauszugeben. Als Mitherausgeber gewinnen sie den im Redigieren erfahrenen Schriftsteller Otto Julius Bierbaum. Im Herbst 1899 erscheint *Die Insel* das erste Mal. Im Herbst 1902 kommt das letzte Heft heraus.

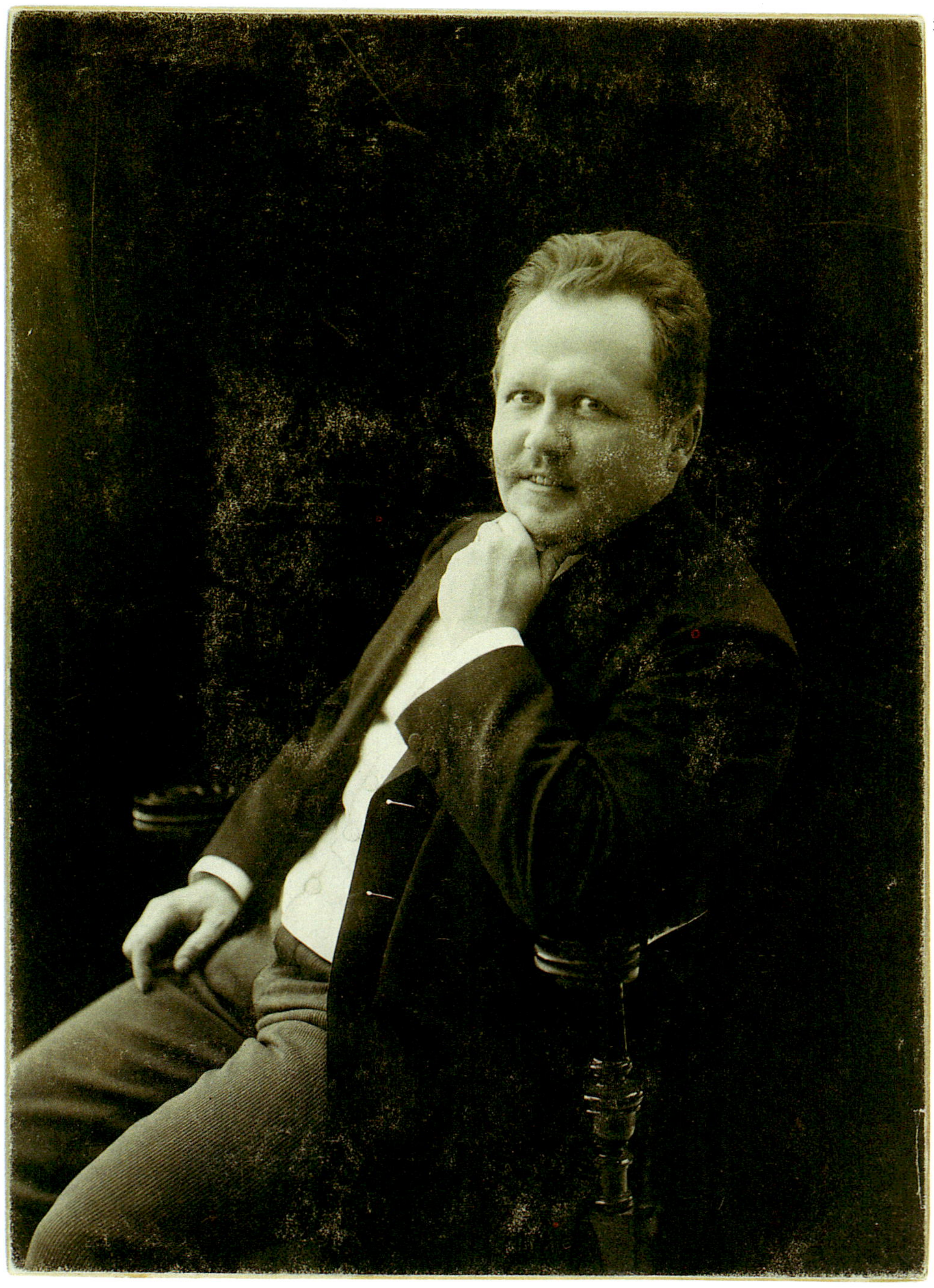

178

178 Porträt des Schriftstellers Otto Julius Bierbaum, aufgenommen im *Atelier Veritas* an der Franz-Joseph-Straße am 10. November 1900. Nachdem Alfred Walter Heymel und sein Vetter Rudolf Alexander Schröder beschlossen haben, eine *litterarisch-künstlerische Zeitschrift* zu gründen, gewinnt Heymel den bereits erfahrenen Verlagsredakteur Bierbaum als Mitherausgeber der Zeitschrift

179 Ausgabe *Die Insel*. Erster Jahrgang, zweites Quartal. Januar bis März 1900. Das erste Heft erscheint im Oktober 1899. Am 9. März 1899 inseriert der für Produktion und Vertrieb zuständige Verlag Schuster & Loeffler, Berlin im Börsenblatt des deutschen Buchhandels: „Voranzeige. Der unterzeichnete Verlag beehrt sich hierdurch anzuzeigen, daß die Herren Otto Julius Bierbaum, Alfred Walter Heymel und Rudolf Alexander Schröder vom 1. Oktober 1899 an eine künstlerische Monatsschrift vornehmsten Charakters bei ihm erscheinen lassen werden. Es handelt sich um ein Unternehmen im Stile des PAN, doch mit größerer Betonung des literarischen Teiles und zu einem Preise, der das Abonnement nicht ausschließlich auf Kapitalistenkreise beschränkt. Bei der materiellen Fundierung der Zeitschrift ist darauf Bedacht genommen, daß sie unter allen Umständen ohne irgendwelche Beeinträchtigung ihrer künstlerischen Absichten auf eine längere Reihe von Jahren gesichert erscheint.“ [87]

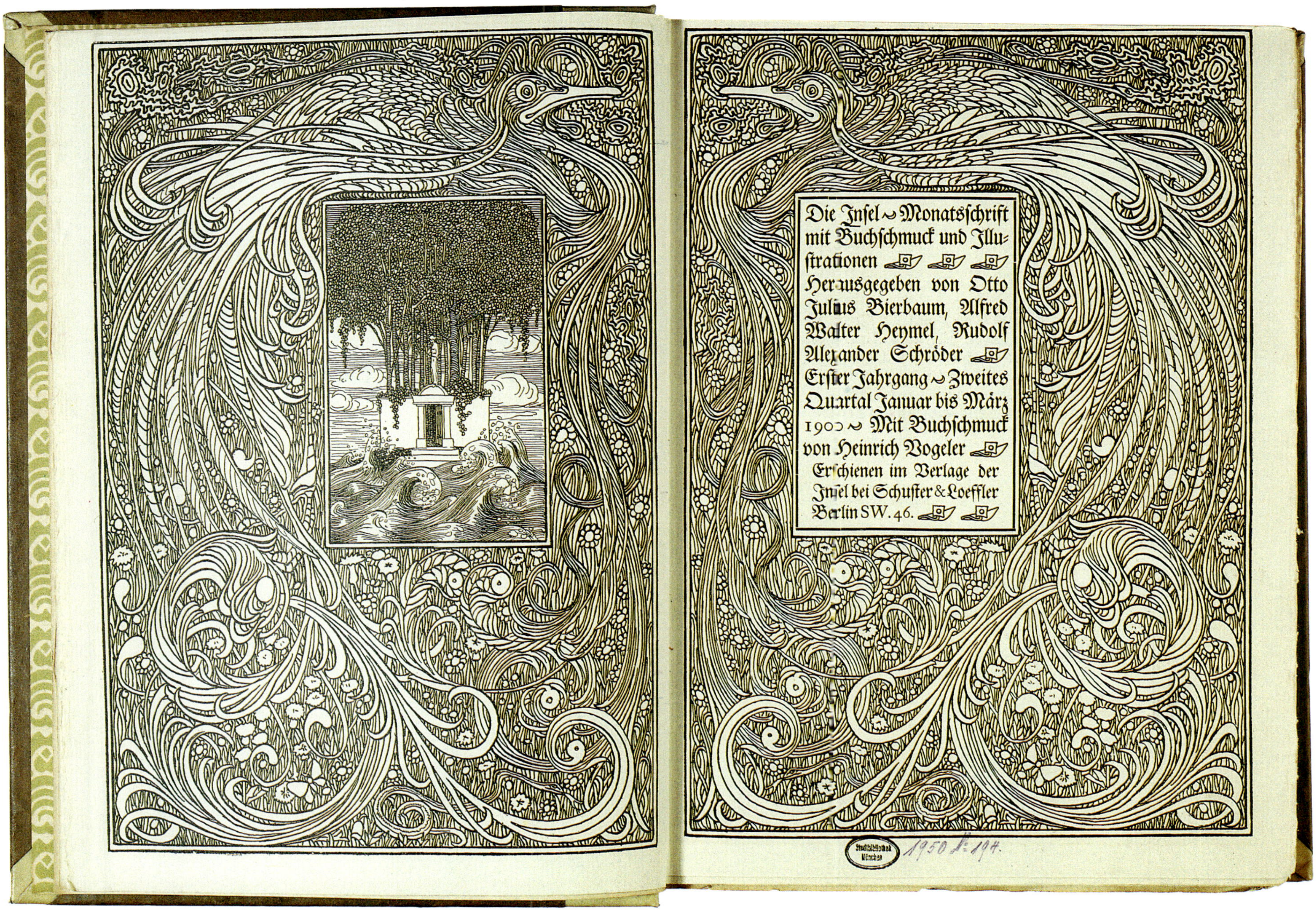

179

Streitigkeiten unter den Herausgebern, auch das immer größer werdende Desinteresse des Financiers Heymel, der sich schließlich nur noch für Frauen und Pferde interessiert, führen das Ende einer Zeitschrift herbei, die den Blick in ein Schwabinger Milieu der Moderne gewährt. Hier trifft Erich Mühsams Definition von Bohème nahezu Wort für Wort zu: „Weder Armut noch Unstetigkeit ist entscheidendes Kriterium für die Bohème, sondern Freiheitsdrang, der den Mut findet, gesellschaftliche Bindungen zu durchbrechen und sich die Lebensformen zu schaffen, die der eigenen inneren Entwicklung die geringsten Widerstände entgegensetzen.“ [86]

Otto Julius Bierbaum spürt sein Unbehagen gegenüber der Lebensform des Millionärs Heymel, wenngleich er dessen literarischen Anspruch zu schätzen weiß und mitträgt. Für die launische Abkehr seines Partners rächt sich der Schriftsteller Bierbaum mit einem Buch, das der Verlagsbuchhändler Georg Müller am Josefsplatz verlegt. 1907 erscheint *Prinz Kuckuck. Leben, Taten, Meinungen und Höllenfahrt eines Wollüstlings*. Die Anspielungen auf Alfred Walter Heymel sind so deutlich, daß der wahre Prinz Kuckuck versucht, die gesamte Auflage aufzukaufen. Bierbaum weilt indessen zusammen mit seiner Frau Gemma auf einer Reise, die beide über Italien nach Ägypten führt.

180 Auch Alfred Walter Heymel läßt sich am 10.11.1900 im *Atelier Veritas* in Schwabing porträtieren. Vermutlich ist auch der dritte Herausgeber der *Insel* Rudolf Alexander Schröder bei diesem Fototermin anwesend.

181 Seine Handschrift. Brief von Alfred Walter Heymel an Clara Schröder

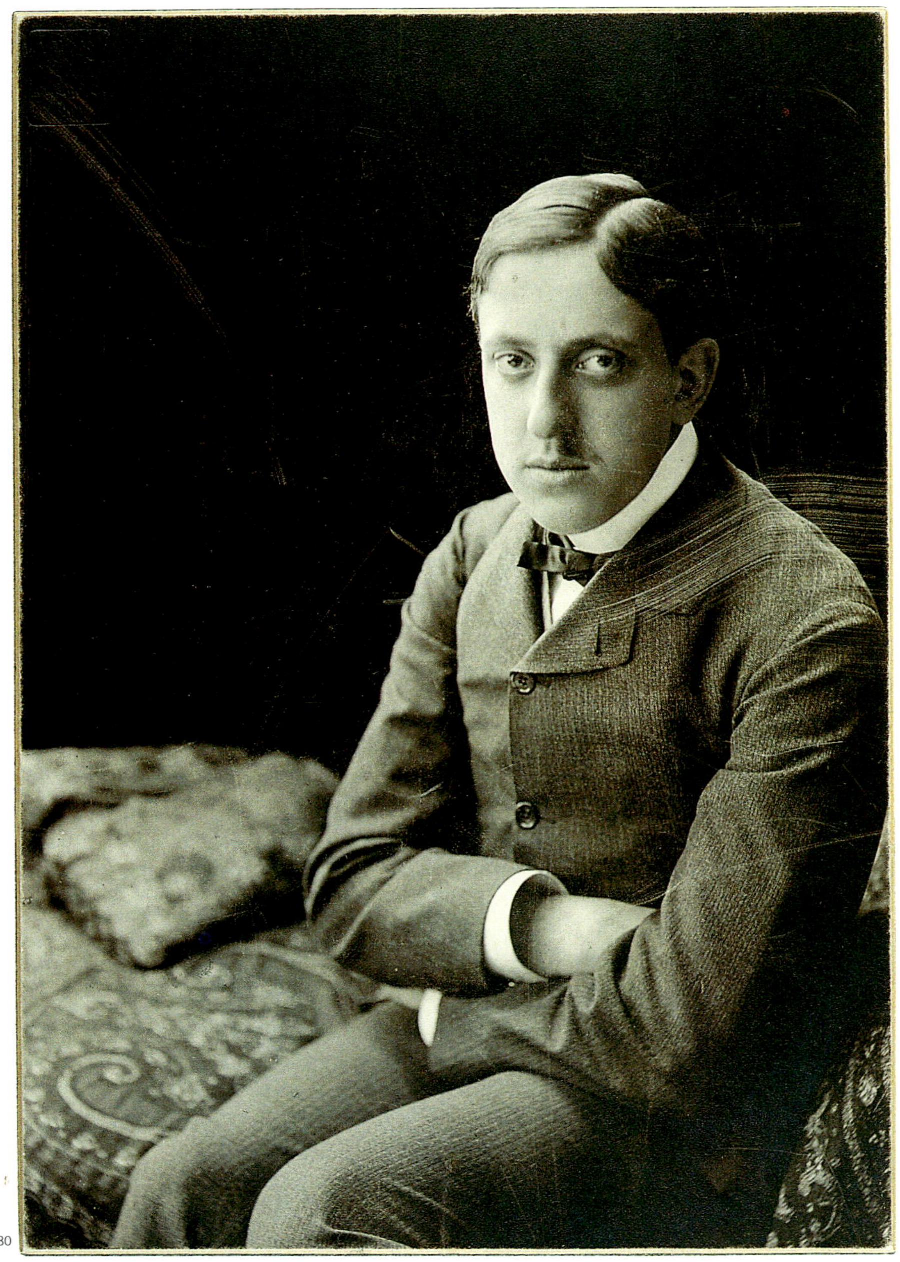
180

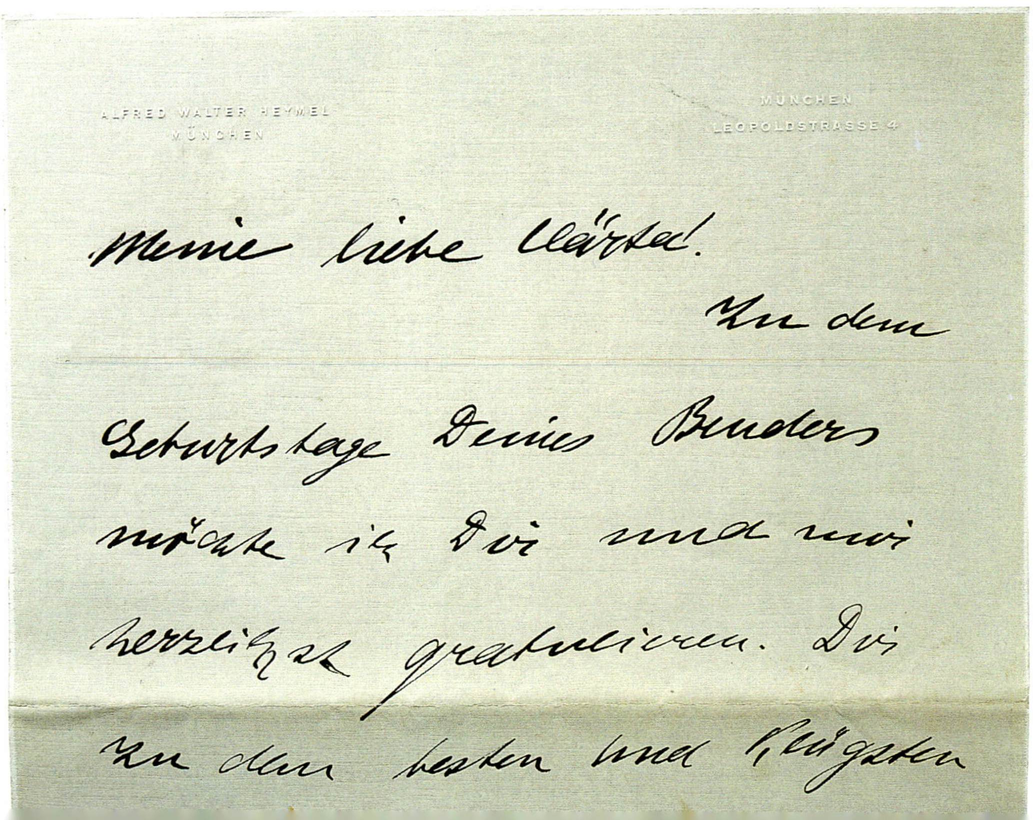
181

ALFRED WALTER HEYMEL
MÜNCHEN

MÜNCHEN
LEOPOLDSTRASSE 4

Meine liebe Clärchen!
Zu dem Geburtstage Deines Bruders möchte ich Dir und mir herzlichst gratulieren. Dir zu dem besten und klügsten

Der Gott der Liebesraserei,
Der hat ein schönes Schloß.
Drin sind von Spiegeln Säle drei:
Komm! Sei mein Tanzgenoß.

Wir sitzen in dem ersten Saal
An einem goldnen Tisch.
Drauf steht ein duftend Liebesmahl,
Wein, Früchte, Fleisch und Fisch.

Wir drehn uns durch den zweiten Saal,
Der strahlt in rotem Glanz.
Wir sehn uns tanzen tausendmal
Den heißen Liebestanz.

Wir küssen uns im letzten Saal,
Der ist so kissenweich.
Dort thront die süße Liebesqual,
Den Göttern sind wir gleich.

Der Gott der Liebesraserei,
der hat ein schönes Schloß.
Drin sind von Spiegeln Säle drei:
Komm! Sei mein Tanzgenoß.[88]
Alfred Walter Heymel

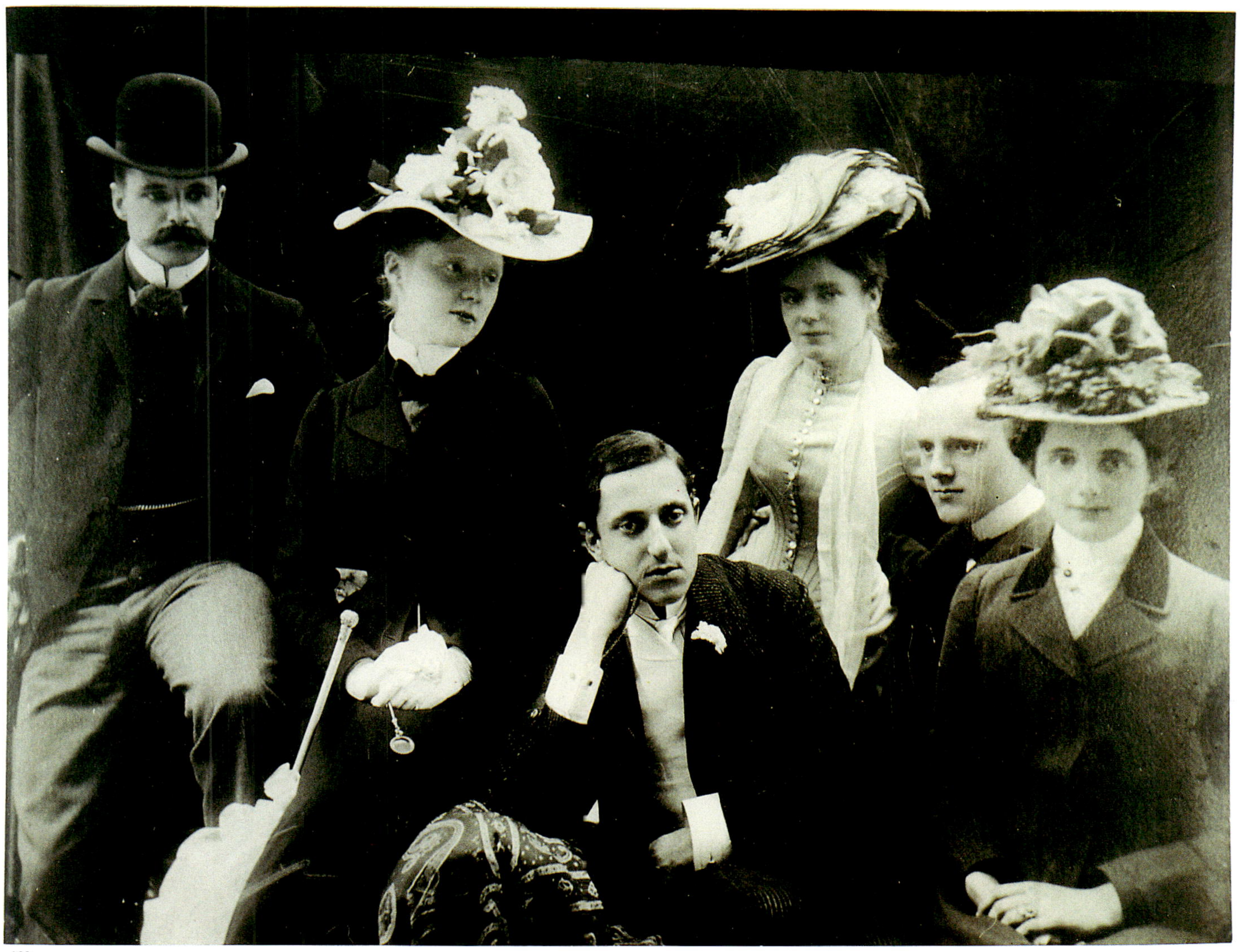
182

182 Alfred Walter Heymel im Kreise der Familie seines Adoptivonkels Johannes Schröder, aufgenommen in München im August 1900. Von links nach rechts: Hans Schröder, Clara Schröder, Alfred Walter Heymel, Else Schröder, Rudolf Alexander Schröder und Lina Schröder

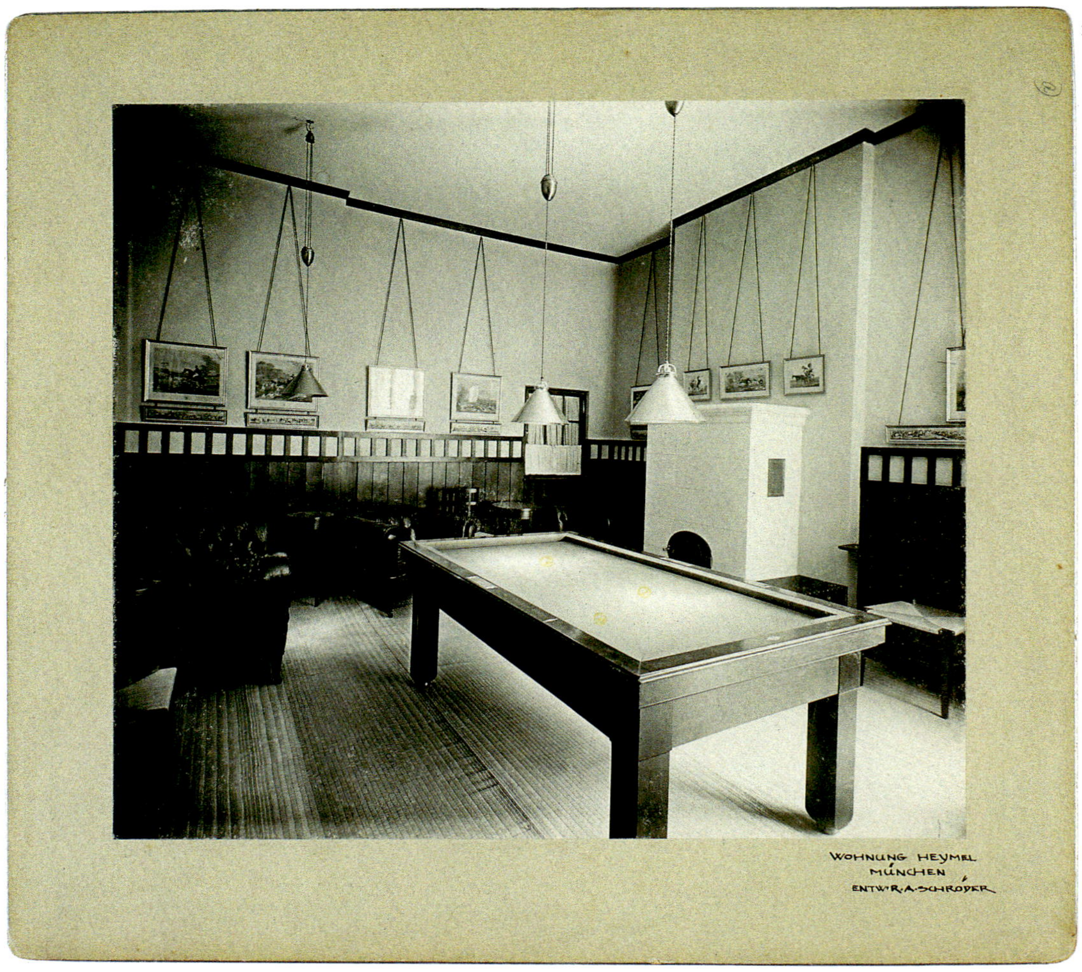

183

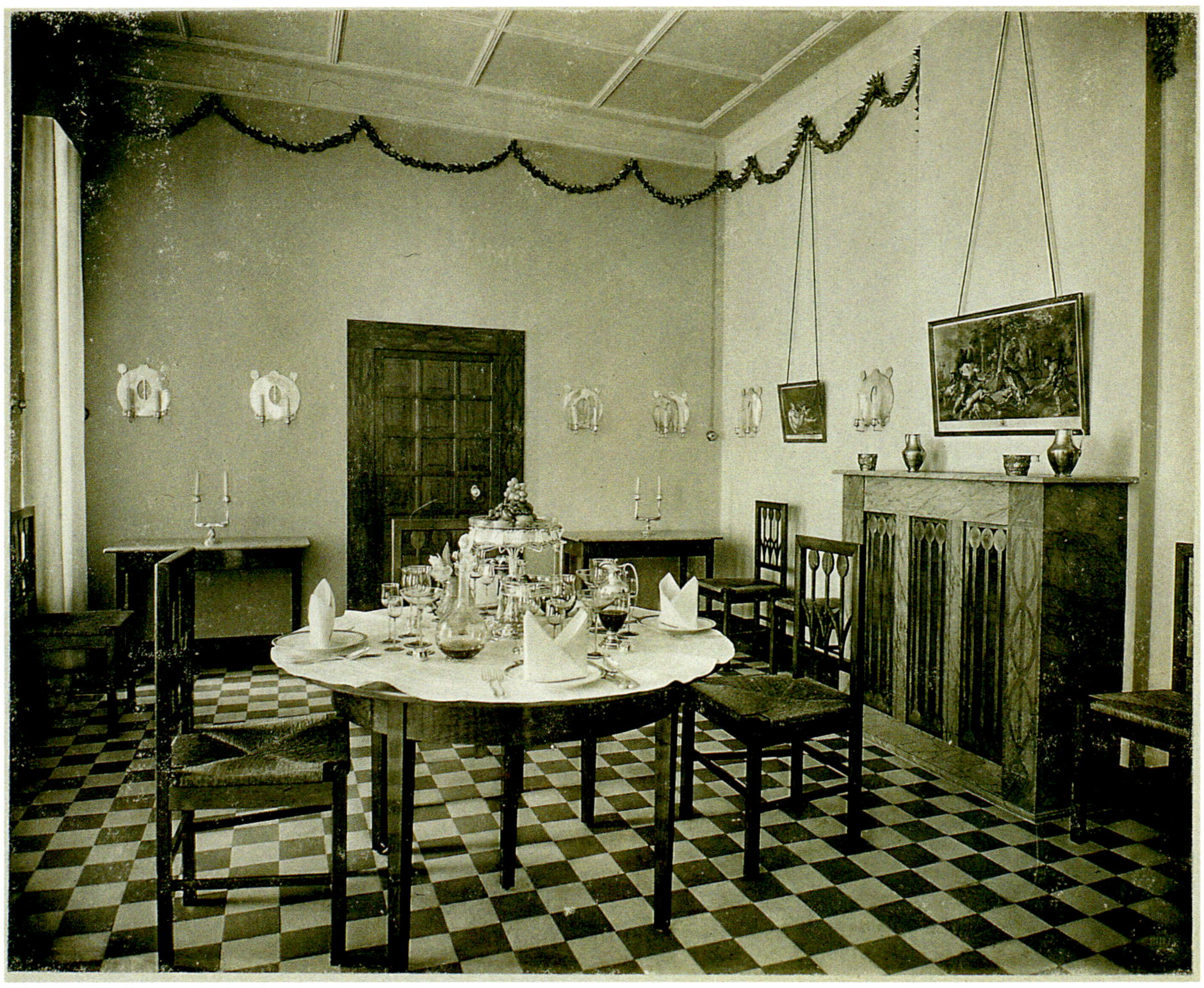

184

183 Heymels Spielzimmer in seiner Wohnung, Leopoldstraße 4. In dieser Wohnung sind auch die Redaktionsräume der Zeitschrift *Die Insel*

184 Speisezimmer. Nach Angaben von R. A. Schröder, von Architekt M. Dülfer unter Mitwirkung von P. Troost, ausgeführt in Hell-Mahagoni von den Vereinigten Werkstätten, München. Im Frühjahr 1900 bezieht die Redaktion der *Insel*, die zuvor in der Pension Beckenbauer untergebracht war, die neue Adresse an der Leopoldstraße 4.
Am 17.Juli 1900 sind die privaten Räume Heymels fertig eingerichtet. Rudolf Alexander Schröder, sein Mitherausgeber und Innenarchitekt, beschreibt die Wohnung: „Das Eßzimmer mit rosa Wänden, grau und weißem quadratischen Fliesenbelag, hellen Mahagonitüren und Möbeln, silbernen Wandleuchtern, einer schmalen Girlande aus natürlichen Lorbeerblättern als einzigen Zierrat und einem Tafelgerät, bei dem Damast, Silber, Glas und Porzellan nach einheitlicher Formel entworfen und hergestellt waren, das hellgrüne Kupferstichzimmer und die anschließende blaue Bibliothek mit dem Bronzeabguß des Idolino [von Aristide Maillol] in der Mitte und Möbeln, in deren dunklen Mahagoniflächen ein eingelegter Mäanderstreif das einzige Ornament bildeten, das Billiardzimmer in Gelb und Schwarz mit den bunten englischen Stichen und dem von Messing und Silber funkelnden, mit Eisschrank und allen kanonischen Apparaturen versehenen Schenktisch und den riesigen Ledersofas [...] Aber der schönste und eigenartigste Raum war der in einen großen, dunklen Spiegelsaal verwandelte Vorraum der Wohnung.“ [89]

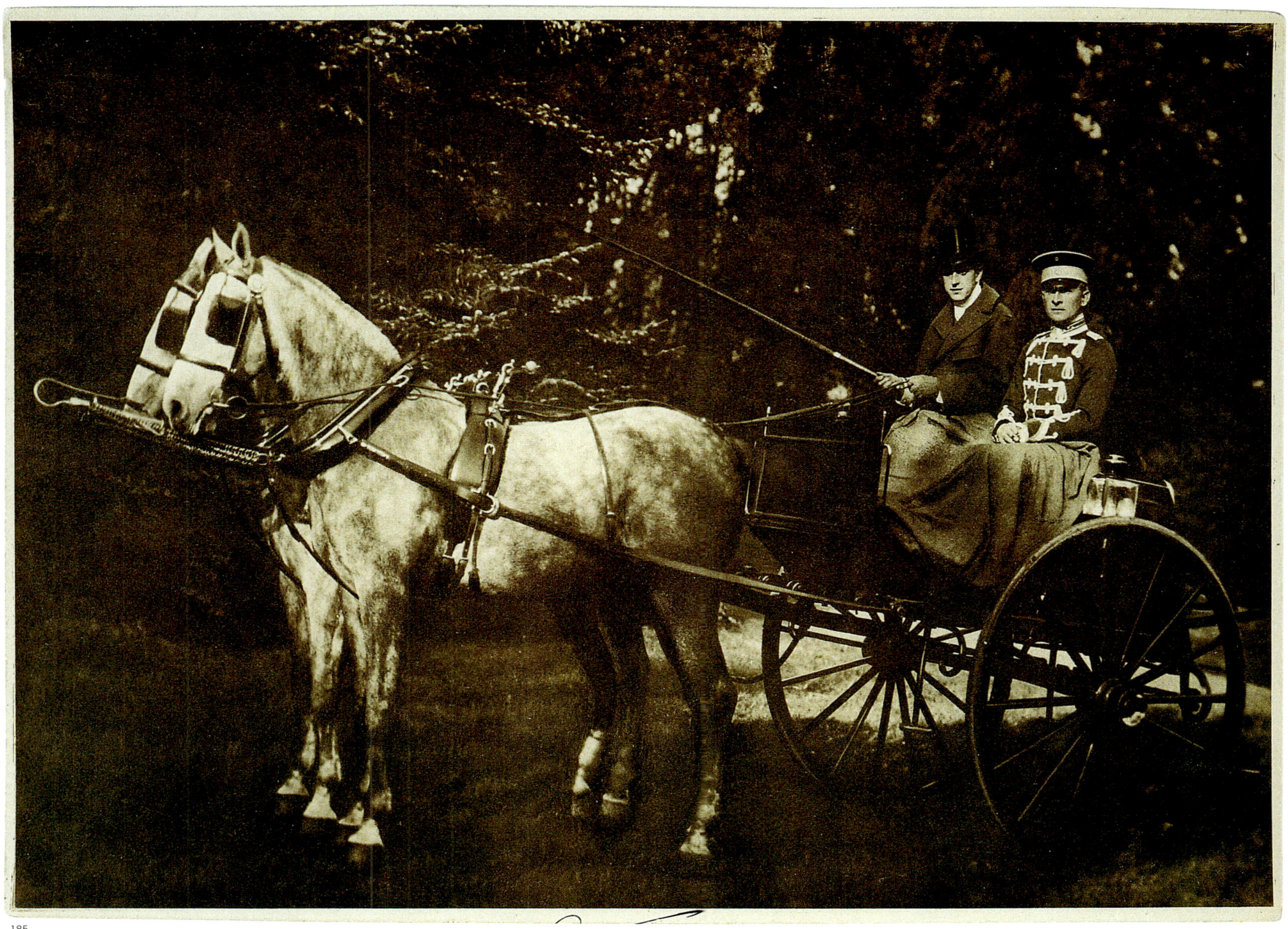

185

185 Alfred Walter Heymel ist begeisterter Reiter, fährt auch gerne selbst durch den Englischen Garten, hier zusammen mit dem *guten Georg*, seinem Diener

187 Alfred Kubin schickt 1901 dem frisch vermählten Paar ein Erinnerungsbild an den Vorabend der Hochzeit. Vierte von links: Gemma, die Braut. Fünfter von links: der Bräutigam. Rechts: der Zeichner Alfred Kubin

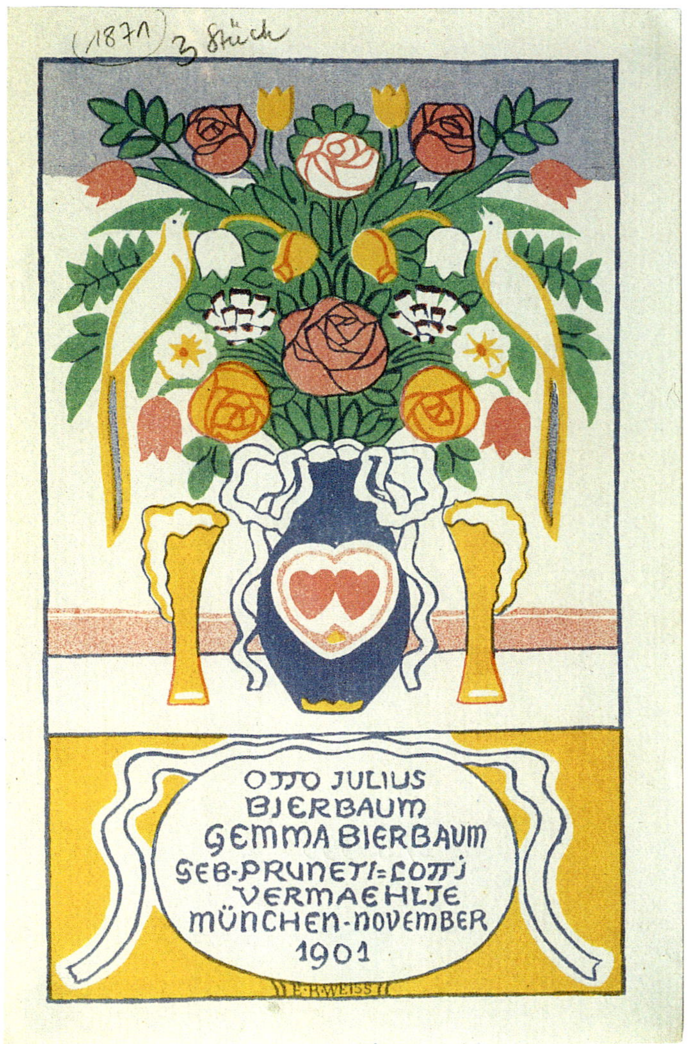
OTTO JULIUS
BIERBAUM
GEMMA BIERBAUM
GEB. PRUNETI-LOTTI
VERMAEHLTE
MÜNCHEN-NOVEMBER
1901
E.R.WEISS

186

186 1901 erscheint im Insel-Verlag unter dem Titel *Irrgarten der Liebe* eine Sammlung von Gedichten aus der Feder von Otto Julius Bierbaum. Das Buch ist ein Erfolg. Innerhalb einer Woche verkauft sich die gesamte erste Auflage von fünftausend Exemplaren. Gleichzeitig vermählt sich Bierbaum mit Gemma, geb. Pruneti-Lotti. Die Vermählungsanzeige entwirft E. R. Weiss

Juchzer
Bauernmädel rundes,
Bauernmädel gesundes,
Bauernmädel schenkelstramm,
Haut die ganze Welt zusamm,
Juhu! [90]

Otto Julius Bierbaum

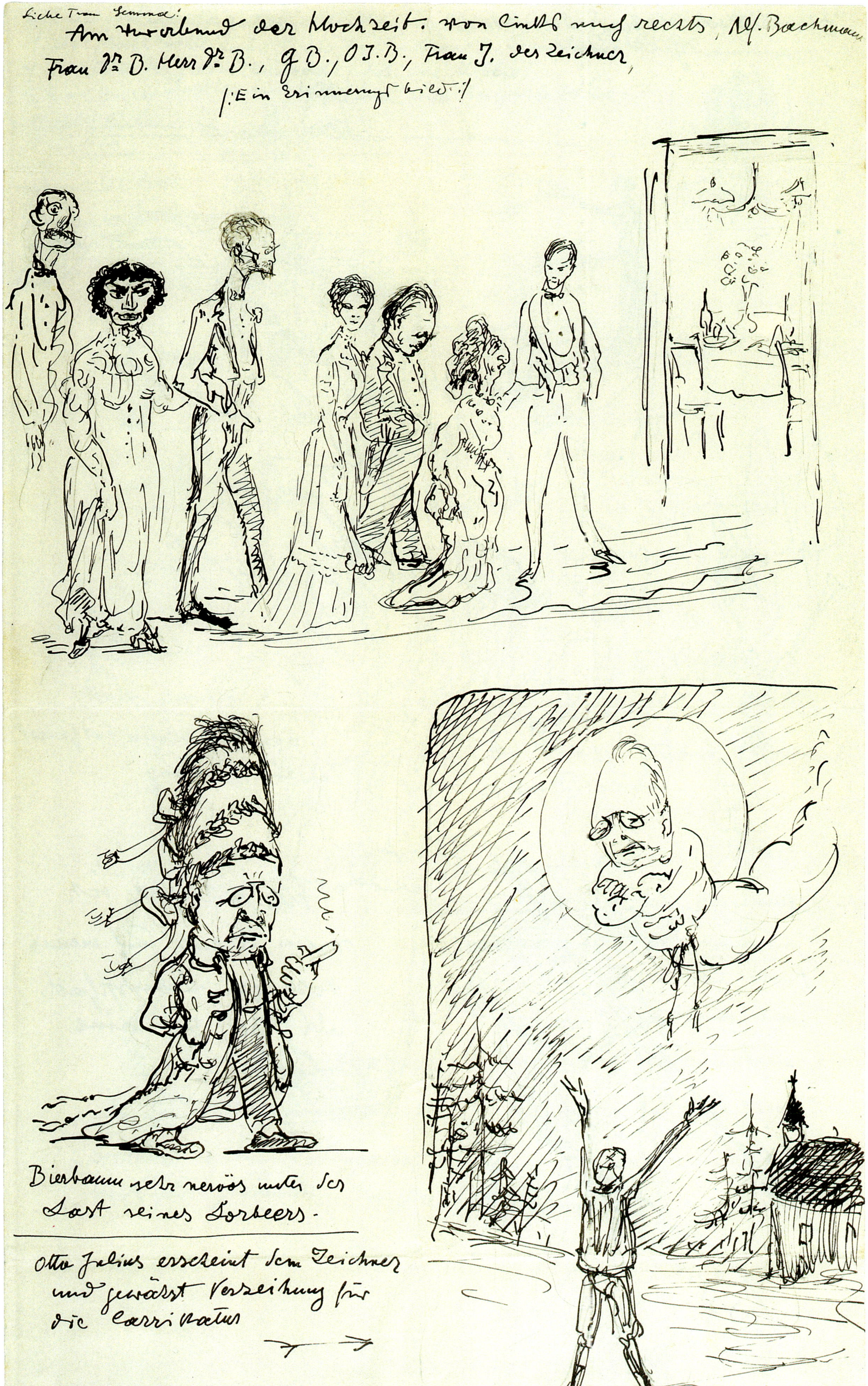
Liebe Frau Semmel:
Am Vorabend der Hochzeit. von links nach rechts, Alf. Bachmann
Frau Dr. B. Herr Dr. B., G.B., O.J.B., Frau J. der Zeichner,
(: Ein Erinnerungsbild :)
Bierbaum sehr nervös unter der Last seines Lorbeers.
Otto Julius erscheint dem Zeichner und gewährt Verzeihung für die Carricatur

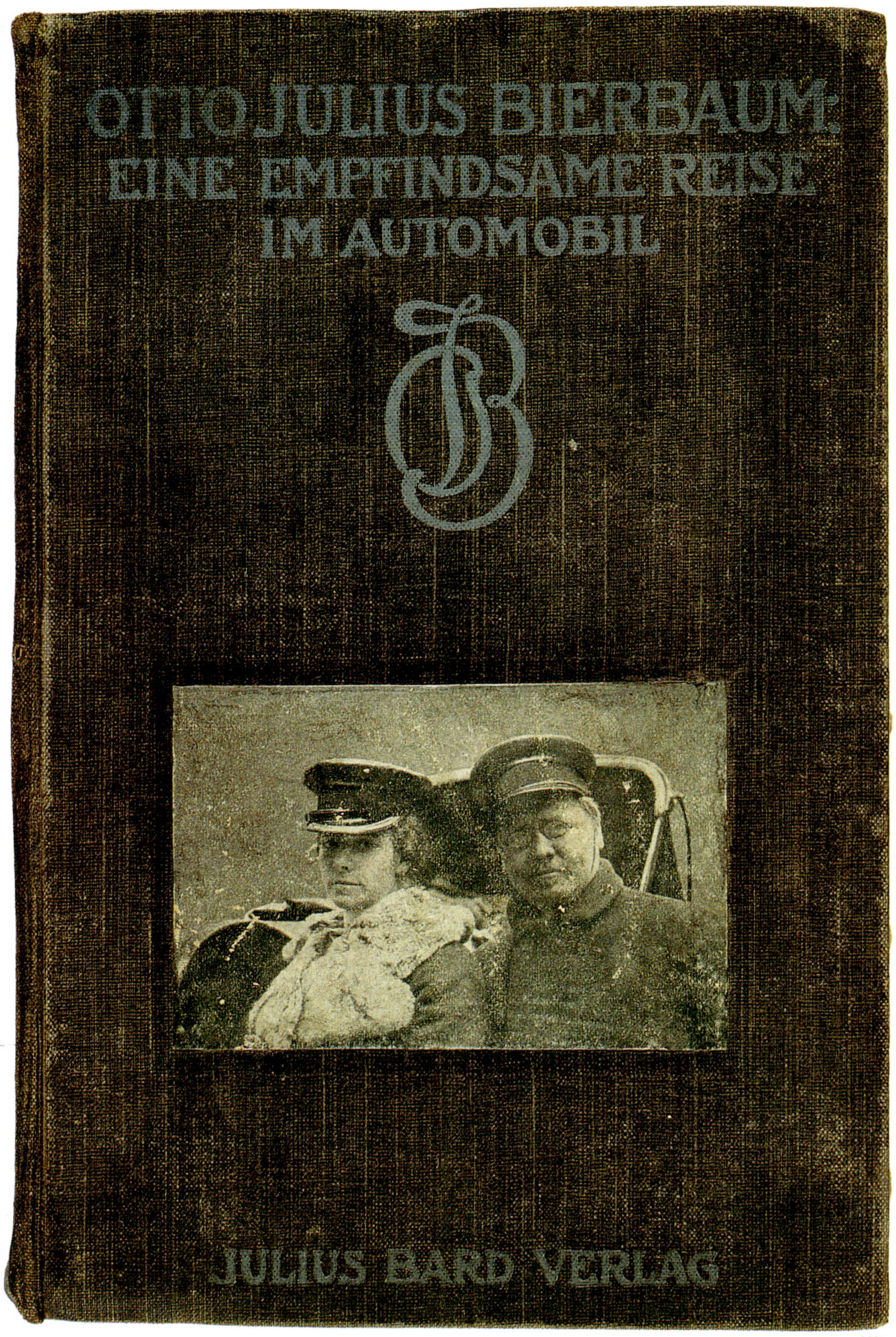

188

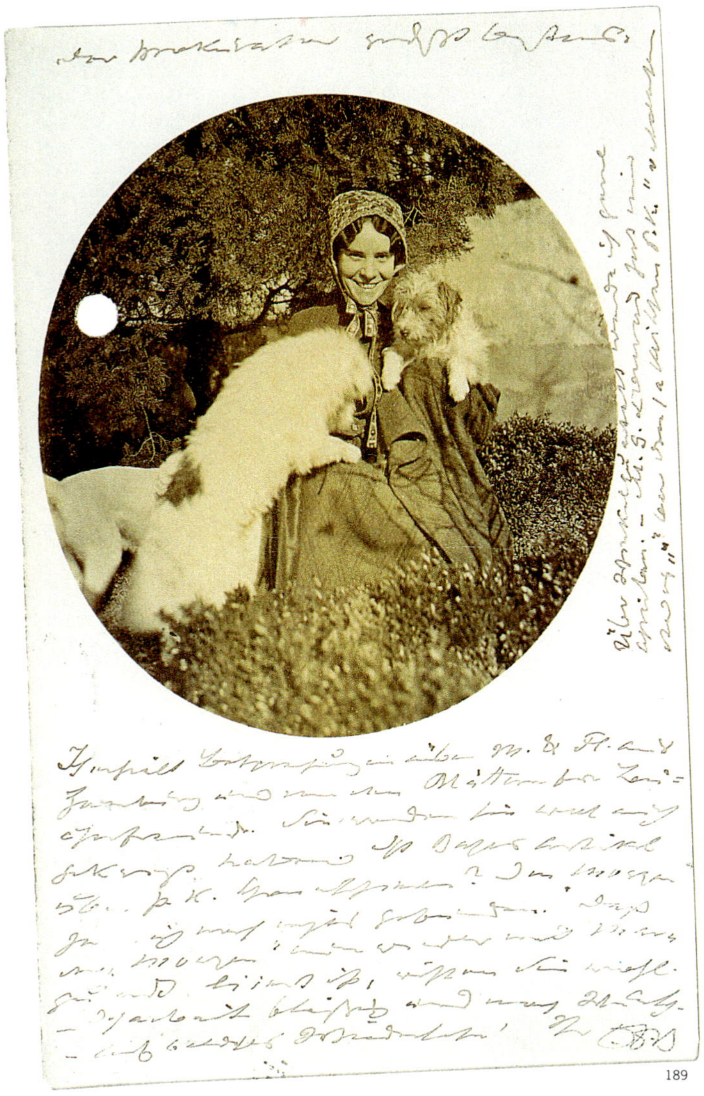

189

188 Am 1. April 1902 beginnt Bierbaum zusammen mit seiner Frau eine empfindsame Reise mit dem Automobil von Berlin nach Sorrent und zurück an den Rhein. Der Verlag August Scherl stellt ihm das Automobil zur Verfügung. Das Buch über die Reise setzt sich aus der Korrespondenz während der Reise zusammen. Von Etappe zu Etappe richten sich Bierbaums Briefe an verschiedene Freunde. Nach Schwabing schreibt er an Felix vom Rath, Ludwig Thuille und an den Redakteur der *Insel* Franz Blei. Er wählt diese Form der Reiseschilderung aufgrund folgender Umstände:
„Erstens: meine Reise war etwas besonderes. Zweitens: Ich schreibe gerne lange Briefe. Drittens: Auf den Ansichtspostkarten ist so schrecklich wenig Platz, daß sie meinem Mitteilungsbedürfnis nicht genügen.“ [91] In Florenz verabreden sie sich mit Gemmas Familie. Das Buch widmet er seiner jüngst erworbenen Verwandtschaft Giovanni, Raffaello, Brunetto und Guido Pruneti-Lotti. Als Motto wählt er den heute noch gültigen Spruch *Lerne zu reisen ohne zu rasen*

189 Gemma und Otto Julius Bierbaum schreiben am 3. März 1908 aus Kairo an den Verlagsbuchhändler Georg Müller nach Schwabing, Josephsplatz 7. Der Verleger hat soeben Bierbaums Manuskript *Prinz Kuckuck* verlegt und überlegt eine zweite Auflage.
Die Reisenden kehren über Italien nach München zurück. Bierbaum teilt über Postkarten dem Verleger Zahlungsanweisungen mit.
Postkarte vom 19.4.1908 aus Fiesole an Georg Müller

190, 191, 192, 193 Postkarten, die Otto Julius Bierbaum während seiner Reise im Frühling 1908 nach Italien und Ägypten an seinen Verleger Georg Müller nach Schwabing schickt

190

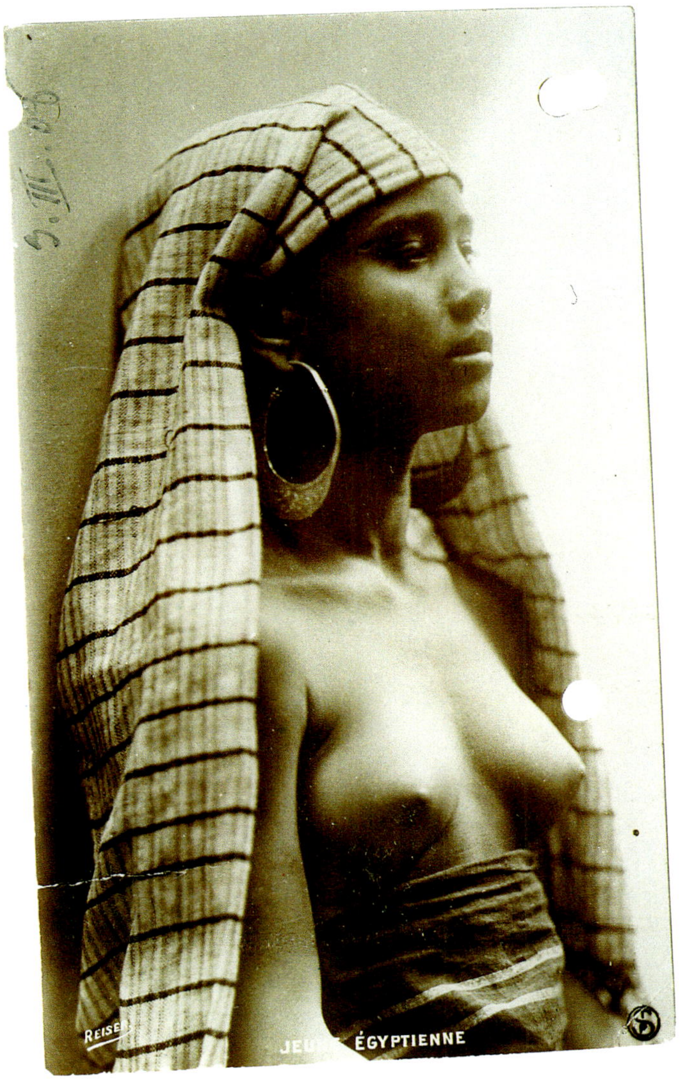

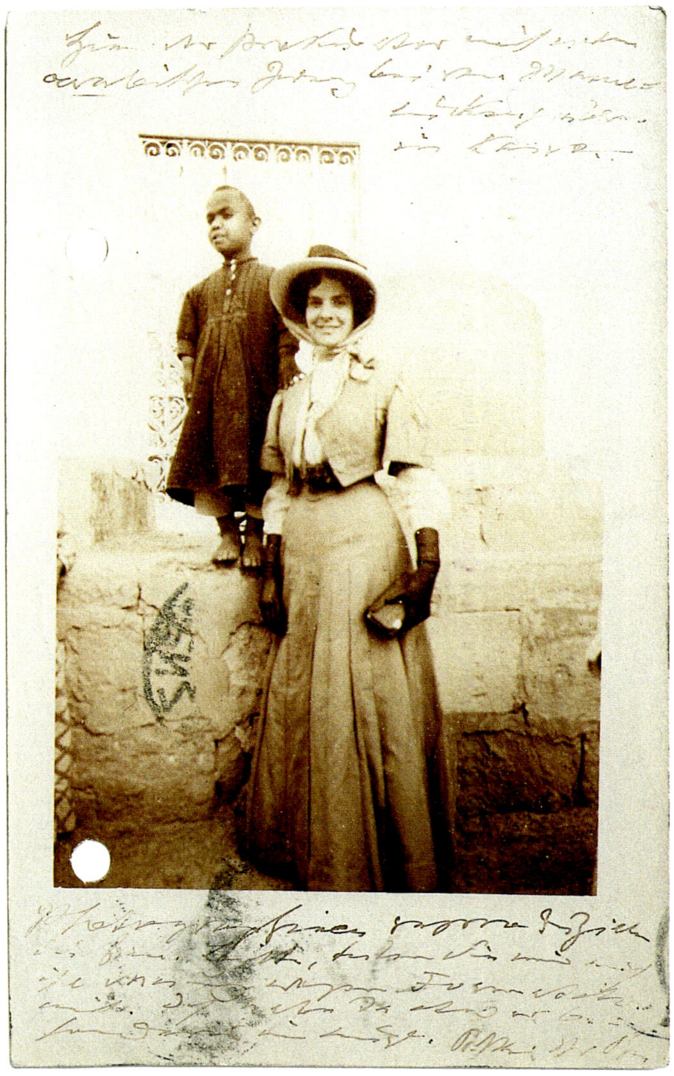

191

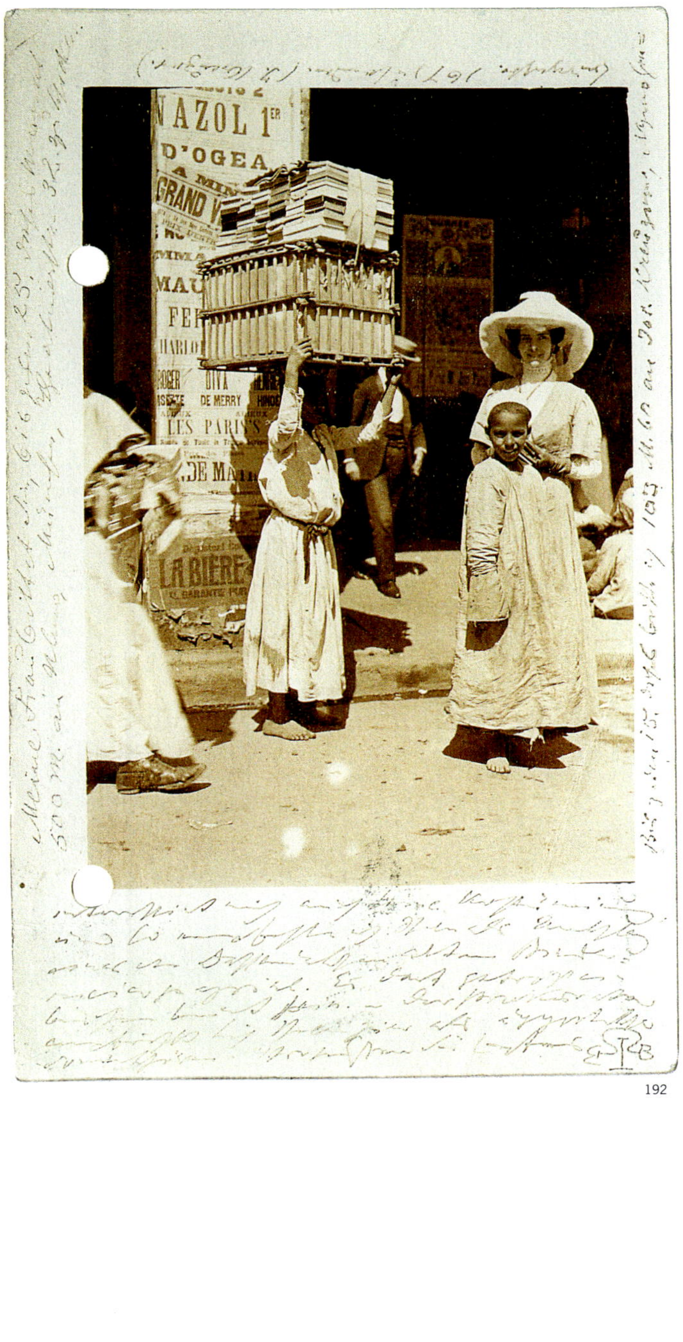

192

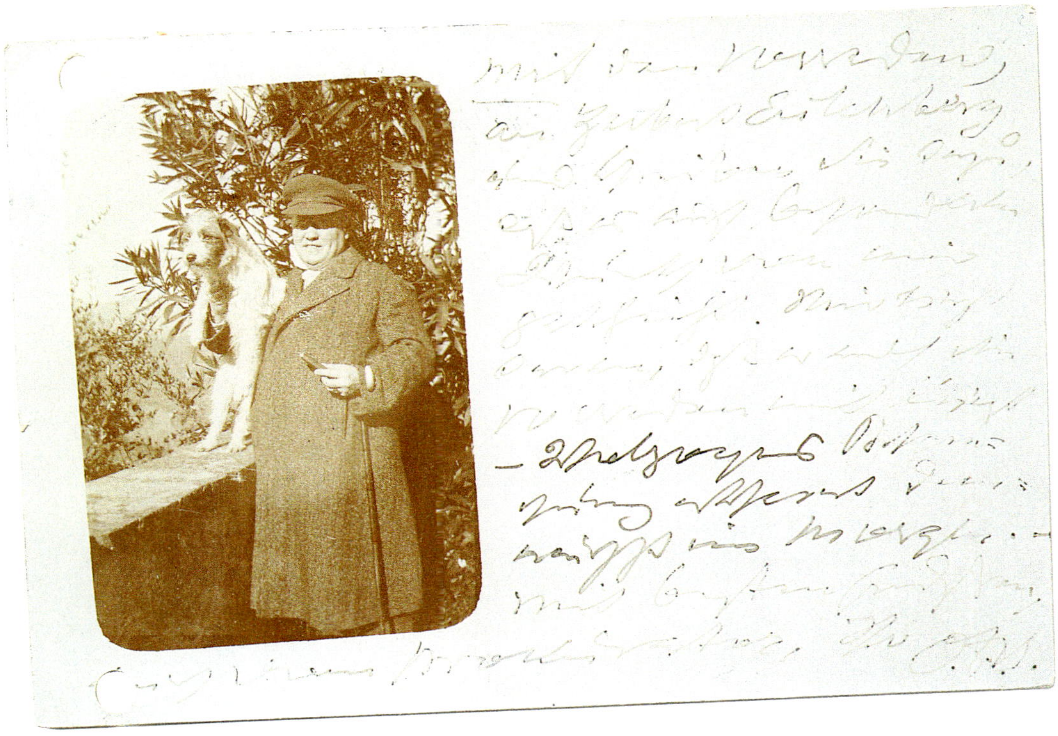

193

Die Lehr- und Versuch-Ateliers für angewandte und freie Kunst

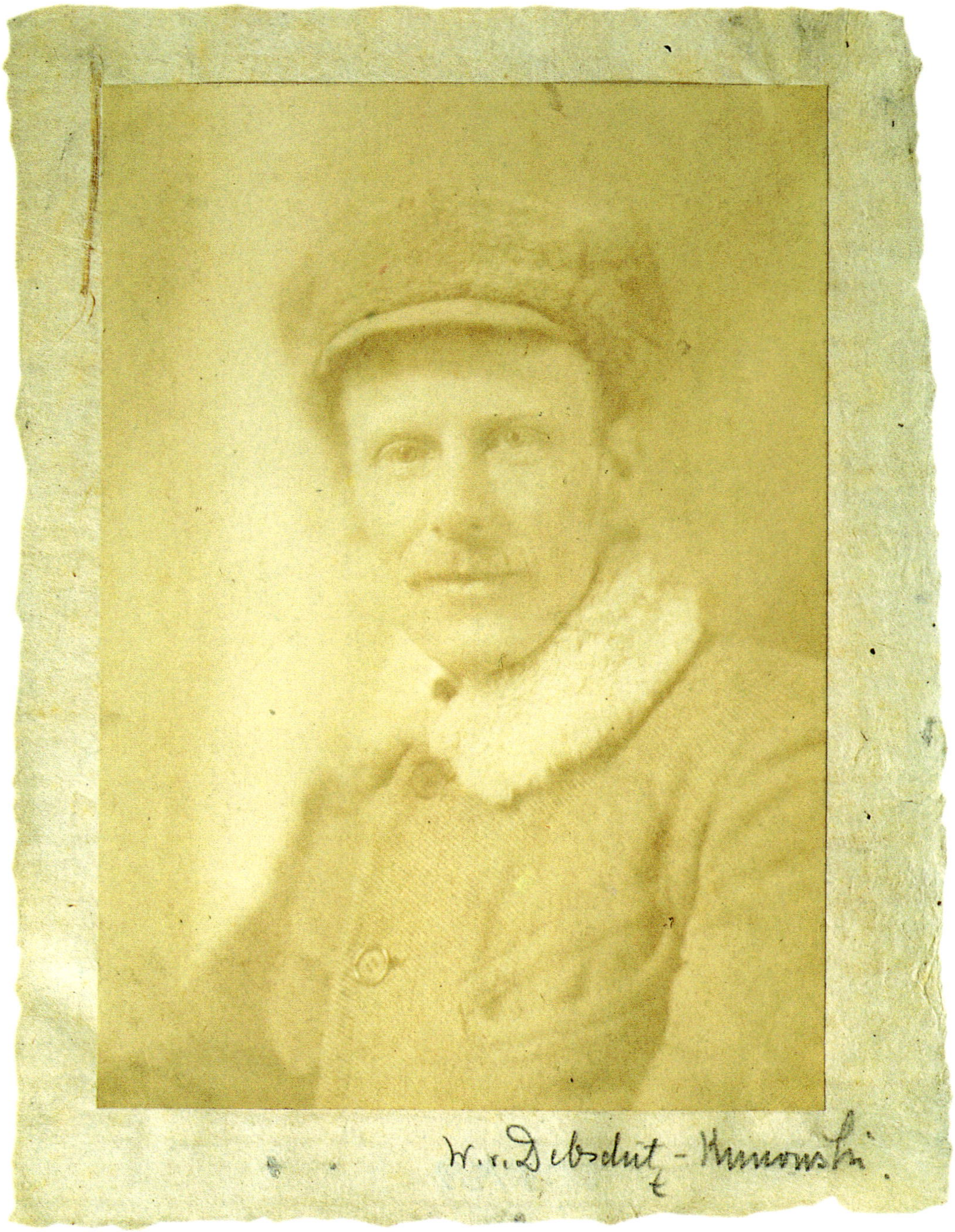

194

1907 erscheint im Heft 6 des Kunstgewerbeblatts die Anzeige einer Kunstschule, in der Hermann Obrist 1901 als Alternative zu den Akademien der bildenden Künste und Kunstgewerbeschulen eine neue Methode des Kunstunterrichts ankündigt. In Wilhelm von Debschitz findet er einen Partner mit pädagogischen und organisatorischen Fähigkeiten. Am 3. Januar 1902 wird die Schule eröffnet. Mit sechs Schülern beginnt der Unterricht. 1907 sind es bereits rund zweihundertfünfzig. Die Anzeige gibt das Unterrichtssystem der Schule wieder. Das Studium der angewandten Kunst besteht aus Zeichnen nach der Natur und Entwerfen für das gesamte Gebiet des Kunstgewerbes und der Innenarchitektur. Lehrwerkstätten für Metalltechniken, Handtapetendruck, keramische und Metallgußplastik, Handtextiltechniken und für die graphischen Künste stehen zur Verfügung. Es werden Vorträge über die Technologie des Holzes und des Metalls, über Perspektive, Kunst und Technik gehalten. Außerdem gibt es Führungen in kunstgewerbliche Sammlungen.

194 Porträt Wilhelm von Debschitz, aufgenommen von Wanda von Debschitz-Kunowski

Der Unterricht in freier Kunst setzt sich zusammen aus dem Studium der Malerei (Staffeleibild, dekorative Malerei) und der zeichnenden Künste (Graphische Arbeiten, Illustrationen). Es gibt Zeichen- und Malklassen, die nach dem lebenden Modell arbeiten. Für wichtig hält Obrist das Auswendigzeichnen. Dann gibt es noch eine Fachklasse für Graphische Künste und Vortragskurse über Perspektive, Maltechnik und Kunstgeschichte. Am Abend gibt es Gelegenheit auch nach bewegtem Modell zu studieren. Ein Lesezimmer bietet Literatur.
An dieser Schule wird jede Bürokratie, jede schulmeisterliche Attitüde vermieden. Wilhelm von Debschitz: „Die Forderungen der Praxis und die Sehnsucht des Schülers weisen dem Lehrer die Ziele. Die Psyche des Schülers, seine Art des Verstehens und Nichtverstehens weist die Wege. Aus beiden entspringt

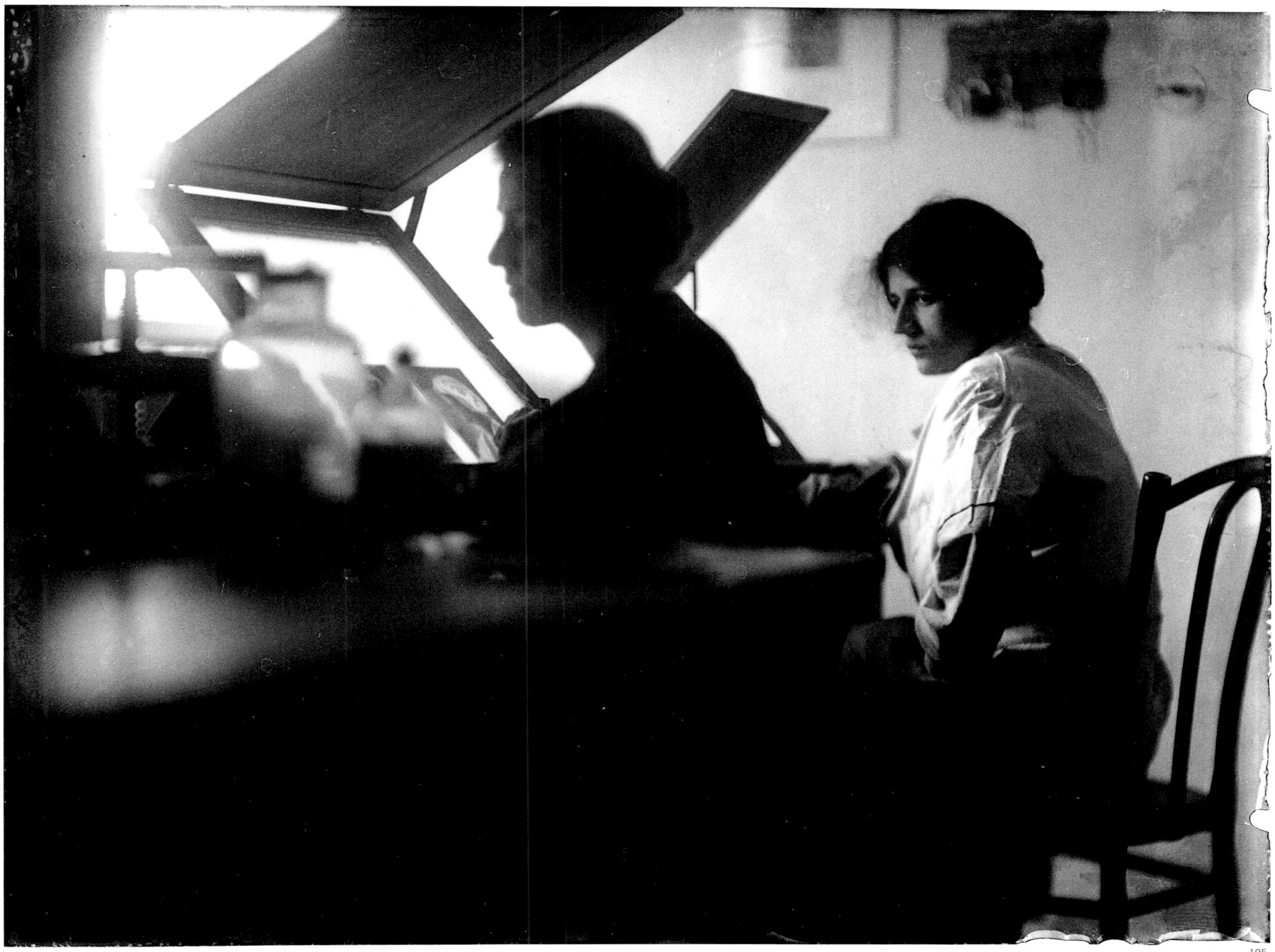
195

die Lehrmethode.“ [92] Hier zeigt sich der begabte Pädagoge. Doch der Inhalt der Lehre, die Art und Weise des künstlerischen Vorgehens stammt von dem Bildhauer Hermann Obrist. Er will vermitteln, was er selbst ausübt: die immer wieder neue Findung einer Formensprache im Dialog mit der in der Natur vorkommenden Vielfalt an Strukturen. Folgende Schritte sind für den Schüler der angewandten und freien Kunst von Belang: Betrachtung der Naturform. Erkennen des Wachstums- und Vernetzungsprinzips. Begreifen der Struktur. Auswendigzeichnen des Gesehenen. Weiterentwickeln der Grundstruktur. Distanzieren von der Ausgangsbetrachtung. Entwicklung der eigenständigen rein künstlerischen Form. Hinter dem Rücken der Akademie der bildenden Künste entsteht in Schwabing eine Kunstschule, in der die bildnerischen Konventionen der Akademieprofessoren in Frage gestellt werden. Dies geschieht nicht mit den Mitteln des Wortes, sondern mithilfe eines neuen Ansatzes in der Naturbeobachtung und Abstraktion.

195 Im Fotoatelier bei Wanda von Debschitz-Kunowski

196 Gruppenbild mit Rolf von Hoerschelmann (vierter von rechts) in der Debschitz-Schule

Tagebuchnotiz Mai 1908: Mein Korrekturauftrag in der Debschitzschule ist auf die Monate Mai und Juni ausgedehnt worden. Die Leute zeichnen da ganz fleissig aber auch ganz mässig. Ob ich da viel ausrichte ist fraglich. Aber es ist nicht uninteressant.[93]

Paul Klee

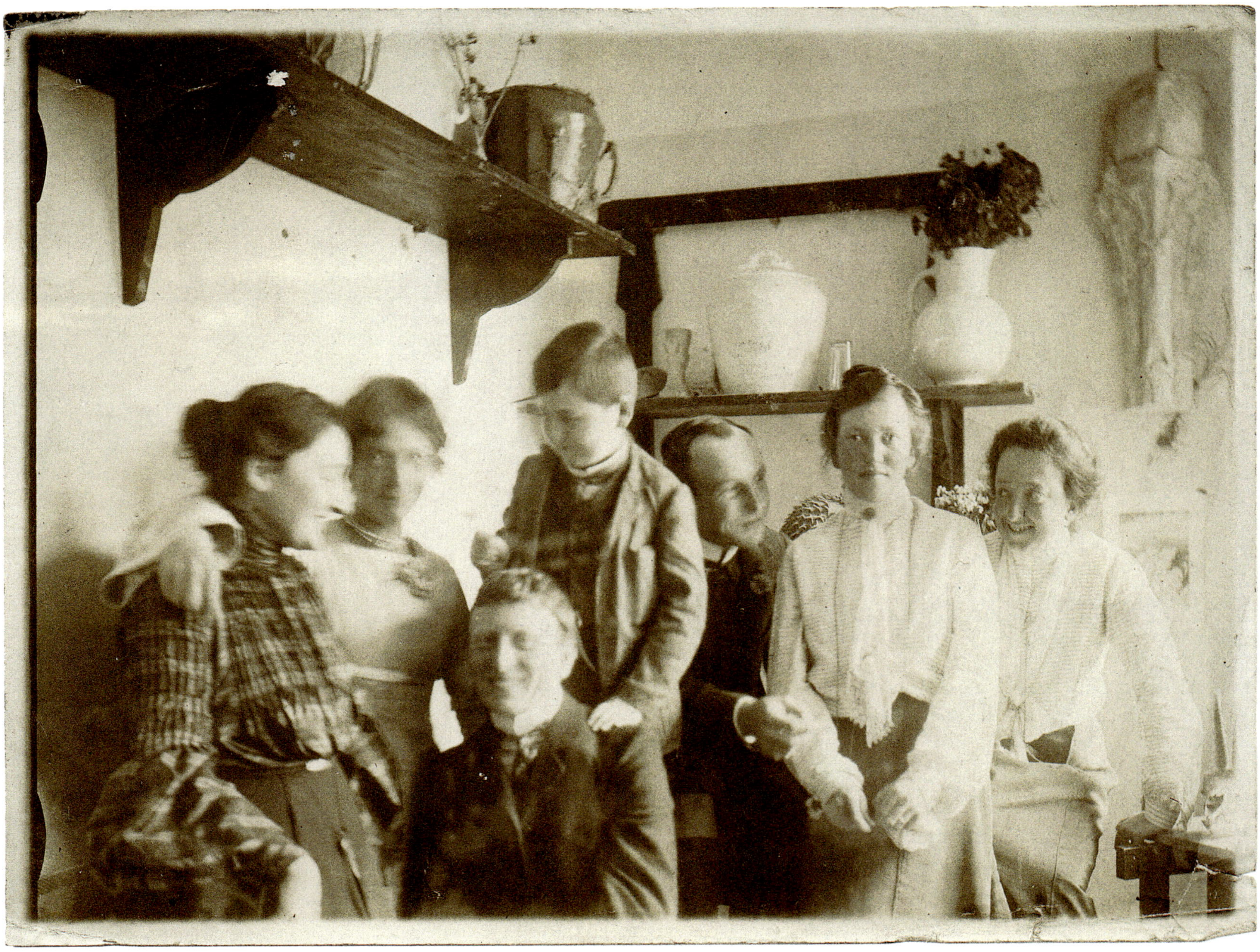

196

197 In der Metallwerkstatt der Debschitzschule. Links stehend: Wilhelm von Debschitz

198 Die *Lehr- und Versuch-Ateliers für angewandte und freie Kunst* an der Hohenzollernstraße 21 *Postkarte*

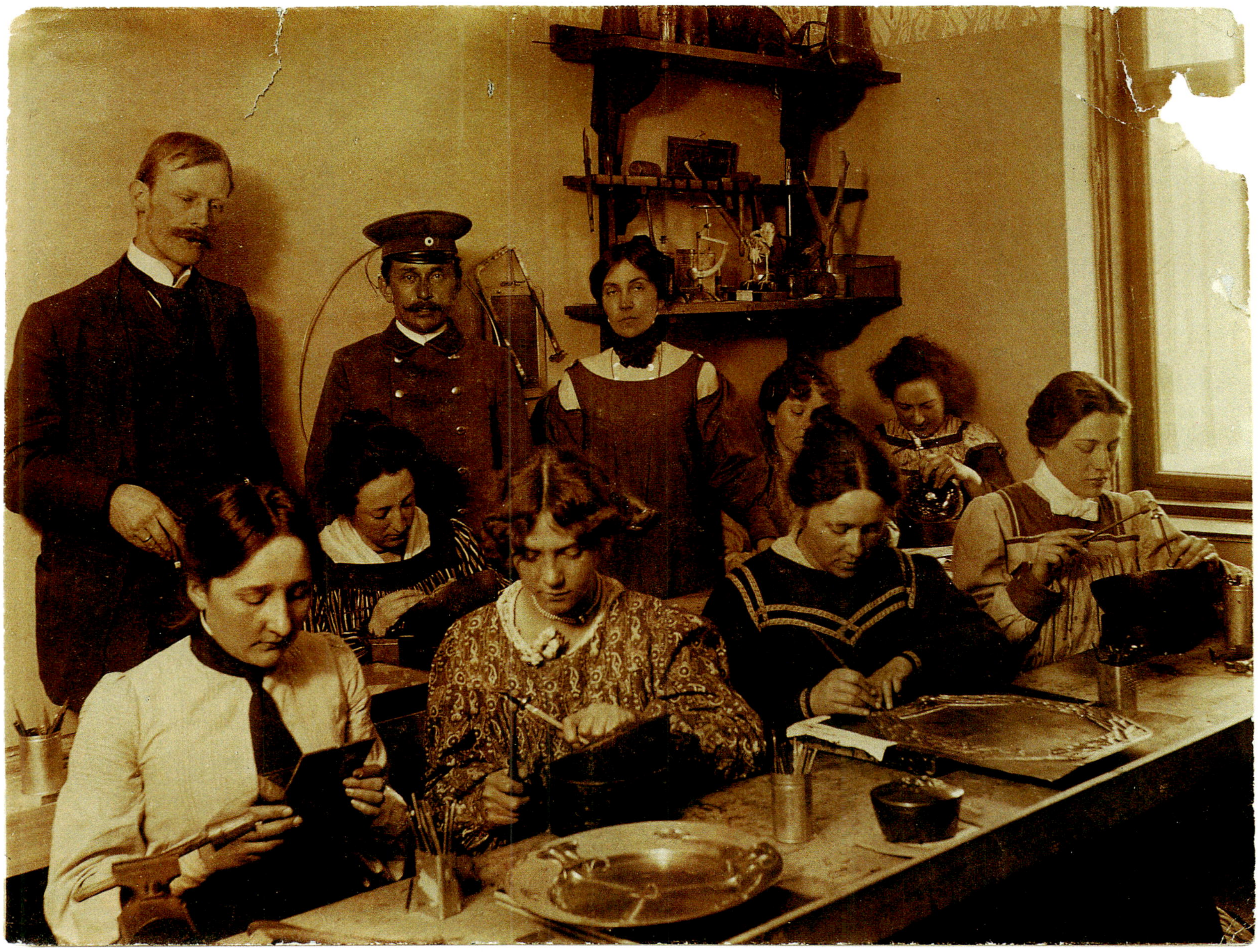

197

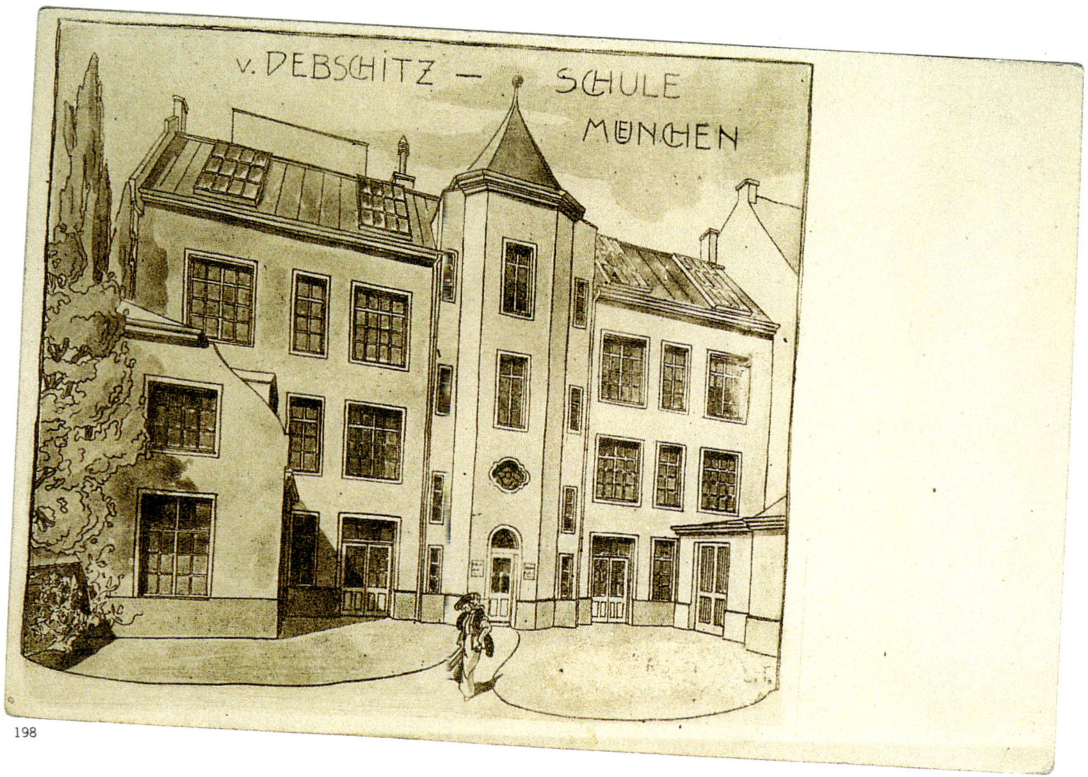

198

199 Blick in den Zeichensaal. Auf dem Regal lagern getrocknete Pflanzen, Blätter, Zweige und Wurzeln, Materialien für das Naturstudium. In der Mitte, unmittelbar vor dem Skelett, im Anzug mit Weste und Uhrkette: der Debschitz-Schüler Rolf von Hoerschelmann

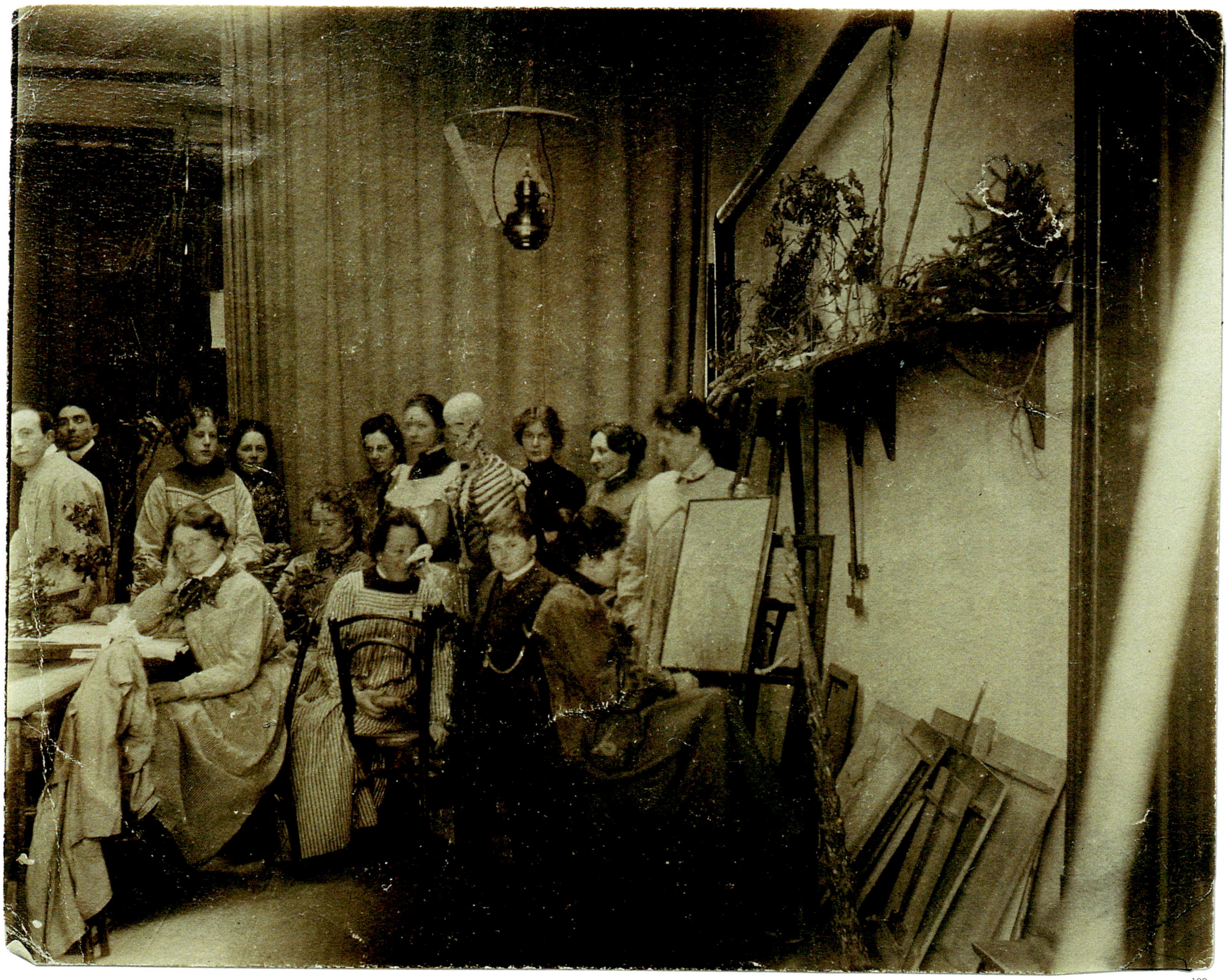

199

Wir müssen mit dem Begriffe Stil überhaupt brechen, insofern man darunter zu verstehen hat ein vererbtes und zu Tode gehetztes Motiv. Wir müssen alle Fehler vermeiden und nur das eine behalten, die Lauterkeit, die Natürlichkeit im Schaffen, die Unbefangenheit, das nicht Umfangensein von Gewohntem und Aufgedrungenem. Wenn ihr nicht werdet wie die Kinder, so werdet ihr nicht eingehen in das Reich der schöpferischen Kunst.[94]

Hermann Obrist

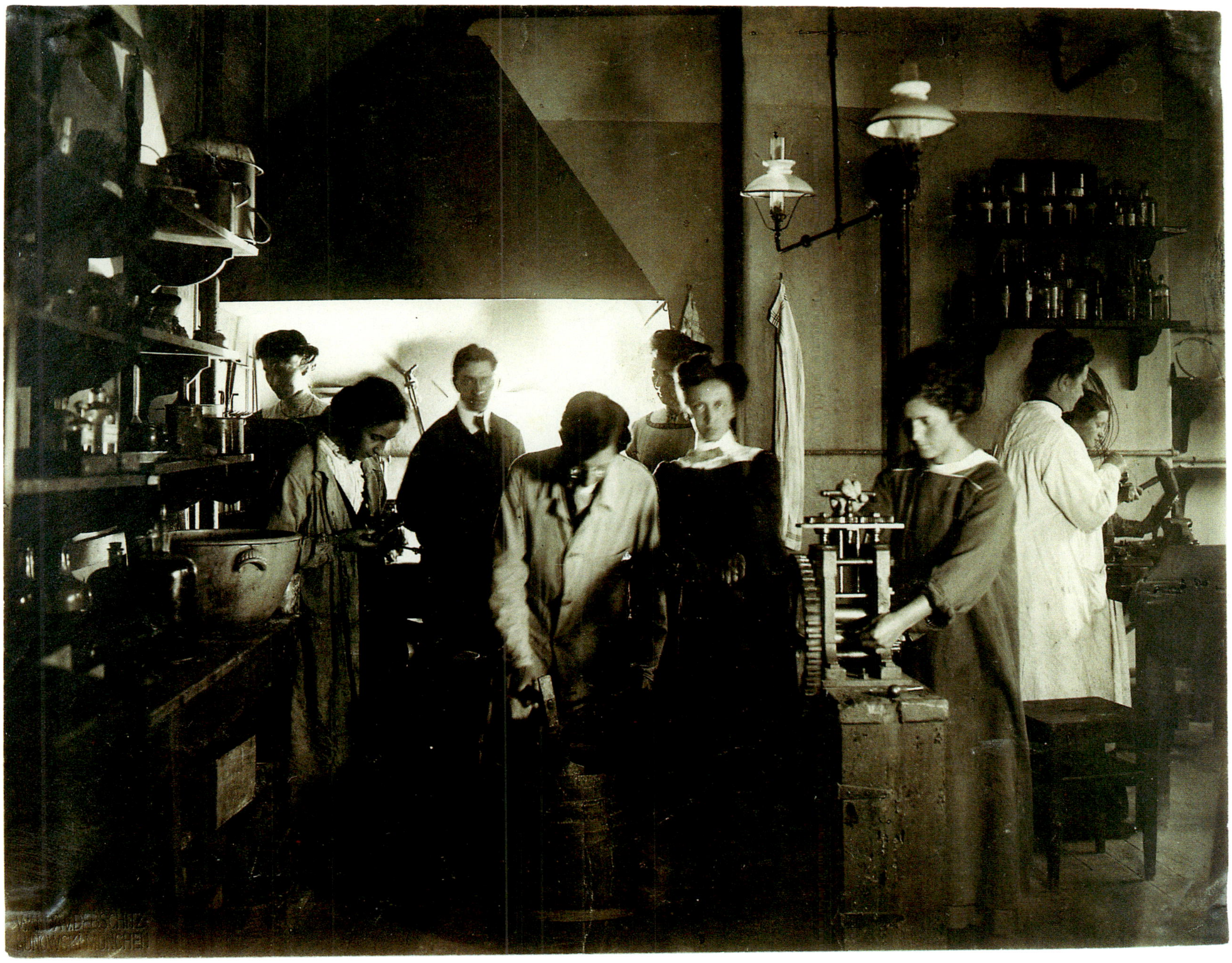

200

200 Blick in die Metallwerkstatt
der Debschitz-Schule

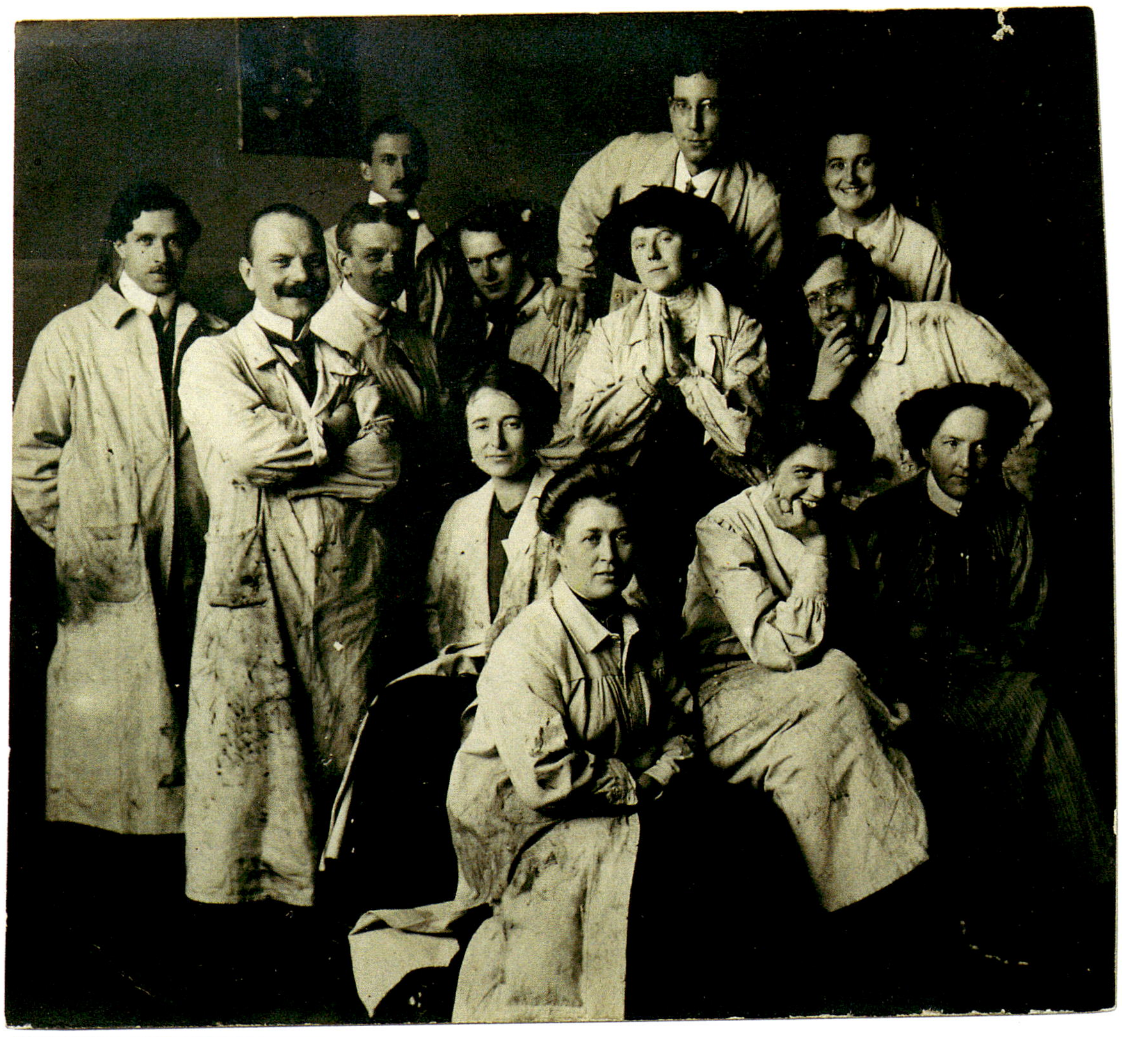

201

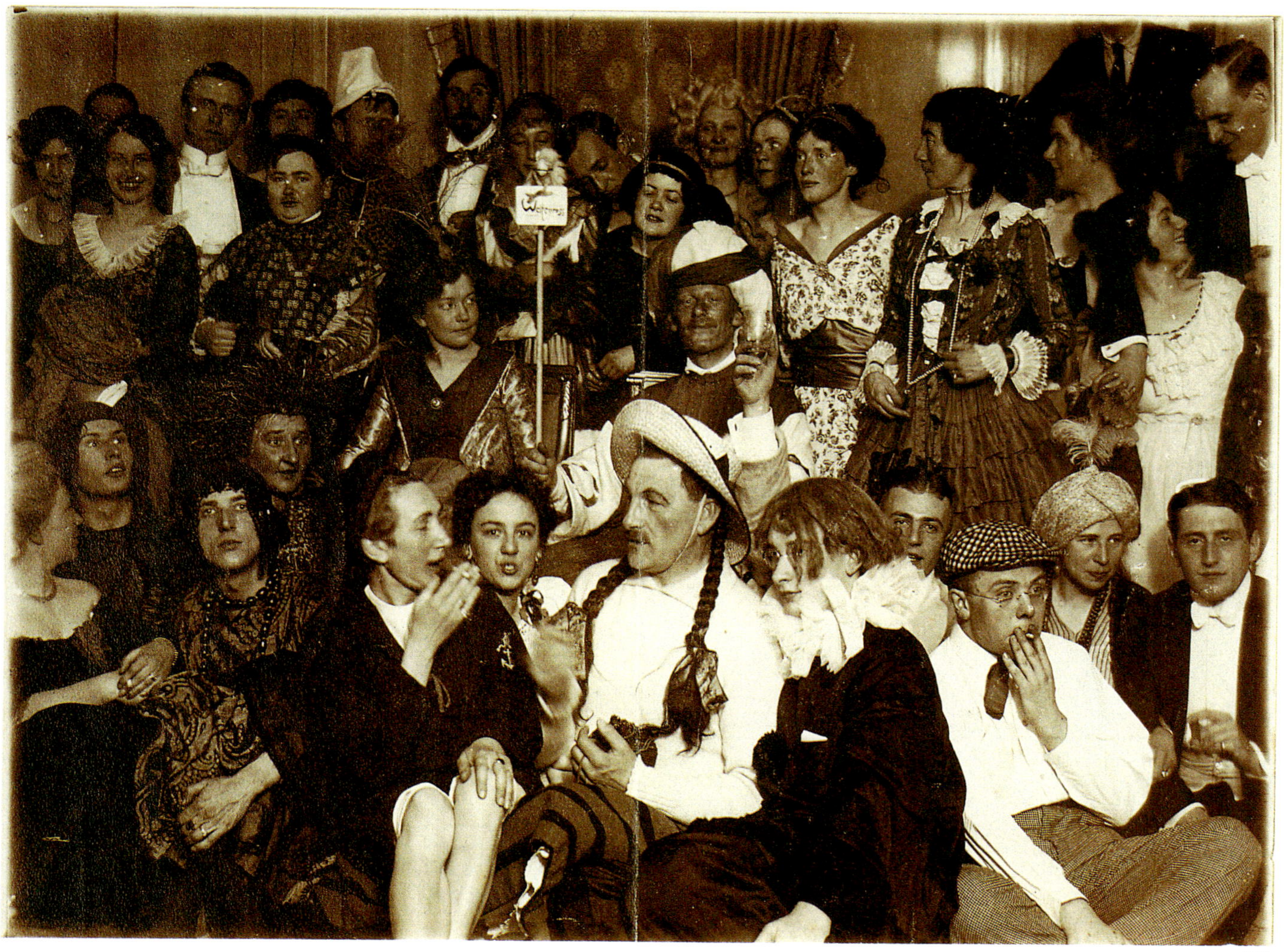

202

201 Gruppenbild in der Debschitz-Schule

202 Am 21. März 1914 verabschieden sich Wilhelm und Wanda von Debschitz von Schwabing und ziehen nach Hannover. Auf dem Einladungsblatt zum Abschiedsfest steht folgender Spruch:

Wandrer stehe still und weine
Les die Inschrift auf dem Steine.
Sie war zwanzig Jahre dort
Er noch vier Jahr mehr an Ort.
Bete für die armen Seelen,
Die wo bald in Schwabing fehlen.
Weine kurz und mit élan,
Zieh dir dann die Tanzschuh an.
Komm im Kopf mit Schnick und Schnacken
Auf dem Leibe mit dem Fracken
Nur wenn du nichts Andres hast
Und zu dir nichts Lustges passt.
Kommt aus Schwabing Süd u. West
Nord und Ost zum Abschiedsfest.

Die Aufnahme zeigt in der Mitte mit Turban: Wilhelm von Debschitz
Obere Reihe, zweite von links: Dora Brandenburg-Polster, daneben Hans Brandenburg und Rolf von Hoerschelmann

René Maria und Lou

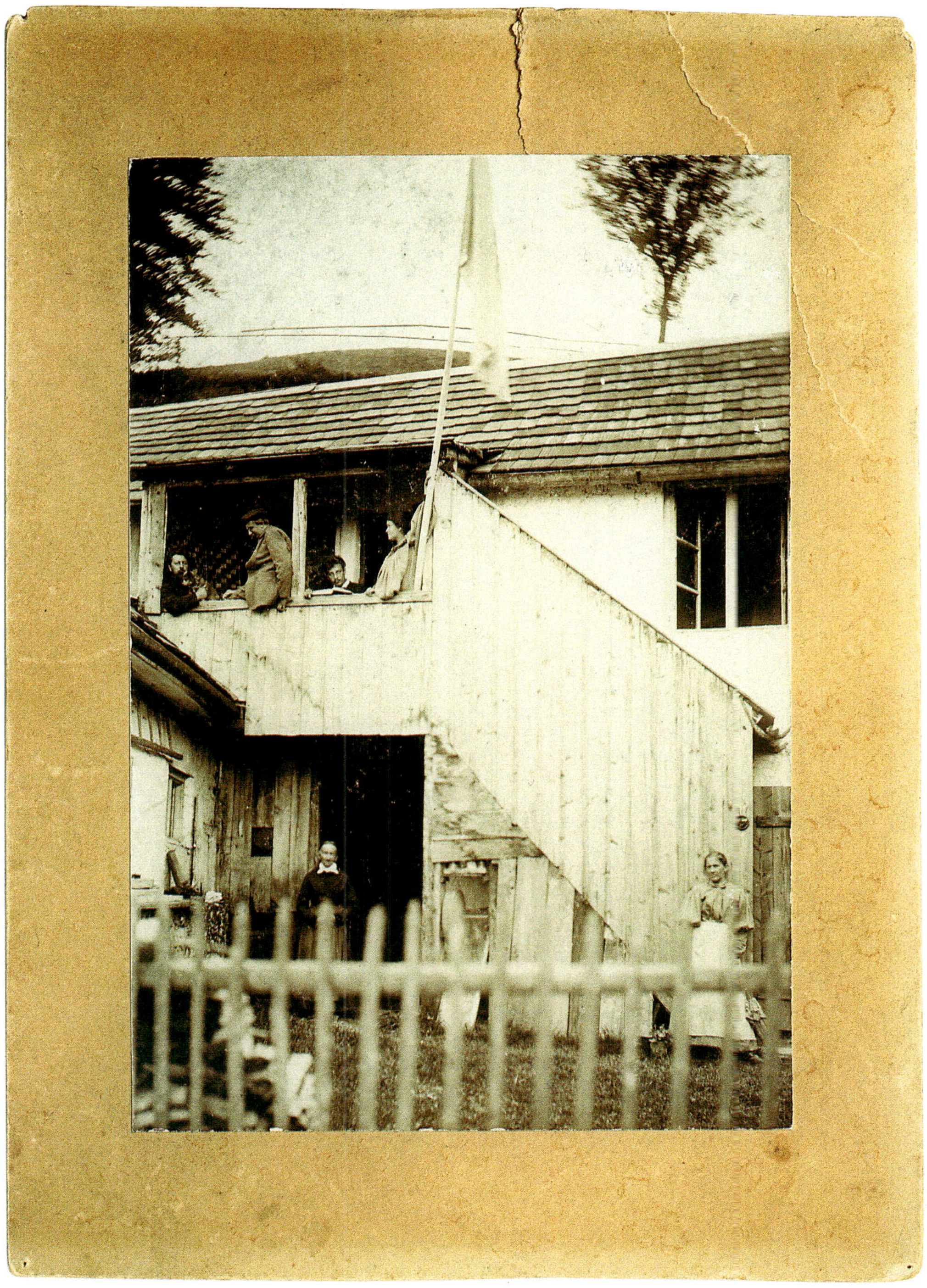

203

203 Die Aufnahme von dem Wolfratshausener Fotografen Christoph Baumgartner entsteht zwischen dem 23. Juli und dem 19. August 1897, als der Orientalist Carl Andreas, der Ehemann von Lou Andreas-Salomé, zu Besuch ist. Von links nach rechts: Carl Andreas, August Endell, Rainer Maria Rilke und Lou Andreas-Salomé. Lou erinnert sich: „Er [Rilke] und ich begaben uns auf die Suche nach etwas Gebirgsnahen draußen; wechselten, hinausziehend, in Wolfratshausen auch noch mal unser Häuschen; ins erste Häuslein zog noch Frieda [von Bülow] mit hinaus; beim zweiten, einem in den Berg gebauten Bauernheim, überließ man uns die Stätte überm Kuhstall; auf der Photographie, die später davon gemacht wurde, sollte die Kuh mit konterfeit werden – sie schaute nicht aus dem Stallfenster, doch steht die alte Bäuerin davor; und unmittelbar über dem Dach geht sichtbarlich der Weg in die Landschaft weiter; darüber wehte in grobem Leinen, handgroß mit ‚Loufried' schwarzgemalt, unsere Flagge, von August Endell verfertigt, der sich mit Rainer bald freundschaftlich verband; er half uns auch, die drei ineinandergehenden Kammern durch schöne Decken, Kissen und Geräte anheimelnd zu machen." [95]

Beim Durchblättern des 1900 erschienenen vierten Jahrgangs der Zeitschrift *Simplicissimus* fällt eine kleine Veränderung eines Autorennamens auf, die im Zusammenhang mit einer in Schwabing im Mai 1897 beginnenden Liebesgeschichte steht. Im Heft Nummer 20 publiziert der Schriftsteller Rilke *Erinnerung*, ein Gedicht unter seinem Namen René Maria Rilke. Im Heft 22 veröffentlicht er die Erzählung *Das Lachen des Pán Mráz* nun unter dem leicht geänderten Namen Rainer Maria Rilke. Rainer Maria klingt besser als René Maria. Lou Andreas-Salomé ist dieser Meinung, als sie ihrem Liebhaber Rilke die Namensänderung vorschlägt. Sie begegnen sich das erste Mal am 12. Mai 1897. Lou kommt im April nach München, besucht ihre Freundin, die Afrika-Forscherin Frieda von Bülow. Sie wohnen in der Pension Quistorp an der Schellingstraße. Rilke wohnt nicht weit davon, gleichsam um die Ecke, an der Blütenstraße 8 im ersten Stock.

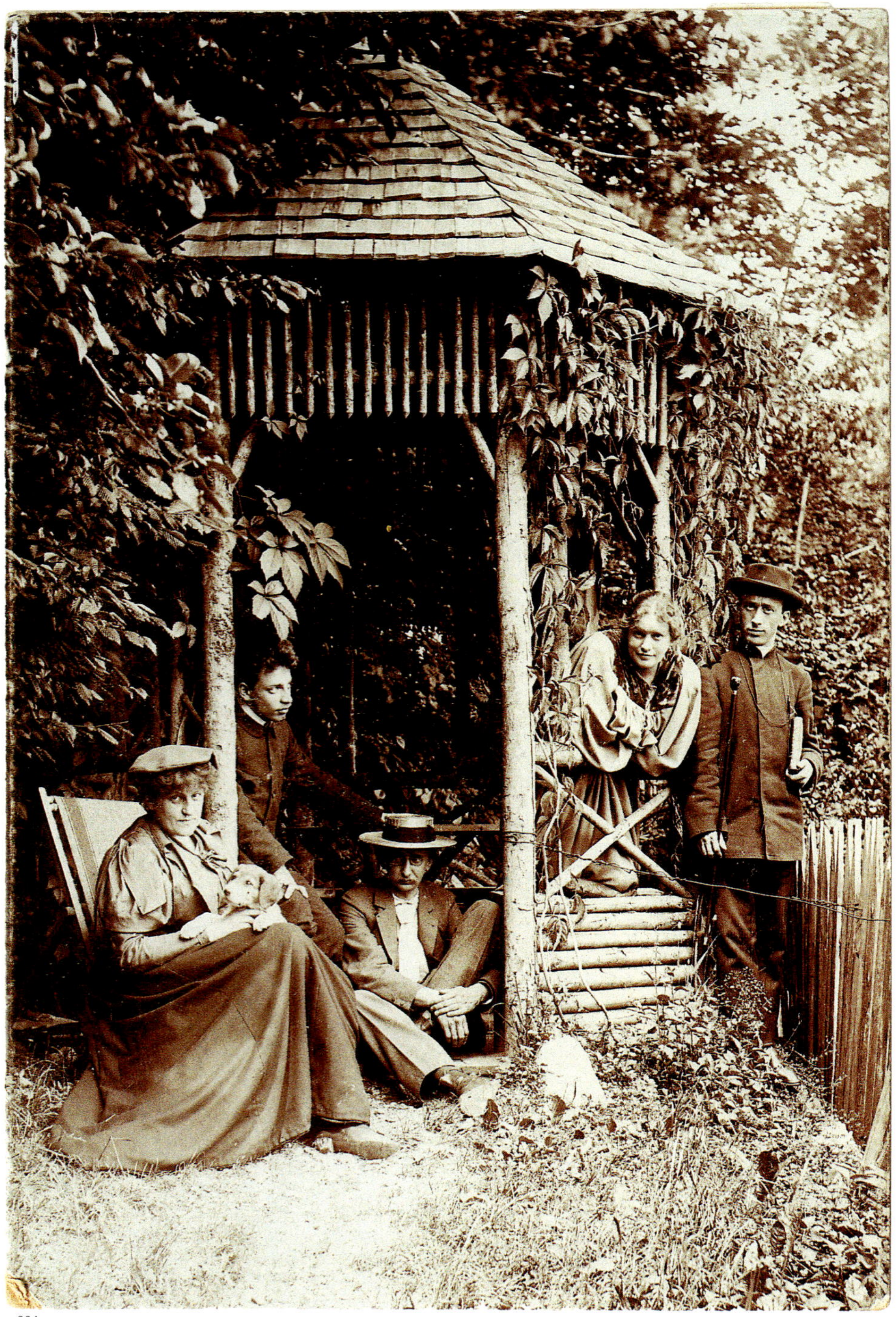
204

Der Autor der *Juden von Zirndorf* und Mitarbeiter am Albert Langen-Verlag, Jakob Wassermann macht die beiden miteinander bekannt. Tagsdarauf erreicht Lou der erste Brief per Boten überbracht. Dann schickt er ihr sein jüngst in Leipzig erschienenes Buch *Traumgekrönt. Neue Gedichte von René Maria Rilke* und ergänzt handschriftlich die Publikation durch ein weiteres Gedicht und der Widmung „Frau Lou Andreas-Salomé aus Dank dafür, daß ich ihr begegnen durfte!" Sie begegnen sich von nun an so oft wie möglich. Auf der Rückseite des Kalenderblatts vom Mai 1897 notiert sie kurz und knapp jedes Treffen mit Rilke.
Für Montag Nachmittag am 31. Mai 1897 verabreden sie sich, um aufs Land zu fahren. Am Vormittag findet Rilke Worte für ein Lied der Sehnsucht, gerichtet an Lou. Er schickt es ihr sofort. Die erste Strophe klingt so: „Sehnsucht singt: Ich bin Dir wie ein Vorbereiten/ Und lächle leise, wenn Du irrst;/ Ich weiß, daß Du aus Einsamkeiten/ Dem großen Glück entgegenschreiten/ Und meine Hände finden wirst." [96] Sie entschließen sich, auf dem Land einen gemeinsamen Ort zu suchen und finden ihn in einem Zuhaus in Dorfen bei Wolfratshausen. Am 14. Juni 1897 ziehen beide dorthin. Die Freunde Frieda von Bülow und August Endell begleiten sie. Auch der Ehemann von Lou, der Orientalist Friedrich Carl Andreas, kommt für mehrere Wochen zu Besuch nach Dorfen. Am 19. August reist er wieder ab. Rilke bleibt bis zum 8. September. Lou fährt zu Freunden nach Kufstein. Auch dorthin erreichen sie die Briefe des Geliebten. Sie erinnert sich an diese kurzzeitige

204 In der Laube.
Aufgenommen im Sommer 1897 in Dorfen von dem Fotografen Christoph Baumgartner.
Von links nach rechts: Frieda von Bülow, Rainer Maria Rilke, August Endell, Lou Andreas-Salomé und Akim Volynskij

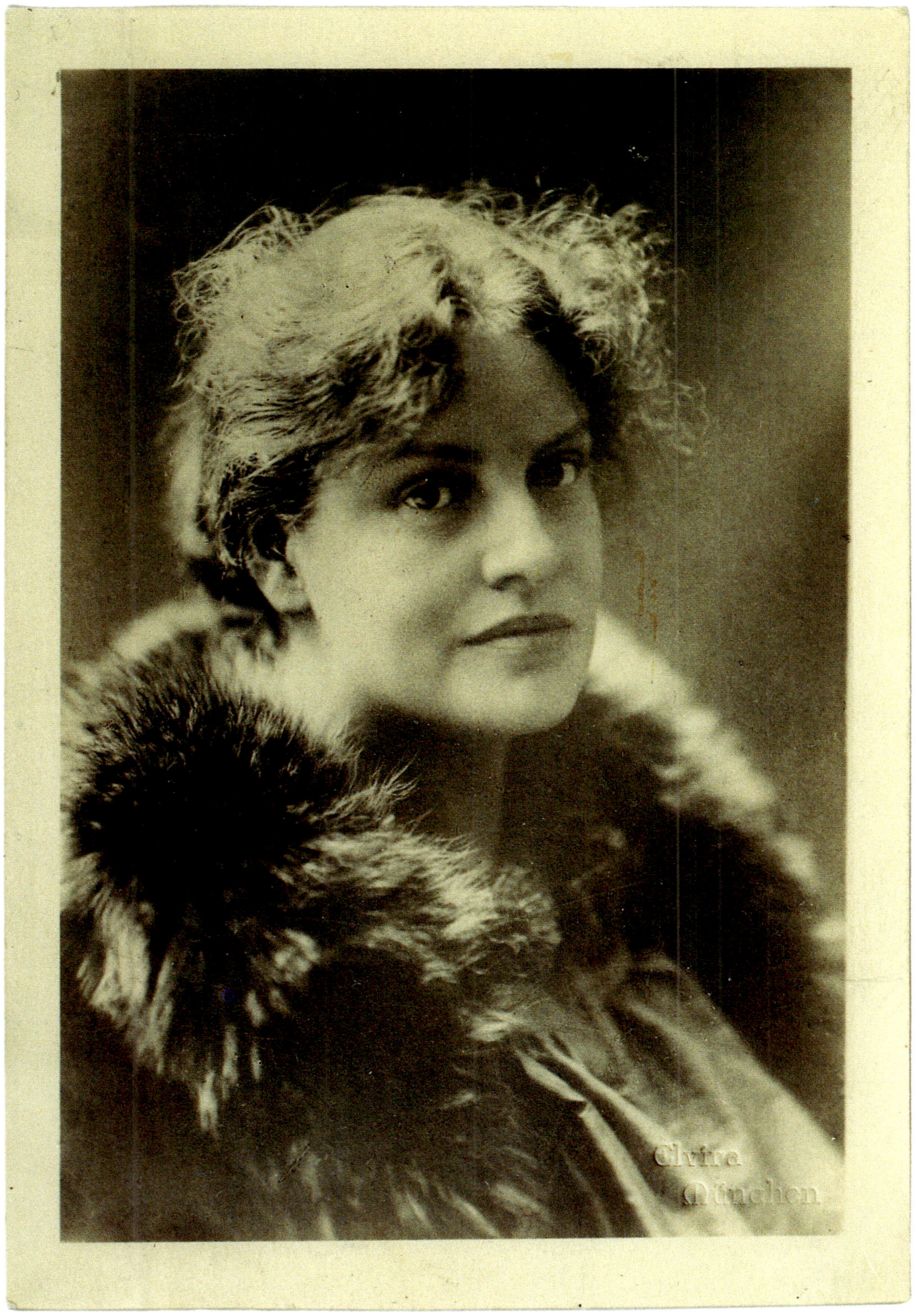

205

Rilke bleibt in Wolfratshausen allein zurück. Lou reist nach Kufstein. Sonnabend früh, am 17. Juli 1897 schreibt Rilke an Lou „[...] Liebe, Du. Komm doch nur schon zurück. Das war so traurig, als meinem ,Gute Nacht' keine Antwort kam. Im Einschlafen sagte ichs noch ein paar Mal laut – und wartete ... wartete ...[98]

Trennung von René und an den ,Überschwang' seiner Lyrik, die sie tagtäglich in der Post findet. Soviel ,Überschwenglichkeit' führt zur Sprachlosigkeit. Rilke schickt ihr eine bis auf einen kleinen Stern geschwärzte Postkarte. Der Stern erinnert sie sofort an die Vertrautheit mit René. „Du hattest mahnen wollen an unser kleines Erdgeschoß-Stübchen, wo Du, um den Einblick Unberufener, von der Straße her, zu wehren, am Fenster den Holzladen zuzuschieben pflegtest, so daß nur der ausgesparte Holzstern darin uns ein bißchen Tageslicht gönnte. Als nun diese lyrische Postkarte zu mir hereingebracht wurde: tief tintengeschwärzt rundum, schriftlos, nur beredt durch das kleine ausgesparte Sternchen obenan – da stürzte man sich begeistert auf den vermeintlichen Abendstern am dunklen Firmament, ehrfürchtig angetan von einem so echten ,René Maria'!"[97]

205 Porträt Lou Andreas-Salomé aufgenommen 1897 im *Hofatelier Elvira*.
Lou schenkt das Porträt Rainer Maria Rilke. In Wolfratshausen erreicht ihn ein weiteres Porträt von Lou. Er schreibt ihr von dort am 17. Juli 1897: „ich liebe dieses Bildchen sehr. Es ist vielmehr von Dir drin, als in dem letzten von Elvira. Dieses Reine, Einfache in den Zügen, dieses dunkle Suchen des Auges, das in jedem Moment geheilt wird durch das lächelnde Gefundenhaben Deiner Lippen."[99]

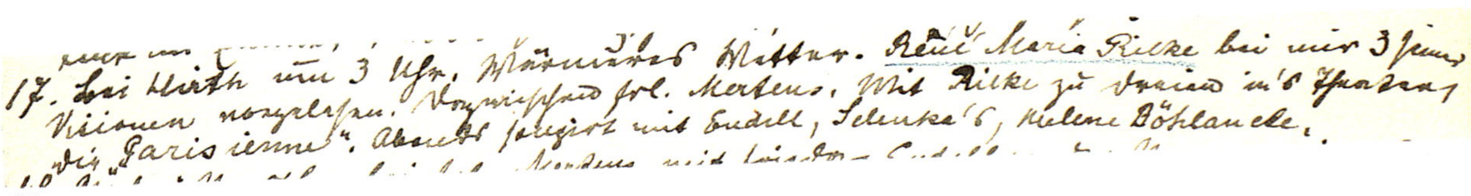

206

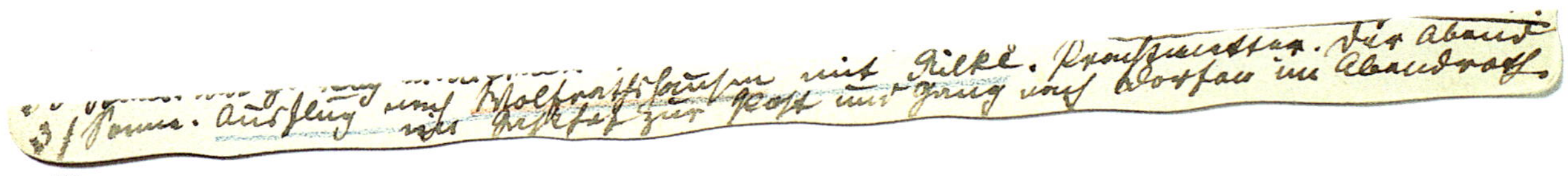

207

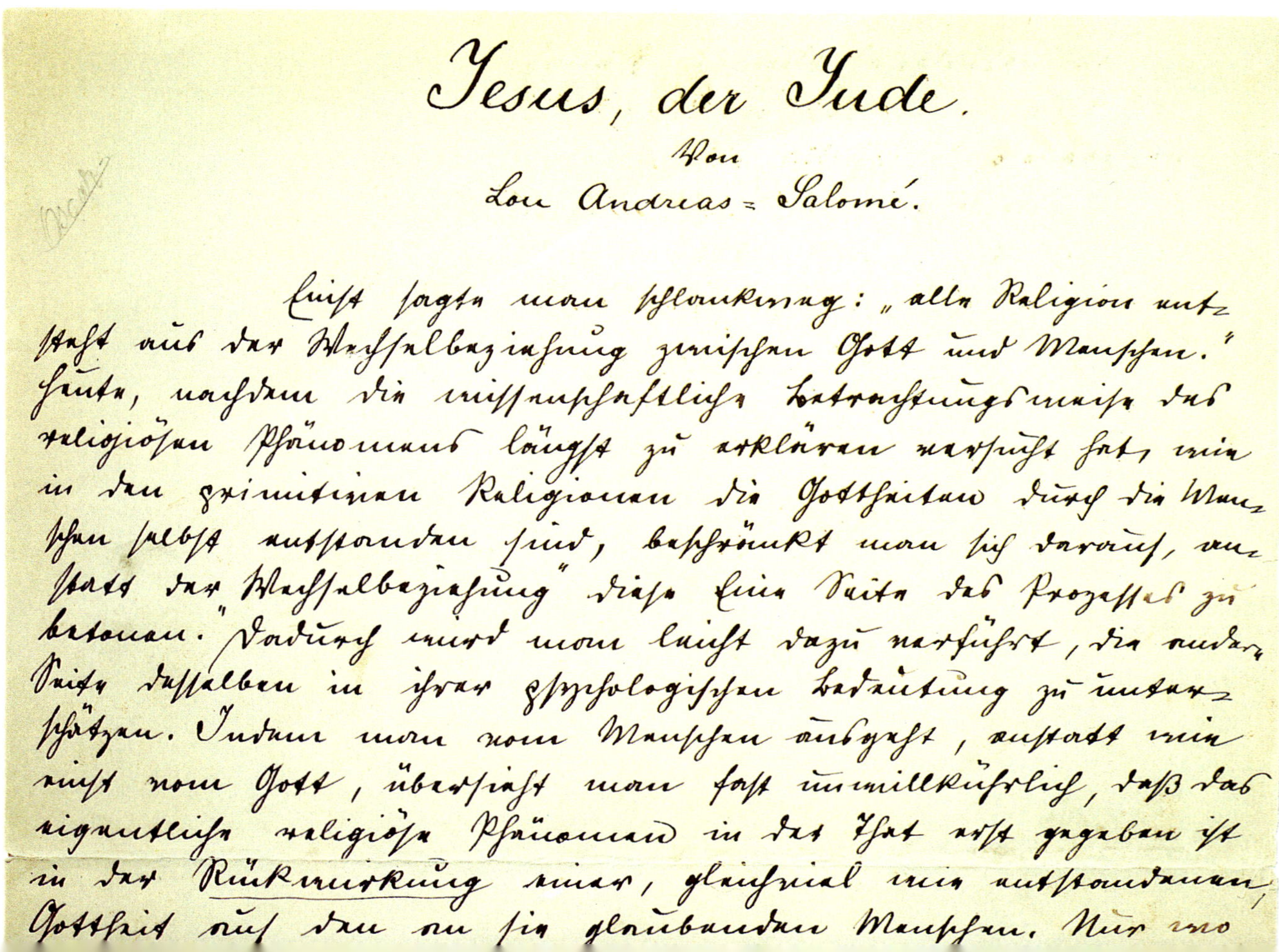

Jesus, der Jude.

Von

Lou Andreas-Salomé.

Einst sagte man schlankweg: „alle Religion entsteht aus der Wechselbeziehung zwischen Gott und Menschen." Heute, nachdem die wissenschaftliche Betrachtungsweise des religiösen Phänomens längst zu erklären versucht hat, wie in den primitiven Religionen die Gottheiten durch die Menschen selbst entstanden sind, beschränkt man sich darauf, anstatt der „Wechselbeziehung" diese eine Seite des Prozesses zu betonen. Dadurch wird man leicht dazu verführt, die andere Seite desselben in ihrer psychologischen Bedeutung zu unterschätzen. Indem man vom Menschen ausgeht, anstatt wie einst vom Gott, übersieht man fast unwillkürlich, daß das eigentliche religiöse Phänomen in der That erst gegeben ist in der Rückwirkung einer, gleichviel wie entstandenen Gottheit auf den an sie glaubenden Menschen. Nur wo

208

206 Tagebuchnotiz von Lou Andreas-Salomé vom Montag, den 17. Mai 1897: „Bei Hirth um 3 Uhr, Wärmeres Wetter. René Maria Rilke bei mir 3 seiner Visionen [Christus-Visionen] vorgelesen. Anschließend Frl. Mertens. Mit Rilke zu dreien in's Theater, die ‚Parisienne'. Abends soupiert mit Endell, [...], Helene Böhlau etc.

207 Tagebuchnotiz vom Montag, den 31. Mai 1897: „Sonne. Ausflug nach Wolfrathshausen mit Rilke, Prachtwetter. der Abend im Gasthof zur Post und Gang nach Dorfen im Abendroth."

208 Im Aprilheft der *Neuen Deutschen Rundschau*, Jahrgang 1896, erscheint der Essay *Jesus, der Jude* von Lou Andreas-Salomé. Rilke besucht Lou am 17. Mai 1897 in der Pension Quistorp an der Schellingstraße und liest ihr einige seiner *Christus-Visionen* vor. Er stellt fest, wie sich ihr Essay zu seinen Gedichten wie Traum zu Wirklichkeit wie ein Wunsch zur Erfüllung verhält.
Der Essay von Lou Andreas beginnt so: „Einst sagte man schlankweg: ‚alle Religion entsteht aus der Schicksalbeziehung zwischen Gott und Menschen.' Heute, nachdem die wissenschaftliche Betrachtungsweise des religiösen Phänomens längst zu erklären verführt hat, wie in den primitiven Religionen die Gottheiten durch die Menschen selbst entstanden sind, beschränkt man sich darauf anstatt der ‚Schicksalbeziehung' diese eine Seite des Prozesses zu betonen. Dadurch wird man leicht dazu verführt, die andere Seite desselben in ihrer psychologischen Bedeutung zu unterschätzen. Indem man von Menschen ausgeht, anstatt wie einst vom Gott, übersieht man fast unwillkürlich, daß das eigentliche religiöse Phänomen in der that erst gegeben ist in der Rückwirkung einer, gleichviel wie entstandenen Gottheit auf den an sie glaubenden Menschen."

209 Im Mai 1903 wohnt Rilke in Paris an der rue de l'abbé de l'Epée. An seinen Beziehungen nach Schwabing hält er fest. Er korrespondiert mit Franziska Gräfin zu Reventlow, Dietlindenstraße 1/III. Er hat ihr bereits im März 1897 kurz vor seiner Begegnung mit Lou täglich Gedichte in den Briefkasten gelegt. Von dem am 15. Mai 1903 angekommenen Brief hat sich lediglich das Couvert erhalten.

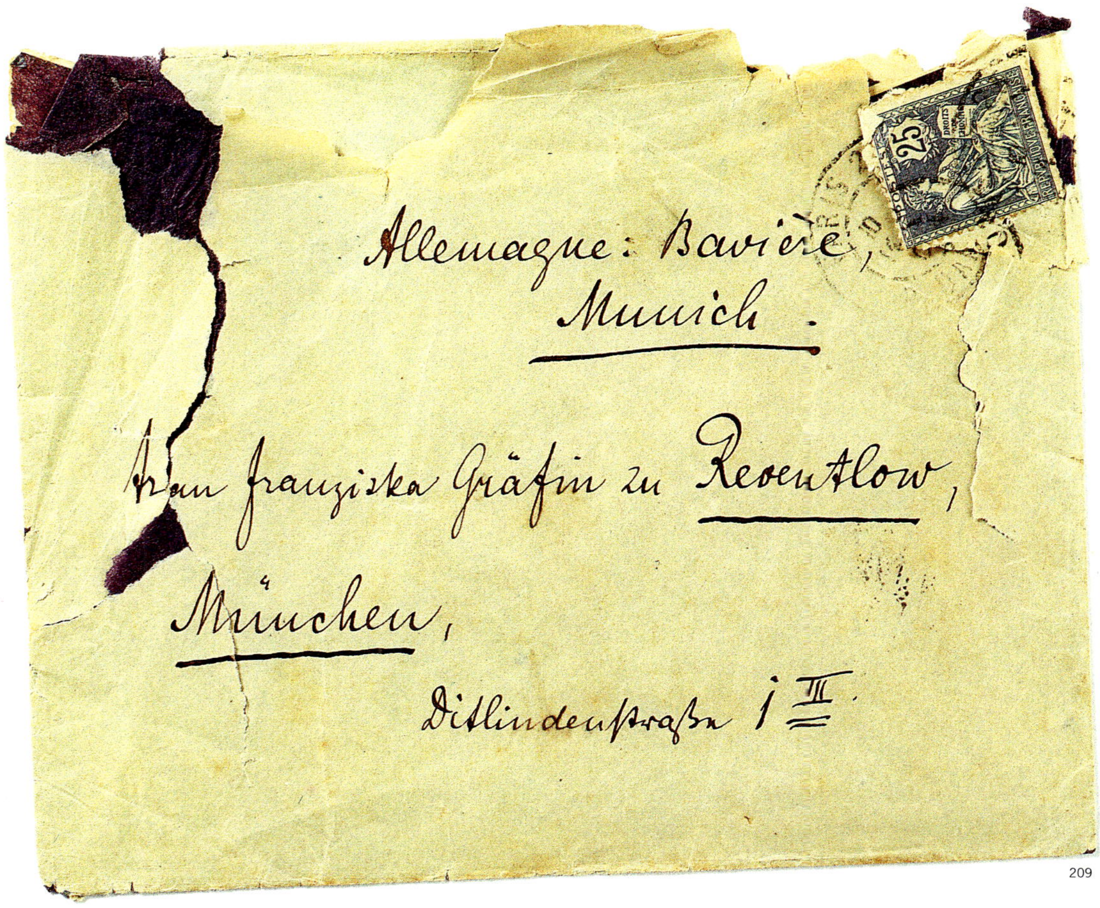

209

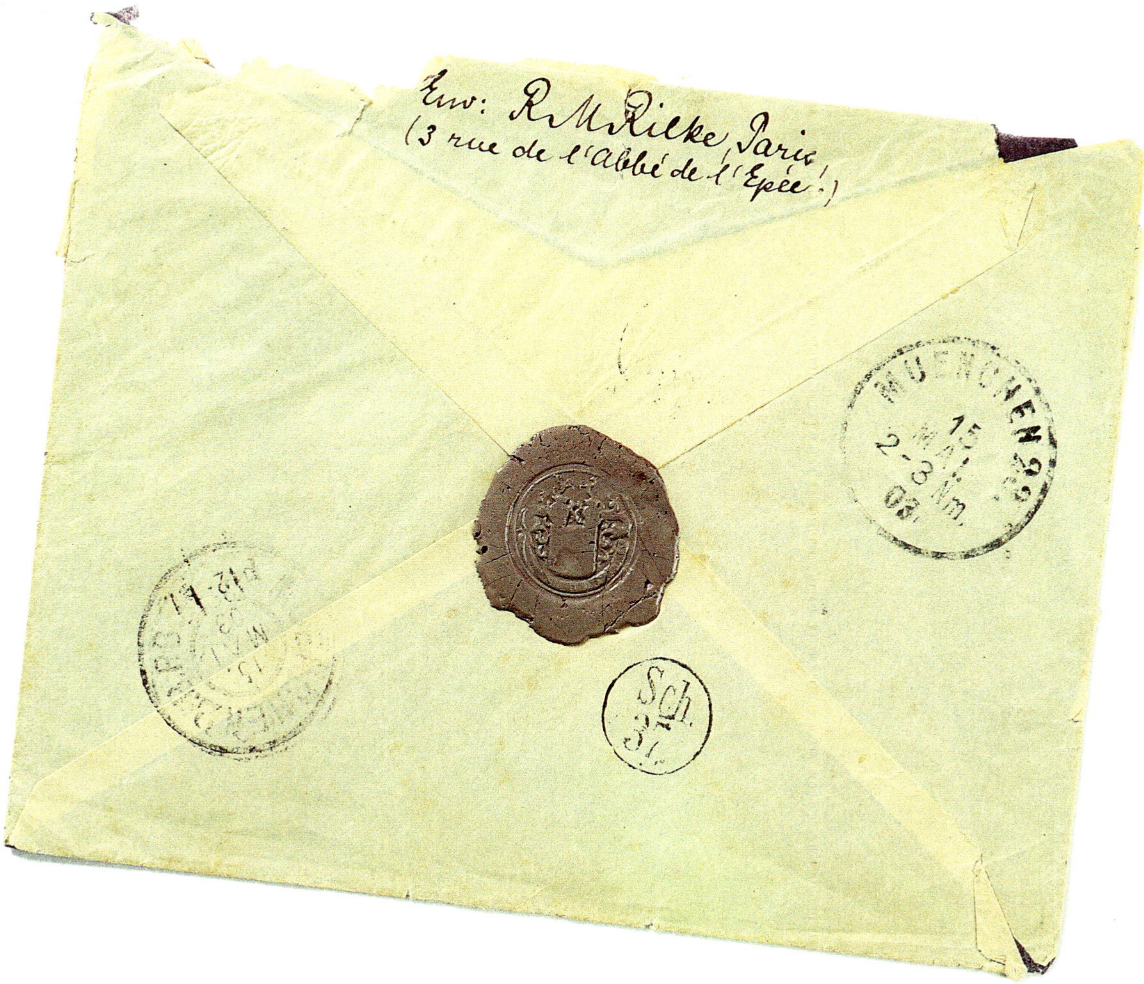

Tagebuchnotiz vom März 1897: Und dazwischen Rilke. Jeden Morgen ein Gedicht in meinem Briefkasten, das gefällt mir. Überhaupt Poesie genug, mit der wir uns alle das Leben verklären – es ist auch not. – [100]

Franziska Gräfin zu Reventlow

Hinschwindende ganz leicht, eh sie vergehen...

So der Anfang eines Gedichts von Rainer Maria Rilke. Der Dichter widmet es Lotte Pritzel und ihren Puppen. 1913 hat er in der Kaulbachstraße 69 eine Ausstellung der Puppen gesehen und daraufhin für die Zeitschrift *Die weißen Blätter* einen Aufsatz darüber verfasst. Der Autor denkt nach über Werden und Vergehen der Puppenseele. Gleichzeitig berichtet ein Autor mit dem Monogramm W. M. über *Neue Wachspuppen von Lotte Pritzel* in der Zeitschrift *Deutsche Kunst und Dekoration*. Dieser Beitrag ist direkter geschrieben, wirkt nicht so esoterisch wie jener von Rilke.
Der Autor trifft die Stimmlage der Künstlerin: „Das erotische Sentiment spielt wohl in Lotte Pritzels gesamter Puppenplastik die ausschlaggebende Rolle, soweit der Inhalt, das ‚Literarische' in Frage kommt. Es ist verliebtes Volk, was sie erschafft, will sagen, daß Formen und Ideen dieser Puppenwelt irgendwie aus der Sphäre der Liebe stammen. Sie tun trunkene Augen auf, voll Schwermut der Liebe; sie neigen sich flehend über das wächserne Händchen einer Partnerin, sie kennen die Schauer, in denen man die Augen schließt und die Hände fast schmerzlich abwehrend ausstreckt, sie kennen kätzchenhafte Begehrlichkeit und holdes Ermatten. Wie verliebte Wolken bauschen sich die Gewänder, dünne Flöre gehen als gehauchte Liebkosungen über schmächtige Schultern; Schleier fließen bräutlich über gelbe Locken und nervös beseelte Hände.“ [101]

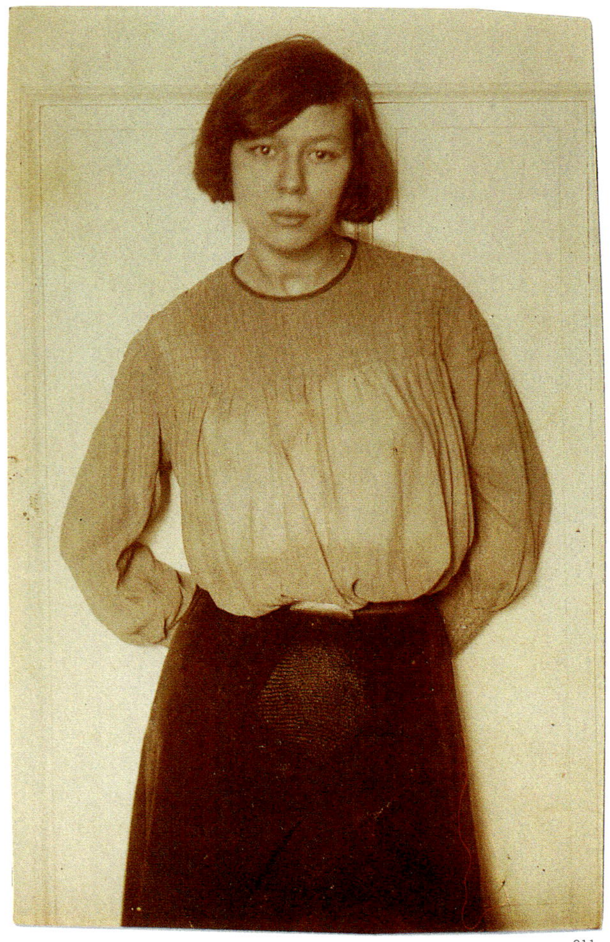
211

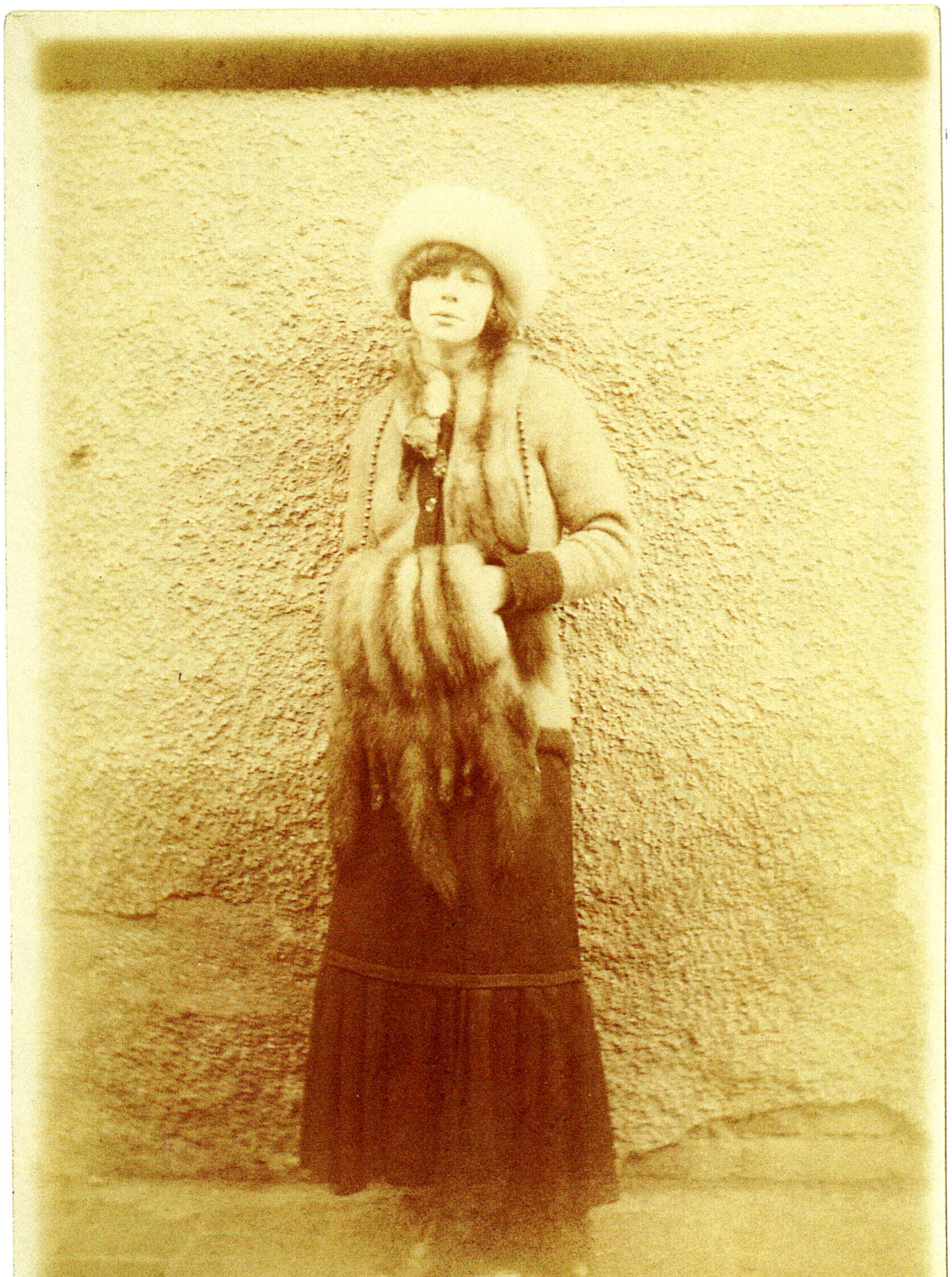
210

210, 211 Lotte Pritzel

212 Lotte Pritzel

213 Walter Strich und Lotte Pritzel, *1911*.
Am Samstag, den 2. Dezember 1911 notiert Erich Mühsam in sein Tagebuch: „Heute war ich bei Lotte, um ihr einige Schmucksachen zu bringen, die beim Goldarbeiter repariert worden sind. Sie zeigte mir ihre neuen Puppenarbeiten. Sie ist eine große Künstlerin. Persönlich geht's ihr garnicht gut. Ihre Liebe zu Strich scheint ganz verflogen. Sie ist deprimiert und offenbar unglücklich, was sich auch in ihrem Benehmen gegen mich äußert. Sie kommt nie mehr zu mir zum Essen, und an das andere darf ich schon kaum mehr denken. Daß ich ihr den Hals küßte, schien ihr schon zu viel.“ [102]

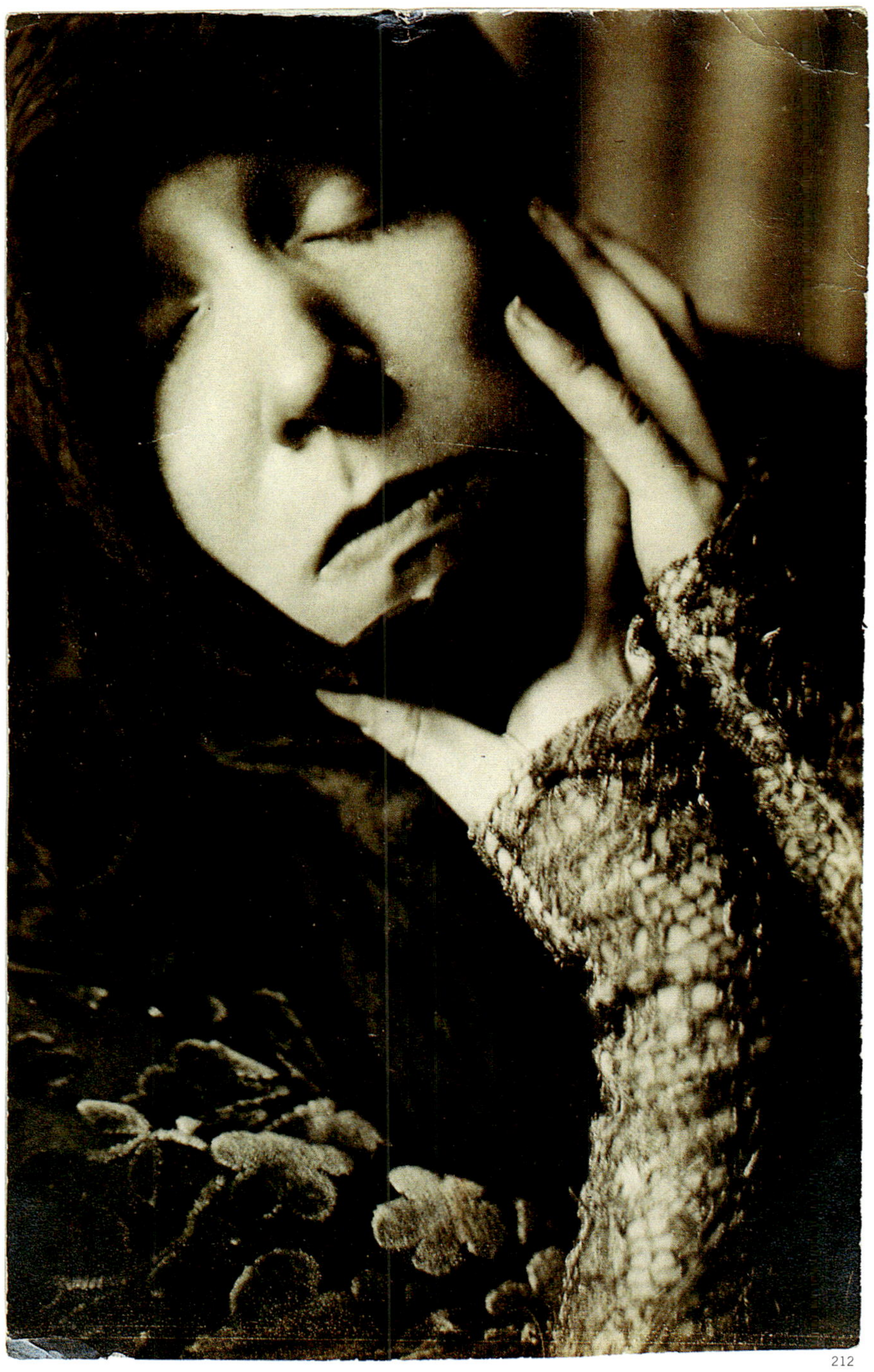

212

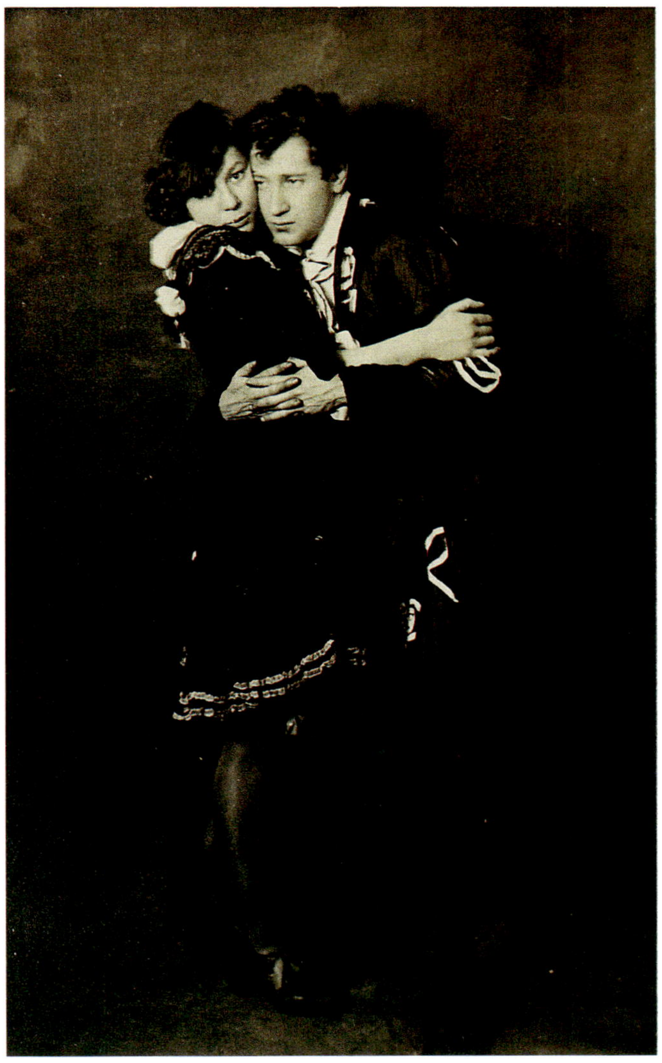

213

Lotte Pritzel, unter Schwabinger Freunden *Puma* genannt, fühlt sich in Schwabing aufgehoben. Sie ist oft und gern dabei, wenn bei Carl Georg von Maaßen Friedrichstraße 21, Parterre rechts die Nächte durchgezecht werden. Zart und frivol zeichnet sie ins Gästebuch und bandelt mit Erich Mühsam an. Gemeinsam ziehen sie los, um sich zu amüsieren, die Brüder Fritz und Walter Strich, das Ehepaar Richard und Uli Seewald sind mit dabei. Johannes R. Becher hat sich unsterblich in sie verliebt: „An dir zerschellte ich wie noch an Keiner“ [103] Und Erich Mühsam: „Sie ist eine große Künstlerin.“ [104]

Tagebuchnotiz 1907: ... wenn sie nur nicht noch von Schwabing verdorben wird – aber ich glaube, bei ihr hat's keine Gefahr. [105]
Franziska Gräfin zu Reventlow

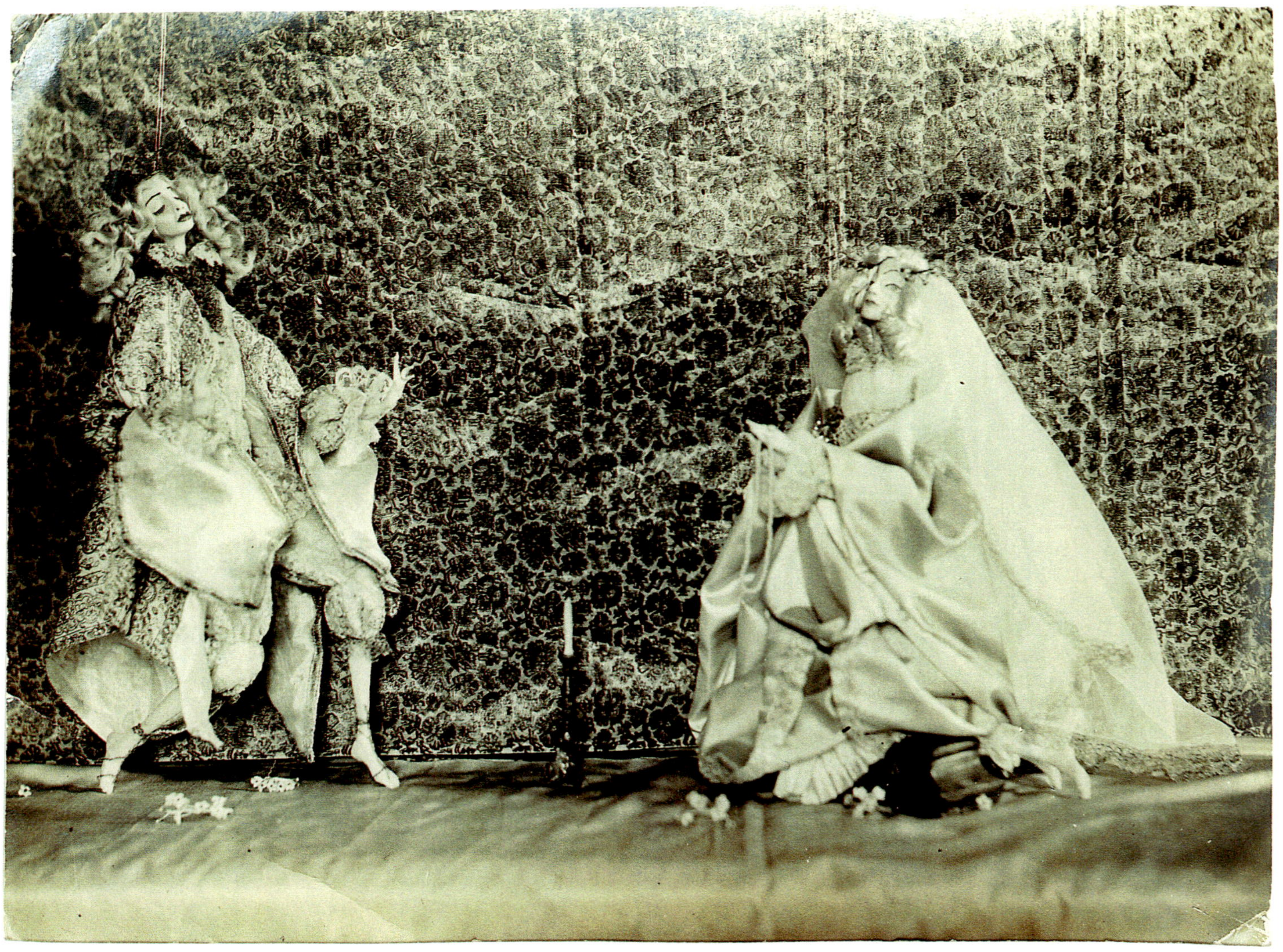

214

214 Wachspuppen von Lotte Pritzel, *vermutlich 1912*

215 Uli Seewald, *1908*
Uli Seewald ist mit Lotte Pritzel befreundet. Oft gehen sie mit Freunden aus. Erich Mühsam schreibt in sein Tagebuch am 2.12.1911: „ging schließlich ins Café Stefanie und dann mit Strich, Lotte, Seewald und Uli zu Kathi Kobus (die den Simplicissimus tatsächlich verkauft hat). Dort hatte ich eine große Freude. Ich saß neben Uli, die mir wieder ganz entzückend schien. Einmal fragte ich sie, ob ich ihr von dem Brezelmann etwas kaufen solle. Sie lehnte ab, nahm mich aber plötzlich beim Kopf und küßte mich. Wie liebe ich das Mädchen um solcher Eingebungen willen. Ich hätte fast geweint vor Freude.“ [106]

216 Uli Seewald, *1908*

216

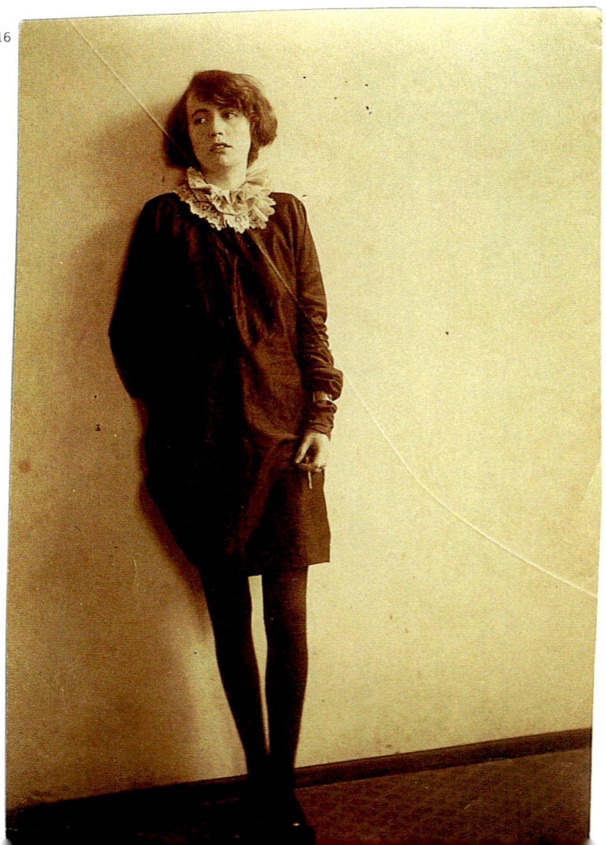

215

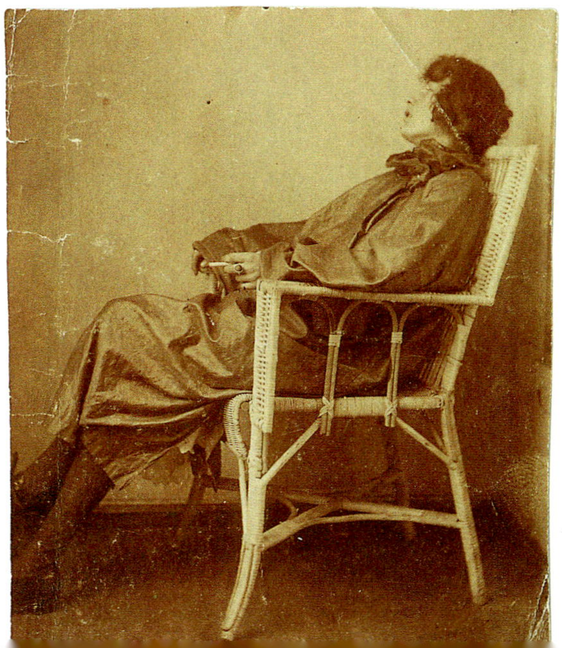

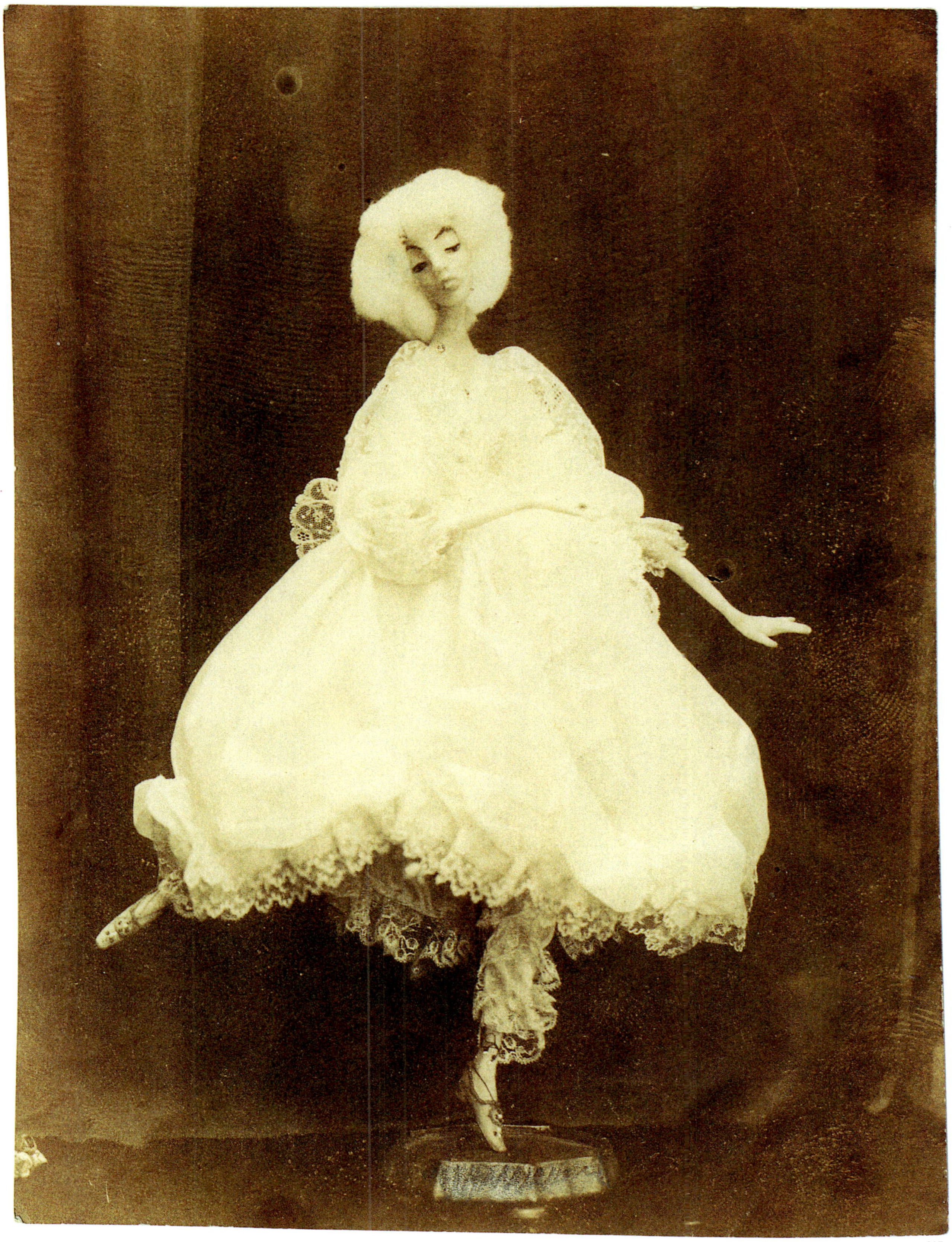

217

217 Wachspuppe von Lotte Pritzel. Fotografie, rückseitig beschriftet: *nach Uli, 1908*

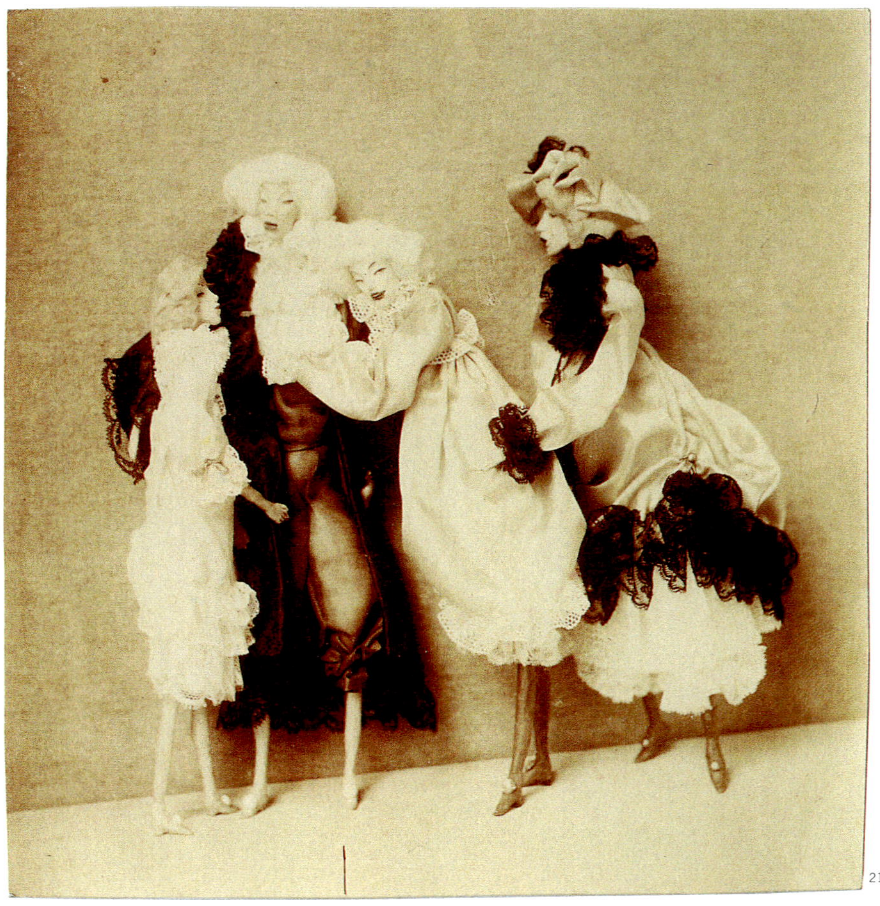

218

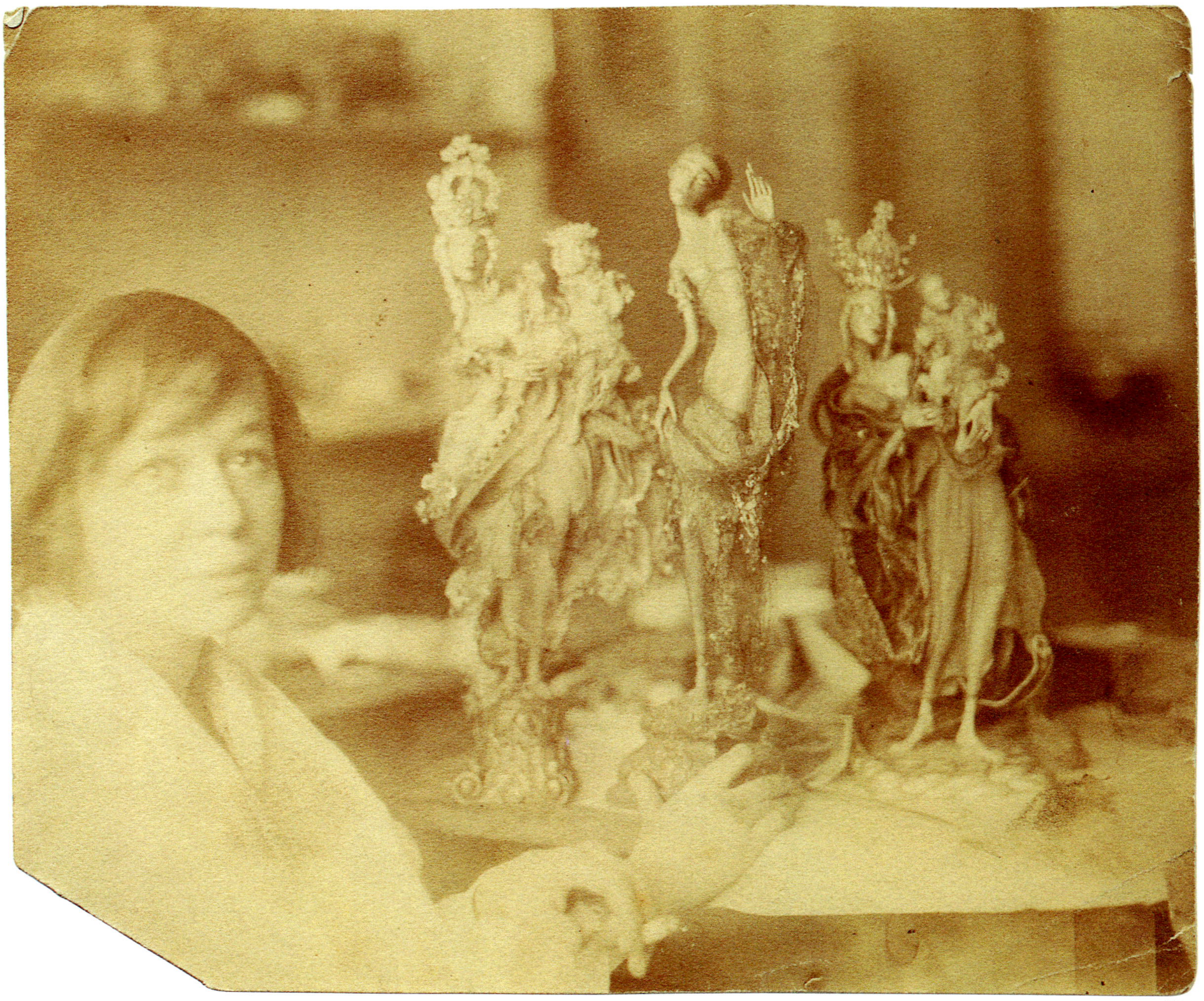

219

218 Wachspuppen von Lotte Pritzel, *vermutlich 1912*

219 Lotte Pritzel mit einigen ihrer Puppen im Atelier

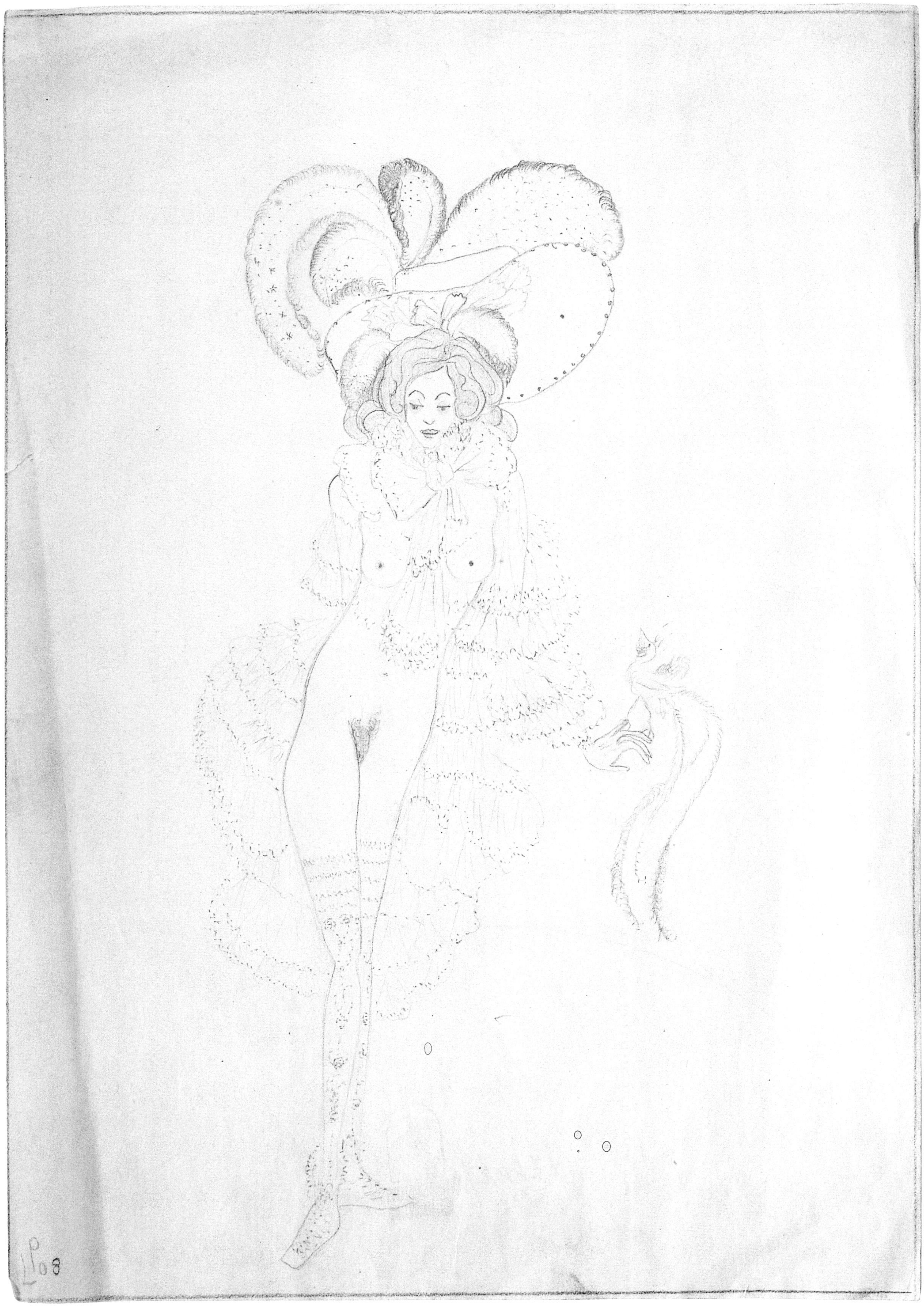

220

220 Zart und frivol gezeichnet
von Lotte Pritzel, *1908*

Schwabing in Ascona

Rudolf von Laban hört auf, zu malen. Stattdessen gründet er in Schwabing eine Schule für modernen Tanz. Er erkennt die neuen Möglichkeiten von Bewegung im Raum entgegen der traditionellen Statuarik innerhalb der Bildhauerei. Laban distanziert sich von der herkömmlichen Einteilung der Künste, wie sie an den Kunstakademien gepflegt wird. Er nimmt Abstand von den Konventionen in Ballett und Volkstanz. In einem ersten Schritt ist es für ihn wichtig, den Tanz von der Musik zu lösen. Er meidet den starken Einfluß der Musik auf die Bewegungen des Körpers, der verhindert, daß die Bewegungen des Tanzenden aus der Gestimmtheit der Person selbst entstehen.

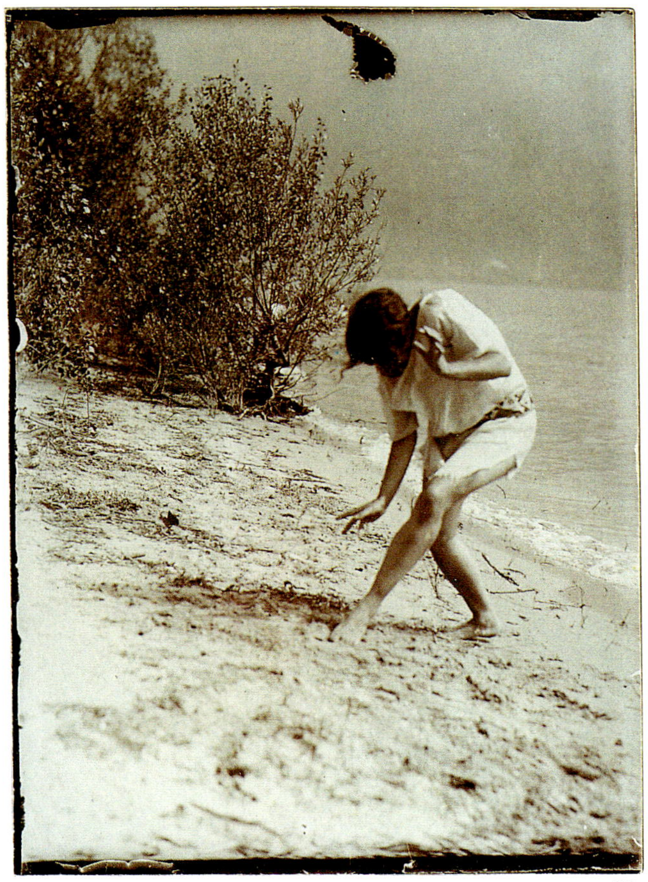

221

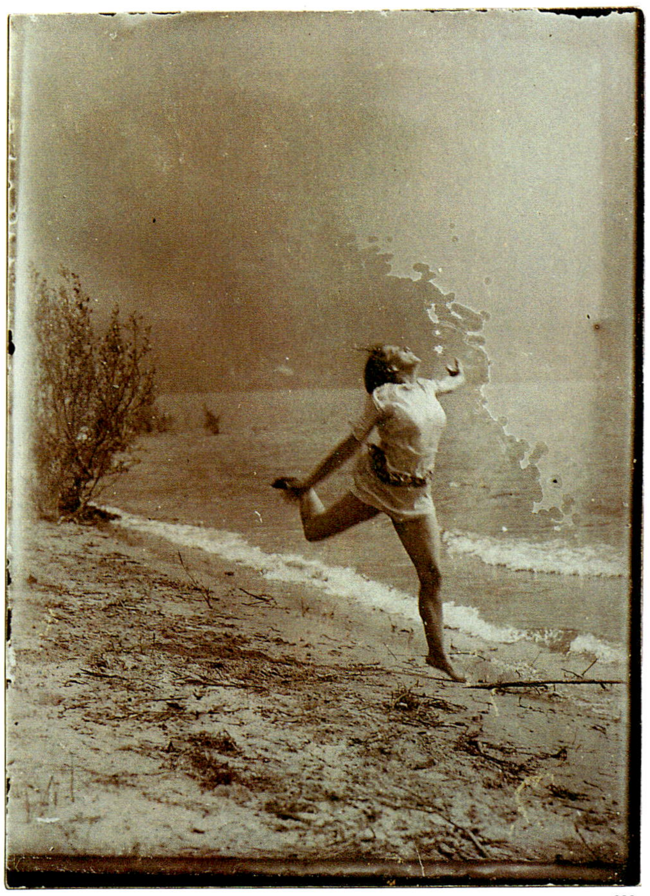

222

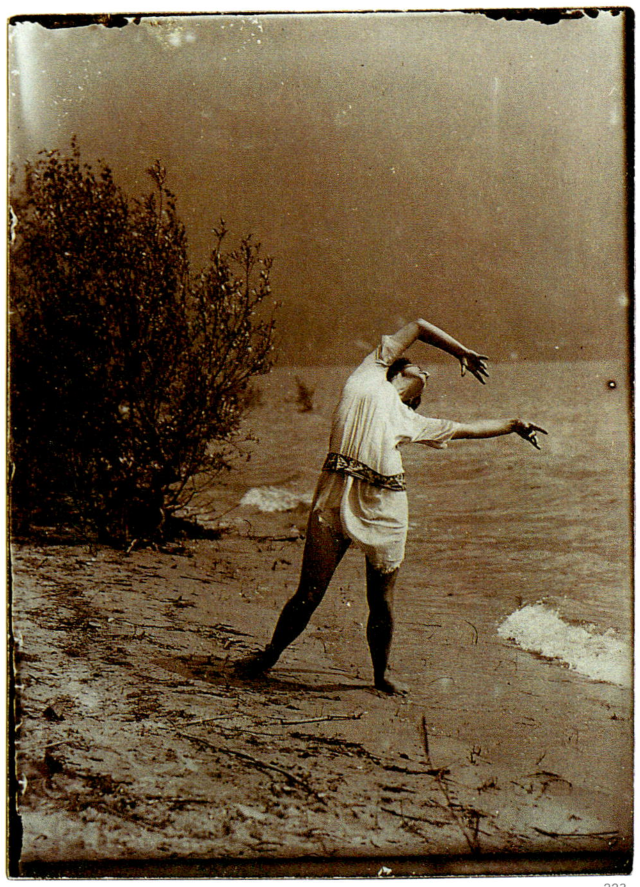

223

Laban findet in Monte Verità einen Kreis von Personen, die seine parallel zu Isadora Duncan und Jacques Dalcroze entwickelten Auffassung von modernem Tanz verstehen und annehmen können. Dorthin, wo alle nach der Einheit von Kunst und Leben suchen und sich auf ursprüngliche Lebensformen besinnen, verlegt Rudolf von Laban während des Sommers seine Schule. Hans Brandenburg und Dora Polster begleiten ihn 1913. Sie haben die Labanschule im Saal der Schwabinger Brauerei beim Hexensabbat, einem Kostümball der Kunststudierenden erlebt, als der Lehrer mit seiner Assistentin Mary Wigman und seinen Schülern mit ihrer Vorführung die Zuschauer zum Tanz verführten.

Rudolf von Laban überlegt eine Neuordnung der Künste und findet in Ascona die Möglichkeit der Einbindung seiner Systematik als *Schule für die Kunst* in die von Henri Oedenkoven eingerichtete *Individualistische Cooperative von Monte Verità*. In einem Prospekt werden die Prinzipien und Ziele der Schule vorgestellt: „Die Schule für Kunst wird nach dem neuartigen Erziehungs- und Unterrichtsprinzipien geleitet, die R. Laban de Váralya seit Jahren in seinen Unterrichtskursen im Sinne einer lebenskräftigen Regeneration der Künste verfolgt. Der Schüler wird in alle Äußerungsformen des menschlichen Genius eingeführt. Auf allen Gebieten der Tätigkeit und des Ausdrucks sucht er, in Mitarbeiterschaft mit seinen Meistern und Kollegen, die neuen Formen eines einfachen und harmonischen Lebens zu finden.

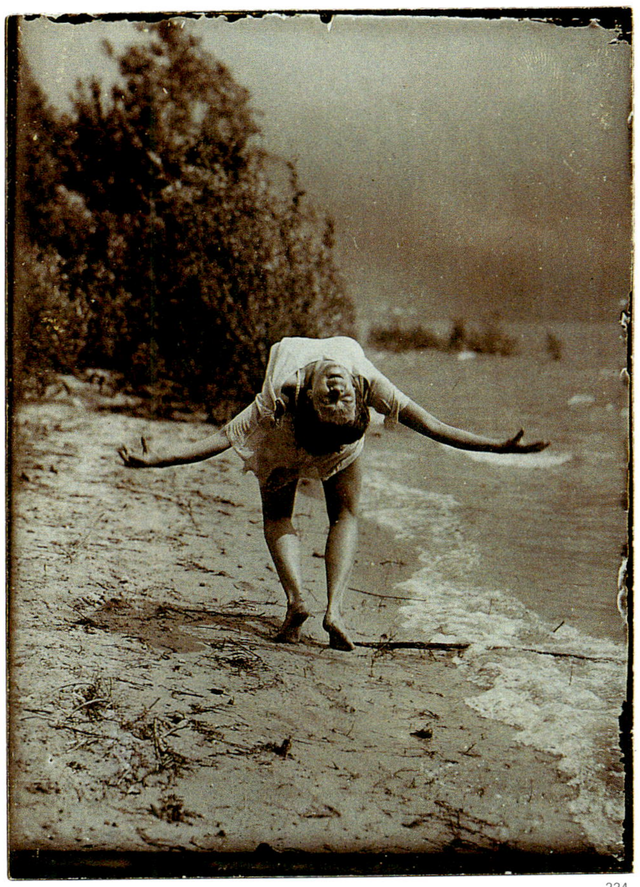
224

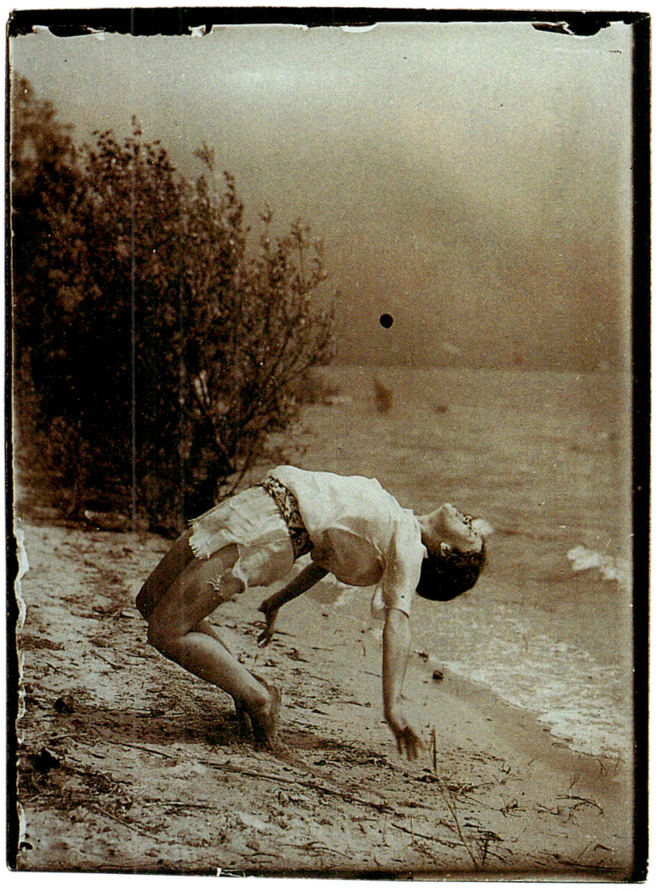
225

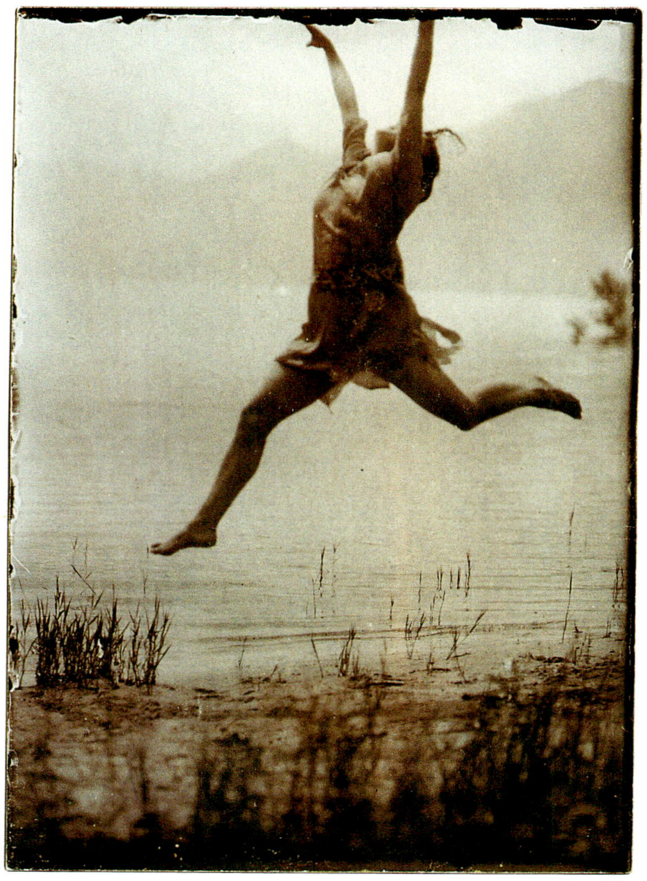
226

Durch Anwendung dieses Grundprinzips wird leicht das seiner persönlichen Veranlagung entsprechende Tätigkeitsfeld gefunden. Die Einsicht und der Geschmack für lebensvolles, künstlerisches Schaffen wird geweckt und dadurch der Schüler davor bewahrt, die Zahl der wert- und nutzlosen Kunstprodukte zu vermehren, welche das traurige Ergebnis einseitig spezialisierender Kunsterziehung sind. Die Übungen und Arbeiten werden – soviel als möglich im Freien – auf dem Terrain und in den Werkstätten der individualistischen Cooperative von Monte Verità abgehalten.
Die Schule soll die Mitglieder dieser Vereinigung in ein künstlerisches Leben einführen.“ [107]
Rudolf von Laban teilt die Kunst in die Bereiche Bewegungskunst, Tonkunst, Wortkunst und Formkunst. In der Vernetzung dieser Künste, begleitet von der allgemeinen Reform von Lebensbedingungen im Sinne der Individualistischen Cooperative, erreicht der Schüler die Einheit von Kunst und Leben.
Schwabing in Ascona!

221-226 Mary Wigman während eines Tanzes am Ufer des Lago Maggiore.
Fotografien von Johann Adam Meisenbach, 1913.

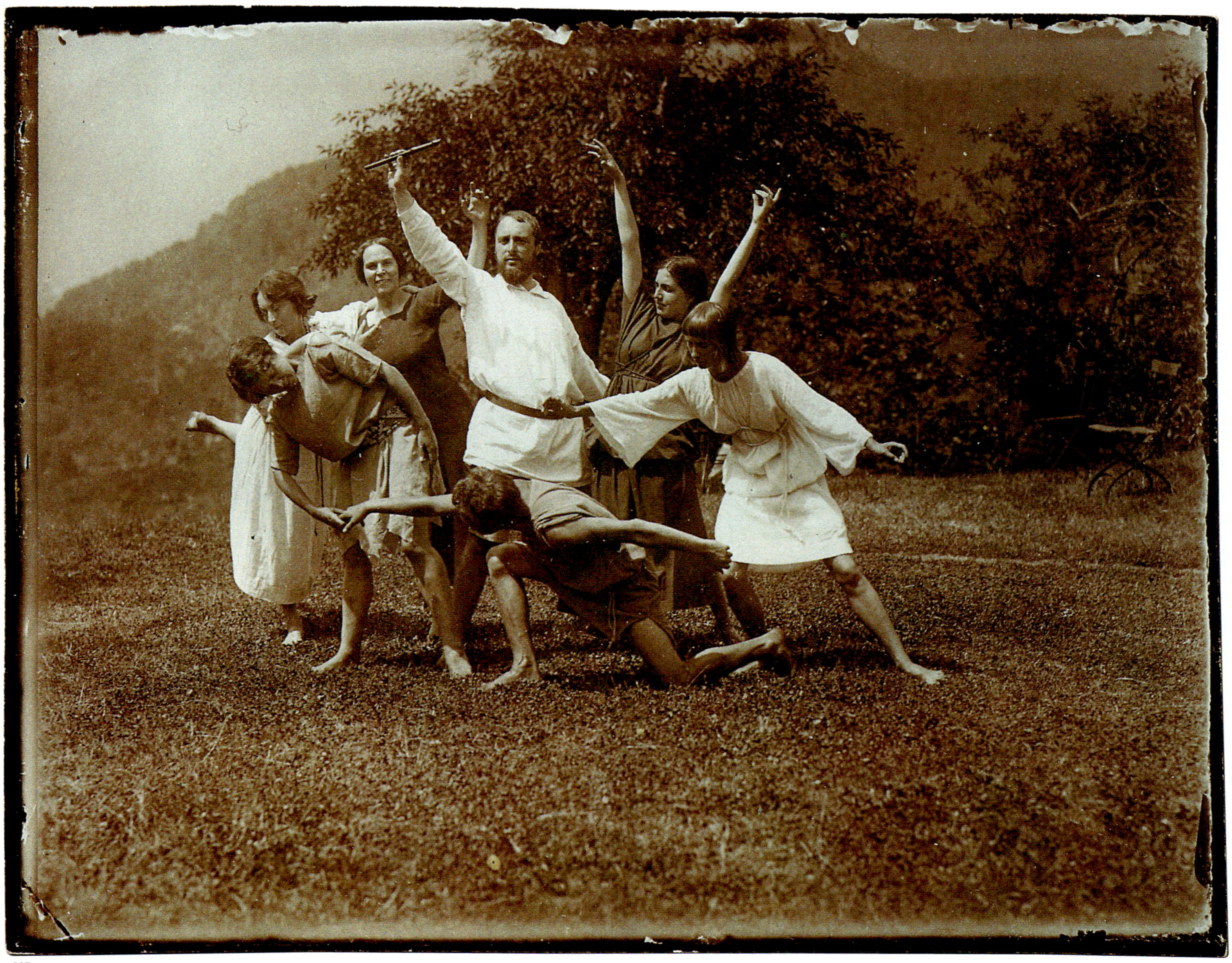

227

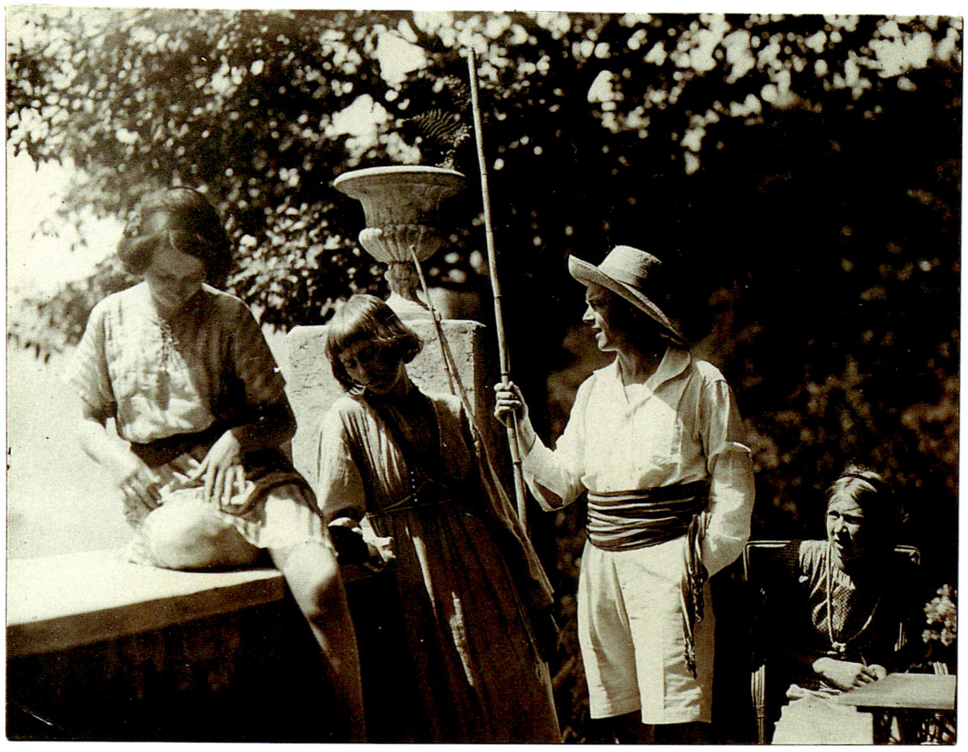

228

227 Rudolf von Laban (Rudolf Lábán deVáralja) inmitten seiner Tanzschüler während eines Kurses für Bewegungskunst an der *Schule für Kunst* in Monte Verità.
Fotografien von Johann Adam Meisenbach, 1913

228 Hans Brandenburg mit Stock und Hut, Autor des Buchs *Der moderne Tanz*, das 1914 bei dem Verleger Georg Müller in Schwabing erscheinen wird, während seines Aufenthalts in Monte Verità

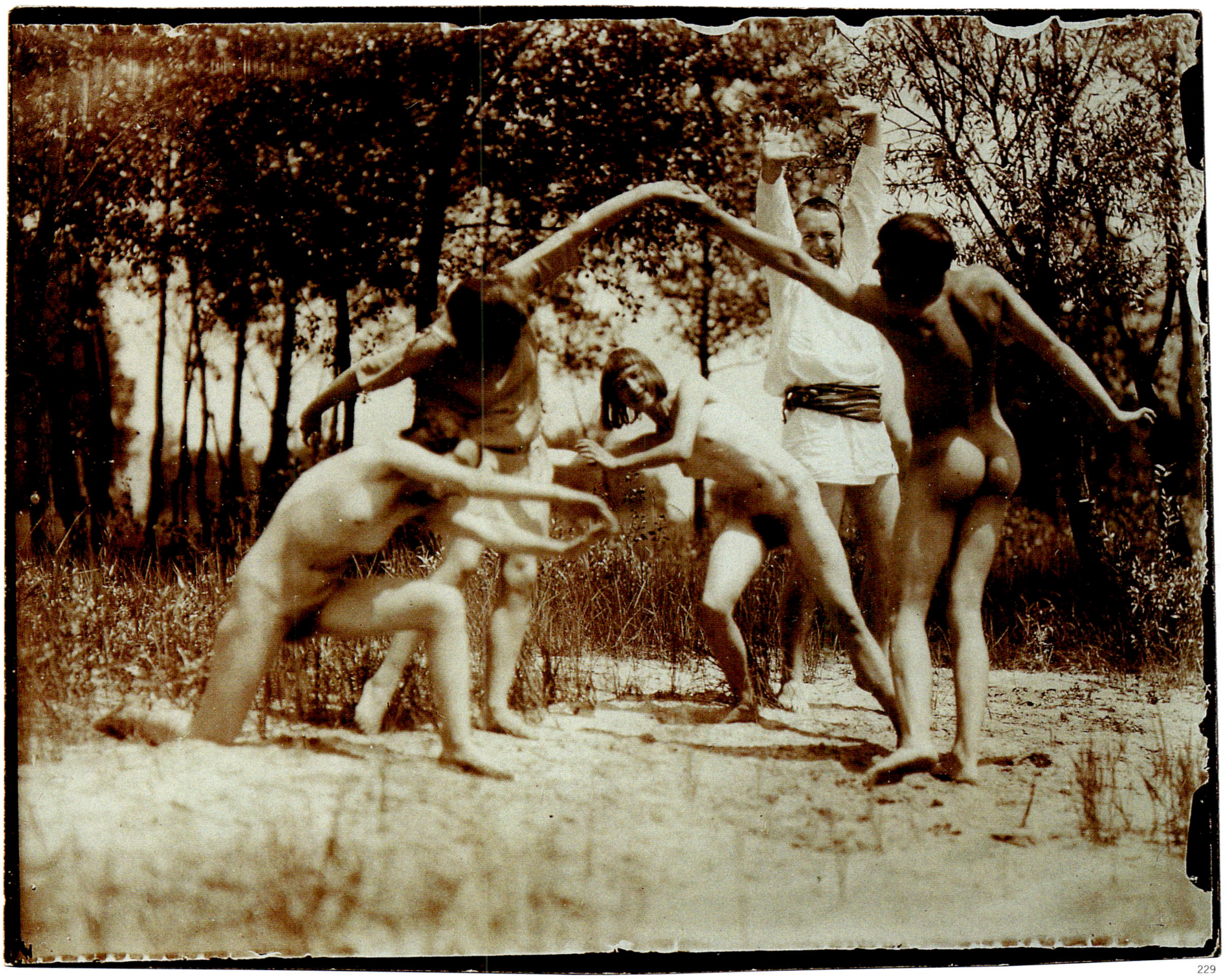

229

229 Rudolf von Laban im Tanz mit seinen Schülern in Monte Verità, *1913*.
Hans Brandenburg berichtet aus Ascona: „Laban will nicht musikalische Rythmen in körperliche umsetzen lassen, sondern aus seinen Schülern den körperlichen Rythmus an sich herausholen.“ [108]

Ein bürgerliches Publikum wird solchem Tanz stets mit wenig tiefem Verständnis entgegenkommen, weil die Welt, in der dieser Tanz geboren ist, ihm sehr fern liegt.
Paul Nikclaus

Pünktliches Erscheinen dringend notwendig

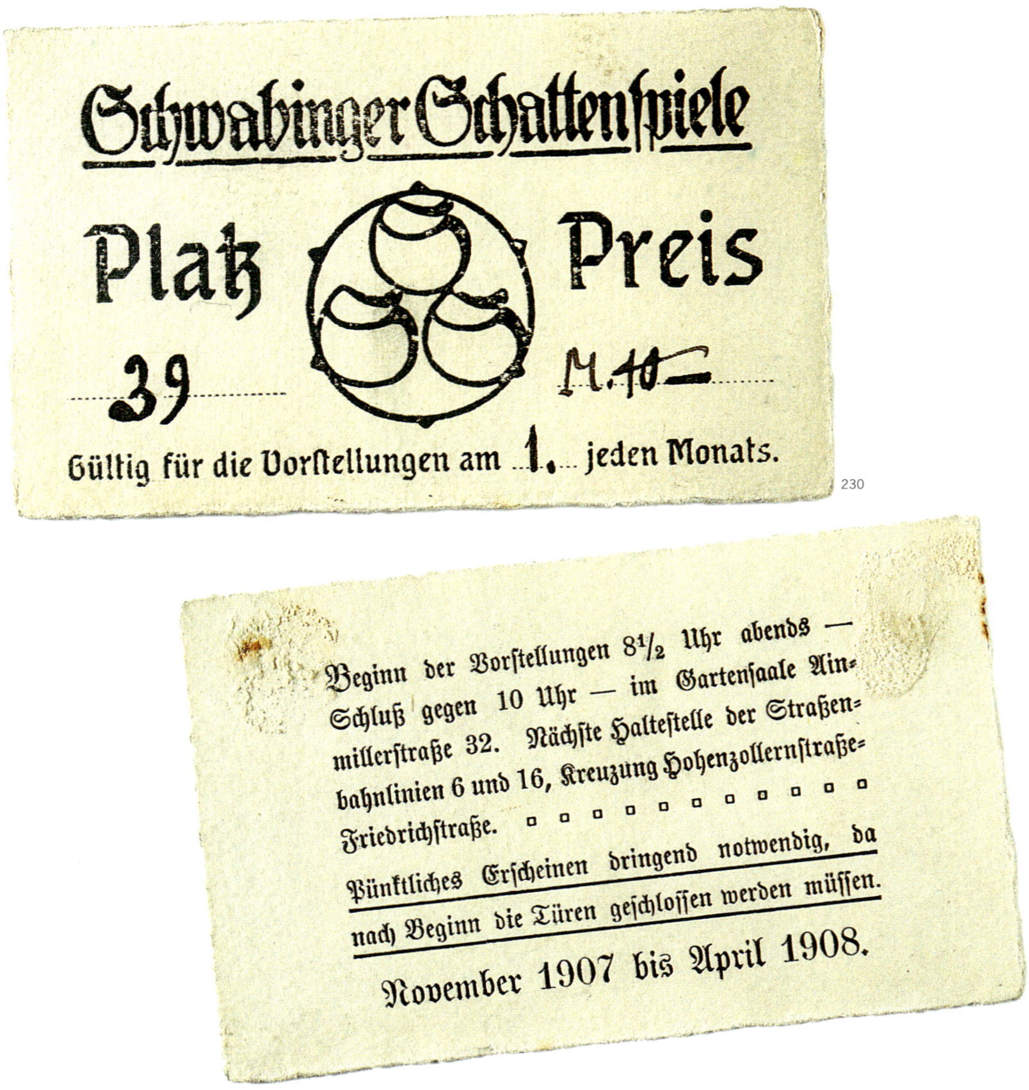

230

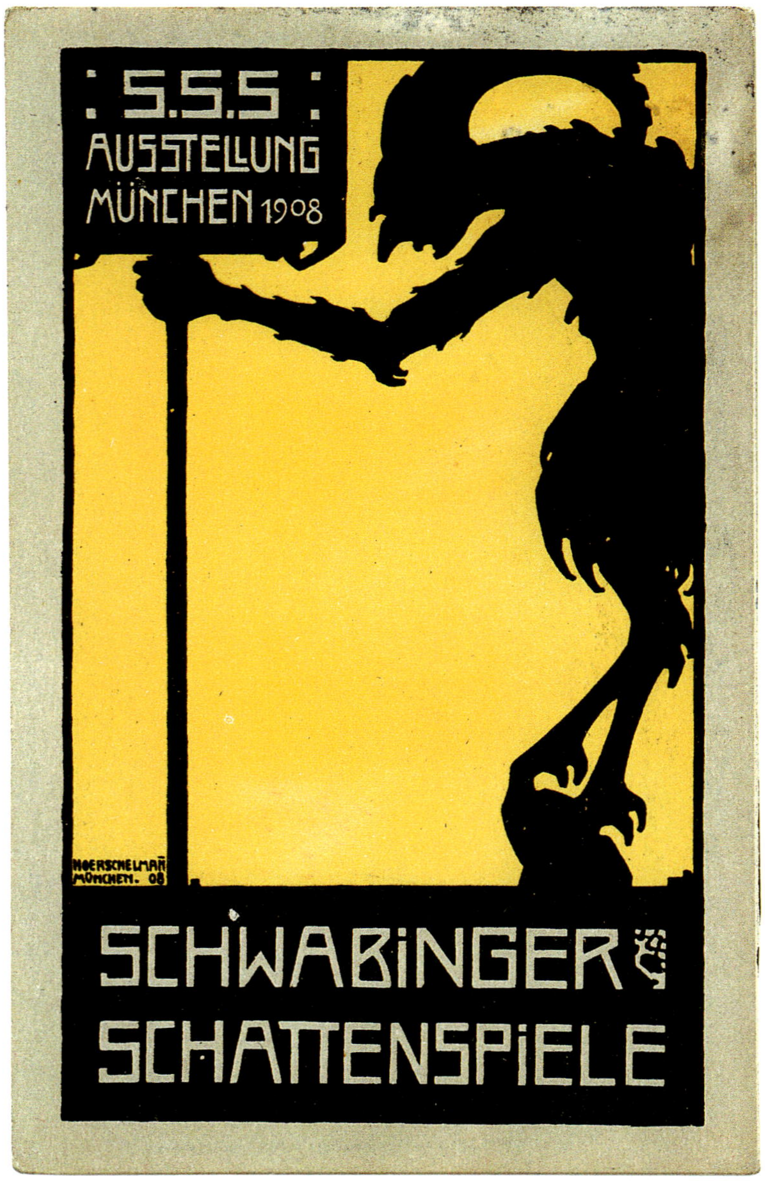

231

Kommt der Theaterbesucher mit der Straßenbahn Linie 8 oder 16, dann sollte er an der Kreuzung Hohenzollern-/ Friedrichstraße aussteigen und die Ainmillerstraße bis zur Hausnummer 32 zu Fuß gehen. Dann erreicht er, nachdem er die Tordurchfahrt passiert hat, den Gartensaal im Hinterhof. Pünktliches Erscheinen spätestens zwanzig nach acht Uhr abends ist deshalb so wichtig, weil bereits der geringste Lichteinfall beim Öffnen der Tür für einen zu spät gekommenen Gast das Schattenspiel gewaltig stört. Es lebt vom Licht in seiner Negation, vom Schatten, der durch besondere Lichtverhältnisse mit beweglichen Figuren erzeugt wird. Rolf von Hoerschelmann, der für dieses Theater viele Figuren und Hintergründe geschnitten hat, erinnert sich: „Im Frühling 1907 wurde die Creme der Bohème von Schwabing eingeladen, sich im Hause des Freiherrn von Bernus einzufinden, wo ein neues,

230 Eintrittskarte mit Signet der Schwabinger Schattenspiele. Vorder- und Rückseite. *November 1907 bis April 1908*

231 Postkarte anläßlich der Ausstellung *München 1908*. Entwurf: Rolf von Hoerschelmann. Im Vergnügungspark der Ausstellung auf dem neuen Messegelände betreiben die Schwabinger Schattenspieler ein eigenes Theater

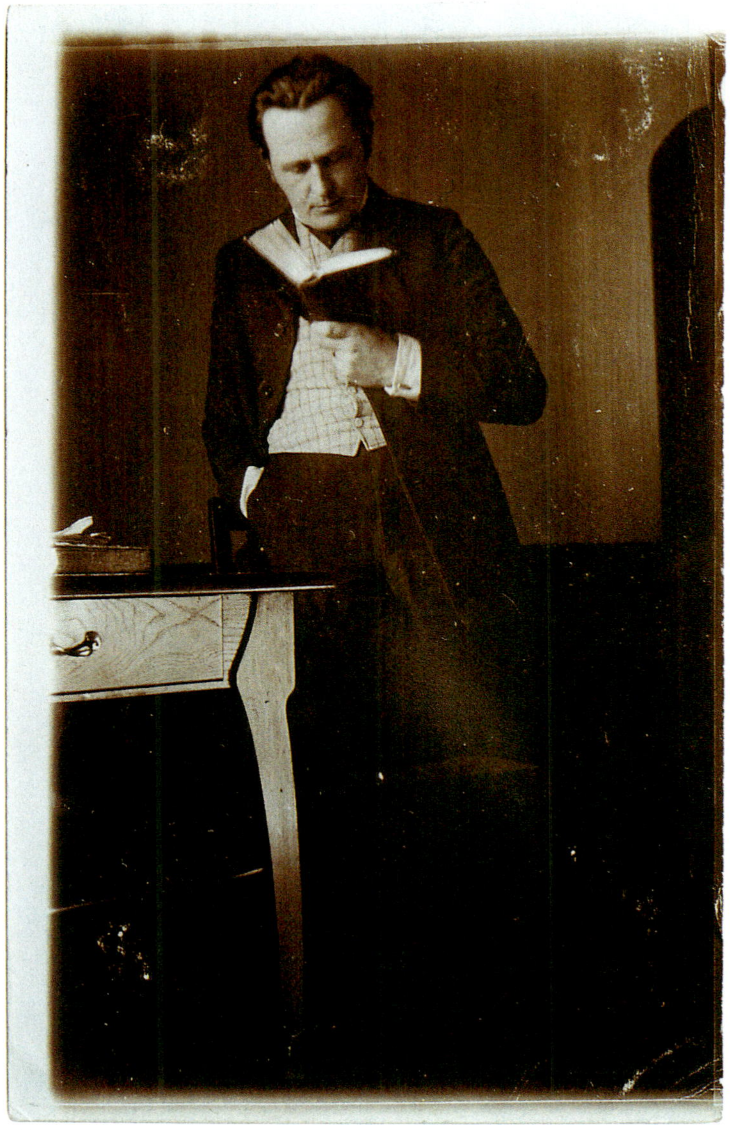

232

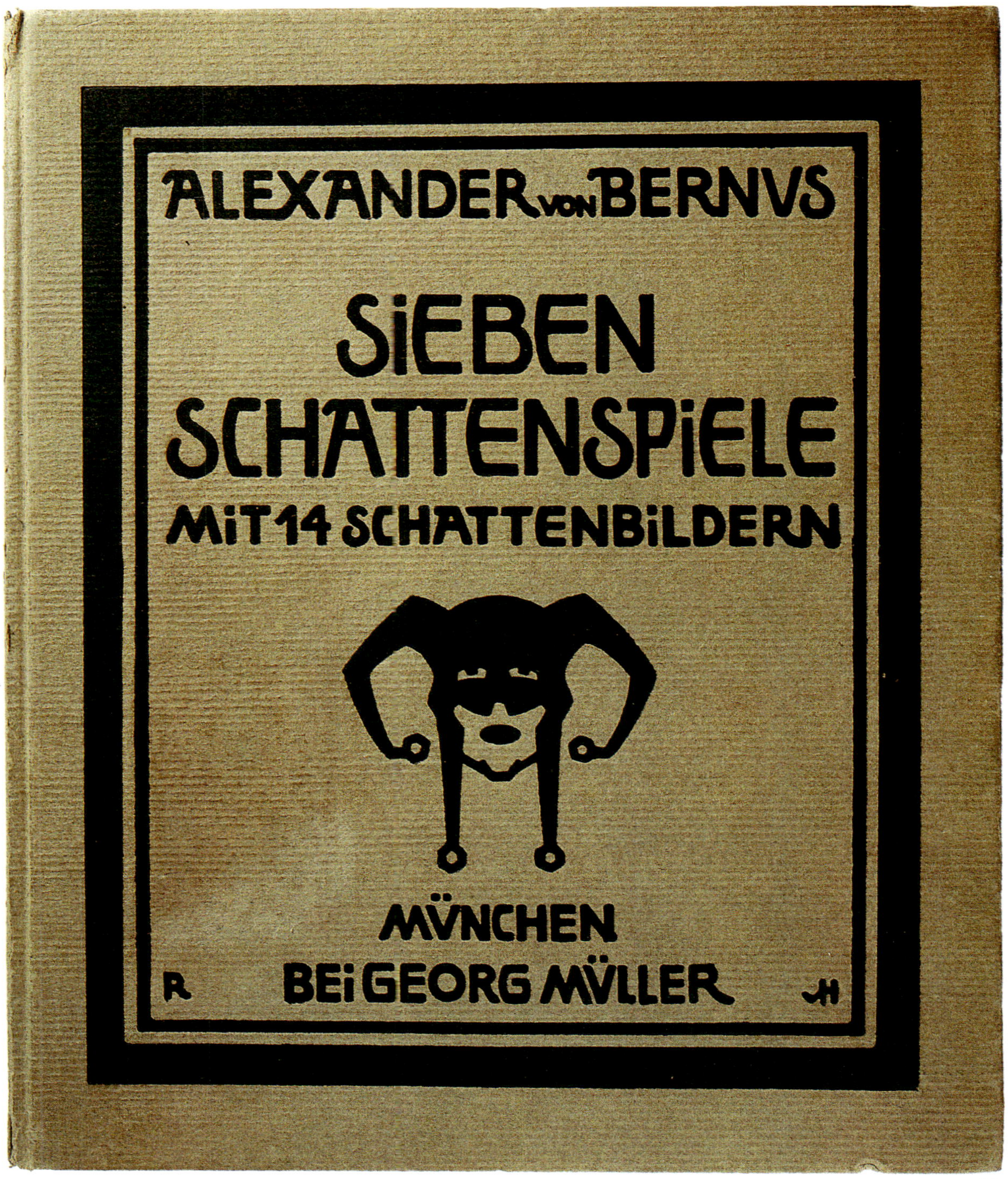

233

kleines künstlerisches Unternehmen aus der Taufe gehoben wurde, das der Hausherr in Gemeinschaft mit dem Dichter Will Vesper geschaffen hatte, die Schwabinger Schattenspiele. Man saß im verdunkelten Raume vor einer metergroßen, von hinten beleuchteten Bühnenfläche und sah nach dem Verklingen zarten Geigenspiels die kleinen Schattenfiguren vor sich agieren. Die beweglichen Figürchen entzückten durch ihre Grazie, sie waren von Dora Polster geschaffen, und die Verse, die sie anscheinend sprachen, waren von so traumhafter Süße, daß man wie gebannt war von dieser winzigen dramatischen Zauberei“ [109] Schattenspiele sind ihrem Wesen nach der Fotografie und dem Tanz verwandt. Beide Künste sind, wenn man vom Aufbruch in die Moderne sprechen will, diejenigen Medien, in denen mit den Traditionen am schärfsten gebrochen wurde. Sie bestimmen innerhalb der althergebrachten

232 Alexander von Bernus gründet 1907 die Schwabinger Schattenspiele.Die Aufführungen finden in einem Gartensaal im Hinterhof, Ainmillerstraße 32 statt

233 Georg Müller verlegt sieben Schattenspiele von Alexander von Bernus

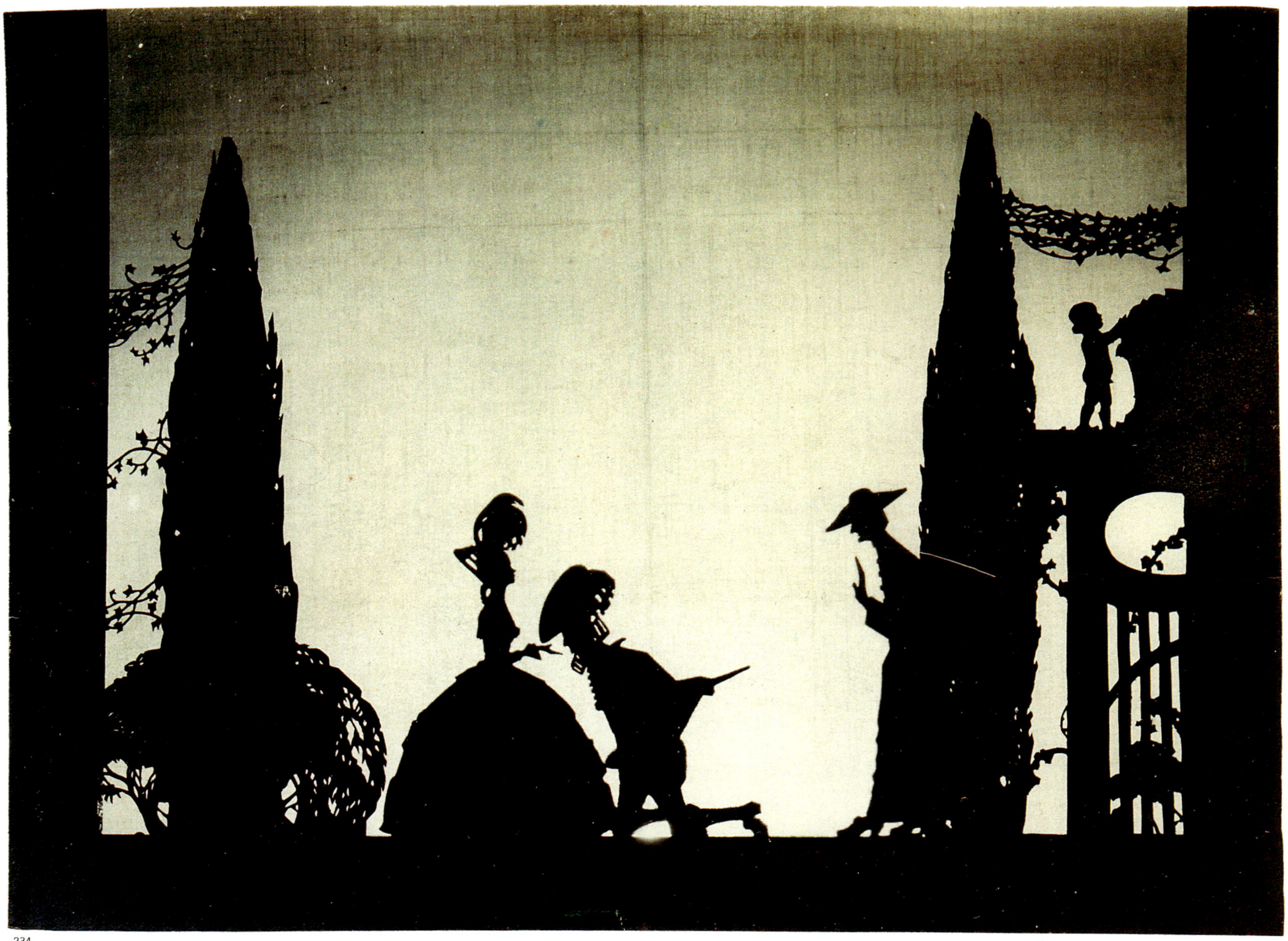

234

Hierarchie der Künste die Avantgarde. Für die Schwabinger Schattenspiele – oft wird *Le Chat Noir* als Vorbild zitiert – haben sich Autoren, Schauspieler, Musiker und bildende Künstler zusammengetan. Es gelingt ihnen ein Programm, in dem Bild, Text und Ton meist von Künstlern aus dem Viertel stammen. Doch die gemeinsamen Produktionen sind von kurzer Dauer. 66 Plätze gibt es nur im Gartensaal.
Die Einnahmen stehen in einem ungünstigen Verhältnis zum Aufwand, den die Künstler erbringen. Ein großer Auftritt ist während der Ausstellung *München 1908* möglich. Die Schattenspieler spielen in einem eigens für sie gebauten Haus innerhalb des Vergnügungsparks des neuen Messegeländes hinter der Bavaria. Einen Sommer lang finden die Spiele dort statt. Dann kehren sie wieder zurück in die Geborgenheit ihres Schwabinger Domizils. 1911 schließt das Theater. Alexander von Bernus, sein Gründer verläßt Schwabing.

234 Szene aus dem Schattenspiel *Don Juan* von Alexander von Bernus. Schattenbilder von Dora Polster

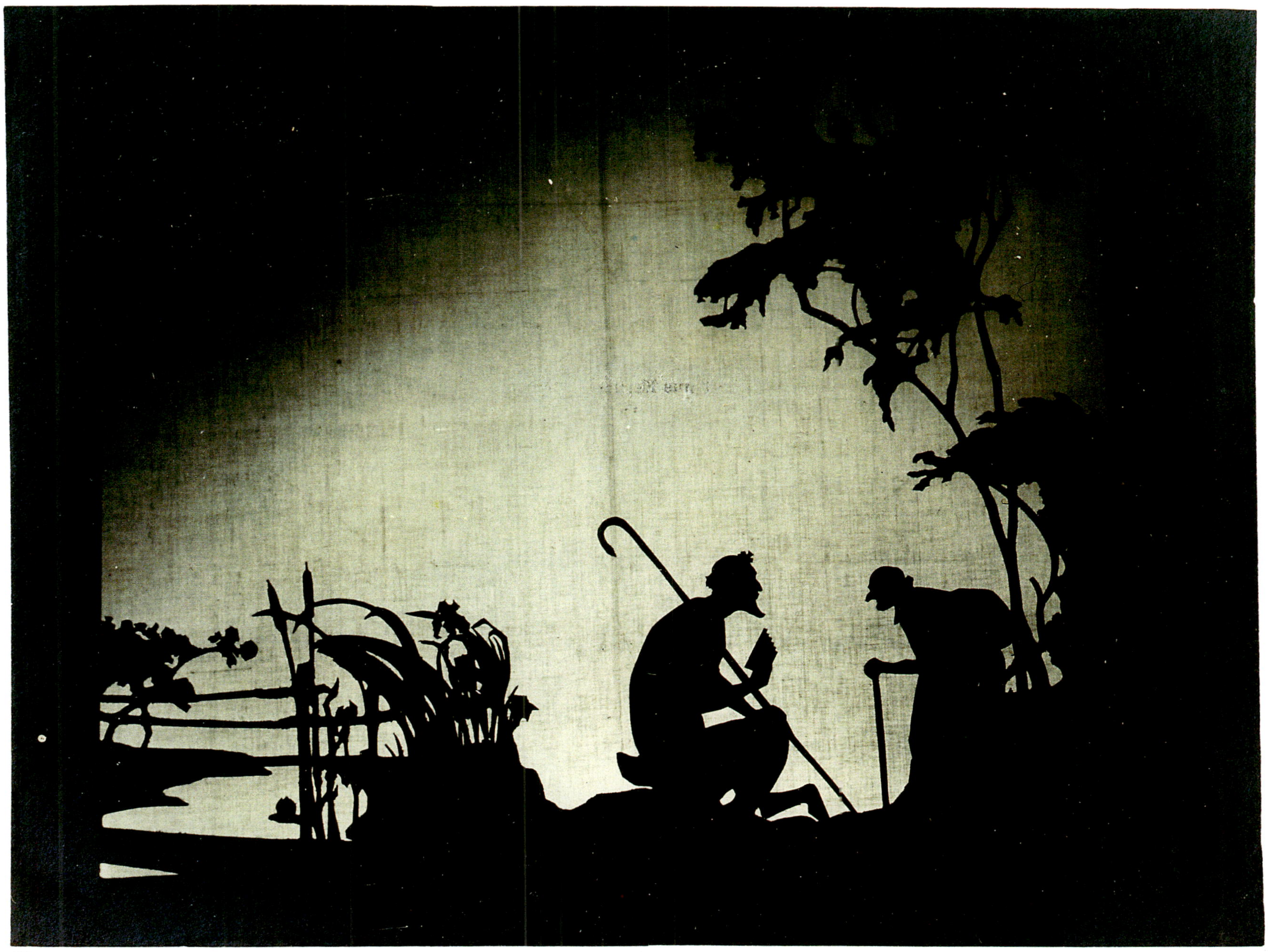

235

235 Szene aus dem Schattenspiel *Pan* von Alexander von Bernus. Links: Pan, rechts: Hexe. Bild und Figuren von Greta von Hörner. *Dezember 1907*

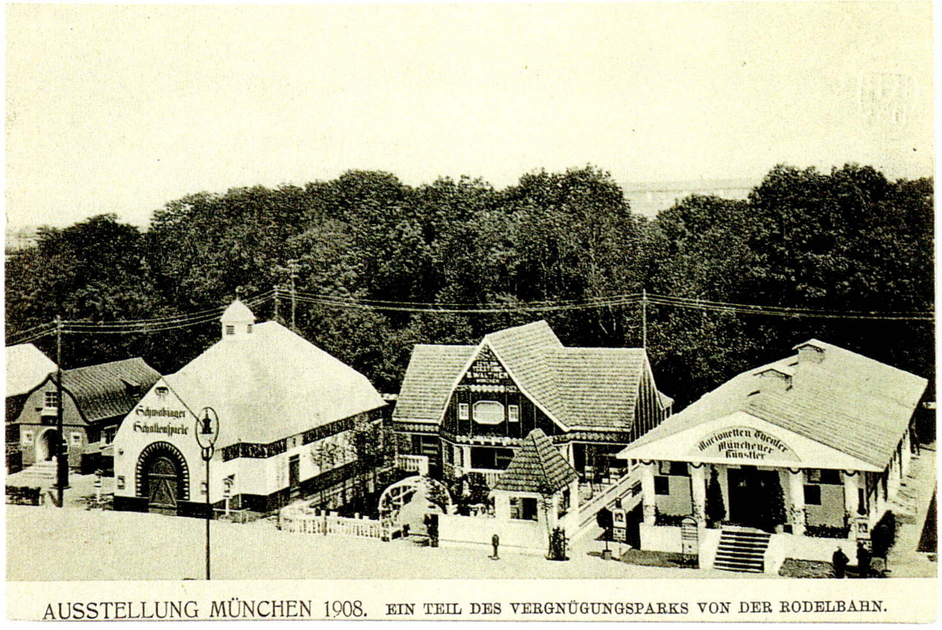
AUSSTELLUNG MÜNCHEN 1908. EIN TEIL DES VERGNÜGUNGSPARKS VON DER RODELBAHN.

236

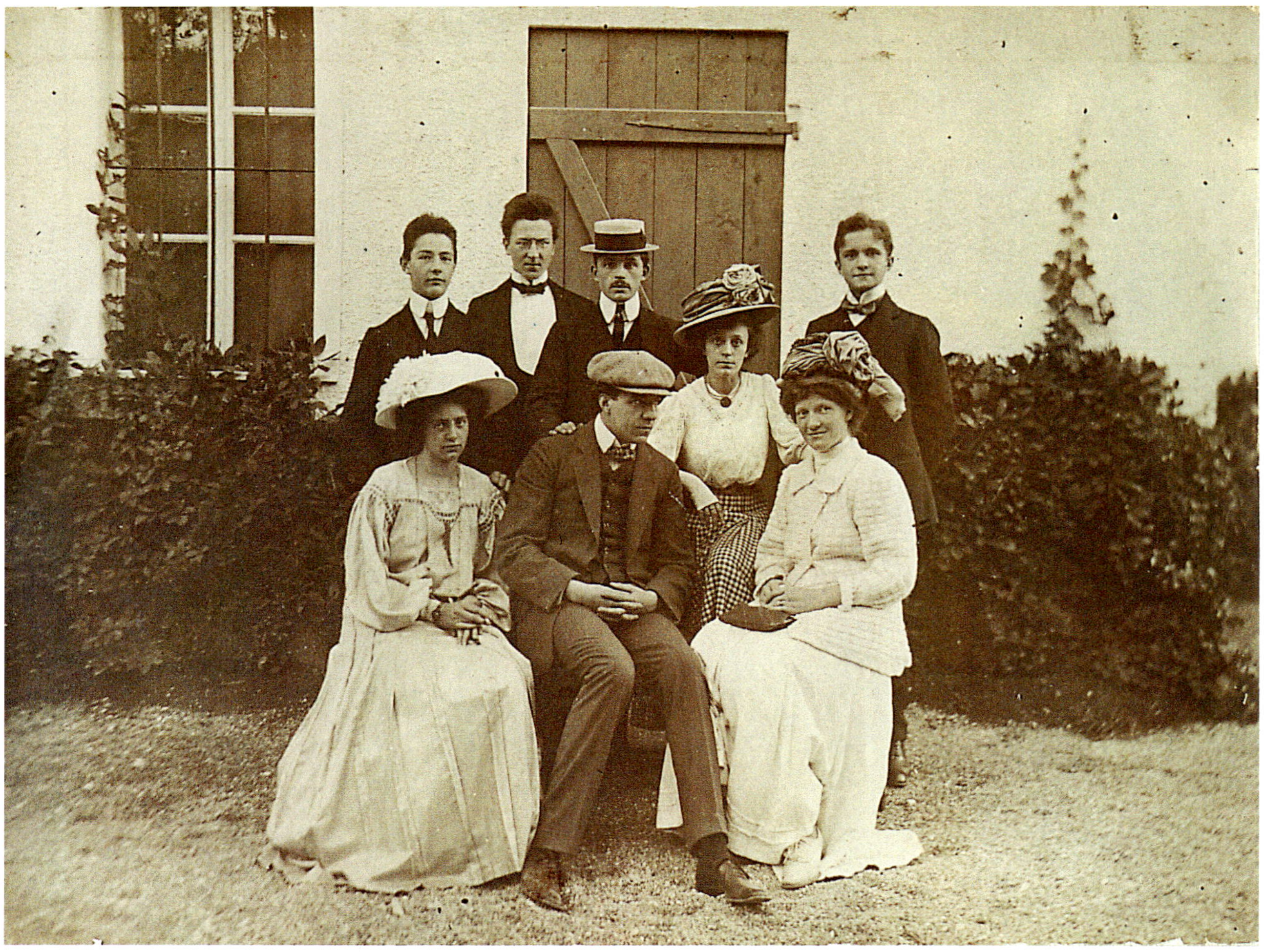

237

236 Blick von der Rodelbahn auf den Vergnügungspark der Ausstellung *München 1908*. Zweites Gebäude von links: Die Schwabinger Schattenspiele.
Postkarte 1908

237 Ensemble der Schwabinger Schattenspiele, als das Theater auf dem neuen Messegelände hinter der Bavaria gastiert. Es kommt während der Spielzeit vom 16.5. bis 18.10. zu 434 Aufführungen an 156 Tagen. Es gab Tage, an denen bis zu vier Vorstellungen gegeben wurden. Obere Reihe, von links nach rechts: Herr Groth (Geige), der Pianist, August Stark (Sprecher und Figurenspieler), Olga Stark (Sprecherin und Sängerin), Herr Herbert (Sprecher). Untere Reihe von links: Sprecherin, Ludwig Debus (Regie, Sprecher) und Frl. Bauer.
Sommer 1908

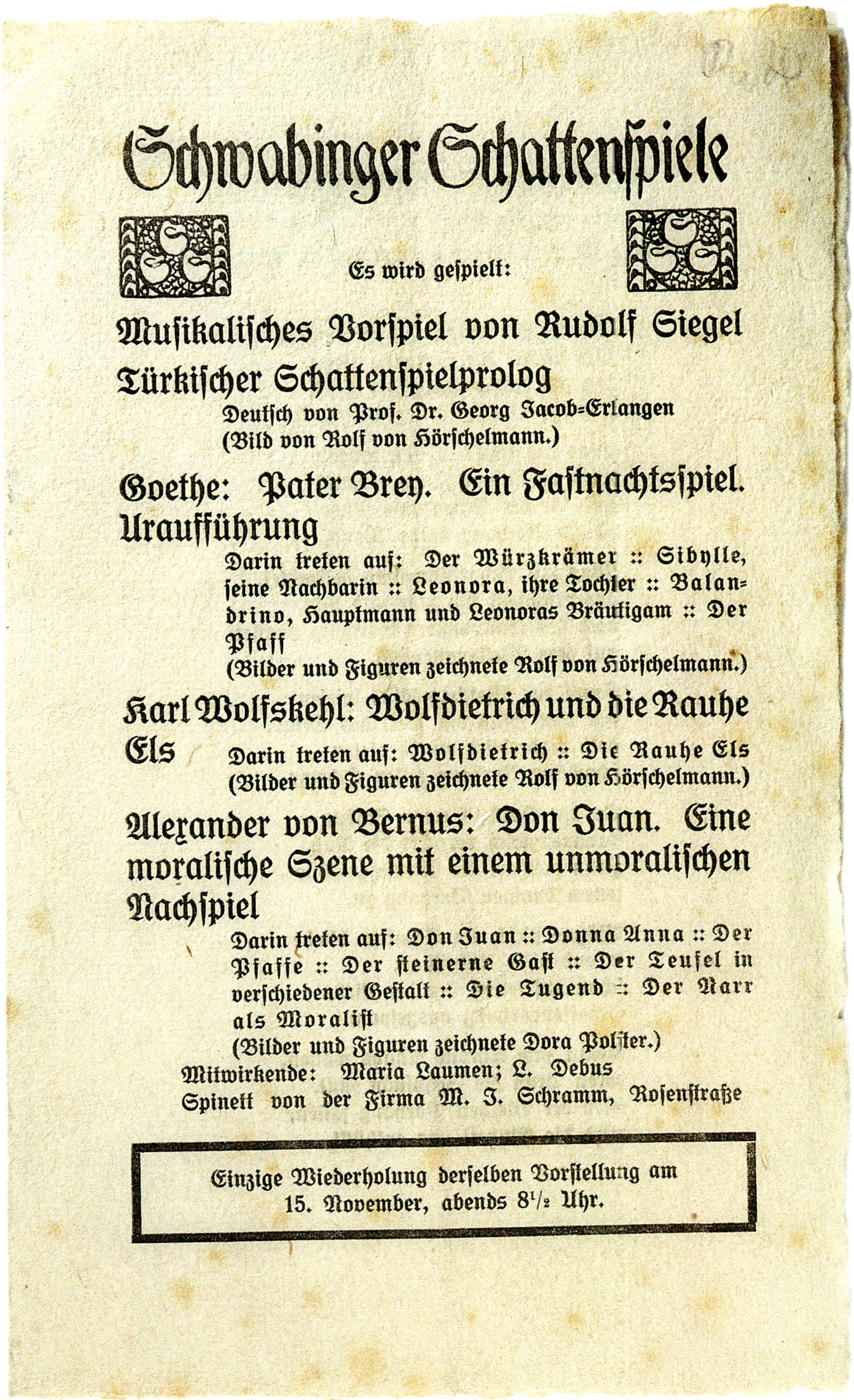

Schwabinger Schattenspiele

Es wird gespielt:

Musikalisches Vorspiel von Rudolf Siegel

Türkischer Schattenspielprolog
Deutsch von Prof. Dr. Georg Jacob=Erlangen
(Bild von Rolf von Hörschelmann.)

Goethe: Pater Brey. Ein Fastnachtsspiel. Uraufführung
Darin treten auf: Der Würzkrämer :: Sibylle, seine Nachbarin :: Leonora, ihre Tochter :: Balandrino, Hauptmann und Leonoras Bräutigam :: Der Pfaff
(Bilder und Figuren zeichnete Rolf von Hörschelmann.)

Karl Wolfskehl: Wolfdietrich und die Rauhe Els
Darin treten auf: Wolfdietrich :: Die Rauhe Els
(Bilder und Figuren zeichnete Rolf von Hörschelmann.)

Alexander von Bernus: Don Juan. Eine moralische Szene mit einem unmoralischen Nachspiel
Darin treten auf: Don Juan :: Donna Anna :: Der Pfaffe :: Der steinerne Gast :: Der Teufel in verschiedener Gestalt :: Die Tugend :: Der Narr als Moralist
(Bilder und Figuren zeichnete Dora Polster.)

Mitwirkende: Maria Laumen; L. Debus
Spinett von der Firma M. J. Schramm, Rosenstraße

Einzige Wiederholung derselben Vorstellung am 15. November, abends $8^1/_2$ Uhr.

238

238 Programmzettel der Schwabinger Schattenspiele. Den Bildern und Figuren liegen Entwürfe von Dora Polster und Rolf von Hoerschelmann zugrunde

Die Künstlerpension

Ein Schweizer auf Reisen erfährt, daß er im Norden Münchens einen Pferdestall geerbt hat. Er, Heinrich Fürmann, tritt das Erbe an. Mit Pferden kann er nicht viel anfangen. Als er feststellt, daß viele nach München kommen, um sich hier der Kunst zu widmen, entschließt er sich, den Pferdestall zu einer Pension umzubauen. Aus ehemaligen Pferdeboxen werden Zimmer, aus dem Hof ein romantischer Garten. Im Parterre des Haupthauses wird ein Raum für die Gäste eingerichtet. Auf dem Klavier spielt der eine oder andere Gast. Fürmann vermietet auch auf lange Zeit, bietet Kost und Logis. Die Gäste bleiben oft über ein Jahr. Mieten werden gestundet, auch das im Verhältnis geringe Entgelt für Speisen und Getränke. Diese Gepflogenheit des Pensionsinhabers führt schnell zur Stammkundschaft. Man kennt sich, trifft sich wieder, vergnügt sich. Die Feste in der Pension entstehen spontan, manche

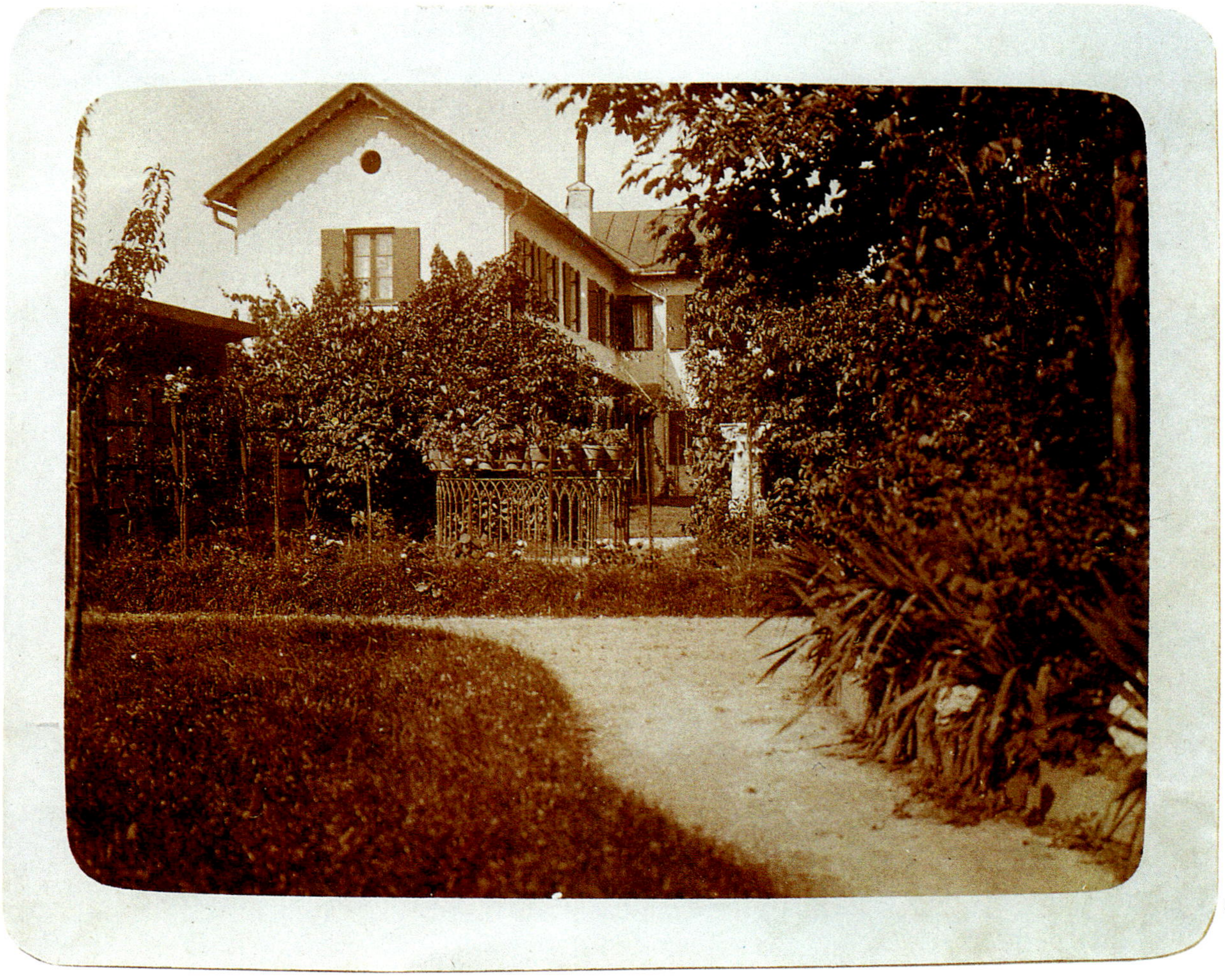

239

werden auch lange und sorgfältig vorbereitet. Anschlagtafeln, Einladungskarten, Aufrufe zu Umzügen im Karneval stehen auf der Tagesordnung. Die Ordnung ist Fürmann und das bißchen Ordnung wird schnell wieder aufgegeben, wenn es in der Pension gesellig wird. Der Pensionsinhaber läßt gerne zu, was sich ergibt. Ist selbst mit Eifer dabei, verkleidet sich als Karl May und spielt Indianer. Der Stammgast Ernst Moritz Engert, ein Silhouetteur, entwirft die Einladungskarte zur Karl-May-Feier, malt als Anschlagtafel einen Indianer am Spinnrad, den *Spinneten Indianer*. Ein Marterpfahl wird errichtet. Die als Rothäute und Weisse maskierten Pensionsgäste beschränken ihr Fest nicht auf das Areal hinter dem Bretterzaun der Pension. Sie ziehen zusammen in Richtung Marienplatz. Der Zug erweckt Aufsehen, denn es ist noch keine Faschingszeit. Fest und Umzug finden zwölf Tage vor Weihnachten statt, mitten in der Adventszeit, genau an dem Tag, als der Prinzregent stirbt, am 12. Dezember 1912. Die Polizei verhindert den weiteren Verlauf des Fests. Die angesagte Staatstrauer verbietet Umtriebe dieser Art. Die Karl May-Feier wird polizeilich untersagt.

239 Ansicht der Pension Fürmann an der Belgradstraße 56, vom Garten aus

A ist das Alphabet der Pension Fürman
B ist der Beifus Plus Bowle makes Ballads
C is for Cake Walk and Calves above Censure
D is our Director Er dreht wie der Teufel
E ist der Engleman der schutzt auf den Balkan
F is for Film Freisler Färber & Co.
G is for Green Srange so near to Hartman
H is for Hartman Hearts, Hard up and Happy
I ist für Indianer Er kam einmal hier
J is for Jensen der Jugend der Jüngste
K is for Kathleen Queer also for Kuhn
L is for Liebe Luftbremser u Loeben
M is for Mittenzwei Musick und Malen
N is der Nachfeier nach jedem Nachts Fest
O is der Orchestra Oh! what an Orchestra
P ist Piekarska Der Pfarrer u Prévot
Q is der Quantitat Quatch am Balkan
R is Roda Roda Red Waistcoast und Rutke
S ist der Schlawiner Der schlaft auf der Sofa
T is for Trinken und Tanzen und Twaddle
U UNBEZAHLT
V ist der Vorstellung Hinter Bevor
W is for Wissenschaft Weiber und Würste
X ist der Quantität Weisheit in Pension
Y Y?Y?Y?Y?
Z is der Zadikow Zadikov Zadikow

Eintrag in der Fürmann-Chronik

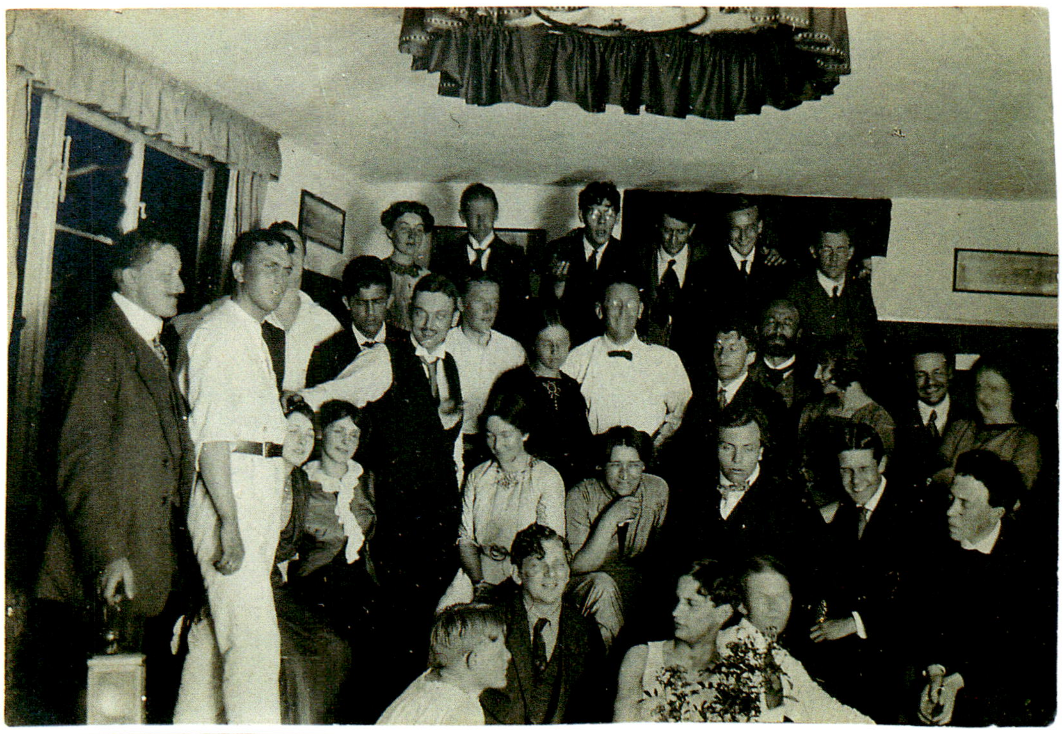

240

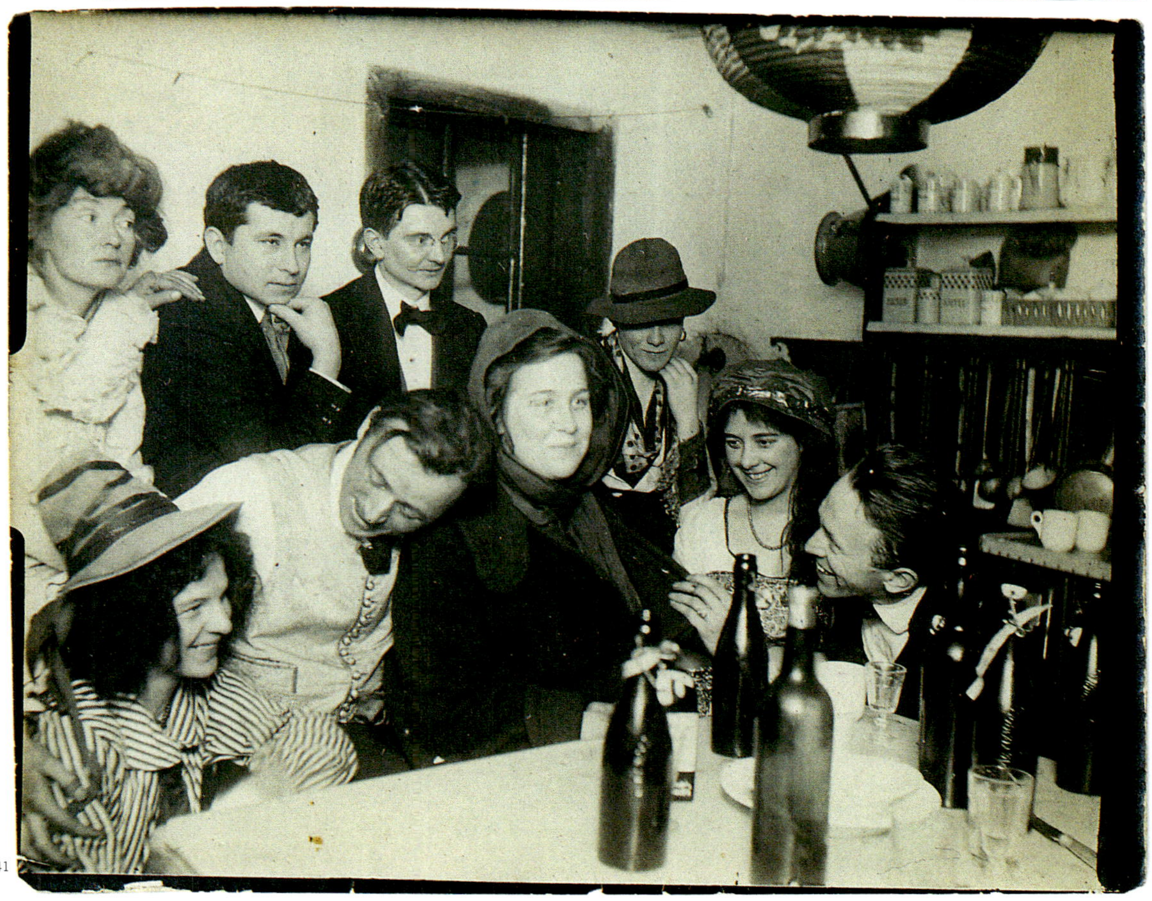

241

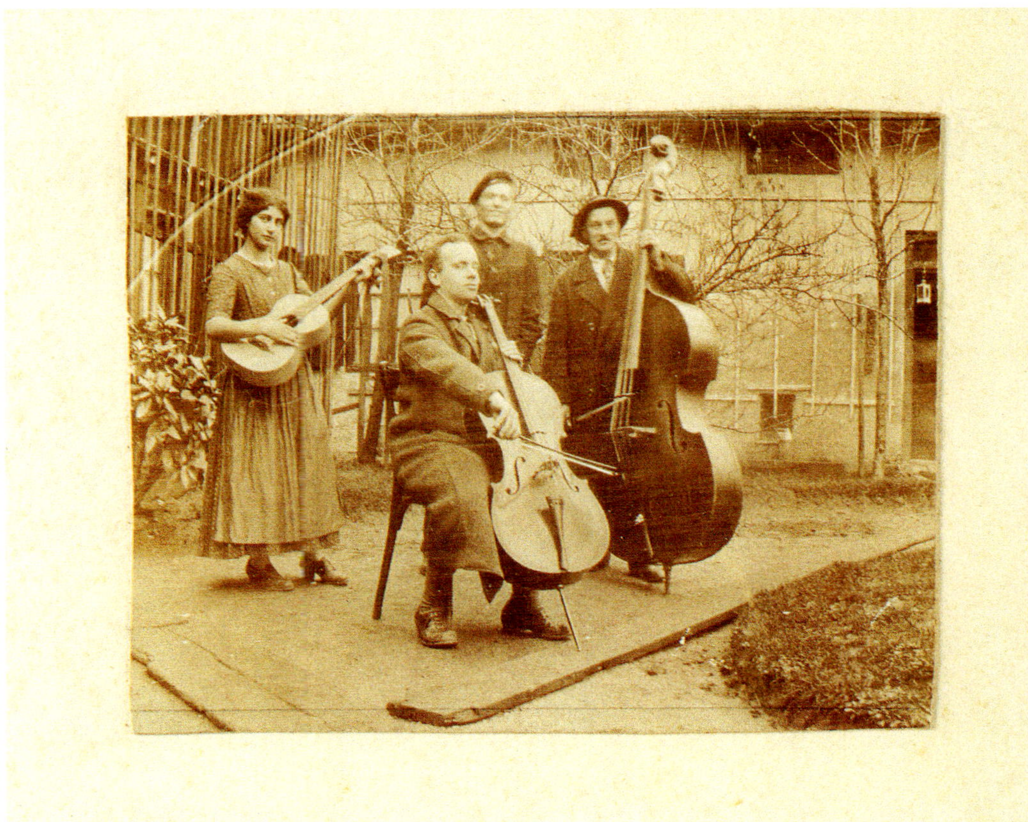

242

240 Gruppenbild der Gäste in der Pension Fürmann. Links mit Laterne: Heinrich Fürmann. Obere Reihe, dritter von links: E. M. Engert

241 Kostümfest in der Pension Fürmann. Fröhliche Gesellschaft in der Küche

242 Terzett im Garten der Pension. Heinrich Fürmann am Kontrabass

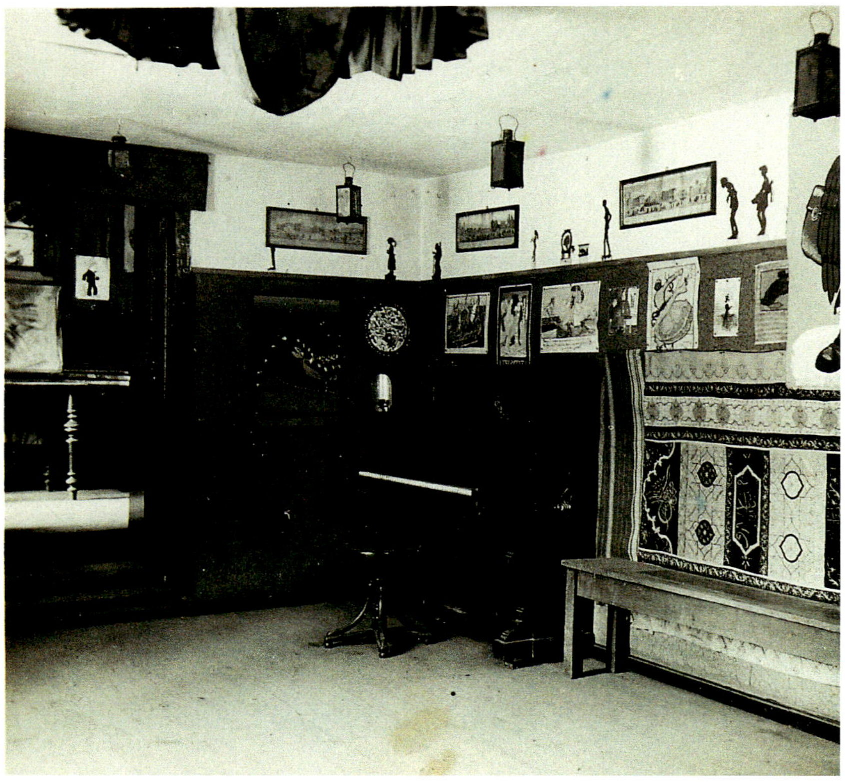

243

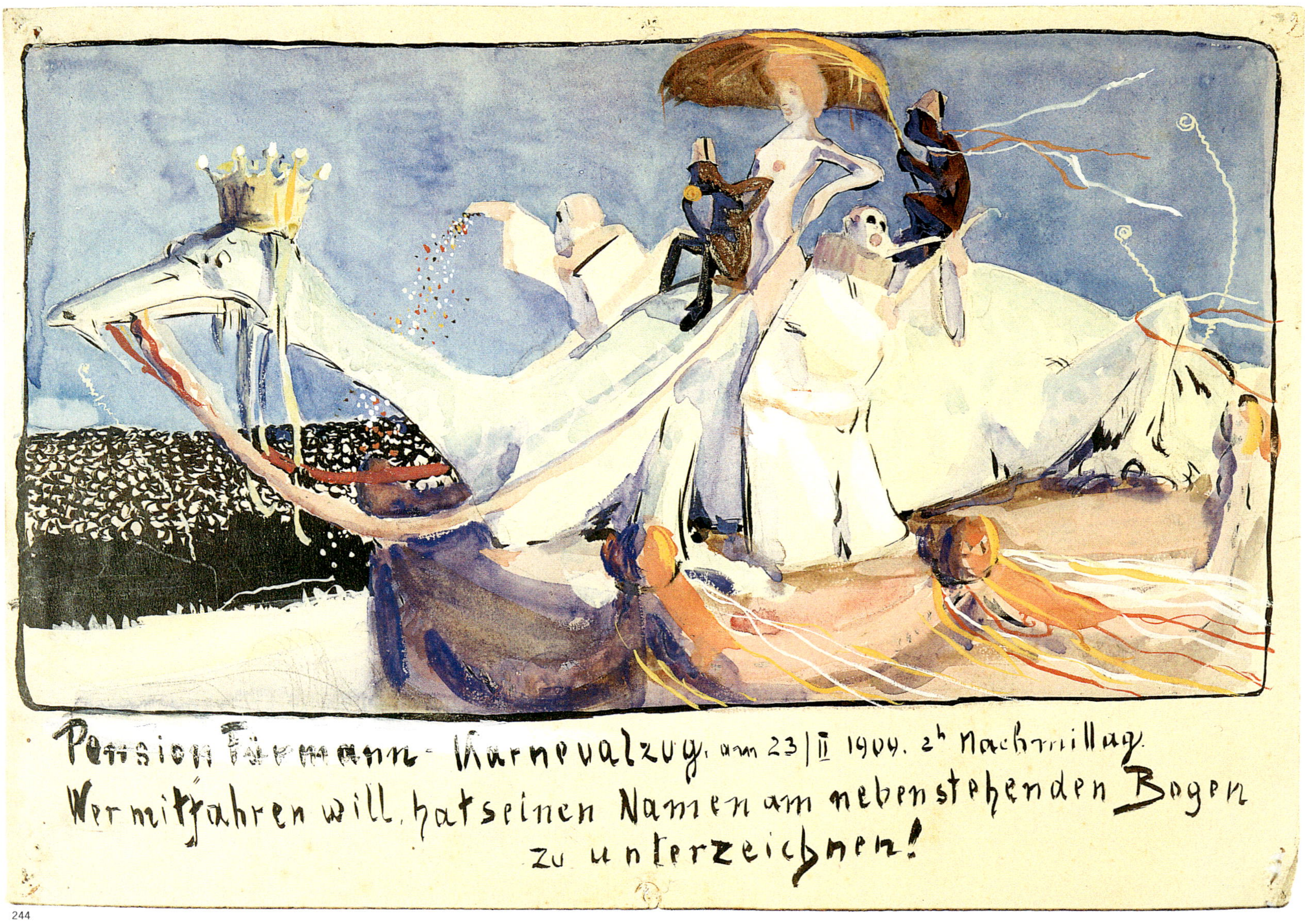

244

243 Gesellschaftsraum in der Pension mit Klavier und Anschlagtafeln zur Information der Gäste

244 Anschlagtafel: Pension Fürmann Karnevalzug am 23. 2. 1909, 2 h Nachmittag. Wer mitgehen will, hat seinen Namen an nebenstehenden Bogen zu unterzeichnen! Entwurf: Albert Weisgerber.

245 Anschlagtafel mit Ansicht der Pension. Beschriftet mit: Stimmungsgericht der Pension Furman

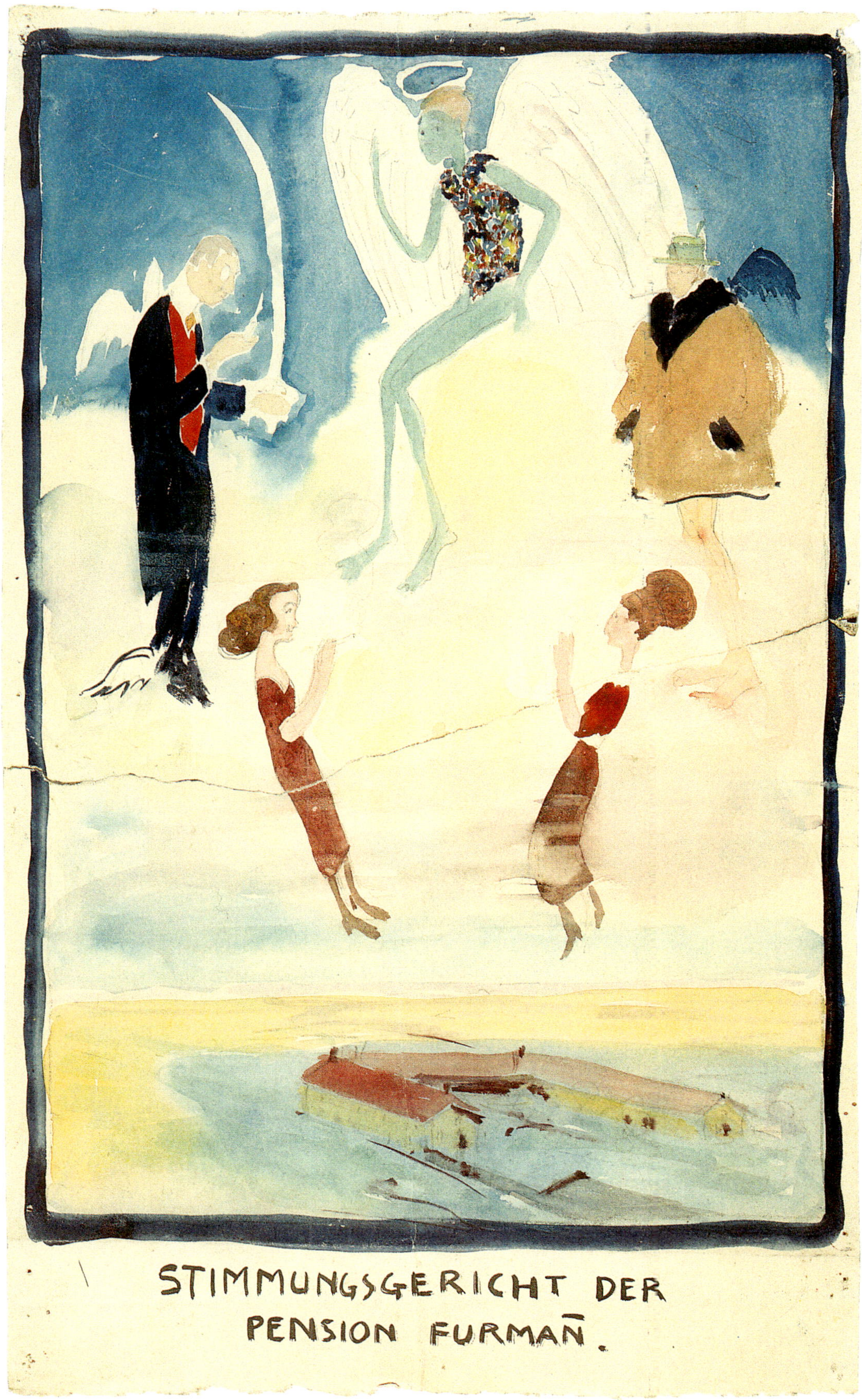

245

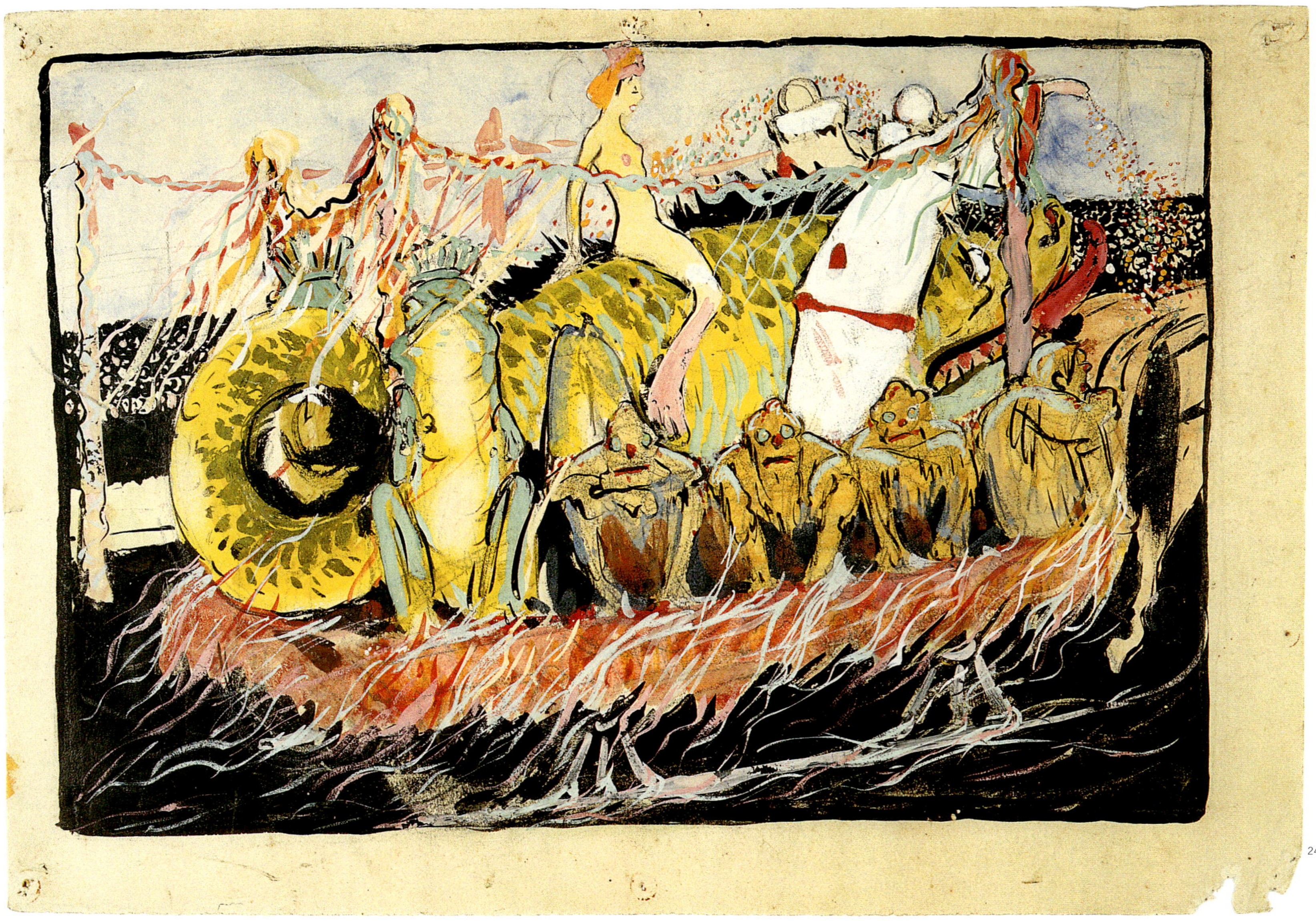

246

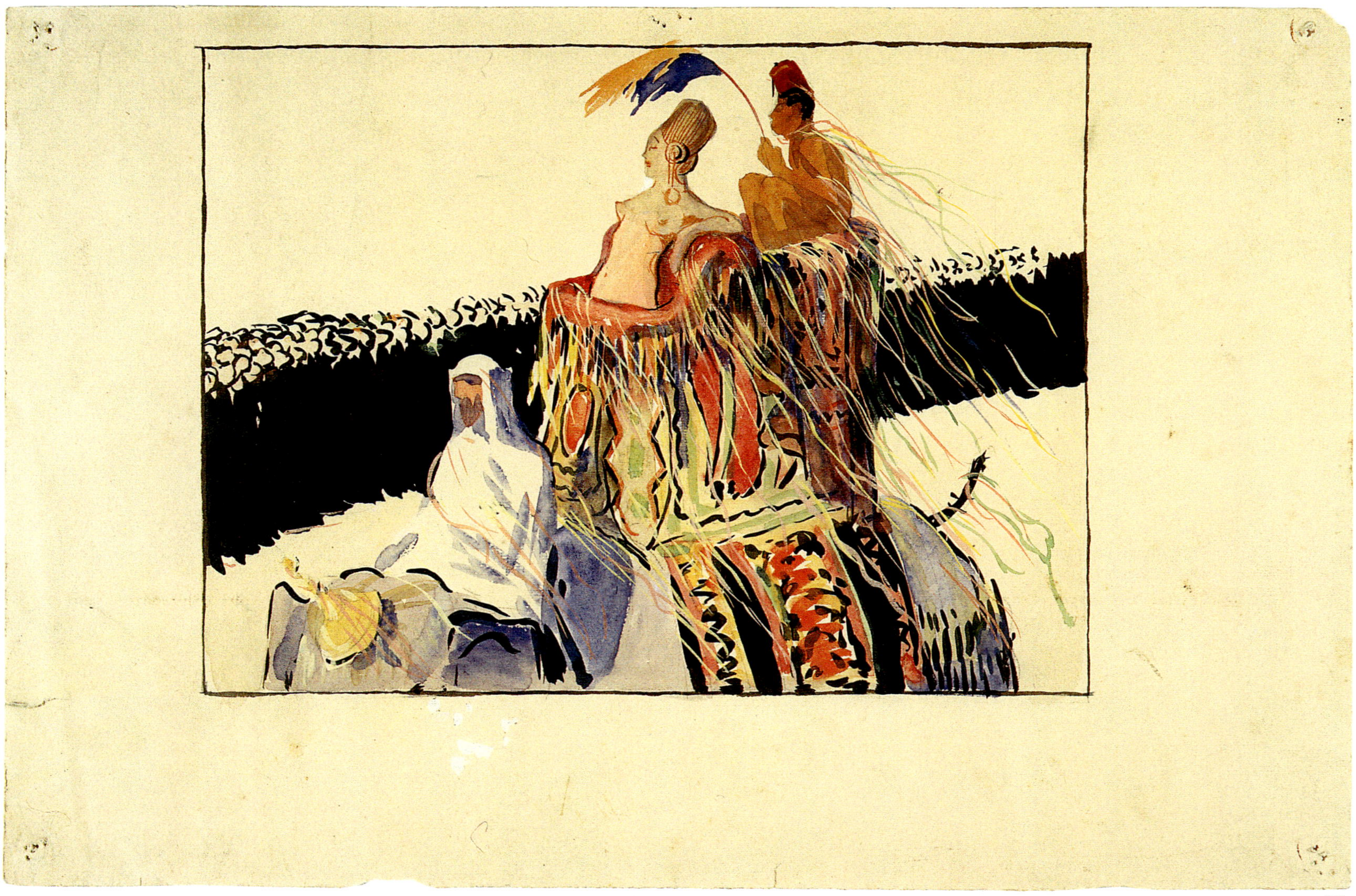

247

246, 247 Entwürfe für einen Faschingswagen von Albert Weisgerber

248 Anschlagtafel zu einem Tanzfest am 13. Februar 1909

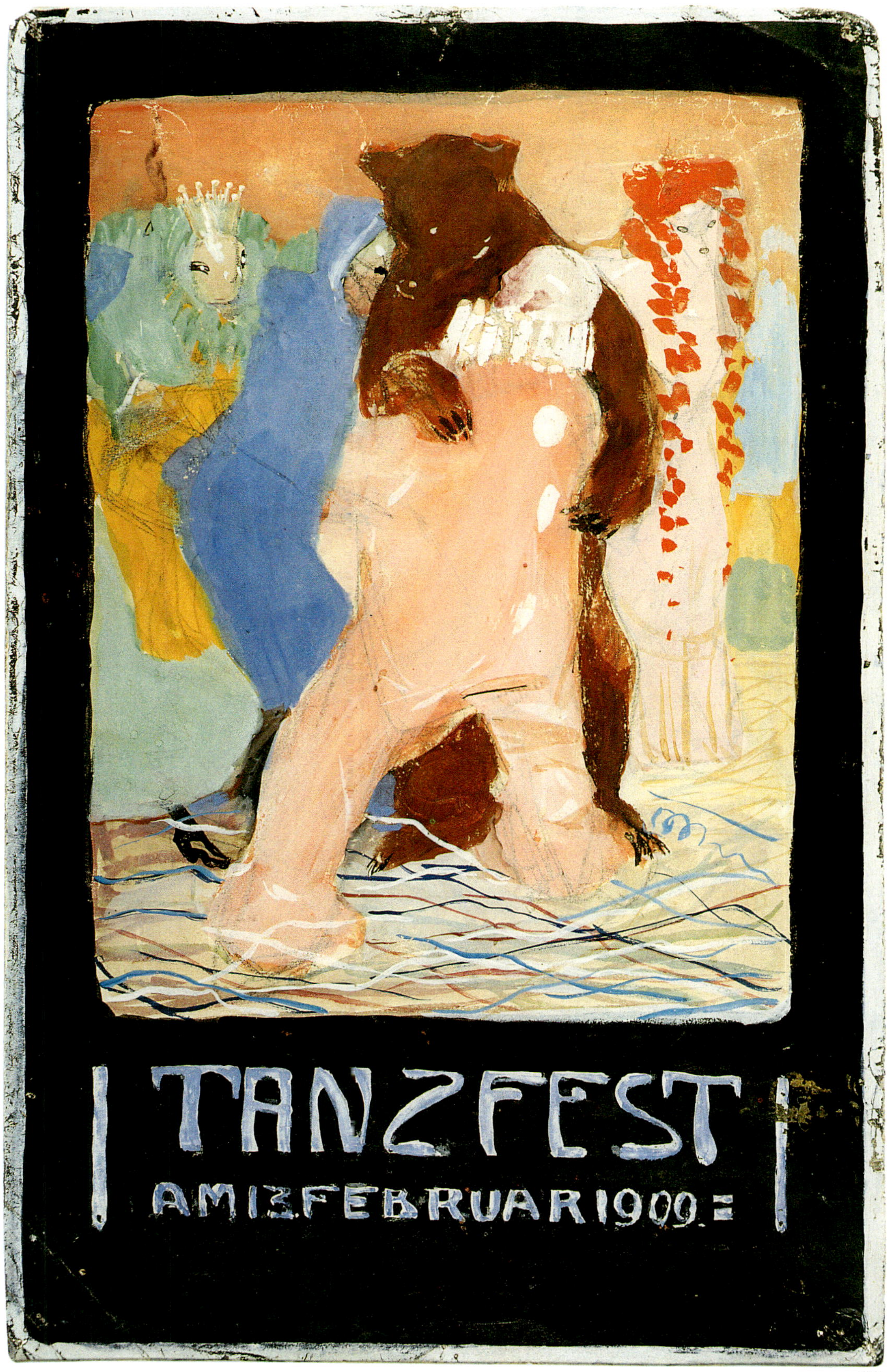

248

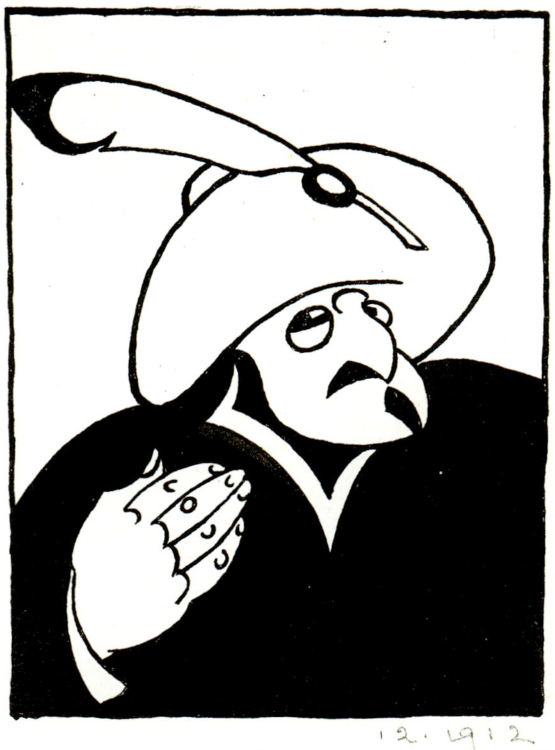

250

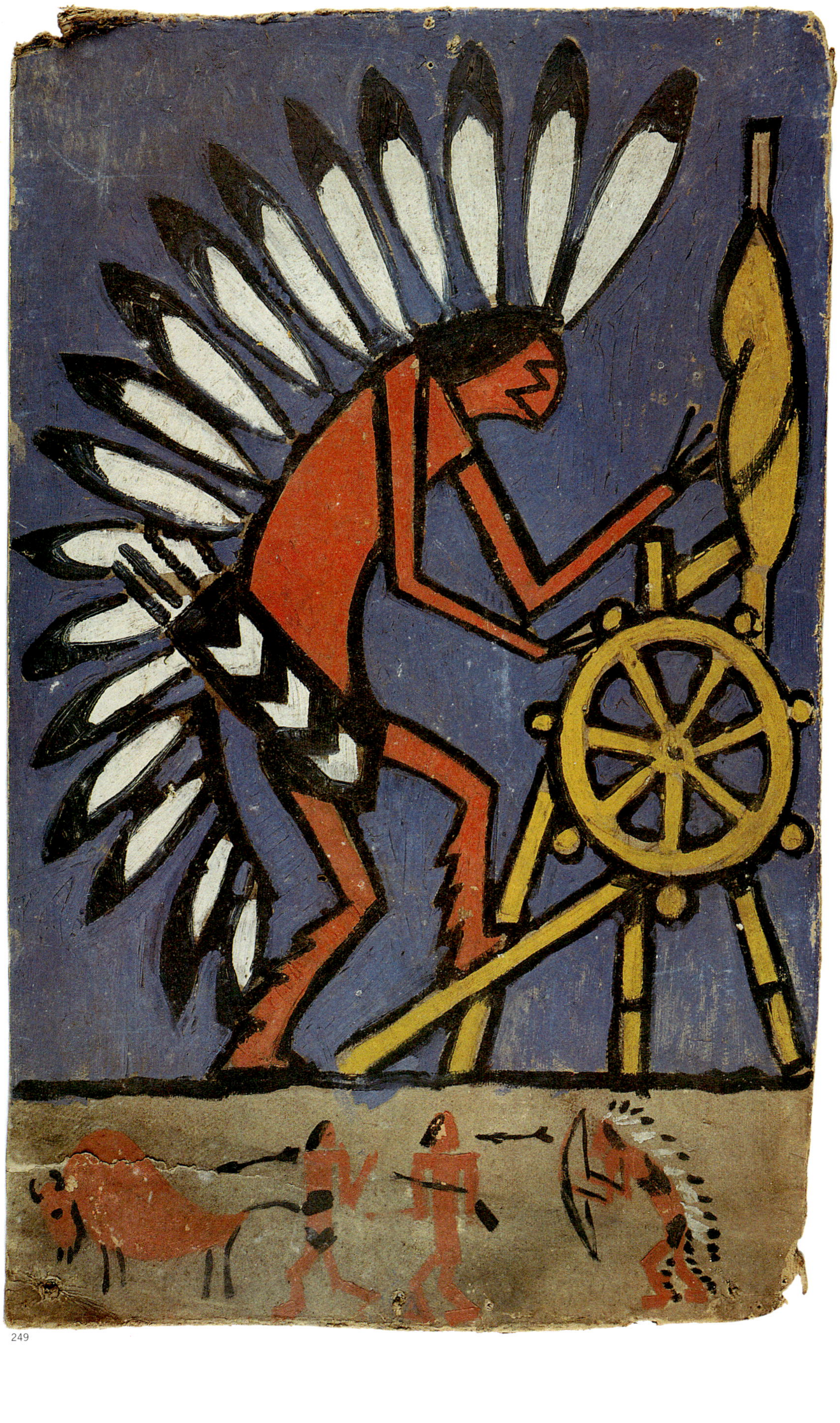

249

249 Spinneter Indianer.
Anschlagtafel anläßlich der
Karl May-Feier am
12. Dezember 1912.
Entwurf: E. M. Engert

250 Heinrich Fürmann
als Karl May. Zeichnung in
der Chronik der Pension von
E. M. Engert

251 Silhouette zur Karl May-Feier aus der Chronik der Pension, gezeichnet von E. M. Engert

252 Karl May-Feier am 12. Dezember 1912. Vor dem Tipi im Garten der Pension steht in der Mitte Heinrich Fürmann, links daneben: Engert mit Bärentöter, auf dem Boden der erlegte Bär

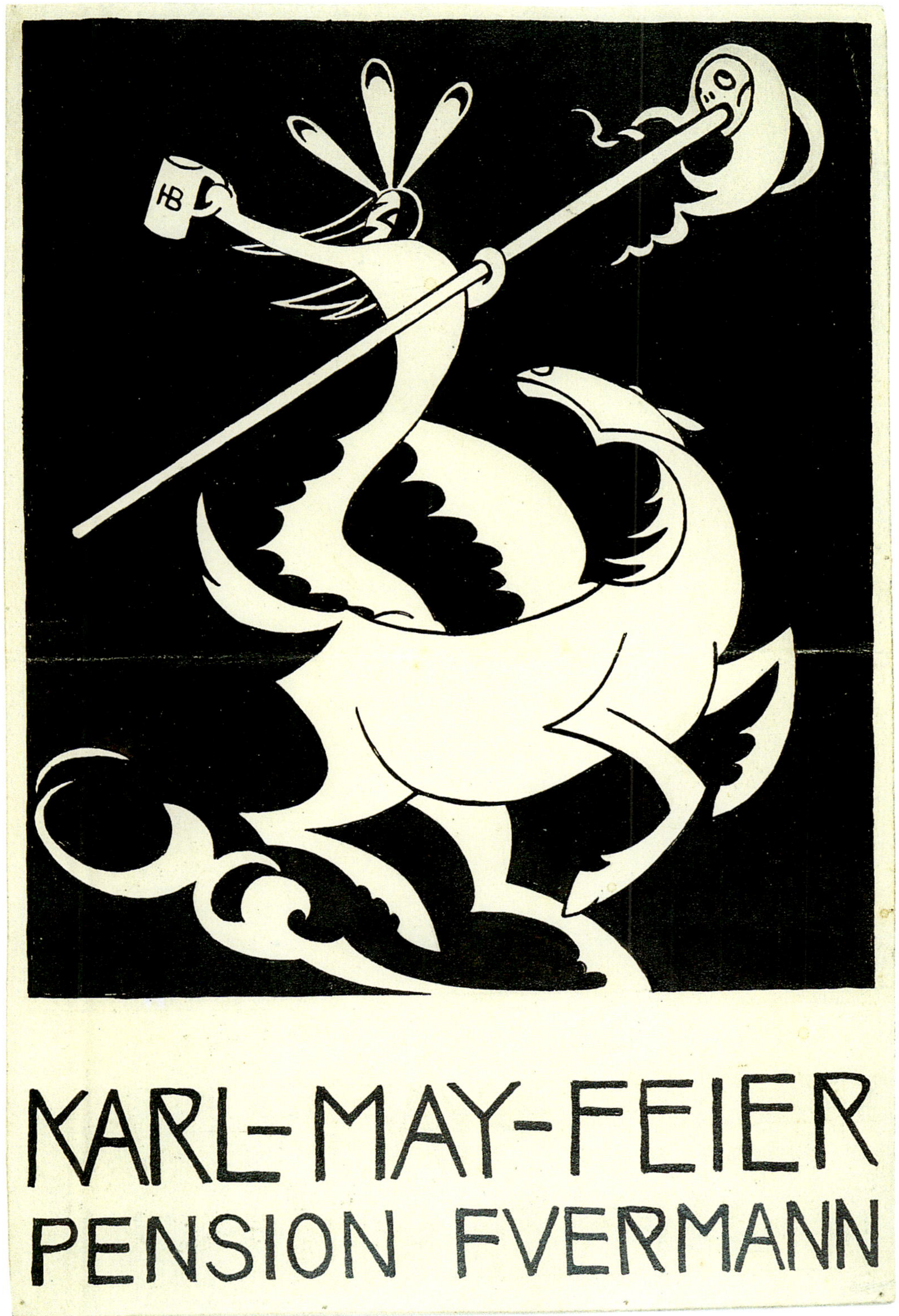

251

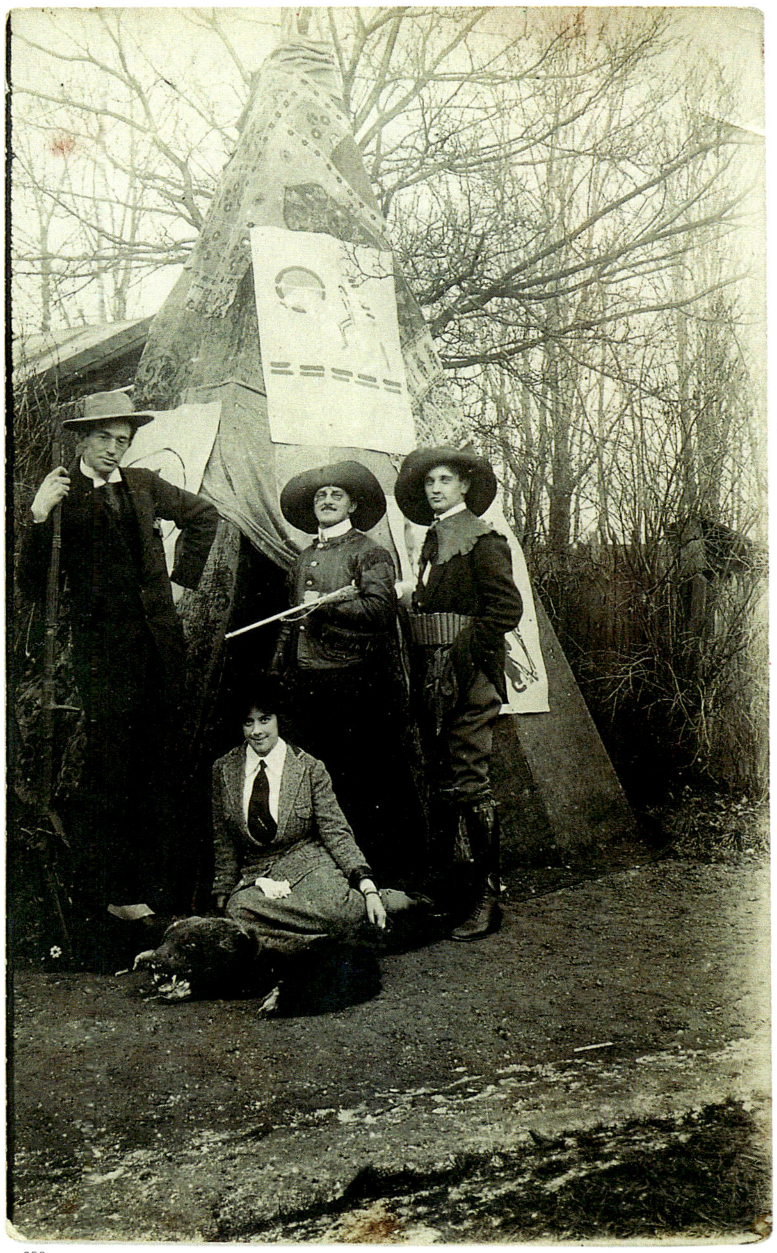

252

Montag, den 22. Mai 1911: Wir nahmen vor dem Café Bauer eine Droschke [...] Wir sahen wüst genug aus. Ich auf dem Rücksitz, nach vorn Engert, dessen Abgeschabtheit nachgerade beängstigend wirkt und der in seiner unerhörten Länge, mit dem gewaltigen Maul, der schwarzgeränderten Brille, den wilden Haaren und den dürren Bewegungen unerhört auffällig wirkt. Neben ihm die kleine, verhutzelte, proletarische, kränkliche, unsagbar häßliche Ida Weber und dann Emmy mit dem goldigen kurzen Jungenhaar und dem schwarzen Käppi drauf, dem verschlissenen Gehrock, den sie jetzt als Paletot trug und dem grünseidenen Fetzen, den sie zur Verdeckung des weißglänzenden Kragens darüber gewickelt hatte, und den violetten Strümpfen, die sie leger auf die gegenüberliegende Bank legte, damit ich ihre Beine streicheln konnte. So fuhren wir durch alle Hauptstraßen [110]

Erich Mühsam

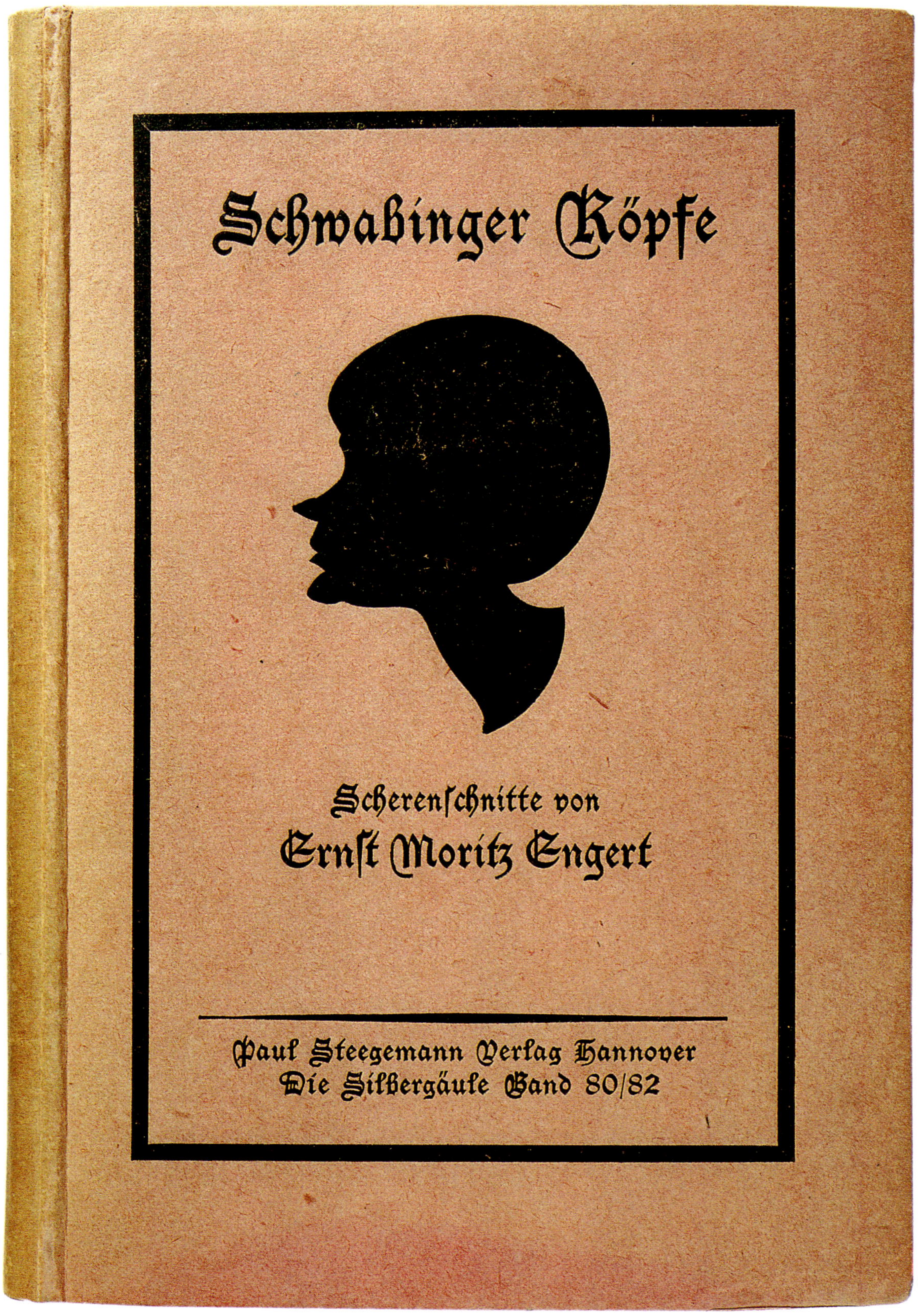

253

253 Ernst Moritz Engert hat viele Gäste der Pension silhouettiert. 1921 hat er sie unter dem Titel *Schwabinger Köpfe* publizert

254 Konrad Weinmayer, Ernst Moritz Engert. Verzeichnis seiner graphischen Arbeiten mit 40 Abbildungen und 6 Original-Holzschnitten aus Japan, Franz Seybold's Verlagsbuchhandlung, München 1914

255 *Tanz der Salomé*, Scherenschnitt von E. M. Engert, *1913*

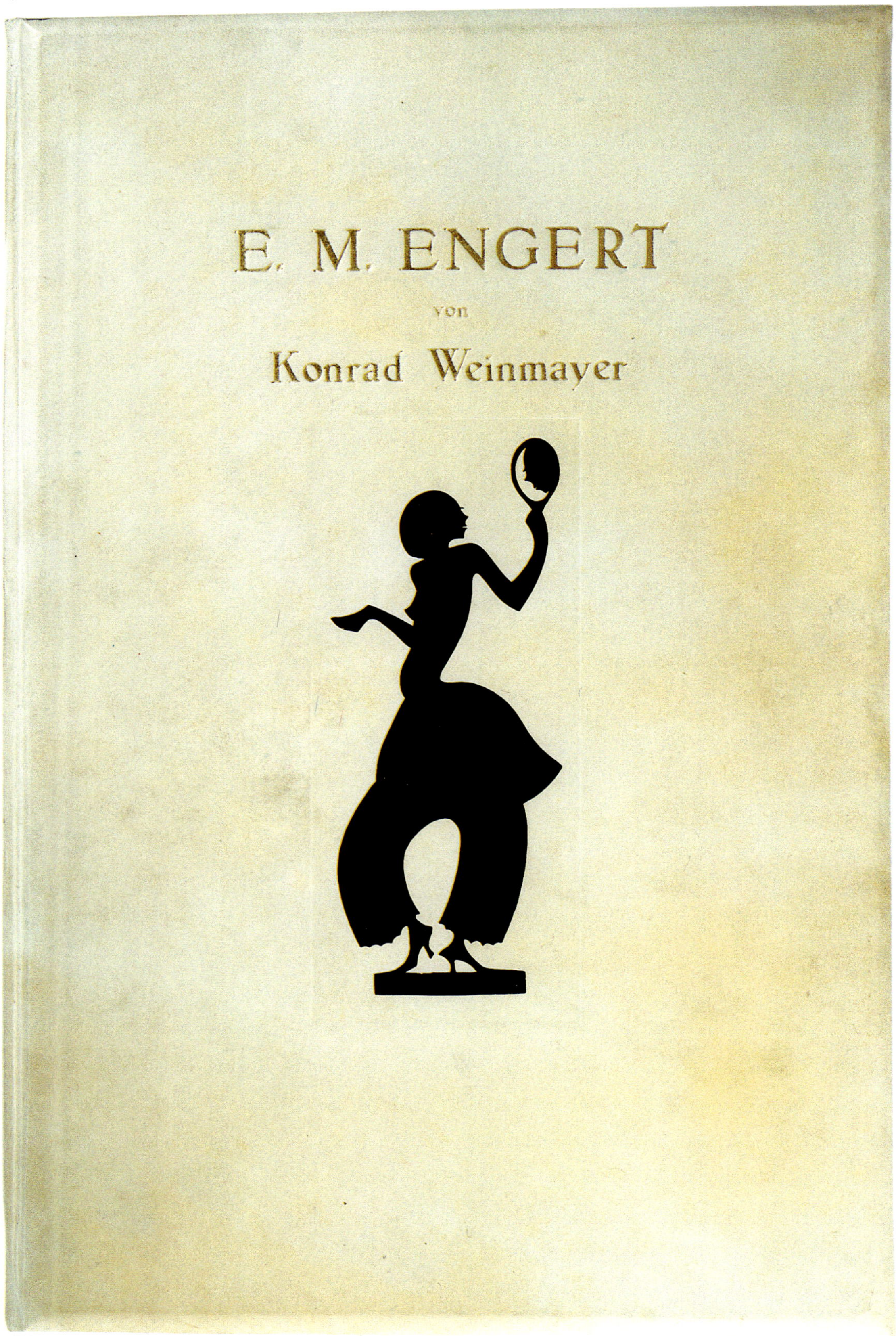

254

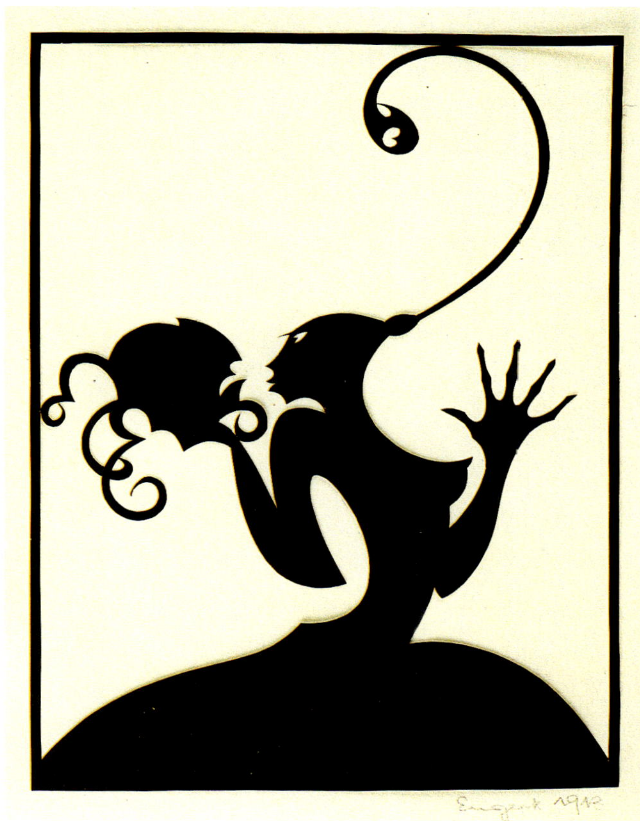

255

Wenn der Professor kommt

Pablo Picasso studiert an der Kunstakademie San Fernando in Madrid. In einem Brief an einen Freund in Barcelona beklagt er die schlechten Bedingungen an der Madrider Akademie. Wenn er einen Sohn hätte, würde er ihn nach *Munick* zum Studium der Malerei schicken. Die Münchener Kunstakademie genießt international einen guten Ruf. Der Begriff *Münchener Malerei*, akademisch solide unterrichtet, bürgt für Qualität. Wegen der Malerei gilt München als Kunststadt. Eine internationale Messe für Maltechnik findet regelmäßig im Glaspalast statt. Aus aller Welt kommen Studierende an die Münchener Akademie. Die Professorenschaft bewahrt auf der Grundlage einer handfesten Ausbildung die Tradition Münchener Malerei. Jeder Professor ist darauf bedacht, seinen Habitus als Künstler, seinen Stil zu vermitteln. Die Studierenden zeigen Ehrfurcht und verneigen sich vor seiner Person. L. van der Veer berichtet darüber 1904 in der englischen Zeitschrift *The Studio*: „The attitude of the student towards his professor is about that of the lowliest English subject towards the King. There may be much hilarity in the class-room at the moment his step is heard outside, but at the opening of the door instantly every

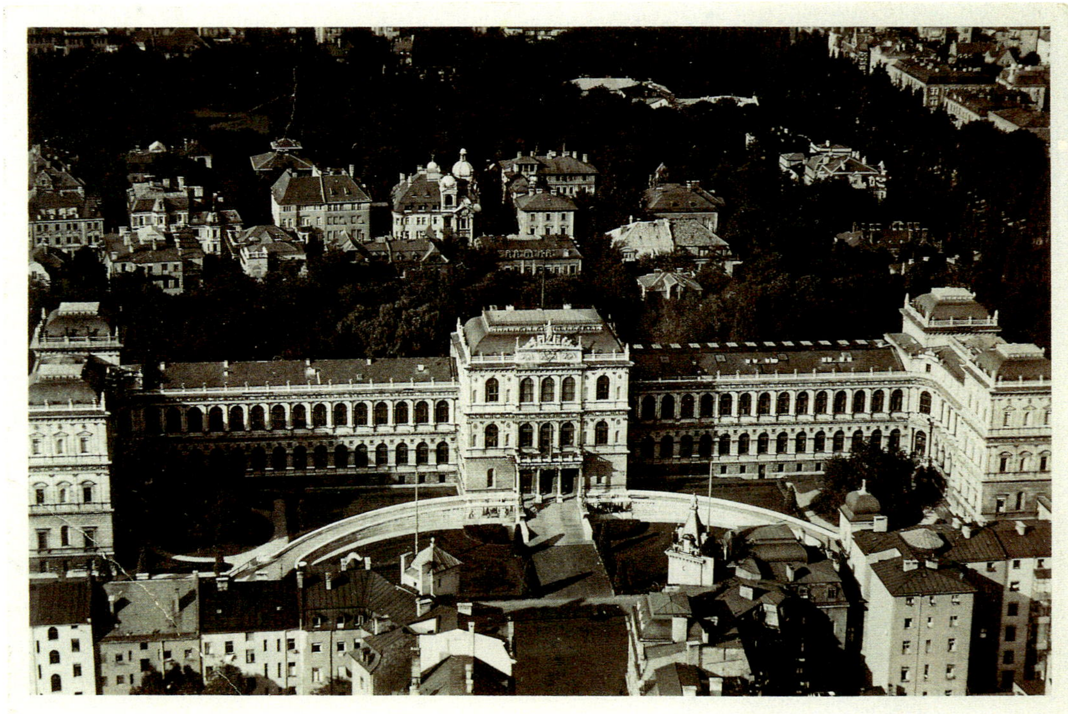

256

man jumps to attention, and a pin dropped could be heared during the time of his stay. Heads are bowed in humility as he passes from one easel to another, and on leaving, the atelier door is opened wide for him and the students bow low.“ [111] Wenn ein Neuer als Studierender in die Klasse aufgenommen wird, ist an seinem ersten Tag im Atelier der Einstand fällig. Aber erst, wenn der Professor den Raum wieder verlassen hat. L. van Veer: „Every new student has always to give a ‚spread' shortly after his joining the class [...] After the master has left the room the new student sends the model out for bottled beer and sausages, as many for each student as his income allows, and a feast takes place with toasts to everyone - to the model, to the old masters of Deutschland, and the Venus de Milo in the hall.“ [112] Doch entstehen hinter dem Rücken der Akademie neue Kunstschulen, in denen die Tradition der akademischen Ausbildung zum Künstler in Frage gestellt wird. Hermann Obrist und Wilhelm Debschitz legen in ihrer Schule besonderen Wert auf die sorgfältige Herausfindung der künstlerischen Intentionen des Studenten und auf die sinnvolle Anwendung seines Tätigkeit als Künstler innerhalb der Gesellschaft. Eine hierarchische Einschätzung des Verhältnisses von freier und angewandter Kunst halten sie für abwegig. Rudolf von Laban gründet eine Schule für Kunst, in der Wortkunst,

256 Die Königlich Bayerische Akademie der bildenden Künste aus der Vogelperspektive. *Postkarte*

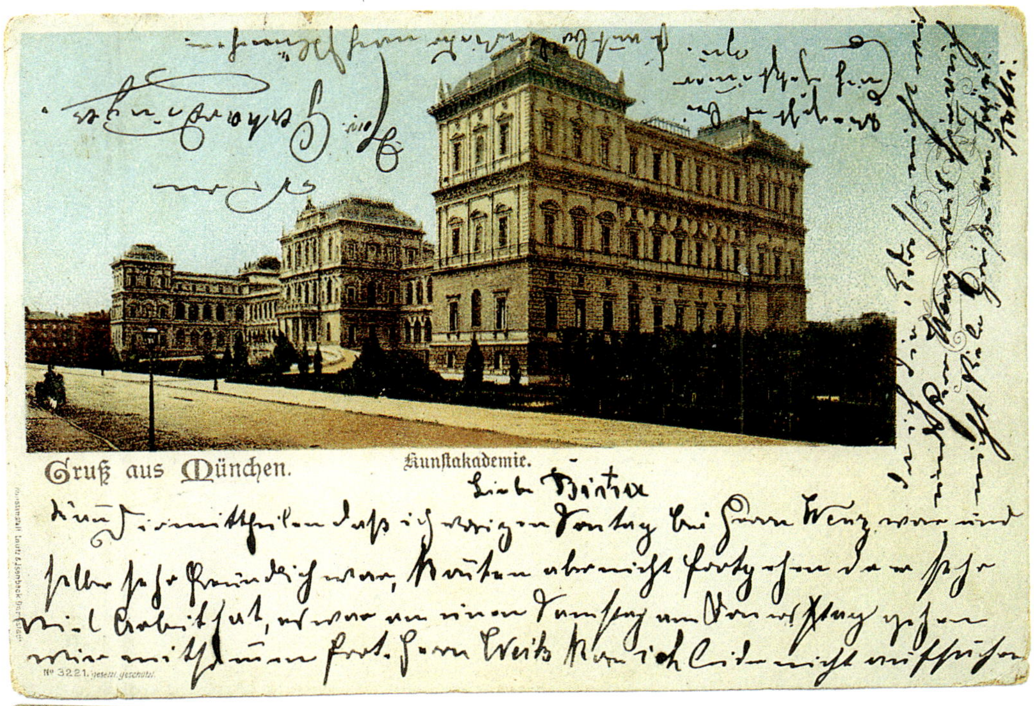

257

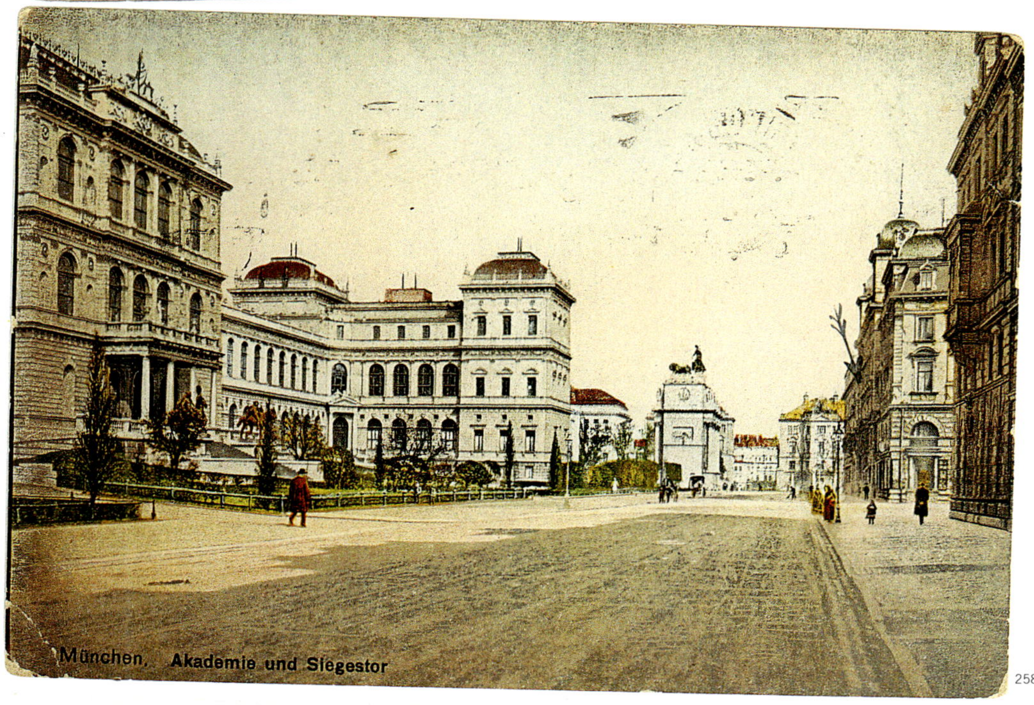

258

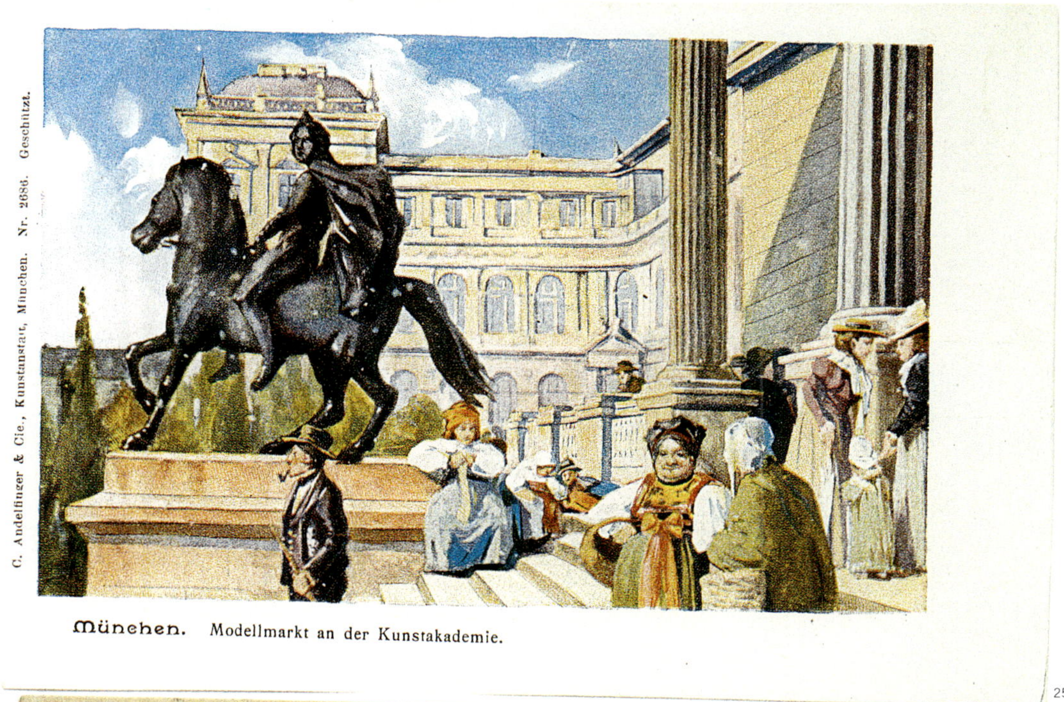

259

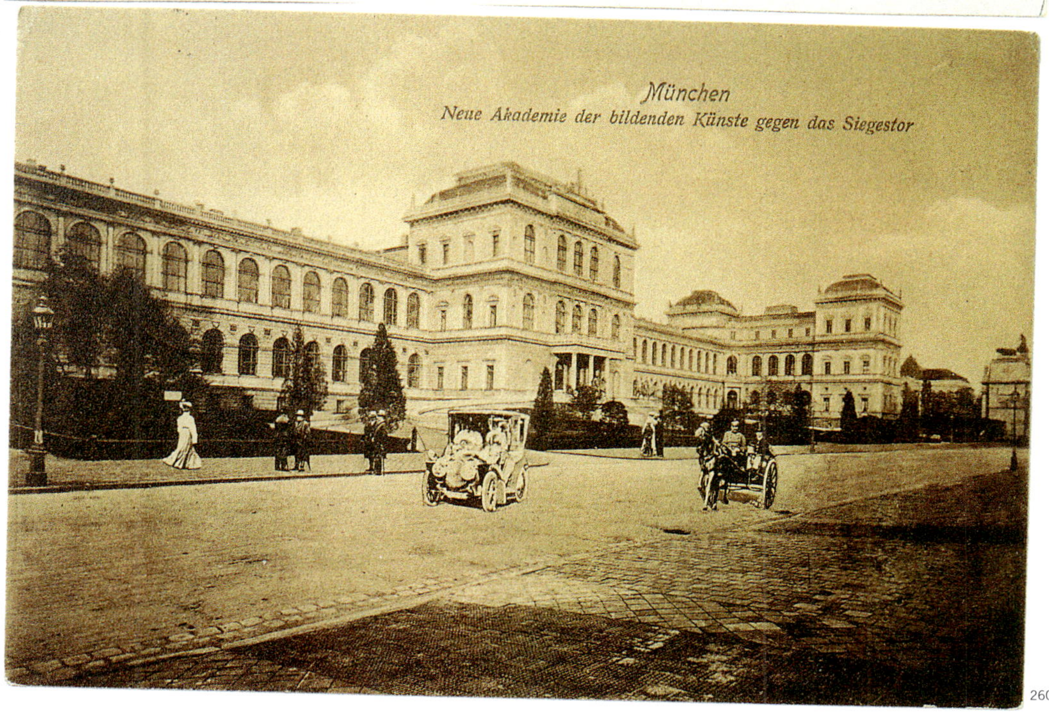

260

257 Ansicht der Kunstakademie von der Ludwigstraße aus.
Postkarte

258 Ansicht der Kunstakademie von der Türkenstraße aus. Im Hintergrund das Siegestor.
Postkarte mit Poststempel vom 7. November 1917

259 Modellmarkt Akademie.
Postkarte um 1900.
Auf der Haupttreppe und im Foyer der Kunstakademie bieten sich jeden Morgen zwischen acht und neun Uhr Modelle an. Sie kommen von überall her, zeigen sich meist in ihrer landesüblichen Kleidung. Unter ihnen gibt es Araber, Italiener, Tiroler Bauern, Indianer, Afrikaner und Bayern. Auch alte Männer sind gefragt. Christus geht gut, ebenso Maria mit Kind. Ein Modell bekommt sechzig Pfenning die Stunde. Lenbach zahlt besser. Er gibt zehn Mark für den ganzen Nachmittag. An der Rückseite der Akademie hat Professor Heinrich von Zügel einen Stall für Tiermodelle einrichten lassen.

260 Ansicht der Akademie der bildenden Künste.
Postkarte mit Poststempel November 1910

Ich hielt ihn erst für einen Königlichen Professor, so gebieterisch war sein Auftreten, so lang und wallend sein Haupthaar. Als er sich aber schliesslich neben den Italienerinnen auf die Balustrade niederliess, fasste ich Mut. „Sie stehen Modell?" „Jawohl, jewiss, ich bin der Christus - braucht der Herr ..." „Wie heißen Sie?" „Friedrich Wilhelm Köppke – wenn der Herr mit Kostüm wünscht" Er machte mich auf eine grosse Pappschachtel aufmerksam, die er unter dem Arm trug – „brauner Mantel, dunkelrotes Unterkleid" [113]

Franziska Gräfin zu Reventlow

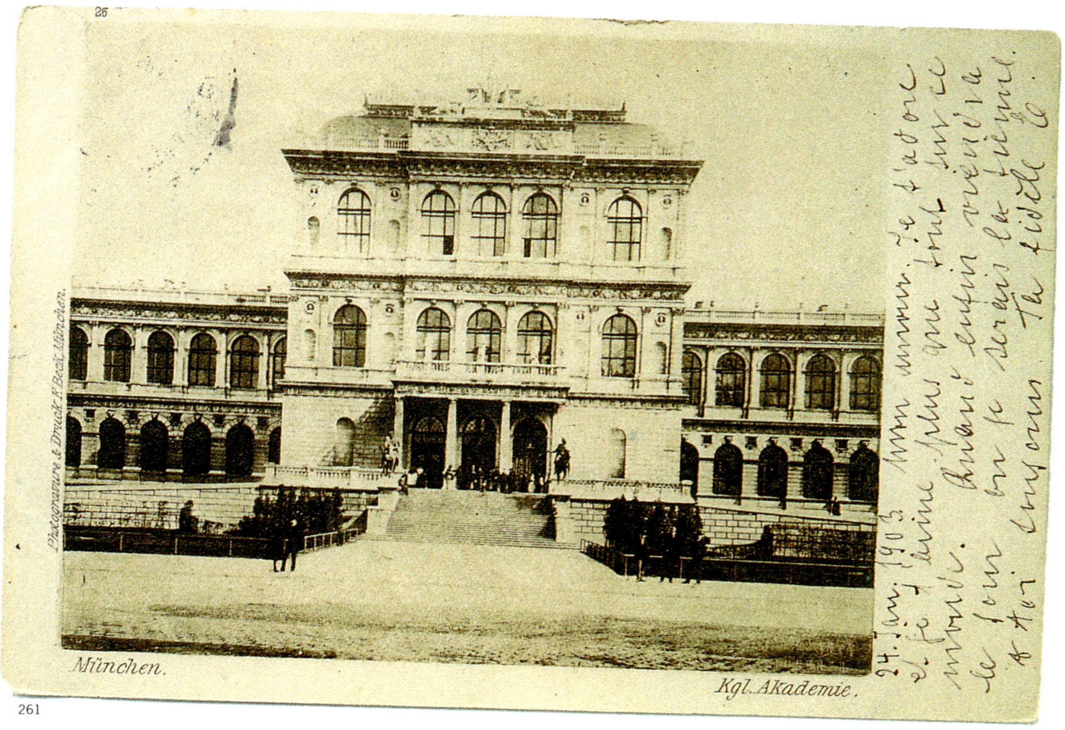
München.
Kgl. Akademie.
261

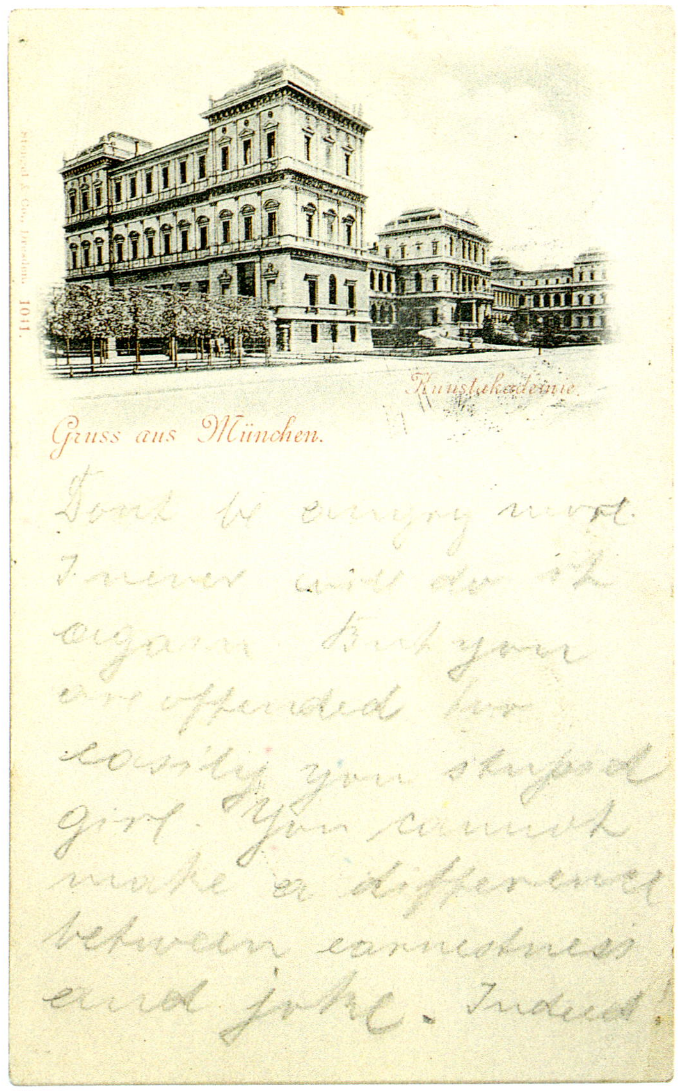

262

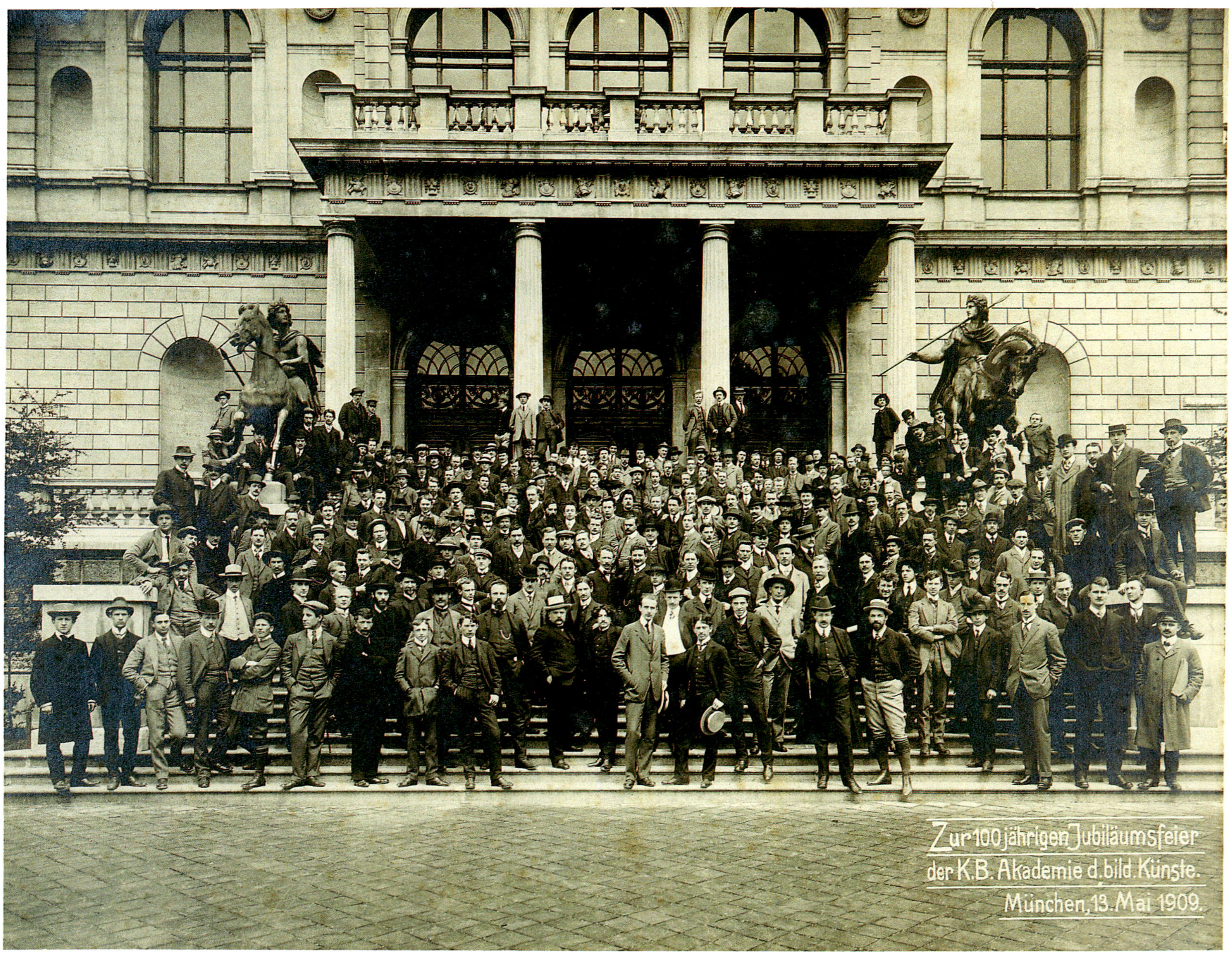
Zur 100 jährigen Jubiläumsfeier
der K.B. Akademie d. bild. Künste.
München, 13. Mai 1909.
263

261 Der Haupteingang der Akademie der bildenden Künste.
Postkarte mit Poststempel vom 24. Januar 1903

262 Ansicht der Akademie der bildenden Künste.
Postkarte mit Poststempel vom 11. August 1897

263 Zur Jahrhundertfeier der Königlichen Akademie der bildenden Künste anno 1909 wird ein umfangreiches Festprogramm geplant und realisiert. Es erscheint eine Festschrift von Professor Eugen von Stieler, dem Syndikus der Akademie herausgegeben.
Der Prinzregent übernimmt das Protektoriat. Die große Halle des Bürgerlichen Brauhauses, die sonst als Bierlager dient, wird geräumt und festlich geschmückt.
Die Professoren und Studenten stellen sich dem Fotografen auf den Stufen zur Akademie. Ungefähr in der Mitte läßt sich Professor Franz von Stuck erkennen.

Tonkunst, Bewegungskunst und Formkunst gleichwertig nebeneinander unterrichtet und ausgeübt werden. Er lehnt die herkömmliche Einteilung der Künste, wie sie an der Akademie gepflegt wird, ab. Viele Kunststudenten bleiben nur kurz an der Akademie, weil ihnen das Angebot nicht zeitgemäß erscheint. Doch die Professorenschaft hält fest an ihren Idealen. Anläßlich der Hundertjahrfeier der Münchener Akademie der bildenden Künste findet am 13. Mai 1909 im Künstlerhaus ein Festmahl statt. Ganz nach Gusto der Professorenschaft hat man sich auf folgende Speisenfolge geeinigt:

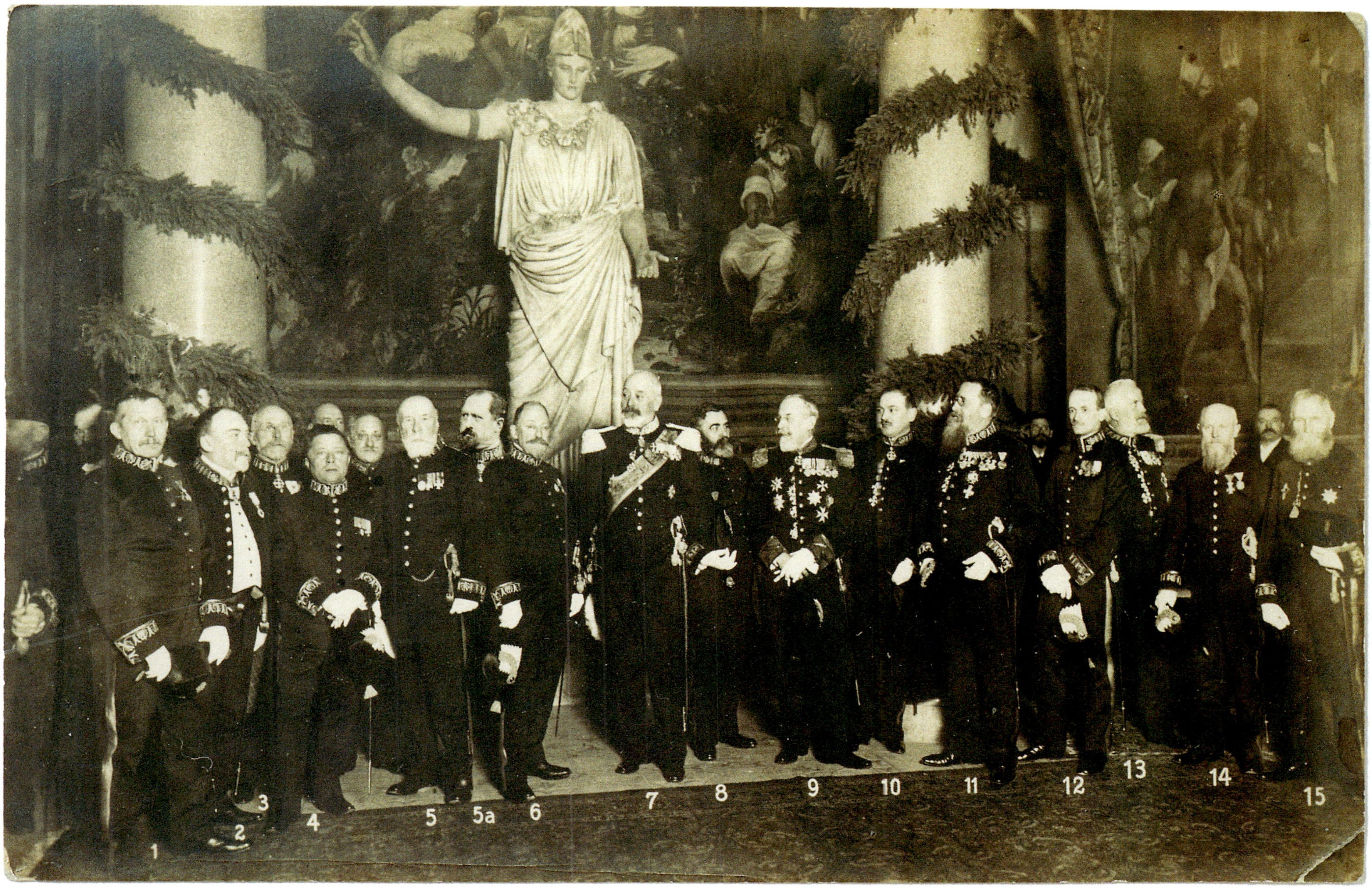

264

1. Kaviar und Chablis.
2. Königinnen-Suppe und Bier.
3. Saiblinge und Henry Eckel & Cie., Extra Cuvée.
4. Lammsrücken mit Beilagen und Rametzer Burgunder.
5. Schnepfenpastete mit Trüffeln und Rüdesheimer Schlossberg 1904.
6. Braten von Französischen Hahnen mit Salaten und Kompotten und Ehrenwein aus dem Ratskeller der Stadt München.
7. Spargel und Veuve Cliquot England, Demi Sec.
8. Eis von Punsch und Vanille.
9. Käsewaffeln.
10. Obst und Backwerk.
11. Kaffee.

264 Die Professorenschaft der Königlich Bayerischen Akademie der bildenden Künste als Postkarte zum nachhause Schicken für Kunststudierende, die den jeweiligen Professor, bei dem sie studieren, auf dieser Karte bequem beziffern können.

1 Professor Kurz, 2 Professor von Hackl, 3 Professor von Zügel, 4 Professor Hahn, 5 Professor Raupp, 5a Professor Herterich, 6 Professor Otto Seitz, 7 Reichsrat Ferdinand von Miller, 8 Professor Feuerstein, 9 Professor Freiherr von Habermann, 10 Professor Franz von Stuck, 11 Professor Eugen von Stieler, 12 Professor Angelo Jank, 13 Professor von Thiersch, 14 Professor Balthasar Schmidt, 15 Professor von Defregger

265 Professor Nikolaus Gysis in seinem Atelier an der Akademie, 1901
Fotografie: E. van Bommel

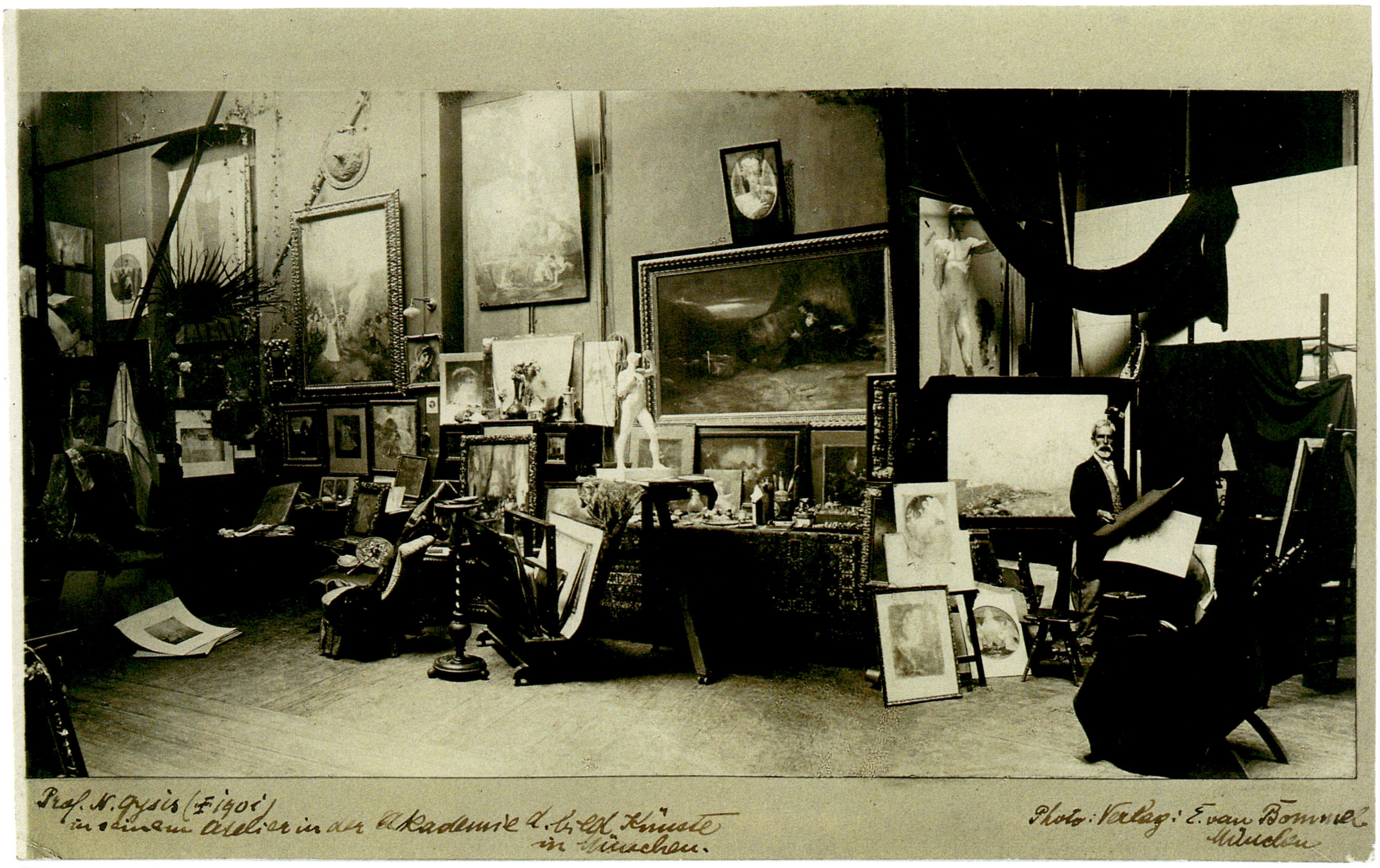

265

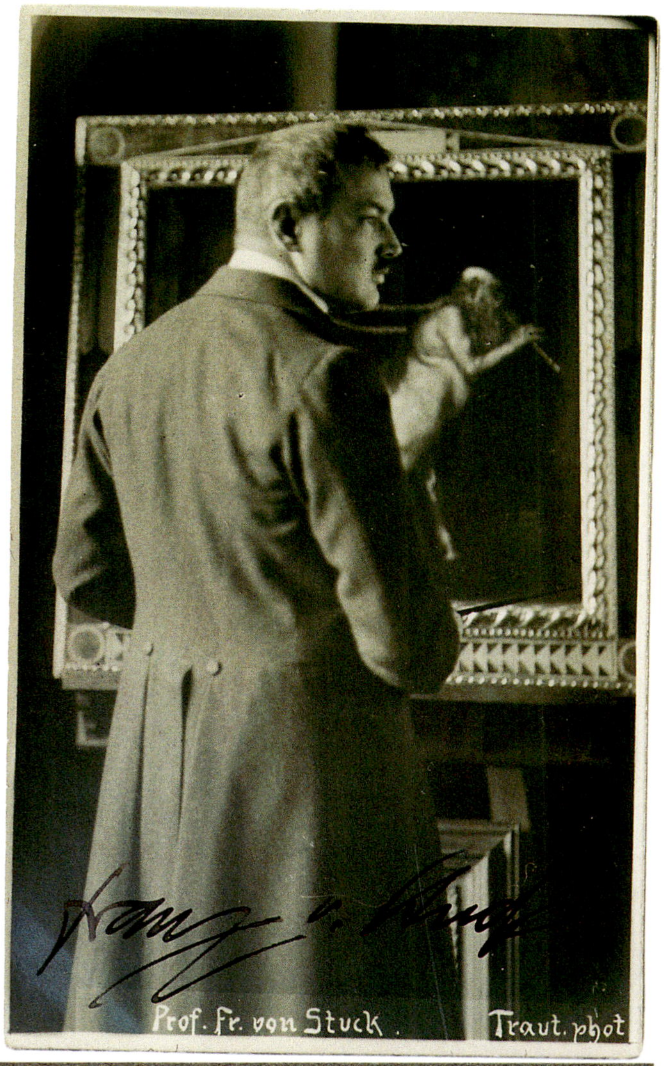

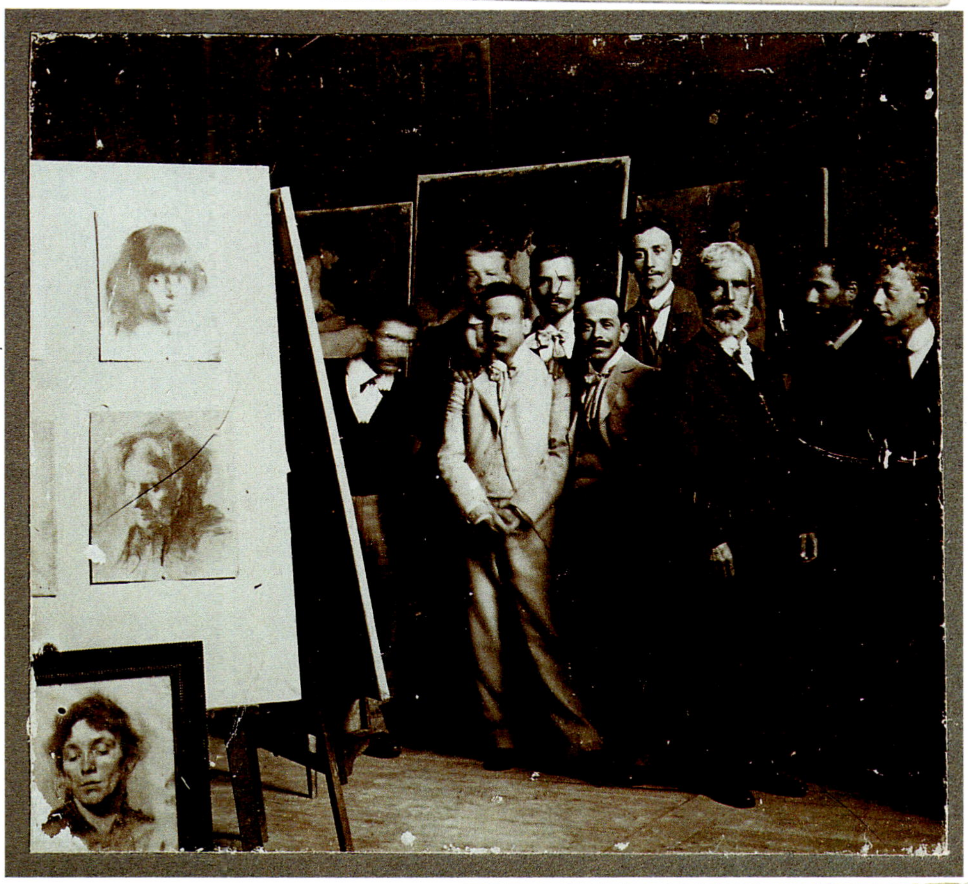

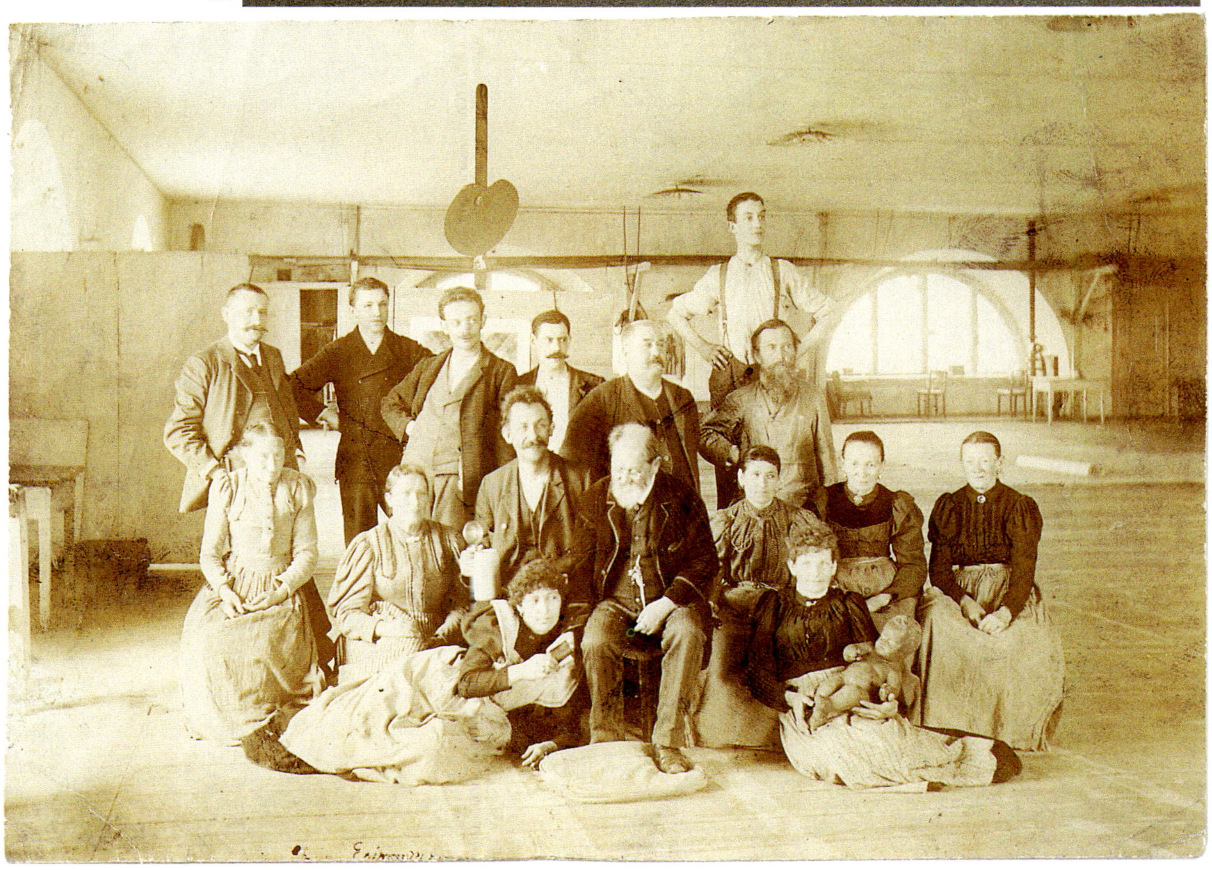

266 Professor Franz von Stuck vor der Staffelei.
Postkarte mit Autogramm des Professors

267 Professor Nikolaus Gysis zusammen mit seinen Studenten an der Akademie, 1901.
Aufnahme von E. van Bommel

268 Gruppenbild mit Professor, Studenten und Modellen.
Obere Reihe links: Erwin Kurz, Professor für Bildhauerei, daneben zwei Studenten. Ein weiterer auf einem Sockel stehend. Alle übrigen Personen sind Modelle Der Studierende an der Akademie hat gegen eine geringe Semestergebühr (bei nicht begüterten Verhältnissen wird ihm diese erlassen) die Möglichkeit mit Modellen zu arbeiten. Die Kosten dafür übernimmt die Akademie. Zu allen Kunstausstellungen und Museen haben Kunststudenten freien Eintritt. Theater-, Konzert- und Opernkarten erhalten sie zum halben Preis. Der Eintritt in öffentliche Bäder kostet für sie ebenso nur die Hälfte. Kostenfrei ist die medizinische Behandlung an den Hospitälern. An der Anatomie können sie zusätzliche Vorlesungen und Kurse belegen, um den inneren Aufbau des Menschen zu studieren

Das Schwabing Triptychon

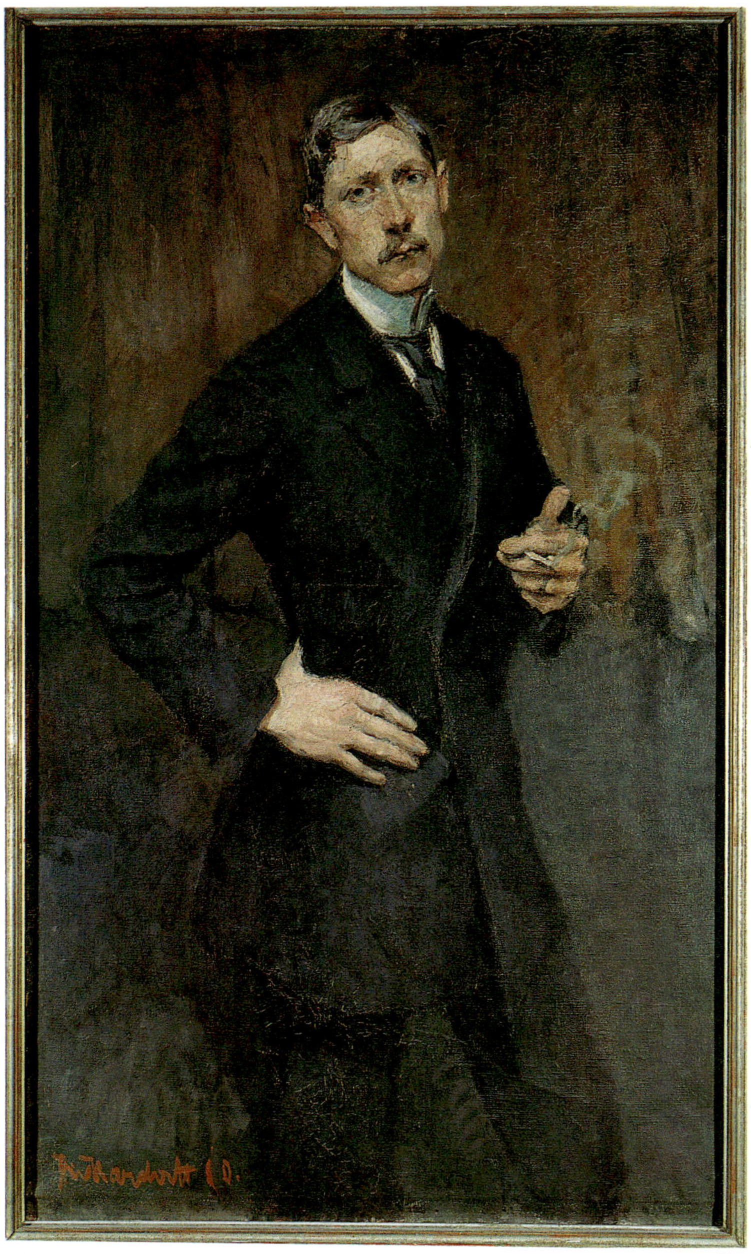
269

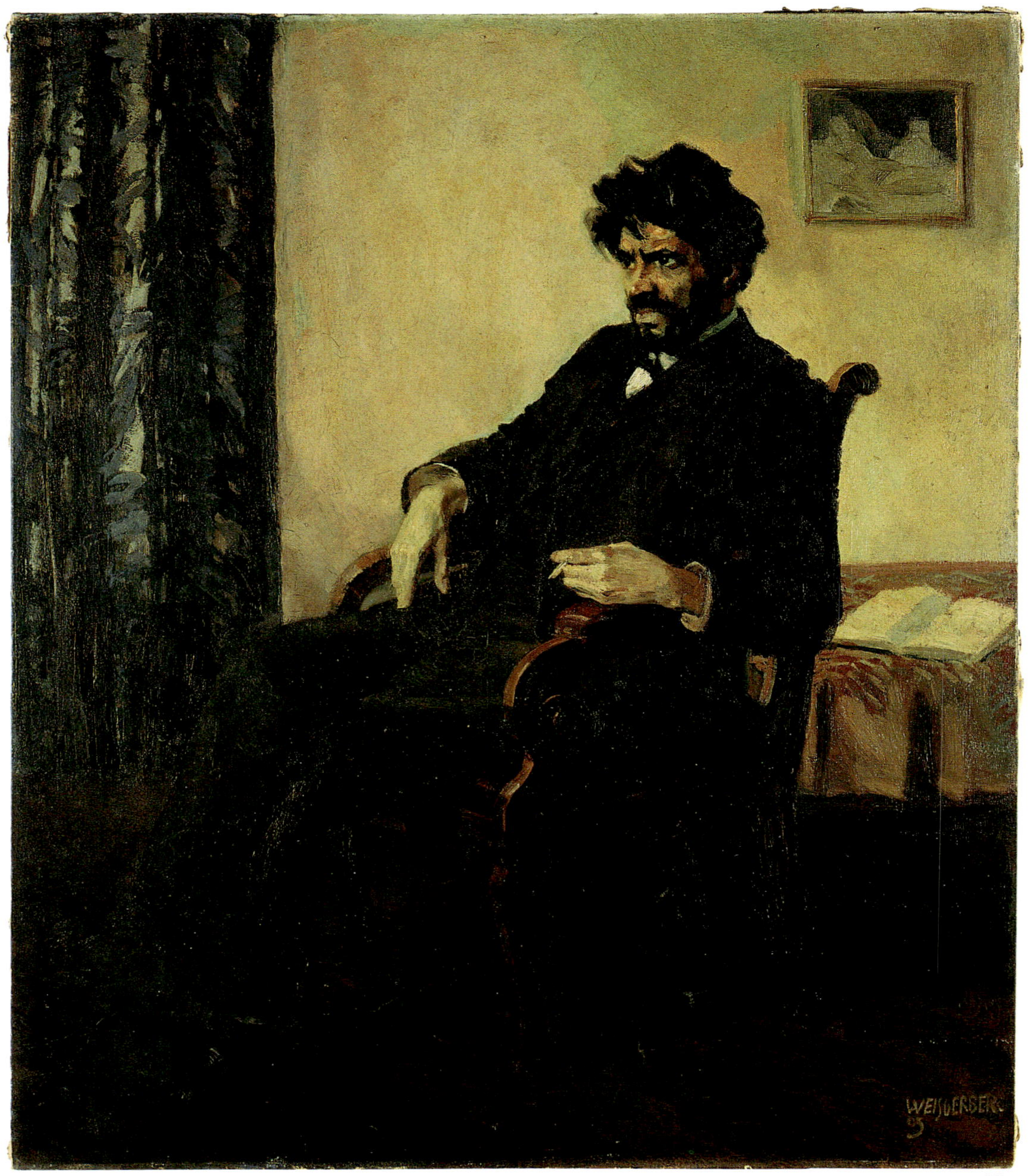
270

Dieser Altaraufsatz in Form eines Triptychons ist frei erfunden. Als Altartisch würde sich ein Wirtshaustisch in der Wein- und Künstlerkneipe *Simplicissimus* eignen.
Die mittlere Tafel zeigt einen Heiligen der Schwabinger Bohème, den Dichter Ludwig Scharf. Er hat, wenn die Wirtin die Sperrstunde des Lokals eigenmächtig verlängert hat, seine Botschaft lauthals in den Raum gepredigt, meist zu vorgerückter Stunde. „Er erhob sich und stützte die Hände auf den Tisch; und brüllte, uns bedrohend, sein Meisterwerk" [114]: *Proleta sum*.
Albert Weisgerber hat ihn porträtiert. Die beiden Seitentafeln zeigen zwei Maler von Malern gemalt. Der Maler Konrad von Kardorff porträtiert den Maler Alexander von Salzmann. Der Maler Fritz Erler porträtiert den Maler Erich Erler. Alle sind Gäste bei Kathi Kobus in der Künstlerkneipe *Simplicissimus* an der Türkenstraße.

269 Konrad von Kardorff porträtiert den russischen Maler Alexander von Salzmann, der sich von 1896 bis 1910 in Schwabing aufhält. Das Gemälde auf Leinwand ist 146 x 88 cm groß.

270 Albert Weisgerber fertigt von Ludwig Scharf eine Ölskizze, die über dessen ständigem Stammplatz in der Künstlerkneipe *Simplicissimus* ausgestellt ist. Das großformatige Gemälde (145 x 175 cm) hat Weisgerber 1903 ausgeführt. Erich Mühsam: „Selbstverständlich behaupte ich nicht, daß alle bei Kathi Kobus

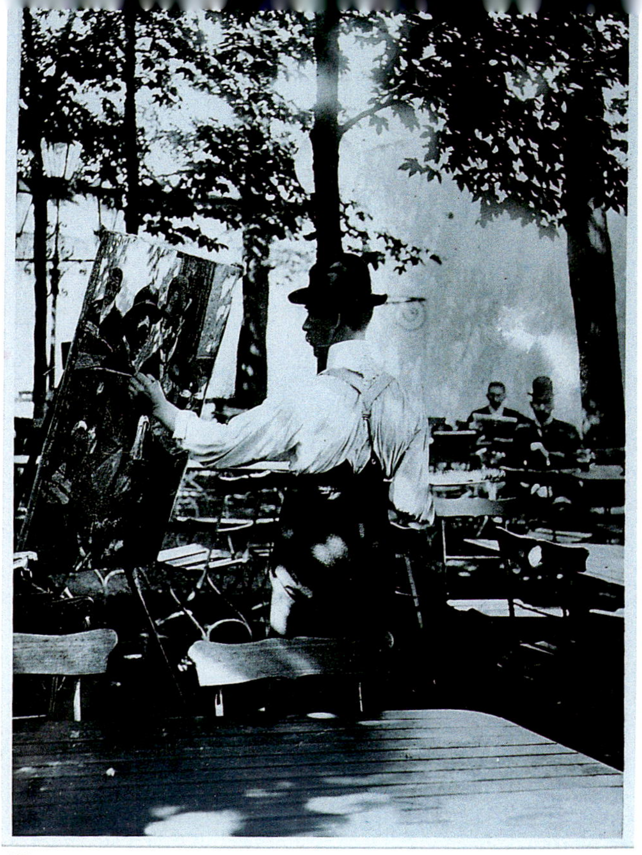

272

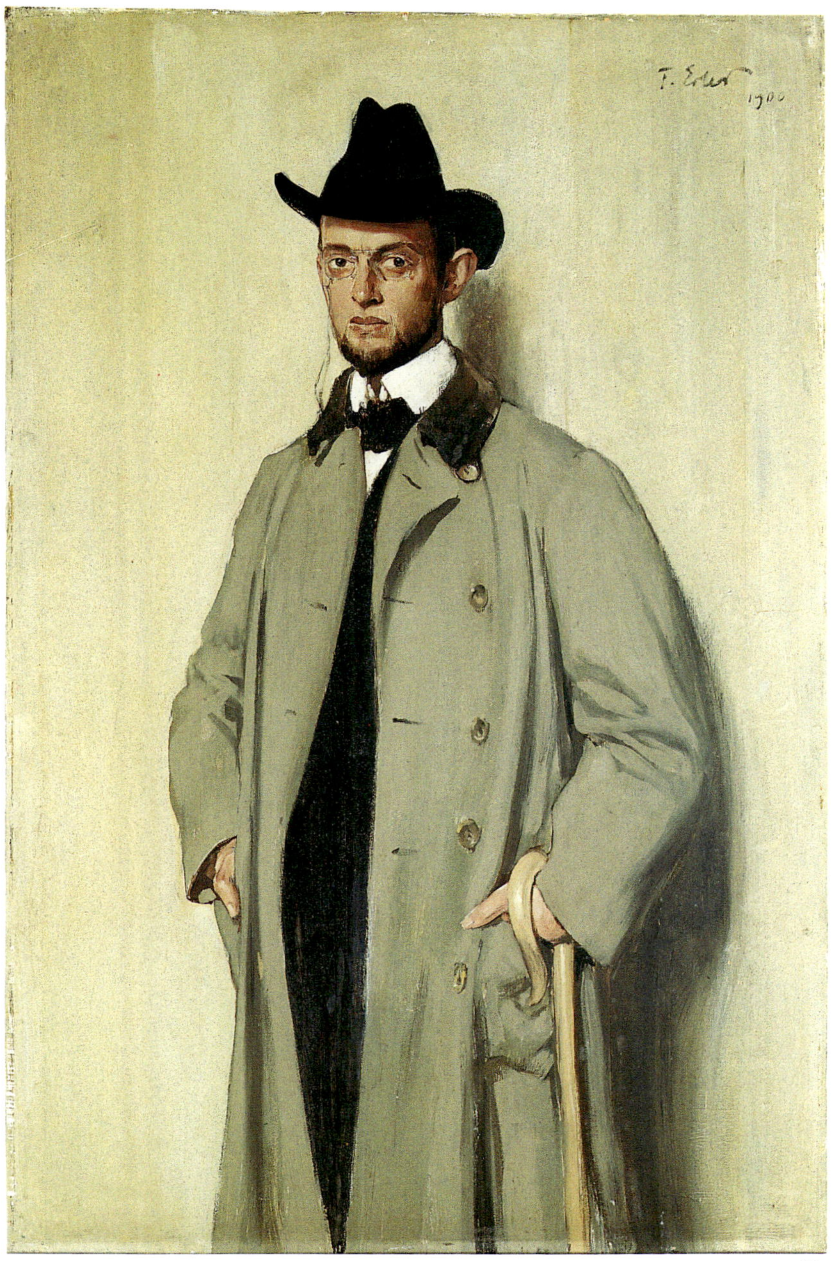

271

PROLETA SUM

Ich bin ein Prolet, vom Menschengetier
Bin ich bei der untersten Klasse!
Ich bin ein Prolet! was kann ich dafür,
Wenn ich keine Zier eurer Gasse?

Ich lebe stets von der Hand in den Mund,
Trag, was ich verdien, in der Tasche:
Ich darf nicht denken, das macht mich gesund –
Zur Betäubung dient mir die Flasche.

Ich bin ein Prolet, was kann ich dafür?
Doch gibt es gleich mir Millionen:
Das tröstet mich, wenn die Not vor der Tür,
Das tröstet mich beim Fronen!

Wir haben kein Haus, wir haben kein Gut,
Wir haben nichts als Fäuste,
Mit Schwielen bedeckt, zum Frondienst gut –
Wir wissen nicht viel vom Geiste.

Wir sind vielleicht ein erbärmlich Geschlecht,
Geboren, den Nacken zu beugen -
Wir führen auch unseren Namen mit Recht:
Wir sind nur da, um zu zeugen.

Mit Samensträngen sind wir begabt,
Millionenfach uns zu vermehren,
Daß ihr, ihr Obern, die Hände habt,
Die euch gemächlich ernähren.[116]
Ludwig Scharf

ausgehängten Gemälde und Graphiken als Äquivalent für nicht bezahlte Zechen geliefert worden seien. [...] Von Albert Weisgerber gab es eine ganze Menge ausgezeichneter Bilder und Zeichnungen, darunter besonders ein vorzügliches Porträt von Ludwig Scharf über dessen ständigem Stammplatz.“[115]

271 Der Maler Fritz Erler porträtiert den Maler Erich Erler, der in Schwabing an der Trautenwolfstraße sein Atelier hat

272 Albert Weisgerber beim Malen im Bierkeller

Die Damen-Akademie

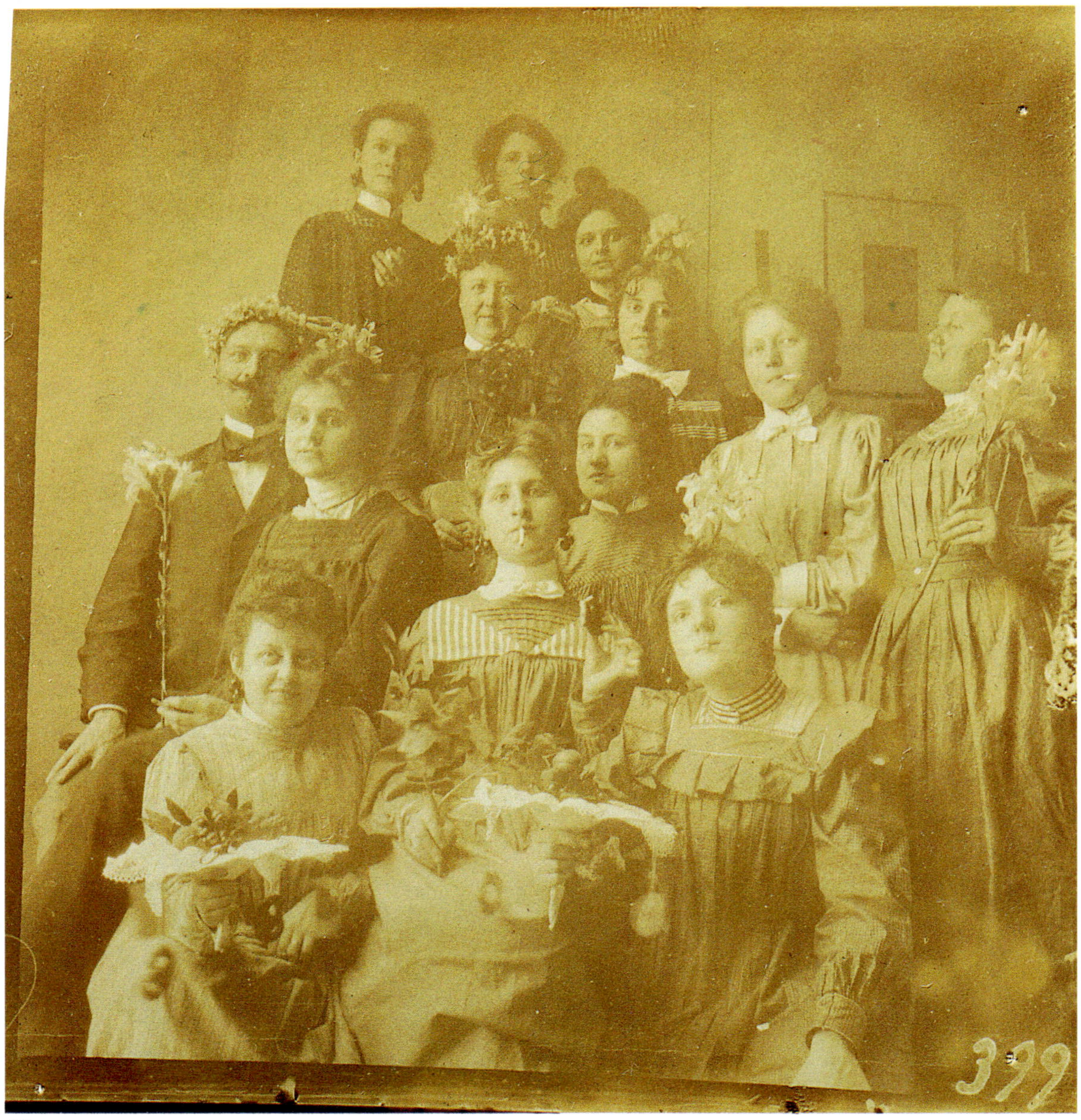

273

„Im Mineralbad Münchshöfen und Schloß Hienhart sind illustre Gäste angekommen, nämlich eine Schar Malerinnen aus München, welche hier unter Leitung eines Münchner Künstlers ihren Studien obliegen. Obengenannte Malerinnen sind Ausländerinnen und stammen aus Prätoria (Südafrika), Prag, Jena, Georgia (Amerika) und der Schweiz", meldet das Straubinger Tagblatt am 1. August 1906 und kommentiert so einen Malausflug des Professors Max Feldbauer mit seiner Malklasse der Damen-Akademie. In diesem Jahr zählt die Damen-Akademie des Künstlerinnen-Vereins bereits 427 Schülerinnen.
Begonnen hatte der 1882 von der Künstlerin Clementine von Braunmühl gegründete Künstlerinnen-Verein mit etwa 40 Mitgliedern, drei angemieteten Ateliers und zwei Lehrern.

273 Die Kopf- und Aktzeichenklasse der Damen-Akademie mit ihrem Lehrer Maximilian Dasio, *1901*

Sechs Jahre später, 1888, kann von den Mitgliedsbeiträgen der Vereinskasse bereits ein Haus mit sechs Ateliers an der Türkenstraße 89 angemietet werden und am 1. April 1899 – seit 1894 mit einer jährlichen Unterstützung von 2000 Mark durch den Staat gefördert – kann der Verein ein Atelierhaus mit neun großzügigen Räumen an der Barerstraße 21 beziehen. Mit einem Mitgliedsbeitrag von 400 Mark pro Jahr zahlen die Studentinnen jedoch fast das sechsfache dessen, was ihre männlichen Kollegen an der Kunstakademie mit einem Jahresbeitrag von 70 Mark zu leisten haben. [117] 1903 dürfen die Frauen zwar in Bayern an die Universität – der Zutritt zur Akademie bleibt ihnen jedoch immer noch versperrt.

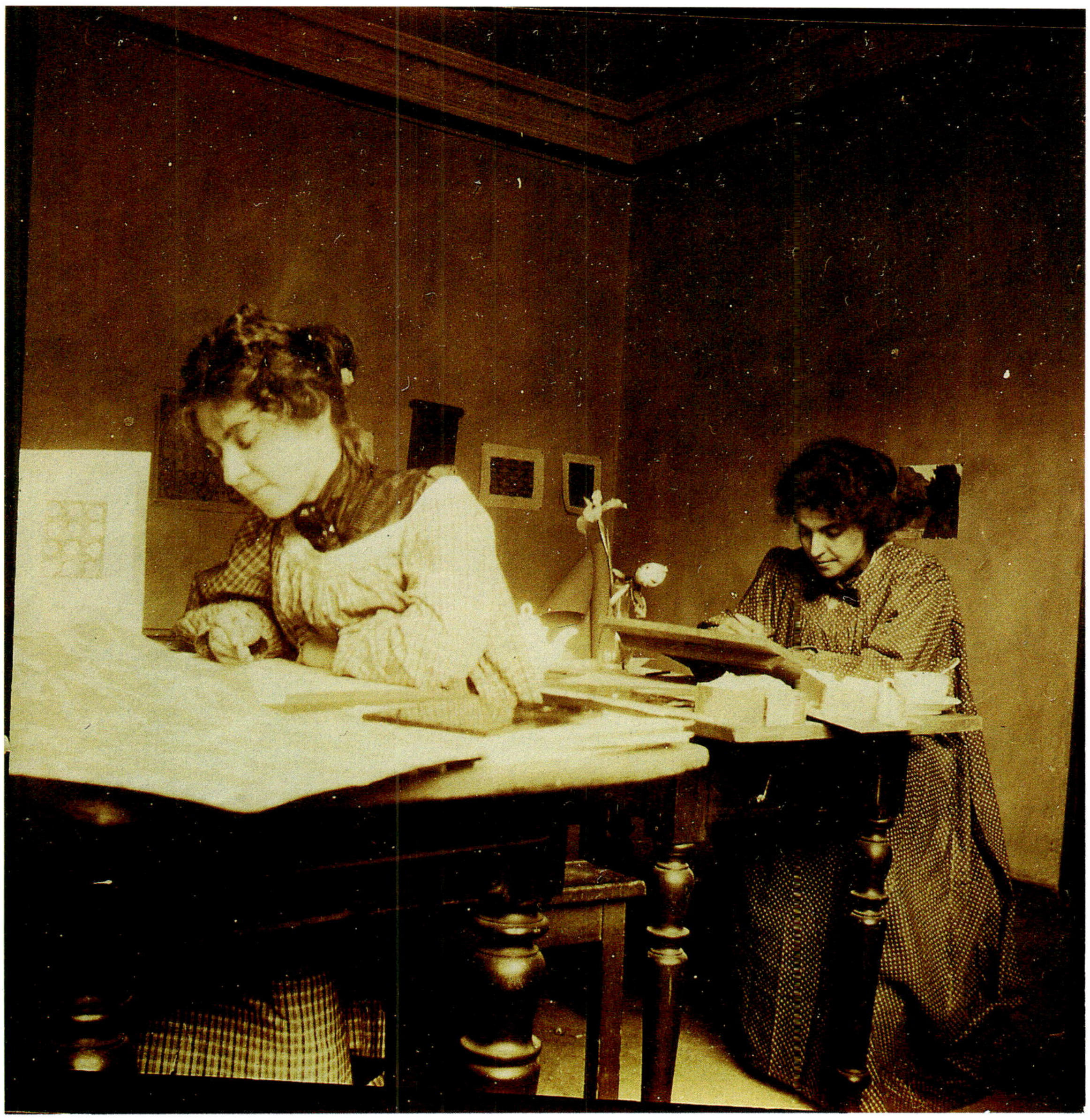

274

Der Künstlerinnen-Verein, in dessen Ateliers Malerinnen wie Käthe Schmidt [Kollwitz], Maria Franck [Marc] und Gabriele Münter lernen und arbeiten, ermöglicht künstlerisch begabten Frauen nicht nur eine der Kunstakademie adäquate Ausbildung, sondern vermittelt ihnen auch Kontakte zum Kunstmarkt und hilft ihnen bei der Organisation eigener Ausstellungen.[118] Eine Liste, die dem Rechenschaftsbericht des Vereins von 1917 angefügt ist, zeigt jedoch, daß bis zu diesem Zeitpunkt immerhin 12 Professoren, unter ihnen auch Ludwig Herterich und Angelo Jank, die für sie reizvolleren Angebote der Königlichen Kunstakademie annahmen und die Damen-Akademie wieder verlassen haben.

274 In der Damen-Akademie. Margarete Susman (rechts) meldet ihre Freundin Gabriele Münter im Frühjahr 1901 an der Akademie an und holt sie damit von Düsseldorf nach Schwabing

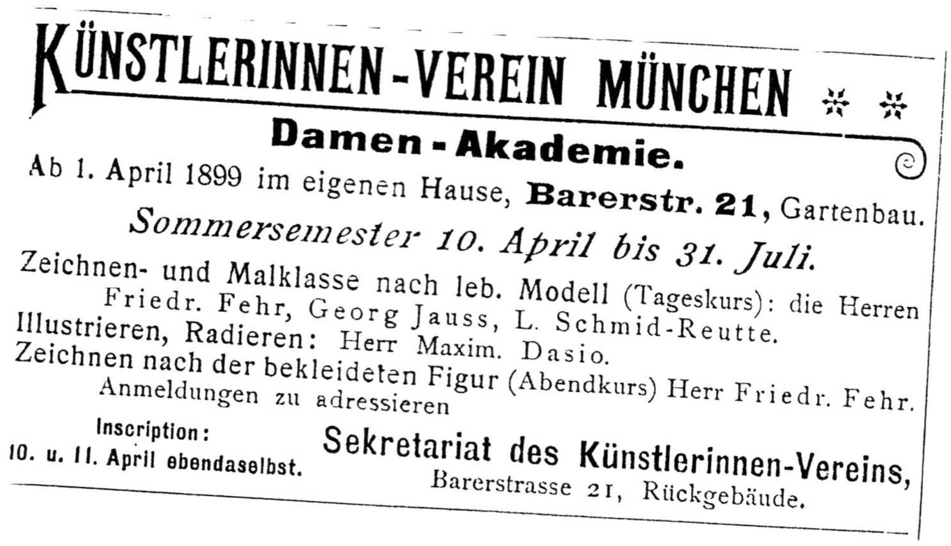

275

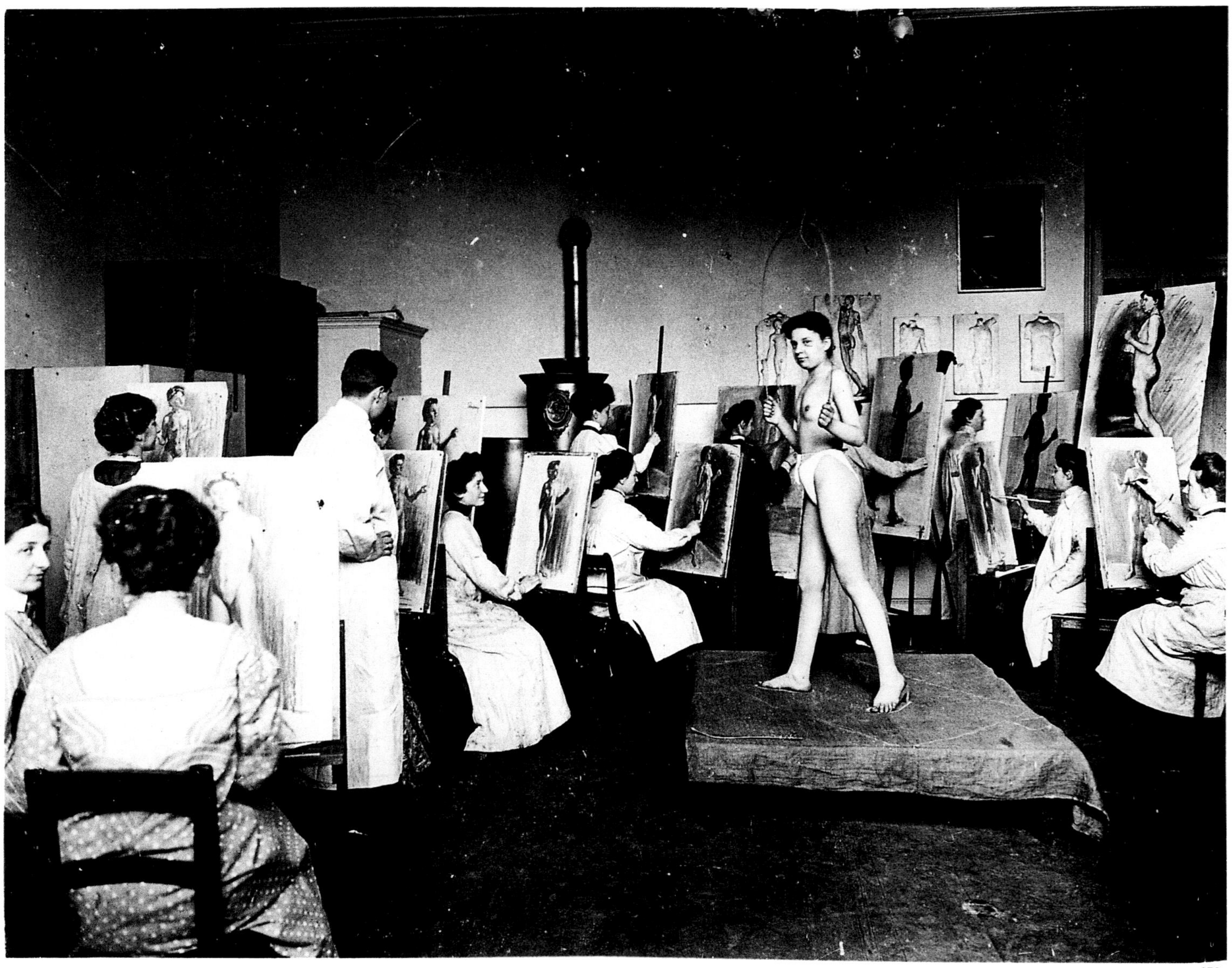

276

Das Leben, was mich dort umgab, war anregend und beglückend [...] Der freie Ton der ‚Malweiber' entzückte mich [...] In München habe ich viel gelernt. Der Tag war besetzt mit Arbeit, abends genoß man, ging in Bierkeller, machte Ausflüge in die Umgebung und fühlte sich frei, weil man seinen eigenen Hausschlüssel hatte.[119]

Käthe Kollwitz

275 Anzeige des Künstlerinnen-Vereins München, die auf die Kurse der Damen-Akademie in den neubezogenen Räumen in der Barerstraße 21 hinweist. Sie erscheint in Heft 19 des 14. Jahrgangs von *Kunst für Alle*

276 Modellstudium in der Damen-Akademie an der Barerstraße 21, 1907. Die ehemalige Schülerin Beate Jeep erinnerte sich: „Wir trugen lange Malkittel aus ungebleichtem Leinen. Die konnten vor Ölfarbe starren, ohne daß die Kleider etwas davon abbekamen, und wir umstanden fächerartig, im Kreise angeordnet, das Podium auf dem das Modell saß." [120]

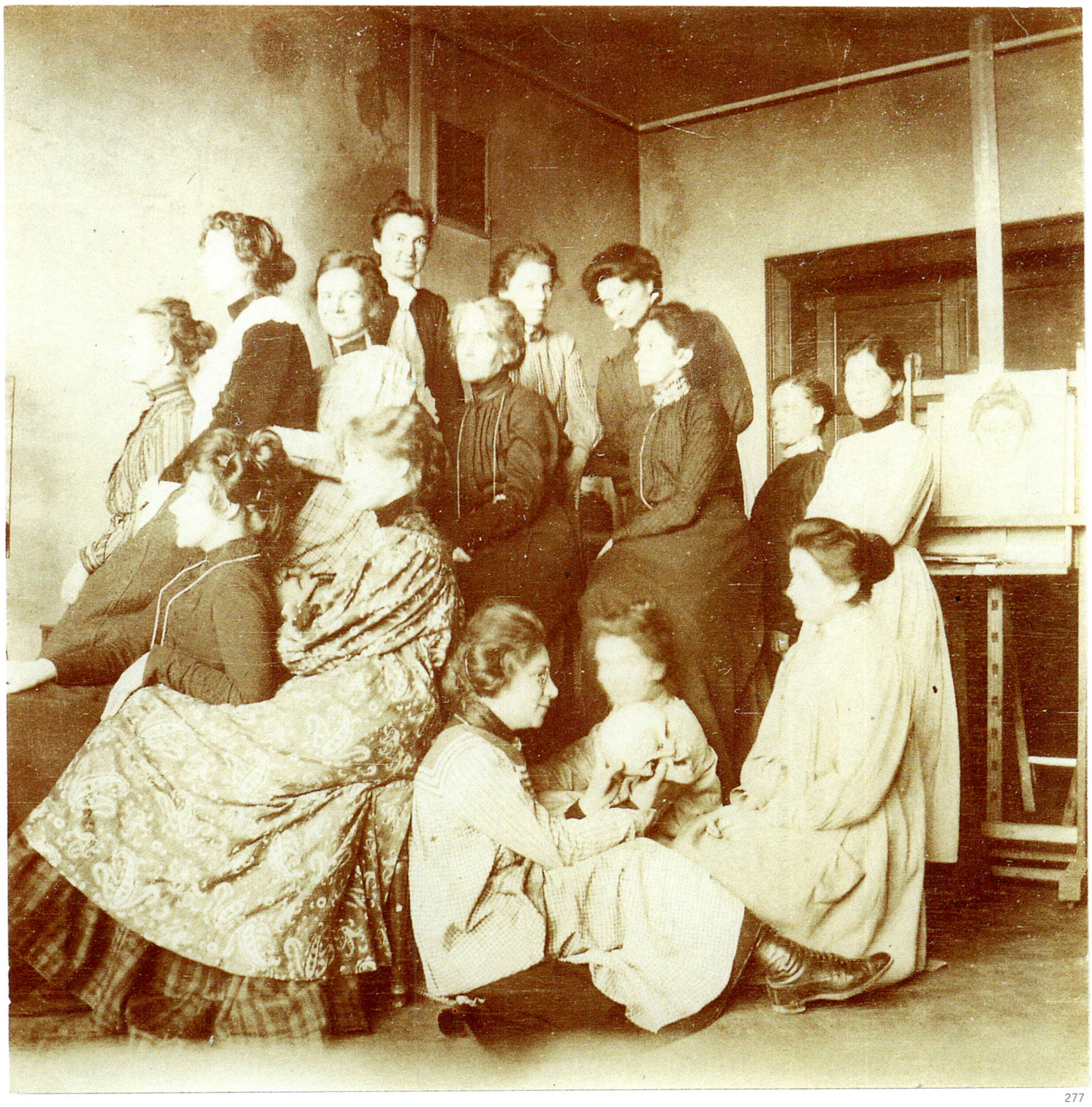

277

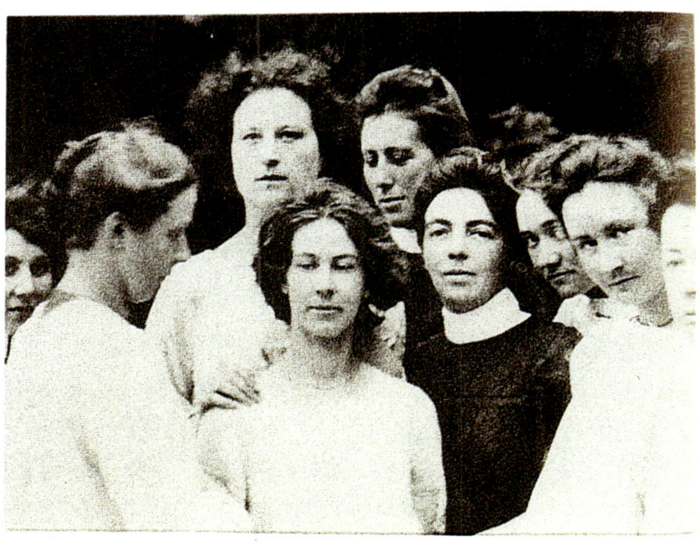

278

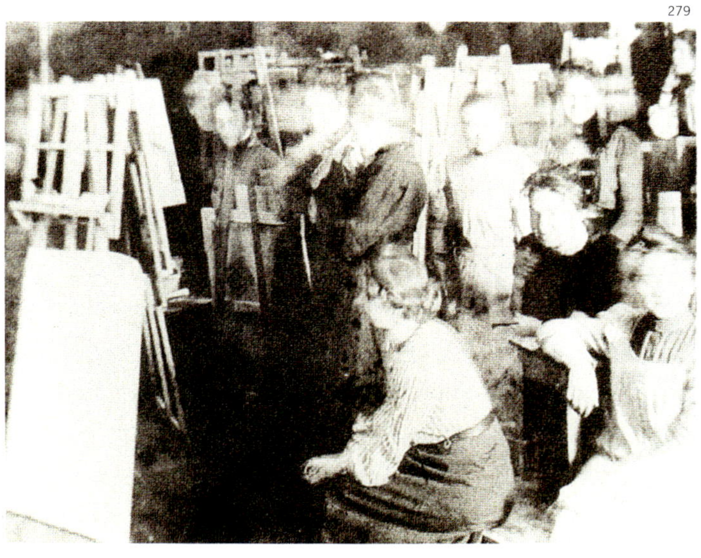

279

277 Kopfakt an der Damen-Akademie. Obere Reihe, zweite von links: Gabriele Münter, *1901*

278 Die Studierenden Pichler, Bürgin, Eschenbach, Weitnauer, da Villisos, Riesler, Wimmer, Keßler und Macdonald in der Klasse von Max Feldbauer im *Juli 1908*

279 Die Klasse Max Feldbauers vor ihren Staffeleien

En plein air

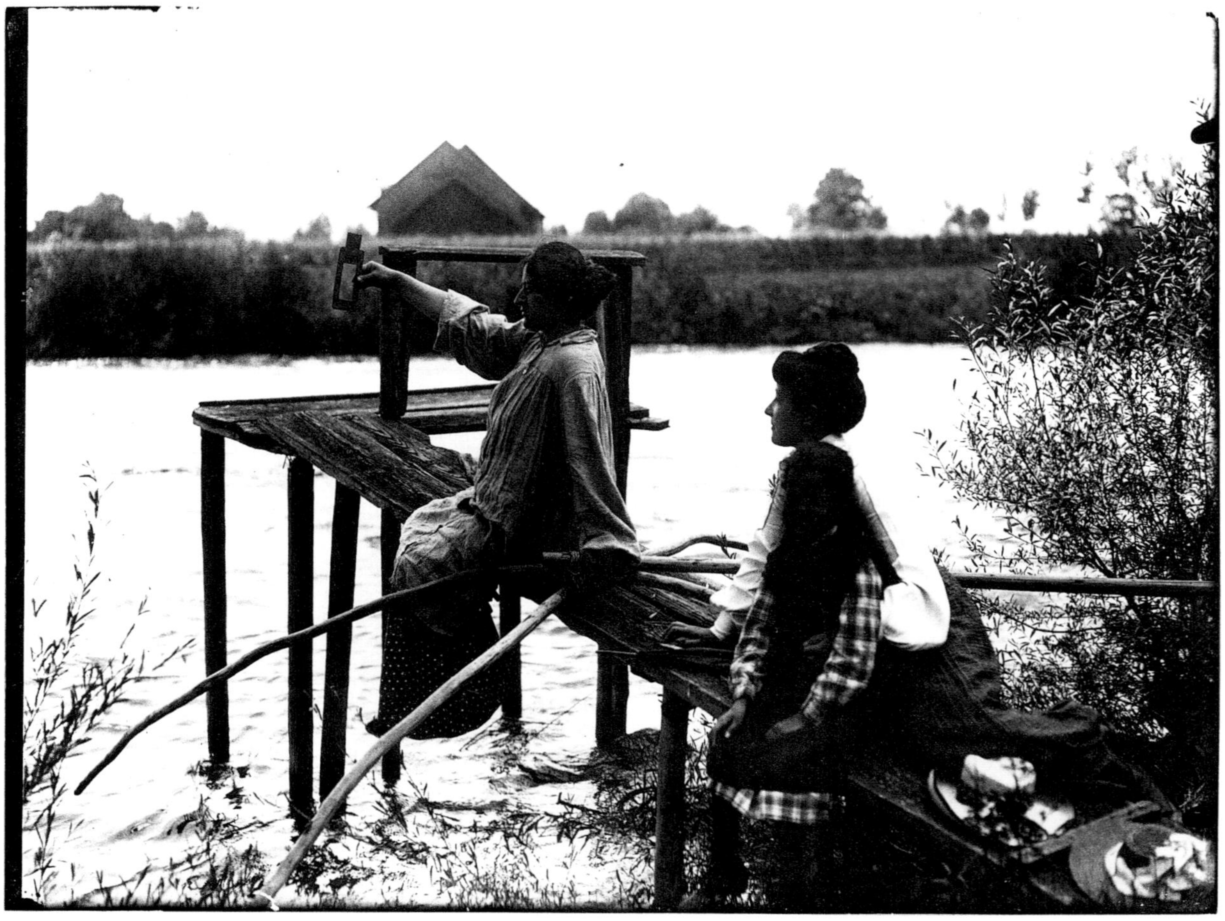

280

Über die ehemalige Schwabinger Landstraße erreicht die Landschafterin bald das offene Land. Nach Haimhausen ist es für einen Tagesausflug nicht weit. An der Amper finden die Kunststudierenden schnell ein Motiv. Bauern werden gebeten, eine Kuh so hinzurücken, daß sie als Modell gut dasteht. Dienstmädchen halten den Malenden den Schirm zum Schutz vor der blendenden Sonne und helfen Malkasten, Palette und Staffelei tragen. In Haimhausen entstehen Malschulen. Auf einem Werbezettel heißt es: „Freilichtschule Haimhausen. Bahnlinie München-Freising. Station Lohhof, Postverbindung. Correctur für Landschaft, Tier - und Figürliches. Monatlich 35 Mark. Bergmann-Bock." [121] Während in der Malklasse von Professor Zügel an der Akademie die Studenten Tierstudien im Atelier vor dem lebenden Modell betreiben – dafür gibt es an der Akademie ein speziell eingerichtetes Atelier mit Zugang zum Stall – ziehen vor allem die *Malweiber*, die aufgrund ihres Geschlechts nicht zum Studium der Kunst an der Königlich Bayerischen Akademie zugelassen werden, in die Landschaft nördlich von Schwabing. Hier skizzieren sie Landschaften und Kühe en plein air.

280 Auf der Suche nach einem Motiv

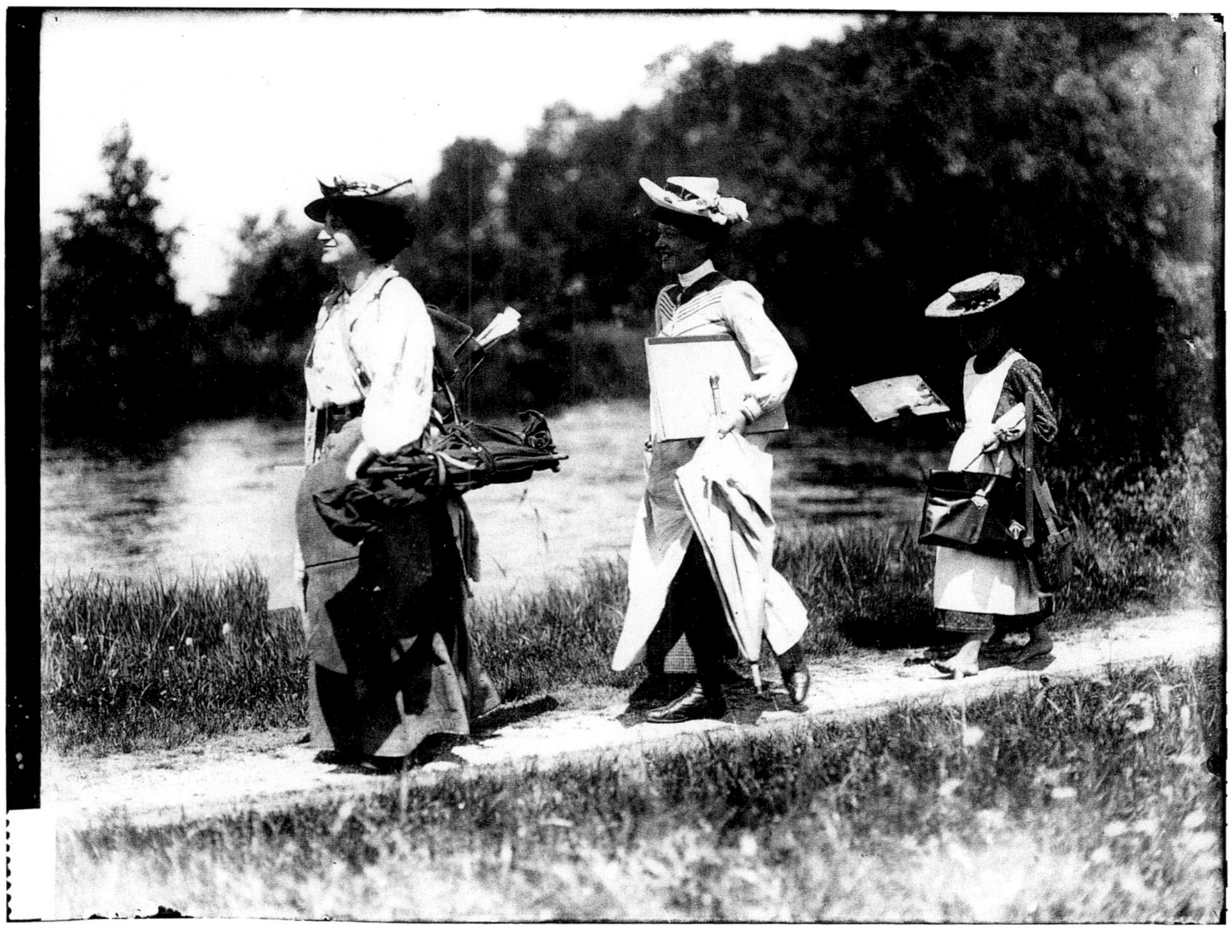

281

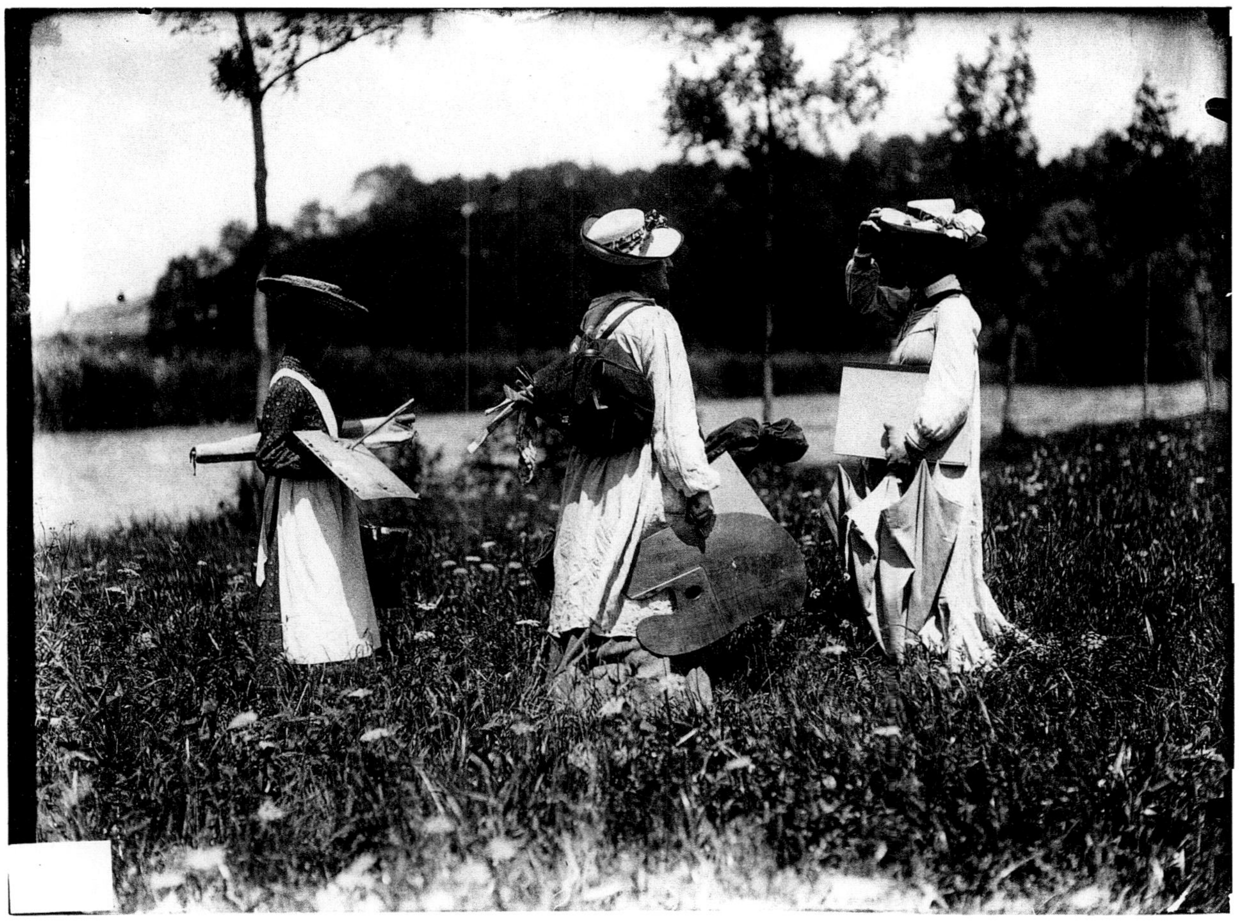

282

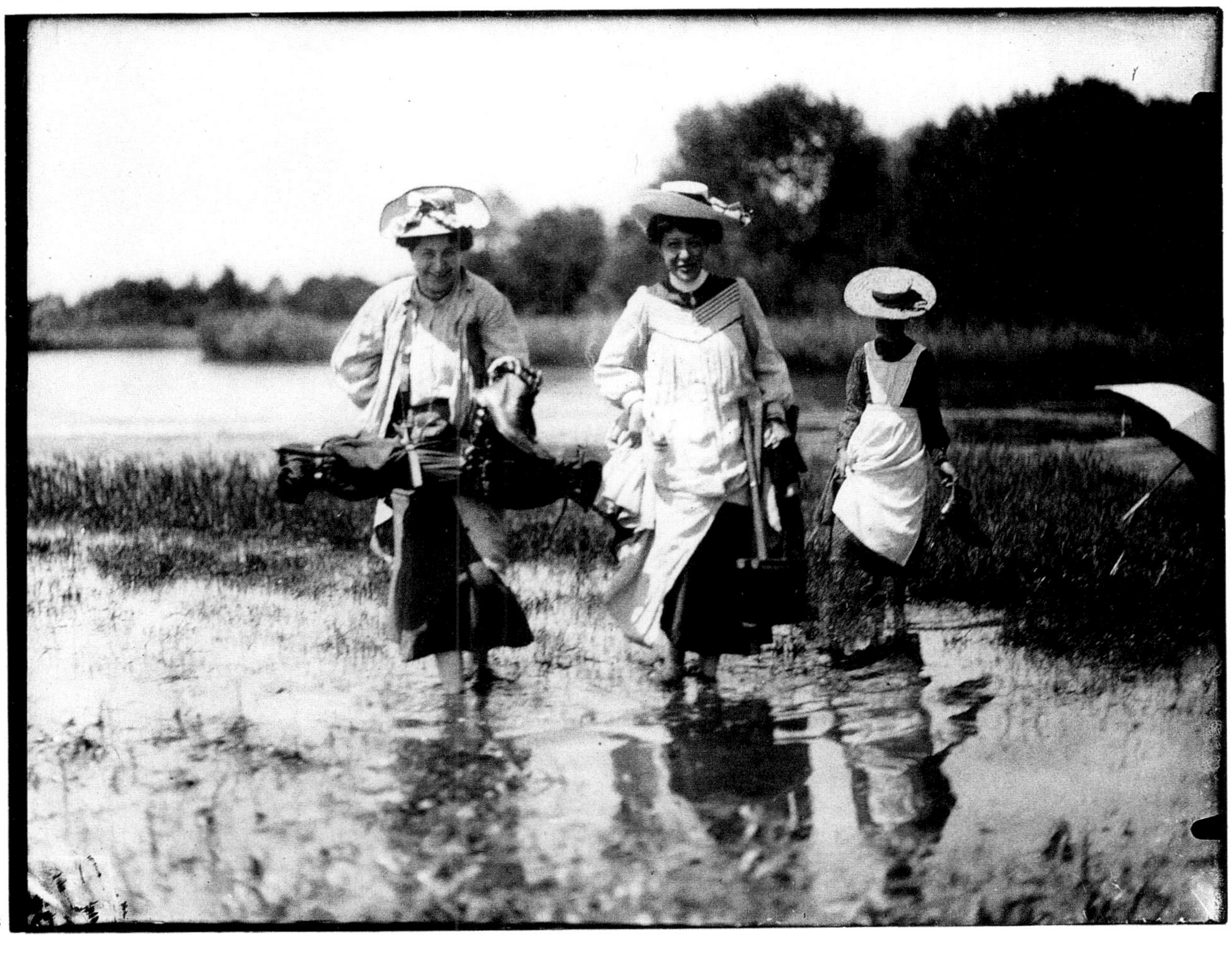

283

281 Auf der Suche nach einem günstigen Standort

282 Dieser Platz könnte der richtige sein

283 Unwegsames Gelände wird überquert

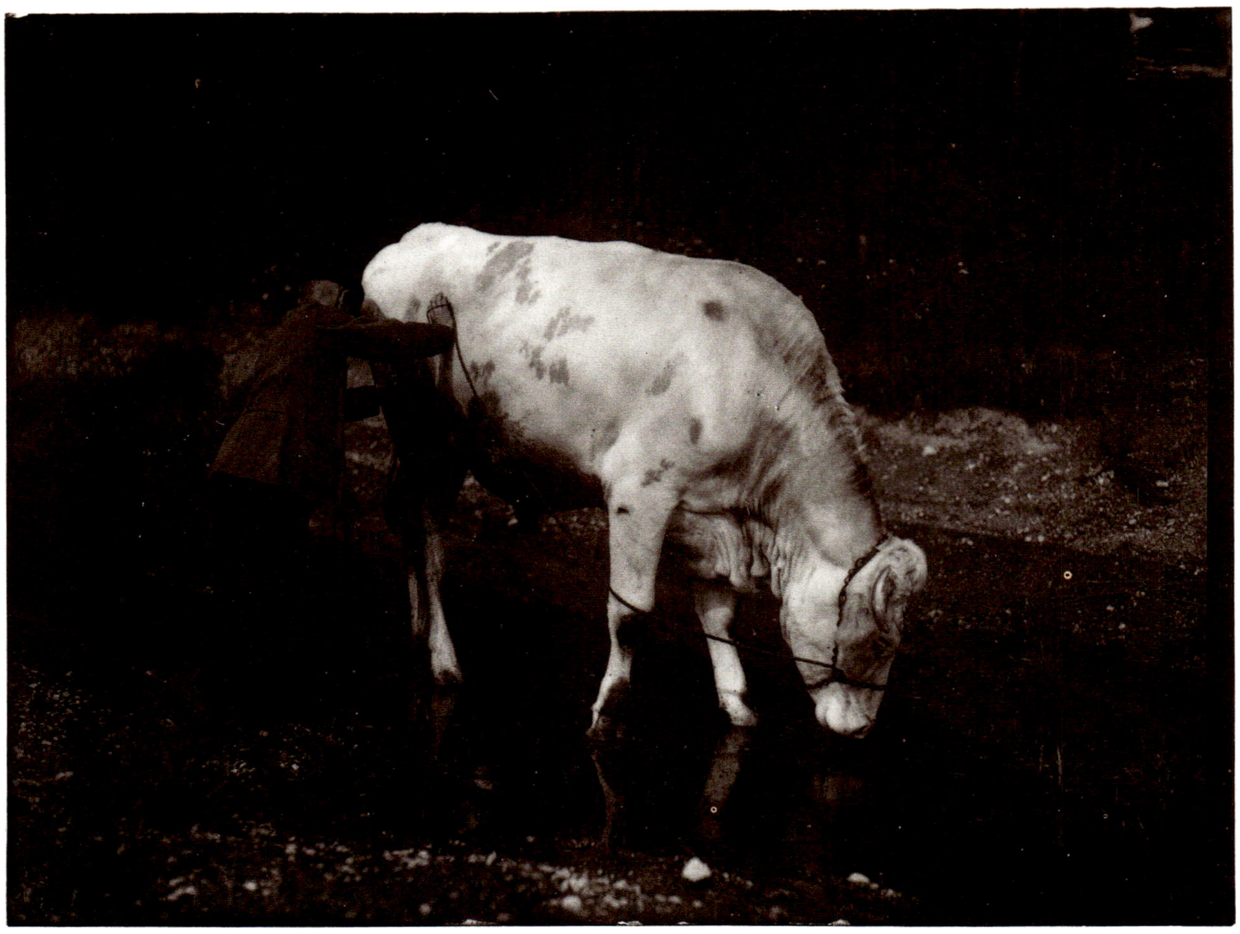

284

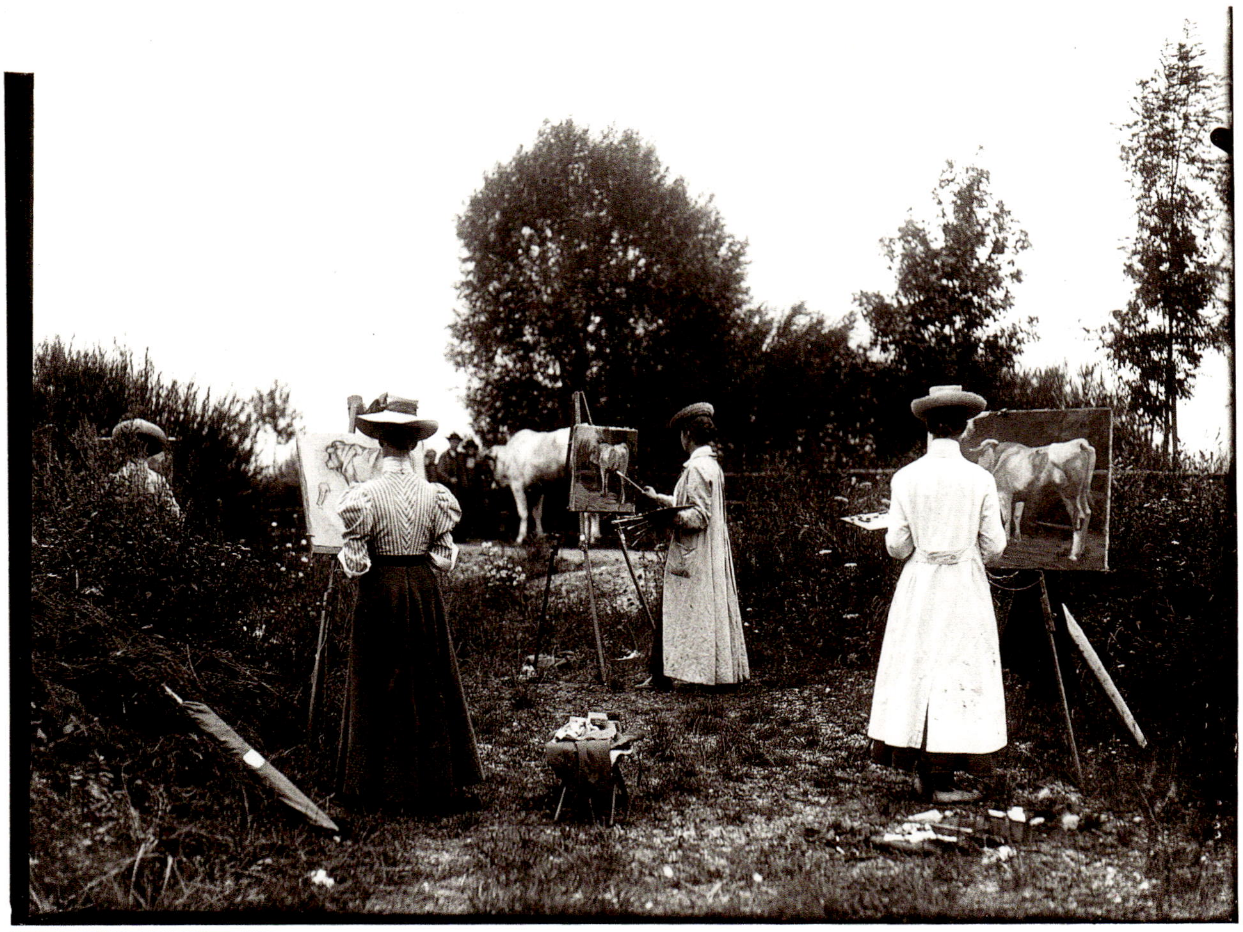

285

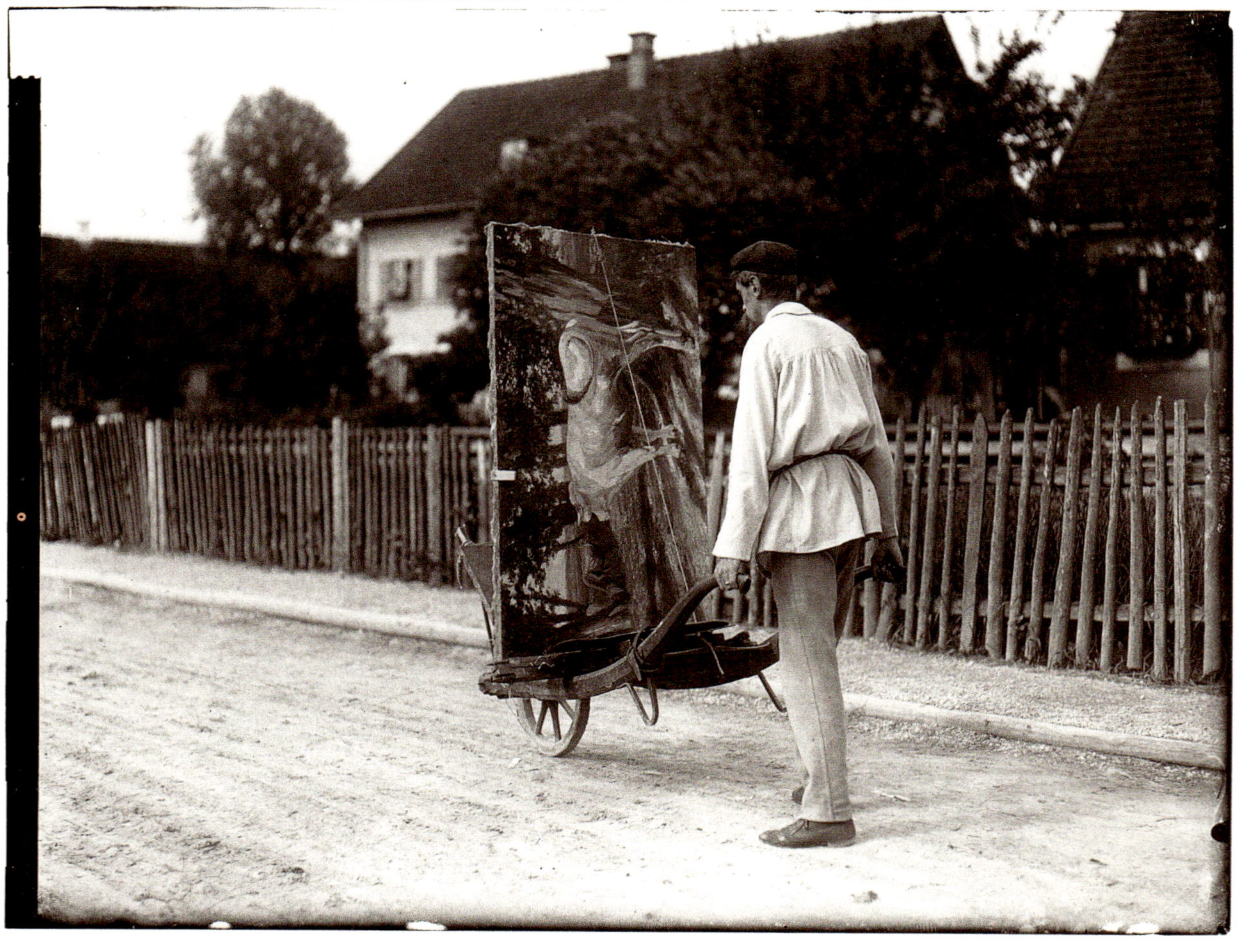

286

284 Das Modell wird ausgerichtet, damit es gut dasteht

285 Die Kuh ist deshalb ein gutes Modell, weil es eine lange Zeit stillhält

286 Gemäldetransport

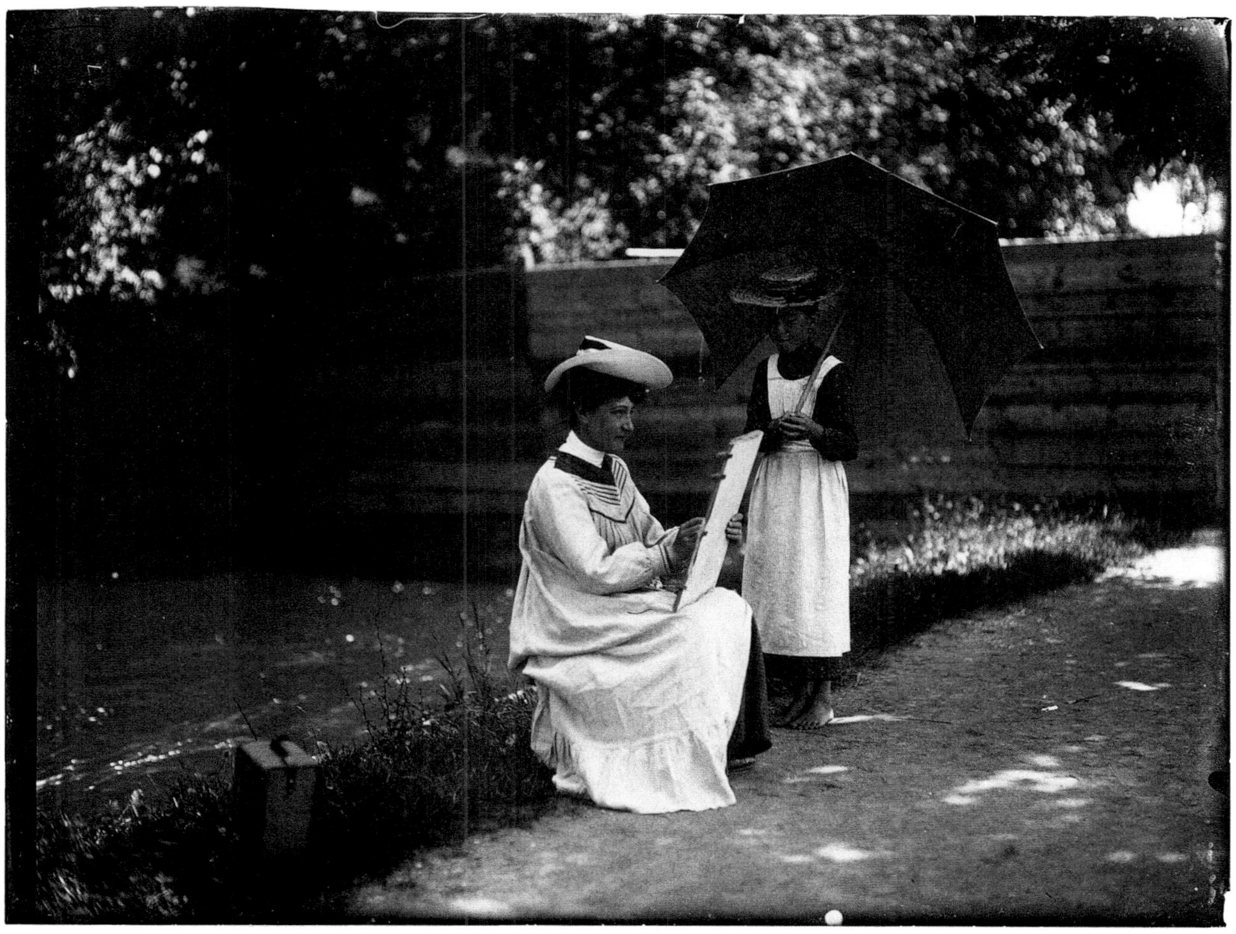
287

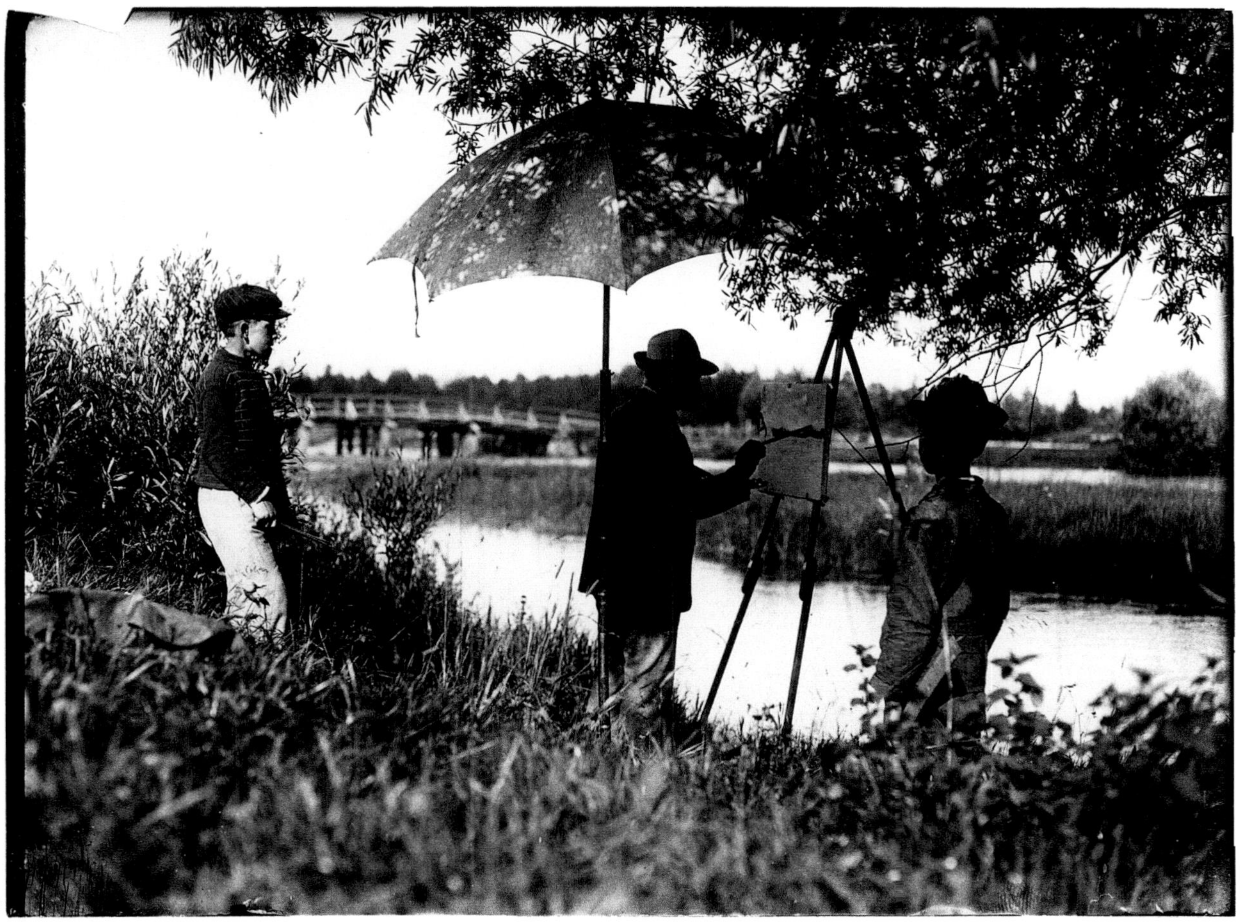
288

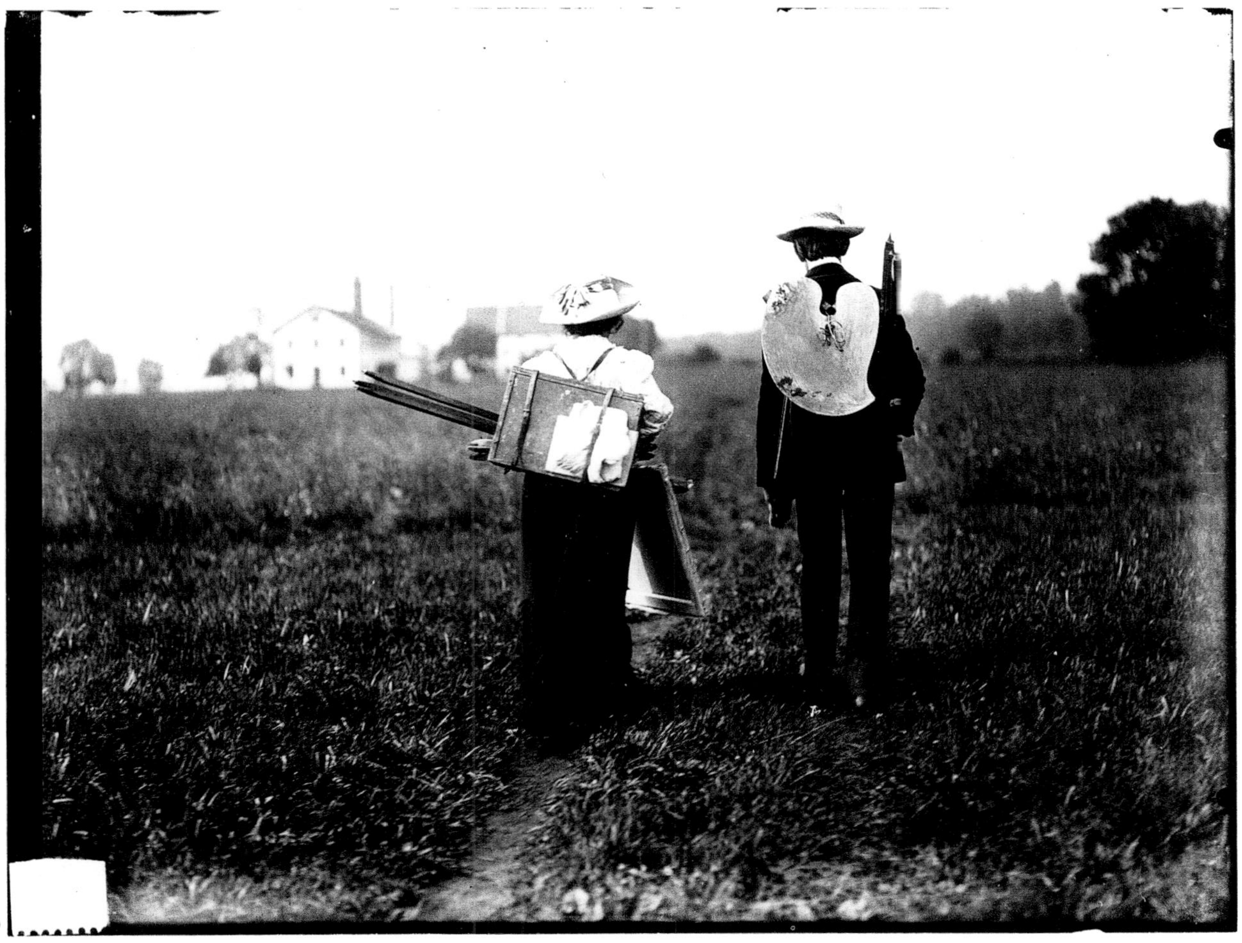
289

287 Skizzieren im Schatten des Schirms

288 En plein air

289 Auf dem Heimweg

Ab nach München

290 Am 9. Juni 1901 schickt Gabriele Münter ihrem Bruder diese Postkarte, die sie inmitten der Dasio-Klasse der Damen-Akademie zeigt

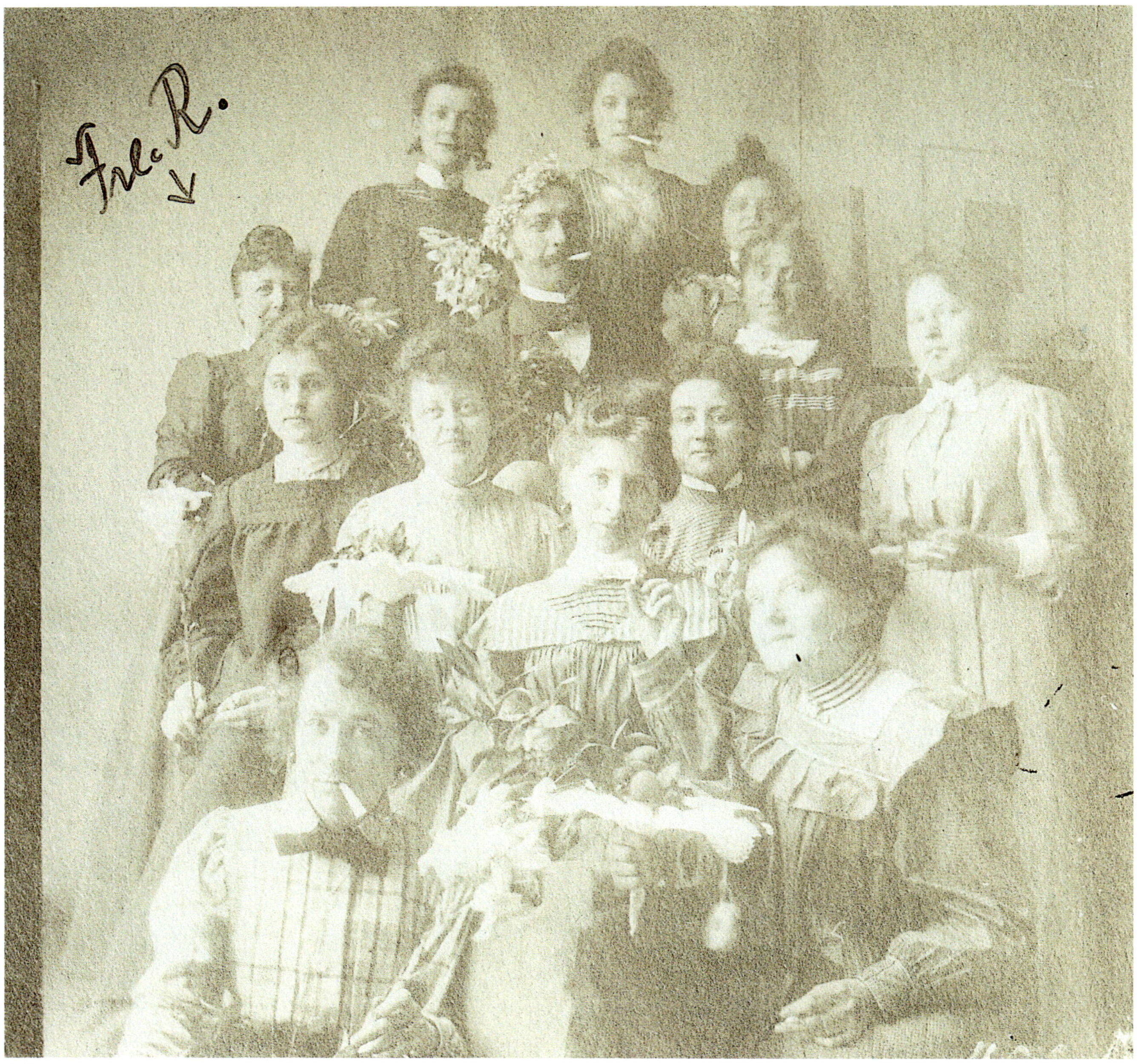

290

Ab nach München schreibt Gabriele Münter am 5. April 1901 in ihr Notizbuch, nachdem ihre Freundin Margarete Susman ihr die Anmeldung an der Münchener Damen-Akademie in der Klasse von Maximilian Dasio bestätigt.
Dieser Entscheidung voraus ging ein Brief vom 21. März 1901 mit der Aufforderung: „Wenn Sie Kopfzeichnen wollen, würde ich Ihnen raten, doch in den hiesigen Künstlerinnen-Verein einzutreten, dort hat man viele Vergünstigungen, die in den Privatateliers wegfallen.“ [122] Margarete Susman hatte vor Gabriele Münter bereits Düsseldorf verlassen, wo beide ihren Malstudien in Privatateliers nachgegangen waren. In München angekommen, belegt Gabriele Münter neben dem ihr empfohlenen Kurs bei Dasio einen *Kostümkurs* bei dem Graphiker Fritz Hegenbart. Als Dasio seine Lehrtätigkeit an der Damen-Akademie noch im selben Jahr beendet,

291 Kunstschule *Phalanx, 1902*.
Emmy Dresler schreibt am 25. Juli 1907 an Gabriele Münter: „wenn man Kandinsky als Lehrer gehabt hat, ist man mit keinem anderen zufrieden." [123]
Von links nach rechts: Olga Meerson, Emmy Dresler, Wilhelm Hüsgen, Gabriele Münter, Robert Kothe, Wassily Kandinsky und Maria Giesler

292 Kunstschule *Phalanx*.
Bildhauerklasse von Wilhelm Hüsgen, *Mai 1902*.
Von links nach rechts: Wilhelm Hüsgen, Gabriele Münter et al.
Sie erinnert sich:
„Dazu gehörte dann der Abendakt bei Kandinsky – ich ließ den Abendakt, den ich vorher besucht hatte, und nahm die Gelegenheit mit. Da war dann ein neues künstlerisches Erlebnis, wie Kandinsky, ganz anders als die anderen Lehrer eingehend, gründlich erklärte und mich ansah, wie einen bewußt strebenden Menschen [...] Das war mir neu und machte Eindruck [...] Es war außerdem sehr nett im III.Stock der Hohenzollernstr. Phalanxschule." [124]

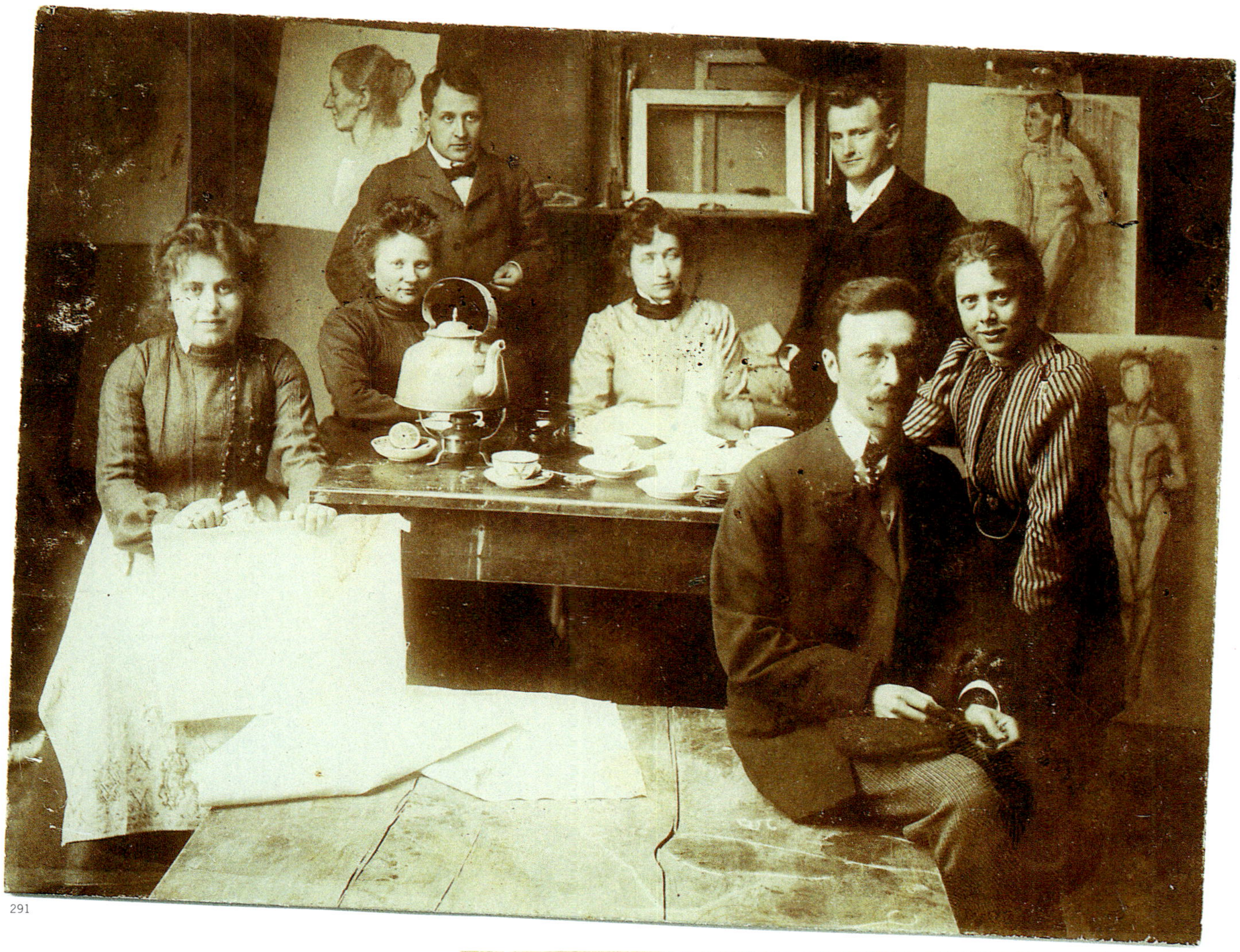

291

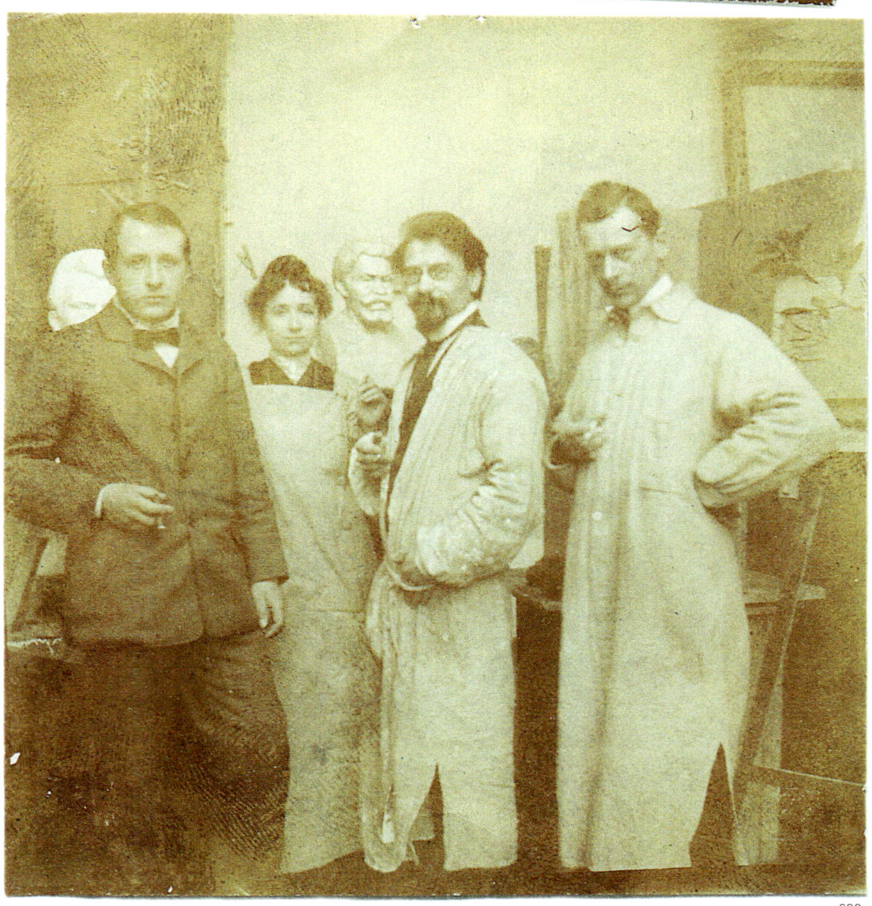

292

wechselt sie im Oktober zu Angelo Jank. Von den Unterrichtsmethoden und in ihren Erwartungen an ihre eigenen Fortschritte enttäuscht, sucht sie weiterhin nach der für sie geeigneten Ausbildung und besucht neben den Kursen der Damen-Akademie auch die Vorlesungen Hermann Obrists in den *Lehr- und Versuch-Ateliers für angewandte und freie Kunst*. März 1902 sieht sie in der 2. Ausstellung der 1901 gegründeten Künstlervereinigung *Phalanx* die von Wilhelm Hüsgen modellierten Scharfrichtermasken und wenig später meldet sie sich in der *Phalanx-Schule* für seinen Modellierkurs und den Abendakt bei Wassily Kandinsky an. Nach einem Malaufenthalt in Kochel im Juli 1902 entspinnt sich allmählich zwischen ihr und Kandinsky eine Liaison, die anfangs durch seine noch bestehende Ehe und seine ängstlich bemühte Geheimhaltung ihrer Zuneigung beeinträchtigt wird.
Am 9. November 1903 bezieht Gabriele Münter eine Wohnung an der Schackstraße 4. Reisen mit Kandinsky nach Tunis und Paris folgen, und Oktober 1909 zieht sie zu ihm in die Ainmillerstraße 36.

293 Ihr Atelier an der Schackstraße 4, das sie am 9. November 1903 bezogen hat. An der Wand ein Geschenk von Kandinsky: *Spazierende Dame*.

294 Gabriele Münter fotografiert 1902 die Skulptur ihres polnischen Mitschülers Jan Wysotzki. Im Hintergrund hängen drei Scharfrichtermasken ihres Lehrers Wilhelm Hüsgen

295 Aktstudien in ihrem Atelier an der Schackstraße 4

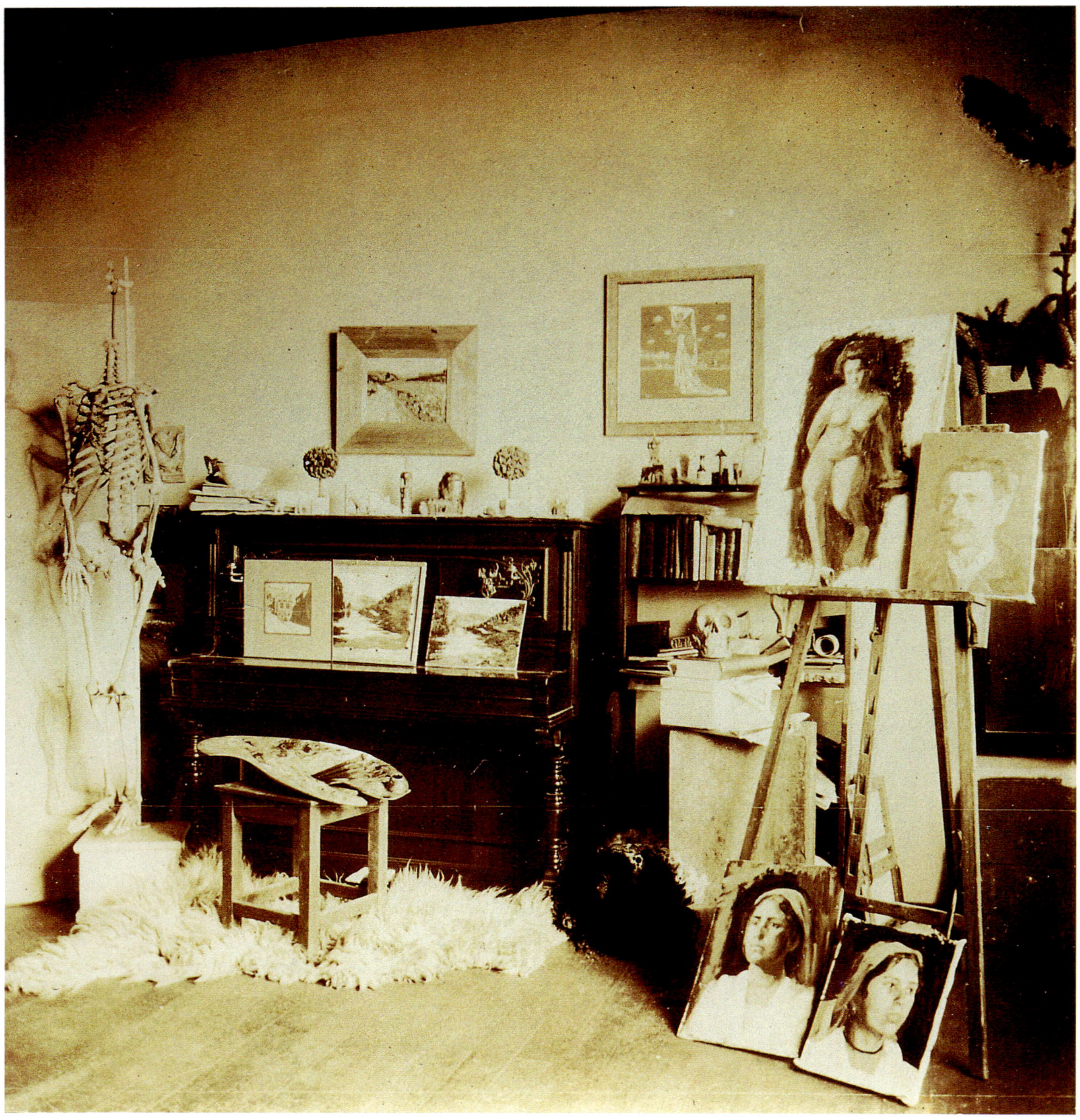

293

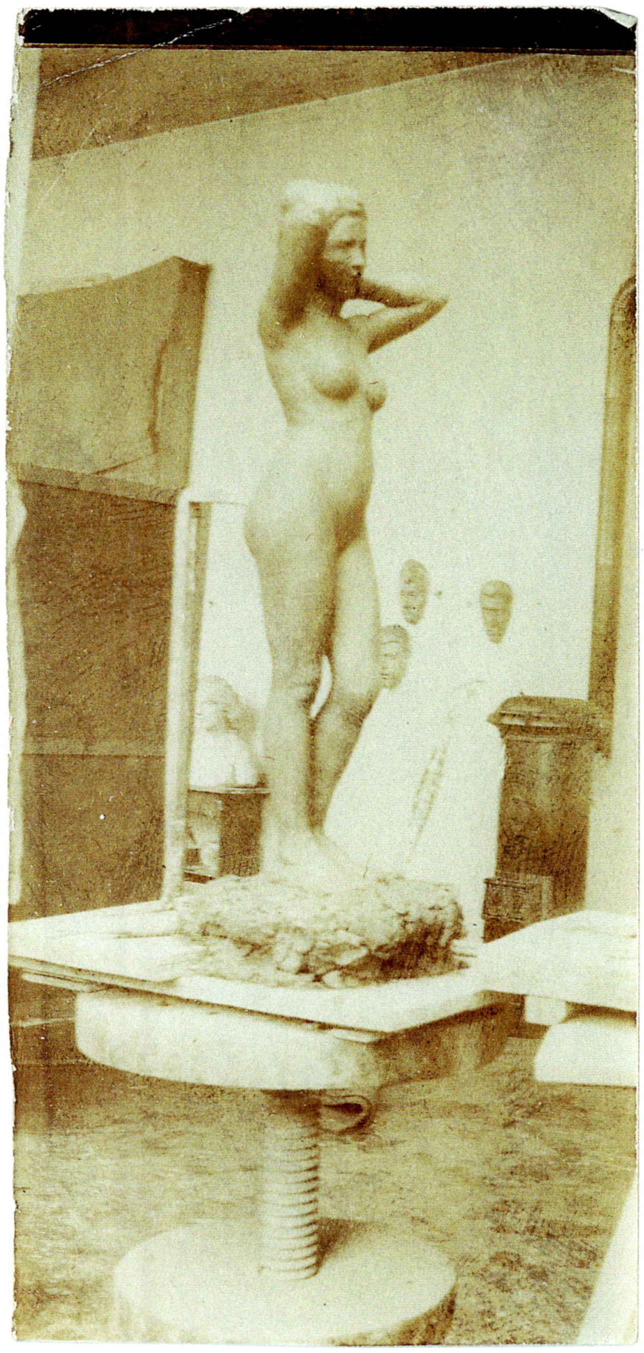

294

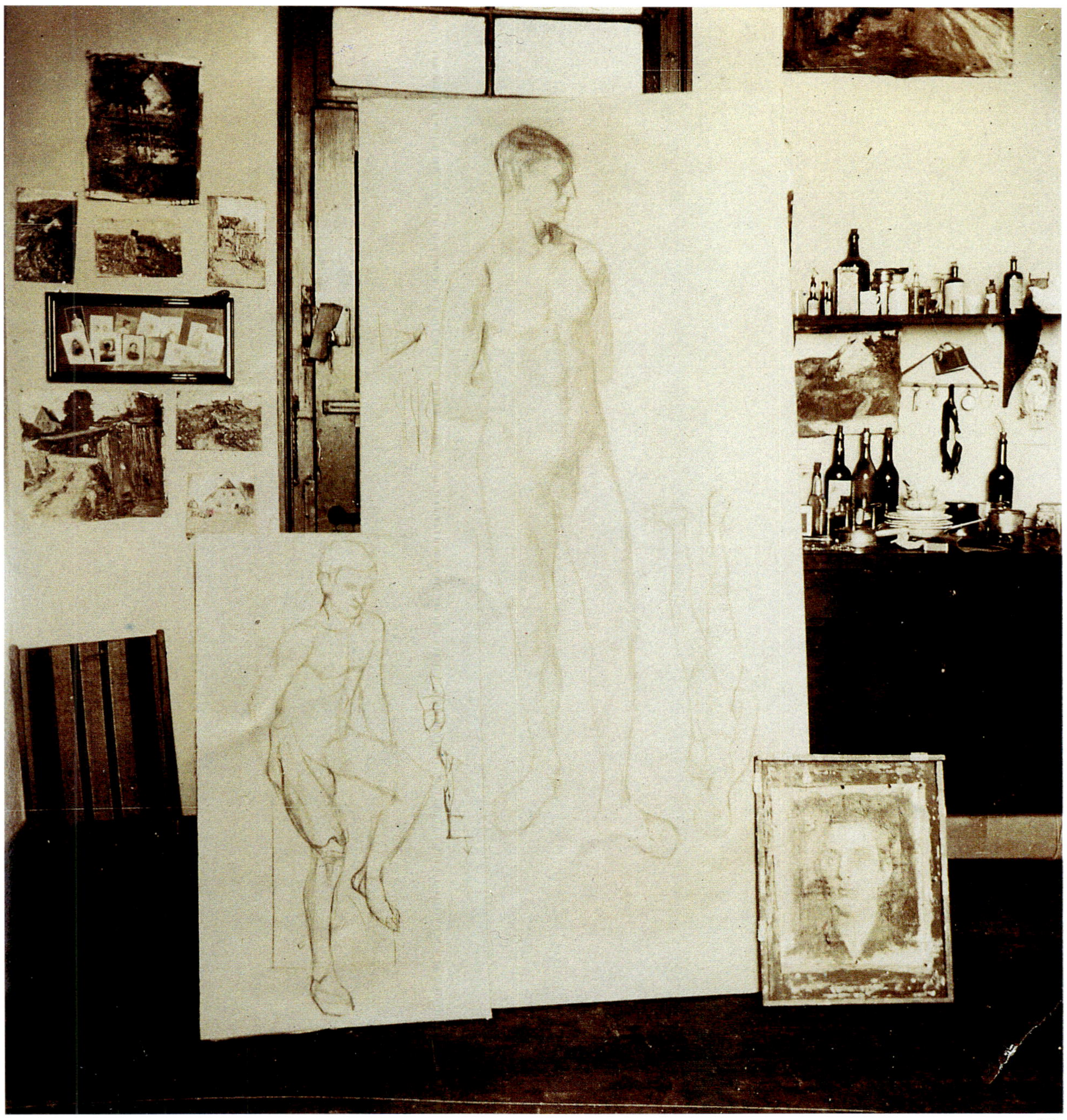

295

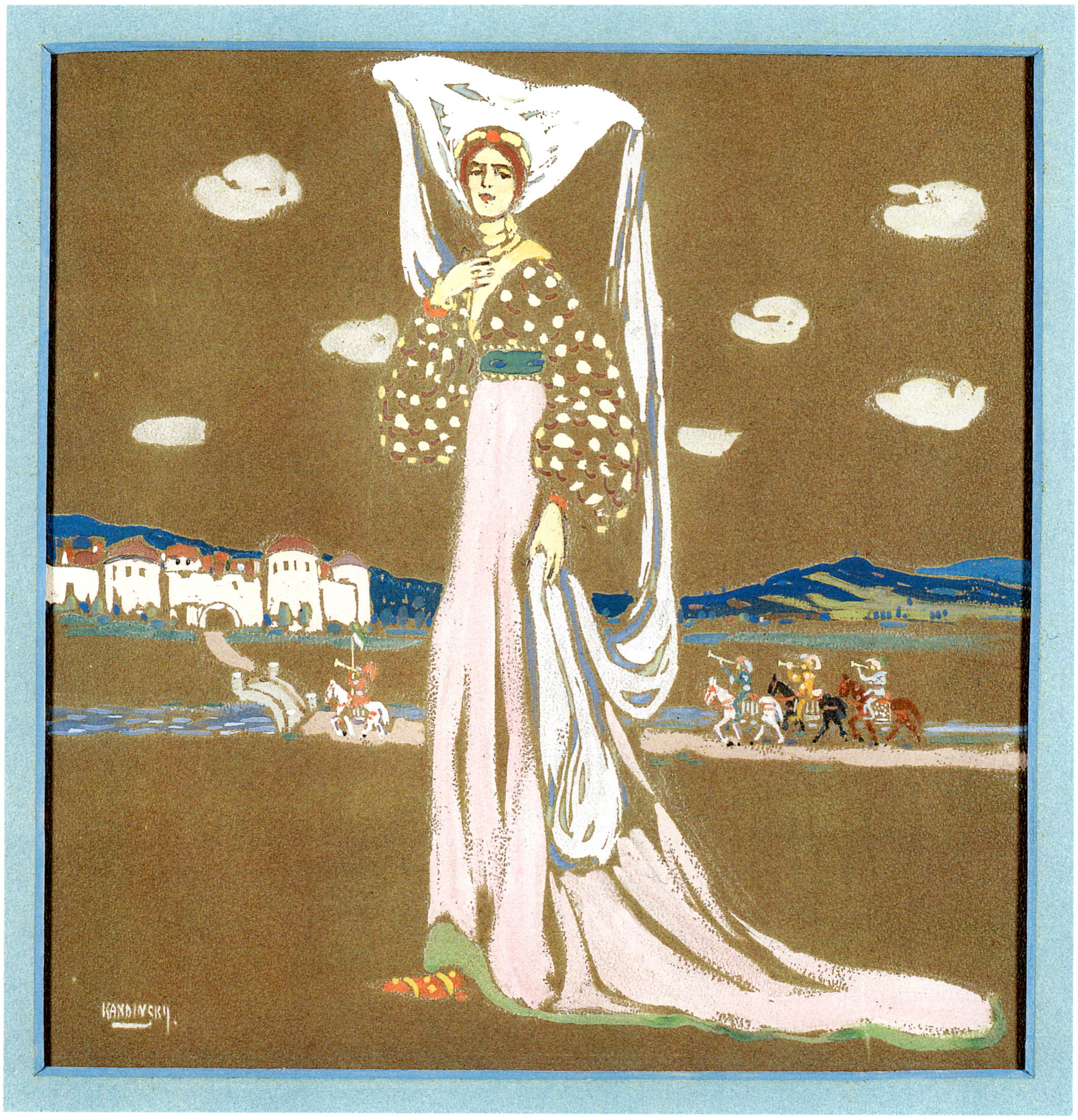

296

296 Wassily Kandinsky, *Spazierende Dame*, Tempera auf Pappe, 1903.
Am 2. November 1903 versucht sich Kandinsky als Dichter:

„Die weiße Wolke, der schwarze Wald!
Ich wart' auf dich. O komm doch bald.
So weit ich sehe, so weit nach vorn,
Das glänzend gold'ne, reife Korn.

Du kommst ja nicht. O welcher Schmerz!
Es zittert und blutet mein armes Herz.
Ich wart' auf dich. O komm doch bald.
Ich bin allein im schwarzen Wald.“ [125]

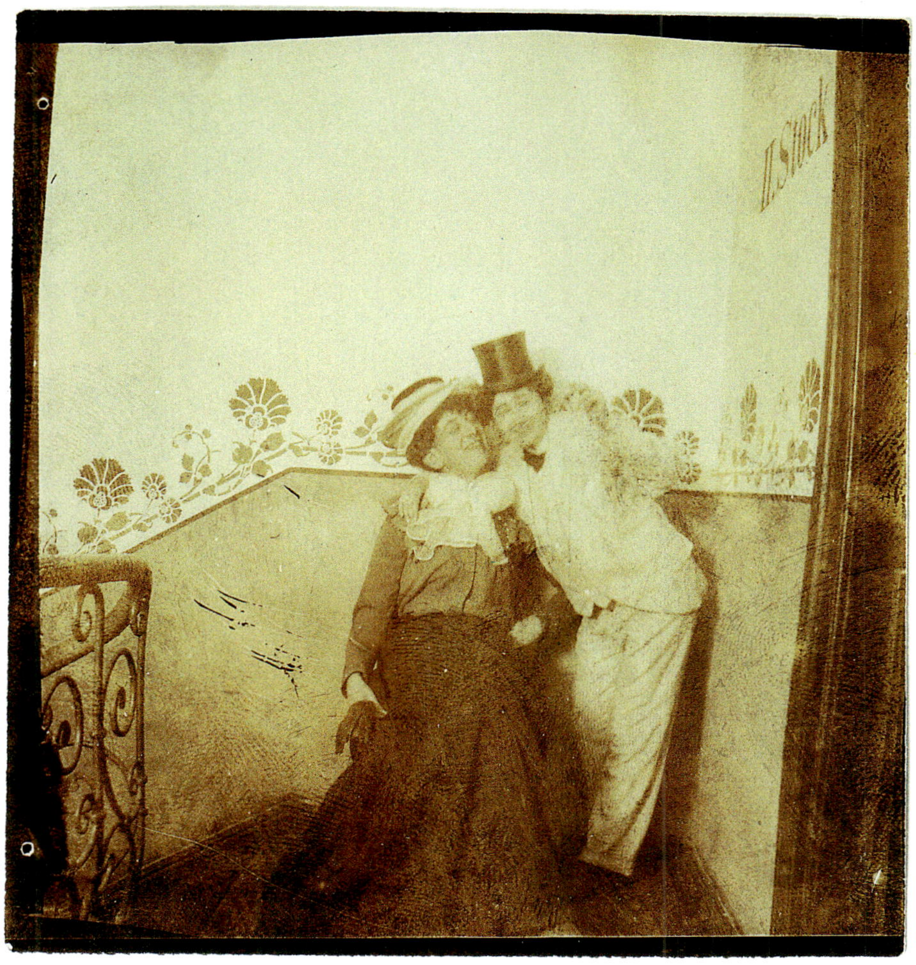

297

298

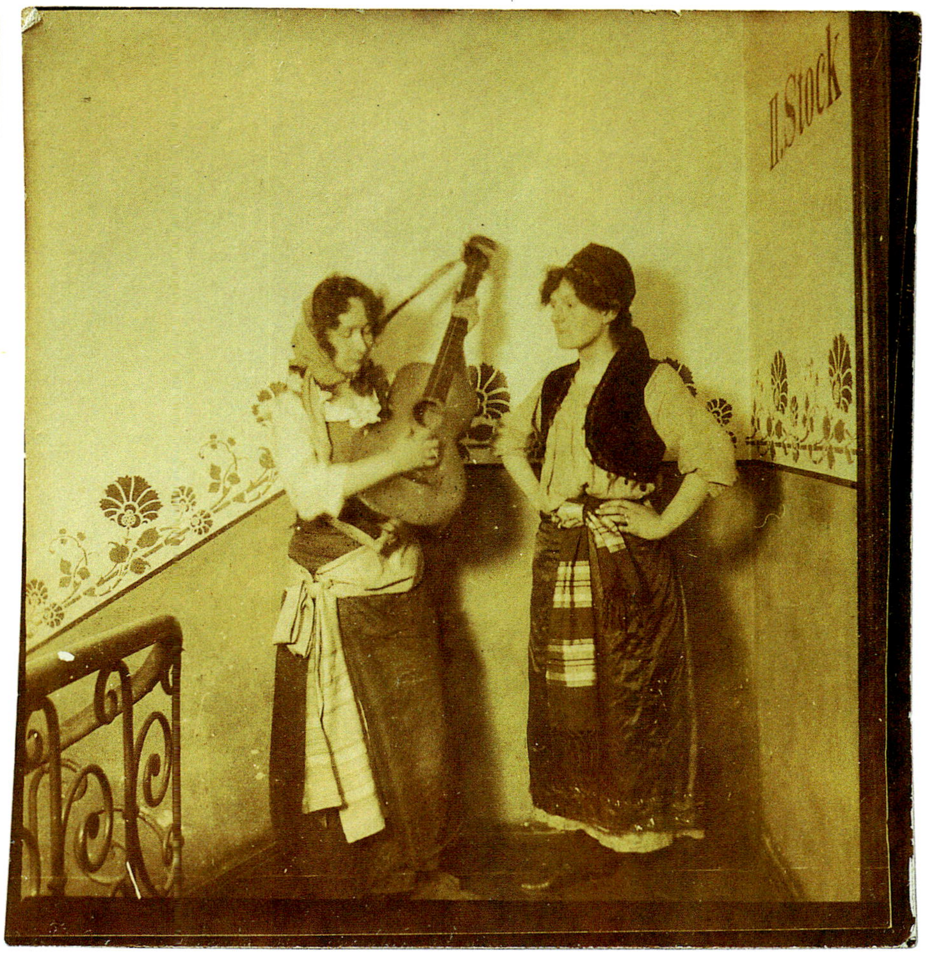

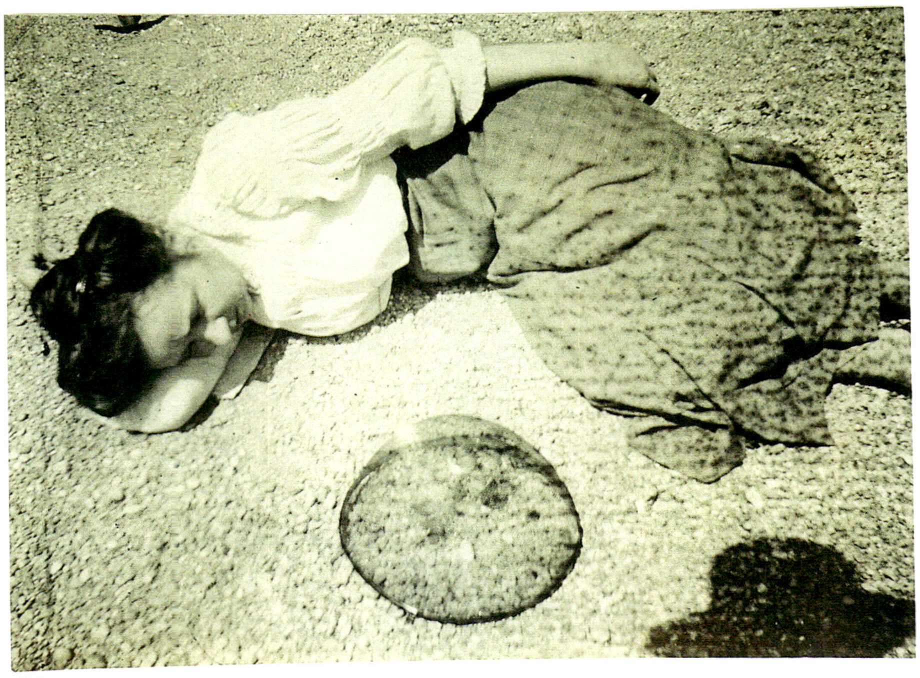

299

297 Für ein Faschingsfest verkleidet sich Gabriele Münter als *Herr von Wasiliewsky-Münter.* Als Kostüm benützt sie Zylinder und Anzug ihres Lehrers. Die Aufnahme entstand im Treppenhaus der Kunstschule *Phalanx*. *Fotografie: Wassily Kandinsky, 1902*

298 Gabriele Münter als Zigeunerin im Treppenhaus der Kunstschule *Phalanx*. *Fotografie: Wassily Kandinsky, 1902*

299 Wassily Kandinsky: „Du bist hoffnungslos als Schülerin – man kann dir nichts beibringen. Du kannst nur machen, was in dir gewachsen ist. Du hast alles von Natur. Was ich für dich tun kann, ist, dein Talent zu hüten und zu pflegen, daß nichts Falsches dazukommt." [126] *Fotografie: Wassily Kandinsky*

Wer zuerst kommt, malt zuerst

300 Malschule von Wilhelm Klingelmann. Postkarte, *1910*

Es gibt verschiedene Möglichkeiten, um in München-Schwabing bildender Künstler zu werden. Der erste Versuch, an einer Schule unterzukommen, findet meist an der Königlich Bayerischen Akademie der bildenden Künste statt. Vorausgesetzt der Bewerber ist keine Bewerberin. Denn Frauen ist der Zutritt in die Akademie nur als Modell oder als Dienstmagd erlaubt. Die Frauen übergehen dieses Gebot, indem sie 1882 einen Verein, eine eigene Akademie und eine eigene Galerie gründen. Männliche Kunststudierende in spe, die an der Akademie nicht ankommen, weil sie der Professor für noch nicht oder für überhaupt nicht fähig zu einer akademischen Ausbildung eingeschätzt hat, haben die Möglichkeit an einer privaten Kunstschule ihr Studium zu beginnen. Manche bewerben sich dann als Fortgeschrittene erneut. Viele bleiben aber auch *privat*, weil sie sich hier besser aufgehoben fühlen und die Unabhängigkeit von königlich bayerischen Statuten und akademisch sanktionierten Malweisen zu schätzen wissen. An der Malschule des Anton Azbé treffen sich viele,

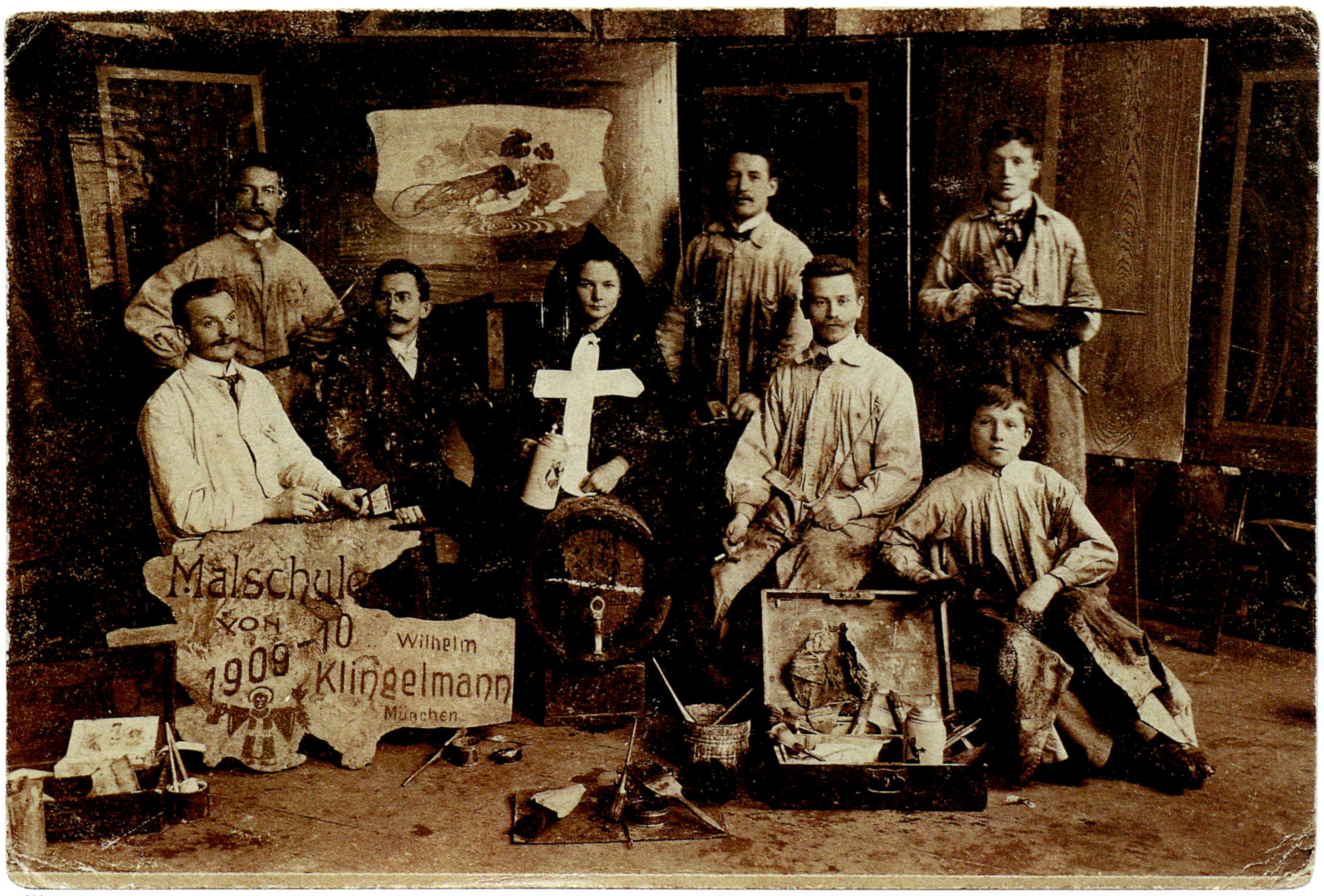

300

die nach neuen Wegen in der Malerei suchen. Doch geht es nicht immer um avantgardistische Bestrebungen, sondern oft auch um die finanzielle Absicherung der eigenen Existenz. Es kommt häufig vor, daß ein Künstler nach dem Studium oder in den ersten Jahren seiner Professionalität, privaten Kunstunterricht erteilt oder zusammen mit anderen eine private Kunstschule einrichtet. Das Ideal liegt nach dem Vorbild des Künstlerinnen-Vereins in der Kombination von Verein, Schule und Galerie. Am 14. November 1900 schreibt der ehemalige Malschüler der *Mal- und Zeichnen-Schule Anton Azbé* Wassily Kandinsky an Dimitri Kardowsky, mit dem er zusammen dieselbe Malschule besuchte: „Diesen Sommer fand ich passende Bedingungen und beschloß deshalb, meinen lange gehegten Plan mit verschiedenen Personen zu besprechen, nämlich in München einen neuen Verein zu gründen mit einer ständigen Ausstellung von Werken sämtlicher Kunstbereiche.“ [127]
So findet sich ein Kreis von gleichgesinnten Künstlern, denen die Auswahl

301 Eine Adresse für Kunststudierende aus Russland ist die Magidey-Malschule an der Türkenstraße 89. Alexander von Salzmann (rechts stehend) ist an dieser privaten Malschule als Lehrer tätig.
Fotografie, 1909

302 Der Maler und Lehrer Anton Azbé betreibt seit 1891 an der Georgenstraße 16 und an der Amalienstraße 57 (Damenabteilung) eine Mal- und Zeichnen-Schule. Die Porträtfotografie, von Franz Werner zeigt ihn, als er noch an der Königlich Bayerischen Akademie der bildenden Künste Malerei studierte

303 Inserat der privaten Malschule von Anton Azbé in der Zeitschrift *Kunst für Alle* vom 23. September 1903

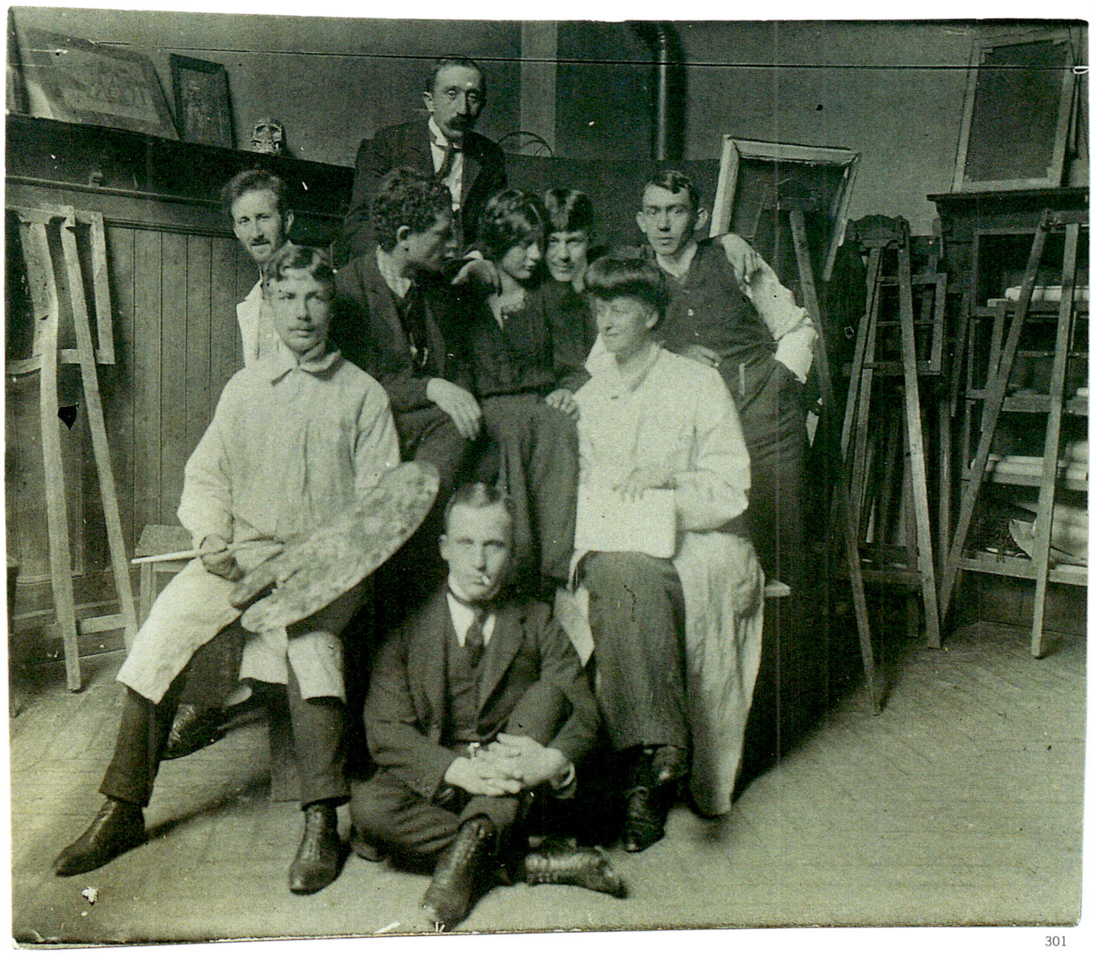
301

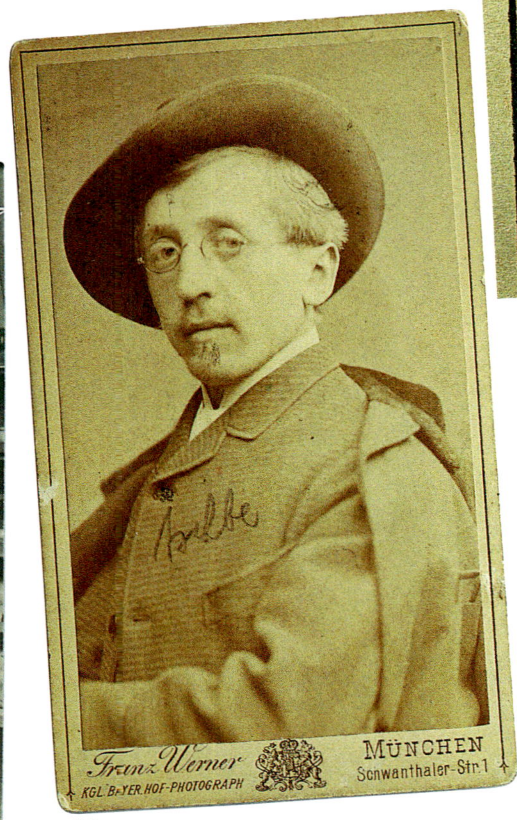

302

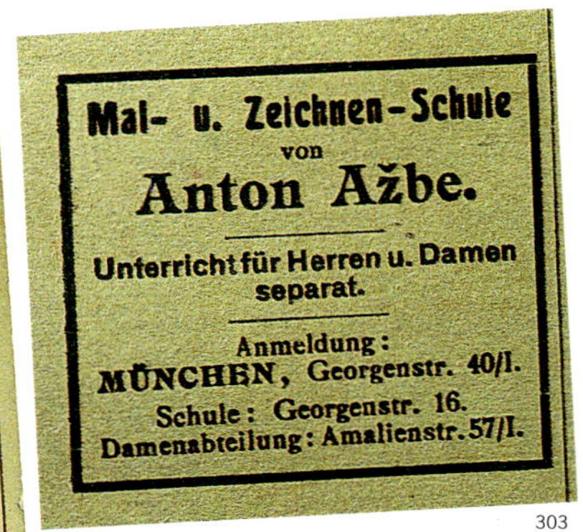

303

der Sezessions-Juroren wie ein abgekartetes Spiel vorkommt. Sie folgen dem Beispiel der Damen-Akademie und gründen unter dem Namen *Phalanx* Verein, Schule und Galerie. Im Rückgebäude an der Hohenzollernstraße 6 mieten sie Atelierräume, an der Finkenstraße Räume für die Galerie. Ein Zeitzeuge berichtet: „Wie eingangs erwähnt, bestand schon eine Bildhauerschule von Hecker und Hüsgen. Auch Kandinsky hatte wohl schon Schüler, und Salzmann und einige der anderen auch. Kurz, es entstand der Plan einer gemeinsamen 'Phalanx-Schule', der dann auch mit dem uns eigenen Wagemut und mit geringer Bedenklichkeit großzügig verwirklicht wurde. Wir mieteten an der Südseite der Hohenzollernstraße, unweit der Leopoldstraße ein ganzes Ateliergebäude im Hofe eines der dortigen Anwesen [...] Damals konnte man in München leere Wohnungen und Ateliers mieten und fand vielfach das größte Entgegenkommen bei den Hausbesitzern, die froh waren, ihre Räume los zu sein.

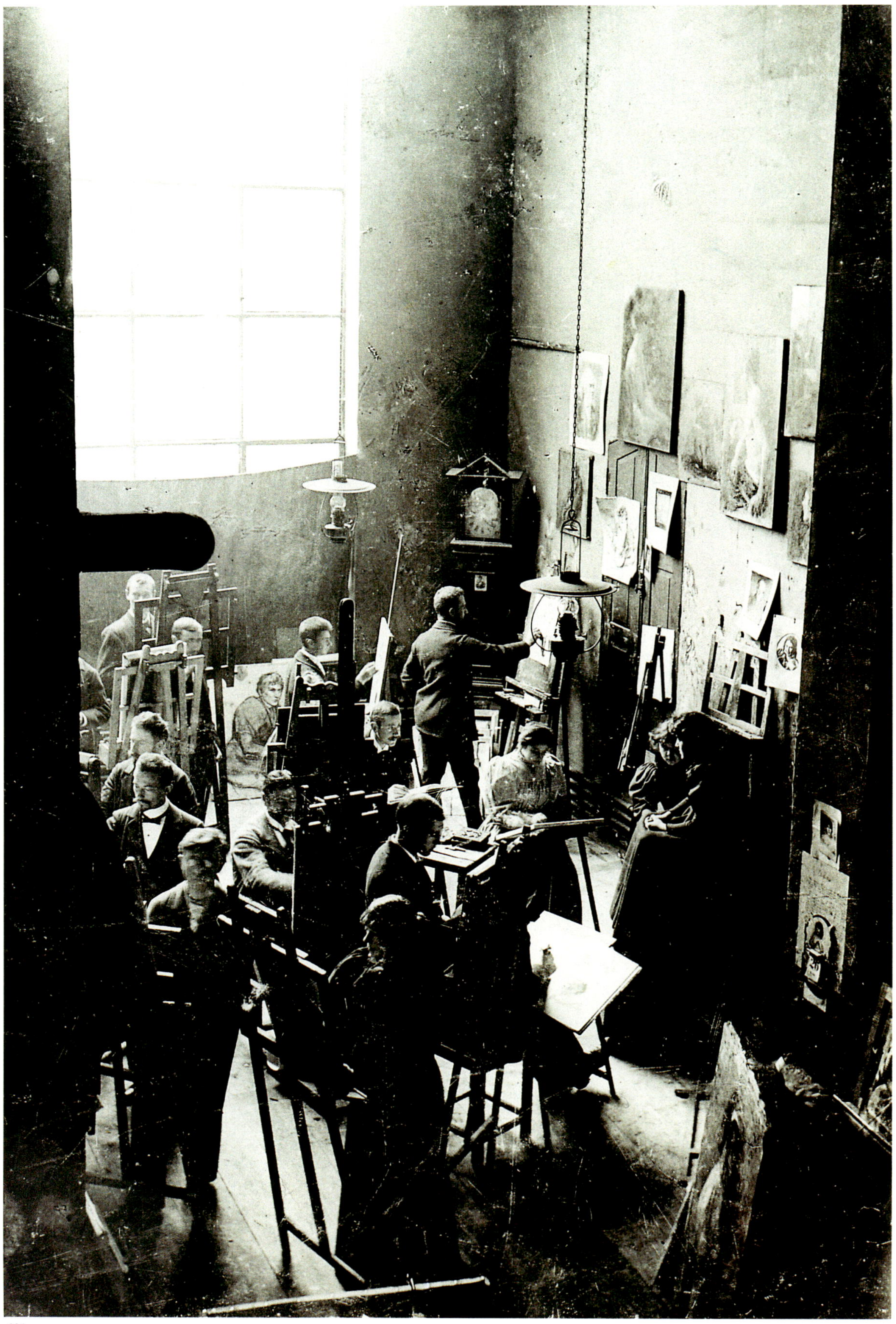

304

So bestand denn unser Atelierhaus aus sechs großen und hellen Ateliers im Erdgeschoß, ersten und zweiten Stock. Zwei davon waren zu ebener Erde und wurden von den Bildhauern Hecker und Hüsgen belegt; Kandinskys Atelier lag im ersten Stock."[128] Hier studieren Frauen und Männer nebeneinander, hier bilden sich künftige Paare, hier verliebt sich der Lehrer in die Malschülerin und umgekehrt. Gabriele Münter verläßt die Damen-Akademie, um bei Hecker und Hüsgen zu modellieren und bei Kandinsky zu malen.

304 Malschüler skizzieren vor dem Modell ‚Mutter mit Kind' in der Malschule Anton Azbé, *Fotografie um 1900*

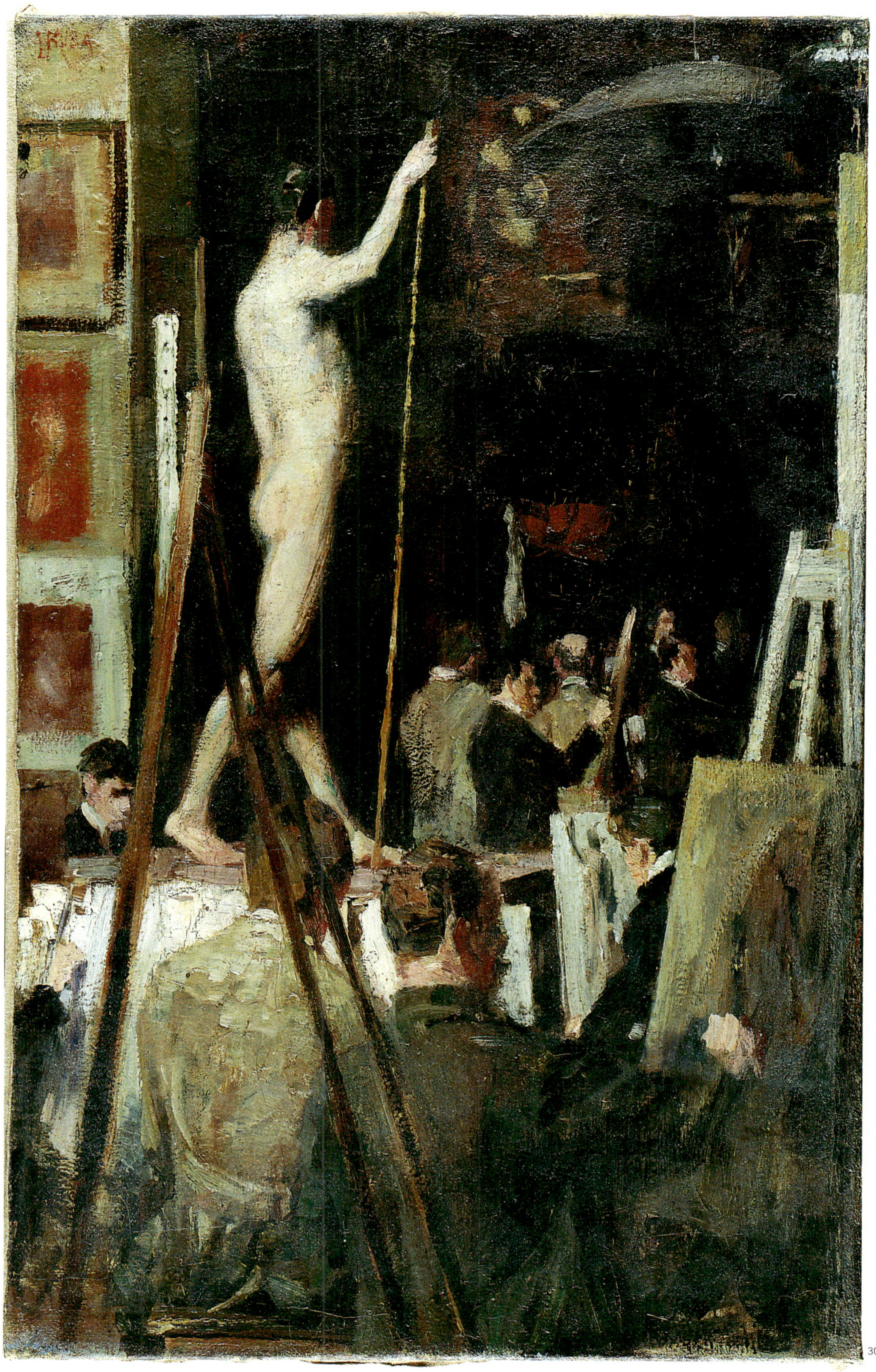

305

Seine [Anton Azbés] Schule war berühmt, er galt als ein genialer Lehrer. Die begabteren jungen Leute verließen die Akademie der Künste, um unter seiner Leitung zu studieren. Aus allen Ländern Europas kamen Kunstjünger zu ihm. Er fragte nicht, ob ein Schüler bezahlen konnte, und wußte auch nie, wer Schulgeld bezahlt hatte und wer nicht. Solange Geld für die Modelle und für Kognak in seiner Nachttischschublade lag, war die Buchführung in Ordnung. Viele warteten auf einen frei werdenden Quadratmeter, seine Malschule war überfüllt. „Wer zuerst kommt, malt zuerst", war sein stehender Scherz [129] *Leonhard Frank*

305 Malschüler der Malschule Azbé arbeiten vor dem Modell. *Gemälde von Ludvik Kuba um 1900*

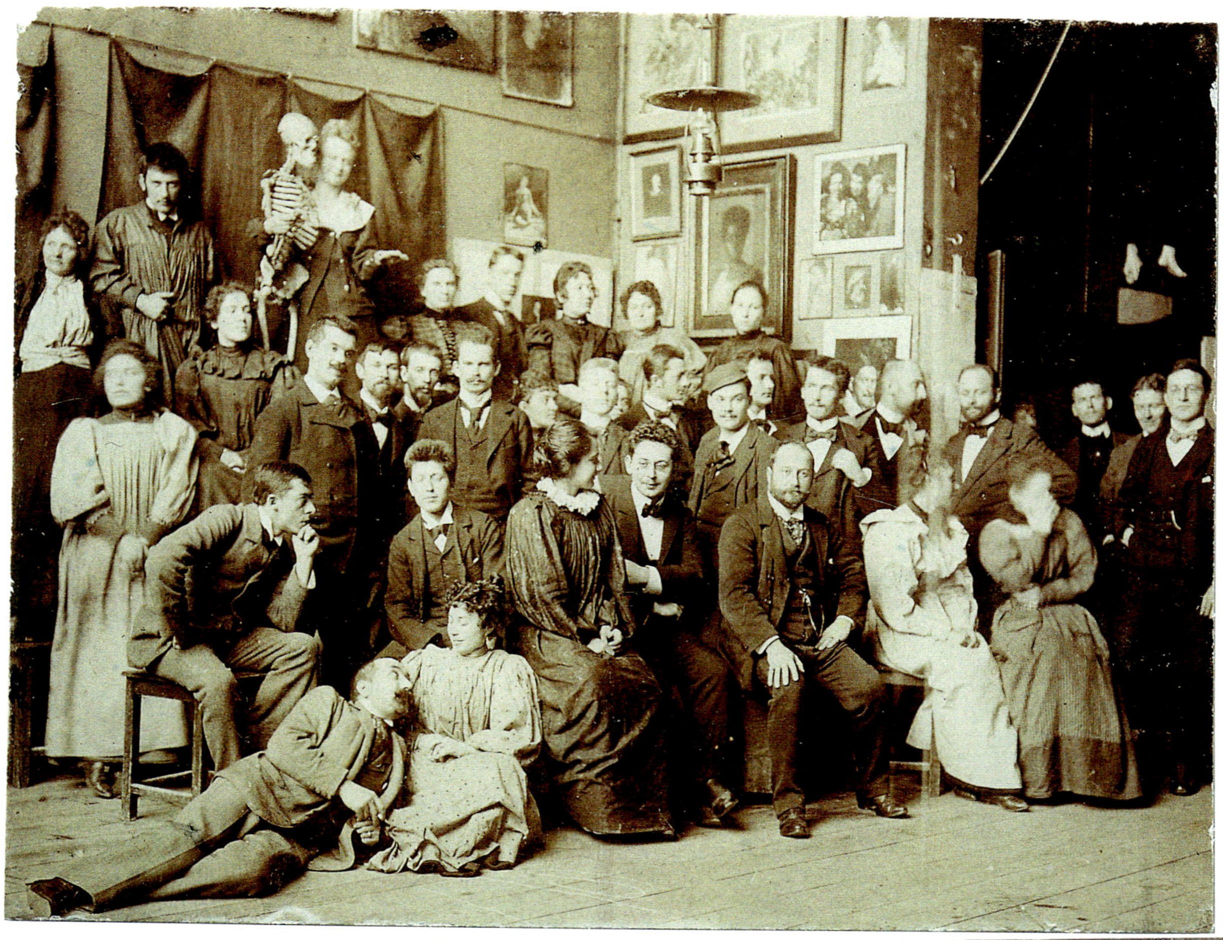

306

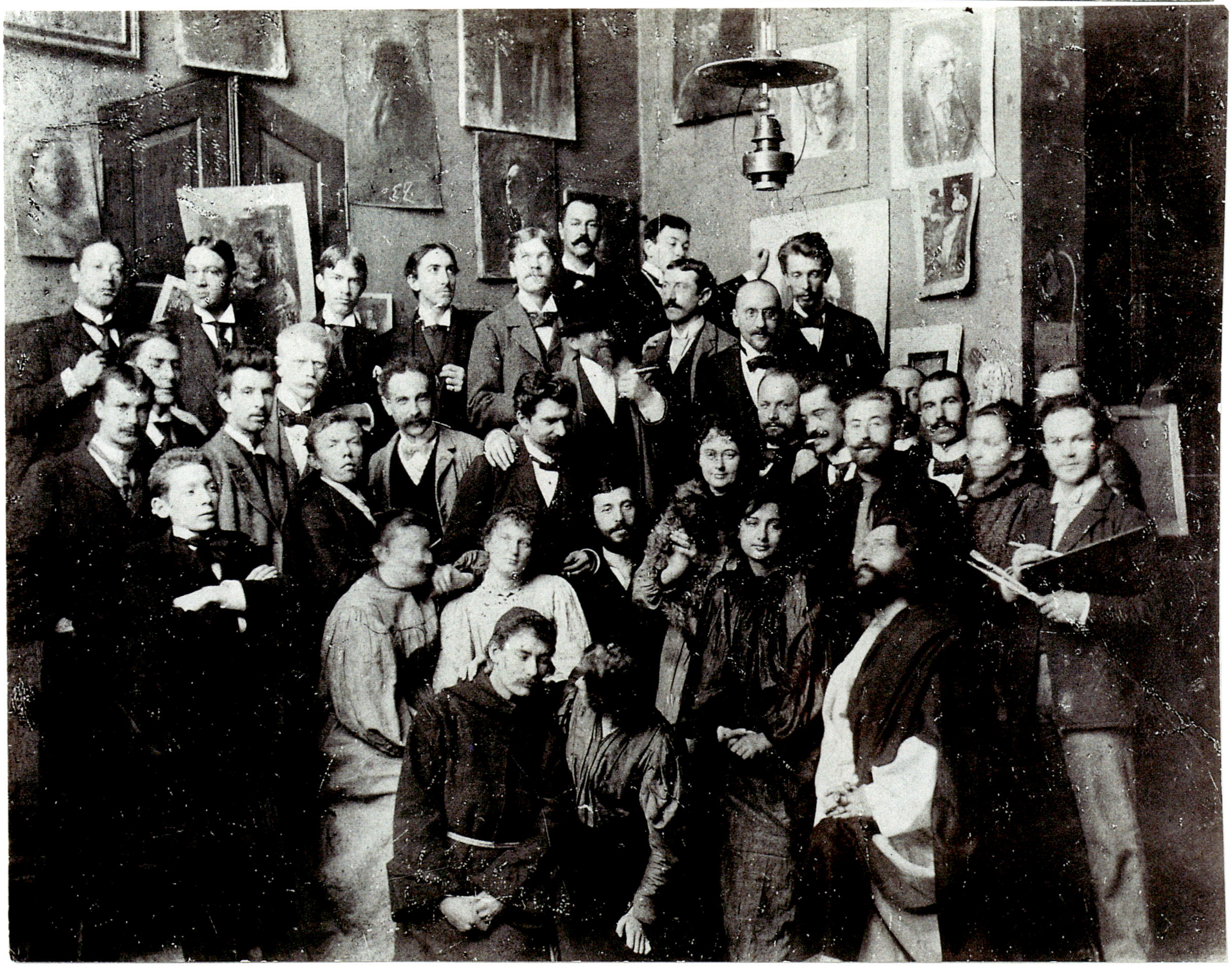

307

306 Gruppenbild mit Skelett in der Malschule Anton Azbé um 1900. Der Lehrer und Inhaber der Malschule stirbt am 5. August 1905. Er war Stammgast bei Kathi Kobus. Als ihr Hausdichter Hans Bötticher 1909, anläßlich des siebenjährigen Bestehens der Künstlerkneipe *Simplicissimus,* eine Festschrift herausgibt, gedenken Wirtin, Personal und Stammgäste des Verstorbenen mit folgenden Worten: „Anton Acbé genannt Professor Nämlich, Inhaber der größten Malschule Münchens, ein ausgezeichneter Lehrer, außerdem ein großherziger, uneigennütziger Mensch, der zugleich mit Max Halbe, Ludwig Scharf, Frank Wedekind, Hannes Ruch, Graf Kaiserlin [sic] etc., den elf Scharfrichtern und den Zeichnern vom Simplicissimus, Kathi in ihren Anfängen tat- und trunkkräftig unterstützt hat, und die auch jetzt noch ihre hochgeschätzten Gäste sind. – Leider hat der Tod die illustre Tafelrunde gelichtet, denn Acbé, Rolf, Wilke, Albert Langen und von Reznicek sind von uns geschieden. Und wir gedenken ihrer oft in den fröhlichsten Stunden.“ [130]

307 Malschüler der Malschule Anton Azbé mit den Modellen Mönch und Christus.
Fotografie um 1900

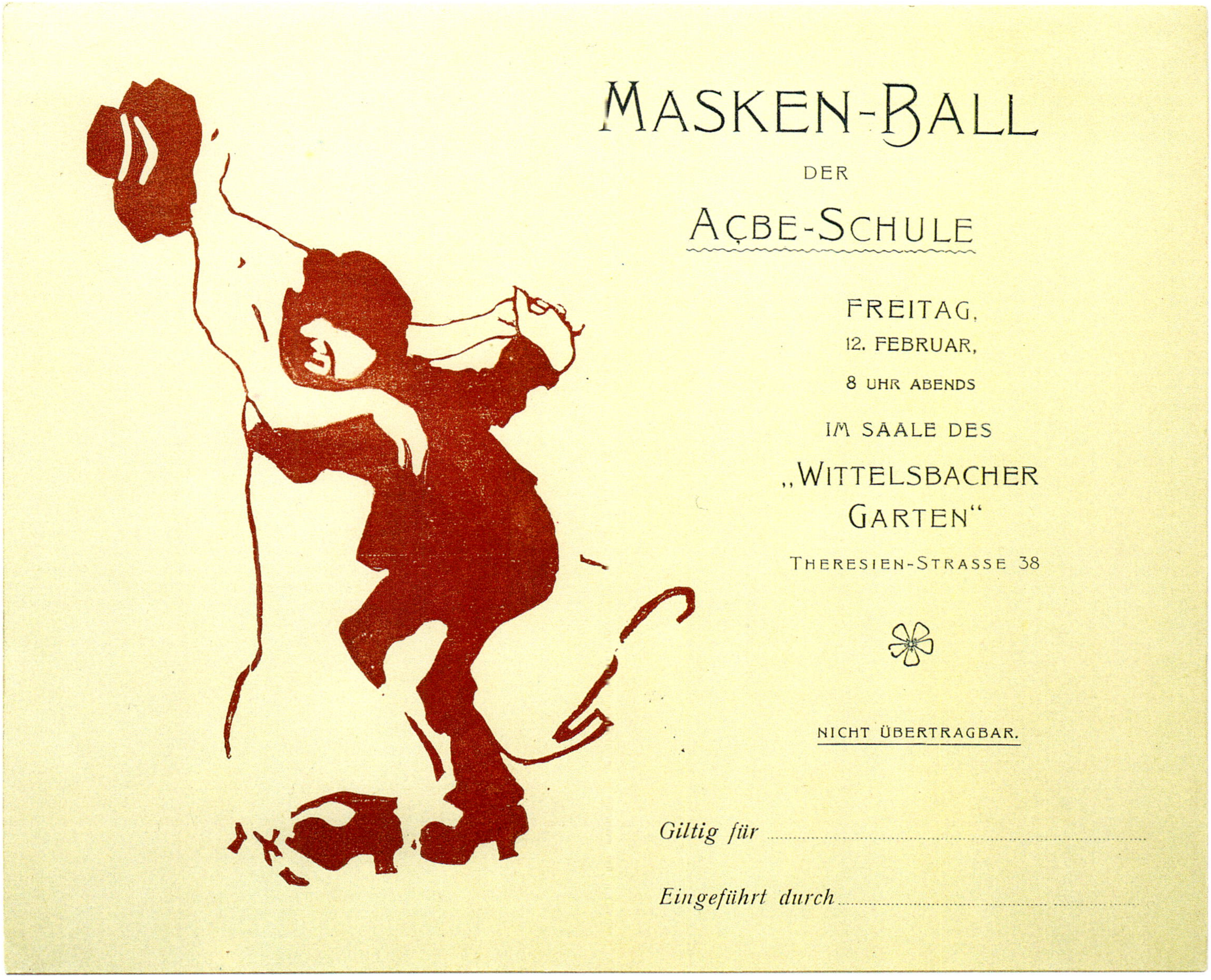
MASKEN-BALL
DER
AÇBE-SCHULE
FREITAG,
12. FEBRUAR,
8 UHR ABENDS
IM SAALE DES
„WITTELSBACHER
GARTEN“
THERESIEN-STRASSE 38
NICHT ÜBERTRAGBAR.
Giltig für
Eingeführt durch

308

308 Einladungskarte zum Maskenball der Azbé-Schule

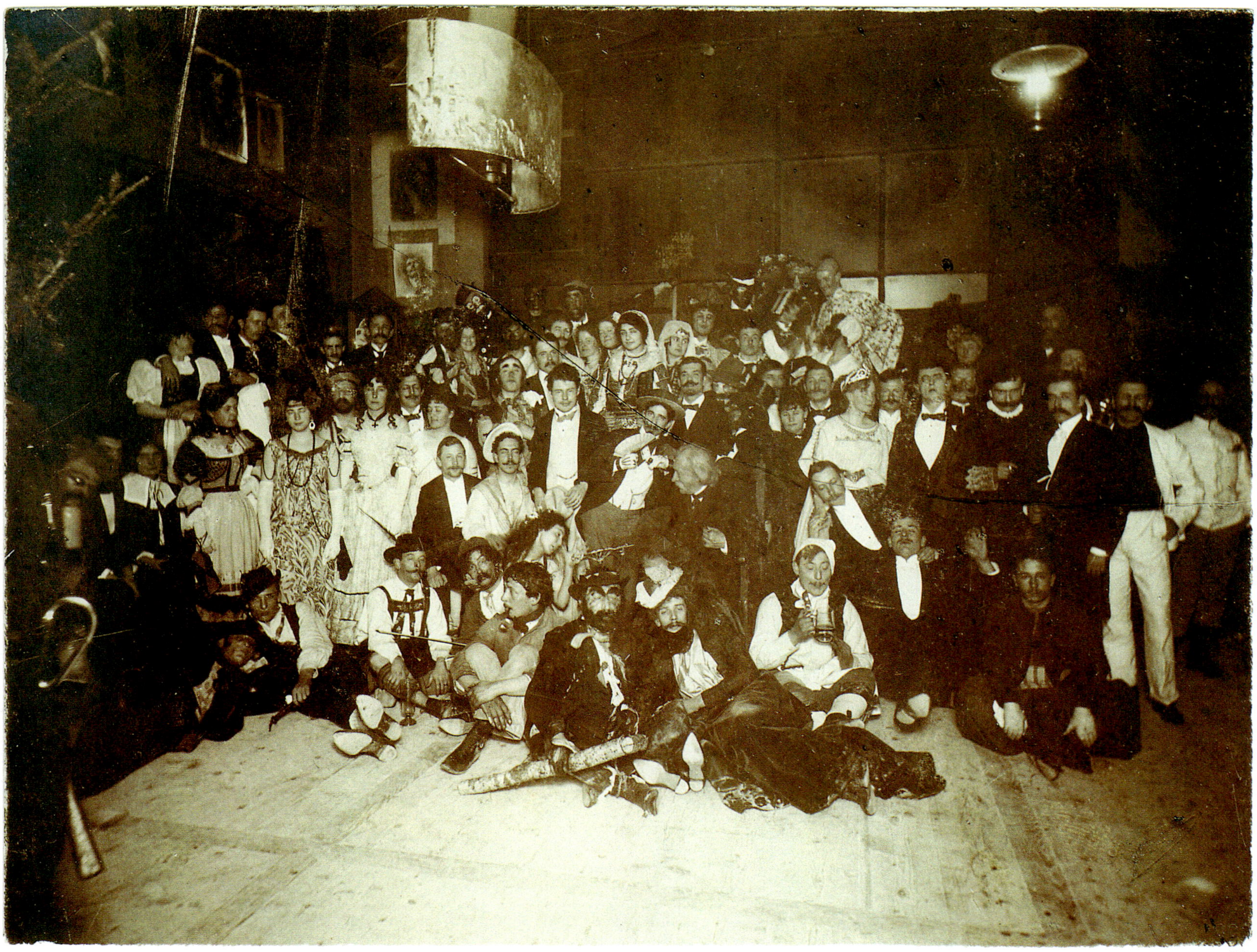

309

309 Kostümfest in der Azbé-Schule, *1899*

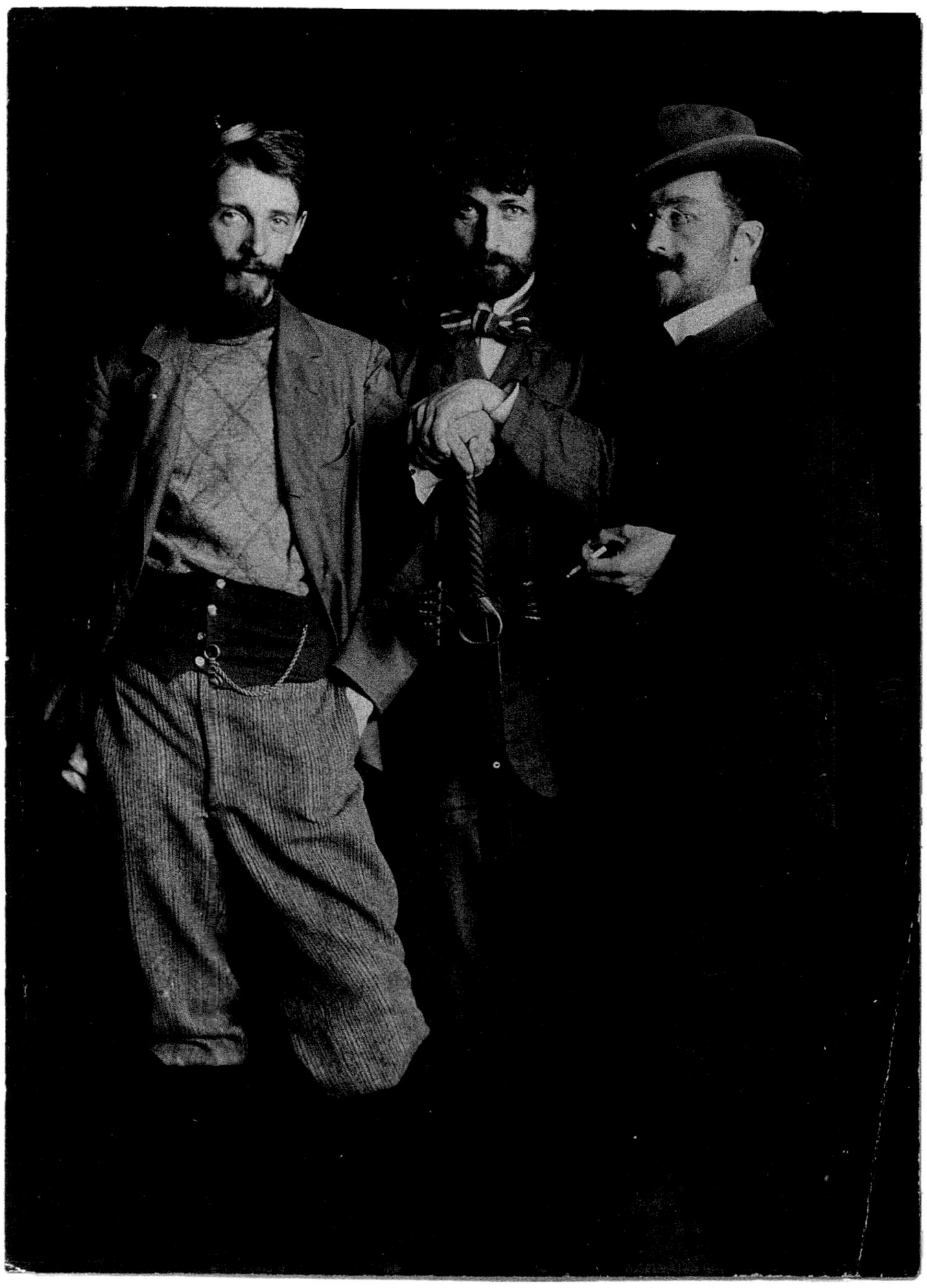

310

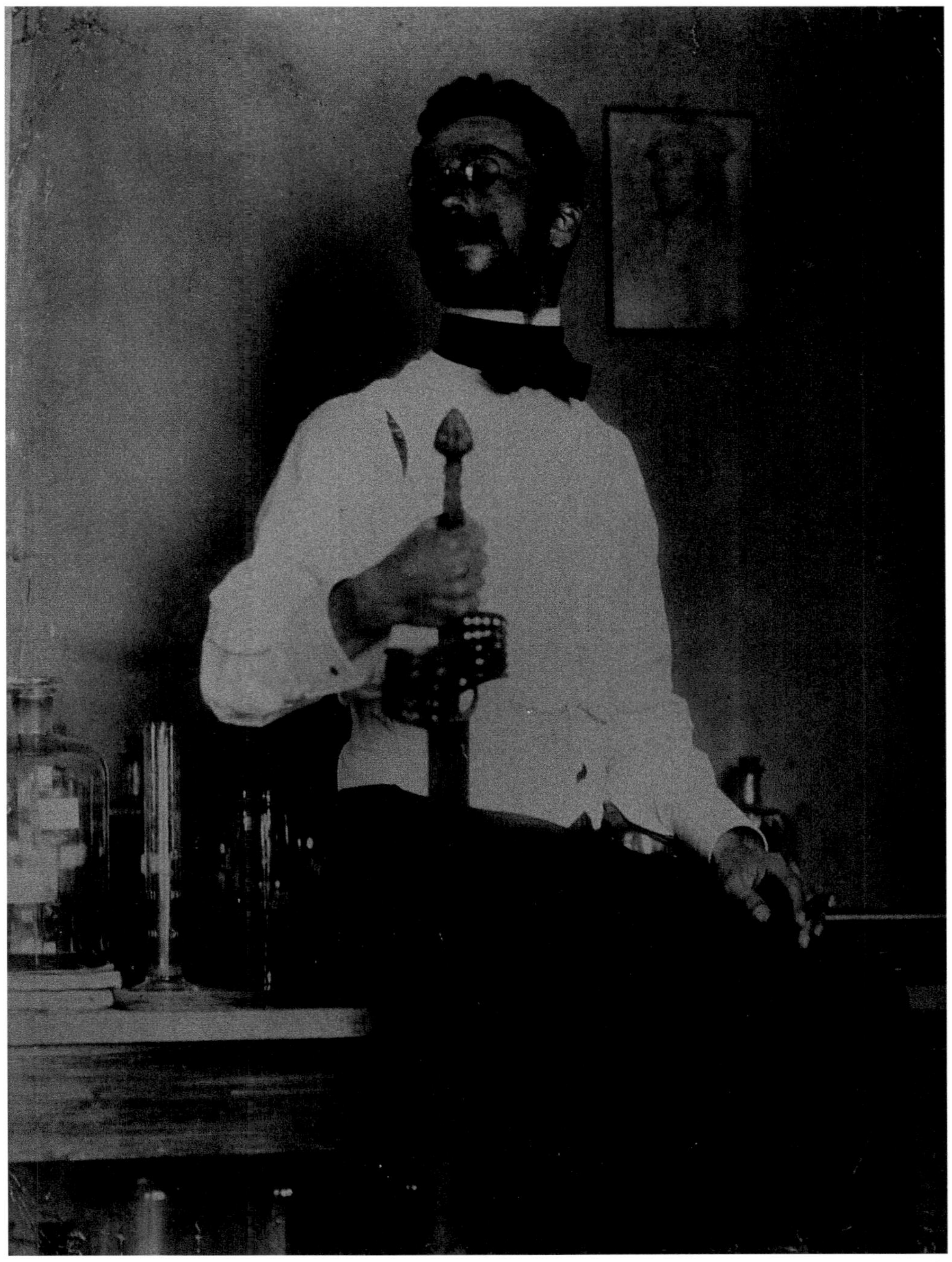

311

310 Gruppenbild mit Schwert in der Malschule des Anton Azbé, 1897. Von links nach rechts: Nikolai Seddeler, Dimitri Kardowsky, Wassily Kandinsky

311 Das Motiv des Ritters stammt aus der Tradition der Romantik und wird in den privaten Malschulen Schwabings gerne aufgegriffen. Die Aufnahme des Lehrers Anton Azbé um 1897 zeigt dessen Malschüler Kandinsky in entsprechender Pose

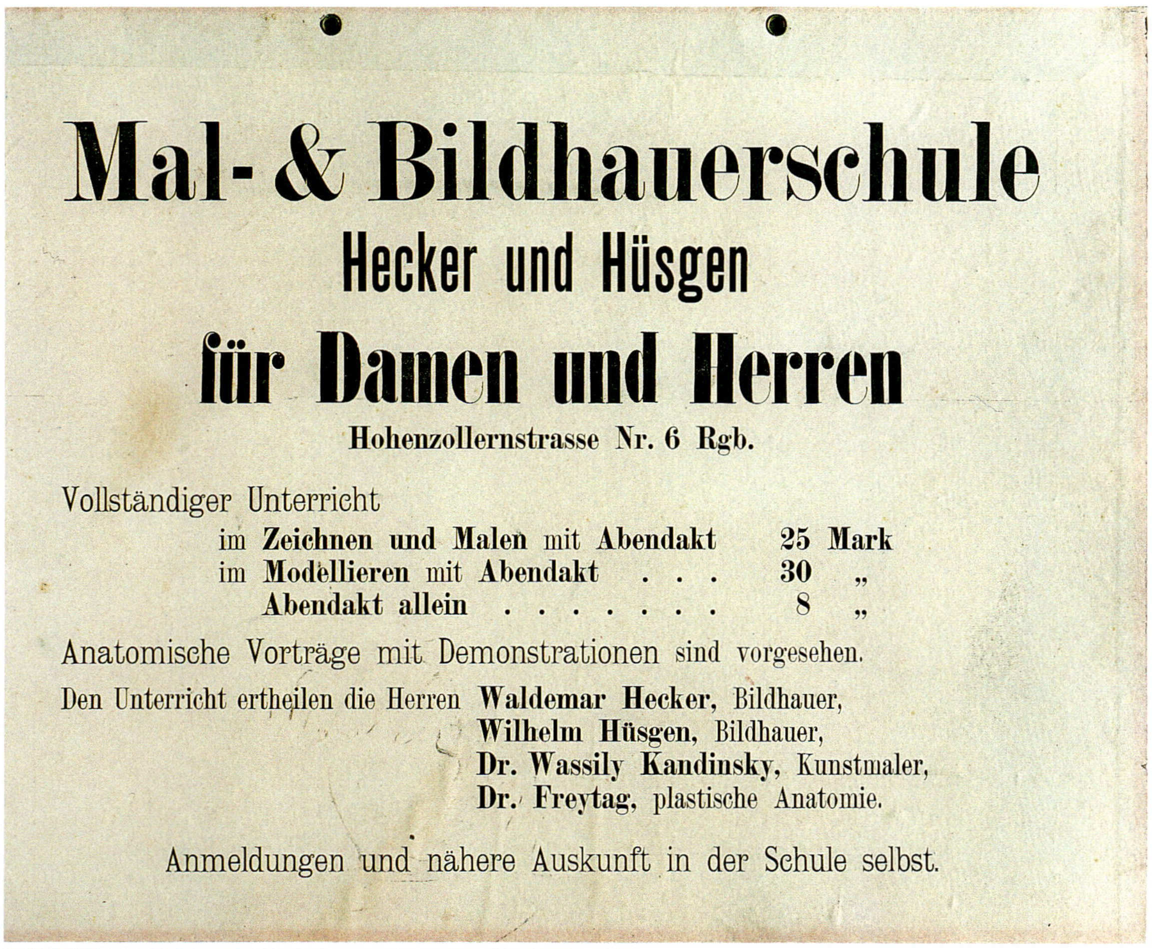

Mal- & Bildhauerschule

Hecker und Hüsgen

für Damen und Herren

Hohenzollernstrasse Nr. 6 Rgb.

Vollständiger Unterricht

im **Zeichnen und Malen** mit **Abendakt**	**25**	**Mark**
im **Modellieren** mit **Abendakt** . . .	**30**	„
Abendakt allein	**8**	„

Anatomische Vorträge mit Demonstrationen sind vorgesehen.

Den Unterricht ertheilen die Herren **Waldemar Hecker,** Bildhauer,
Wilhelm Hüsgen, Bildhauer,
Dr. Wassily Kandinsky, Kunstmaler,
Dr. Freytag, plastische Anatomie.

Anmeldungen und nähere Auskunft in der Schule selbst.

312

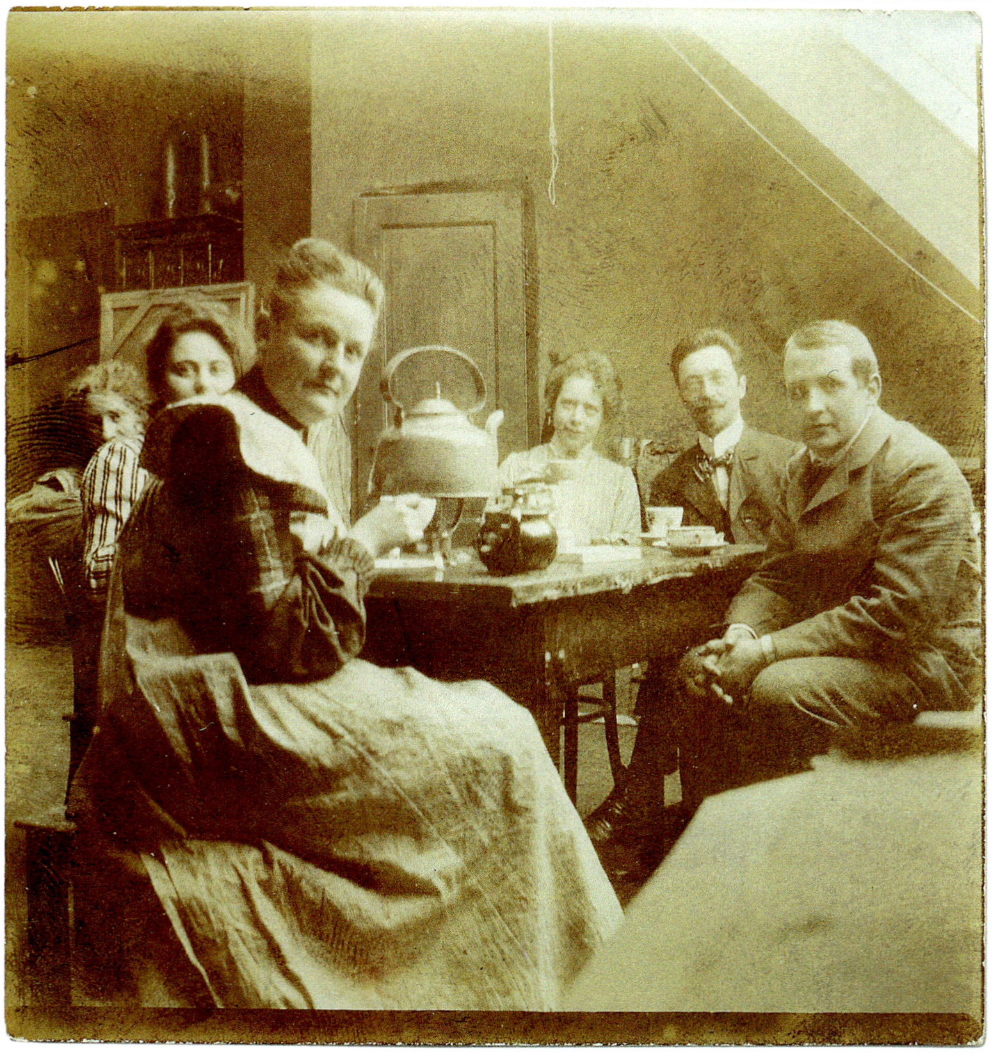

313

312 Die Bildhauer Waldemar Hecker und Wilhelm Hüsgen betreiben gemeinsam eine private Schule für Bildhauerei. 1901 schließen sie sich der Neugründung *Phalanx* an und beziehen die Ateliers im Rückgebäudes an der Hohenzollernstraße 6. Die Anschlagtafel informiert über Unterricht und Preise

313 Im ersten Stock unterrichtet Wassily Kandinsky. Wie sein Lehrer Anton Azbé nennt er seine Schule *Mal- und Zeichen-Schule W. Kandinsky*.
In einem Prospekt informiert er über Konditionen, Zeiten und Preise: „Aufgenommen werden Herren und Damen jeden Alters. Eintritt und Austritt geschieht am 1. und 15. jedes Monats. Aufnahme für eine kürzere Zeit wie ein Monat findet nicht statt. Die Beiträge verstehen sich: Gesamtkurs mit Abendakt 30 Mark, Gesamtkurs ohne Abendakt 25 Mark, Vor- oder Nachmittag mit Abendakt 20 Mark, Vor- oder Nachmittag ohne Abendakt 15 Mark, Abendakt allein 10 Mark.
Die Unterrichtsstunden sind von 9 bis 12 Uhr Kopfmodell, von 2 bis 4 Uhr Aktmodell und von 5 bis 7 Uhr Abendakt. Jeden Samstag von 7 bis 8 Uhr Skizzierabend. Ausserdem wird jede 8 Tage Stilleben gestellt. Der Austritt ist mindestens 14 Tage vorher anzumelden.“ [131]
Gabriele Münter, die von der Damen-Akademie in die Mal- und Zeichenschule W. Kandinsky wechselt, fotografiert 1902 ihre Mitschülerinnen und die Lehrer Wilhelm Hüsgen (rechts) und Wassily Kandinsky (links daneben) während der Teepause unter dem Atelierfenster

In Schwabing gibt es viele Ateliers

314, 315 Atelier von Walter Oberholzer an der Arcisstraße 44: „Letzte Aufnahme meiner Bude."
Fotografie von Walter Oberholzer

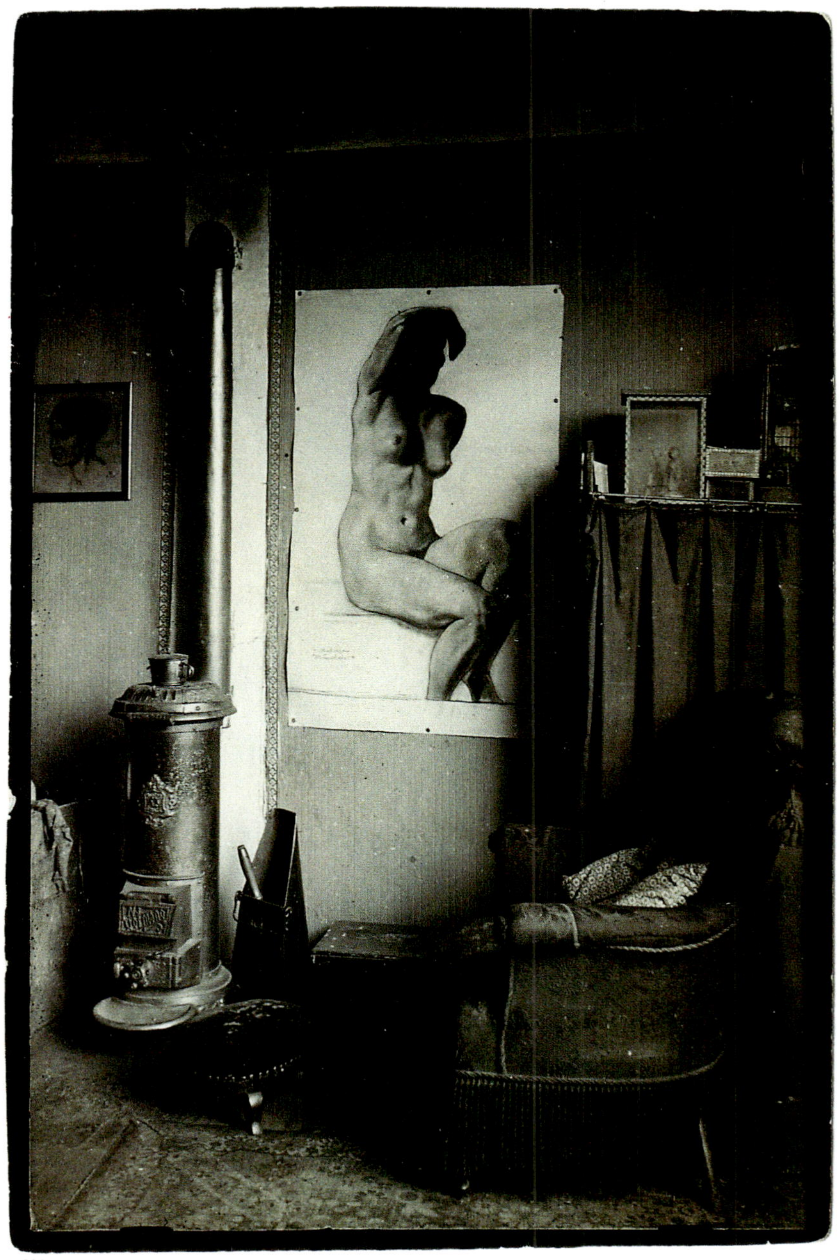

314

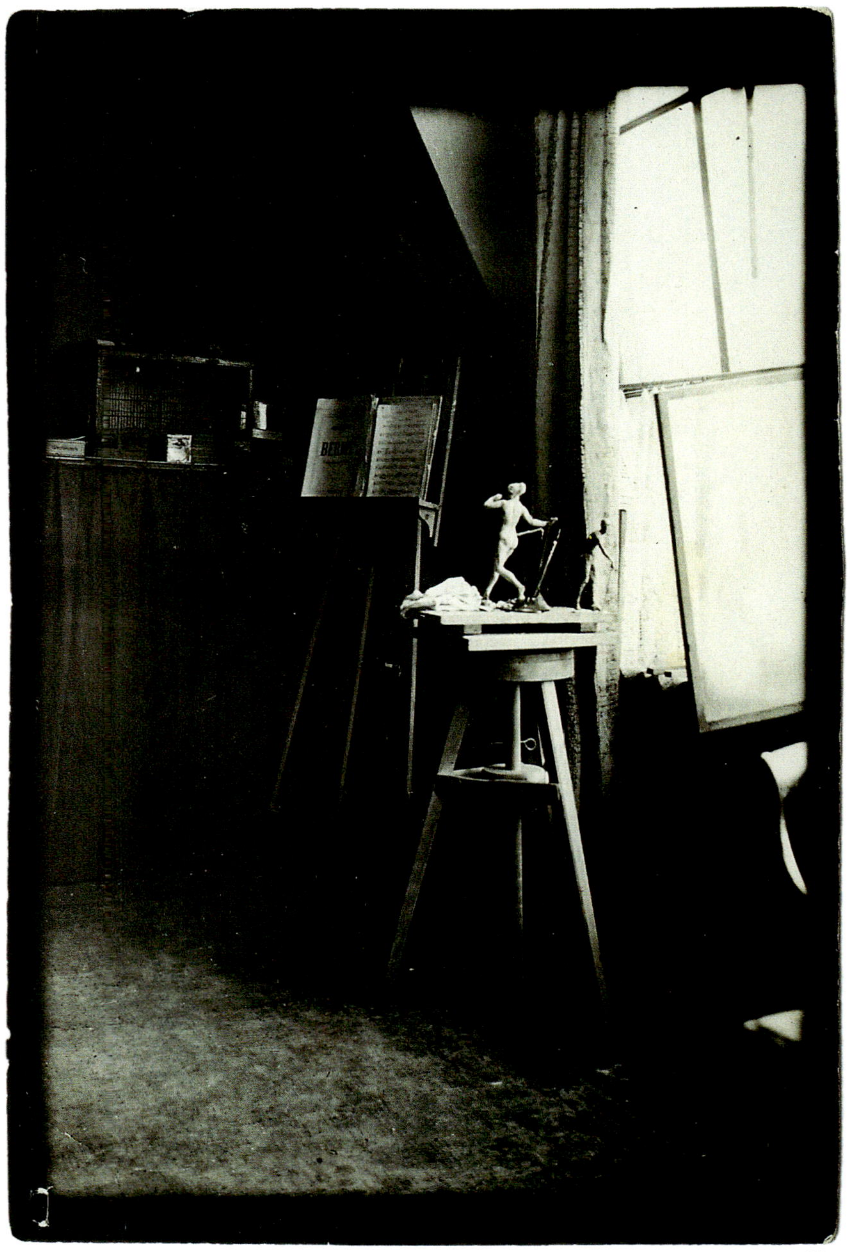

315

In Schwabing gibt es viele Ateliers. Für Maler sind sie oft im Dachgeschoß eines Hauses untergebracht. Das großformatige Fenster ist nach Norden ausgerichtet, weil das Nordlicht am wenigsten die Farbe in ihrer Erscheinung verfälscht. Zur Ausstattung gehören eine Staffelei mit Rollen, um sie bequem in die gewünschte Lichtsituation bewegen zu können. Ein Tisch daneben dient der Ablage für Farben und Malmittel. Pinsel in verschiedener Größe und Dicke stecken griffbereit in einem Gefäß. Stellt der Maler seine Farben noch selbst her, dann braucht es eine eigene Ecke im Raum mit einem Regal für die Pigmente und Öle, eine Farbmühle und einen Tisch zum Anreiben der Farbe. Ein Lager ist notwendig zum Trocknen der frisch gemalten Werke, für Keilrahmen, Leinwand, Paletten und einer zusammenklappbaren leichten Staffelei für draussen. Eine Requisitenkammer, wie sie noch im 19. Jahrhundert gebraucht wurde, um Stilleben und Interieurs aufbauen zu können,

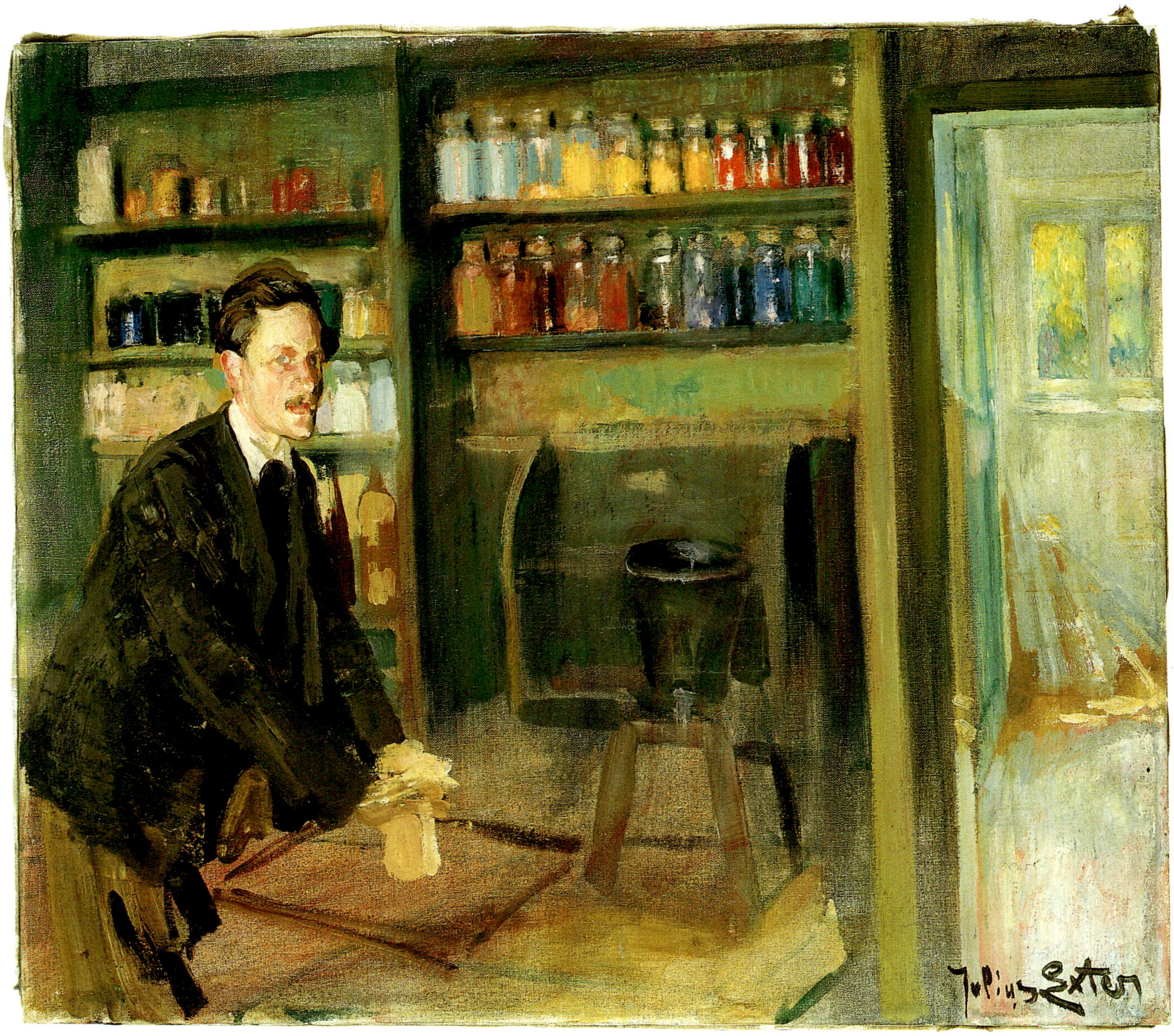

316

316 Der Maler Julius Exter stellt seine Farben nach eigenen Rezepturen selbst her, wenngleich es bereits Tubenfarben aus der Fabrik gibt. Sein Gemälde zeigt einen seiner Malschüler beim Anreiben der Farbe. Im Hintergrund werden die Pigmente in Gläsern aufbewahrt. Unter dem Regal ist eine Farbmühle zu sehen, in der die Pigmentbrocken pulverisiert werden. Das Ölgemälde mit dem Titel *Der Farbenreiber* entsteht um 1905 in seinem Atelier in Feldwies, wo er während des Sommers Kurse für Malschüler abhält.

ist in den Schwabinger Ateliers nicht mehr zu finden, weil die Inszenierung des Bildmotivs dem Verständnis von Wirklichkeit vieler Schwabinger Maler um 1900 widerspricht. Das traditionelle Aktstudium jedoch bleibt wichtig. Das Modell sitzt, steht oder liegt meist durch ein Podest erhöht. Es gibt Künstler, die nicht mehr direkt vor dem Modell das Bild anlegen. Sie setzen vielmehr das Medium der Fotografie ein, lichten das Modell in verschiedenen Positionen ab, und projezieren die Lichtbilder, wann immer sie wollen, unabhängig von der Anwesenheit des Modells.
Ein Zeichentisch dient zum Herstellen von Skizzen, ein Planschrank zur Lagerung der Werke aus Papier. Eine Druckerpresse für Holz- und Linolschnitte kleineren Formats erweitert die technischen Möglichkeiten des Künstlers. Ateliers für Bildhauerei sind meist ebenerdig in Gartengebäuden eingerichtet, da der Transport von größeren Bronzeplastiken und Steinskulpturen dies erfordert. Hier gibt es statt der Staffelei den drehbaren Modellierbock oder den auf Lager ruhenden Rohling. Ansonsten werden Modellstudien und die zeichnerischen Arbeiten genauso gehandhabt wie im Atelier eines Malers.
Bauherren in Schwabing haben den Bedarf an Ateliers vor allem in der Nähe zur Akademie erkannt und darauf reagiert. Der Bauherr und Baumeister Johann Widmann z.B. hat an der Adalbertstraße eine Reihe von Mietshäusern errichtet, deren Grundrisse auf den Bedarf von Malern und Bildhauern ausgerichtet sind. An der Theresienstraße gibt es einen Gebäudekomplex aus Vordergebäude, Rückgebäude und Gartenhaus, der ausschließlich aus Ateliers für Künstler besteht. Eine Druckerei im Erdgeschoß und ein Fotoatelier im Dachgeschoß ergänzen die Bedarfsstruktur dieser Künstler-Werkstätten. Doch jedes Atelier sieht anders aus. Die Atmosphäre ist geprägt von der individuellen künstlerischen Tätigkeit seines Benutzers.

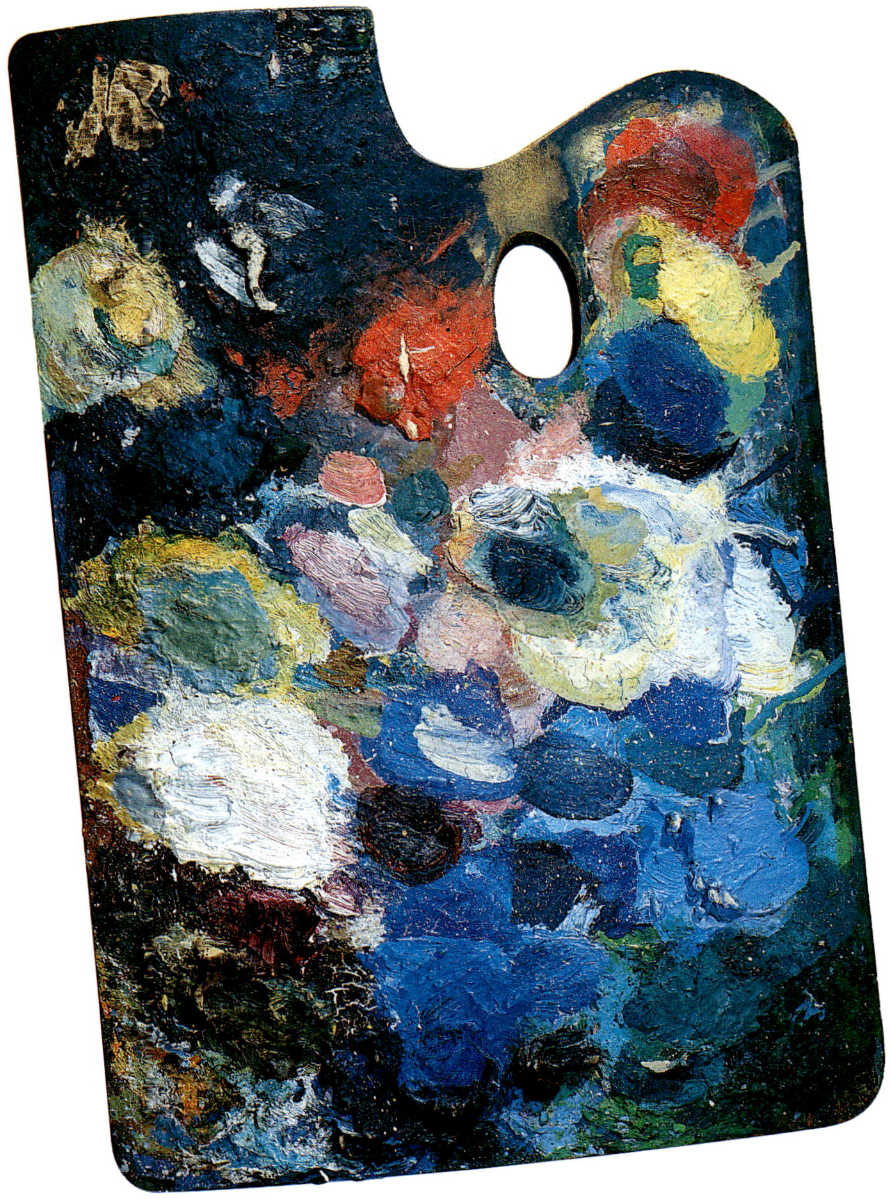

317

Die Einrichtung ihres Ateliers bestand aus einer Ottomane, einer Kiste mit Spirituskocher, dem zwei Meter langen Zeichentisch, einer runden Sitzbadewanne aus Holz und einem dreiteiligen verstellbaren mannshohen Spiegel, den sie für fünf Mark bei einem Trödler gekauft hatte. An den Wänden hingen, mit Reißnägeln angeheftet, Dutzende Aktstudien, in Tusche, Bleistift, Sepia, Rötel, einige stellenweise leicht aquarelliert, und alle nach demselben schönen Mädchenkörper. Sophie hatte vor dem verstellbaren Spiegel immer wieder das Modell gezeichnet, das nichts kostete – ihren Akt, in allen Größen, mehrmals lebensgroß, in allen erdenklichen Stellungen, kniend, stehend, liegend, und von allen Seiten: eine primitive Madonna [132] *Leonhard Frank*

317 Palette von Wassily Kandinsky während seiner Zeit in Schwabing vor 1914

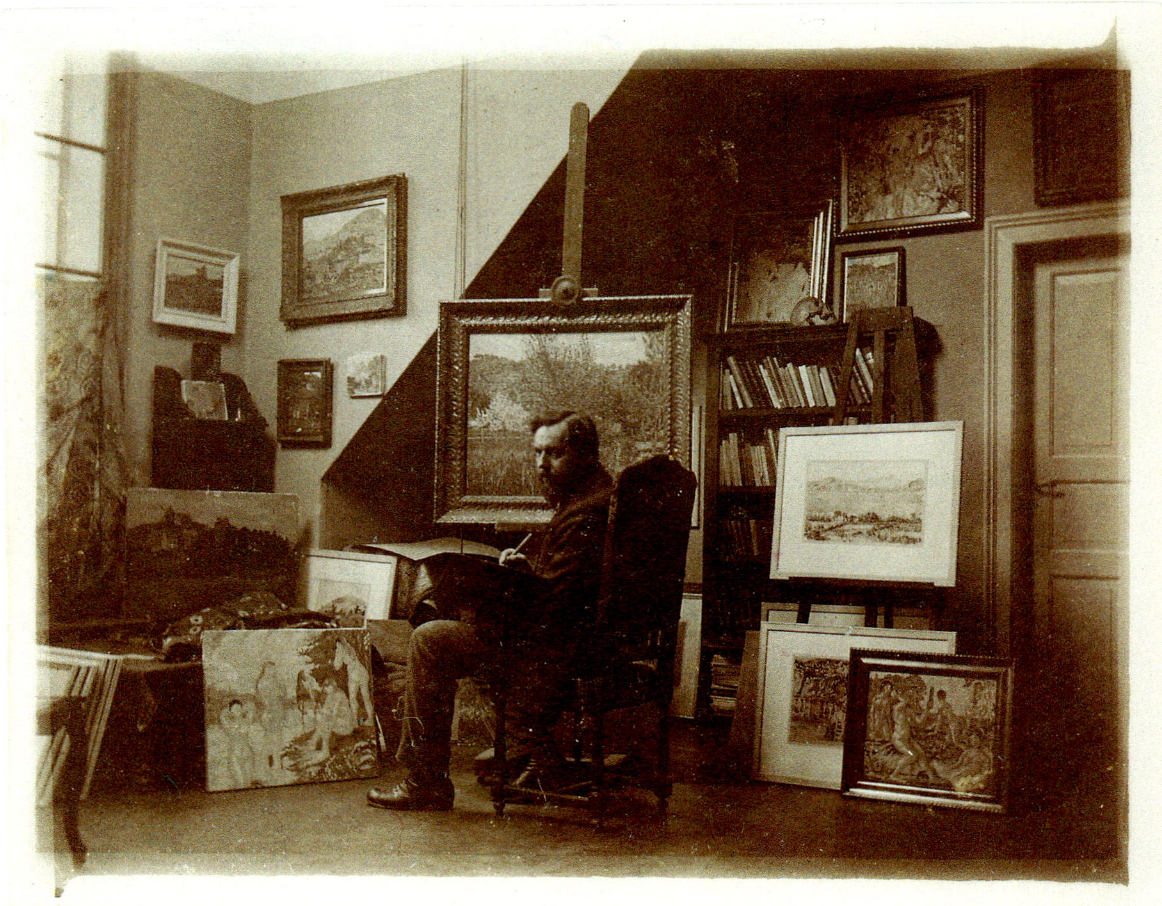

318

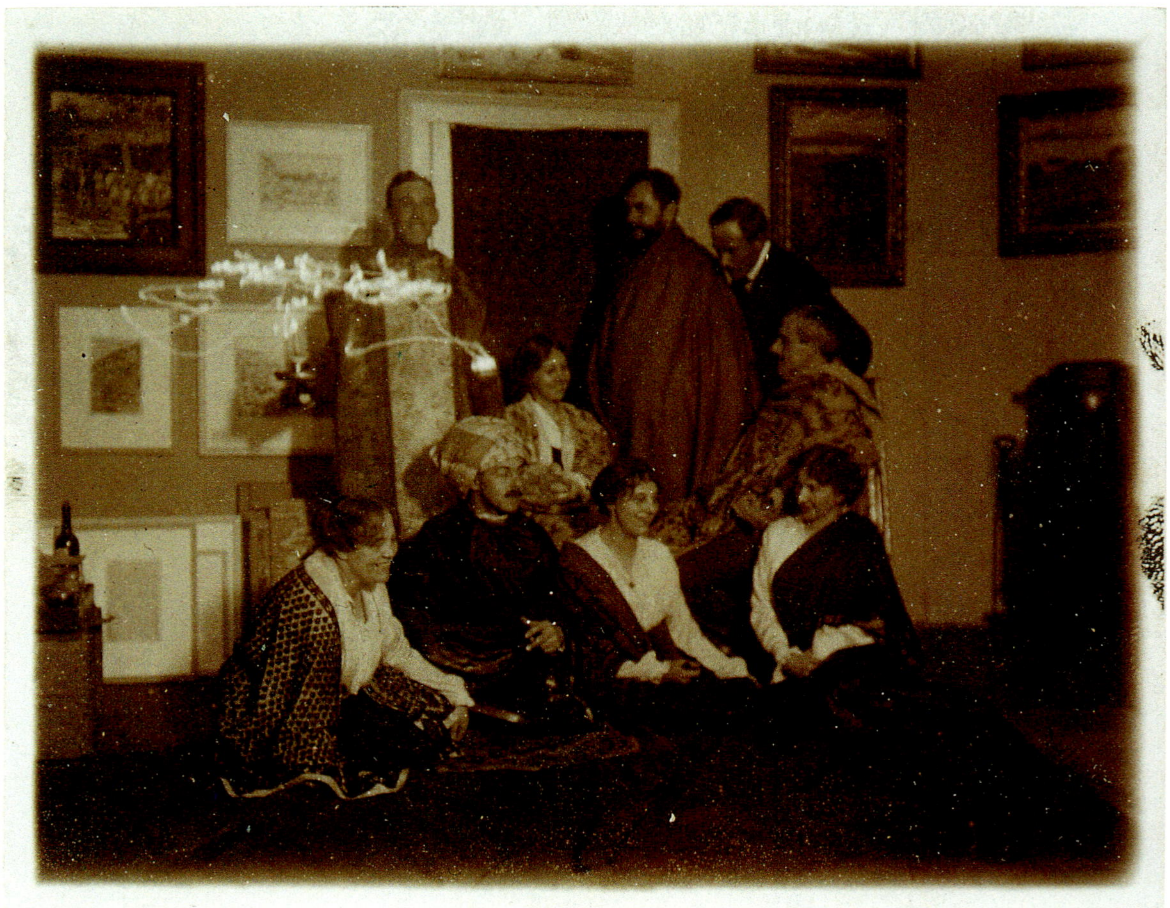

319

318 Der Maler Hugo Troendle in seinem Atelier an der Gedonstraße 8. *Fotografie 1909*

319 Spontan kostümierte Freunde zu Besuch bei Hugo Troendle in dessen Atelier an der Gedonstraße 8. Obere Reihe, zweiter von rechts: Hugo Troendle. *Fotografie 1909*

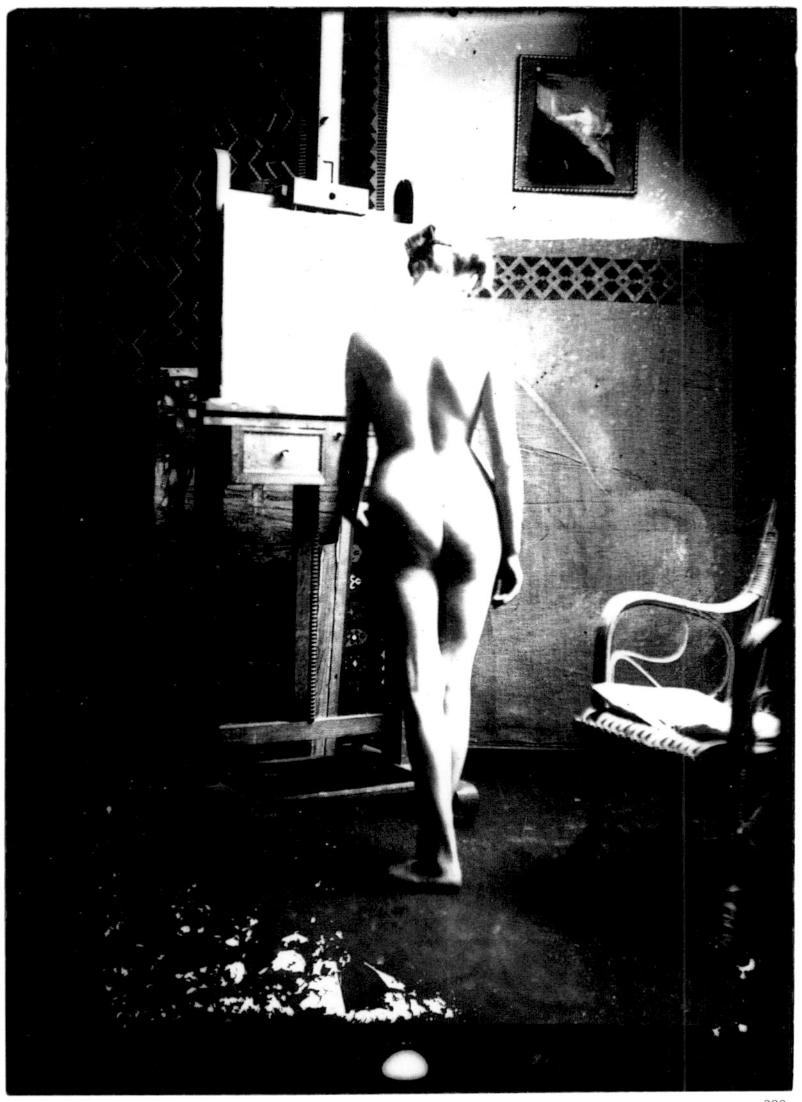

320

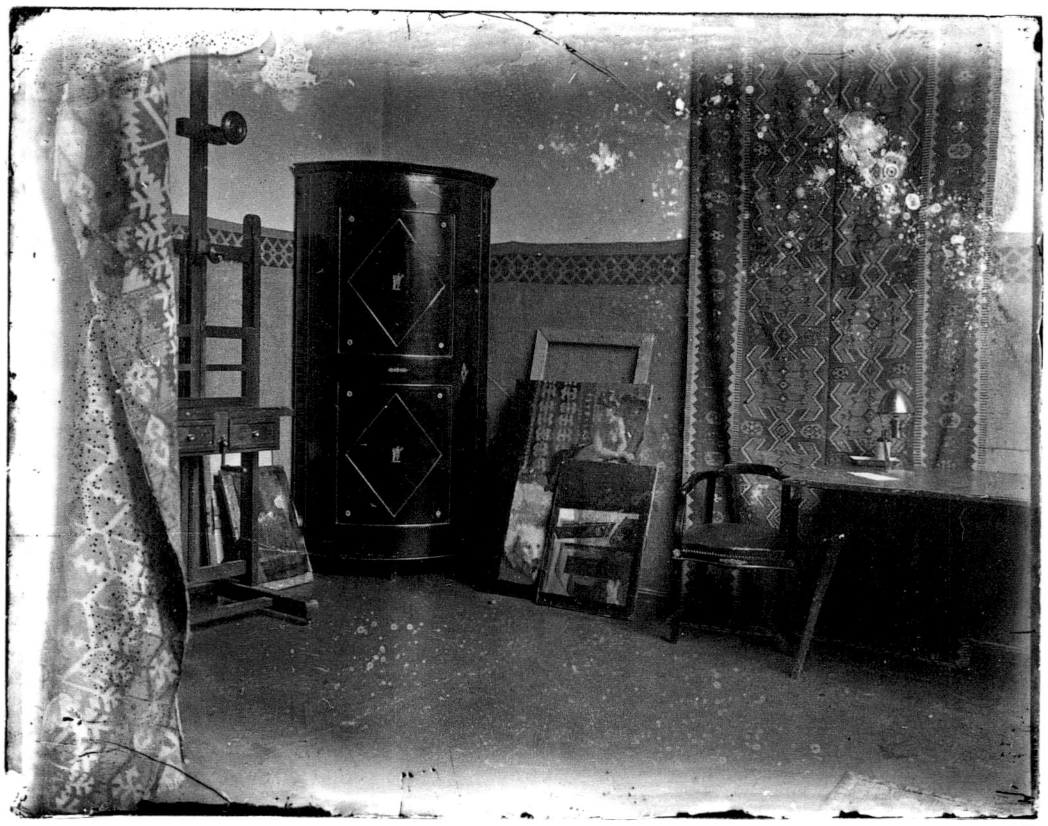

321

320 Von 1905 bis 1914 hat der Maler Paul Roloff sein Atelier im Gartengebäude an der Hohenzollernstraße 50. Er teilt sich das Atelier mit dem Bildhauer Ulfert Jannssen und dem Zeichner und Maler Erich Wilke. Roloff experimentiert mit Kamera und Projektor. Eines seiner Hauptmotive ist der weibliche Akt. Die Aufnahme zeigt ein stehendes Modell vor der Staffelei des Künstlers.

321 Ateliersituation bei Paul Roloff.
Aufnahme von Paul Roloff

Der Künstlerakt

Franziska Gräfin zu Reventlow schreibt für eine amerikanische Kunstzeitschrift einen Report über die Situation der Berufsmodelle in den zahlreichen Ateliers, privaten Kunstschulen und an der Akademie. Bei ihren Recherchen begegnet ihr Christus. Er kommt aus Berlin, spricht starken Dialekt und hat sich auf *Christus* spezialisiert. Unter seinem Arm trägt er eine Tasche mit einem braunen Mantel und einem dunkelroten Unterkleid. Frisur und Bart sind eindeutig beruflich bestimmt. Bei der Frage, ob er denn auch etwas über Erlebnisse mit ihren Klienten, den Künstlern erzählen könnte, bleibt Christus diskret: „wir Modelle, wir sehen alles, wir hören alles, wir sind bei allem dabei, aber wissen thun wir jarnischt, wir sind diskret.“ [133]

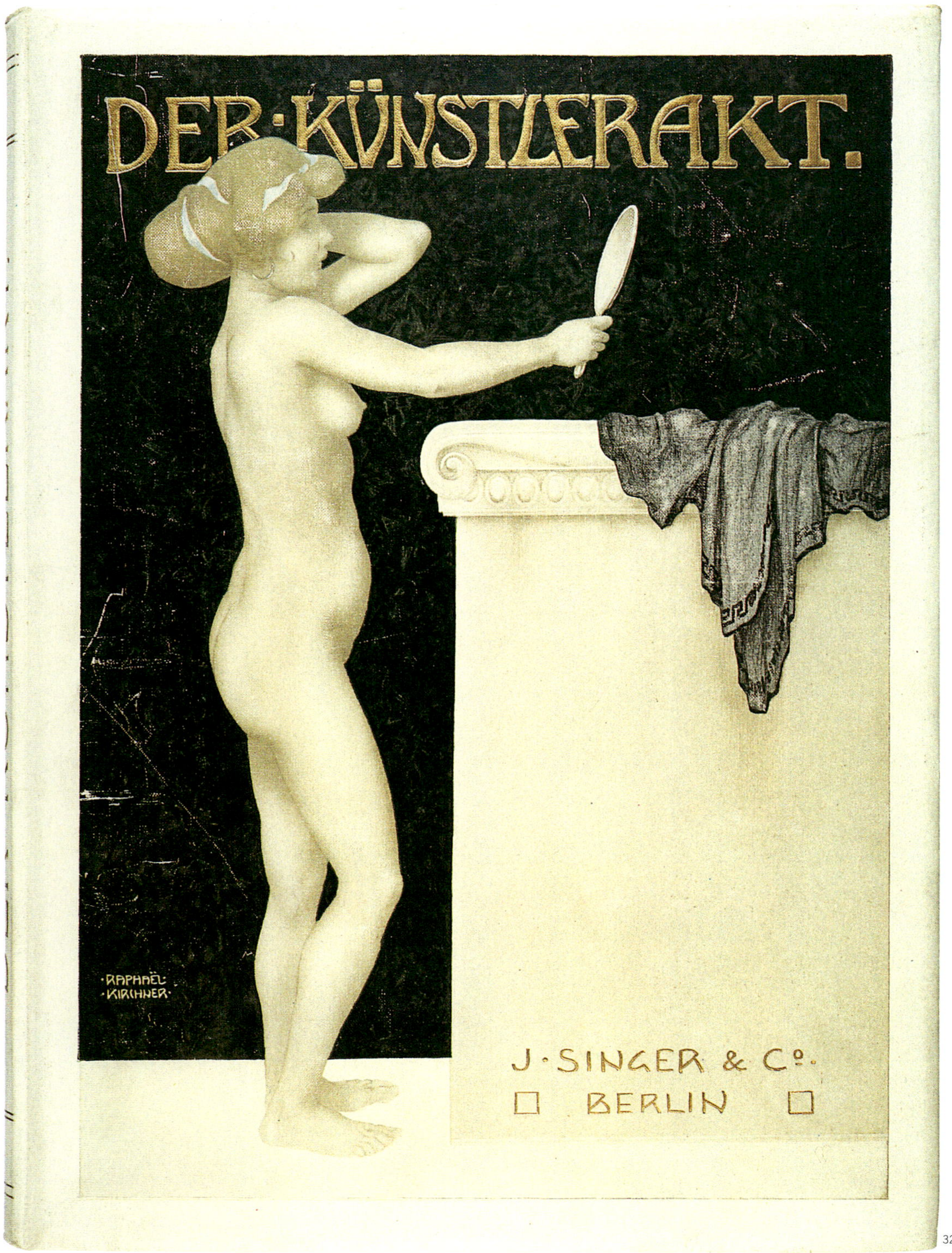

322

Modelle sind wichtig, notwendig, wenn es um Stilleben geht, die nicht nur aus Requisiten sondern mit lebenden Personen komponiert werden. Dafür sind Modelle aller Altersstufen, Modelle mit unterschiedlichem Gesichtsausdruck und Körperform und in verschiedenen Kostümen notwendig. Neben Modellen, die sich auf spezifische Genres eingestellt haben, besteht ein hoher Bedarf an Aktmodellen.
Das Aktstudium ist in allen künstlerischen Disziplinen Grundvorraussetzung für die bildnerische Arbeit. Es wird ergänzt durch anatomische Studien, die an der Anatomie auch für Kunststudierende möglich sind.
Der Kombination von Akt- und Anatomiestudien liegt die Auffassung zugrunde, daß der Künstler sein Bildmotiv nicht von der sichtbaren Oberfläche aus anlegt, sondern von innen nach außen aufbaut.

322 *Der Künstlerakt. Vorlagen zum Studium des nackten mensch-lichen Körpers*, herausgegeben von den Kunstmalern Otto Schmidt und Ernst Schneider, Berlin 1908. Dieser Band gehört in jedes Atelier für Malerei. Er wurde von Kunstmalern für Kunstmaler zusammengestellt

Der Künstler bezahlt für die Stunde an das Modell sechzig Pfenninge. Kopfakt ist billiger, komplizierte Positionen wie *Christus am Kreuz* kosten etwas mehr. Das älteste Modell an der Akademie ist weit über achtzig Jahre alt (Motiv *Abraham*), das jüngste kaum ein Jahr alt (Motiv *Il bambino Gesú*). Trotz der niedrigen Honorare für ein Modell, können sich nicht alle Künstler die Arbeit vor dem Modell leisten. Sie weichen aus auf Fotografien. Jeder kann über Kataloge das Studienmaterial bestellen. Verlage haben sich darauf spezialisiert, für bildende Künstler Mappenwerke herzustellen, in denen systematisch der menschliche Körper auch en détail abgebildet ist.

323-326 Sequenz von vier Fotografien von einem Modell in verschiedenen Posen.
Die Aufnahmen entstanden an der Debschitzschule, da sie aus dem Schwabing-Archiv des Debschitzschülers Rolf von Hoerschelmann stammen

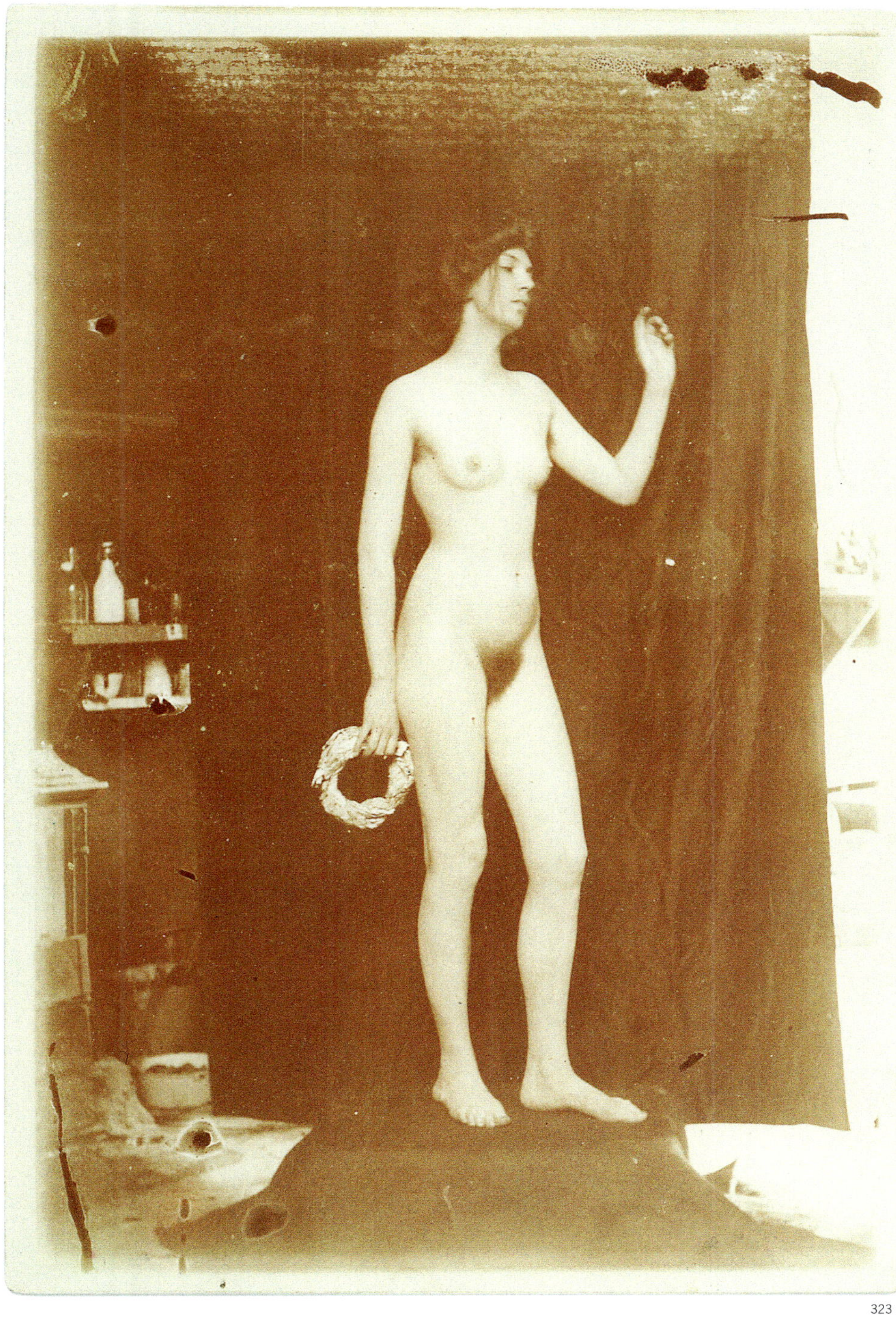
323

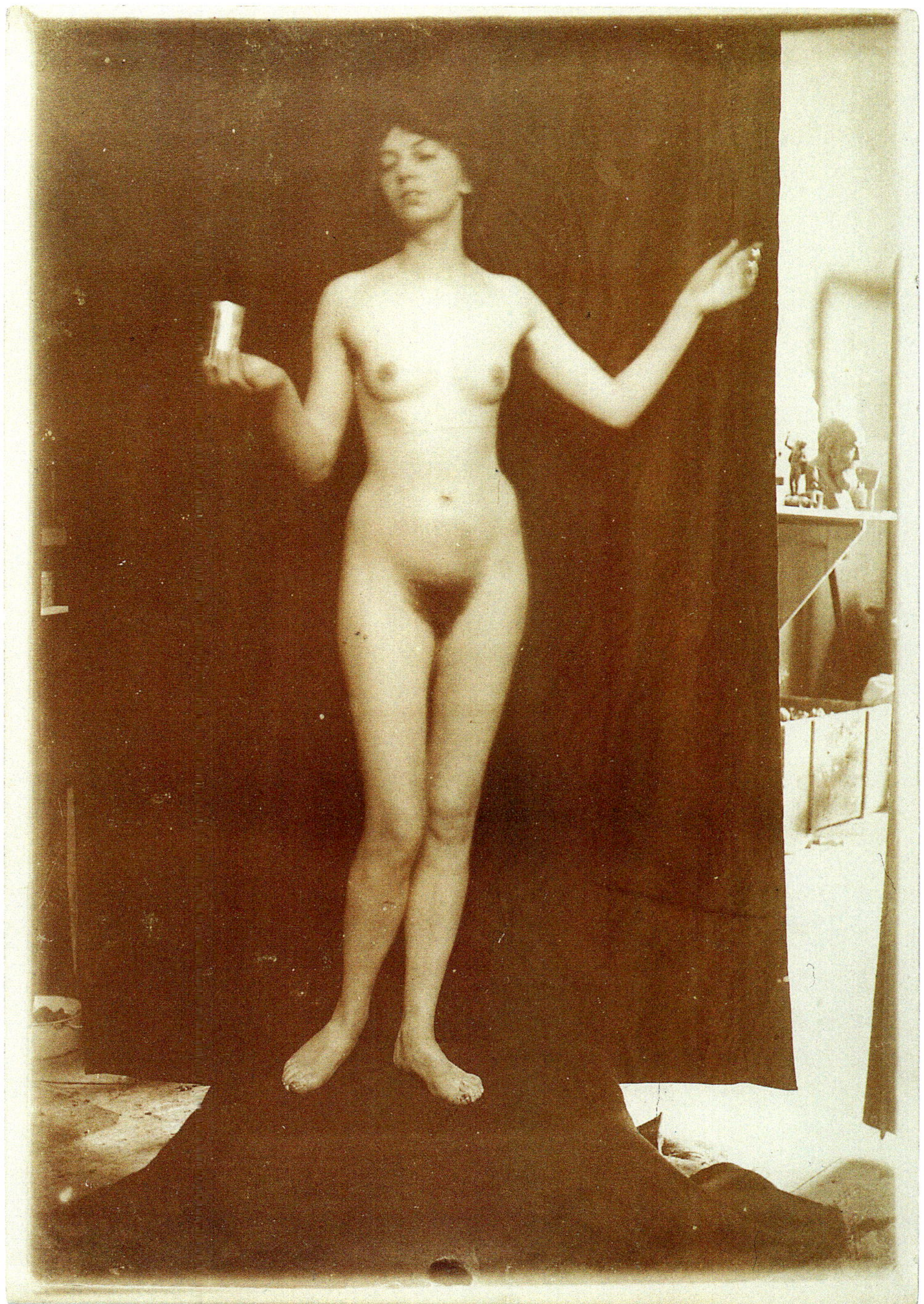
324

Modell-Liste

1. Walburga Stümpfl, als Giftmischerin beliebt,
sehr grün im Ton.
2. Crescenz, stilvoller Rokokoakt.
3. Anna Huber, sehnsüchtiges Profil,
sehr geeignet zum Stilisieren.
4. Adalbert Apfelkammer, Athlet und Ringkämpfer,
kolossaler Biceps, unglaubliche Deltamuskeln.
5. Marie Mayr, famose Zierleiste für die ‚Jugend'.
6. Clemens Brückner, hinterlistiger Priester [134]

Franziska Gräfin zu Reventlow

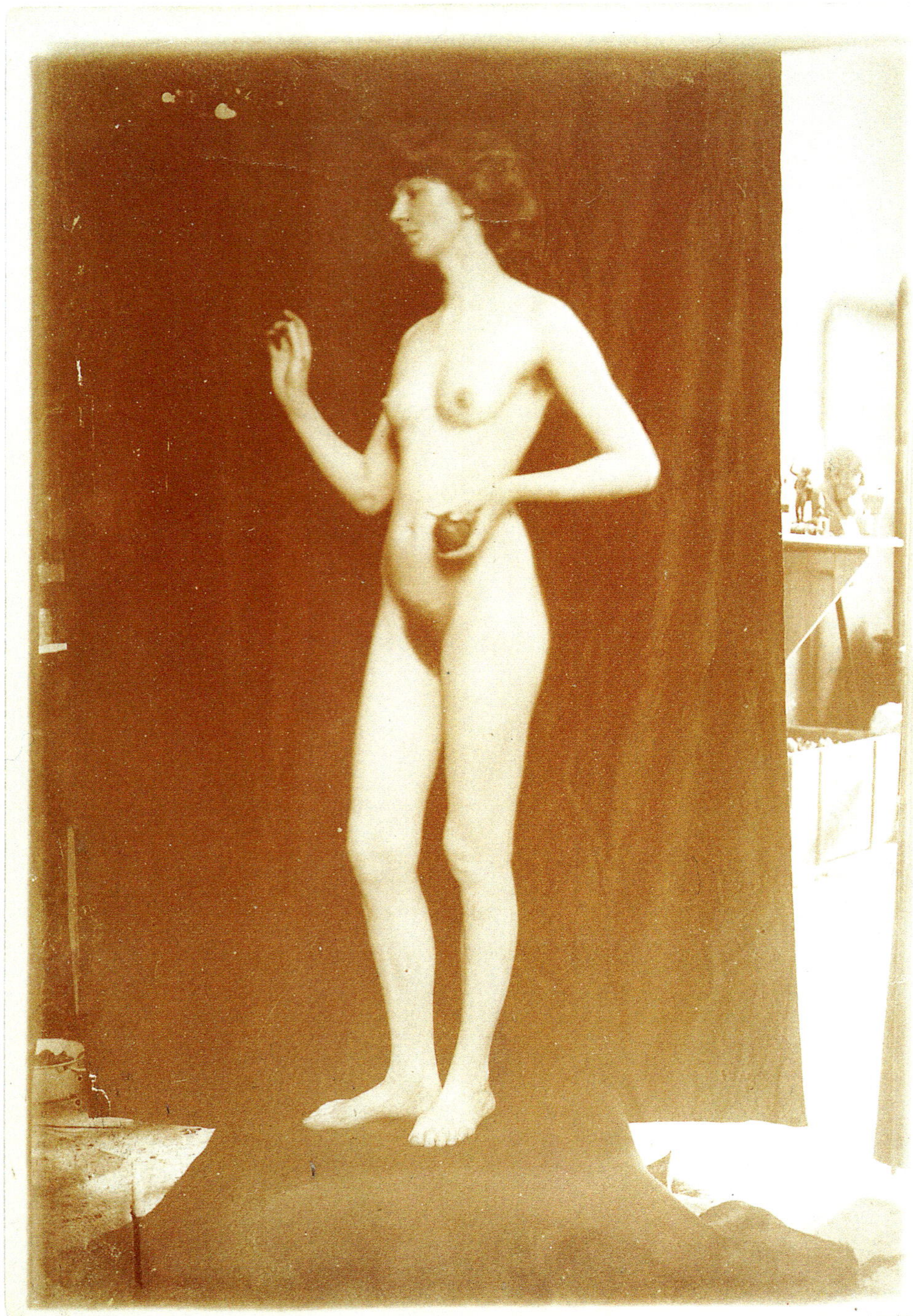

326

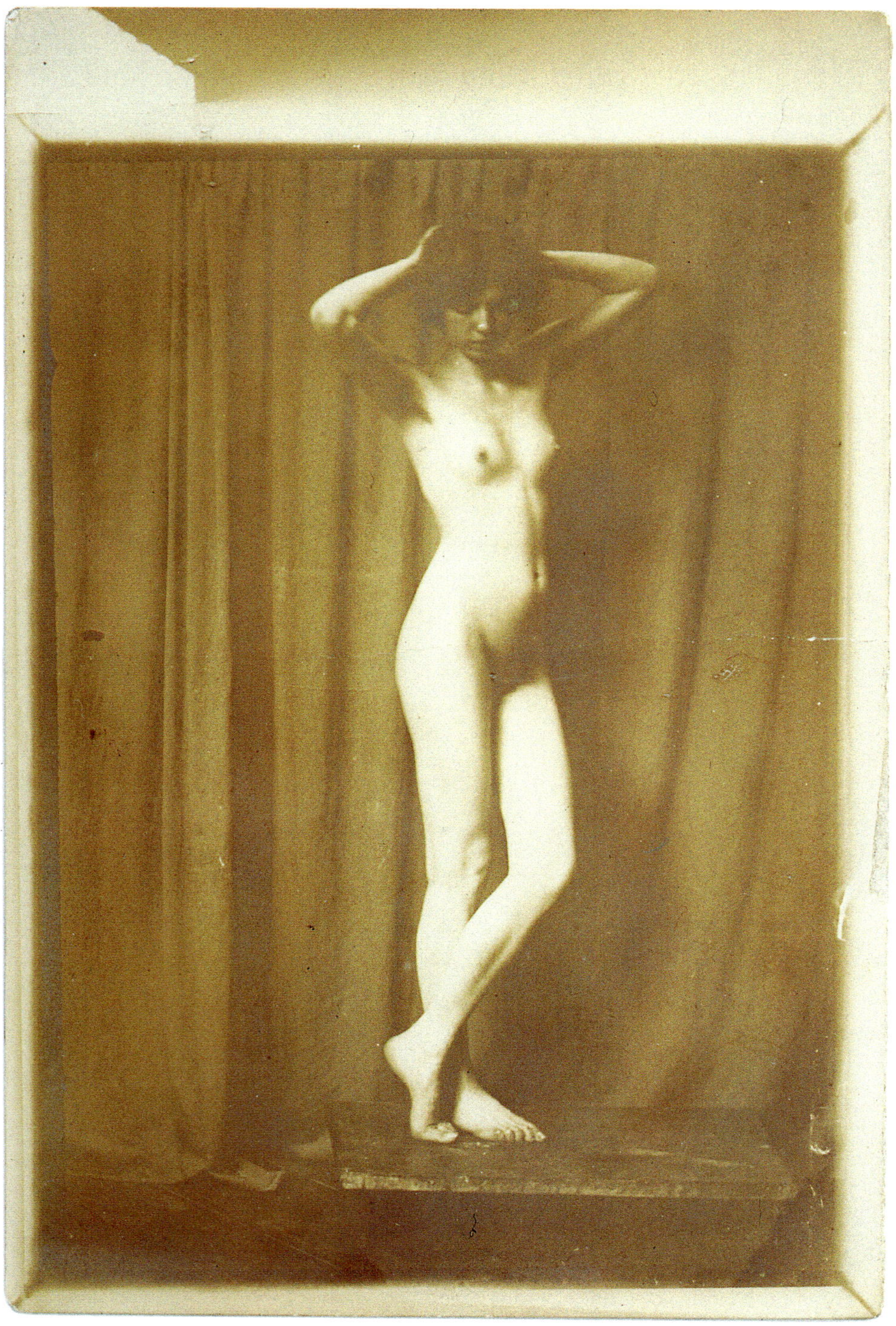

325

327 Aktmodell und zwei Modellstudien in Ton. Fotografie von Gabriele Münter mit handschriftlicher Notiz: ‚Modellierklasse 1902'. Die Aufnahme stammt aus dem Nachlaß von Gabriele Münter, die zuerst an der Damen-Akademie studierte und dann an die Mal- und Zeichen-Schule Wassily Kandinsky im Rückgebäude an der Hohenzollernstraße 6 überwechselt. Im Parterre bei den Bildhauern Waldemar Hecker und Wilhelm Hüsgen wird aktmodelliert. Dort ist die Aufnahme entstanden

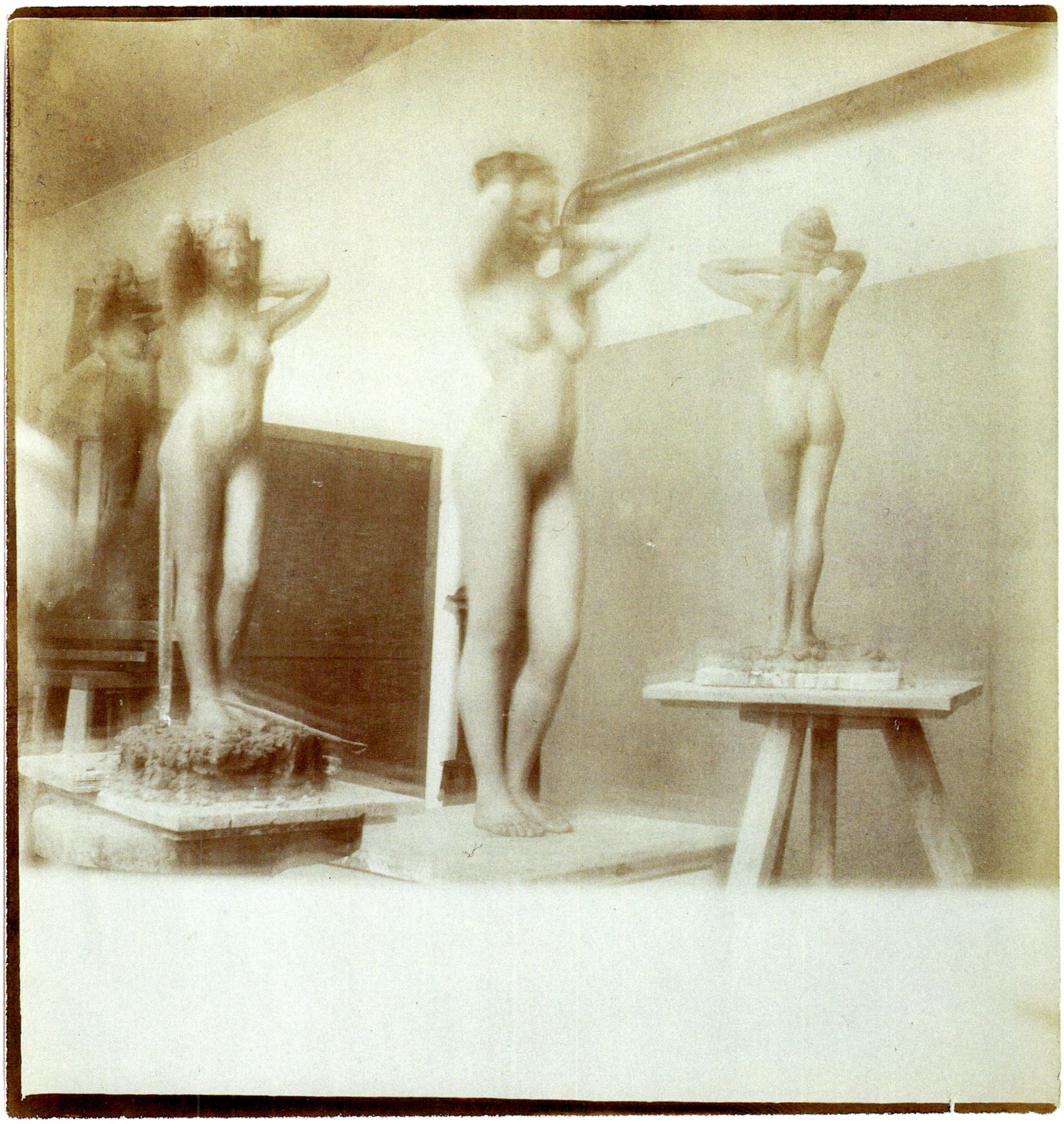

327

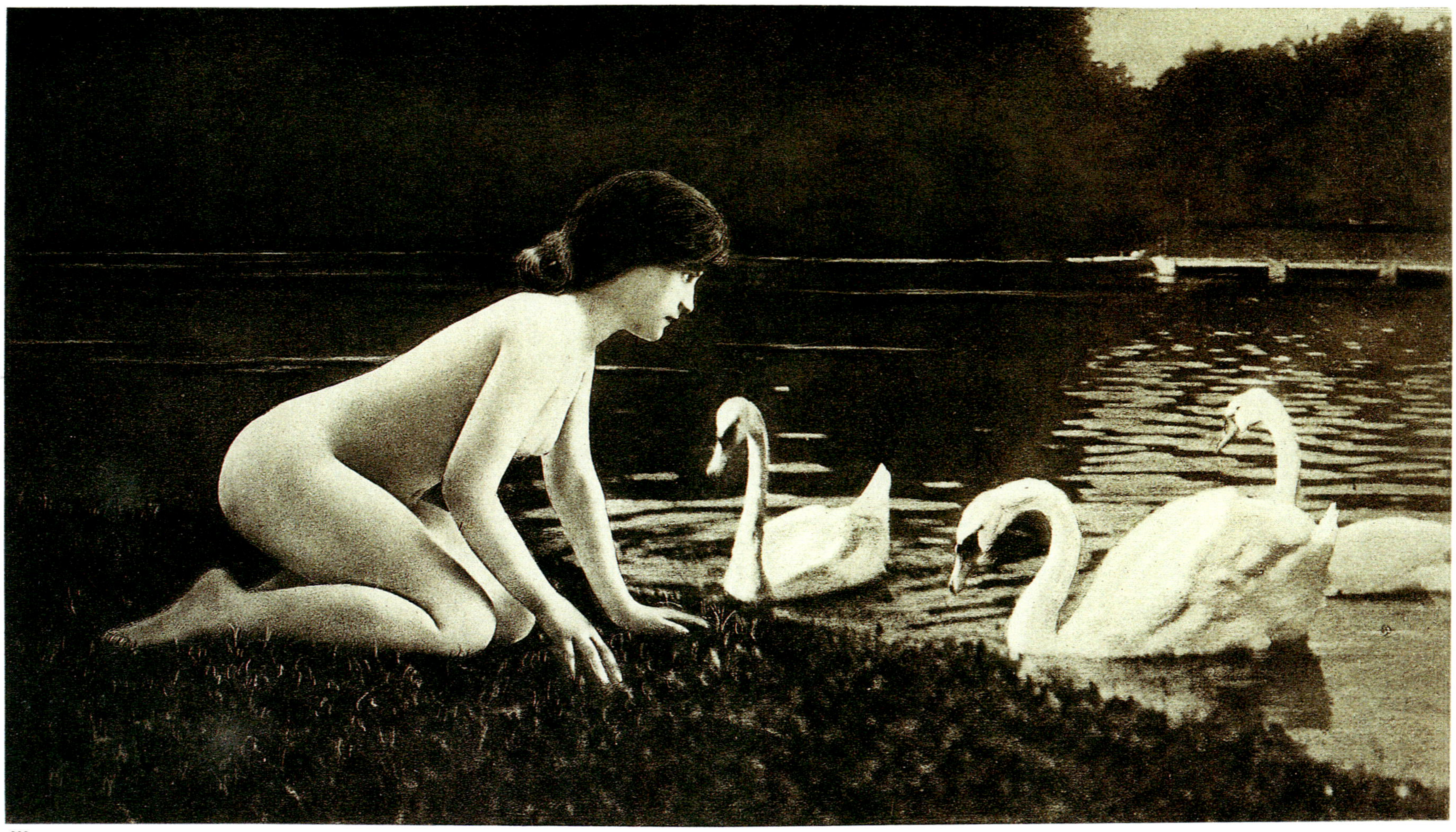

328

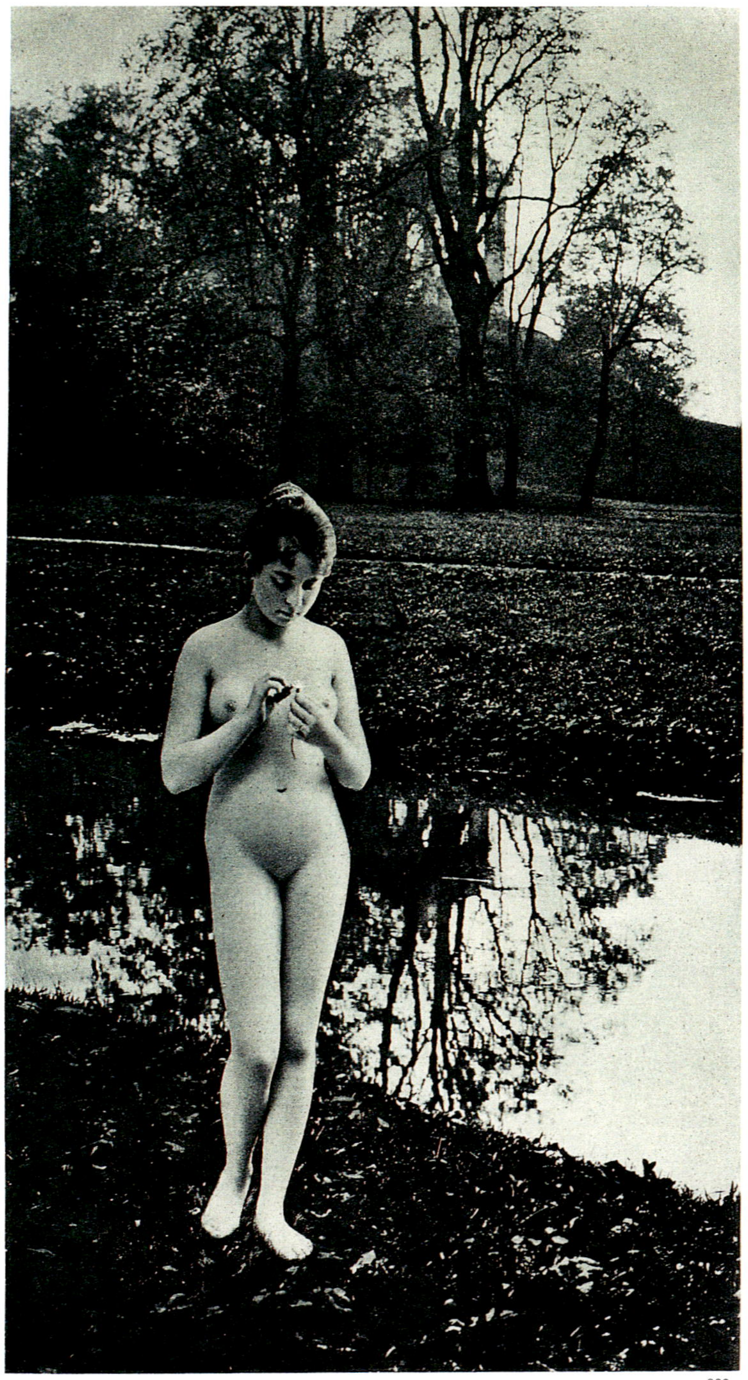

329

328 Am Schwabinger Bach entlang zieht sich im Osten Schwabings von Süden nach Norden der Englische Garten. Hier am Kleinhesseloher See entsteht diese Aufnahme eines knienden Akts mit Schwänen. Der Münchner Fotograf W. Hümmer hat die Fotografie für die Mappe *Ohne Mode. 20 Weibliche Aktstudien nach der Natur in Heliogravüre für Künstler und Kunstfreunde* im Jahre 1902 aufgenommen

329 Aktstudie im Englischen Garten. Im Hintergrund der Monopteros. Die Aufnahme von W. Hümmer wurde für die Mappe *Ohne Mode* 1902 angefertigt

330 Aktstudie im Milieu eines Maler-Ateliers. Auch diese Studie dient dem Künstler als Vorlageblatt für seine künstlerische Arbeit, wenngleich hier die Personifikation des Mediums Malerei durch den Fotografen Hermann Ludwig von Jan die Hauptrolle spielt. Der Fotograf hat diese Aufnahme für den Band *Weibliche Grazie*, der 1904 in Stuttgart erschienen ist, angefertigt

331 Aktstudie mit Pinsel und Palette in Malpose. Auch hier überwiegt die Darstellung der Muse gegenüber einer sachlichen Aktstudie. Hermann Ludwig von Jan hat dieses Motiv gewählt und aufgenommen für die Mappe *Das lebende Modell. Zwanzig Malerische Actstudien*, die mit Erläuterungen des Professors der Kunstgeschichte Dr. Bruno Meyer versehen, 1904 in Leipzig erscheint

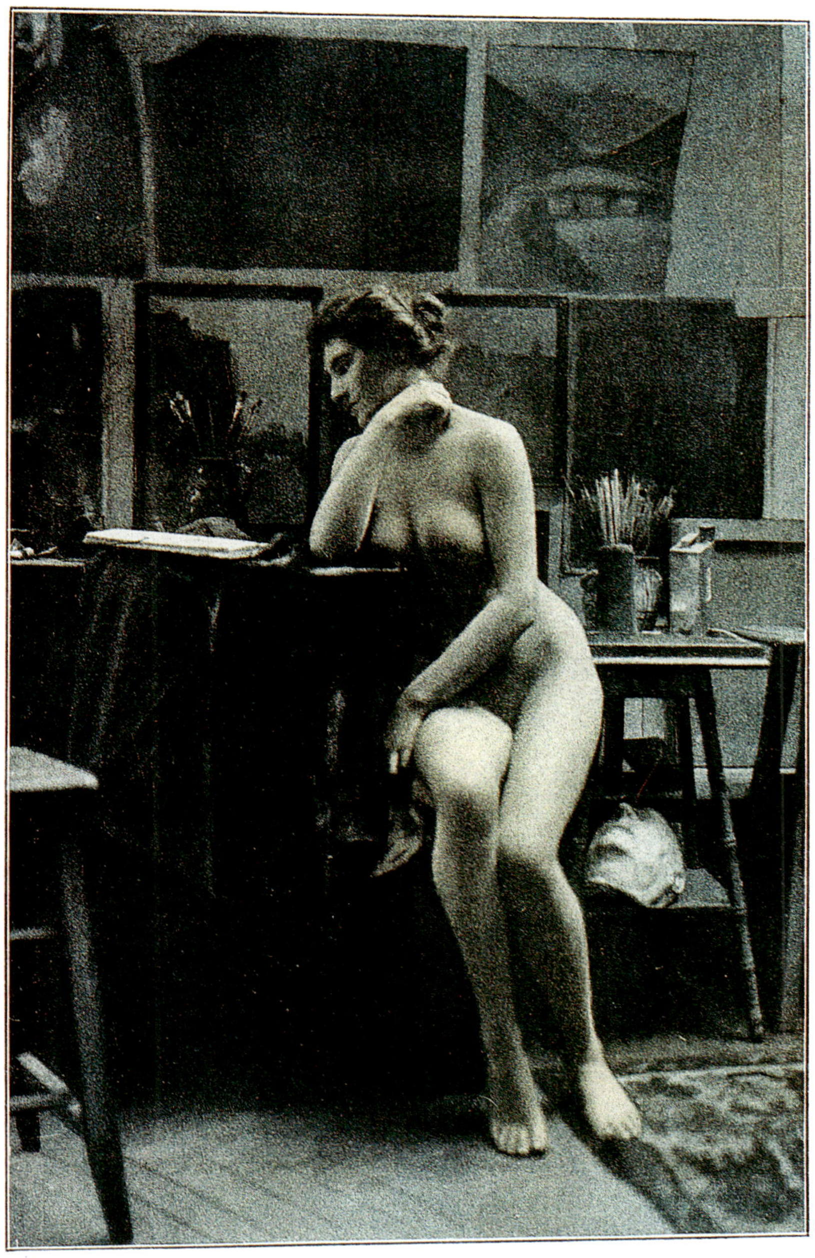
330

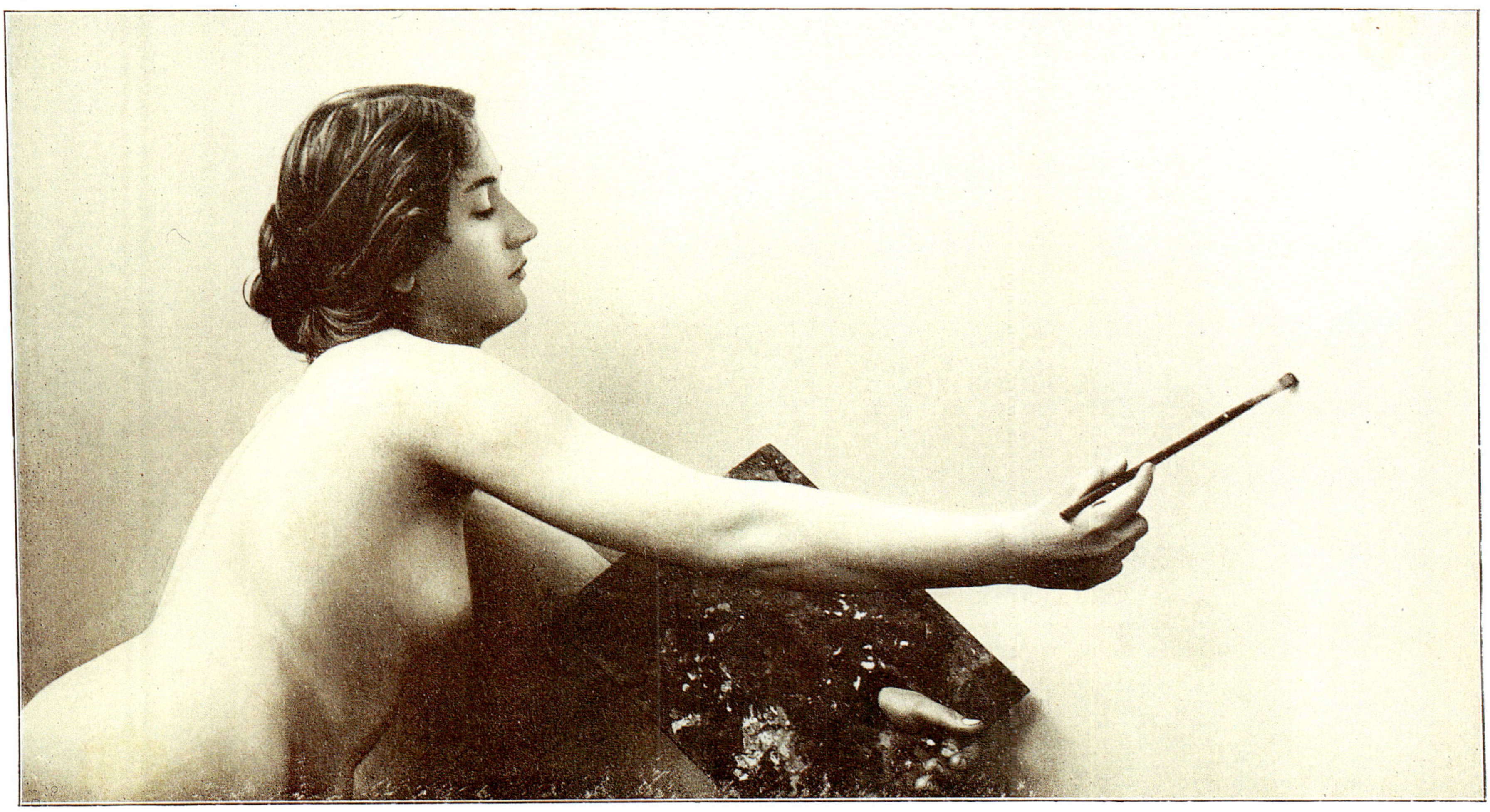
331

332 Lesendes Modell im Atelier eines Malers. Fotografie von A. Cominetti für die Publikation *Die Schönheit des menschlichen Körpers*, die 1905 in Stuttgart erschienen ist. Wenngleich das Milieu, das die Aufnahme wiedergibt, auf das in der bildenden Kunst obligate Aktstudium verweist, wird bereits die Autonomie des Mediums Fotografie in Anspruch genommen. Die Kunstkritik stellt nicht mehr den Bezug zur Malerei her, sondern beschreibt die ästhetische Qualität der Fotografie: „In aller Schlichtheit der Bewegung sind hier die Formen in schönem Flusse der Linien bei völliger Ruhe entwickelt." [135]

333 Studienblatt aus: *Akte. Kunststudien über den nackten menschlichen Körper*. Männliche, weibliche und Kinderakte, Gruppen, Gewandstudien und einzelne Körpertheile wie Hände, Füsse etc.. Naturaufnahmen von Heinrich Eickmann, Maler und akademischer Lehrer, Berlin, New York o.J., um 1900

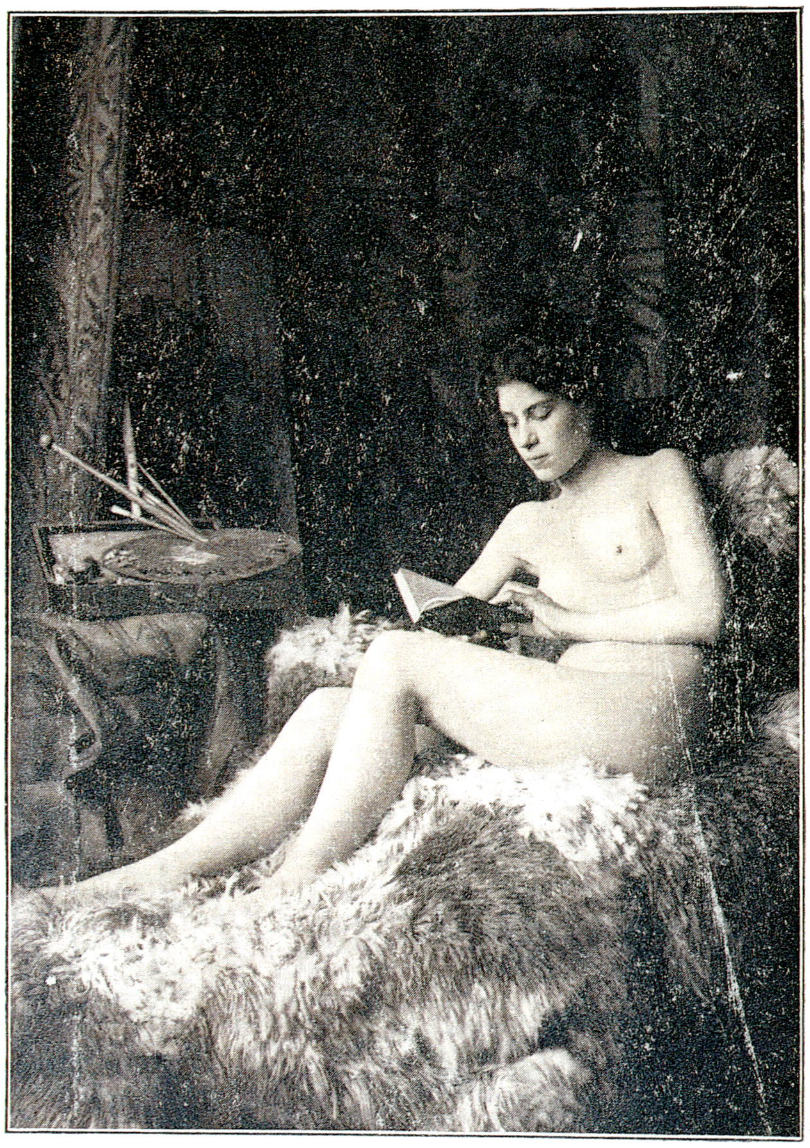

332

333

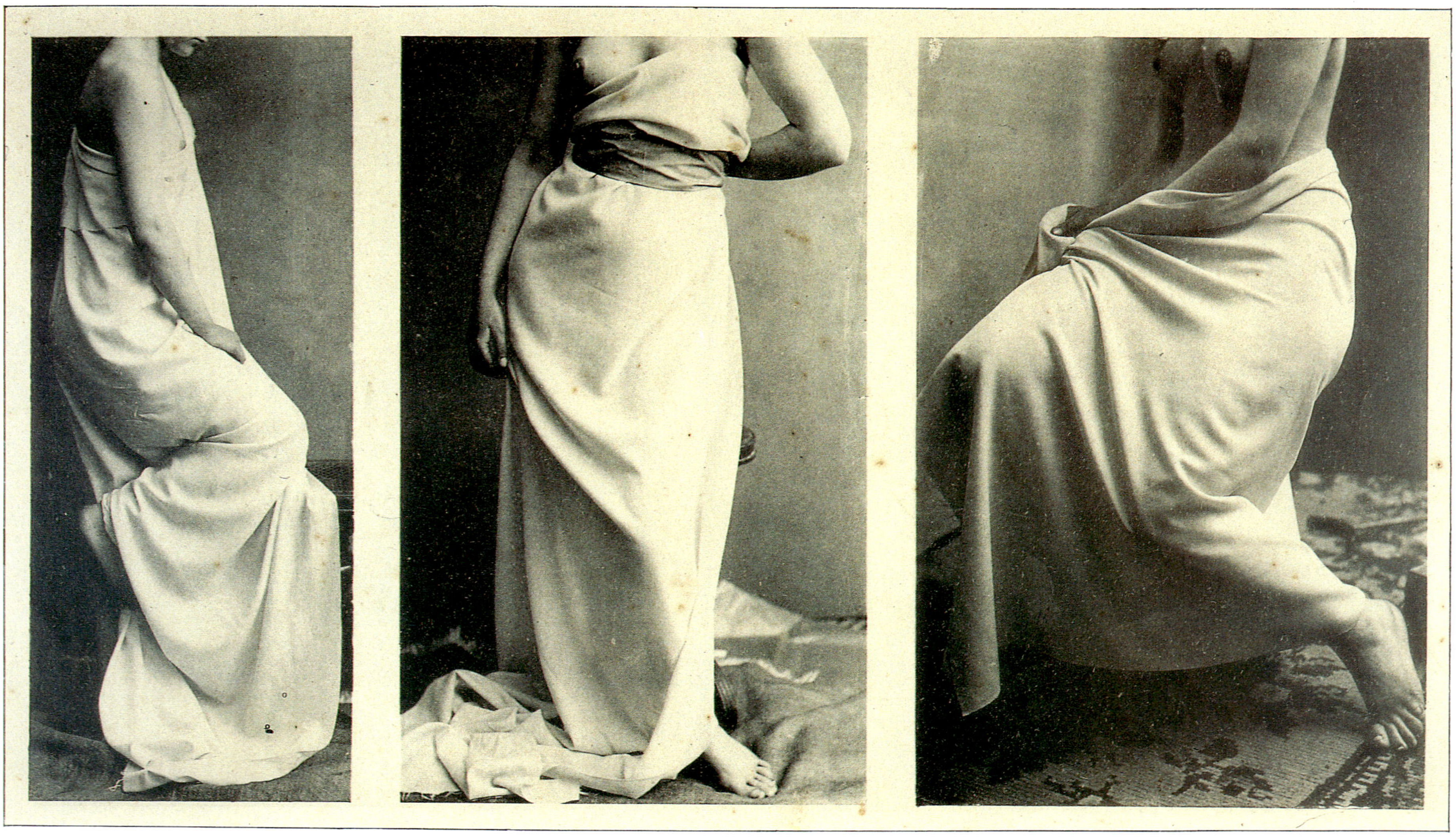

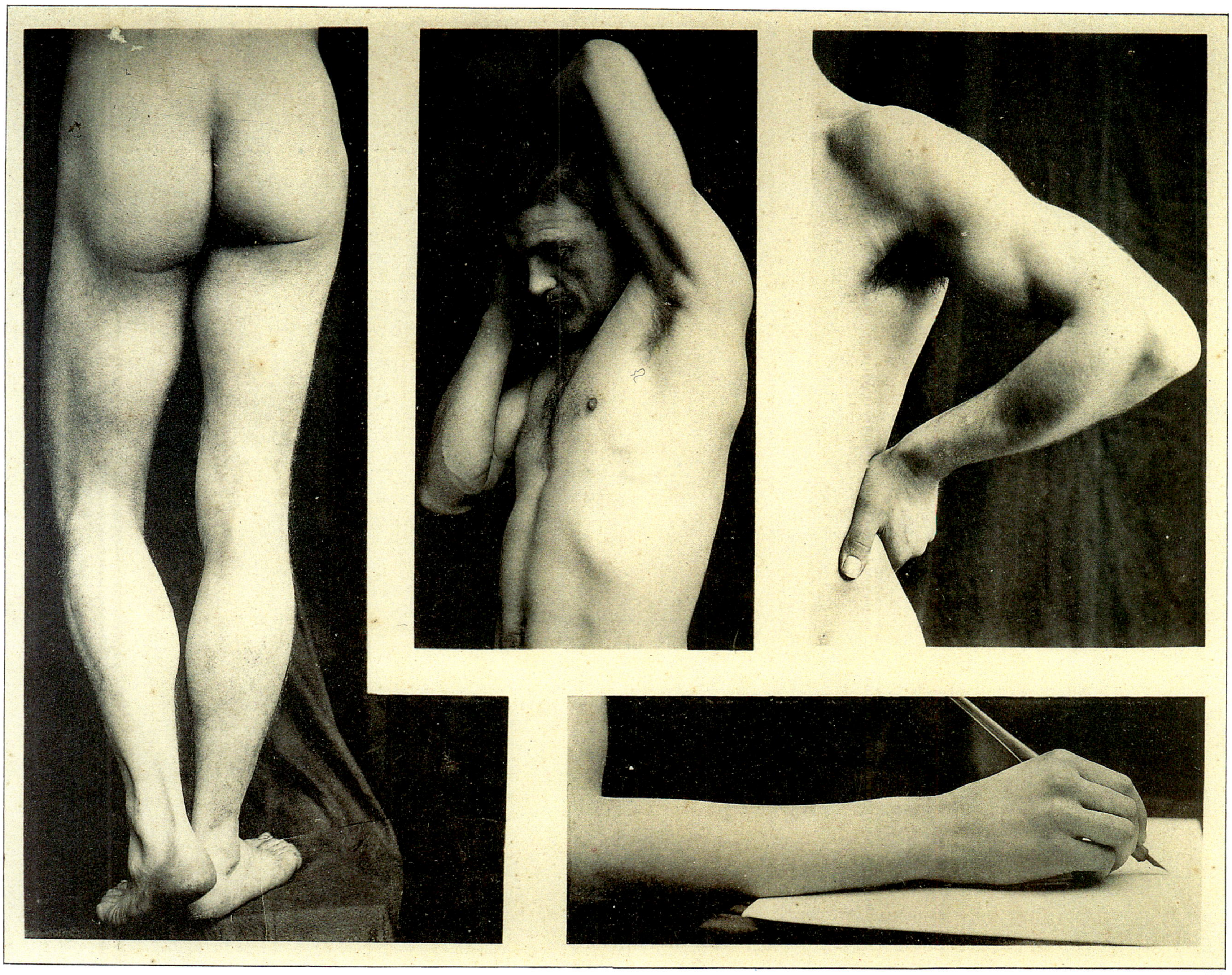

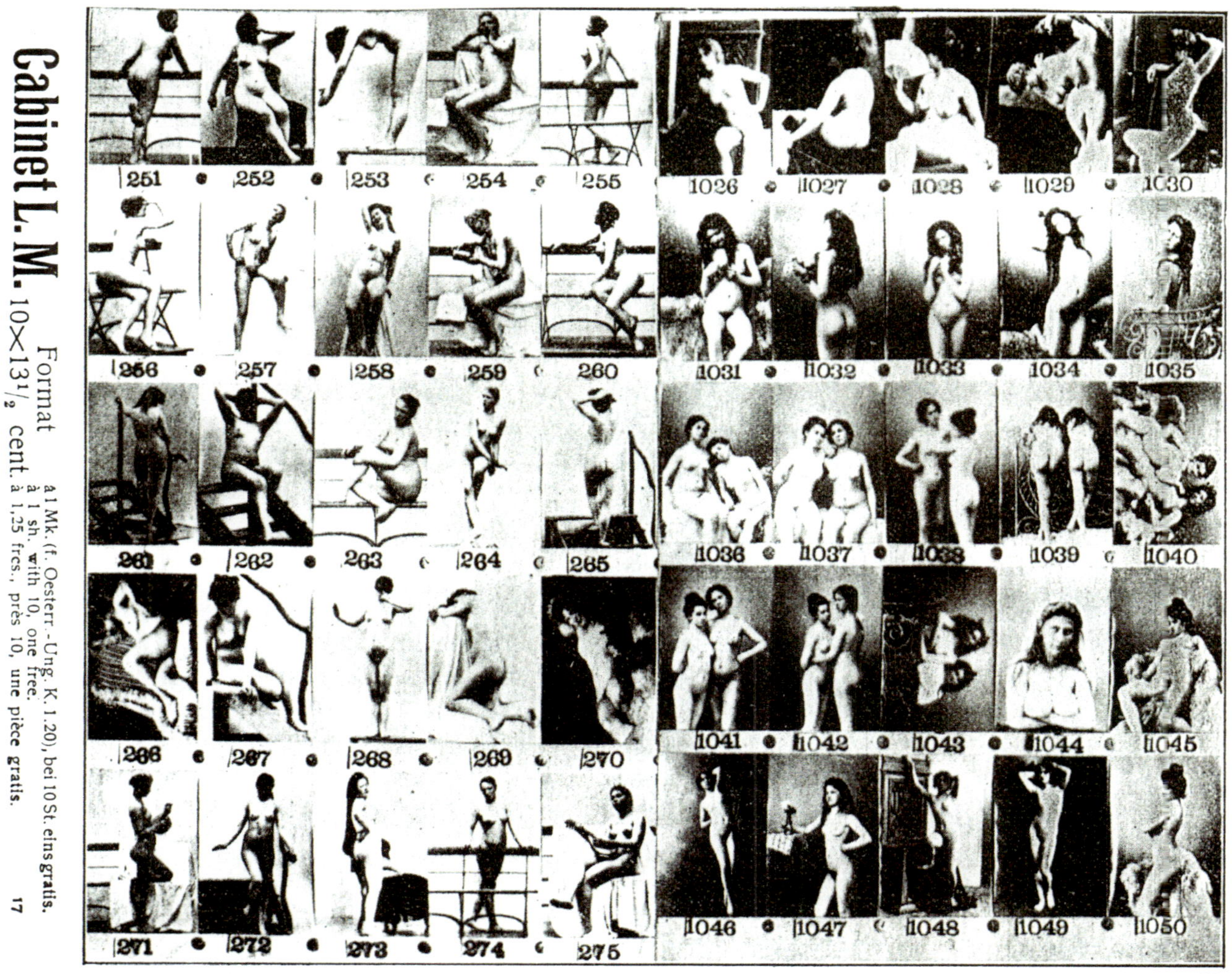

334 Studienblatt aus: *Akte. Kunststudien über den nackten menschlichen Körper*, Berlin, New York, o.J., um 1900

335 Eine Seite aus dem *Miniatur-Katalog von Aktstudien-Originalphotographien nach lebenden weiblichen und männlichen Aktmodellen für Maler, Bildhauer, Ärzte, Zeichner, Anatomen, Kunsthandwerker*. Angeblich die schönste und grösste Kollektion der Welt

Jessas, der Lex Heinze!

Ursprünglich sollte die nach dem Zuhälter Heinze bezeichnete Gesetzesvorlage Lex Heinze Unsittlichkeiten im Zuhälter- und Dirnenmilieu reglementieren. Doch in den Zusätzen a und b, die vom Bayerischen Landtag über den Reichstag beantragt sind, wird eine Verschärfung und Erweiterung des Paragraphen 184 gefordert. Der Ausbau dieses Gesetzes zielt vor allem auch auf Unsittlichkeit in der Kunst. Der Wiener Literaturkenner Sebastian Brunner bringt es poetisch auf den Punkt: „Seit wann darf man den Sauen/ Nicht auf den Rüssel hauen,/ Wenn sie durch lautes Grunzen/ Die Poesie verhunzen.“ [136] Wenngleich der Politiker Roeren in der zweiten Lesung im Reichstag erklärt, wenn „Stücke, die den Thatbestand erfüllen, die das Scham- und Sittlichkeitsgefühl in ärgniserregender Weise gröblich verletzen, da ist es nicht

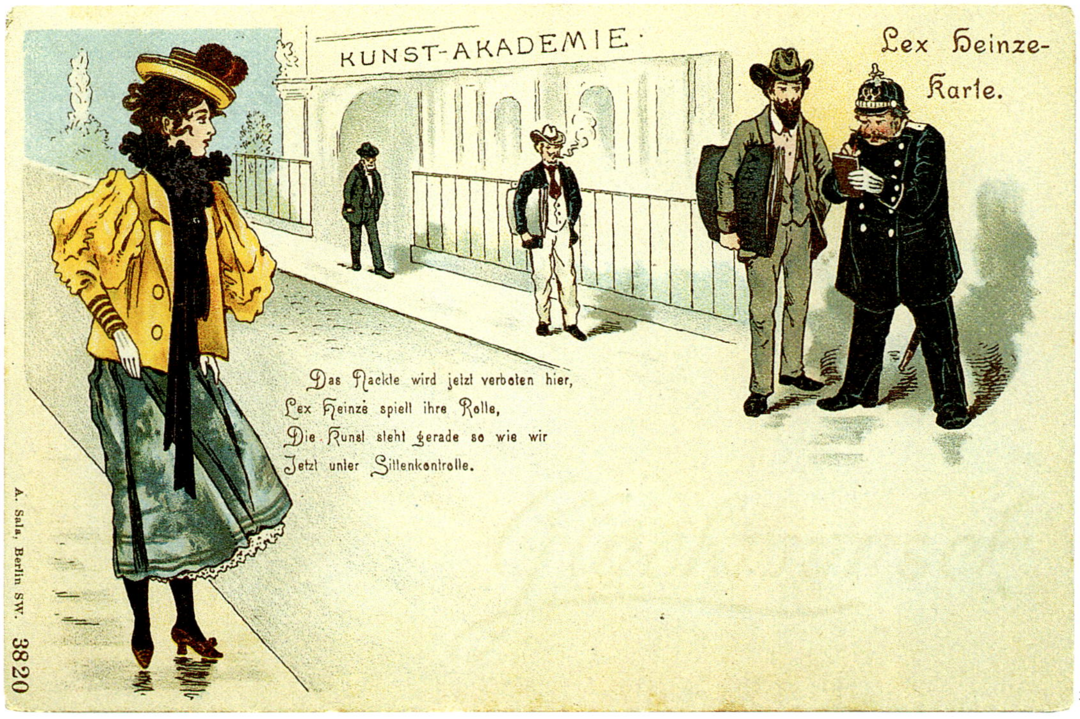

336

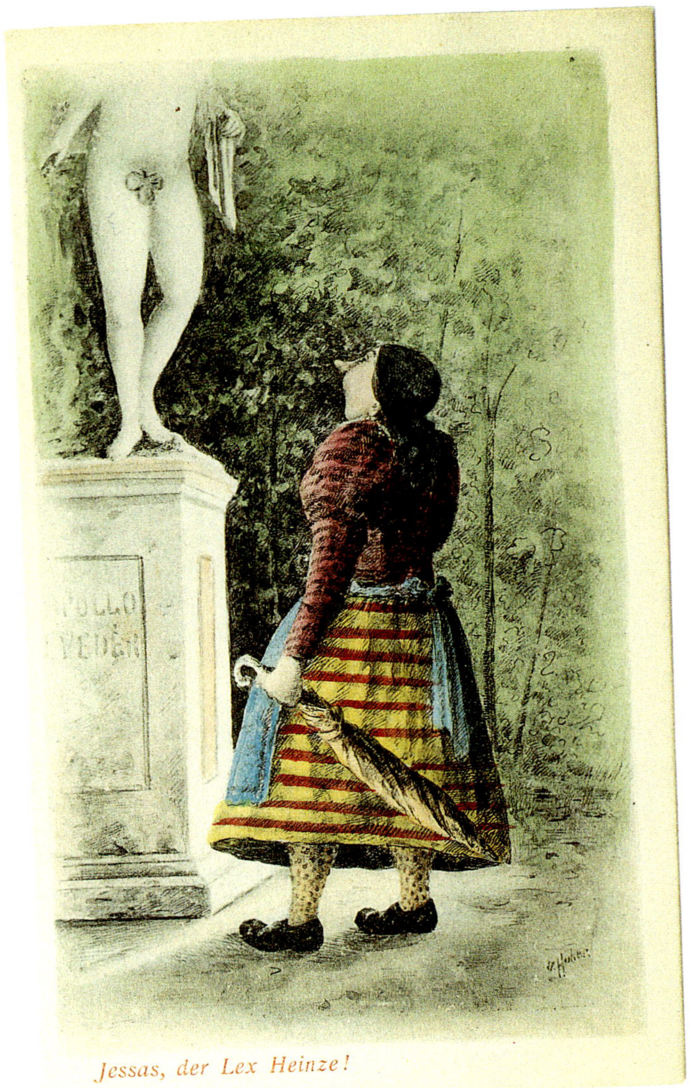

337

anders als angebracht, dass solche Stücke, mögen sie nun klassische oder andere sein, verboten werde.“ [137] Die Prüderie der Legislative, rege unterstützt von der Kirche, spitzt sich zu. Die Auslandspresse bedenkt die Gefahr des Verlusts der Freiheit der Kunst. „Die Lex Heinze ist nichts als der Tod der Freiheit der Kunst“ [138] schreibt die *Morning Post*. Ähnlich reagieren Journalisten in der *Critica sociale*, nachdem sie in Deutschland neue Lebensformen festgestellt haben: „Kunst und Leben nehmen in Deutschland immer beweglichere und freiere Formen an. Der vorherrschende Charakter der deutschen Malerei ist in den letzten Jahren ein heidnischer Sinn der Freude an der freien Luft geworden. Diese Maler bevölkern die Wässer und Wälder mit freien und glücklichen Geschöpfen: die ganze Welt heidnischer Gestalten lebt in dieser Malerei in erneuten Formen wieder auf.“ [139] Um die Freiheit der Kunst zu bewahren, initiiert Max Halbe nach einer ersten Protestversammlung der Künstlerschaft am 7. März 1900 im Bürgerlichen Brauhaus, zwei Tage später im kleineren Kreis im Café Gisela in Schwabing, die Gründung des Goethebunds. Im ersten Paragraphen in den Statuten des Bundes heißt es: „Unter dem Namen ‚Goethebund zum Schutze freier Kunst und Wissenschaft' ist mit dem Sitze in München ein Verein begründet worden, welcher den Zweck verfolgt, die Freiheit der Kunst und Wissenschaft im Deutschen Reich gegen Angriffe jeder Art zu schützen.“ [140]

336 Der Gesetzesantrag führt zur Edition zahlreicher Motive, die über Postkarten publiziert werden. Das neue Gesetz trifft besonders hart das an den Kunstakademien übliche Aktstudium. Aktmodelle verlieren ihre Existenz. Modelle dürfen nur noch sittsam bekleidet ‚Modell stehen'. *Postkarte 1900*

337 Die Bäuerin versteht die Prüderie nicht mehr und meint, der Lex Heinze (Heinz Lex) habe dem Apollo Belvedere das Feigenblatt verpasst. *Postkarte um 1900*

In Schwabing reagieren die Künstler sofort. Unter dem neuen Gesetz verstehen sie sich nun als Verbrecher oder Lumpen. Sie treffen sich zu Lumpenabenden und Verbrecherbällen. Einige unter den Lumpen besinnen sich der Möglichkeit eines Staates im Staat, einer eigenen Rechtsprechung und Gerichtsbarkeit unabhängig von der offiziellen Staatsmacht. Sie gründen in der Dichtelei, einem Café an der Türkenstraße *Die Elf Scharfrichter*. Diese Richter verurteilen alle, die die Freiheit der Kunst zu beeinträchtigen versuchen. Sie sprechen Recht über Frömmelei, Misanthropie, Prüderie...

Wir aber sehen im Nackten überhaupt – sowohl im Leben wie in der Kunst – nicht nur keine ‚Sünde', sondern ein positives erzieherisches Moment von hoher Bedeutung. Denn wir wollen die heranwachsenden jungen Seelen nicht in dem lüsternen Schauder vor der Nacktheit erziehen, sondern zur gesunden Freude an allem Schönen, mag es nun Kunst oder Natur, nackt oder angezogen sein – zum gesunden Abscheu vor allem, was wirklich unschön ist. Sie sollen jenes künstlich angezüchtete Schamgefühl gar nicht kennen lernen, das in jedem Wesen des anderen Geschlechts einen Gegenstand der verbotenen Neugier sieht, und eben dadurch auch am eigenen Körper ein unheimlich lockendes Rätsel wittert.[141]

Franziska Gräfin zu Reventlow

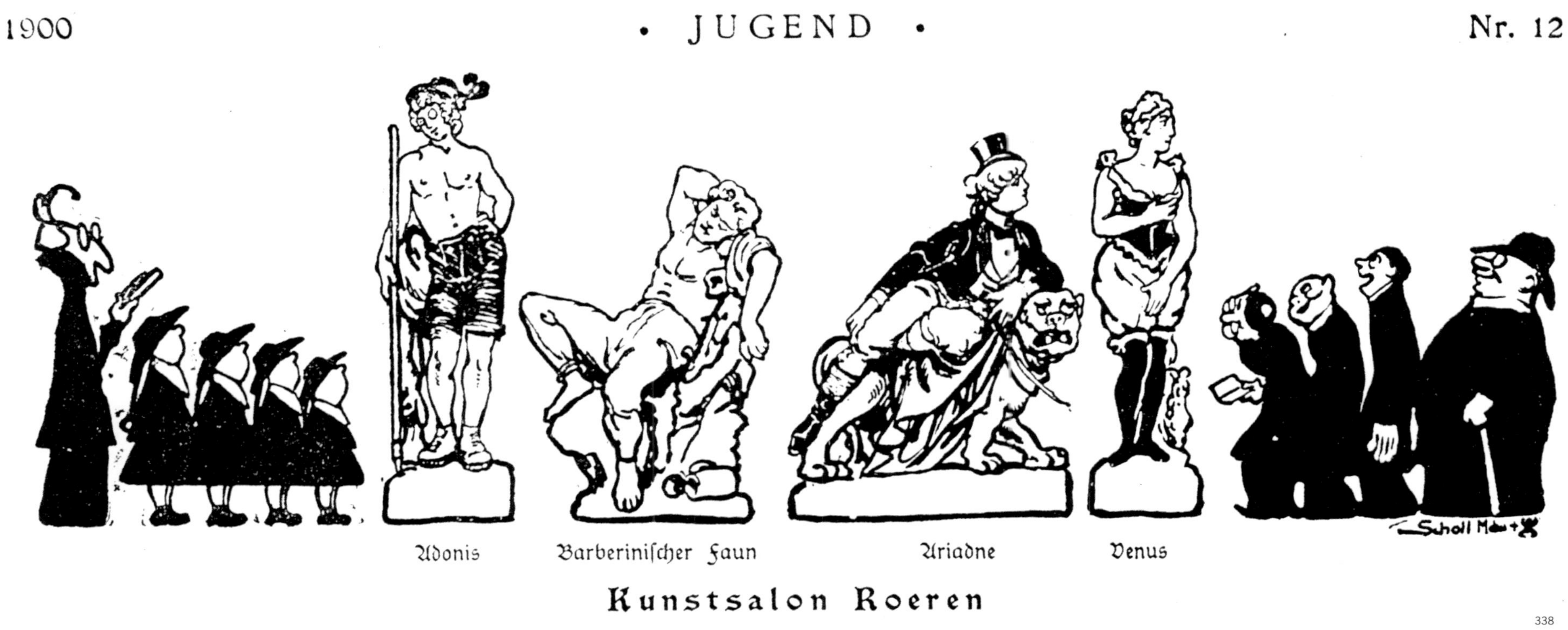

338

338 Auch in den Antikensammlungen bleiben die steinernen Blößen an Statuen bedeckt. In der Zeitschrift *Jugend* hat der Zeichner erste Vorschläge zur Bekleidung der Hauptwerke antiker Kunst parat. Karikatur in der *Jugend*, 1900

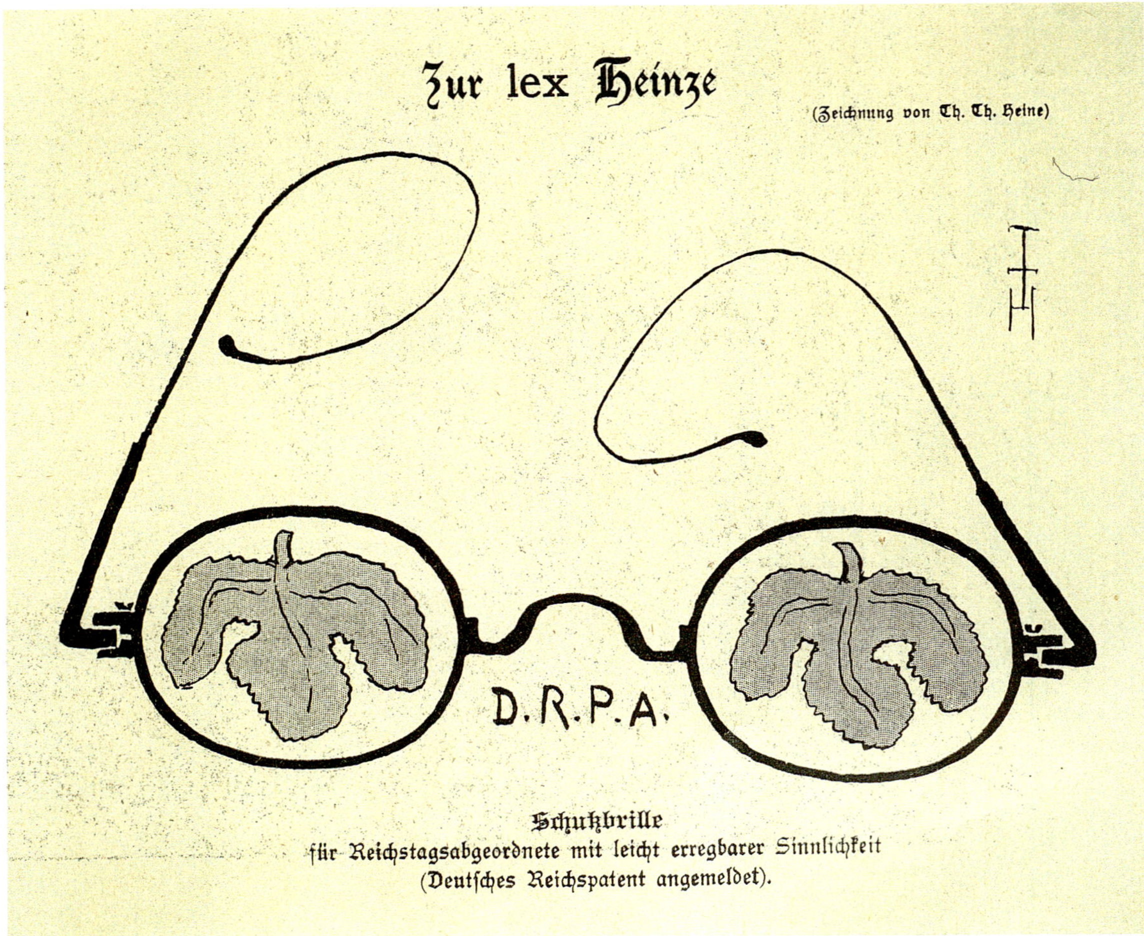
Zur lex Heinze
(Zeichnung von Th. Th. Heine)
D.R.P.A.
Schutzbrille
für Reichstagsabgeordnete mit leicht erregbarer Sinnlichkeit
(Deutsches Reichspatent angemeldet).

339

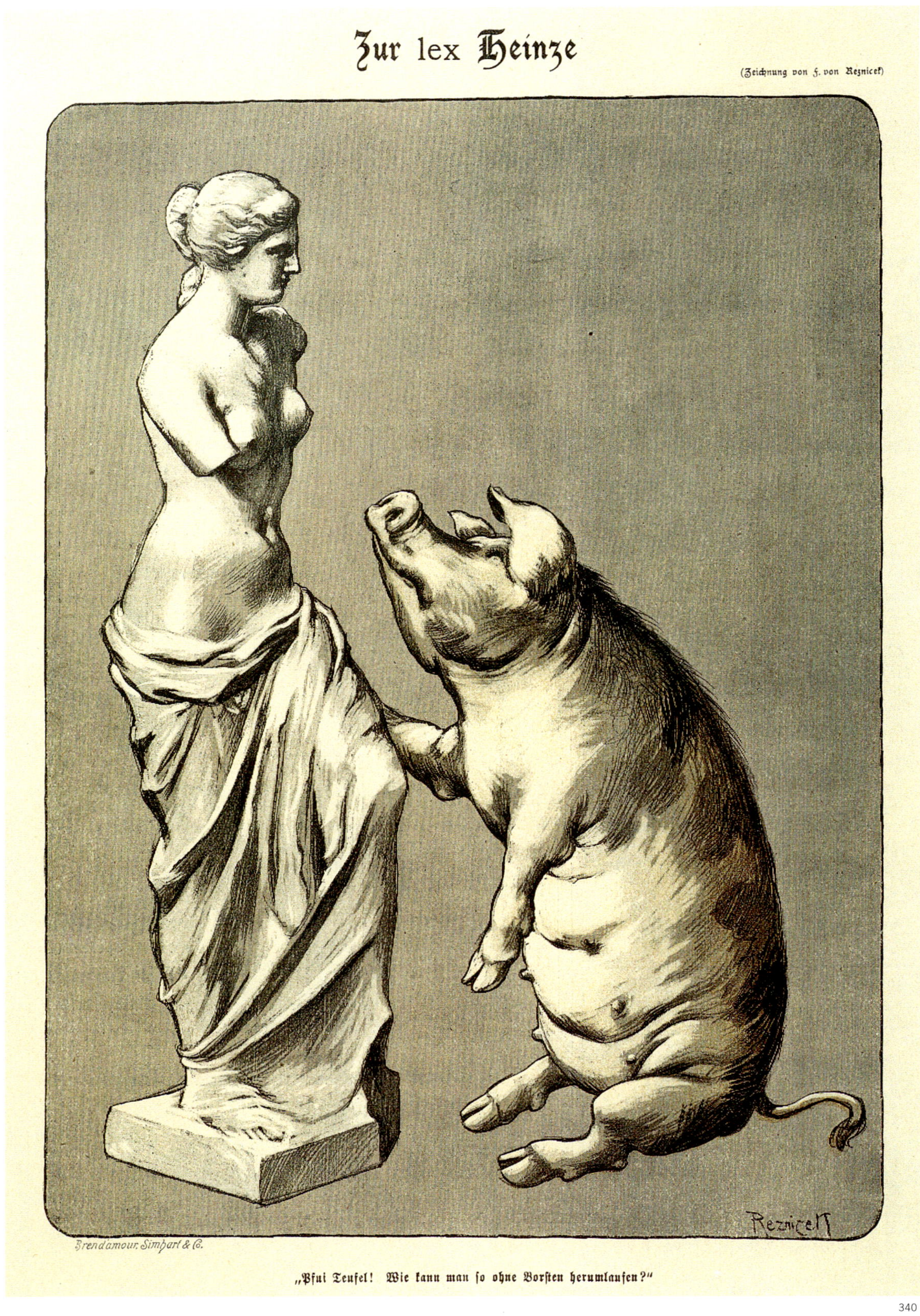
Zur lex Heinze
(Zeichnung von F. von Reznicek)
Reznicek
Brend'amour, Simhart & Co.
„Pfui Teufel! Wie kann man so ohne Borsten herumlaufen?"

340

339 Der *Simplicissimus* widmet eine Ausgabe dem neuen Gesetzesentwurf. Der Zeichner Thomas Theodor Heine erfindet zur Lex Heinze eine Schutzbrille für Reichstagsabgeordnete mit leicht erregbarer Sinnlichkeit

340 Pfui Teufel! Wie kann man so ohne Borsten herumlaufen? Der Zeichner Ferdinand von Reznicek zeichnet für den *Simplicissimus* die Begegnung einer Sau mit einer barbusigen antiken Statue

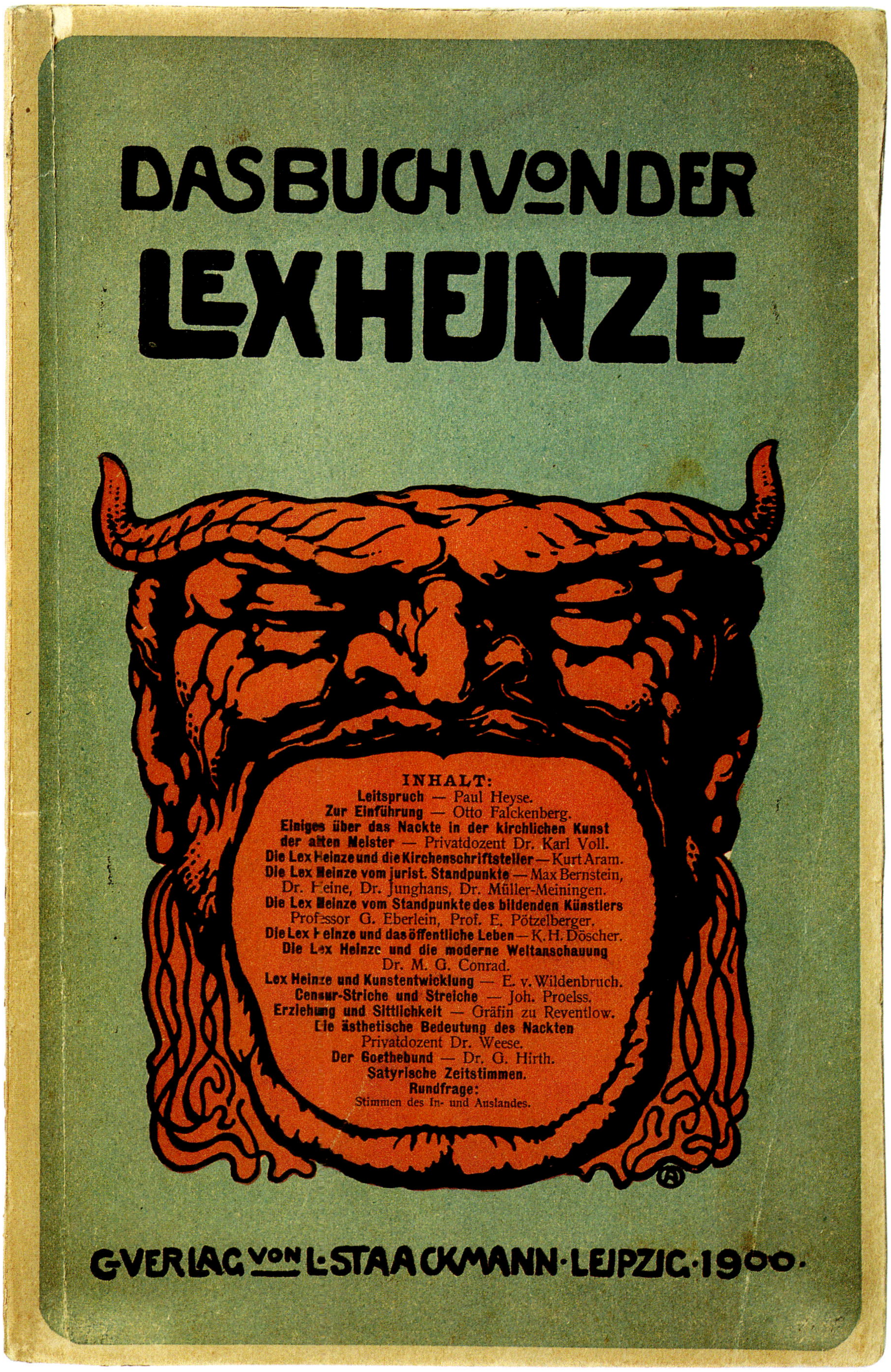

341

341 Otto Falckenberg, der künftige Scharfrichter Peter Luft, veröffentlicht 1900 *Das Buch von der Lex Heinze. Ein Kulturdokument aus dem Anfange des Zwanzigsten Jahrhunderts.* Den Buchschmuck besorgte A. Oppenheim. Falckenberg bittet Juristen, Wissenschaftler und Künstler um ihre Meinung. Ein Bildhauer aus Paris schreibt ihm: „Monsieur! Je suis avec vous pour demander que les artistes aient leur liberté de penser dans leurs matière toiles ou leur sculptures. C'est une des conditions d'ennoblir ses travaux. Cordialement. Rodin.“ [142]

Die Kunstzeitschrift

In einer Kunststadt wie München und auch in Schwabing entstehen eine Reihe von Zeitschriften, in denen sich Künstler über Künstler lustig machen.
Zu *Kain. Zeitschrift für Menschlichkeit* erscheint *Abel. Zeitschrift für Sklaverei.*
Anläßlich des Almanachs *Der Blaue Reiter* entwirft Paul Rieth für die *Jugend* den Titel *Der gelbe Reiter*. Der Kunststudierende F. P. Götz gibt seine eigene Zeitschrift heraus. Sie heißt *Atelier Spucki. Münchener Atelier Zeitschrift*. Sie erscheint jeden Mittwoch und ist im Inland für acht Bierwürste, im Ausland für zehn Leberknödl zu beziehen. Die Zeitschrift wird „durch unsere eigene Spucke ins Haus gebracht". Sie wird als Postkarte verlegt. Der Weg zum Leser mit einer Briefmarke freigemacht. Die Frankierung erfolgt mittels des Speichels des Herausgebers. Deshalb der Titel der Zeitschrift. Die Zeitschrift erscheint in einer Auflage von einem Exemplar, ist handgefertigt und hat nur einen Abonnenten: den Kunstmaler Streicher in Wien.
In der Ausgabe vom 6. Oktober 1900 unter der Rubrik Atelier-Nachrichten wird eine ‚Grosse Gitsch-Ausstellung' angekündigt. Sie wird im Atelier Neureutherstraße 2 im 4. Stock stattfinden. Es gibt Ölgemälde von 50 Pfennig aufwärts. Die Öffnungszeiten sind von 5 Uhr morgens bis Mitternacht.
Die Atelieradresse stimmt mit der Verlagsadresse überein. Doch in Kürze steht eine Atelierübernahme bevor: „Atelier-Besitzer in spe E. Spund hat sich mit Fräulein Zenzl Knoedl acad. Modell verheirathet." Dieses Ereignis könnte auch das Ende des Verlags bedeutet haben. Jedenfalls stellt diese bedeutende Kunstzeitschrift alle bisher in Schwabing erschienenen Zeitschriften generell in Frage.

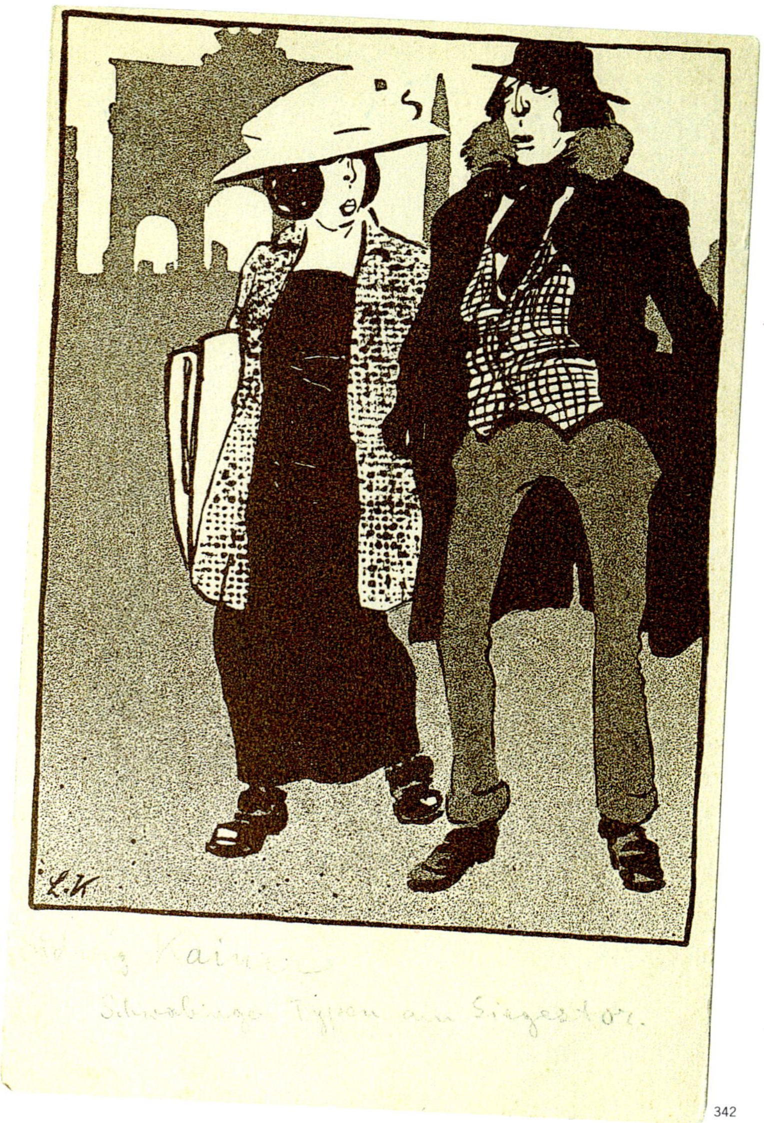

342

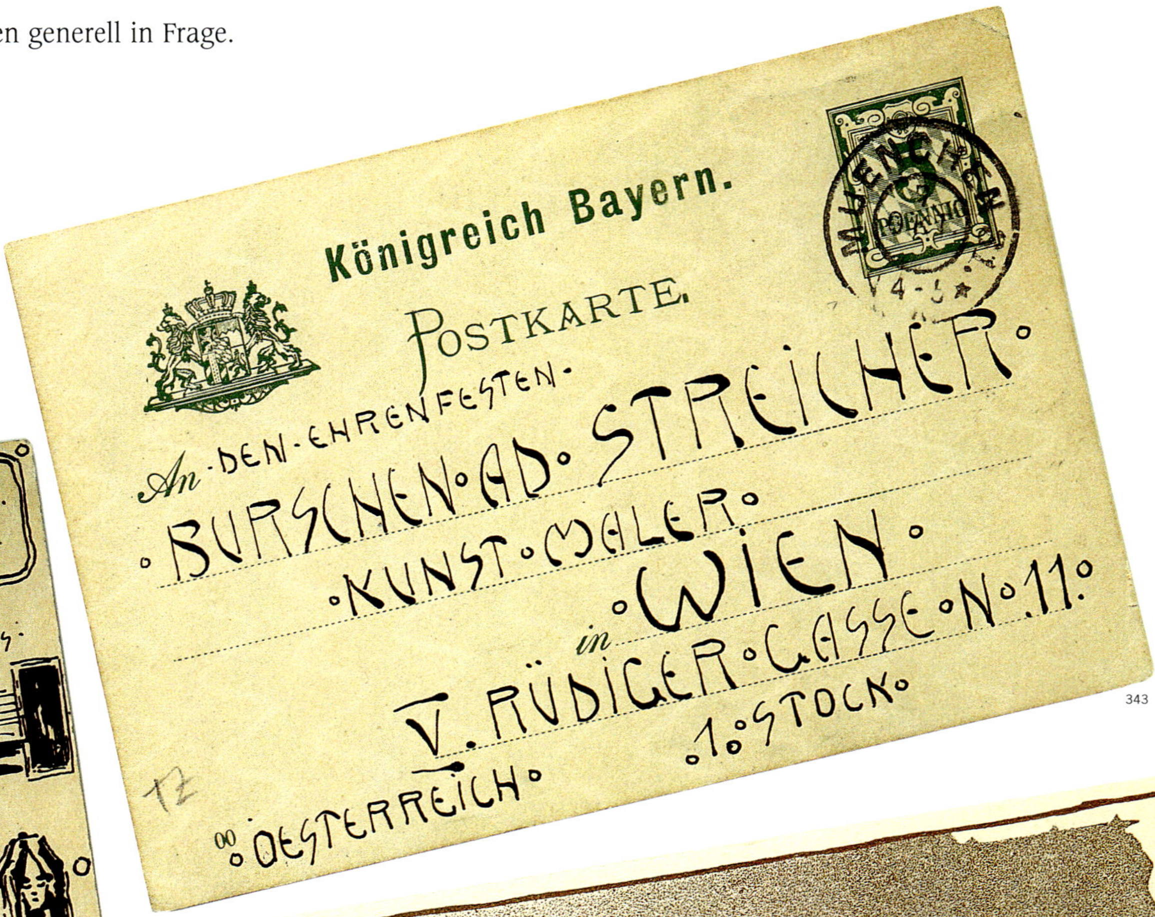

343

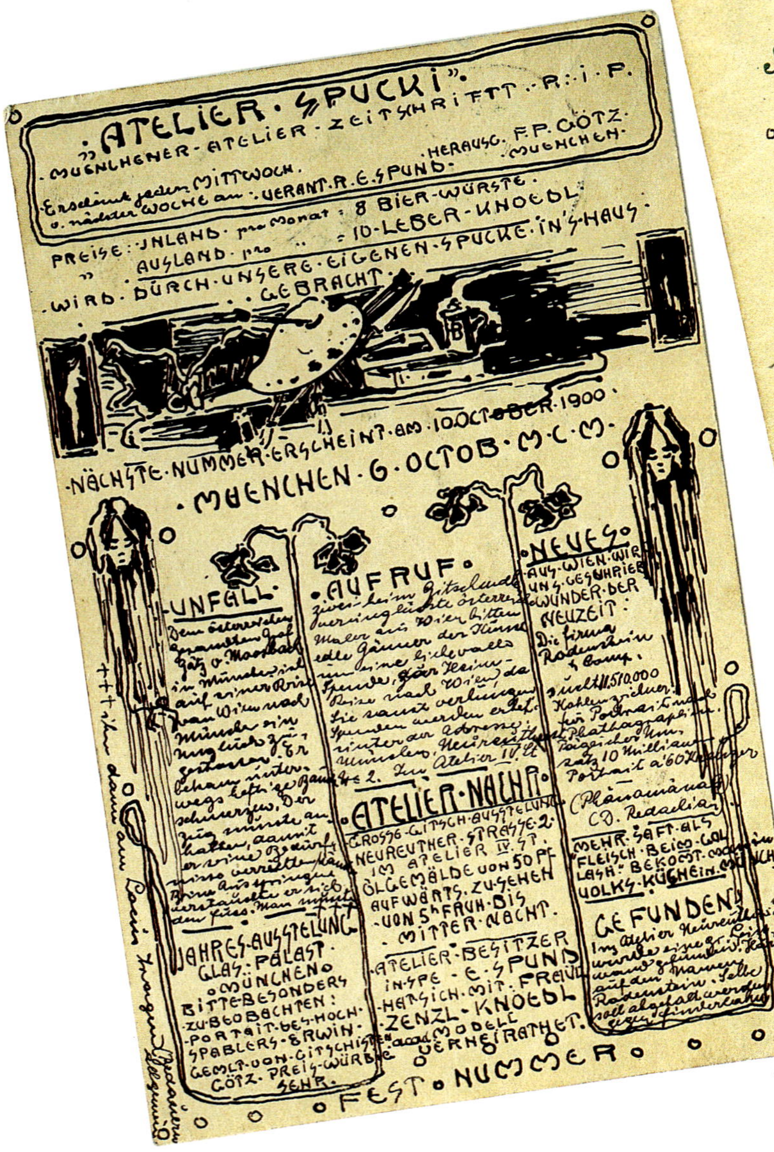

344

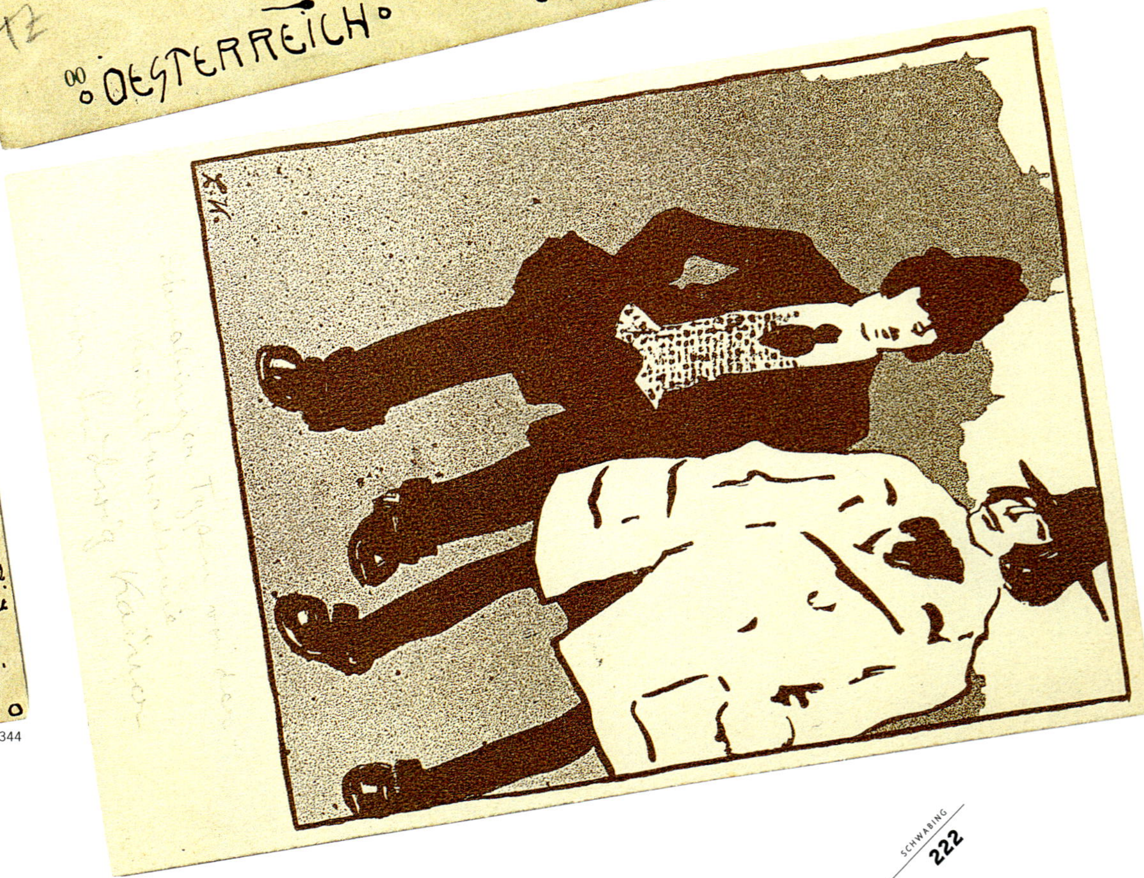

345

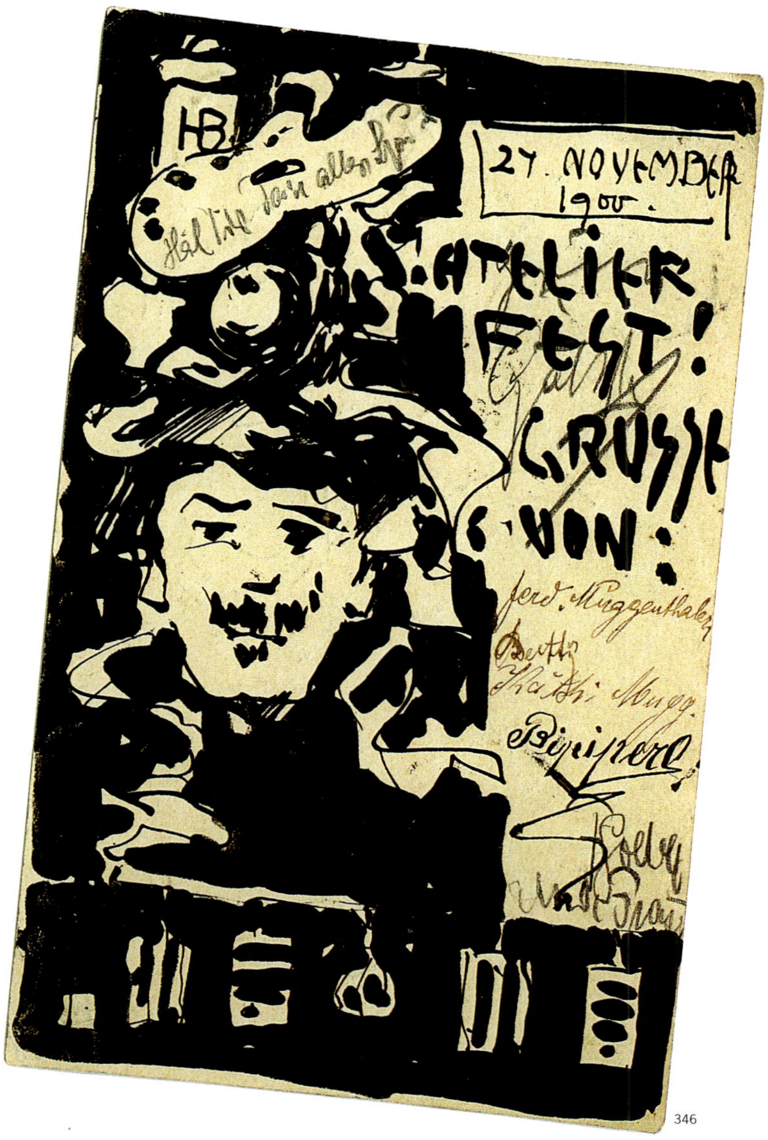

346

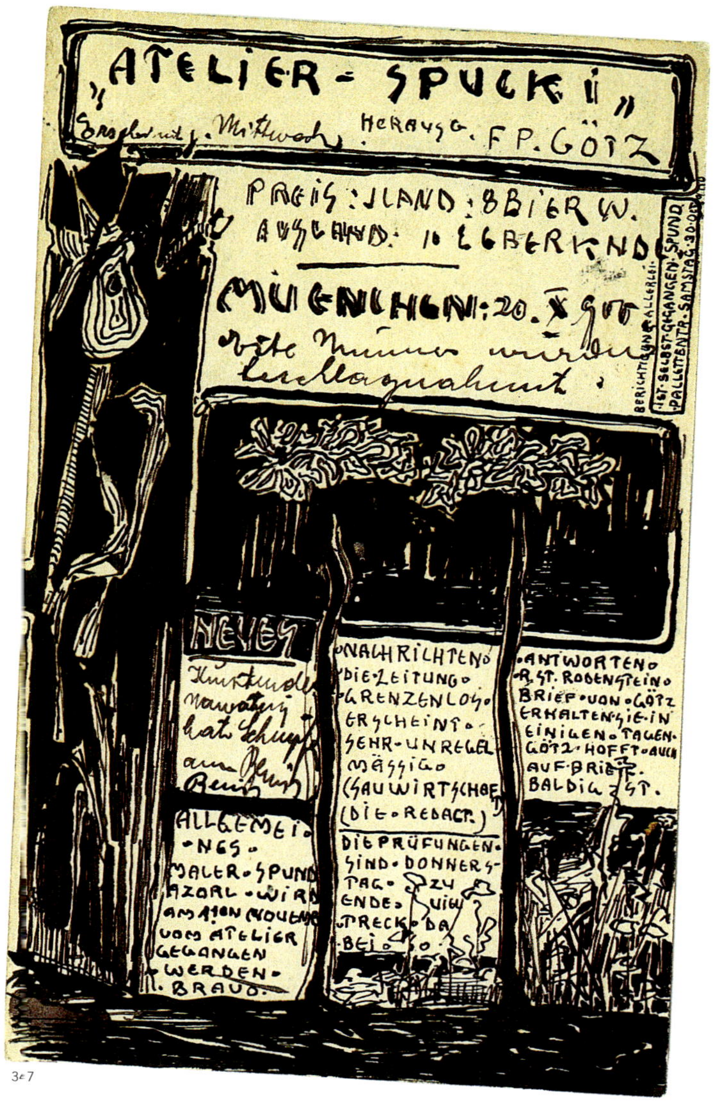

347

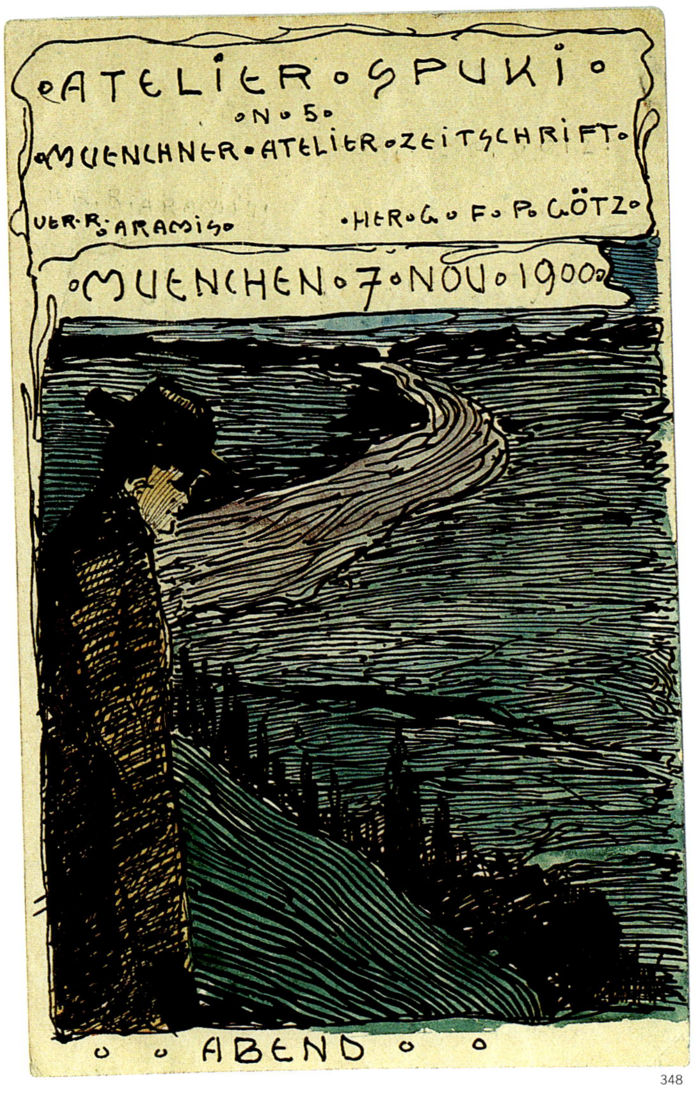

348

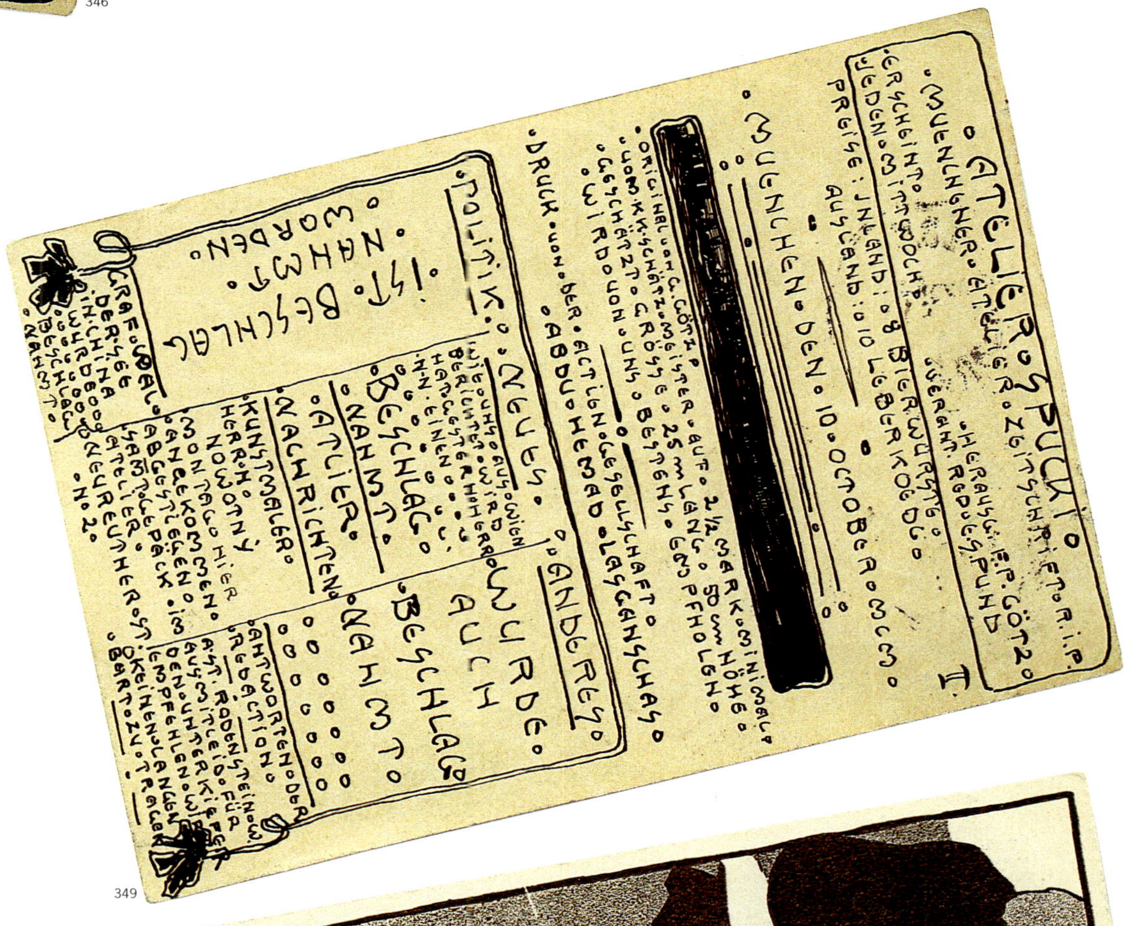

349

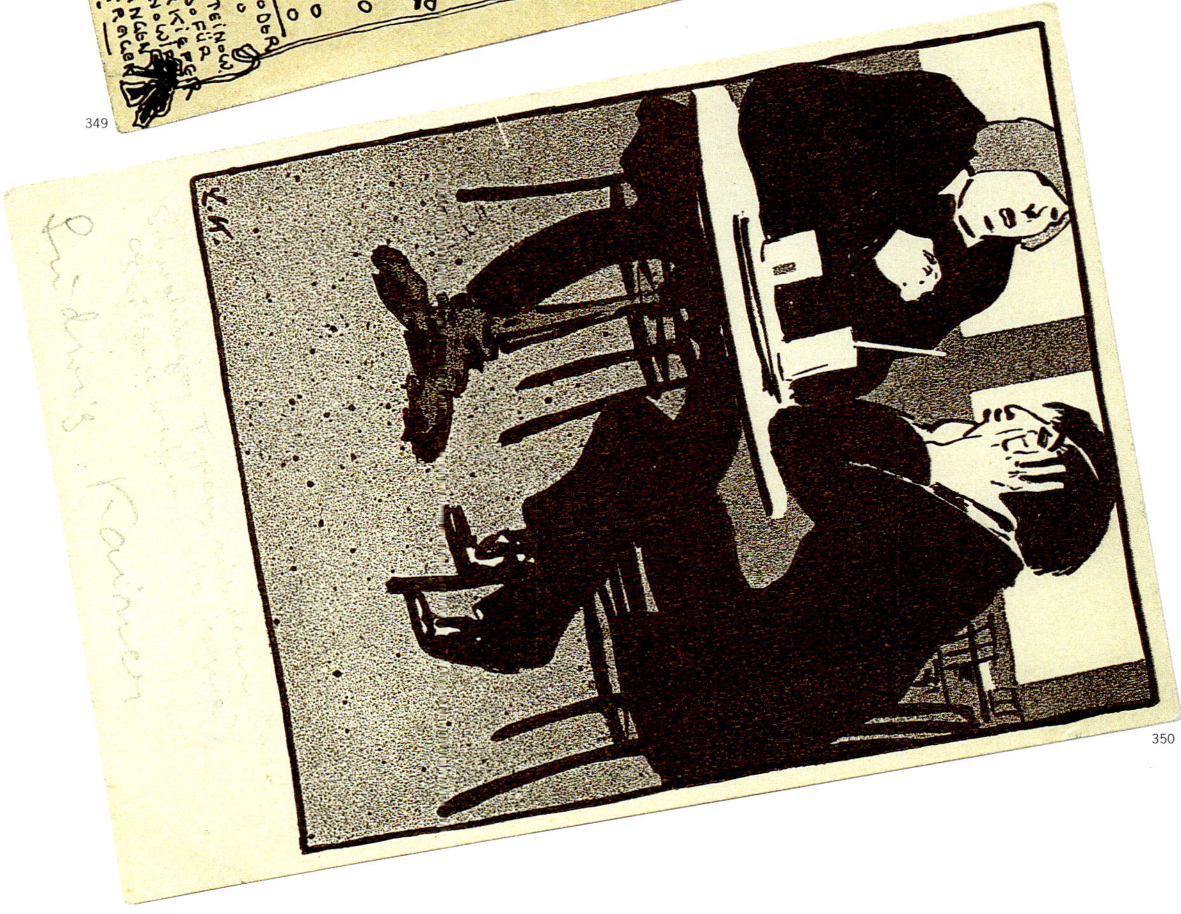

350

Leider können wir wegen Raummangel unsere schlagenden Beweise nicht weiter fortsetzen, doch hoffen wir Sie jetzt schon überzeugt zu haben, daß Sie den reinsten, wenn auch originellsten Typ des Spießers und Bourgeois, im besten Sinn des Wortes, darstellen, der seine Lebensaufgabe im Nörgeln sieht, nur mit dem einen Unterschiede: jene besorgen es beim Maßkruge, Sie bei der Tasse koffeinfreiem Stefanie-Kaffee.[143]

Balduin Bählamm

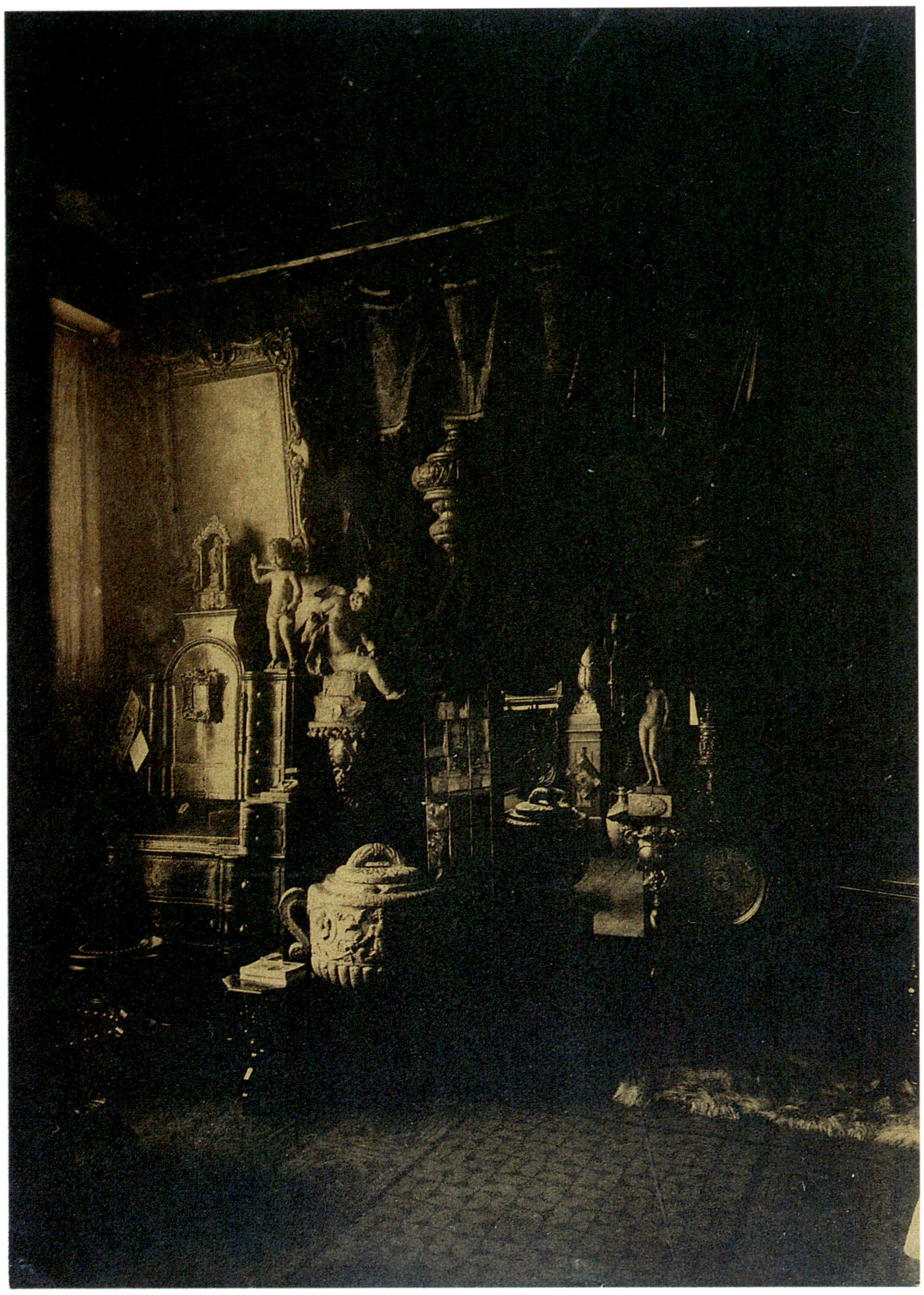

351

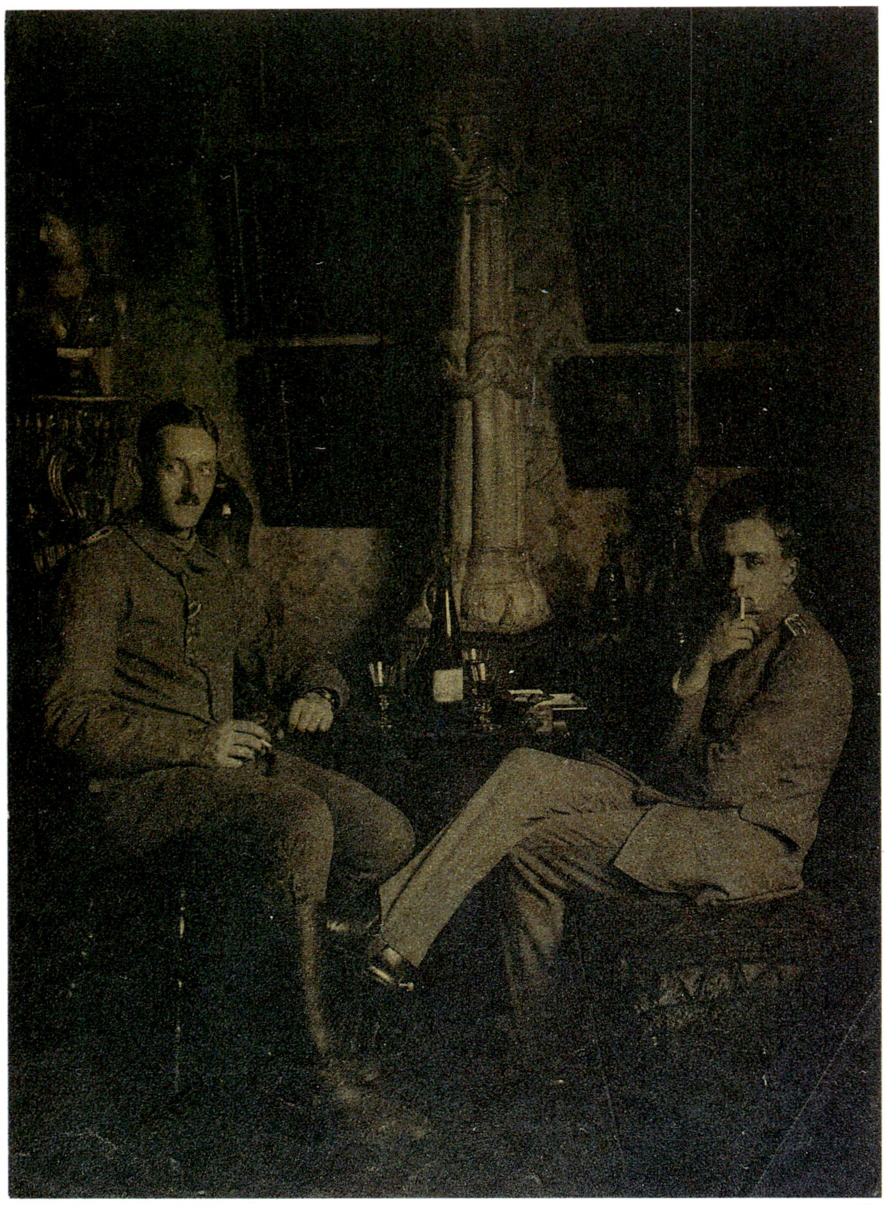

352

Eine Sequenz von Fotografien über einen Künstlerhaushalt hat sich im Fotomuseum des Münchner Stadtmuseums erhalten. Es gibt nur wenige Informationen außerhalb der Bilddokumente selbst. Recherchen führen ins Leere. Die Quellenlage ist ungünstig. Trotzdem erzählen die Dokumente von sich aus von einer Schwabinger Situation, wenn auch die abgebildeten Personen anonym bleiben müssen. Ein Maler, Bildhauer oder Fotograf bewohnt ein großräumiges Atelier. Die Räume sind reich möbliert, mit allerlei kunstgewerblichen Gegenständen üppig ausgestattet und mit Gemälden und Skulpturen geschmückt. Hier zeigt sich die Attitüde des Künstlerfürsten, der sammelt, zeigt und Staffagen für seine Bildschöpfungen aufbaut.
Die gesamte Wohnung erinnert an eine Requisitenkammer, aus der heraus Stilleben komponiert werden. In diesem Fall lebt der Künstler inmitten seiner Requisiten.
In seiner Kunst verwendet er Figuren, kostümierte oder unbekleidete Modelle,

351 Das Atelier als Staffage

352 Zwei Modelle vor der Arbeit

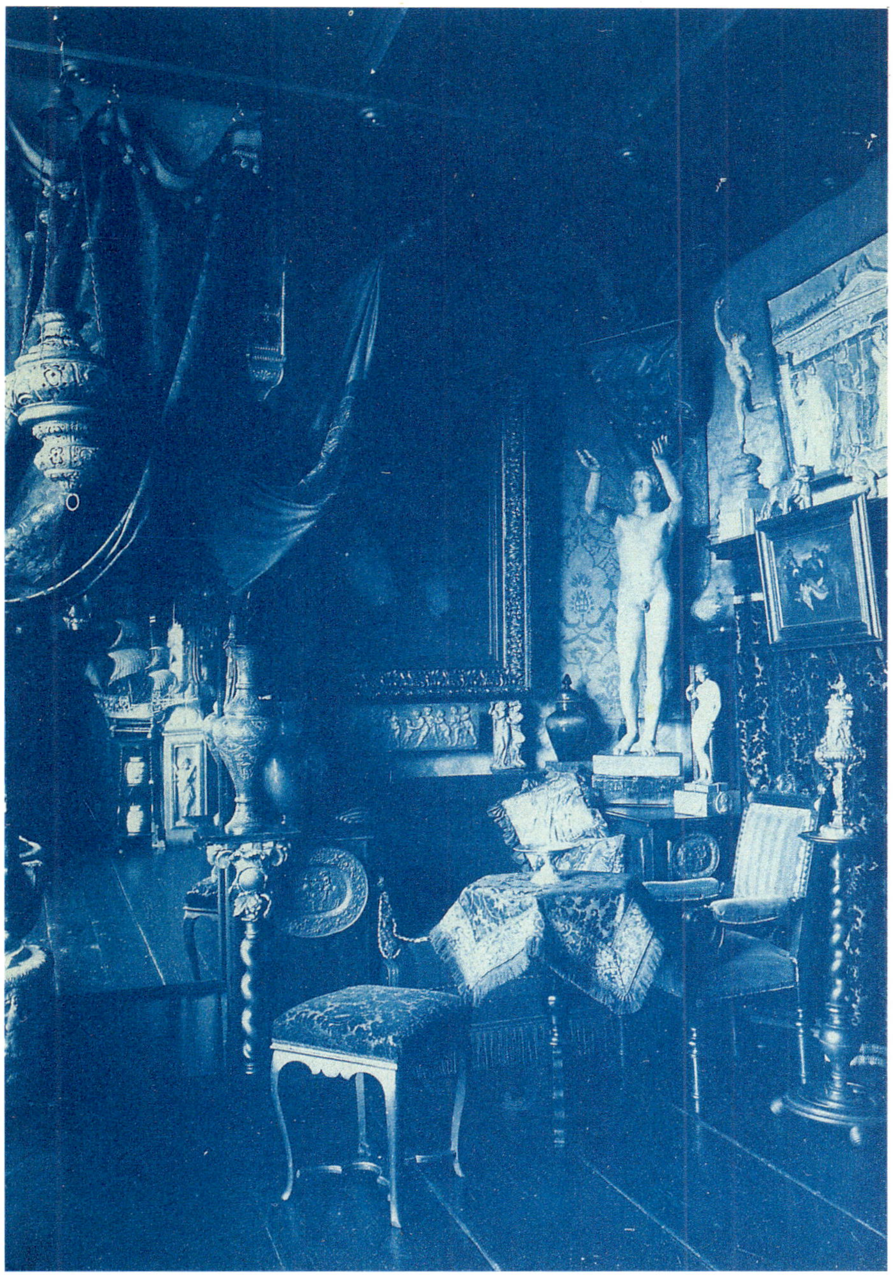

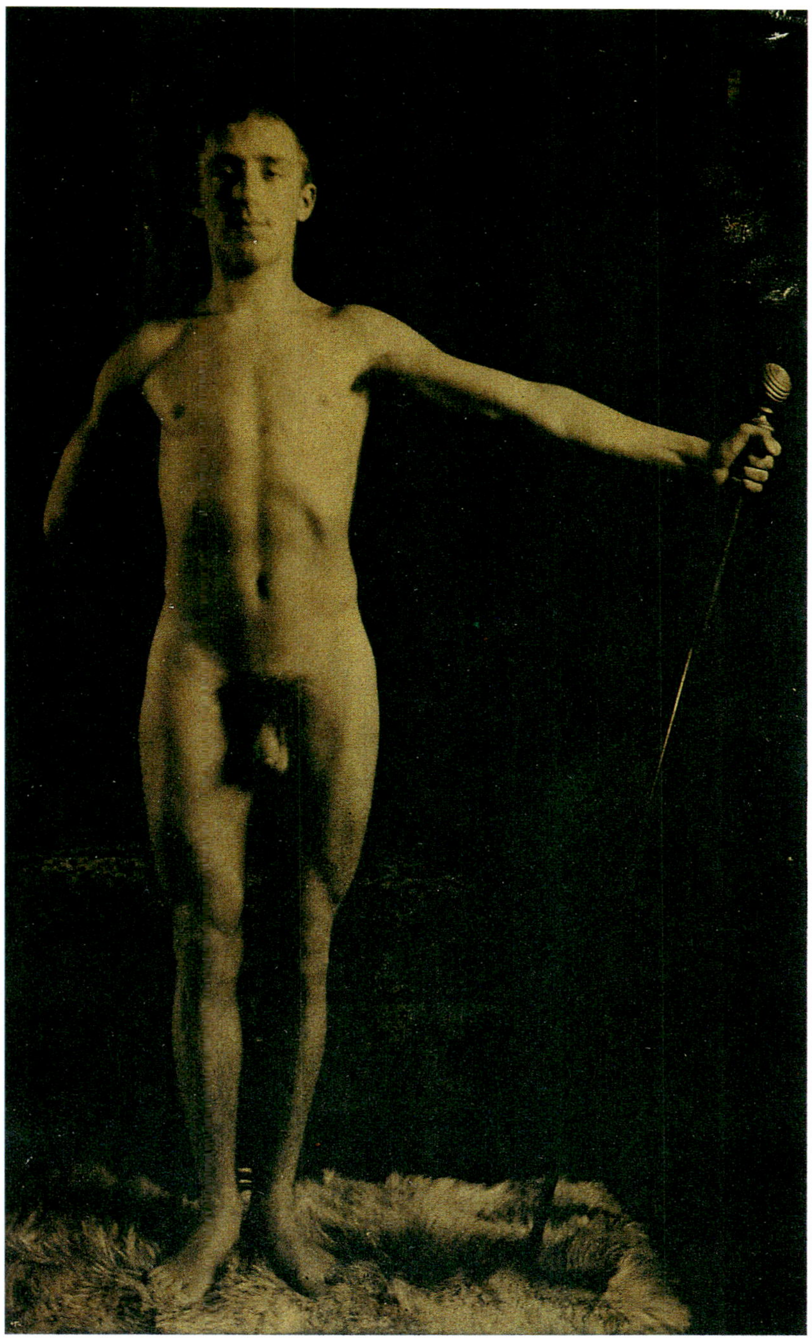

354

353

die er wie in ein monumentales, begehbares Stilleben hineinstellt und fotografisch festhält. Hier ist die absolute Einheit von Kunst und Leben erreicht. In dieser *Requisitenkammer* finden sich eine Reihe von sorgfältig ausgesuchten Kostümen: u.a. das Kostüm für einen Robin Hood und das Kostüm für einen Marokkaner. Dem Künstler geht es nicht so sehr um die Spezifizierung der Künste in Malerei, Bildhauerei oder Kunstgewerbe, sondern um Kunst als Lebensform. Er nimmt sich viel Zeit bei der Auswahl der Modelle, spezialisiert sich auf maskuline Formen und Körperpositionen (Heiliger Sebastian). Der nahe Kasernenhof an der Türkenstraße eignet sich für sein gestalterisches Ansinnen gut als Modellmarkt.
Die engagierten Modelle posieren, nachdem sie ihre Uniformen abgelegt haben, als Akt oder in dem vom Künstler gewählten Kostüm. Sie posieren innerhalb der zum Stilleben arrangierten Wohnung des Künstlers. Das Ergebnis ist das Werk eines Künstlers, der mit den Mitteln der Fotografie die Kunst zur Lebensform erhebt.

353 Interieur

354 Aktmodellstudie mit Stock

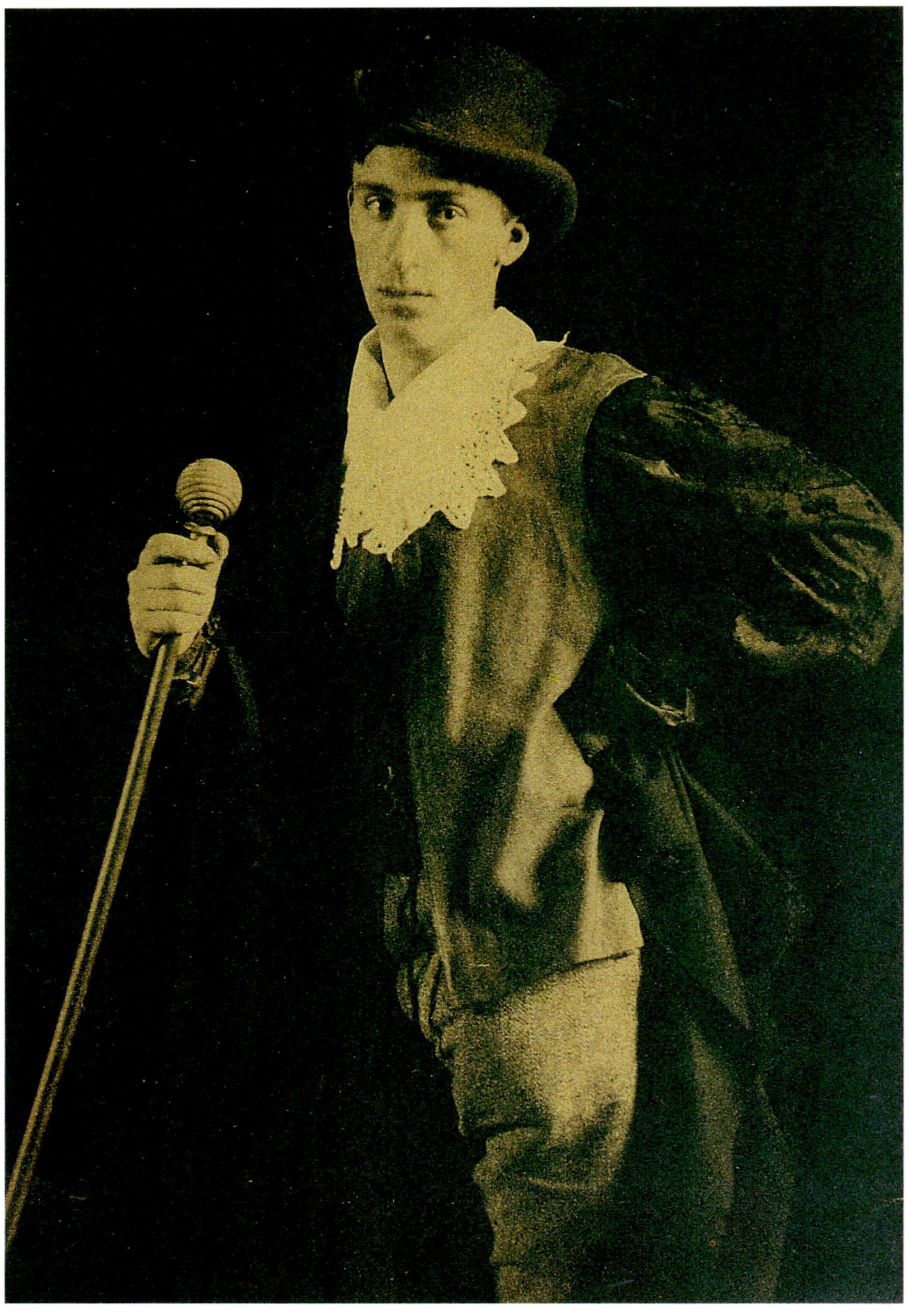
355

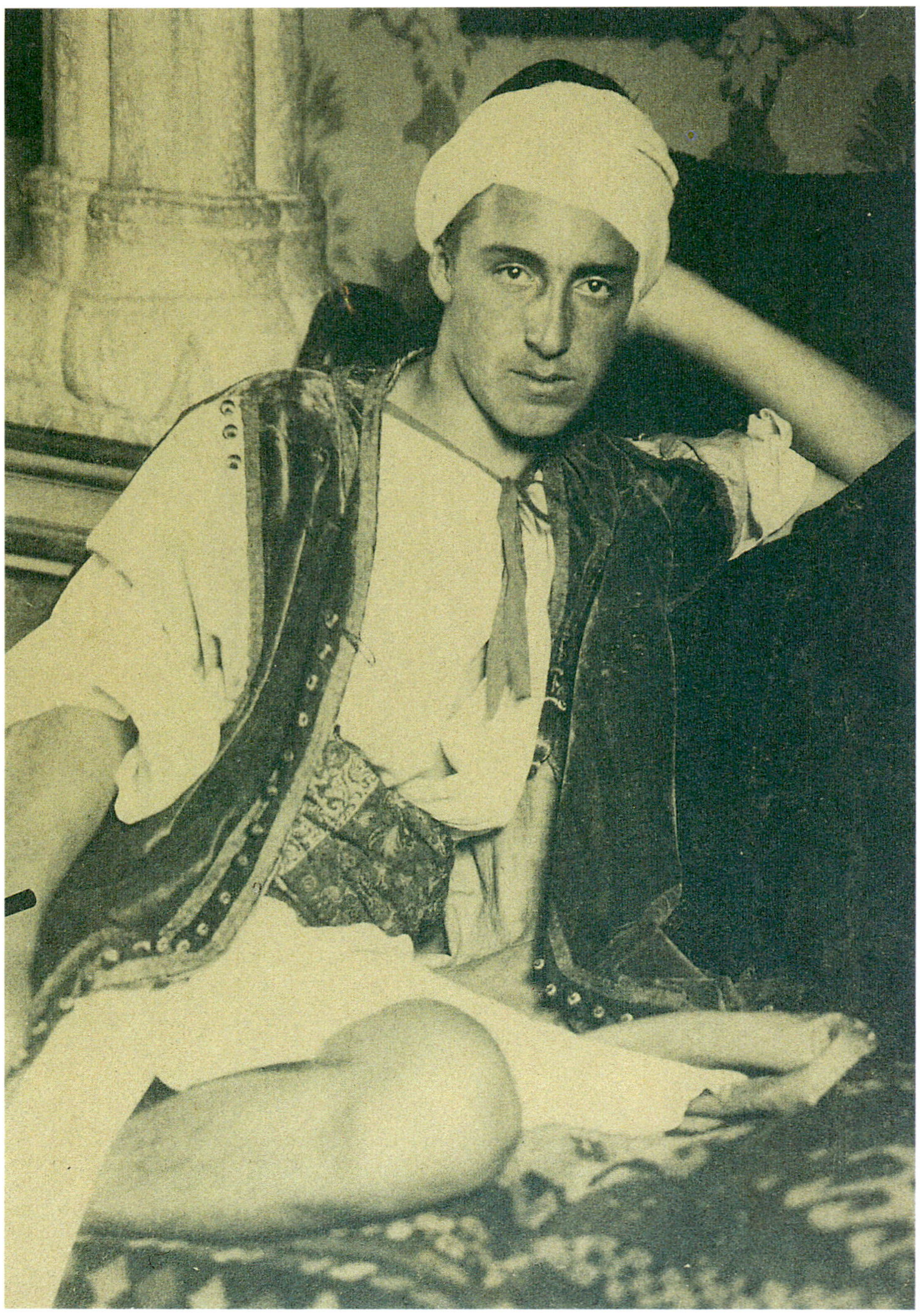
356

355 Modellstudie mit Stock und Zylinder

356 Modellstudie Marokko

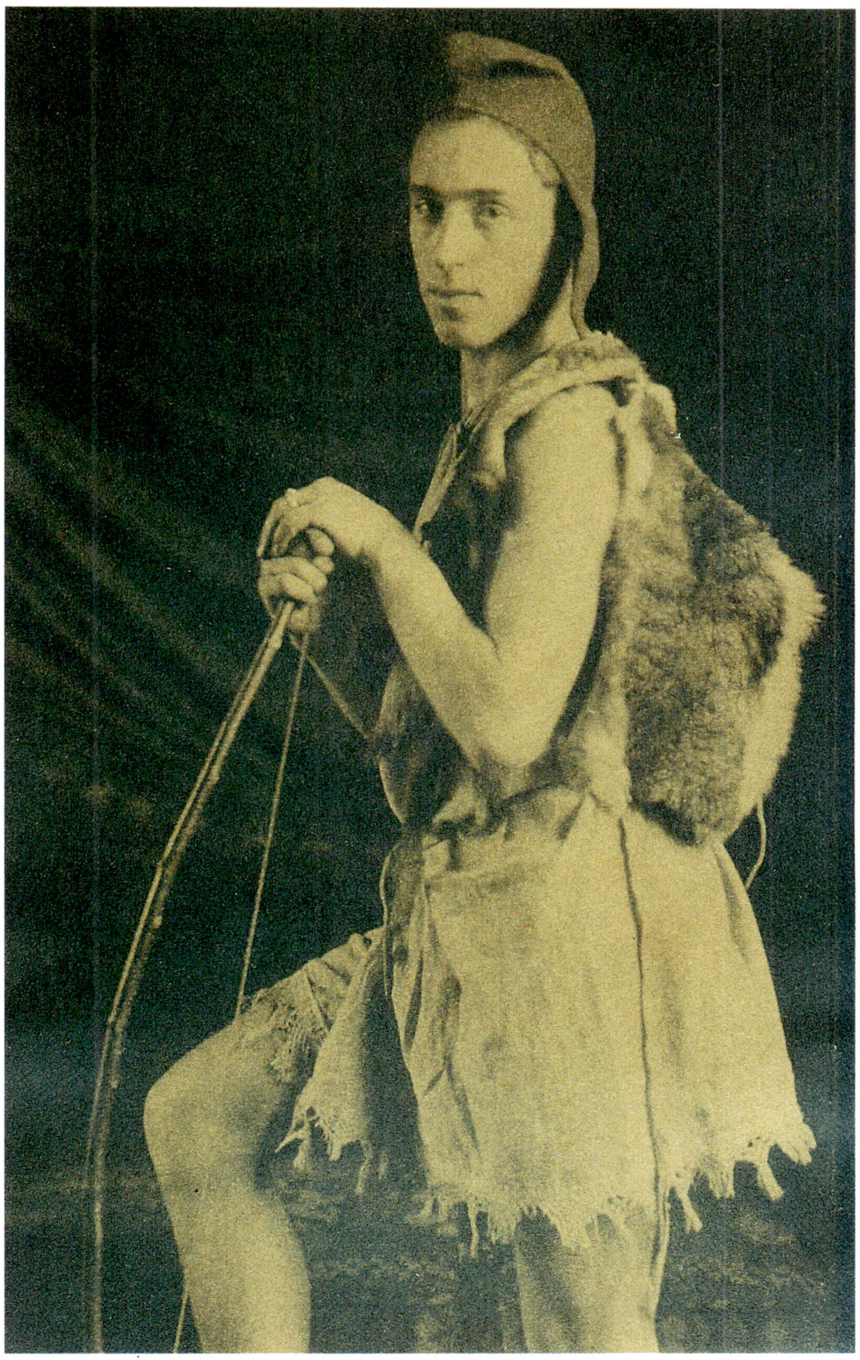

357

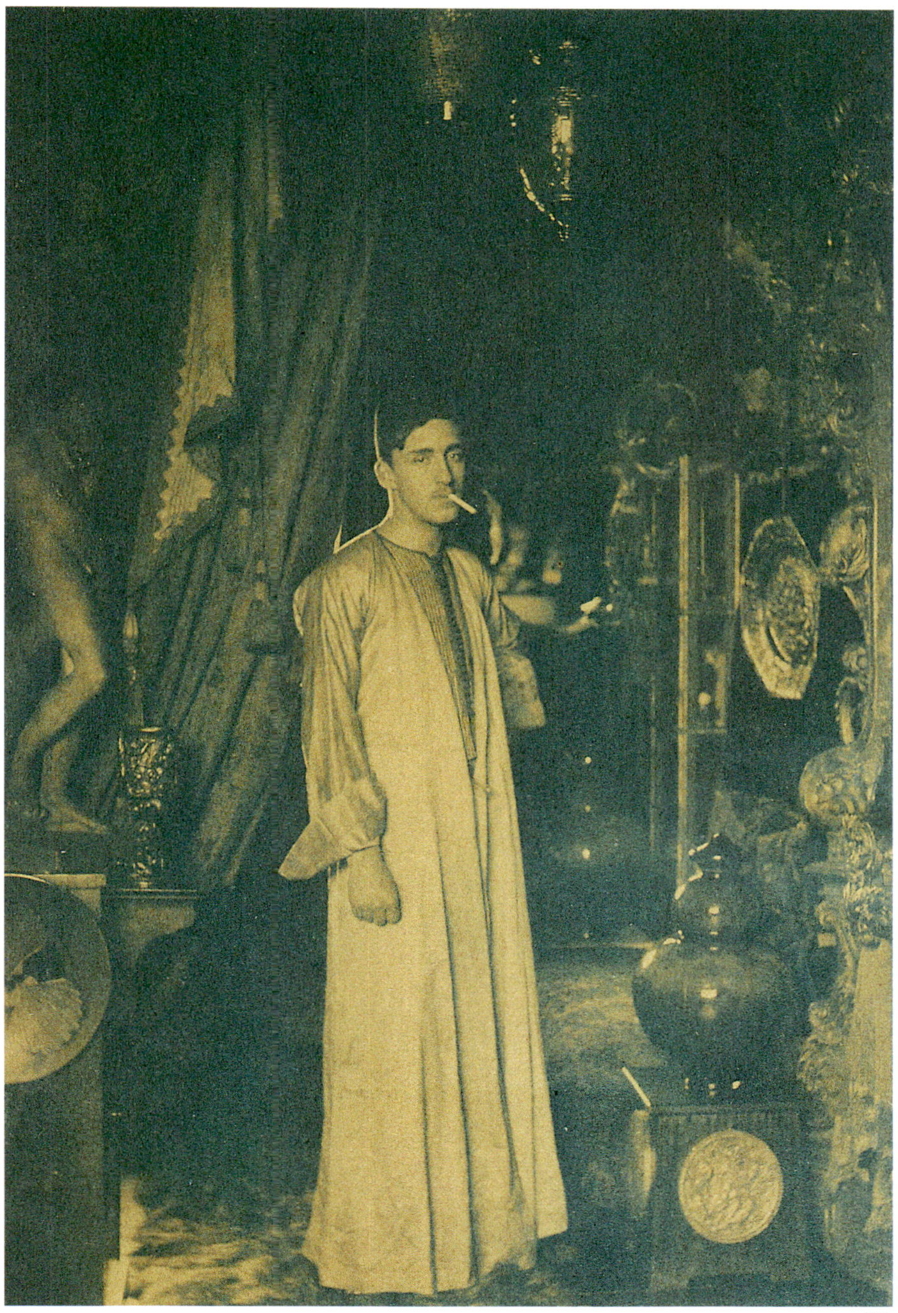

358

357 Robin Hood

358 Modellstudie Dschellaba

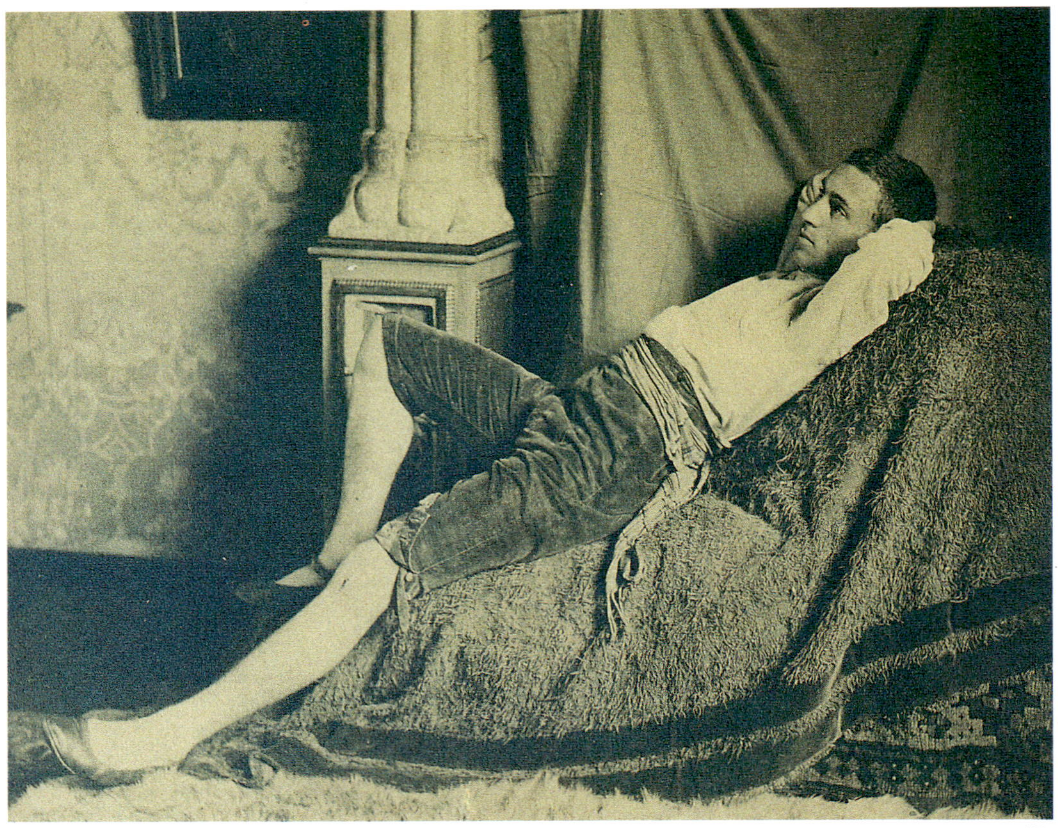

360

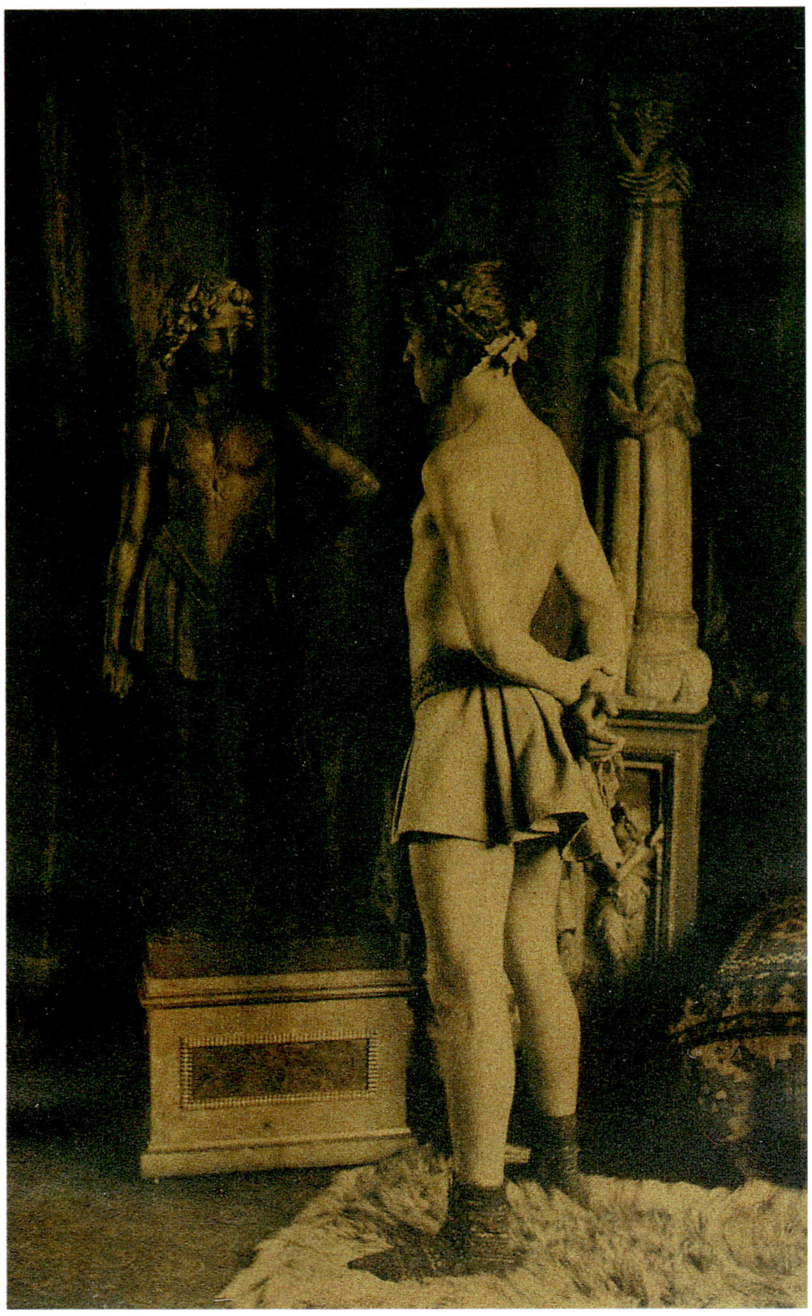

359

359 Der Betrachter

360 Liegender

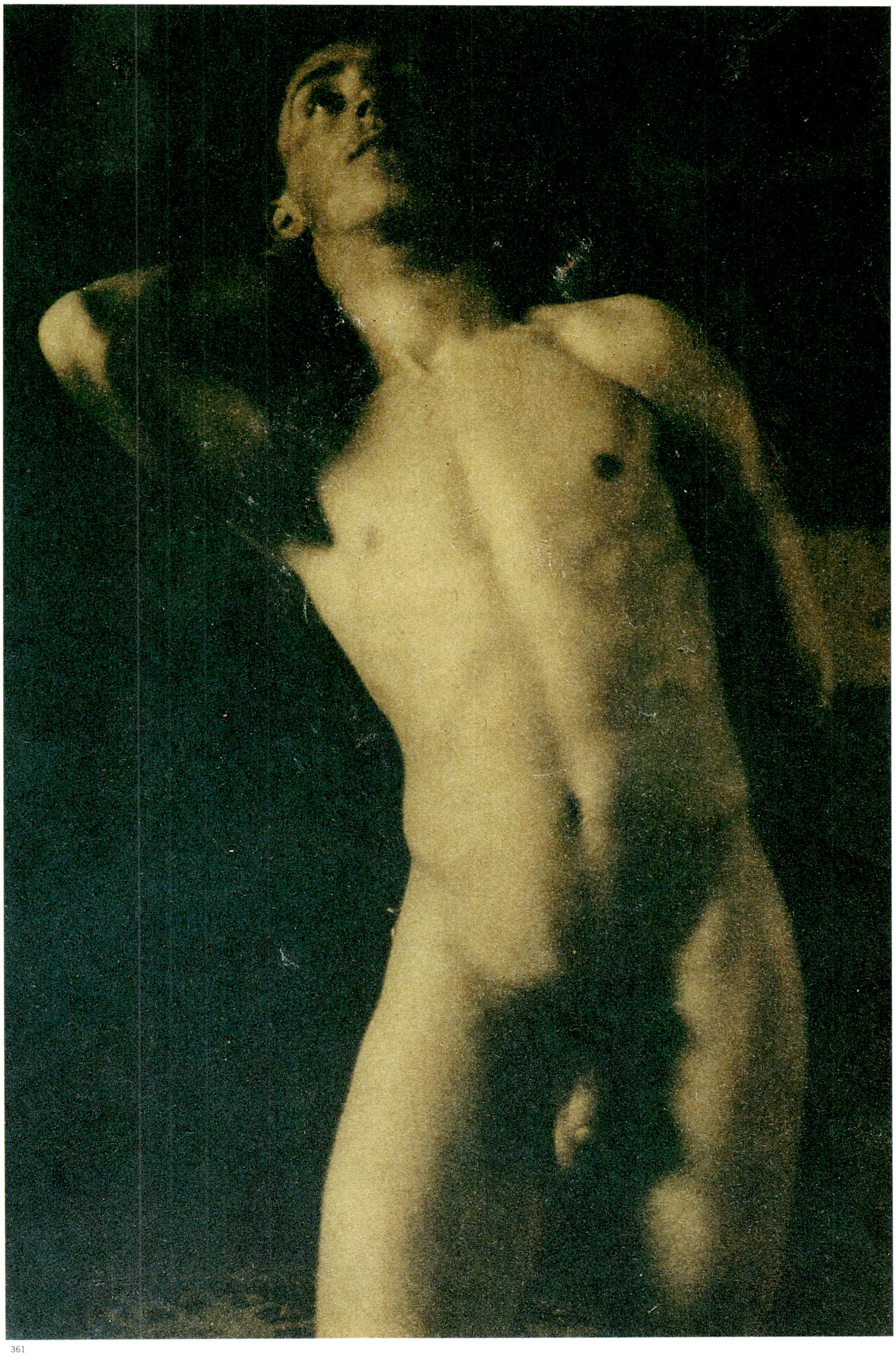

361

361 Heiliger Sebastian

Zuoberst die Kunst des Lebens

Eine ‚außerschwabingische Anerkennung' [144] erfährt der Schweizer Paul Klee 1910, als sich Alfred Kubin von ihm ein Konvolut Zeichnungen zuschicken läßt und für 40 Mark das Blatt *Der Kanalhafen* behält. Zu diesem Zeitpunkt lebt Klee seit zwölf Jahren in Schwabing. Er kam 1898 hierher, um ein Studium der bildenden Kunst anzufangen, wenngleich er als Sohn eines Musiklehrers besser Geige spielen als zeichnen kann. „Die Musik ist für mich wie eine verscherzte Geliebte" [145] schreibt er in sein Tagebuch und ergänzt: „Ruhm als Maler?? Schriftsteller, moderner Lyriker? Schlechter Witz. So bin ich berufslos, und bummle." [146] Der unentschlossene Kunststudierende in spe findet an der Königlich Bayerischen Akademie der bildenden Künste keinen Platz. Professor Ludwig von Löfftz empfiehlt ihm, zuerst eine private Malschule zu besuchen. Danach solle er es noch einmal an der Akademie versuchen. Am 26. Oktober 1899 schreibt er an die Eltern nach Bern: „habe glücklich eine Wohnung zu 20 Mark in Schwabing. Die Adresse heißt: Leopoldstraße 63/III rechts – II. Aufgang Herzogstraße – : Das Zimmer ist bedeutend geräumiger als das letzte. Bett sehr schön und gut. Ofen und Leute noch nicht erprobt. Ruhe prima bis dato [...] War einmal in der Schule, die sich bedeutend vergrößert hat. Sie befindet sich: Amalienstraße 29, Rückgebäude 0: Knirr war sehr erfreut und hat mich bereits eingeladen." [147] Der Stundenplan der Malschule Heinrich Knirr ist eindeutig auf die Grundlagen Akt- und Porträtstudium angelegt: Montag bis Samstag von 9 bis 12 Uhr Ganzakt, Montag bis Freitag 14 bis 16 Uhr Kopfakt und 17 bis 19 Uhr Abendakt. Paul Klee macht rasch Fortschritte im Zeichnen und findet unter den Malschülern Musiker, mit denen er das Knirr-Quintett gründet. Am 24. Dezember 1900 zur Zeit des Abendakts wird statt studiert gefeiert. Auf dem Podium steht anstelle „des Modells eine Batterie Weinflaschen. Das Modell wanderte angesäuselt von Hand zu Hand, von Knie zu Knie." [148] Das Fest entsteht spontan. Paul Klee gefällt die 16 Jahre alte Cenzi, die sonst bei Knirr Modell steht. Am 28. Dezember ergibt es sich, daß sie bei ihm über die Nacht bleibt. Doch Zenzi bereut und schreibt tagsdarauf folgenden Brief: München, den 29. Dezember 1900. Geehrter Herr Klee! Habe Ihnen versprochen gleich zu schreiben, was auch jetzt geschieht. Bei mir zu Hause ging alles ganz glatt herunter, nur mein Vater machte mir eine lange Moralpredigt, was mir sehr unangenehm war. Aber ich durfte froh sein, dass es weiter nichts gab. Nun muss ich Ihnen etwas mitteilen, was ich Ihnen mündlich nicht sagen konnte. Vor allem Herr Klee würde ich Sie bitten sehr diskret zu sein, Herrn N. gegenüber besonders. Sie müssen selbst zugeben, dass ich nichts dafür kann; aber ich habe halt auch schwache Stunden, wie jedes Weib was ich auch jetzt bitter bereue. Und mögen Sie vergessen, was in jener Nacht geschah; ich schäme mich wohl es Ihnen zu schreiben aber ich muss Sie darauf aufmerksam machen. Und denken Sie nicht schlecht, denn wir beide müssen die Schuld gemeinsam tragen. Aber alte Kameraden wollen wir bleiben und die Vergangenheit vergessen. Ihre ergebene Cenzi R. Wir werden uns nächste Woche wieder sehn. Ich werde Sie besuchen." [149] Paul Klee wendet sich daraufhin, wie er in sein Tagebuch notiert, der edleren Liebe zu. Er findet sie in der Pianistin Lily Stumpf. Sie haben sich während eines Konzerts kennengelernt. Im Frühsommer 1901 verloben sie sich heimlich.
Im Frühjahr davor stellt Paul Klee folgendes Programm auf:
„Zuoberst die Kunst des Lebens, dann als idealer Beruf: Dichtkunst und Philosophie als realer Beruf: die Plastik, und zuletzt in Ermangelung einer Rente:
Die Zeichnungskunst (Illustration)." [150] Ein Schwabinger Programm!

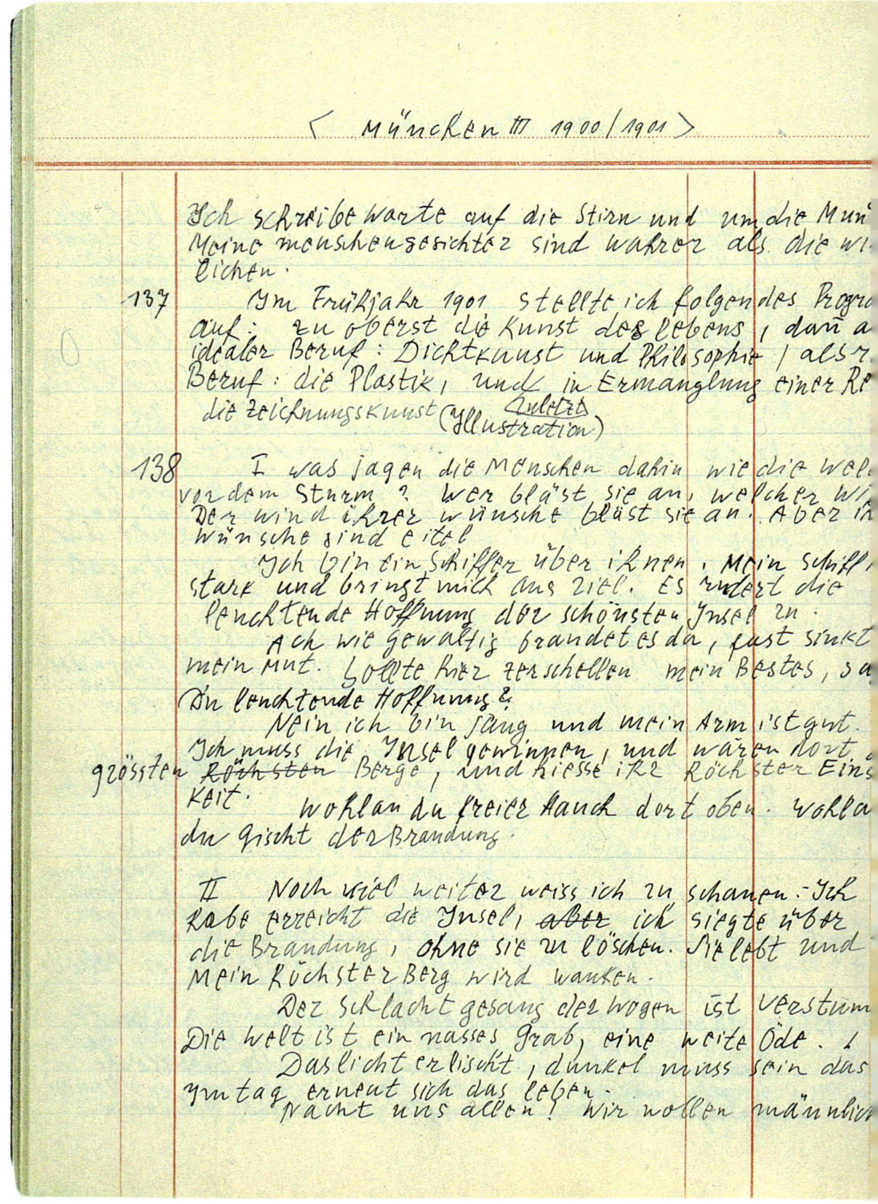
< München III 1900/1901 >

Ich schreibe warte auf die Stirn und um die Mun
Meine menschengesichter sind wahrer als die wi
lichen.

137 Im Frühjahr 1901 stellte ich folgendes Progra
auf: zu oberst die Kunst des Lebens, dann a
idealer Beruf: Dichtkunst und Philosophie, als r
Beruf: die Plastik, und in Ermangelung einer Re
die Zeichnungskunst (zuletzt Illustration)

138 I was jagen die Menschen dahin wie die Wel
vor dem Sturm? Wer bläst sie an, welcher Wi
Der Wind ihrer Wünsche bläst sie an. Aber ih
Wünsche sind eitel.

362

Menschen sind wir ja alle!
Überall und besonders in Schwabing. [151]
Paul Klee

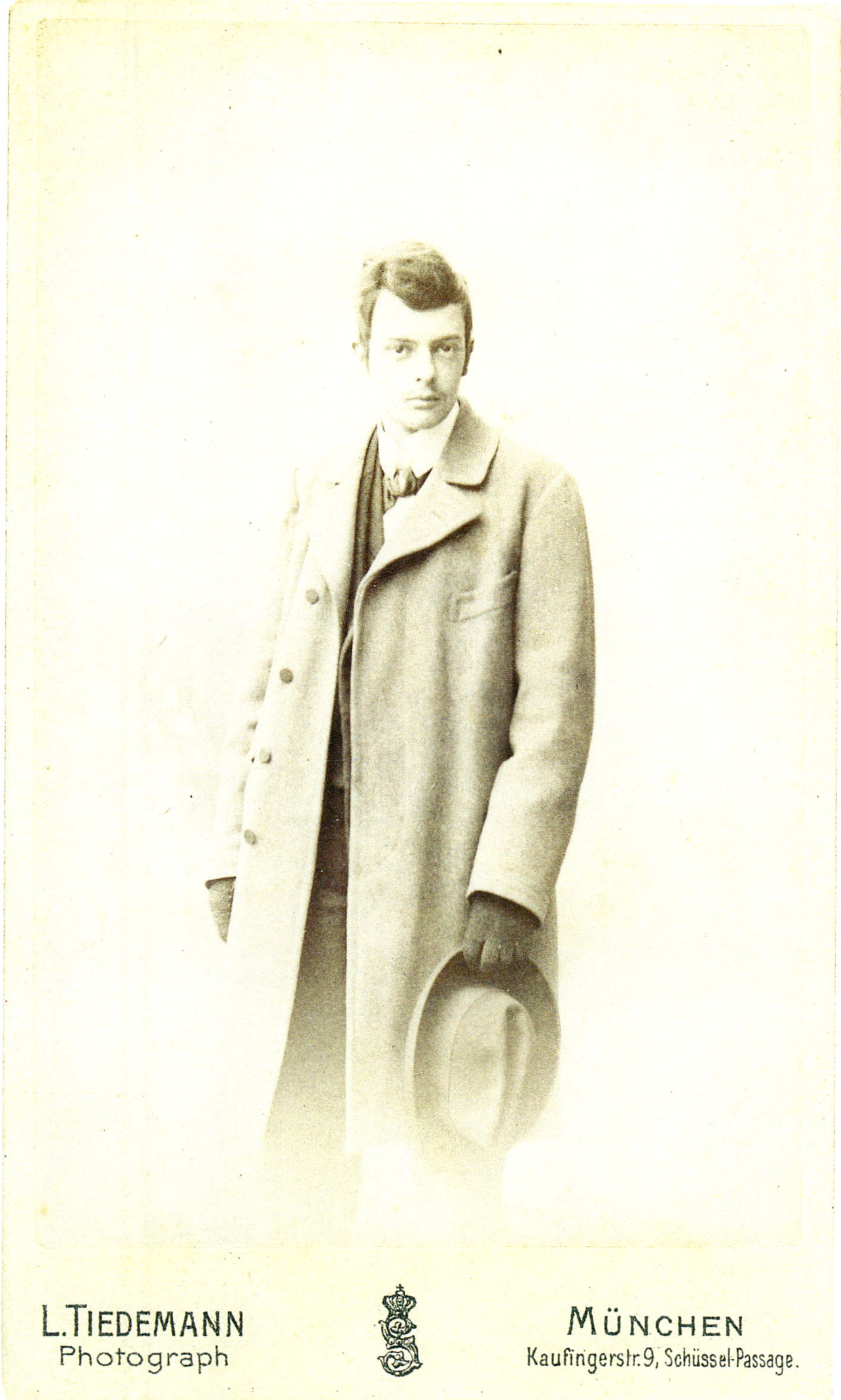

363

362 Aus dem Tagebuch von Paul Klee, 1901. Klee führt ausgiebig und regelmäßig während seiner Schwabinger Zeit von 1898 bis 1918 Tagebuch. Seine Notizen bieten einen Einblick in sein spezifisches Verhältnis zu Kunst und Leben:
„Ich hatte aber während dieser ganzen Münchner Zeit nicht wie es einem Musterschüler geziemte täglich das Schulatelier besucht, sondern mich oft länger mit ganz andern wie mir schien viel reizvolleren Dingen beschäftigt, mit dem ‚Leben' wie ich mich ausdrückte. Die Folge davon war dann die Erkenntnis, daß es für mich angebracht war, möglichst bald durch eine Ehe die sexuelle Frage zu lösen um mich ganz konzentrieren zu können." [152]

363 Am 13. Oktober 1898 kommt Paul Klee im Alter von 19 Jahren nach Schwabing. Er will an die Akademie der bildenden Künste. Doch dort empfiehlt man ihm den Besuch einer privaten Malschule wegen fehlender zeichnerischer Grundlagen

364 In der Malschule Heinrich Knirr an der Amalienstraße 29 finden sich Malschüler zum Knirr-Quintett zusammen.
Von links nach rechts: 2. Geige: Siegrist, Bratsche: Fritz Stubenvoll, 1. Cello: Franz Schmidt, 2. Cello: Julius Labba, 1. Geige: Paul Klee. Die Musiker sitzen auf Modellbänken. Staffeleien dienen als Notenpulte.
Die Aufnahme entsteht 1900

364

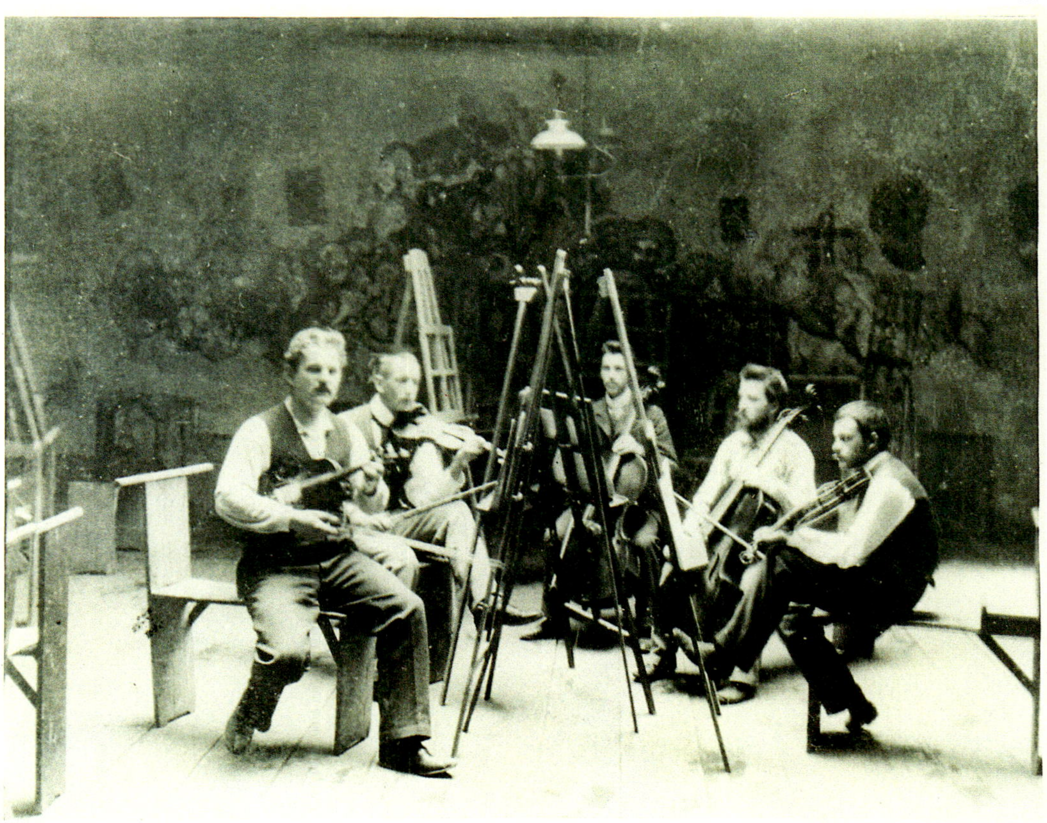

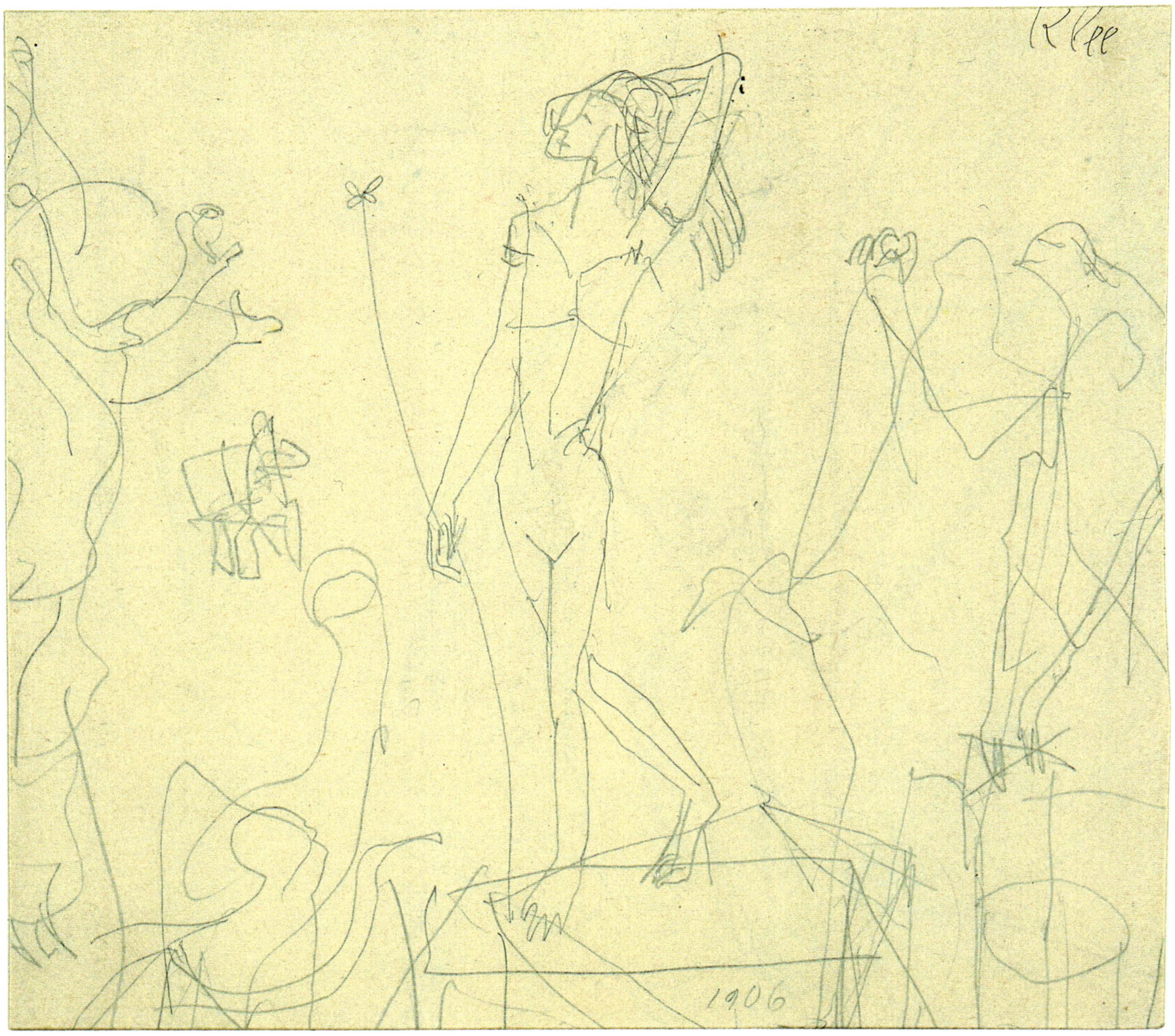

365

365 Akt in der Malschule 1906. Als diese Zeichnung entsteht, besucht Paul Klee keine Malschule mehr. Formal hat er sich von jeder akademischen Tradition gelöst. Inhaltlich erinnert er sich an die Situation Maler und Modell. Die Zeichnung ist eine Remineszenz an seine Zeit als Malschüler. 1908, zwei Jahre später, unterrichtet Paul Klee selbst ‚Aktzeichnen vor dem Modell' an den *Lehr- und Versuch- Ateliers für freie und angewandte Kunst* an der Hohenzollernstraße

366 Aus den Studien und Skizzen bei Knirr. 1899 zieht Paul Klee in das Haus Leopoldstraße 63/III, an der Ecke Herzogstraße gelegen. Die Skizze entsteht vom Fenster aus

367 Postkarte von Maria Marc an Lily Klee vom 12. April 1913, in der sie sich zur Klavierstunde ankündigt. Die Vorderseite der Karte zeigt *Zwei Raubkatzen*, ein Aquarell von Franz Marc

368 Am 8. Dezember 1899 begegnet Paul Klee während eines Konzerts der Pianistin Lily Stumpf. Er verehrt sie. Sie zögert. „Am Bauernball 5. Februar 1901 näherte ich mich Lily aufs neue, oder sie sich mir, bis auf ganz kurze Distanz. Aber gleich darauf zog sie sich wieder zurück und nannte es Stimmungssache. Das war aufregend." [153] Am 20. November 1905 verloben sie sich, am 15. September 1906 heiraten sie. Zwei Wochen nach der Hochzeit ziehen sie in die Ainmillerstraße 32/II, Gartengebäude

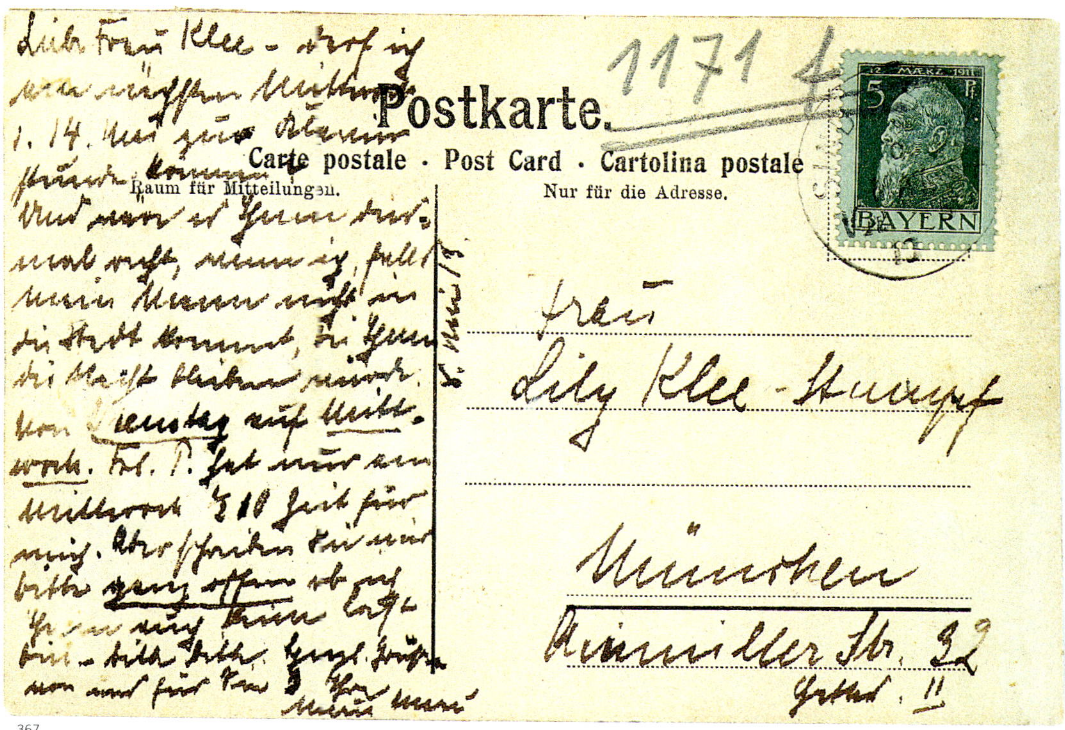
1171
Postkarte.
Carte postale · Post Card · Cartolina postale
Raum für Mitteilungen.
Nur für die Adresse.
BAYERN
Frau
Lily Klee-Stumpf
München
Ainmiller Str. 32
Gartenh. II

367

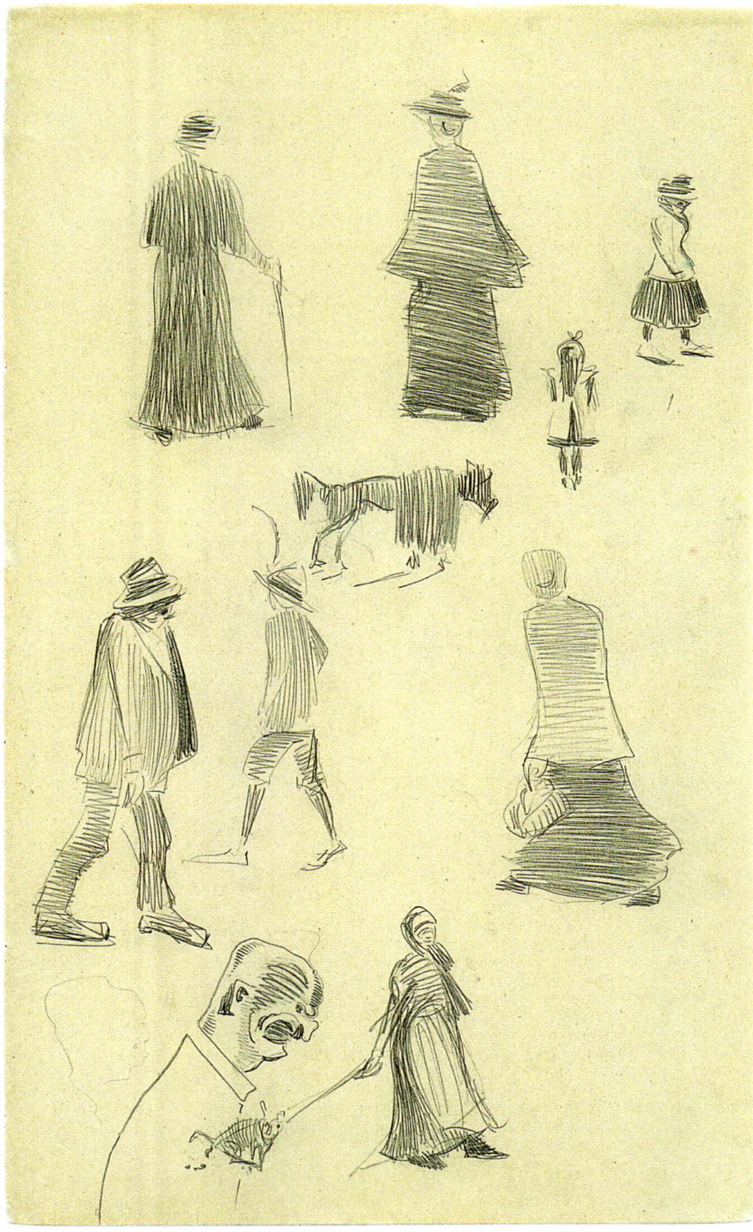

366

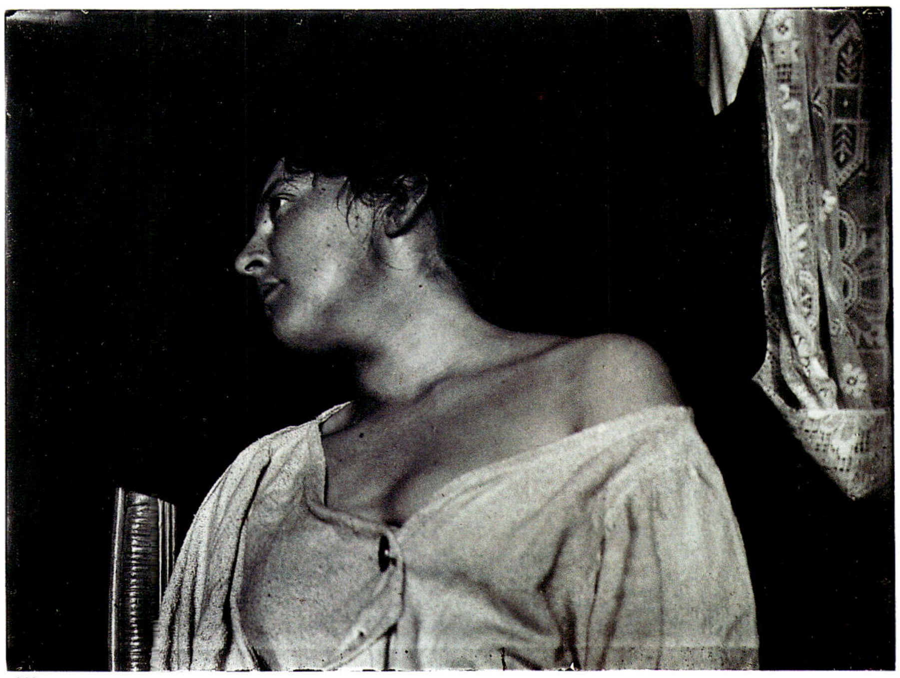

368

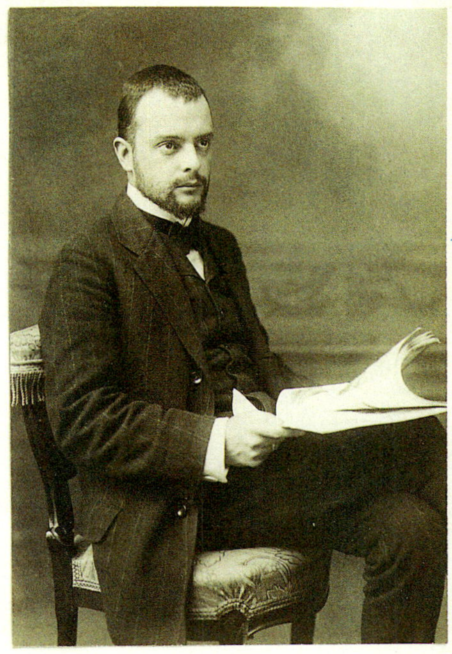

369

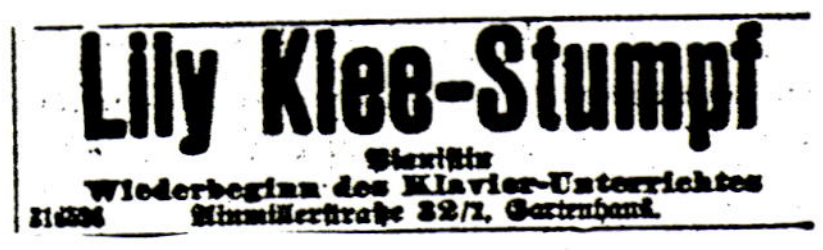
Lily Klee-Stumpf
Wiederbeginn des Klavier-Unterrichtes

370

[…] staunend sehe ich die monotonen schmutzig-verrauchten Fassaden der Häuser, in denen ich jetzt Bürger sein soll. Aber es gibt auch Lockungen. Musik, Oper, billige Bilderrahmen. Es lässt sich sicher sein, auch auf die Dauer. Arbeit noch nicht recht aber doch. Nette kleine Wohnung in der Ainmillerstrasse auf Nr. 32 im Gartengebäude, zweiter Stock rechts. Ein Modelliertisch, Gips. Wozu das? Halt gekauft!! [154]

Paul Klee

369 1912 lernen sich Paul Klee und Wassily Kandinsky kennen. Tagebuchnotiz von Paul Klee: „München 1912 Februar-April: Der blaue Reiter, so heisst das Ding. Die wagemutigen ‚Redakteure‘ Kandinsky und Marc haben diesen Winter schon die zweite Ausstellung veranstaltet, diesmal eine graphische in den oberen Räumen der Buchhandlung Goltz. Dieser Händler riskierte als ‚erster am Platz‘, in seinen Schaufenstern kubistische Kunst auszustellen, die von den Gaffern als typisch schwabingisch bezeichnet wird. Picasso Derain Braque als Schwabinger Freunderln, ein netter Gedanke!“ [155]

370 Vier Wochen nach ihrer Hochzeit mit Paul Klee inseriert Lily Klee am 13. Oktober 1906 in den *Münchener Neuesten Nachrichten*: ‚Wiederbeginn des Klavierunterrichts‘. Sie finanziert damit den Haushalt Klee.
Zu ihren Schüler zählt auch Maria Marc, die regelmäßig zur Klavierstunde von Sindelsdorf nach Schwabing fährt

Der Dichter und der Maler

„Ruederer [...] bewohnte die Etage unter meinem Atelier. Und da er auch zu den Nörglern zählte, sympathisierten wir bald, und mein Atelier klang bald von schmetterndem Dichtergezwitscher wider.“ [156] So berichtet Lovis Corinth in *Meine frühen Jahre* von der Bekanntschaft mit dem Dichter Josef Ruederer, mit dem er sechs Jahre lang, von Oktober 1891 bis Herbst 1897, im Haus Giselastraße 7 in enger Nachbarschaft wohnte. Die Freundschaft, von der eine umfangreiche Korrespondenz, gemeinsame Ausflüge und nicht zuletzt die Illustrationen zu Ruederers 1897 erschienenen *Tragikomödien* zeugen, überdauert den Umzug Corinths in die Gabelsbergerstraße 77 und schließlich auch seinen Wegzug aus München nach Berlin im Jahre 1901.

371 Lovis Corinth in seinem Berliner Atelier. Links auf der Staffelei steht sein 1893 in Schwabing in der Giselastraße 7 angefertigtes Gemälde *Im Schlachthaus*

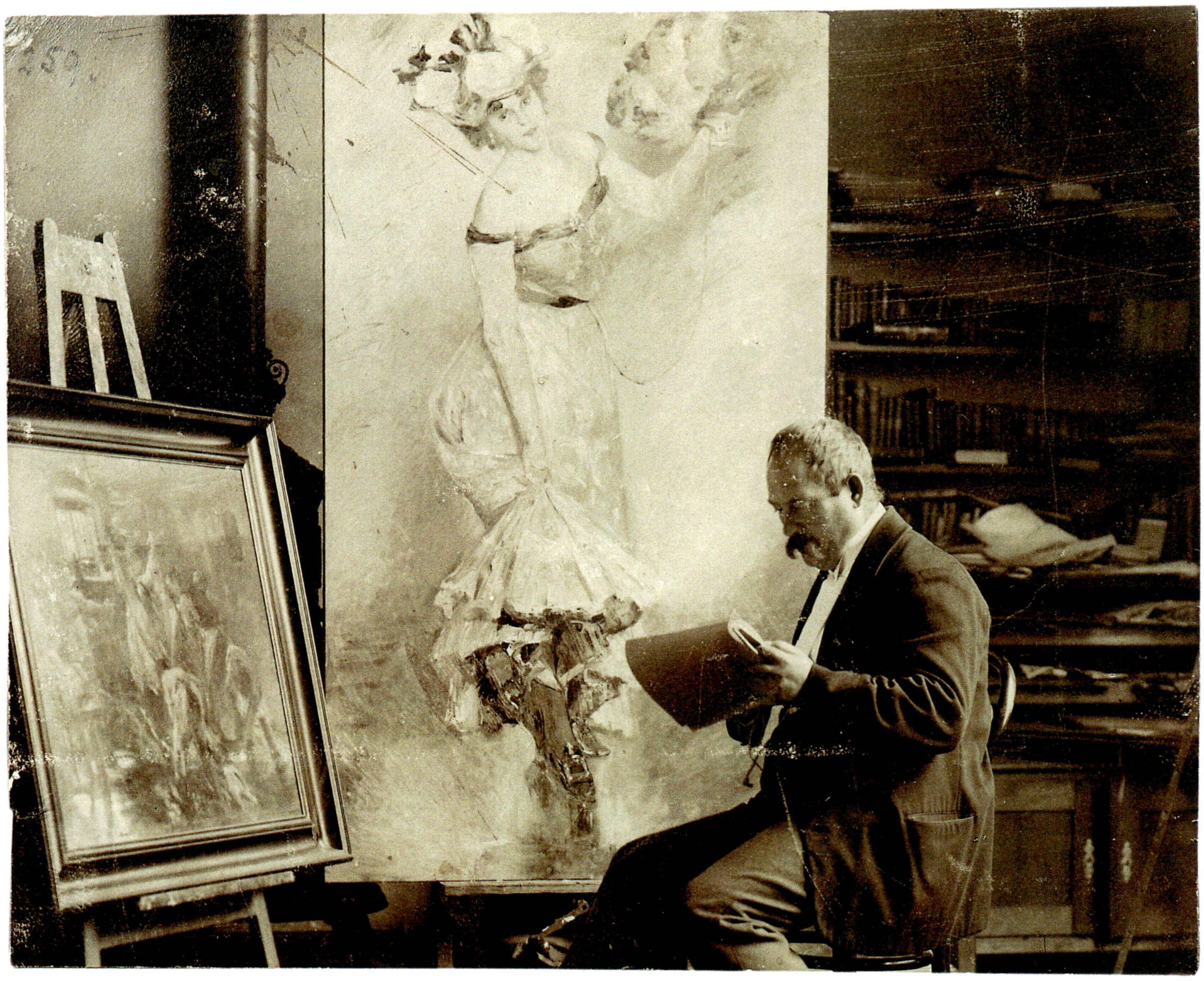

371

Kurz nach seinem Einzug in die Giselastraße entsteht 1891 das Gemälde ‚Blick aus dem Atelierfenster‘ und am Ende dieser Nachbarschaft, 1896 – ein Jahr vor seinem Auszug– porträtiert er sich selbst 38-jährig vor seinem Atelierfenster in dem Bild ‚Selbstporträt mit Skelett‘.
Mit Ruederer zusammen gehört Lovis Corinth der Literaten- und Künstlergruppe *Die Nebenregierung* an, die sich regelmäßig im *Café Minerva* an der Akademiestraße trifft und dort scharfzüngig wie karikierend zeitgenössische literarische und politische Ereignisse kommentiert. Ein Künstlerstammtisch in der *American Bar* des Hotels ‚Vierjahreszeiten‘, zu dem auch der Maler Carl Strathmann gehört, wird ebenfalls von beiden besucht. Die Freundschaft des Malers mit dem Dichter, wie sich beide auf einer Zeichnung an Ruederers Frau Elisabeth betiteln, regt Corinth offensichtlich selbst zum Schreiben an: „Unter diesem Verkehr mit Schriftstellern war es also nicht weiter verwunderlich, daß ich auch hin und wieder einzelne

372 Diese Fotografie von Lovis Corinth und Josef Ruederer entsteht während eines Besuches im Berliner Atelier des Malers und befindet sich seitdem in einem Familienalbum Ruederers

373 Am 1. Oktober 1891 bezieht Corinth die Atelierwohnung in der Giselastraße 7. Wenig später entsteht das Gemälde *Blick aus dem Atelierfenster*, das sich heute in der Neuen Galerie der Stadt Linz befindet

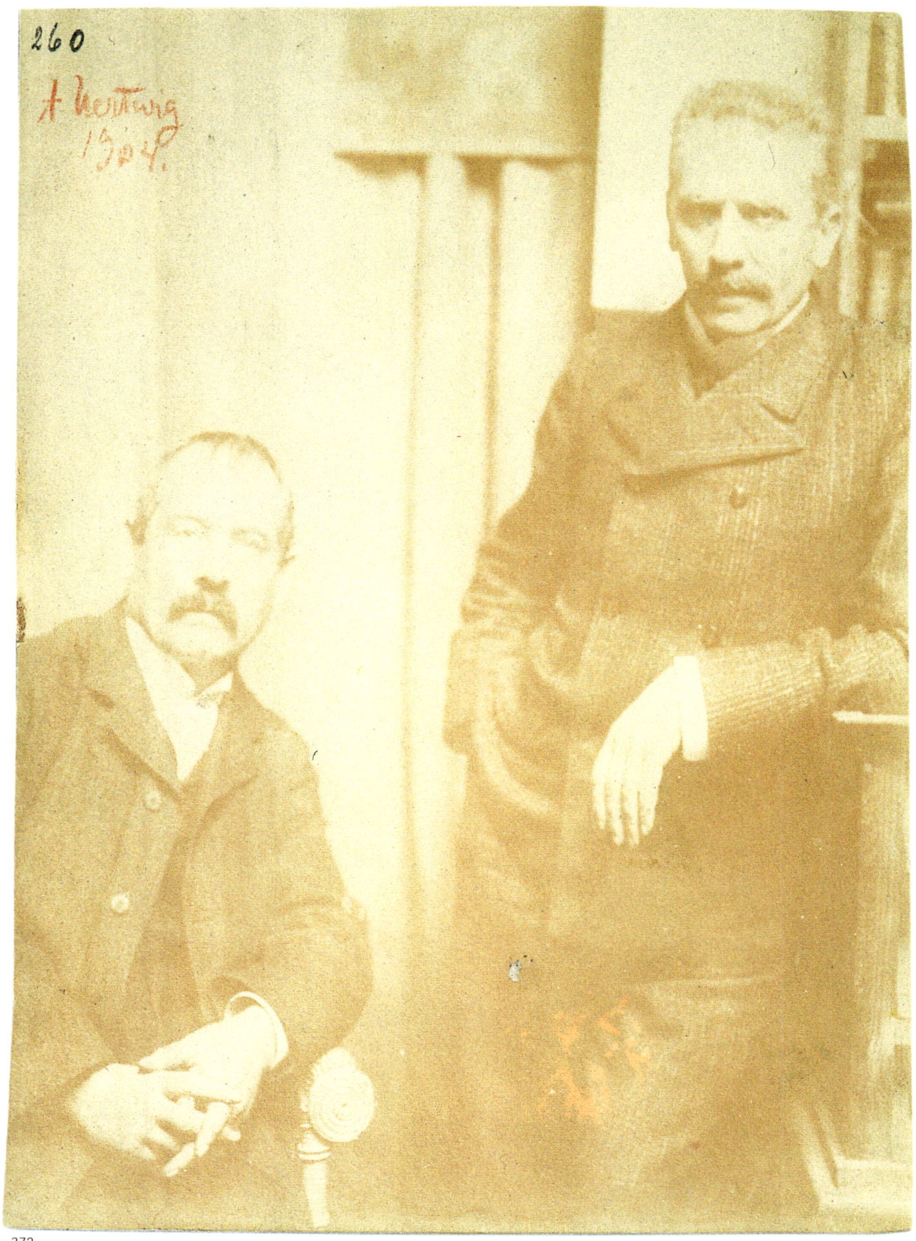

372

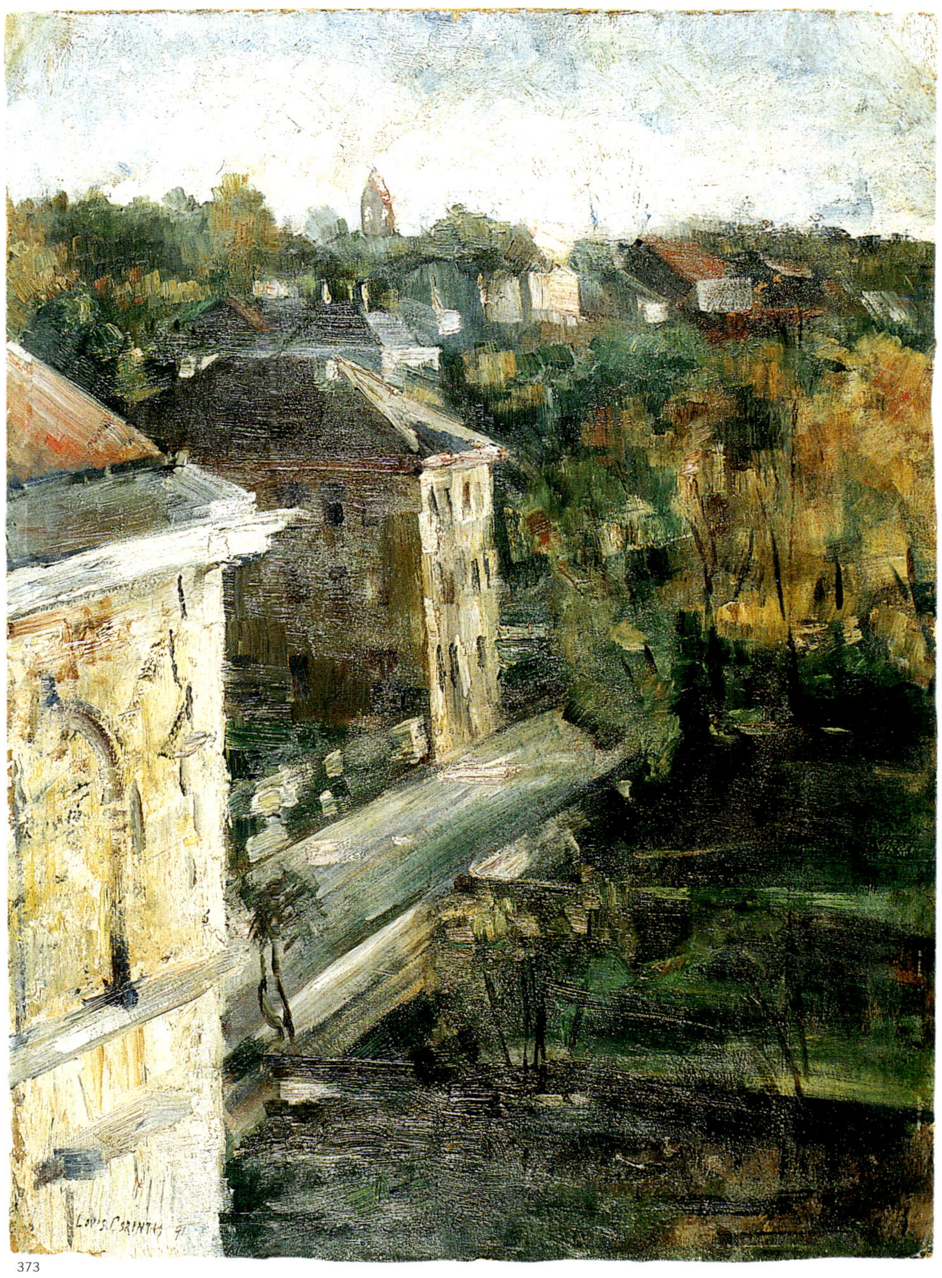

373

Töne in die Leier greifen wollte [...] Da besuchte mich wie gewöhnlich mein Nachbar von unten, Joseph Ruederer, und ich nahm mir den Mut, den Aufsatz [...] laut vorzulesen." Ruederer erteilt ihm daraufhin auch einige Ratschläge. Doch am nächsten Tag, beim „Eintritt in mein Atelier schien er nicht nur keine Erinnerung mehr an die gestrige Vorlesung zu haben, vielmehr zeigte er deutlich, daß er nicht mehr daran erinnert sein wollte."[157]

Nichts läßt sich so schwer in Worte fassen wie die besondere Atmosphäre einer Gegend, einer Stadt:
Lauter unkörperliche, flüchtige, enteilende Beziehungen zwischen den Dingen, im einzelnen nicht sichtbar, nicht greifbar, als Ganzes ein einmaliger, nichts anderem vergleichbarer Lebenskomplex [...] In dieser Republik des Geistes war kein Rangunterschied als des Könnens, des Talents... Es wehte eine scharfe Luft in den Ateliers, in den Arbeitsstuben der damaligen Malenden und Schreibenden, Dichtenden. Zwei satirische Zeitschriften entstanden zu gleicher Zeit aus diesem schwangeren Boden.[158]

Lovis Corinth

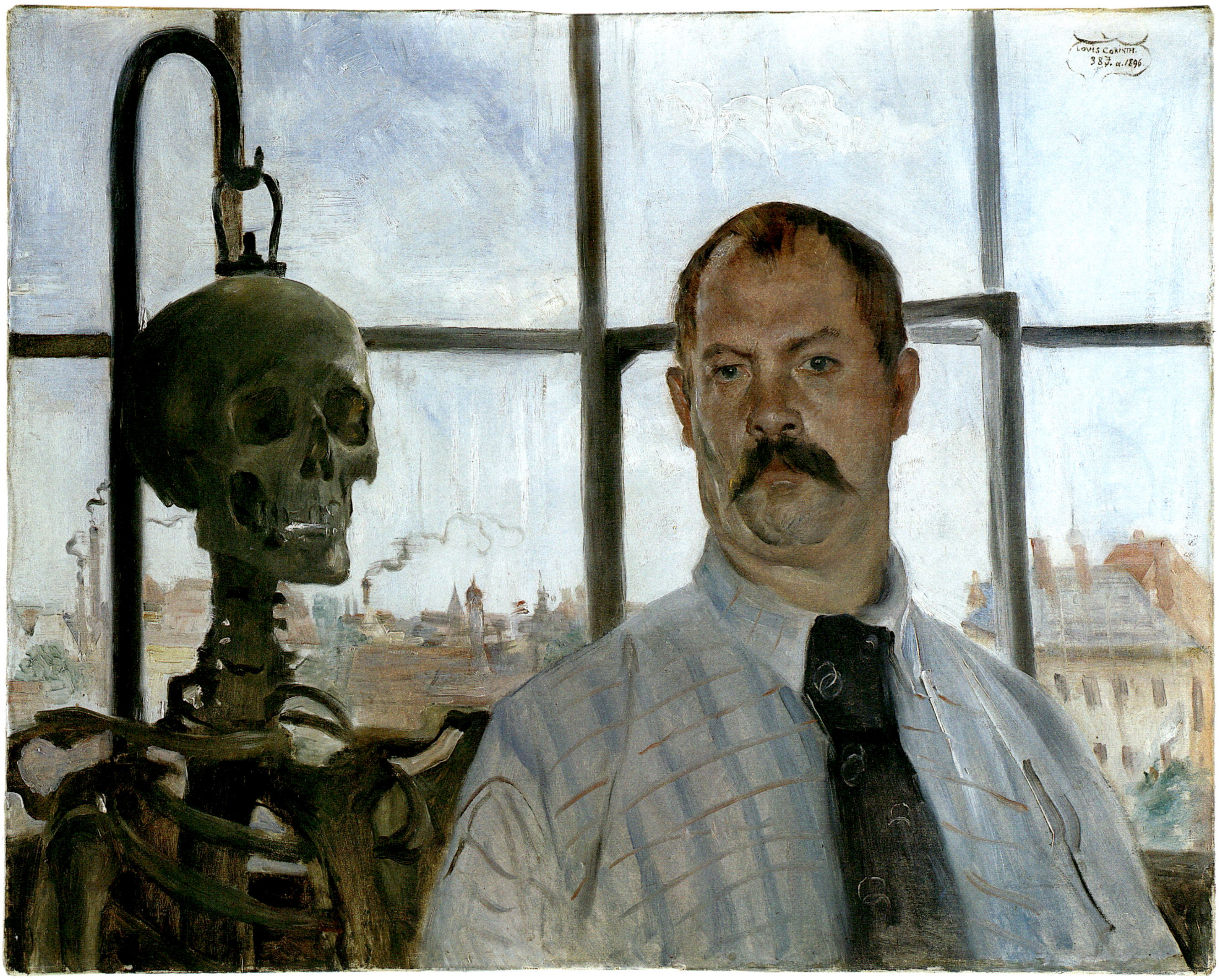

374

374 Lovis Corinth malt sich selbst vor seinem Fenster in seinem Atelier im 4. Stock der Giselastraße 7, *1896*

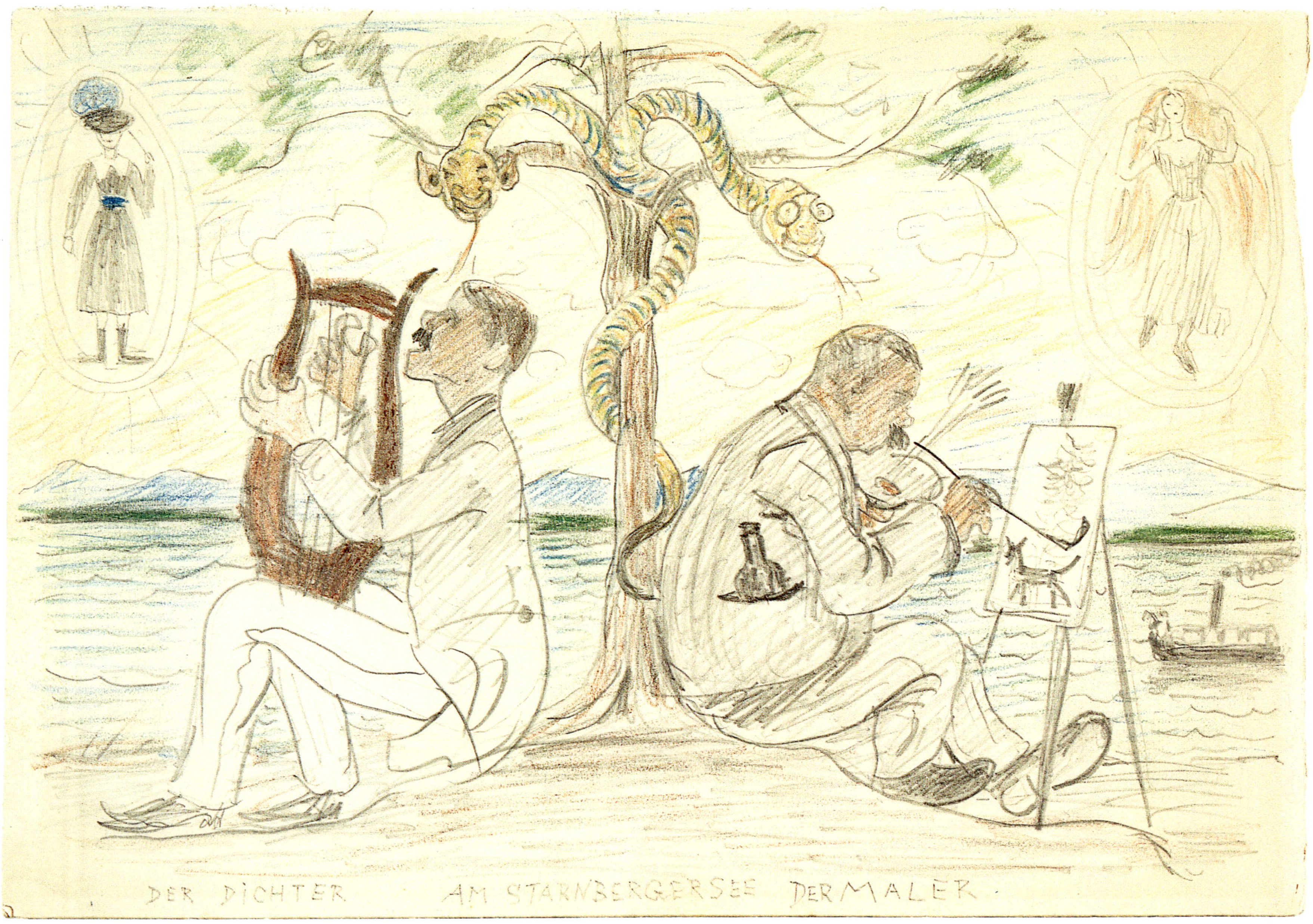

375

375 Bei einem Aufenthalt in St. Heinrich am Starnberger See entsteht am 24. September 1896 diese Zeichnung Lovis Corinths, die ihn als Maler zusammen mit Josef Ruederer als Laute spielenden Dichter karikiert. Der rückseitigen Beschriftung zufolge, „Herzlichen Gruss von uns Beiden! Arbeit geht famos! Dein Josef" sowie „Sehr verehrte Frau Ruederin, ich lege hiermit ganz ergebenst 1000 Grüsse bei an Sie und die Herrn Kinder. Ihr ergebenster Lovis Corinth", senden sie diese Zeichnung an Ruederers Frau Elisabeth nach Schwabing

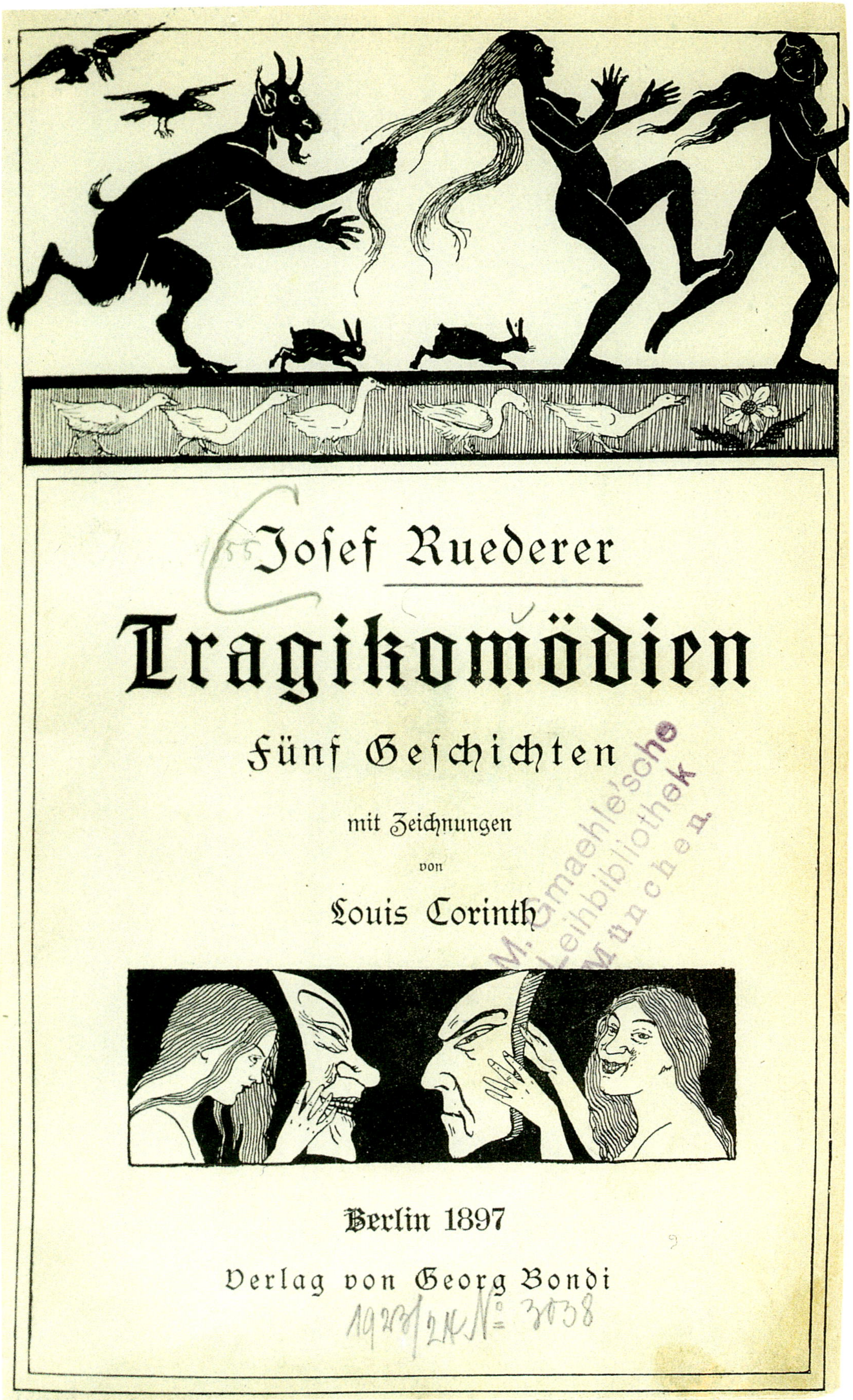

376

376 Aus der Freundschaft des Malers mit dem Dichter entstehen die Illustrationen Lovis Corinths zu Ruederers 1897 erschienenen *Tragikomödien*

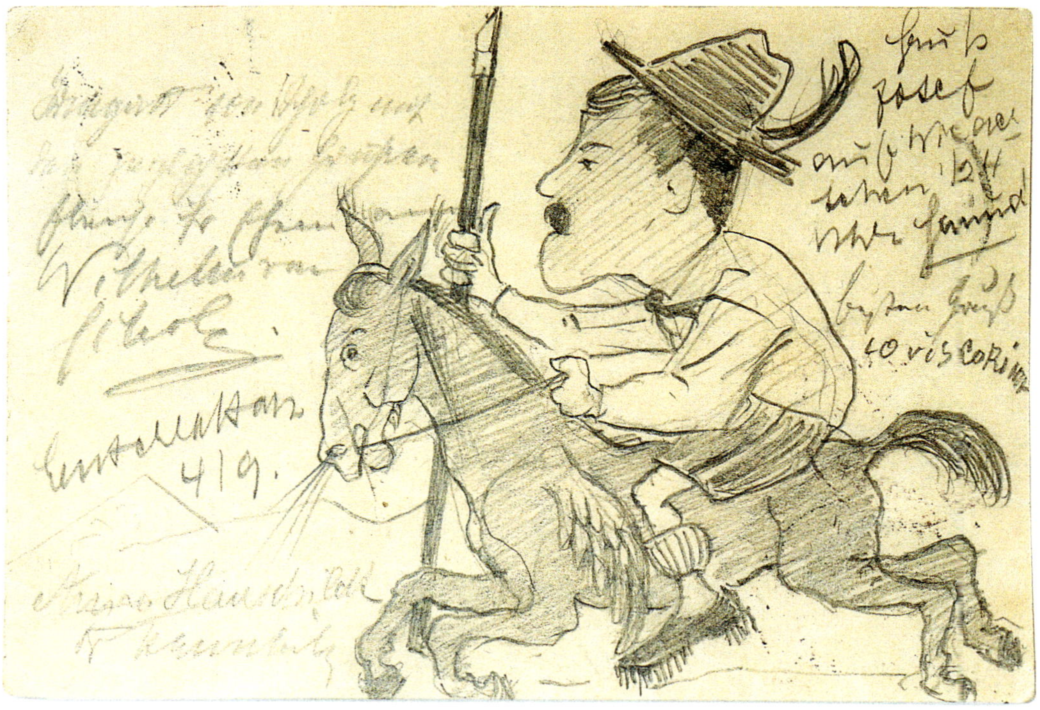

377

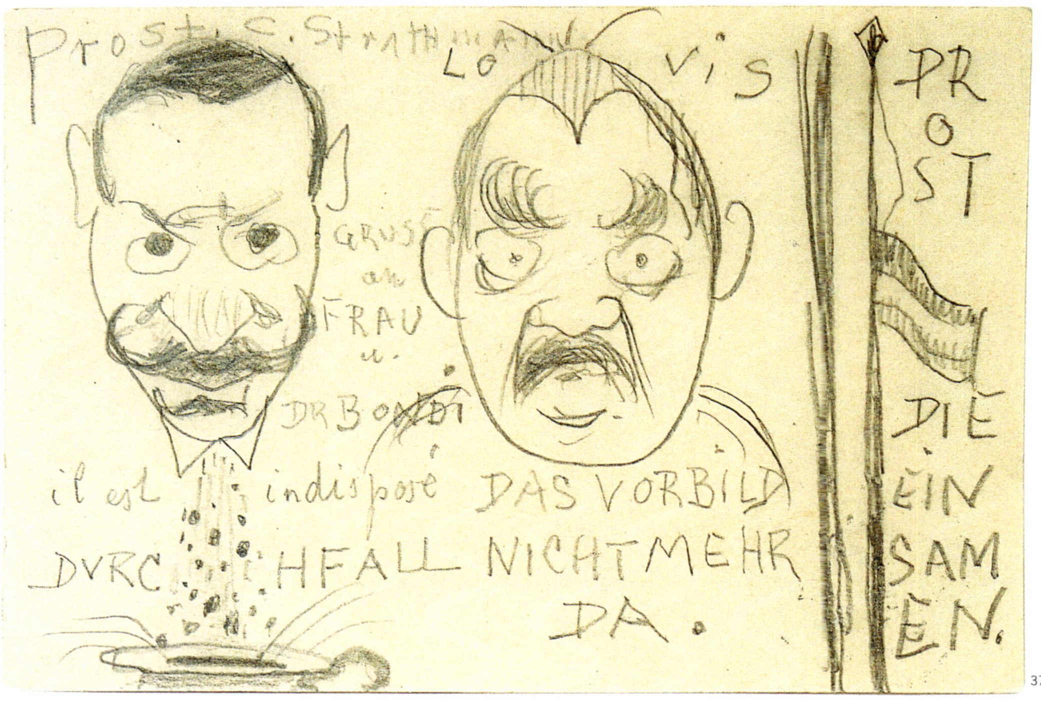

378

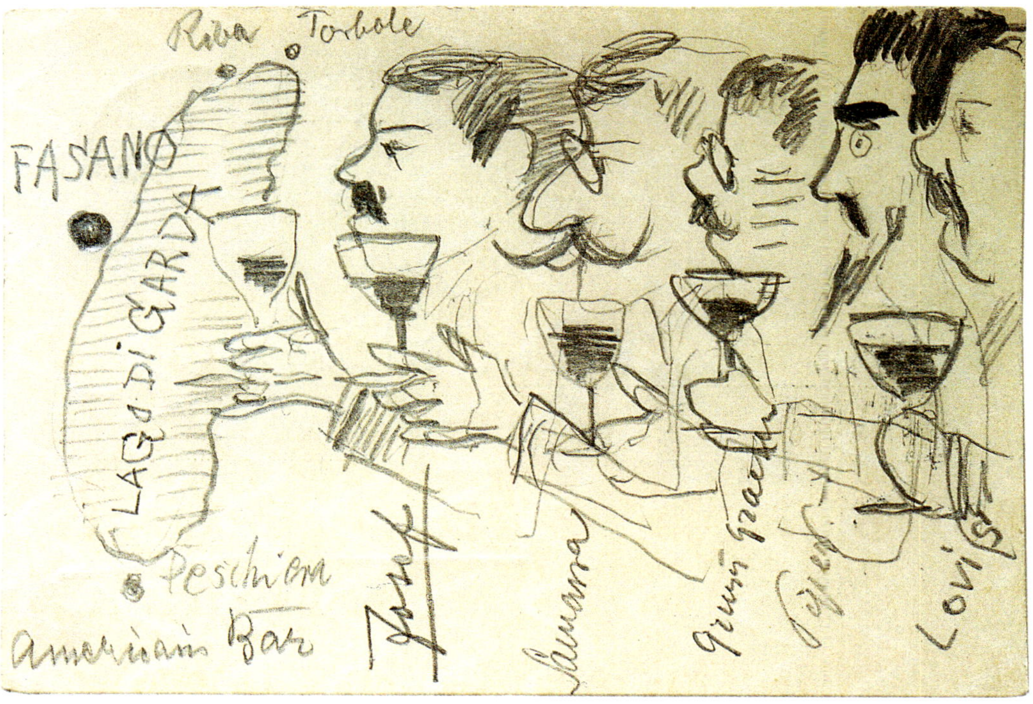

379

377 Lovis Corinth und Josef Ruederer gehören der Künstlergruppe *Die Nebenregierung* an, die regelmäßig im *Café Minerva* in der Akademiestraße zusammenkommt. Ebenso oft trifft man sich jedoch auch in der *American-Bar* des Hotels ‚Vierjahreszeiten'. Aus einer dieser geselligen Runden entstammt diese Postkarte, die Elisabeth Ruederer im September 1898 erhält

378 *Die Einsamen*. Carl Strathmann und Lovis Corinth schicken diese Karte im August 1898 an Josef Ruederer, der sich zu diesem Zeitpunkt, fern des Stammtisches, auf Urlaub am Tegernsee befindet

379 Aus der *American-Bar* des Hotels ‚Vierjahreszeiten' wird diese Postkarte Richtung Gardasee an Elisabeth Ruederer nach Italien geschickt. Es prosten gen Süden: Josef Ruederer, Prof. Samassa, Carl Graeser, Reinhold Piper und Lovis Corinth

Blick aus dem Fenster

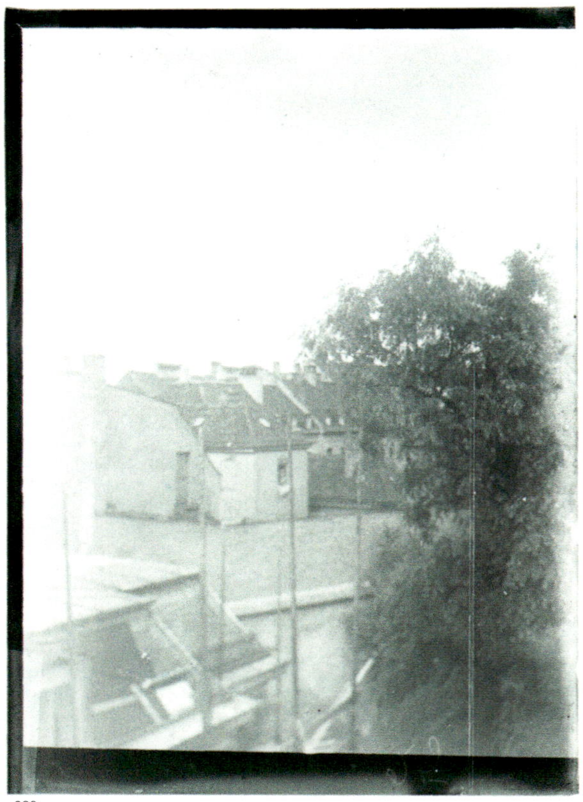

380

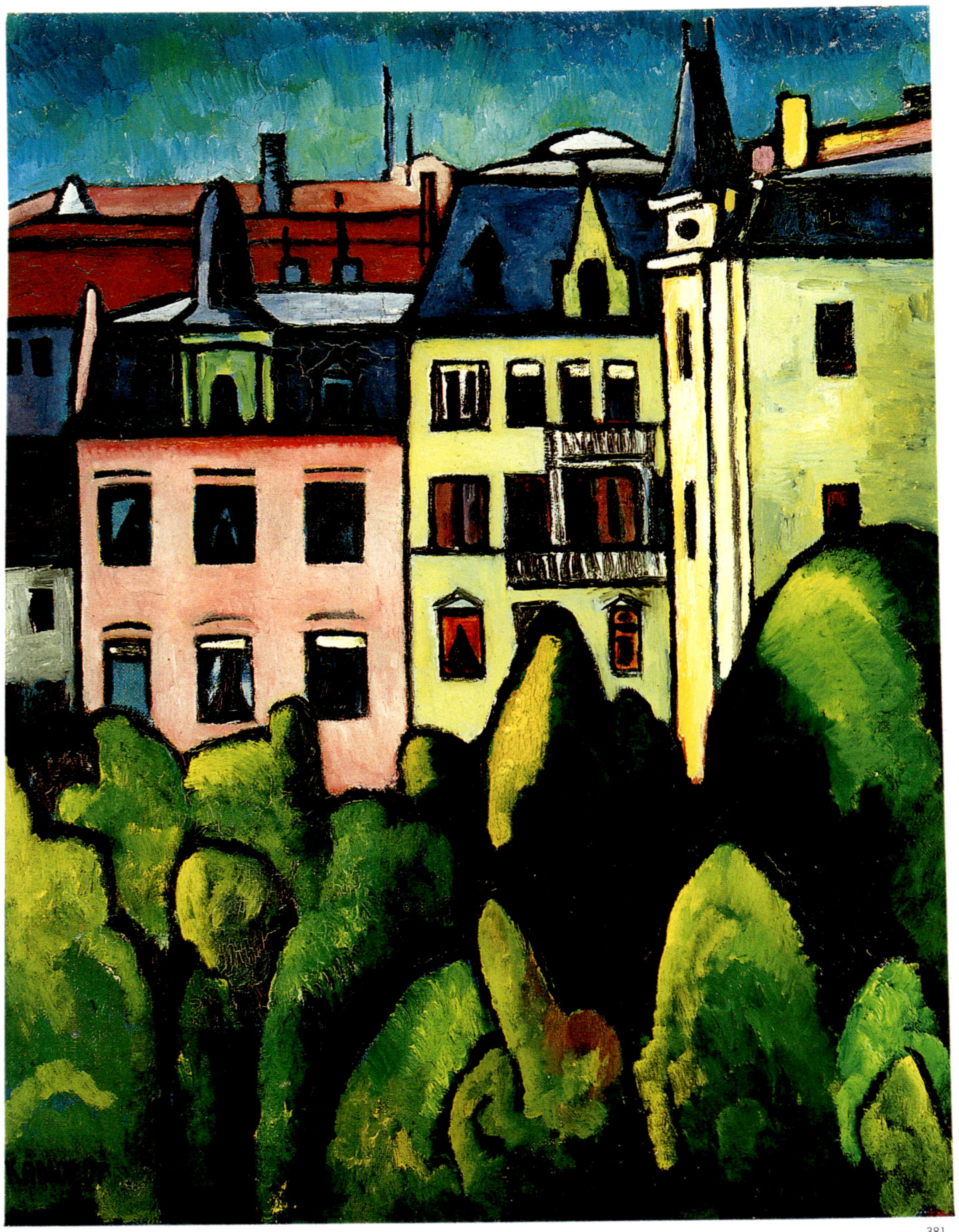

381

Nach Beendigung seines Malstudiums an der Badischen Akademie der Bildenden Künste in Karlsruhe zieht Alexander Kanoldt mit seiner Mutter und seiner Schwester Johanna nach München in die Giselastraße 18. Mit Adolf Erbslöh, den er in Karlsruhe beim Studium an der Kunstakademie kennenlernte, gehört er ebenso wie Wassily Kandinsky, Alexej von Jawlensky, Marianne von Werefkin, Gabriele Münter, Alfred Kubin, Heinrich Schnabel und Oskar Wittenstein zu den Gründungsmitgliedern der *Neuen Künstler-Vereinigung München*, die sich am 22. März 1909 ins Vereinsregister eintragen läßt. „Nachdem ich schon angefangen hatte, das was ich aufgelöst hatte, wieder zusammen zu fassen, und schon einen neuen Weg im Geiste vor mir sah, der mir den nötigen Ausdruck für meine Empfindungen,

380 Der Blick aus Alexander Kanoldts Wohnung an der Franz-Joseph-Straße 36

381 In Alexander Kanoldts Wohnung am Nikolaiplatz 1/III, entsteht 1910 sein Gemälde *Ein Sonnenstrahl*

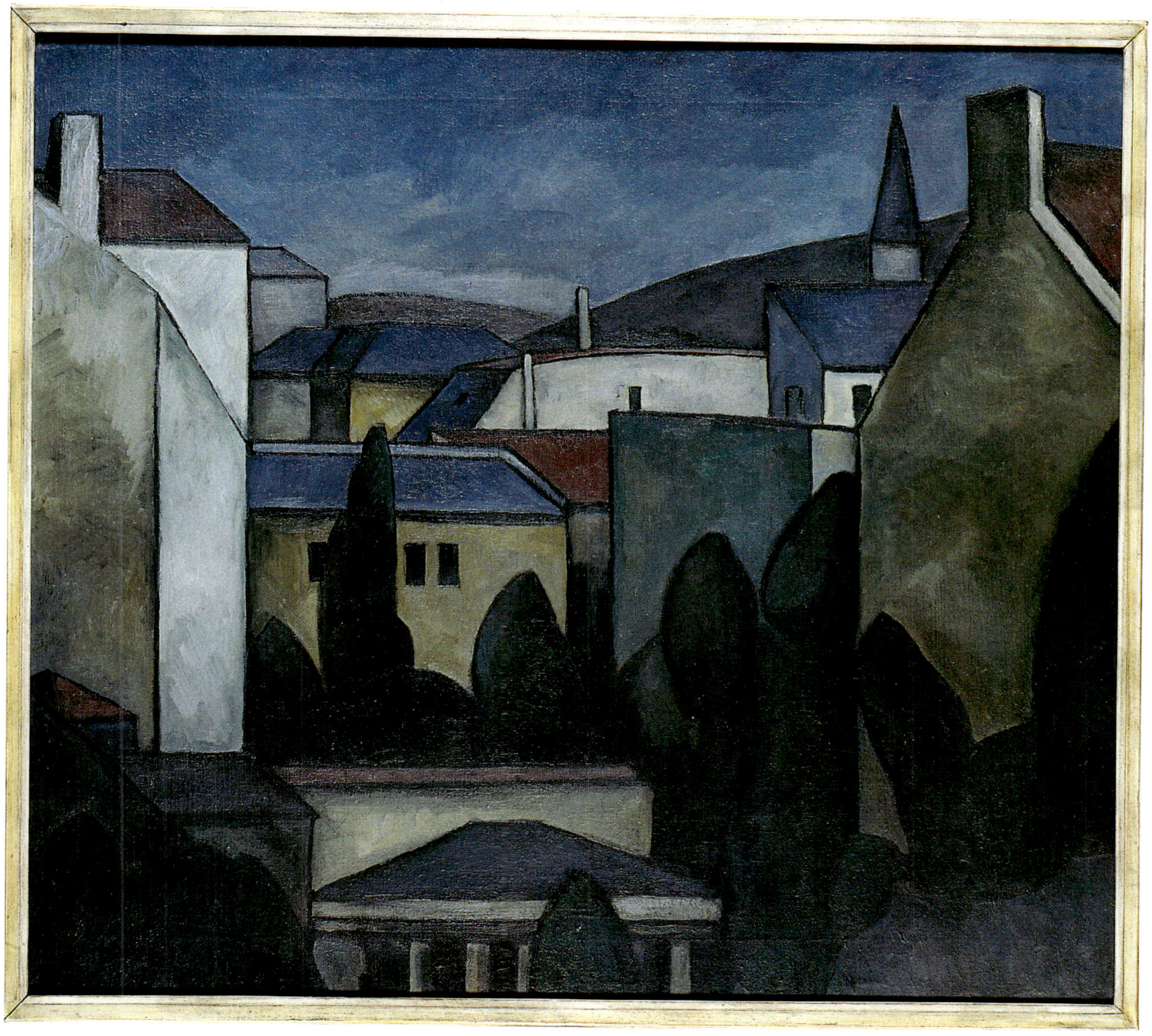

383

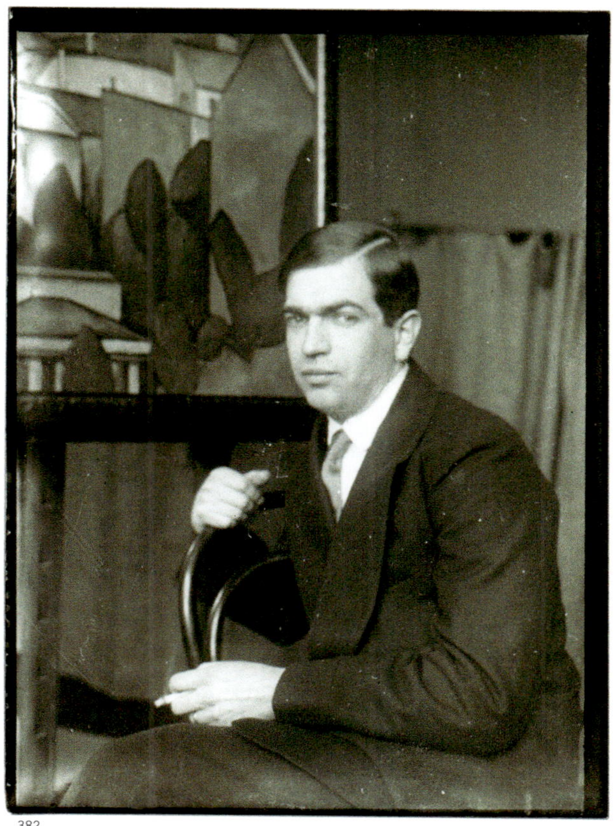

382

die immer weniger optisch wurden, verleihen würde, entschloß ich mich denn endlich, jene Münchner Künstler aufzusuchen. Und dieser Besuch wurde für meine ganze Laufbahn als Künstler segensreich [...] Hier war Leben, hier stand ich nicht mehr allein, hier lernte ich jeden Tag mehr in dem engen Verkehr, aus dem in Bälde die ‚Neue Künstler-Vereinigung München' hervorging, zu deren Gründern also auch ich zähle."[159] Im dritten Ausstellungskatalog der Künstlervereinigung von 1911/12 ist als Adresse des Sekretariats die Franz-Joseph-Straße 36 angegeben. Hier ist Alexander Kanoldt seit 1911 gemeldet und hier sind auch die im folgenden abgebildeten Fotografien entstanden, die ihn vor seinem Gemälde ‚Nikolaiplatz' von 1913 zeigen. Doch bereits 1911 spaltet sich die Künstlergruppe nach einer Auseinandersetzung um die Ablehnung von Kandinskys ‚Komposition V' durch einen Teil der Mitglieder der Vereinigung.

382 Alexander Kanoldt vor seinem 1913 entstandenen Gemälde *Nikolaiplatz Schwabing*. Das Foto wurde in seiner Wohnung Franz-Joseph-Straße 36/IV aufgenommen, die auch als Sekretariat der *Neuen Künstler-Vereinigung München* dient und in der er von 1911 bis 1921 wohnt

383 *Nikolaiplatz Schwabing*, 1913. Auf dem Aufkleber des Keilrahmens ist vermerkt: „Galerie Neue Kunst, Hans Goltz, München, Briennerstraße No 8, Gegenstand: Gemälde, Künstler: Alexander Kanoldt, Titel: „Graue Landschaft", No. 10770" Keilrahmen und Gemälde sind mit „KANOLDT 1913" signiert

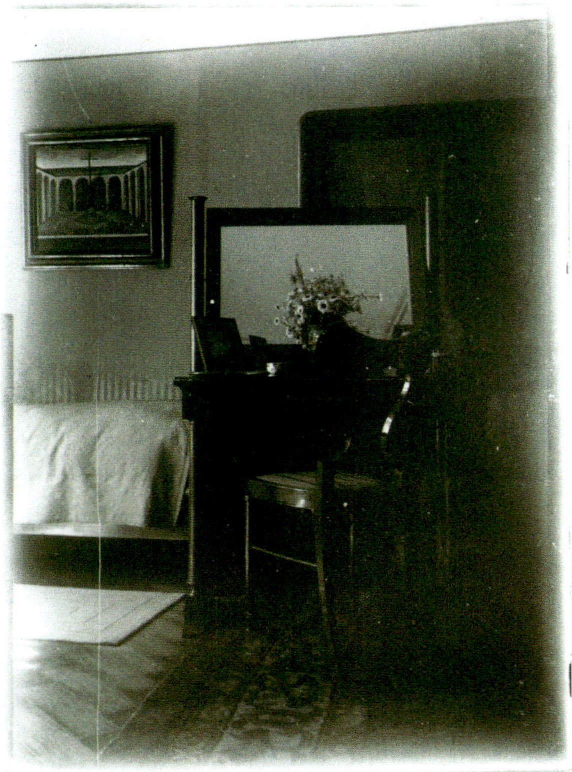
384

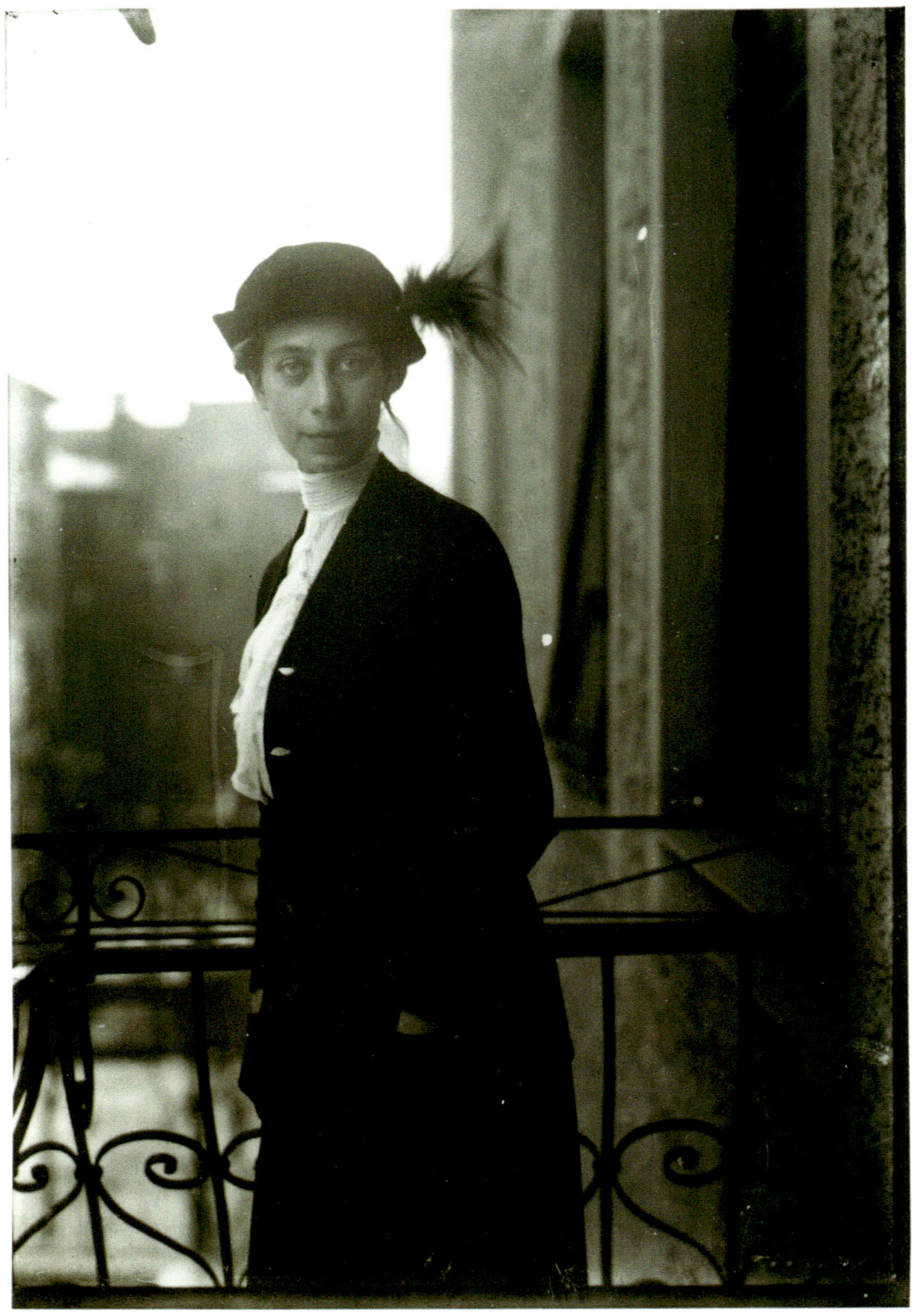
385

Franz Marc, der kurz zuvor eingetreten war, Gabriele Münter, Alfred Kubin und Wassily Kandinsky treten aus und so zeigt diese dritte und letzte Ausstellung der Gruppe nur noch Werke von Erma Barrera-Bossi, Wladimir von Bechtejeff, Adolf Erbslöh, Pierre Girieud, Alexej von Jawlensky, Alexander Kanoldt, Moyssey Kogan und Marianne von Werefkin. Letztere findet im Zusammenhang dieser Auseinandersetzung wenig schmeichelnde Worte über Alexander Kanoldt und Alfred Erbslöh. In einem Brief an den Kunsthistoriker Richard Reichle schreibt sie: "Erbslöh und Kanoldt, die vor drei Jahren als grüne Jünglinge zu uns ins Atelier kamen und dort das lernten, was sie heute wissen, [...] diese Beiden, seitdem es ihnen gelungen war Kandinskys Kunst als ‚Bluff' auszuweisen, sie wagten es, sich als letzte Instanz in künstlerischer Abschätzung ihren Kameraden gegenüber zu stellen"[160] 1912 tritt auch sie mit Jawlensky und Bechtejeff aus der Gruppe aus. Am 8. März 1913 heiratet Alexander Kanoldt die ehemalige Debschitzschülerin Hildegard Waydelin, mit der er bis 1918 in der Franz-Joseph-Straße 36 lebt.

Dann sah ich noch Arbeiten eines Herrn Canoldt, sehr schöne Straßenbilder. Diesen Herrn lernte ich dann beim Tee kennen, den wir unten in der pompösen Wohnung des Herrn Erbslöh, der sehr reich zu sein scheint, einnahmen [...] Es wurden uns dann noch pointillirte Sachen von Erbslöh und Canoldt gezeigt, riesig subtil und fein durchstudiert. Es ist zu komisch, wenn ich daran denke, was wir uns in Düsseldorf von den Leuten für eine Vorstellung gemacht haben. Kerle mit langen Haaren und Läusen, extravaganter Kleidung. Außergewöhnlich ist ihre Kleidung allerdings, aber höchst distinguiert. Einfach vornehm, die Kerle sehen aus wie geleckt.[161] *Helmuth Macke*

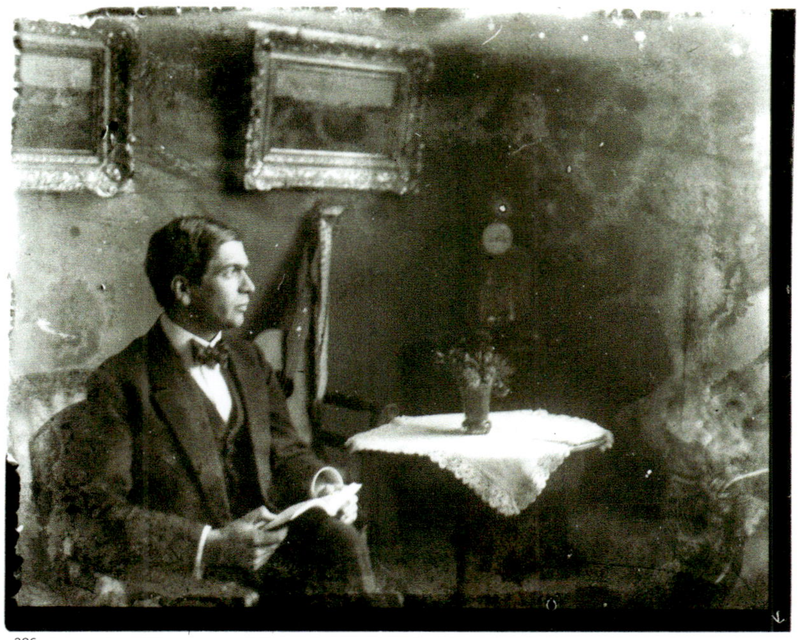

386

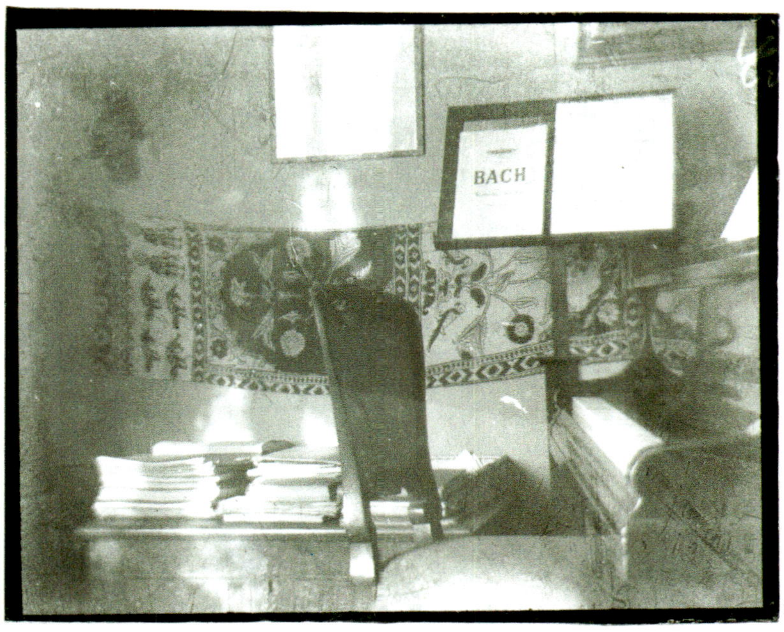

387

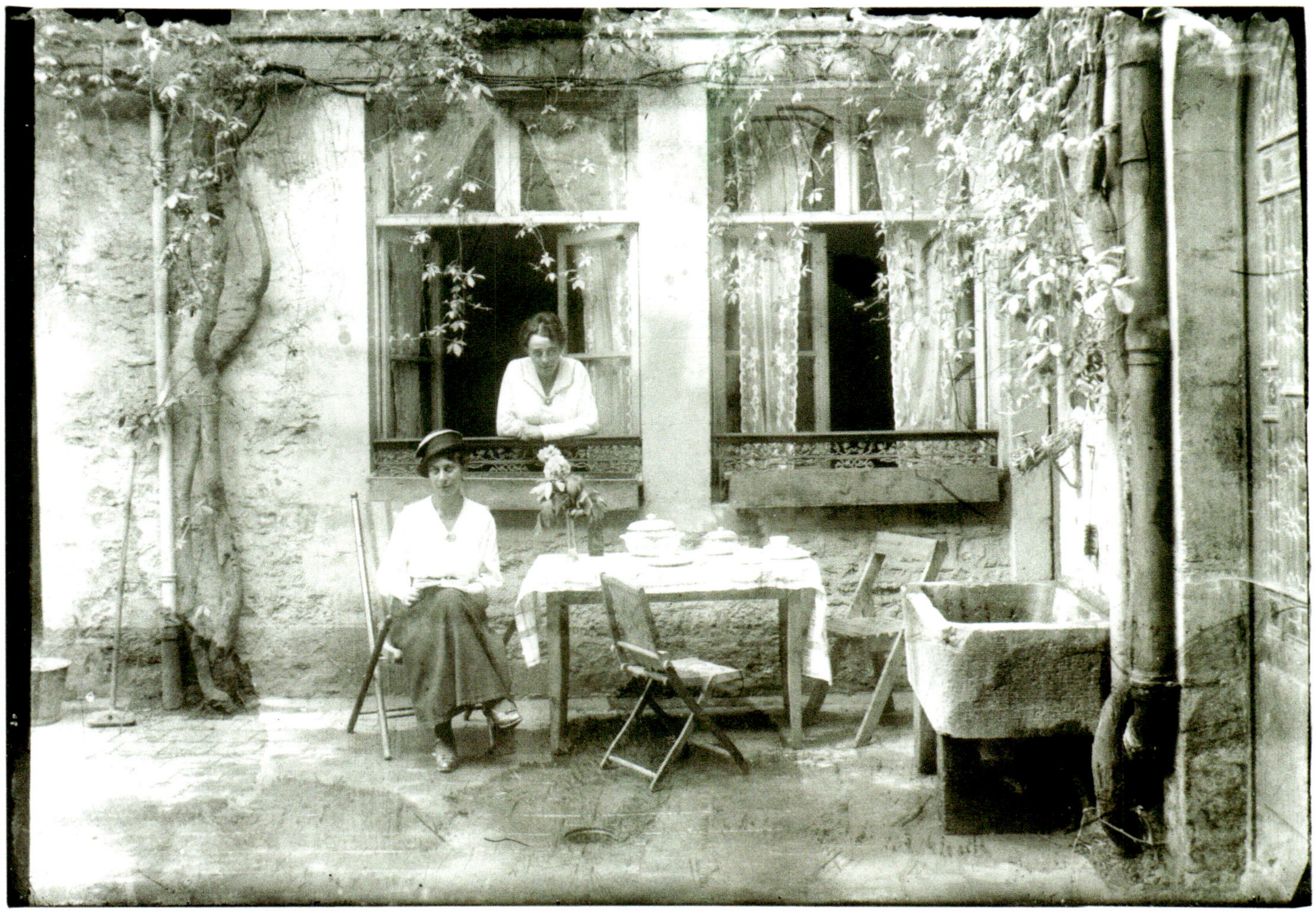

388

384 In der Franz-Joseph-Straße 36 hängt über Kanoldts Bett sein 1910 gemaltes Bild *Kreuzgang I*, das der Sammler Alfred Wolff erwirbt

385 Hildegard Waydelin, Kanoldts Frau, auf dem Balkon der Franz-Joseph-Straße 36 im Dezember 1914

386 Alexander Kanoldt im Wohnzimmer seiner Wohnung

387 Auf dem Notenständer Noten von Bach

388 Hildegard Kanoldt im Hinterhof der Franz-Joseph-Straße 36

Der Salon

„Es war ein seltsames Milieu, ein Durcheinander von altmodischen Möbeln, künstlerischen Dingen, orientalischen Teppichen, Stickereien und Fotografien von Ahnen [...] In einem kleinen Nebenzimmer lebte Hélène, eine junge hübsche Person, die still und unbemerkt den Haushalt versorgte und alle täglichen Arbeiten verrichtete [...] In dem kleinen Zimmer waren viele bunte Kinderzeichnungen mit Reißnägeln an der Wand befestigt. Der kleine André, damals sechs Jahre alt, der ‚Neffe' von Jawlensky, in Wahrheit sein und Hélènes Sohn, hatte sie gemalt, Jawlensky zeigte sie uns in Abwesenheit des Jungen mit großem Stolz, aber ein wenig lag immer ein Geheimnis über diesen drei Menschen und ihrer Zugehörigkeit zueinander." [162]
So beschreibt Elisabeth Erdmann-Macke die Atelierwohnung an der Giselastraße 23 und ihre Bewohner Alexej von Jawlensky, Marianne von Werefkin und Helene Nesnakomoff, die dort von November 1896 bis August 1914 leben.

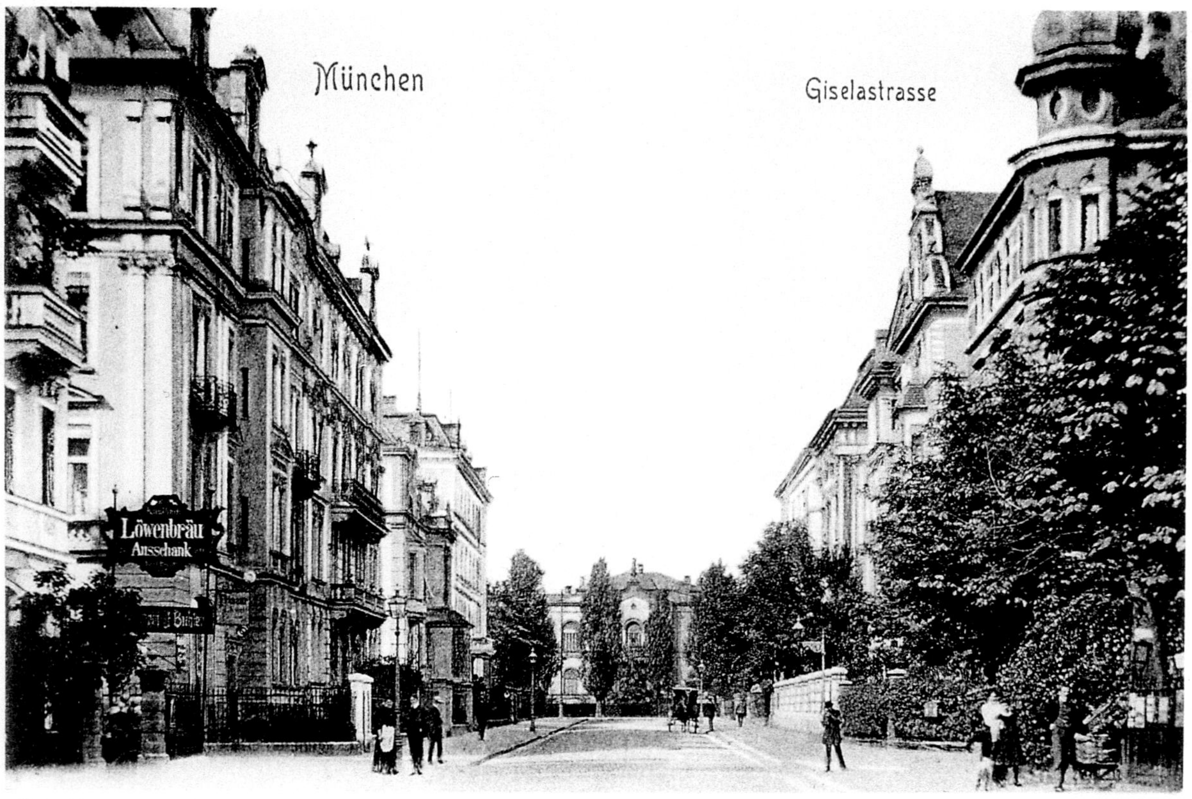

389

Wie ‚geheimnisvoll' die Beziehung der Bewohner untereinander für Außenstehende erscheinen muß, zeigt sich allein daran, daß Jawlensky seinen 1902 geborenen Sohn André lange Zeit für seinen Neffen ausgibt und wohl auch Marianne von Werefkin als seine Cousine vorstellt: „Später waren wir dann auch noch bei dem Herrn und Meister von Jawlensky. Ich hatte wieder denselben vorzüglichen Eindruck wie bei meinem ersten Besuch. Besonders seine Cousine Fr. Marianne von Werefkin [...] sie scheint die Seele des ganzen Unternehmens zu sein." [163] schreibt Helmuth Macke an den Maler Wilhelm Wieger am 2.12.1910.
Marianne von Werefkin stellt ihre eigenen Malstudien zurück, um den vier Jahre jüngeren Jawlensky finanziell zu unterstützen und künstlerisch zu beraten. Seine Freundschaft und das gemeinsame künstlerische Erleben bedeuten ihr viel und dafür nimmt sie seine Beziehung zu ihrem Dienstmädchen und das beklemmende Zusammenleben mit ihr und dem kleinen André in Kauf. In ihrer alsbald als *Salon* bezeichneten Wohnung treffen sich um die Jahrhundertwende viele Künstler, Kunsthistoriker und Mäzene und aus einer dieser Zusammenkünfte gründet sich 1909 die *Neue Künstler-Vereinigung München*.
1904 kommt der Neffe der Werefkin, Alexander Sacharoff, nach München.

389 Blick in die Giselastraße. Hier bewohnen von November 1896 bis August 1914 Marianne von Werefkin, Alexej von Jawlensky und Helene Nesnakomoff eine Atelierwohnung im Haus Nr. 23

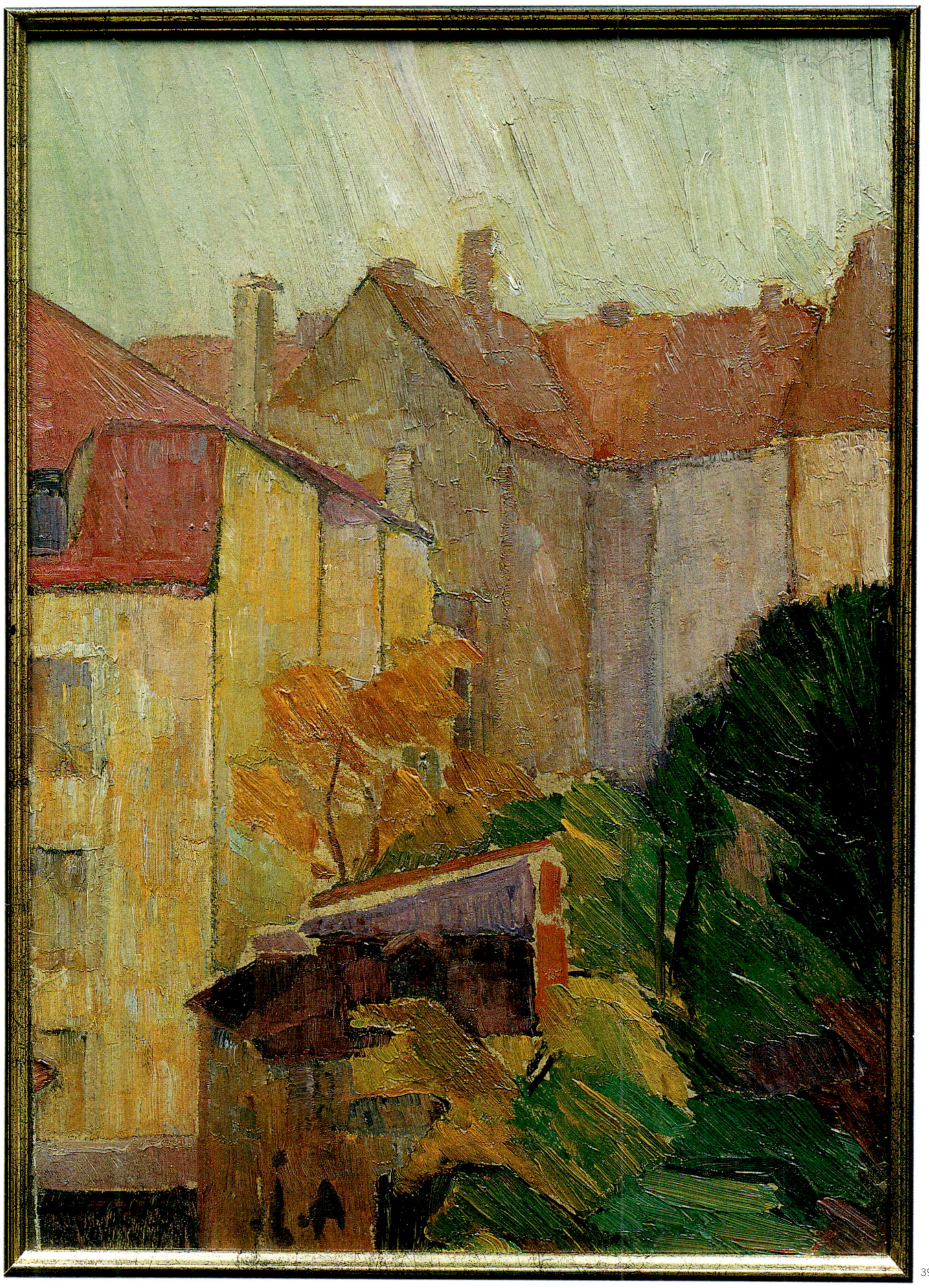

390

Er schließt sich ebenfalls der *Neuen Künstler-Vereinigung München* an. Sowohl Marianne von Werefkin als auch Alexej von Jawlensky porträtieren den zum Auftritt geschminkten Tänzer im Kostüm. Eine enge Freundschaft verbindet Alexander Sacharoff bald mit Jawlensky, der ihn sogar hinsichtlich seiner Tanzausbildung berät. 1912 lernt Sacharoff die Tänzerin Clotilde von Derp, seine spätere Frau, kennen. Mit ihr tritt er ab 1913 gemeinsam auf.

1917 trifft Alexej von Jawlensky auf die Malerin Emmy Scheyer, die für ihn bald an die Stelle von Marianne von Werefkin tritt. Im selben Jahr wird die Wohnung in der Giselastraße aufgelöst, und Marianne von Werefkin, Alexej von Jawlensky, Helene Nesnakomoff und André ziehen von München weg nach Zürich.

390 Der *Blick aus dem Fenster* von Alexej von Jawlensky 1906 zeigt die der Wohnung Giselastraße 23 gegenüberliegenden Häuser. Auf die Rückseite des Kartons malt er ein Interieur

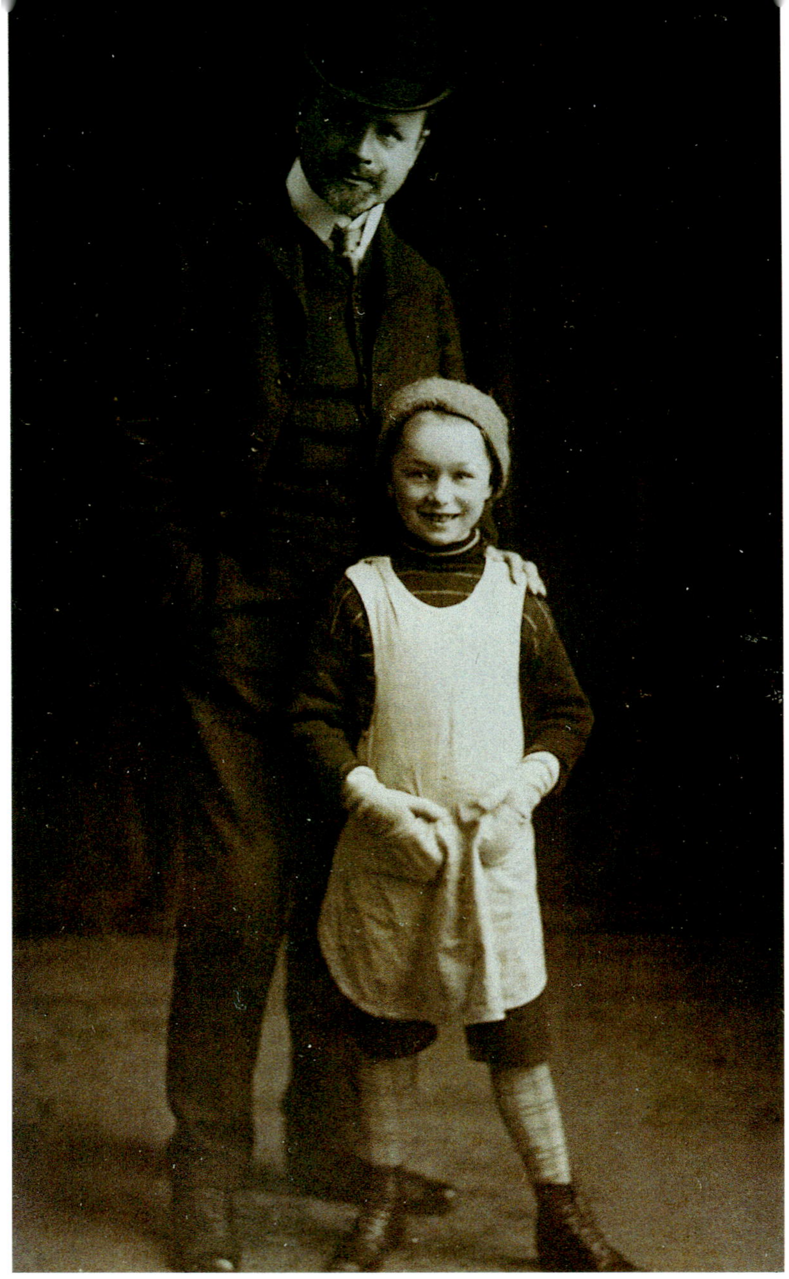

392

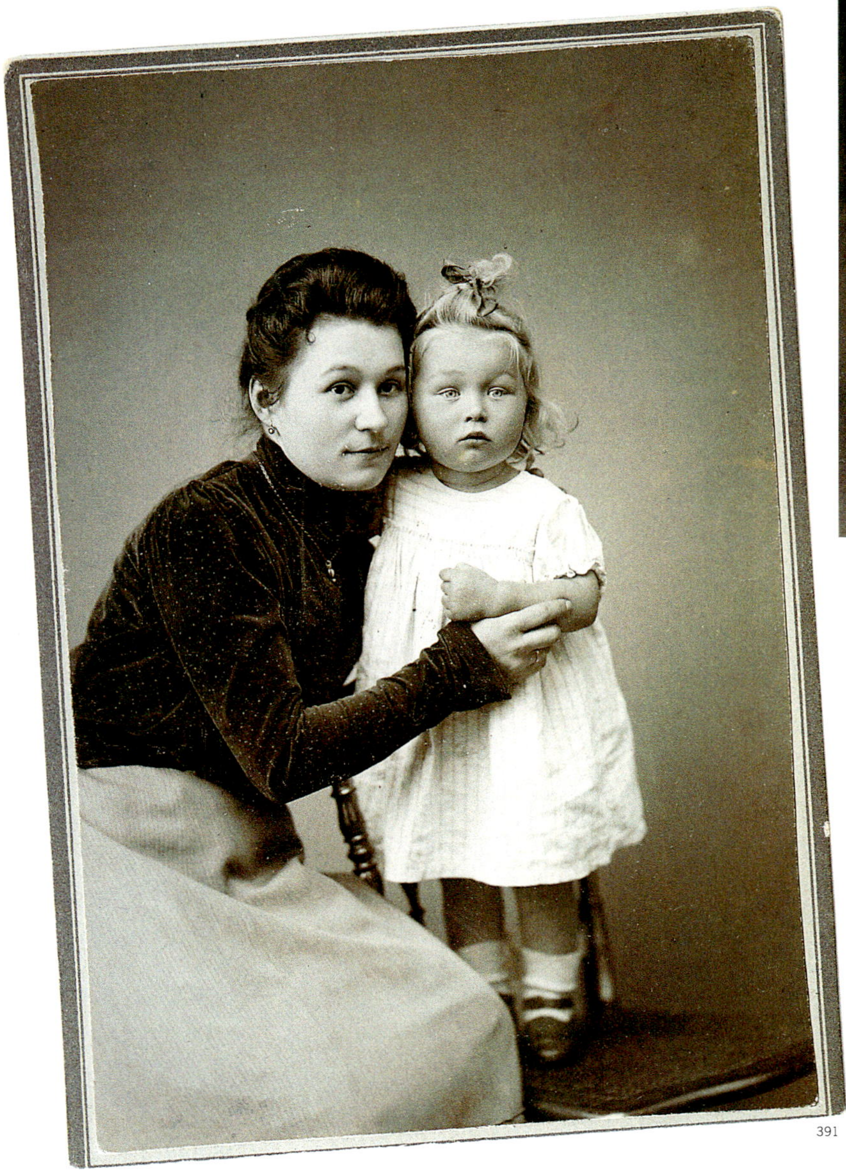

391

391 Diese Aufnahme schickt Helene Nesnakomoff an ihre Mutter. Sie zeigt sie mit ihrem 1902 geborenen Sohn André, den Jawlensky in der ersten Zeit für seinen Neffen ausgibt, obwohl er sein Vater ist. Auf die Rückseite schreibt sie: „Der lieben Mutter und Großmutter von Deiner Dich liebenden Tochter und Enkel, München, den 1. Oktober 1903“

392 Alexej von Jawlensky mit seinem Sohn, 1912

393 1909 malt Marianne von Werefkin den Tänzer Alexander Sacharoff

394 Von links nach rechts: Alexej von Jawlensky, Clotilde von Derp, Marianne von Werefkin und Alexander Sacharoff in einem Münchner Fotoatelier, *1914*

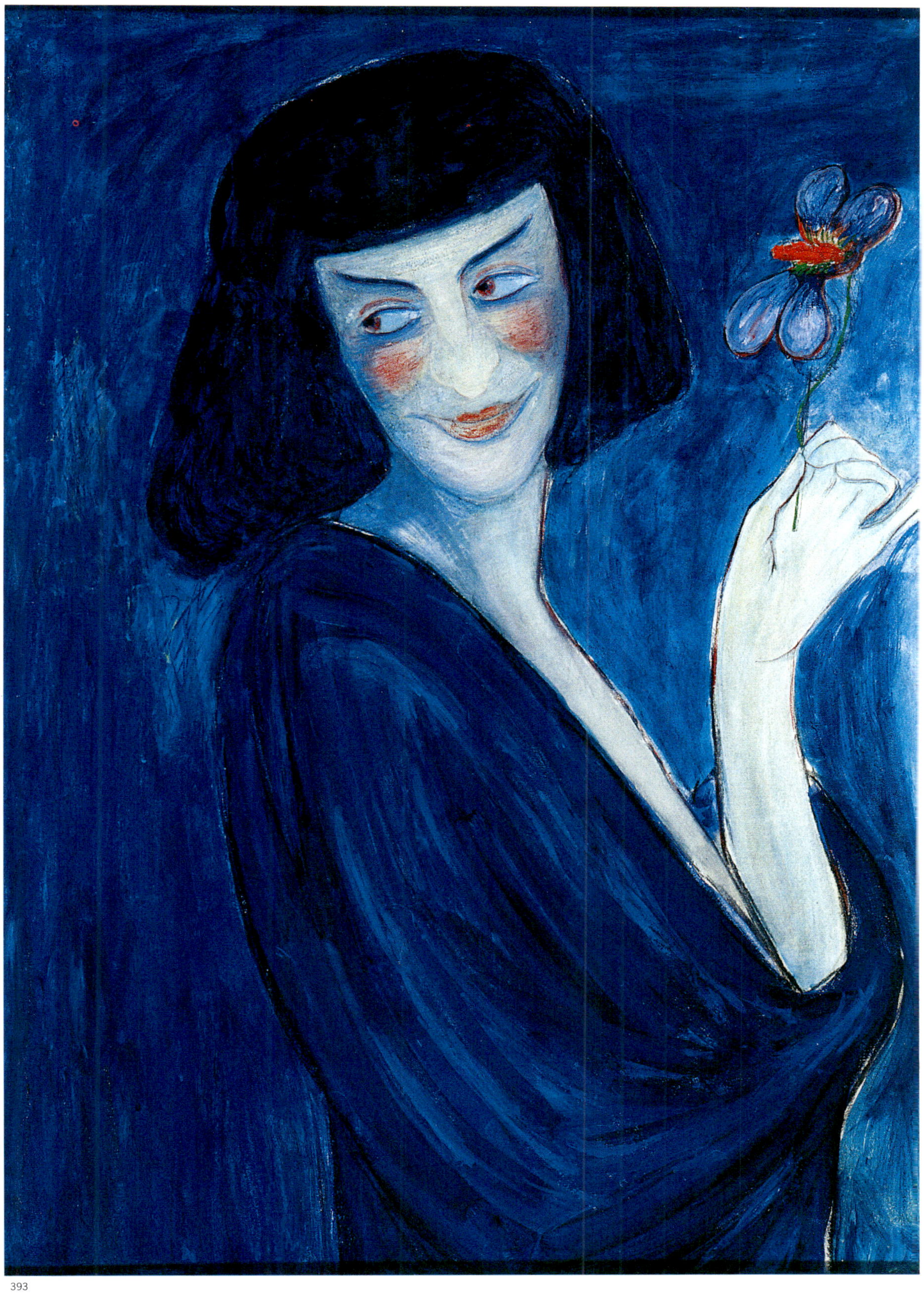

393

394

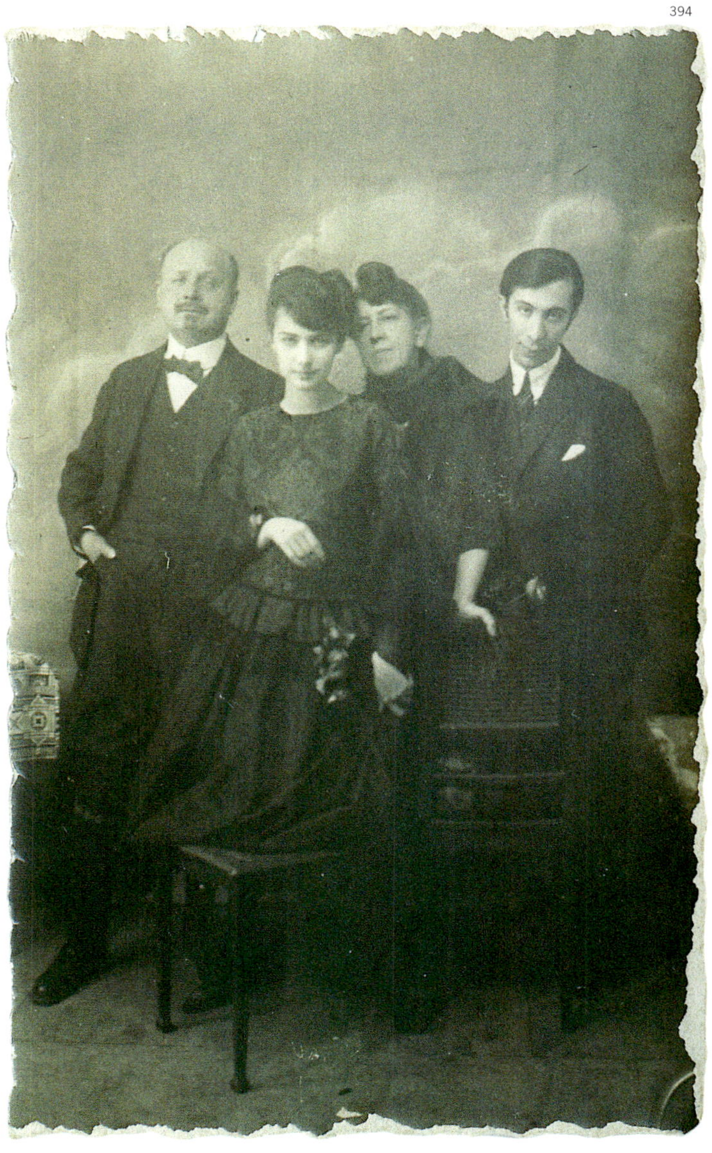

Wir waren mehrere Jahre immer zusammen und er fast täglich bei uns. Seine ganze Ausbildung im Tanz hatten wir zusammen besprochen. Ich habe immer gesehen wie er tanzte. Er liebte und verstand meine Kunst sehr gut. Später war in München ein Tanzabend von Clotilde von Derp. Wir gingen in diesen Tanzabend und saßen in der ersten Reihe, nachher gingen wir zu ihr in die Garderobe, und da wurde unsere Freundschaft beschlossen.[164]
Alexej von Jawlensky

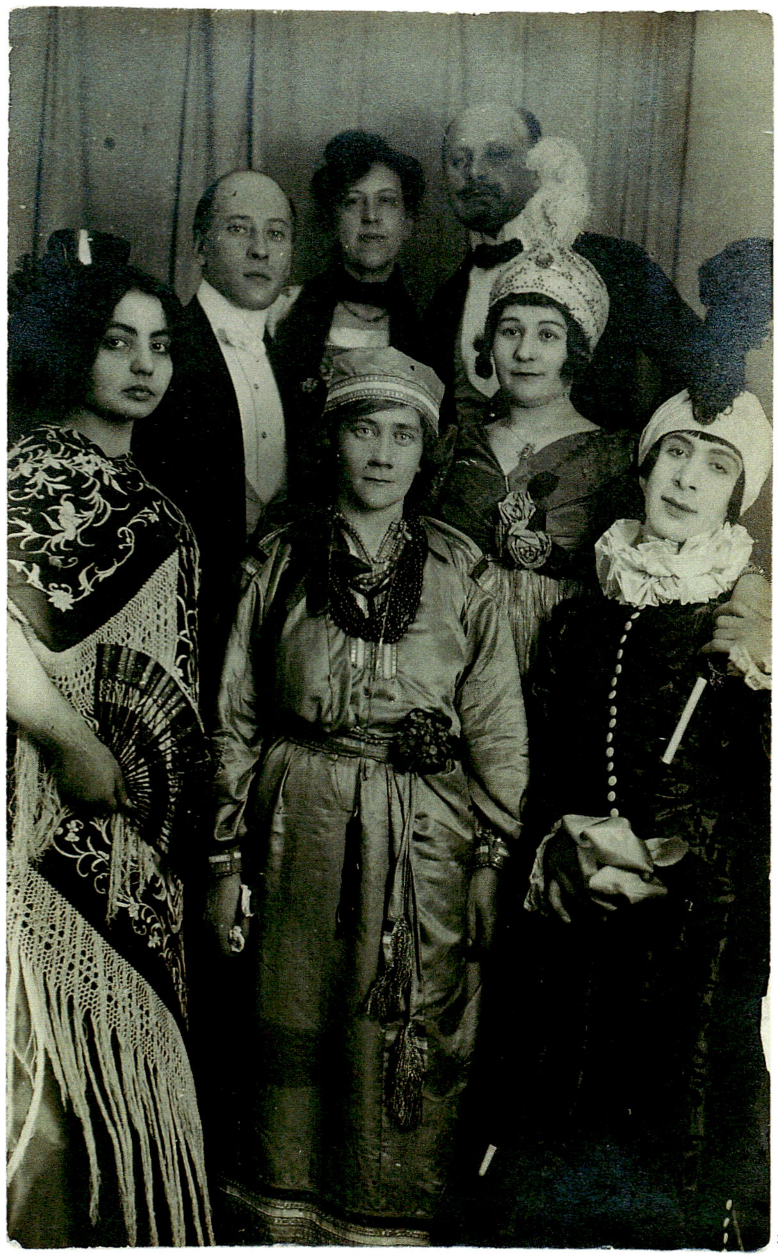
395

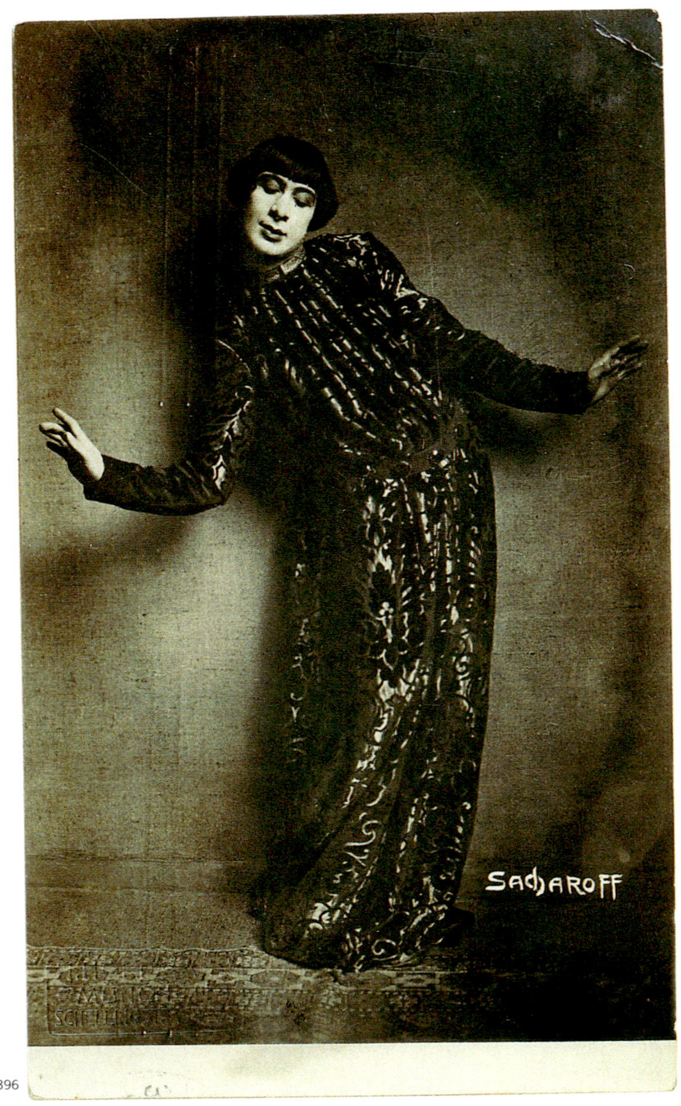

396

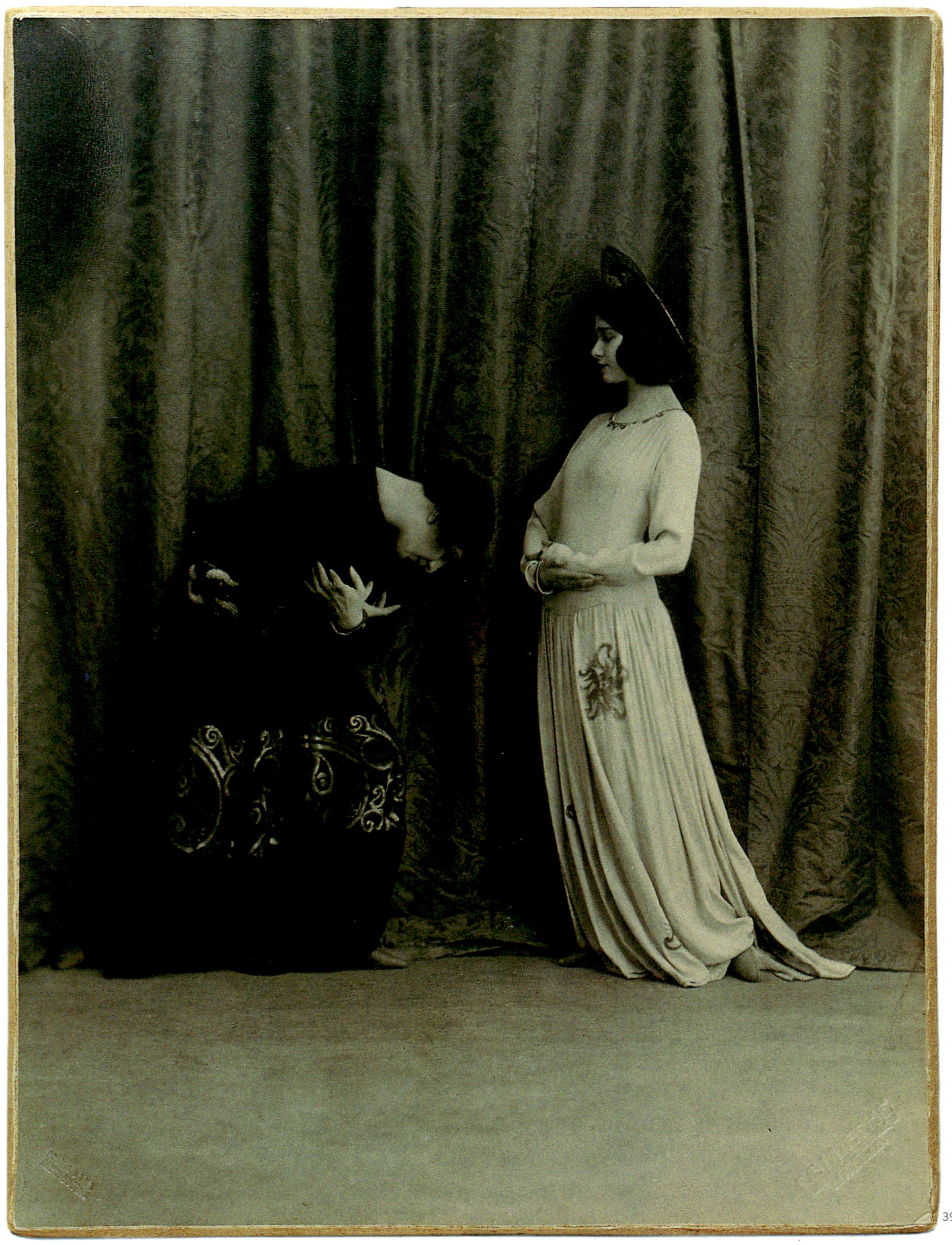
397

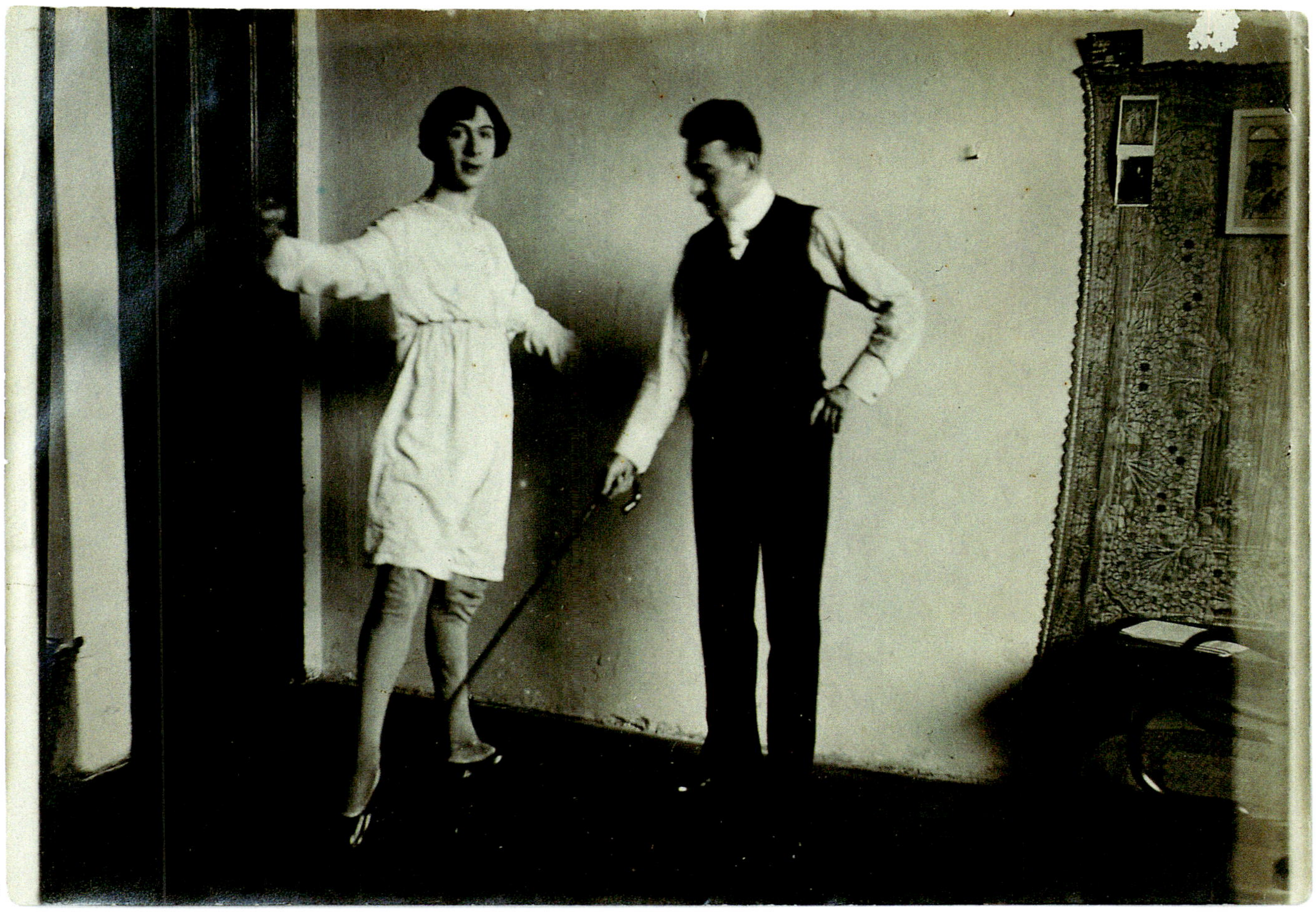
398

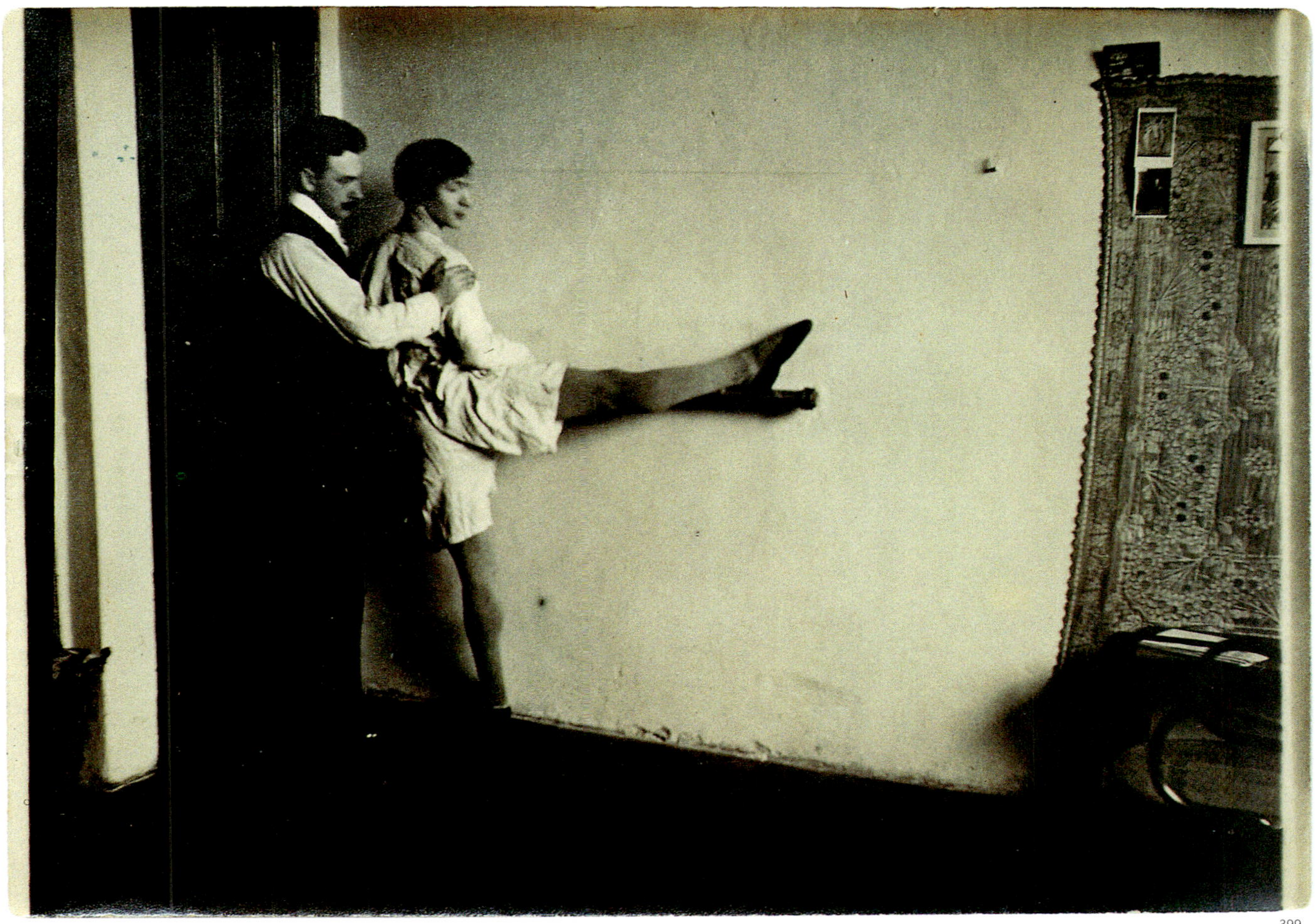
399

395 Auf einem Kostümball in München um 1914. Von rechts nach links: Alexander Sacharoff, hinter ihm Helene Nesnakomoff, hinter ihr Alexej von Jawlensky, daneben Marianne von Werefkin

396 Der Tänzer Alexander Sacharoff. *Fotografie von Heinrich Hoffmann, 1912*

397 Alexander Sacharoff und Clotilde von Derp lernen sich in München kennen und lieben. Sie treten von nun an gemeinsam als Tänzer auf. Die Fotografie wurde im Fotoatelier Calvache in Madrid aufgenommen

398, 399 Alexander Sacharoff mit einem Lehrer in München

Russischer Ritter

Er ist bereits dreißig Jahre alt, als er sich in Schwabing niederläßt, um sich der Malerei zu widmen. Zuvor hat der 1866 in Moskau geborene Wassily Kandinsky Jura und Nationalökonomie studiert und mit einer Dissertation über das Problem einer gesetzlichen Regelung von Arbeitslöhnen promoviert. 1892 heiratet er Anna Semjakina. Zusammen ziehen sie nach Schwabing, wohnen zuerst an der Georgenstraße 62, dann seit dem 23. Juni 1897 an der Giselastraße 28 im zweiten Stock. Jetzt besucht er die Mal- und Zeichenschule von Anton Azbé, trifft dort auf Mitschüler aus Russland, auf Nikolaj Zeddler und Dmitrij Kardovskij. Er will an die Königlich Bayerische Akademie der bildenden Künste zu Professor Franz Stuck. Der Professor nimmt ihn erst auf, als er sich ein zweites Mal bewirbt. In Stucks Malklasse studieren neben ihm Eugen Spiro, Hans Purrmann, Albert Weisgerber, Willi Geiger, Alexander von Salzmann, Rudolf Schiestl und Paul Klee.
Der Kunst-Studierende Kandinsky hat Probleme, eigene Bildideen zu Ende zu führen. Er erinnert sich: „Meinem bösen Übel der Unfähigkeit, ein Bild fertig zu malen, hat er [Franz Stuck] durch eine einzige Äußerung abgeholfen. Er sagte mir, daß ich zu nervös arbeite, daß ich das Interessante im ersten Augenblick abpflücke und durch den spät kommenden trockenen Teil der Arbeit dieses Interessante verderbe.“ [165]
Kandinsky beendet sein akademisches Malstudium bereits nach einem Jahr. Für ihn beginnt 1901 eine ereignisreiche Zeit. Er beteiligt sich an einer Ausstellung, die von der Moskauer Künstler-Vereinigung getragen wird. In Moskau erbt er von seinem Onkel ein Mietshaus mit 24 Wohnungen. Im Mai gründet er in Schwabing zusammen mit anderen die Gruppe Phalanx, um sich von der Jury von Glaspalast-Ausstellungen unabhängig zu machen. Am 14. Juli zieht er zusammen mit seiner Frau in eine Wohnung an der Friedrichstraße 1. Am 15. August findet die erste Phalanx-Ausstellung an der Finkenstraße 2 statt. Kandinsky entwirft das Plakat mit dem Motiv der in der Antike für unbesiegbar gehaltenen Gefechtsformation Phalanx. In dieser ersten Ausstellung werden auch die Marionetten von Waldemar Hecker und die Scharfrichter-Masken von Wilhelm Hüsgen ausgestellt. Beide Bildhauer sind Mitglieder des mit Phalanx gleichzeitigen Brettls der *Elf Scharfrichter*.
Analog zu Glaspalast und Akademie gehört zur Galerie Phalanx die Schule Phalanx . Kandinsky, Hecker und Hüsgen betreiben die Schule in einem Atelierhaus an der Hohenzollernstraße 6. Kandinsky malt viel. Oft bis in die Nacht hinein, „wo ich durch völlige Ermattung in der Arbeit unterbrochen wurde und schnell zu Bett gehen mußte. Tage, die ich nicht gearbeitet hatte (so selten sie waren!) hielt ich für verloren und quälte mich deshalb.“ [166] Tagsüber malt er Ansichten von Schwabing.
Es entstehen kleine Ölstudien auf immer gleichgroßen (24 x 32cm) mit Leinwand bezogenen Kartons. Er verwendet die Farbe direkt aus der Tube, trägt sie ungemischt auf, mischt und konturiert mit der Spachtel. „Bei einigermaßen anständigem Wetter malte ich jeden Tag eine oder zwei Studien, hauptsächlich im alten Schwabing“ [167] Er malt dort den Nördlichen Friedhof (1901) an der Adalbertstraße, malt Schwabing im Frühling (1901) und den Nikolaiplatz (1901/02) im Winter.

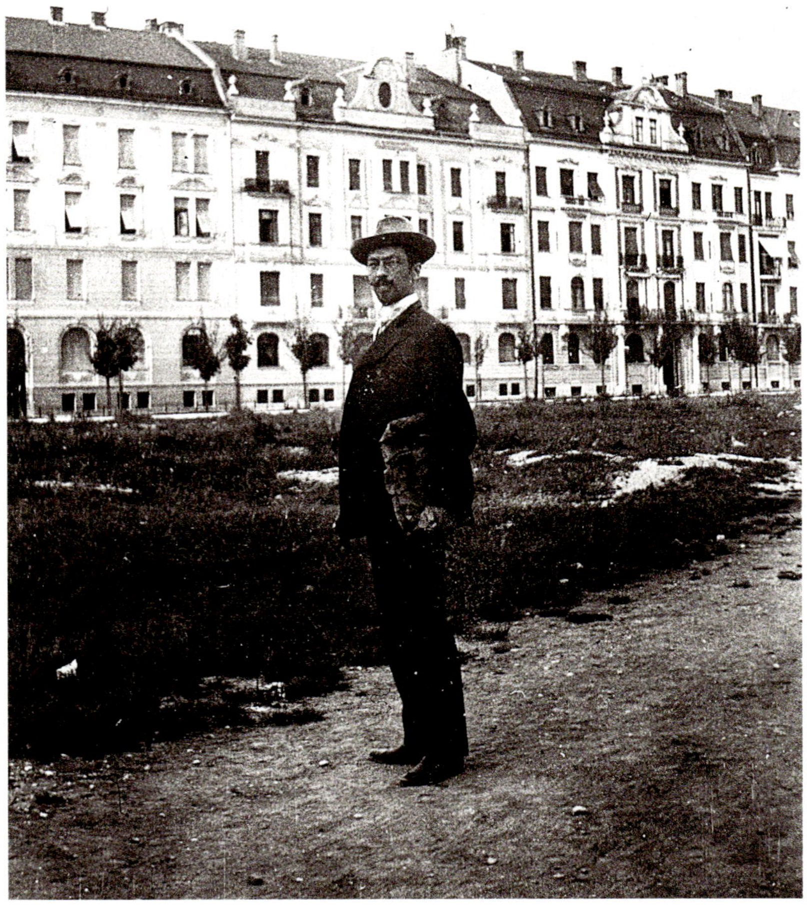
400

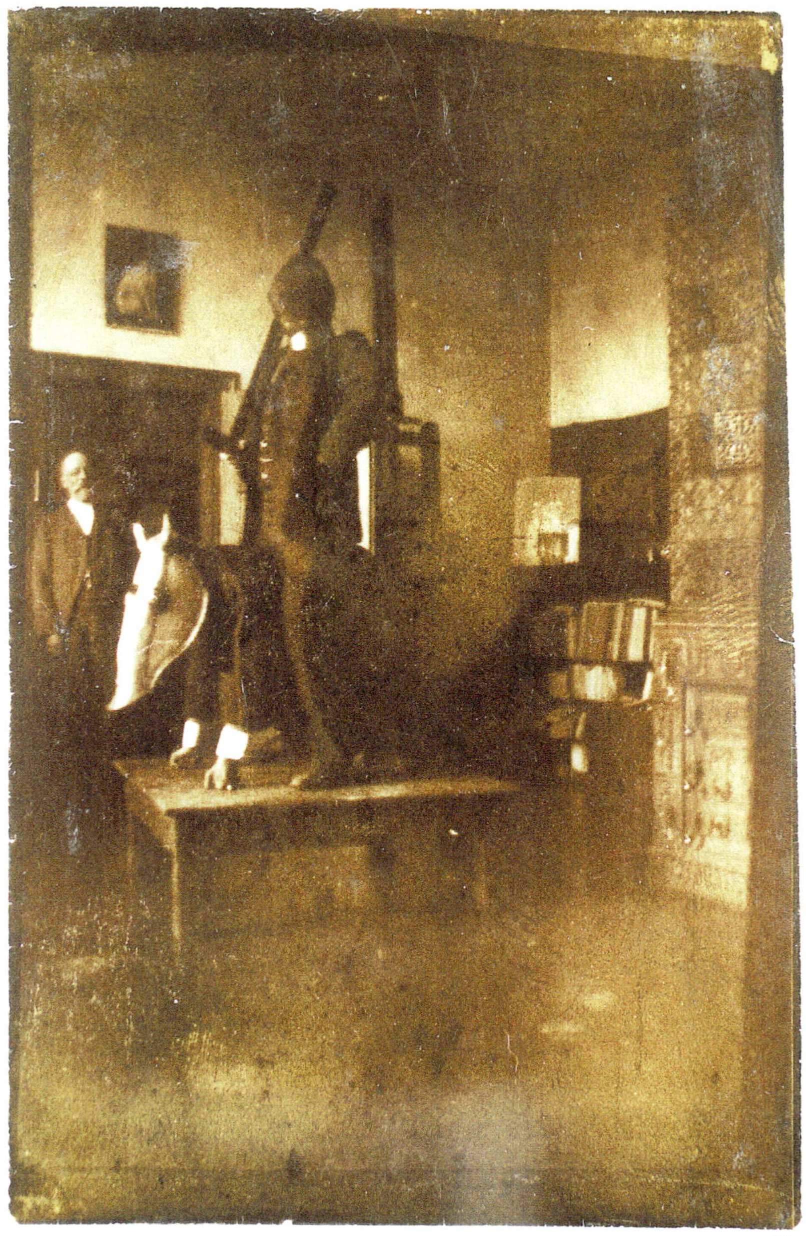
401

400 Wassily Kandinsky auf noch unbebautem Gelände gegenüber der bereits bebauten nördlichen Seite der Franz-Joseph-Straße zwischen Hausnummer 10 und 20.
Aufnahme 1902

401 Pferd und Reiter auf dem Tisch in der Phalanx-Schule. Im Hintergrund der Vater von Kandinsky.
Fotografie von Wassily Kandinsky, *1902*

402 Im Winter 1901/02 malt Kandinsky diese Ölstudie am Nikolaiplatz in Schwabing. Er wohnt zu dieser Zeit nicht weit davon entfernt auf der anderen Seite der Leopoldstraße an der Friedrichstraße

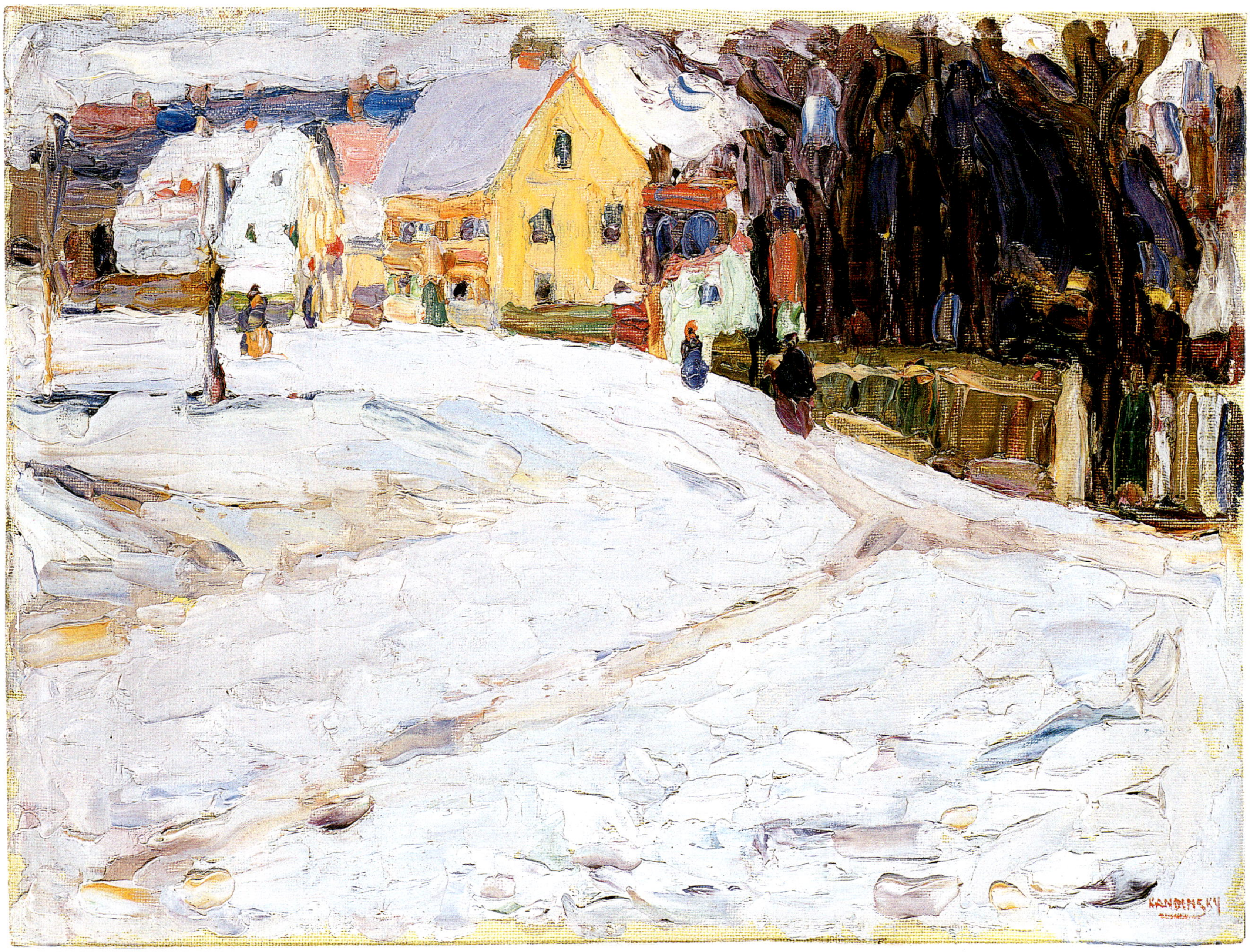

402

K. ist ein Impressionist. Um seinen Impressionen Ausdruck zu geben, nimmt er Leinwand, Holz und Spachtel. Das sind seine Mittel. Manchmal nimmt er auch farbige Pappen und Passepartouts. Seine Zeichnung, ohne stilisiert zu sein, ist eine Offenbarung. Seine Farbe – die Stimme Gottes zu Tage des letzten Gerichts. Er vertieft sich in vergangene Zeiten, die durch Jahrhunderte von uns getrennt sind, mit einer Leichtigkeit, die nur einem enorm großen Dichter eigen sein kann. Mit einer unbeschreiblichen Gewalt zwingt er uns, die Zeiten des Raubes, der Gewalt und primitiven Liebe durchzukosten. Besonders geschmackvoll sind aber doch seine Landschaftsstudien, wo er sich als echter Münchner zeigt[168] *Wassily Kandinsky*

In seine Malschule kommen überwiegend Schülerinnen, auch weil Frauen der Zugang an die Akademie grundsätzlich verwehrt ist. 1902 begegnet er der Malschülerin Gabriele Münter und verliebt sich in sie während eines Ausflugs der Malklasse nach Kochel. 1903 schließt die Schule der Phalanx und Kandinsky beginnt zu reisen. Zusammen mit Gabriele Münter bereist er Holland, Frankreich und Tunesien, nachdem er seine Wohnung an der Friedrichstraße aufgegeben und sich von seiner Frau getrennt hat. In dieser ersten Schwabinger Zeit findet sich neben den en plein air-Studien immer wieder das Motiv des Ritters. ‚Russischer Ritter (Tempera) N. 4' lautet ein Eintrag in seinem Hauskatalog. Aufnahmen aus der Zeit von 1897 bis 1903 zeigen ihn gelegentlich mit Helm oder Schwert oder gar in ganzer Rüstung als Russischen Ritter in Schwabing.

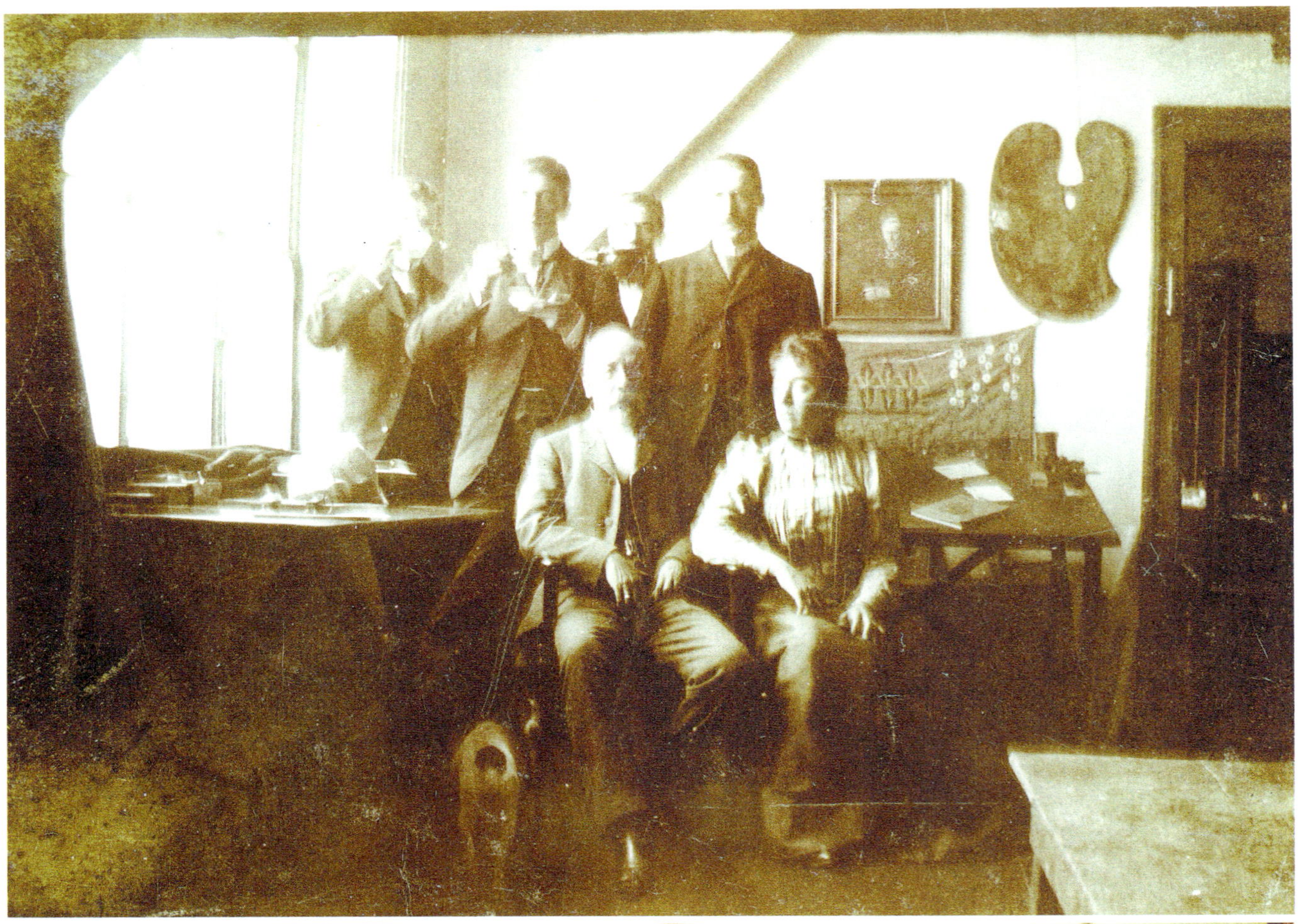
403

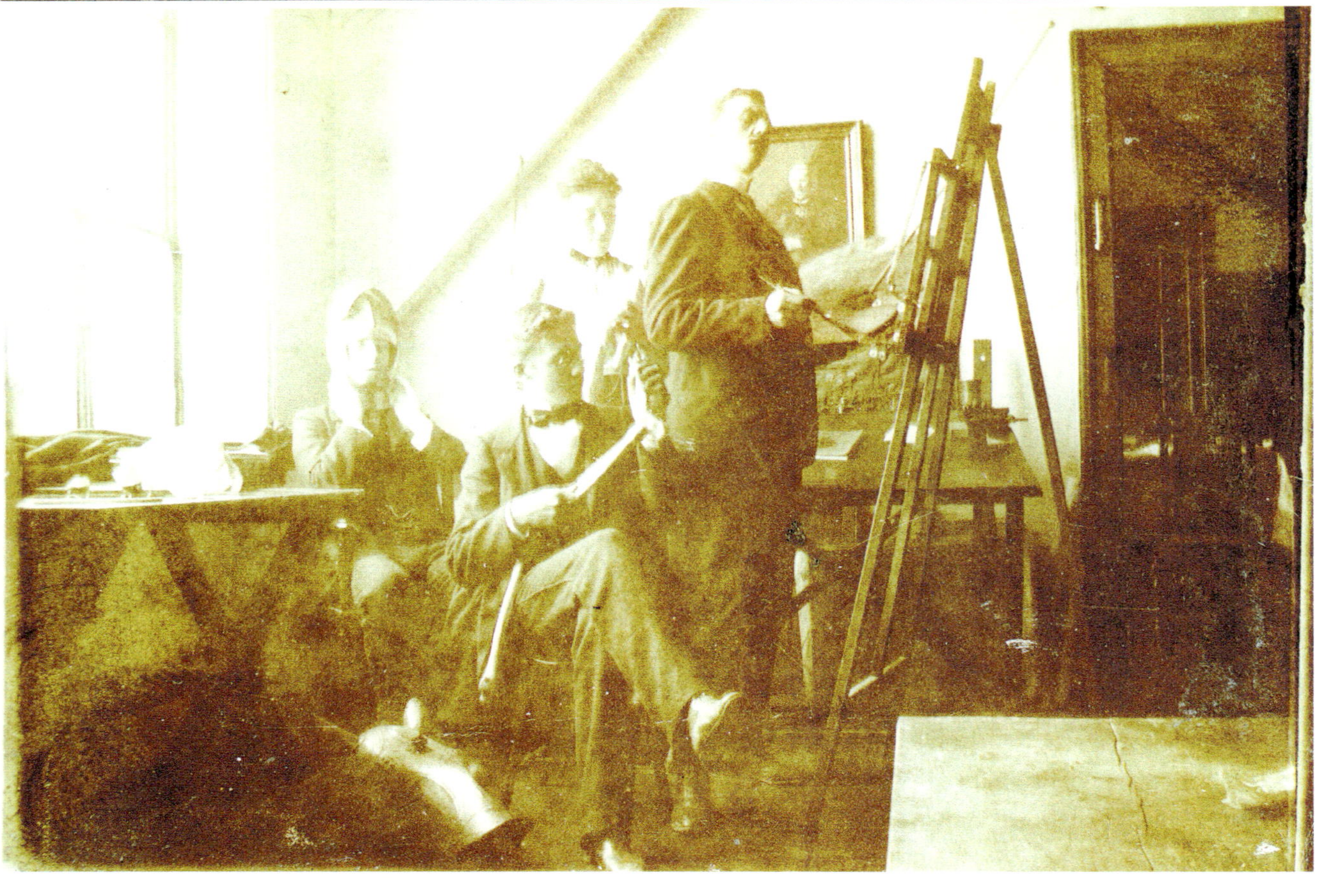
404

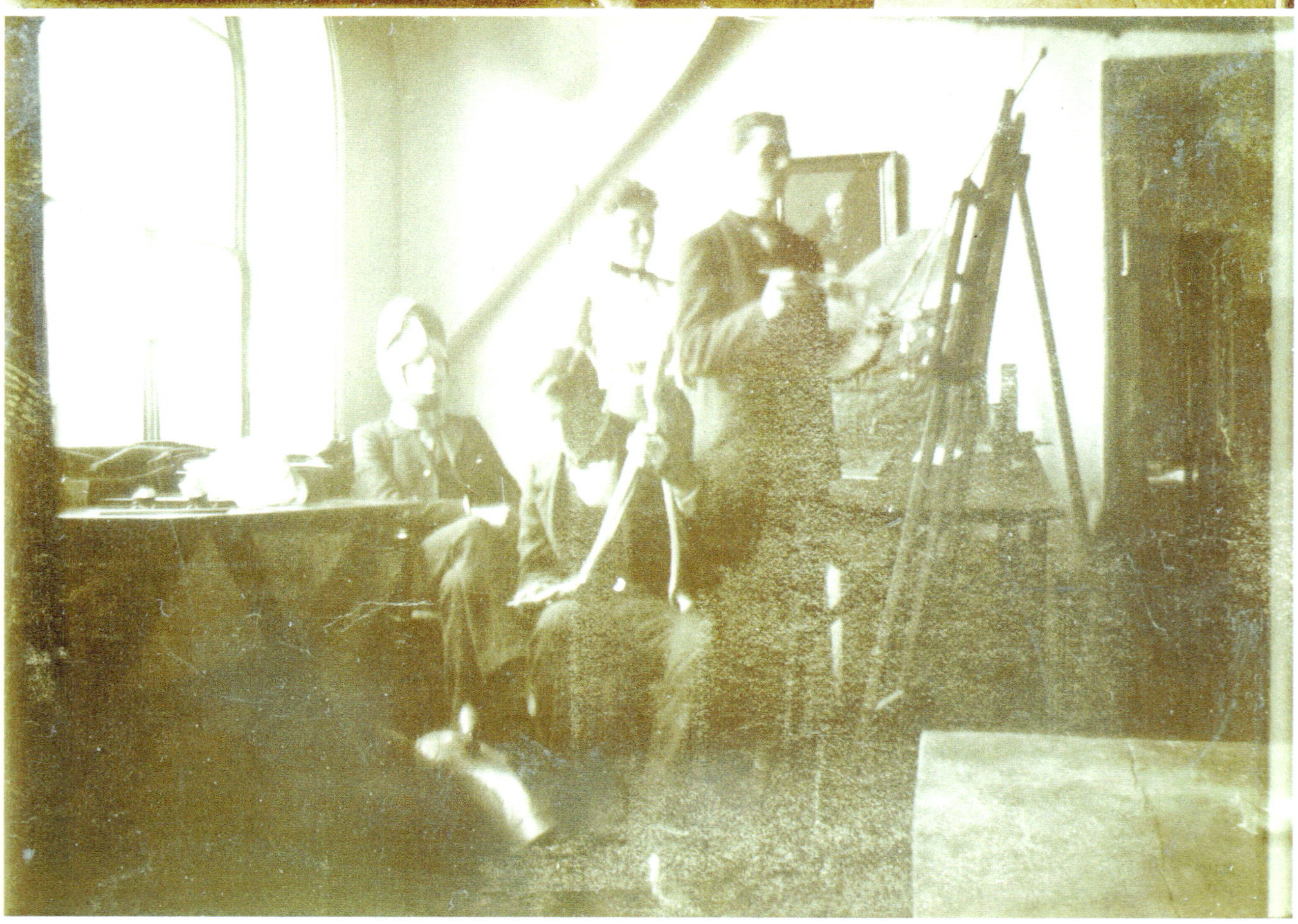
405

403, 404, 405 Hohenzollernstraße 6, Phalanx-Schule. Fotografien von Wassily Kandinsky, *1902*

406 Der Russische Ritter. *Aufnahme von 1902*

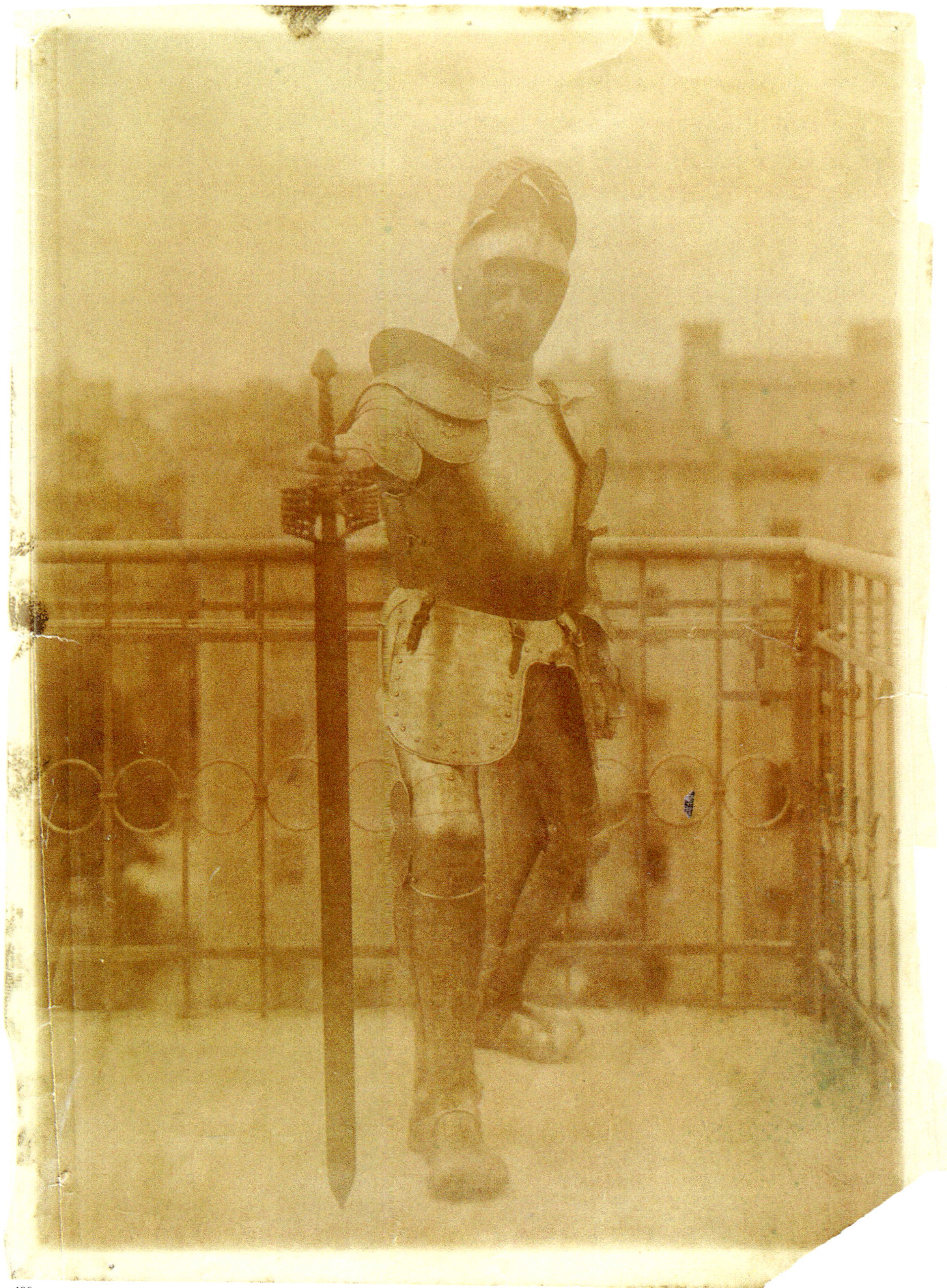

406

Der Almanach

Im Juni 1908 kehrt Wassily Kandinsky nach München zurück. Anfang September mietet er eine Wohnung an der Ainmillerstraße 36. Ein Jahr später am 1. Oktober 1909 zieht Gabriele Münter bei ihm ein. Sie hat im Sommer ein Haus in Murnau gekauft, das sie zusammen seitdem von Zeit zu Zeit bewohnen. Das Haus in Murnau und die Wohnung in Schwabing werden zum Treffpunkt jener Künstler, die abseits traditioneller Münchner Malerei nach neuen Möglichkeiten in der Einheit von Kunst und Leben suchen. Zwar entsteht in Schwabing im Frühling 1909 als neues Forum für juryfreie Ausstellungen die *Neue Künstler-Vereinigung München*, doch entstehen bald interne Auseinandersetzungen wegen des Gemäldes *Komposition V* von Kandinsky, das die meisten Mitglieder nicht mehr vertreten können.
Am 10. Januar 1911 tritt Kandinsky als Vorsitzender des Vereins zurück und schließlich zusammen mit Gabriele Münter, Alfred Kubin und Franz Marc aus der Vereinigung aus. Am 19. Juni 1911 schreibt Kandinsky an Marc: „Nun! ich habe einen neuen Plan [...]

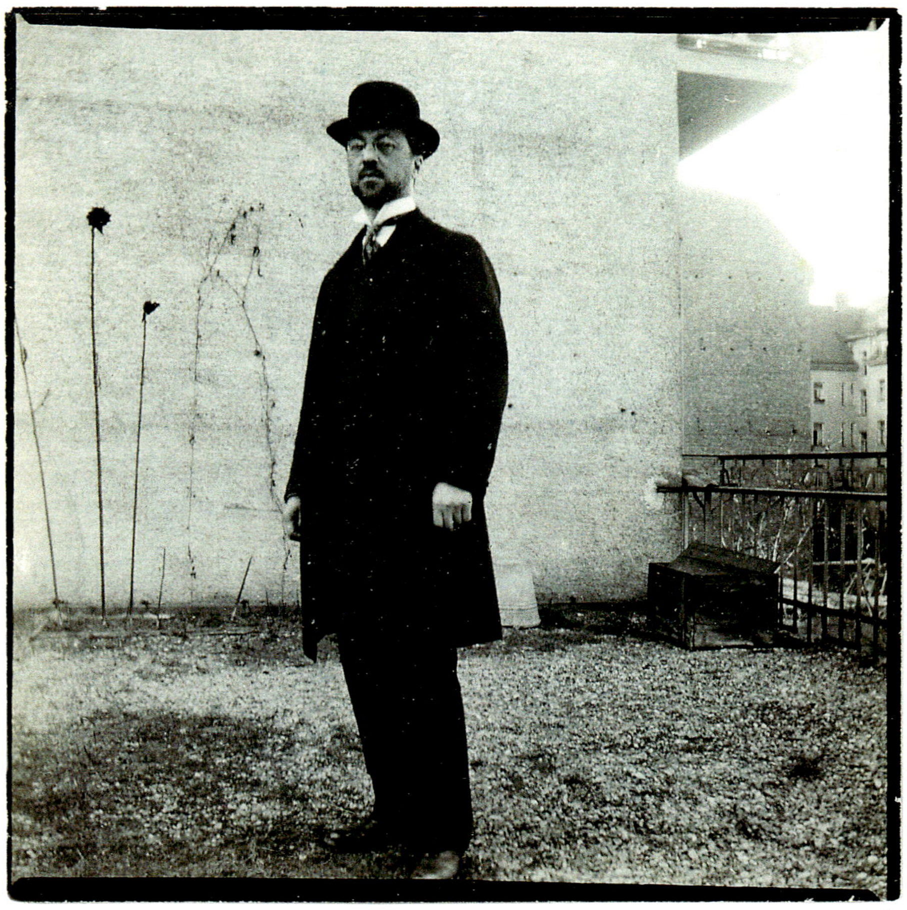

407

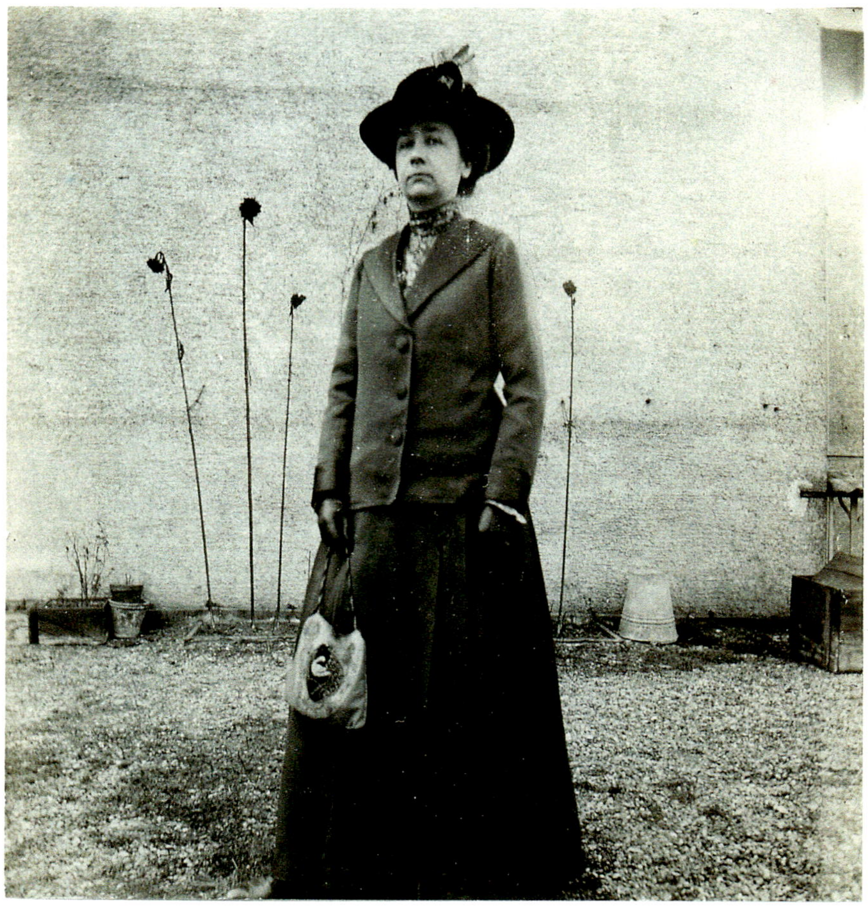

408

Eine Art Almanach [...] mit Reproduktionen und Artikeln [...] nur von Künstlern stammend. In dem Buch muß sich das ganze Jahr spiegeln, und eine Kette zur Vergangenheit und ein Strahl in die Zukunft müssen diesem Spiegel das volle Leben geben.“ [169] Der Titel des Almanachs ist schnell gefunden, am Cafétisch in der Gartenlaube bei Franz und Maria Marc in Sindelsdorf: „beide liebten wir blau, Marc – Pferde, ich – Reiter.“ [170] Die Redakteure Kandinsky und Marc beginnen mit einer umfangreichen Korrespondenz mit jenen Künstlern, die mit der Idee der inneren Verwandtschaft von Bildwerken aus verschiedenen Zeiten und unterschiedlichen Ursprungs etwas anzufangen wissen. Die übliche Vorstellung einer Hierarchie von europäischer Hochkultur und außereuropäischer Stammeskunst verliert hier völlig an Bedeutung. Am 8. September 1911 schreibt Franz Marc an August Macke: „Wir wollen einen ‚Almanach‘ gründen, der das Organ aller neuen echten Ideen unserer Tage werden soll. Malerei, Musik, Bühne etc. [...] Deine alten Pläne, vergleichende Kunstgeschichte zu treiben, haben hier ihren Platz. Wir werden alte Glasbilder, französische und russische Volksblätter bringen, neben fremden und eigenen neuen Sachen, zuweilen dazwischen einmal ‚Münchner moderne Malerei‘ zum Vergleich.

407 Auf dem Terrassendach neben Kandinskys Wohnung an der Ainmillerstraße 36 stellen sich die Besucher zum Fotografieren auf. Zuerst der Gastgeber Kandinsky. *Fotografie: Gabriele Münter, 1911*

408 Die Gastgeberin Gabriele Münter. *Fotografie: Wassily Kandinsky, 1911*

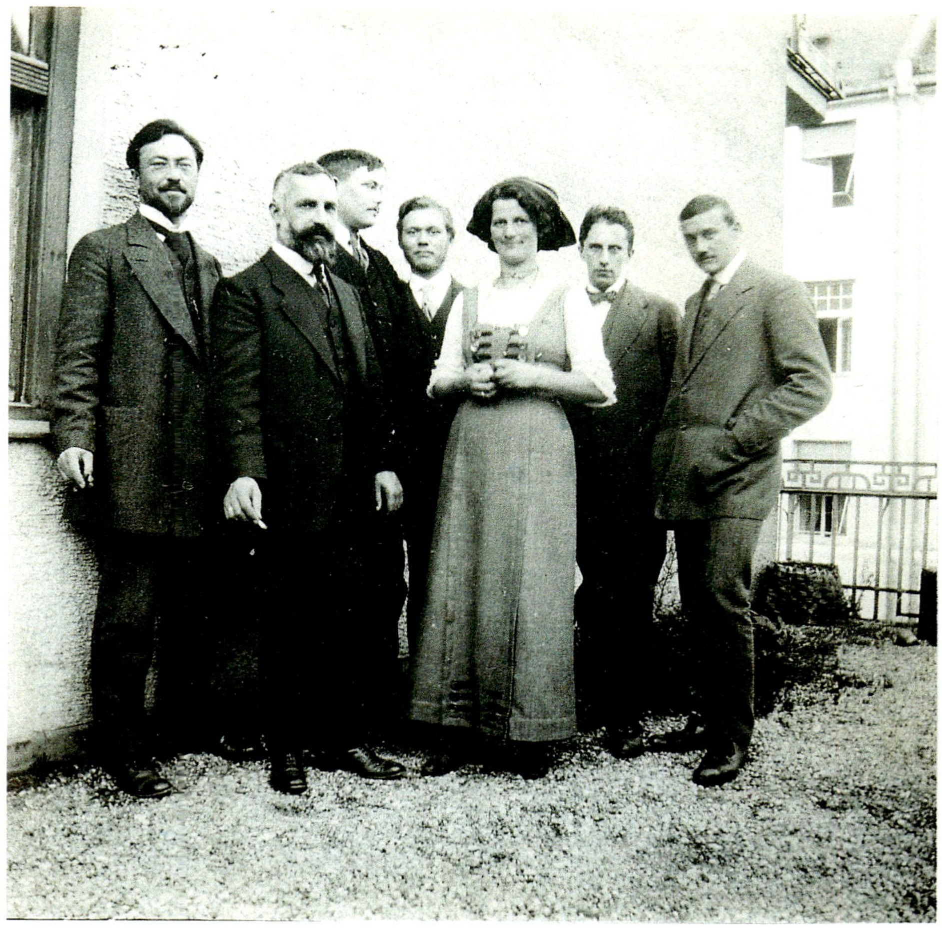

409

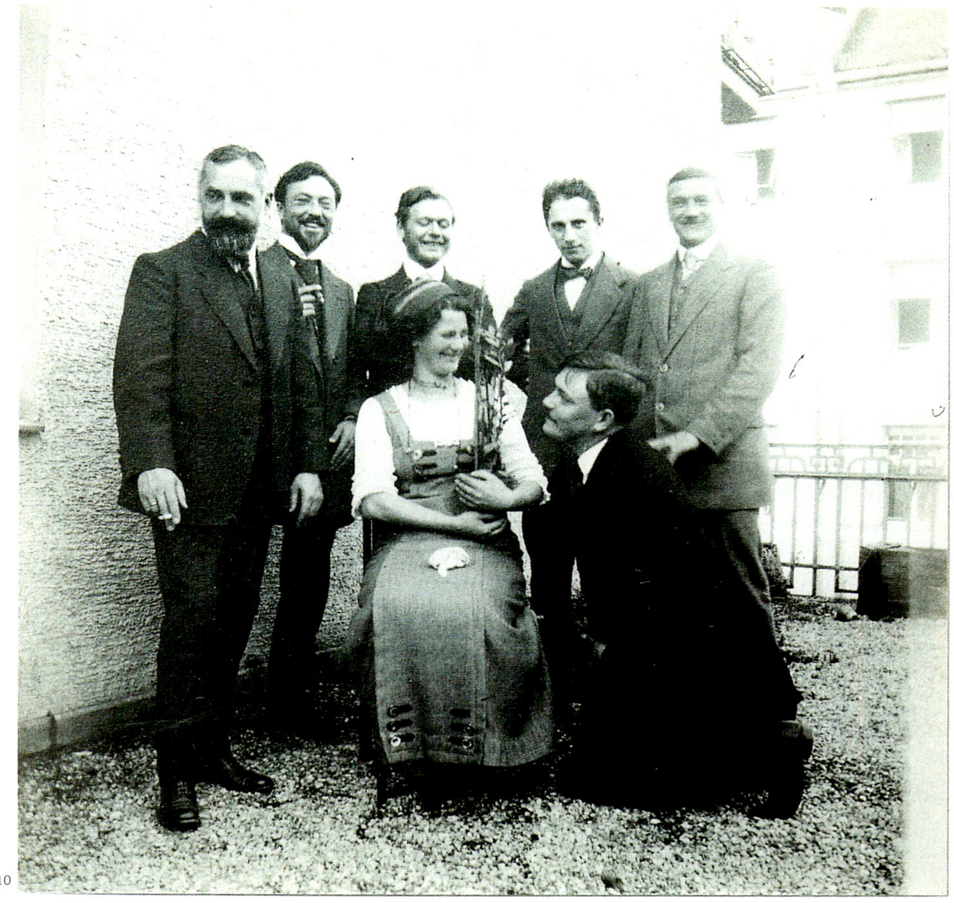

410

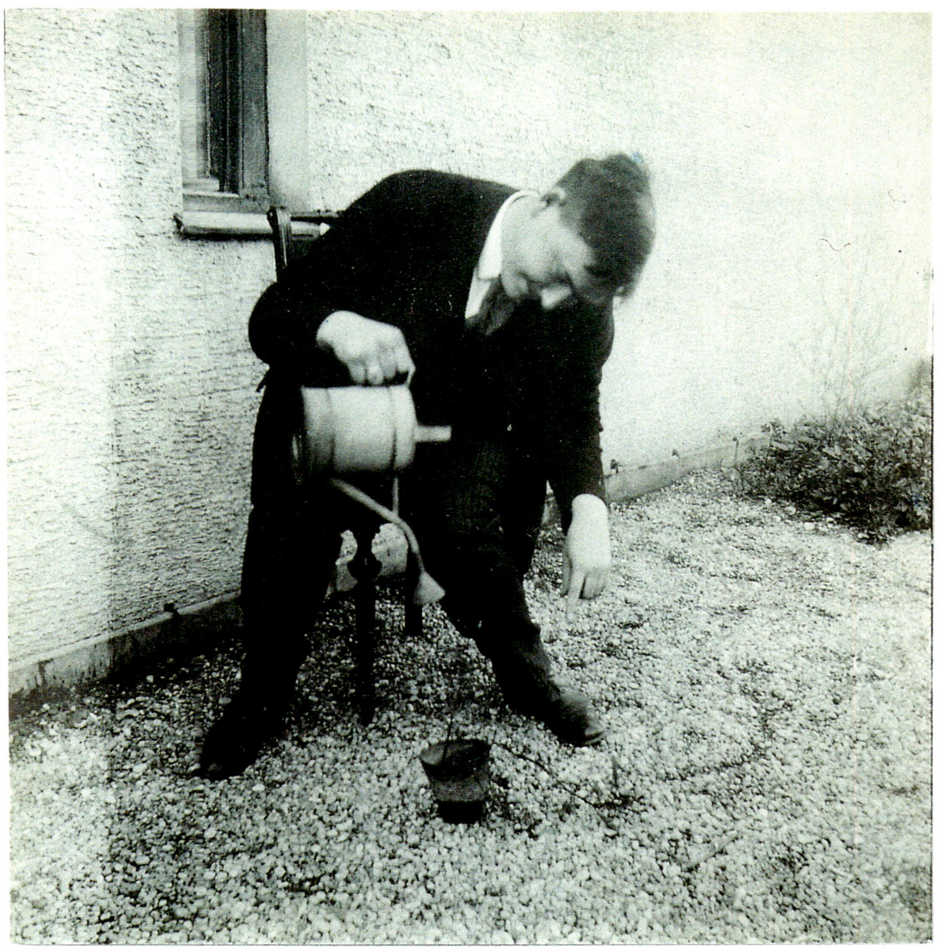

411

409 Die Gäste: Von links nach rechts: Wassily Kandinsky, Cuno Amiet, August Macke, Helmuth Macke, Frau Amiet, Heinrich Campendonk, Louis René Moilliet.
Fotografie: Gabriele Münter, 1911

410 Eine andere Konstellation: Sitzend: Frau Amiet. Knieend: August Macke. Stehend von links nach rechts: Cuno Amiet, Wassily Kandinsky, Helmuth Macke, Heinrich Campendonk, Louis René Moilliet.
Fotografie: Gabriele Münter, 1911

411 August Macke gießt ein Pflänzchen. Für den Almanach schreibt er den Essay *Die Masken*.
Fotografie, 1911

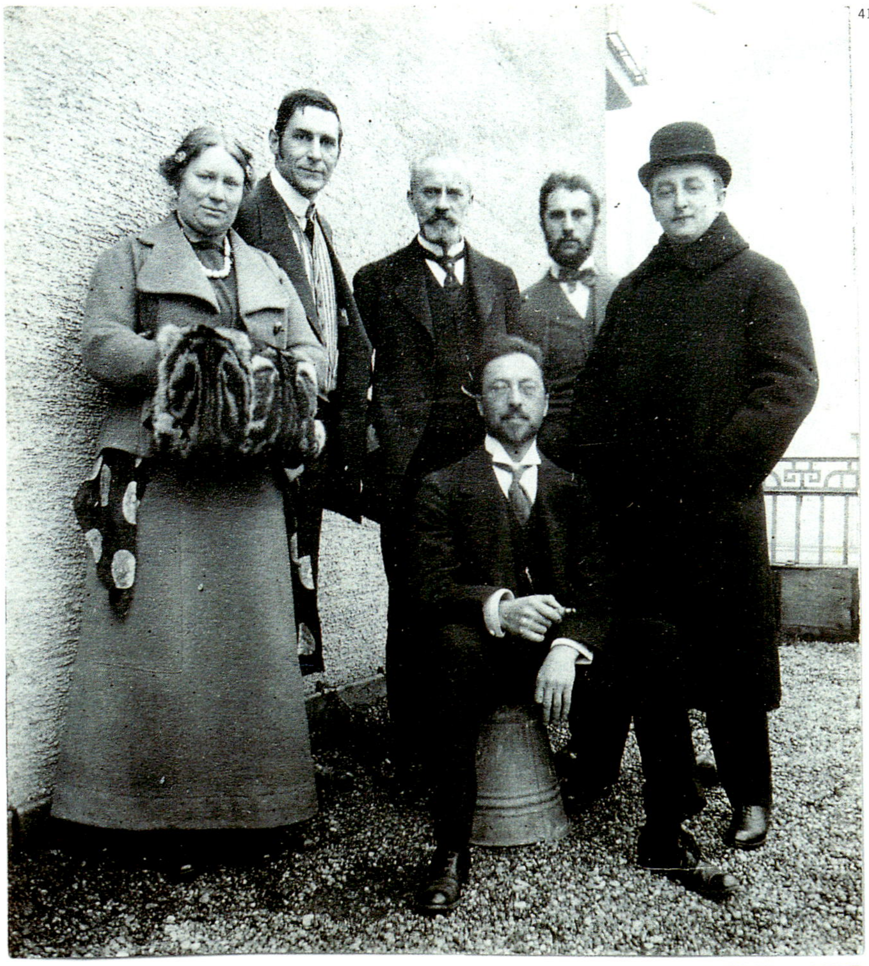

412

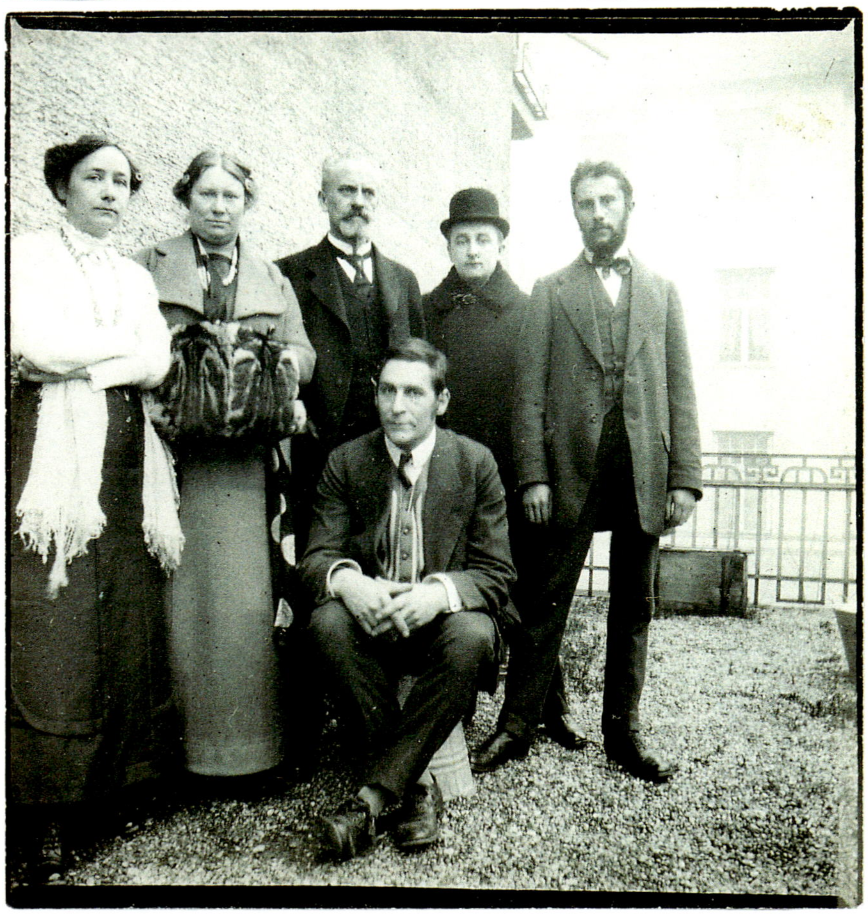

413

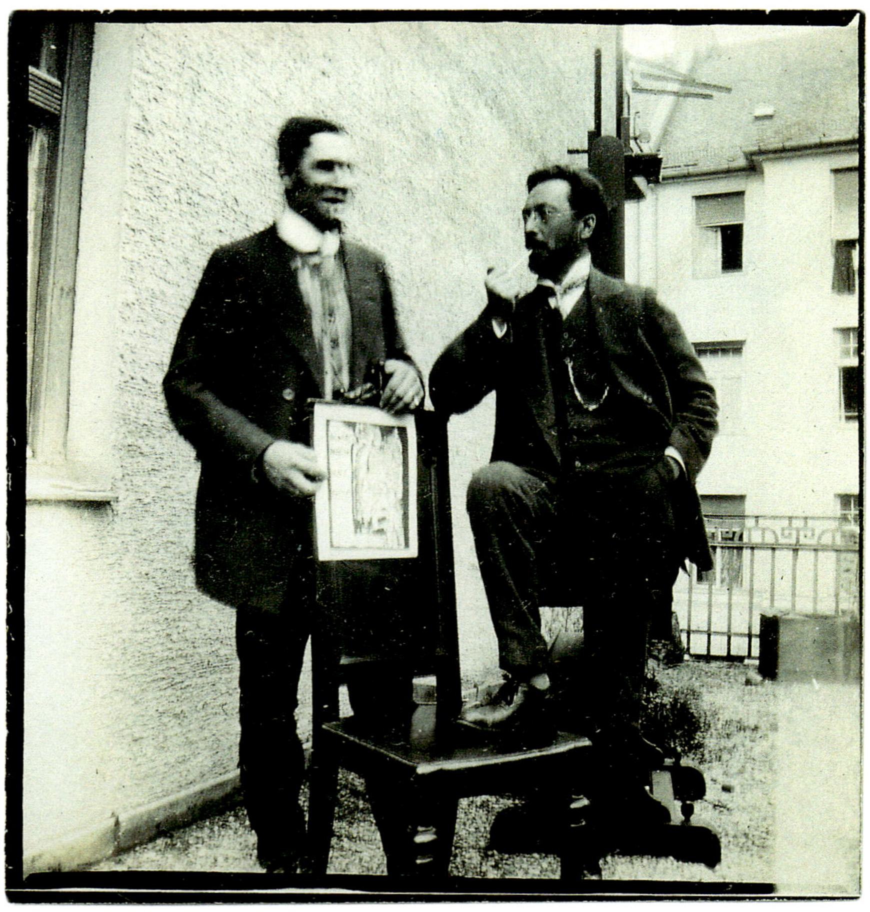

414

Wir erhoffen soviel Heilsames und Anregendes davon, auch direkt für die eigene Arbeit, zur Klärung der Ideen, daß dieser Almanach unser ganzer Traum geworden ist." [171] August Macke erklärt seine Mitarbeit und übernimmt einen Beitrag über Masken und über Puppenspiele bei Griechen, Japanern und Siamesen. Am 10. September verfaßt Marc ein vorläufiges Inhaltsverzeichnis und schickt es an den Verleger Reinhard Piper, der sich bereit erklärt hat, den Almanach in sein Verlagsprogramm zu übernehmen. Der technische und finanzielle Aufwand wird von den Redakteuren nicht bedacht. Der Verleger gibt zu bedenken, daß er die kaufmännische Seite des Projekts nicht verantworten kann. Es kommt am 28. September 1911 zu einem Vertrag zwischen Redaktion und Verlag. Im § 2 des Kontrakts heißt es: „Die Herren Franz Marc und W. Kandinsky haften gesamtverbindlich für die Deckung der Kosten." [172] Franz Marc kann in einer Situation, an der oft die besten Projekte scheitern, den Kunstsammler Bernhard Koehler sen., einen Onkel von August Mackes Frau Elisabeth, als Mäzen gewinnen. Auf dem Terrassendach neben Kandinskys Wohnung an der Ainmillerstraße 36 stellen sich einige der am Almanach beteiligten Personen dem Fotografen. Der Almanach *Der Blaue Reiter* ist geboren. Mitte Mai 1912 wird er ausgeliefert. *Der Blaue Reiter* ist das Resultat einer Schwabinger Begegnung der beiden Redakteure Kandinsky und Marc. Doch ihr Programm zielt weit über Schwabing hinaus. Die letzten Zeilen im Vorwort lauten: „ Es sollte wohl überflüssig sein, speziell zu unterstreichen, daß in unserem Falle das Princip des Internationalen das einzig mögliche ist. Heutzutage muß aber auch das bemerkt werden: das einzelne Volk ist einer der Schöpfer des Ganzen und kann nie als Ganzes angesehen werden. Das Nationale, gleich dem Persönlichen, spiegelt sich in jedem großen Werke von selbst ab. In der letzten Consequenz aber ist diese Färbung eine nebensächliche. Das ganze Werk, Kunst genannt, kennt keine Grenzen und Völker, sondern die Menschheit." [173]

Die Bücher des ‚Blauen Reiters' werden ausschließlich von Künstlern geschaffen und geleitet. Das hiermit angekündigte erste Buch, dem andere in zwangloser Reihe folgen sollen, umfaßt die neueste malerische Bewegung in Frankreich, Deutschland und Rußland und zeigt ihre feinen Verbindungsfäden mit der Gotik und den Primitiven, mit Afrika und dem großen Orient, mit der so ausdrucksstarken ursprünglichen Volkskunst und Kinderkunst, besonders mit der modernsten musikalischen Bewegung in Europa und den neuen Bühnenideen unserer Zeit. [174] *Franz Marc*

412 Redakteure, Mäzen und Mitwirkende des Almanachs. Stehend von links nach rechts: Maria Marc, Franz Marc, Bernhard Koehler sen., der das Projekt finanziell unterstützt, Heinrich Campendonk, der *Springendes Pferd* als Illustration zur Verfügung stellt, Thomas von Hartmann, der einen Essay *Über die Anarchie in der Musik* verfasst. In der Mitte sitzend: Wassily Kandinsky.
Fotografie: Gabriele Münter, 1911

413 Von links nach rechts: die Malerinnen Gabriele Münter und Maria Marc, der Fabrikant, Kunstsammler und Mäzen Bernhard Koehler sen., der Komponist Thomas von Hartmann, der Maler Heinrich Campendonk. In der Mitte sitzend: Franz Marc.
Fotografie: Wassily Kandinsky, 1911

414 Die Redakteure des Almanachs präsentieren den von Kandinsky entworfenen Umschlag.
Fotografie, 1911

415 Ausgabe des Almanachs *Der Blauer Reiter*, herausgegeben von Franz Marc und Wassily Kandinsky, verlegt von Reinhard Piper 1912 in Schwabing

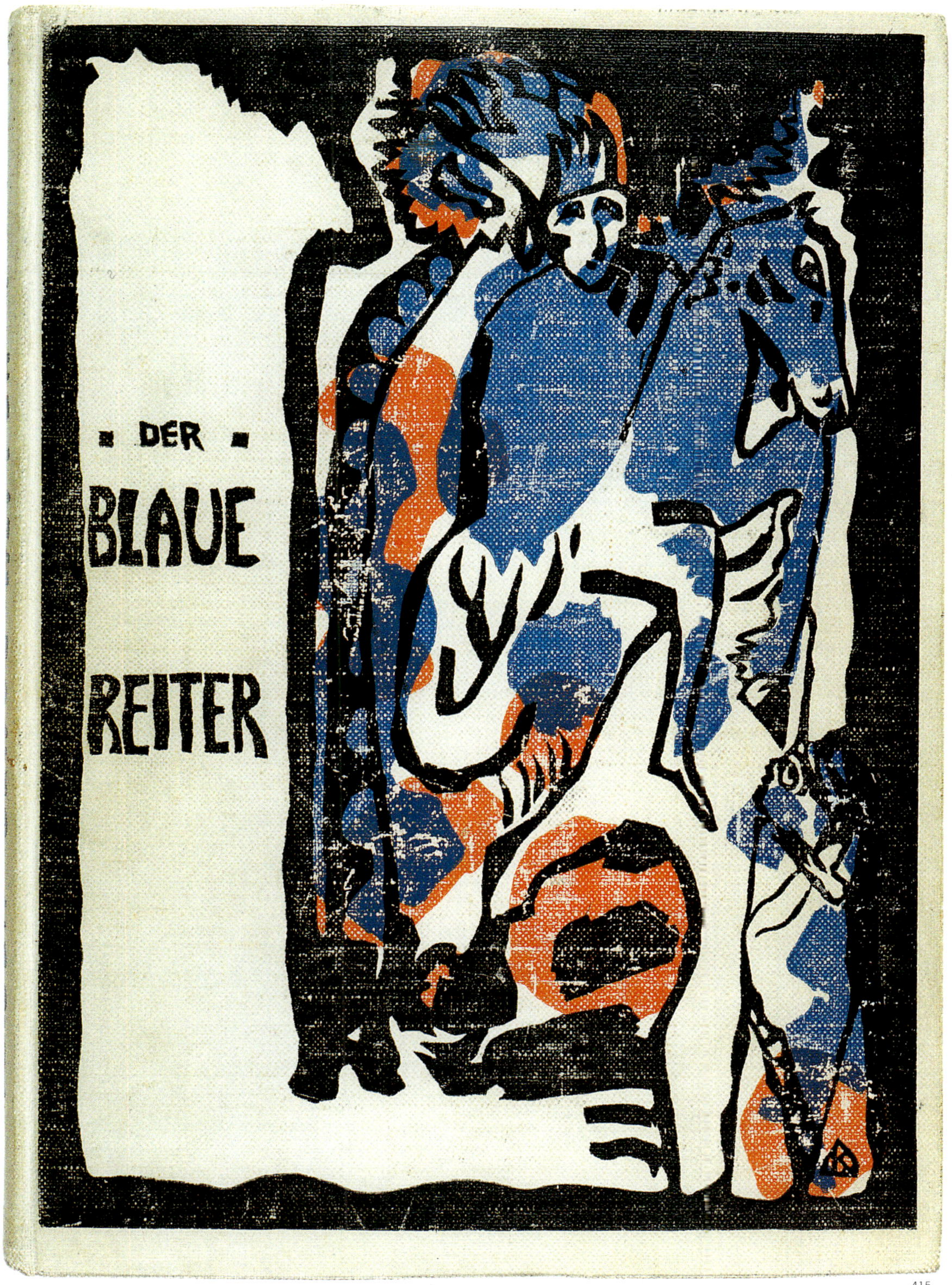

415

Franz Marc an August Macke am 25. November 1911 (Zeitungsausschnitt): „5 Uhr 35 Min. beginnend, wurde auf der Münchner Erdbebenstation ein heftiges Beben, anscheinend asiatischen Ursprungs, registriert." Erstes Anzeichen des ‚Blauen Reiters'! [175]

Schwabing und Sindelsdorf

Die Kunststudentin Maria Franck kommt aus Berlin, um an der Damen-Akademie des Künstlerinnen-Vereins an der Barerstraße ihre Malstudien weiterzutreiben. Sie kleidet sich bäuerlich, wenn sie zur *Bauernkirta* in den Festsaal der Schwabinger Brauerei aufbricht. „Und wieder ging ich fast aus Gewohnheit zu dem Bauernball – wie jedes Jahr ohne Freund – ohne Absicht zu tanzen – nur um das bunte Bild und die vielen echten Kostüme zu sehen [...] Als ich mich still durch die Tanzenden hindurchwinde, steht plötzlich Marc vor mir – macht eine erfreute Bewegung mit den Armen u. fasst mich bei der Hand. [...] Wir blieben die ganze Nacht bis zum Morgen zusammen auf d. Fest, tanzten nur miteinander, assen [sic] – tranken – u. sprachen alles mögliche und waren lieb und bald vertraut. [...] Am Morgen frühstückten wir noch in der Konditorei Graupner zusammen - Er sah mich an u. sagte: ‚Wie schön, dass ich Sie gefunden habe'[...]". [176] So beginnt in Schwabing auf der Bauernkirta eine Liebesgeschichte zwischen einer Berliner Kunststudentin und einem Münchener Maler.

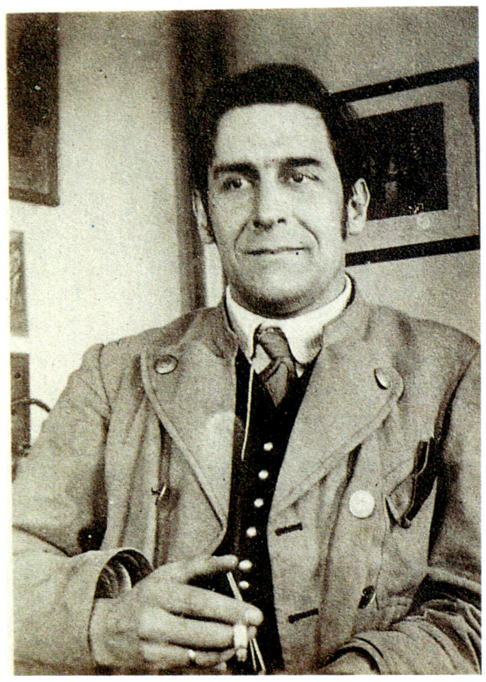

416

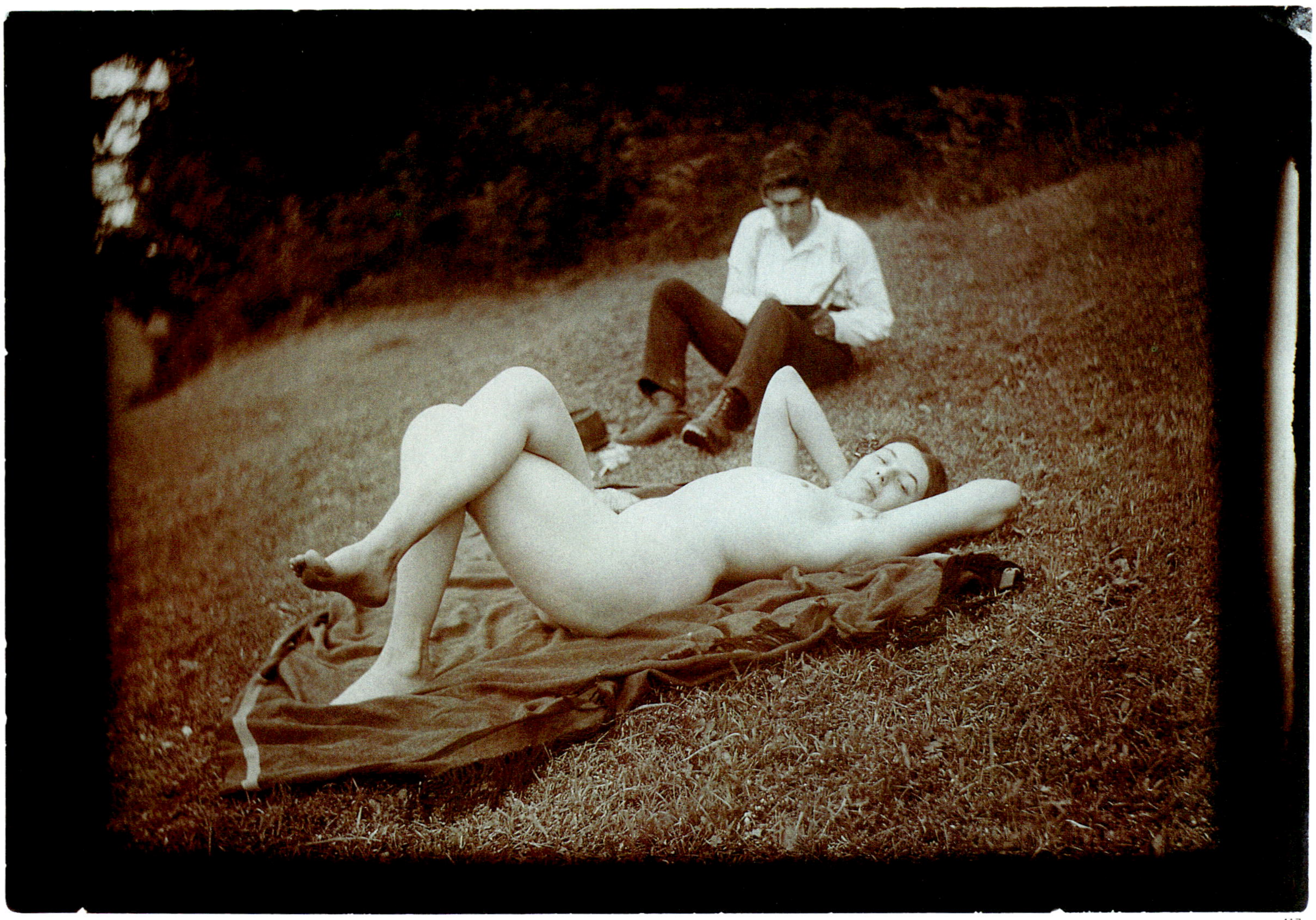

417

Der Münchener Maler Franz Marc will zuerst Pfarrer, dann Philologe werden, entschließt sich aber doch für die bildende Kunst. An der Akademie der bildenden Künste studiert er bei den Professoren Gabriel Hackl und Wilhelm von Diez. Doch nach einer Reise nach Paris kehrt er nicht mehr an die Akademie zurück. Lieber verbringt er die Sommer auf der Staffelalm, um unabhängig jeder akademischen Tradition im Freien zu malen. Er malt den Senner und bemalt den Ofen der Alm.

416 Franz Marc

417 Franz Marc zeichnet Marie Schnür, *um 1906*

Am 6. Mai 1903 erreicht Franz Marc dieser Brief: „Werter Herr Mark! Ich habe heute die Staffelalm bezogen wen Sie Lust und Liebe haben könen Sie mich besuchen auch eine Zeit dableiben nach belieben. Wierde mir sehr Lieb sein wen Sie Ihren Aborat [die Staffelei] mit nehmen wierden um hie und da ein schönes Bild zumachen wen gerade das Vieh schön bei Alm Hütte steht Sie könten den Abrat ganz gut in Kochel irgendwo einstellen wen Ihnen das Dragen zu viel wird dan könte ihn mein Bub hohlen habe auch gemerkt daß Sie dawaren besten Dank für Zigarren sie sind in Rauch auf gegangen Gut geschmekt. Es grüß Sie freundlichsd auf baldiges fröhliches Wiedersehen Ihre ergebene Freunde Johann Müller, Balthasar Müller huhe auf der Alm".[177]

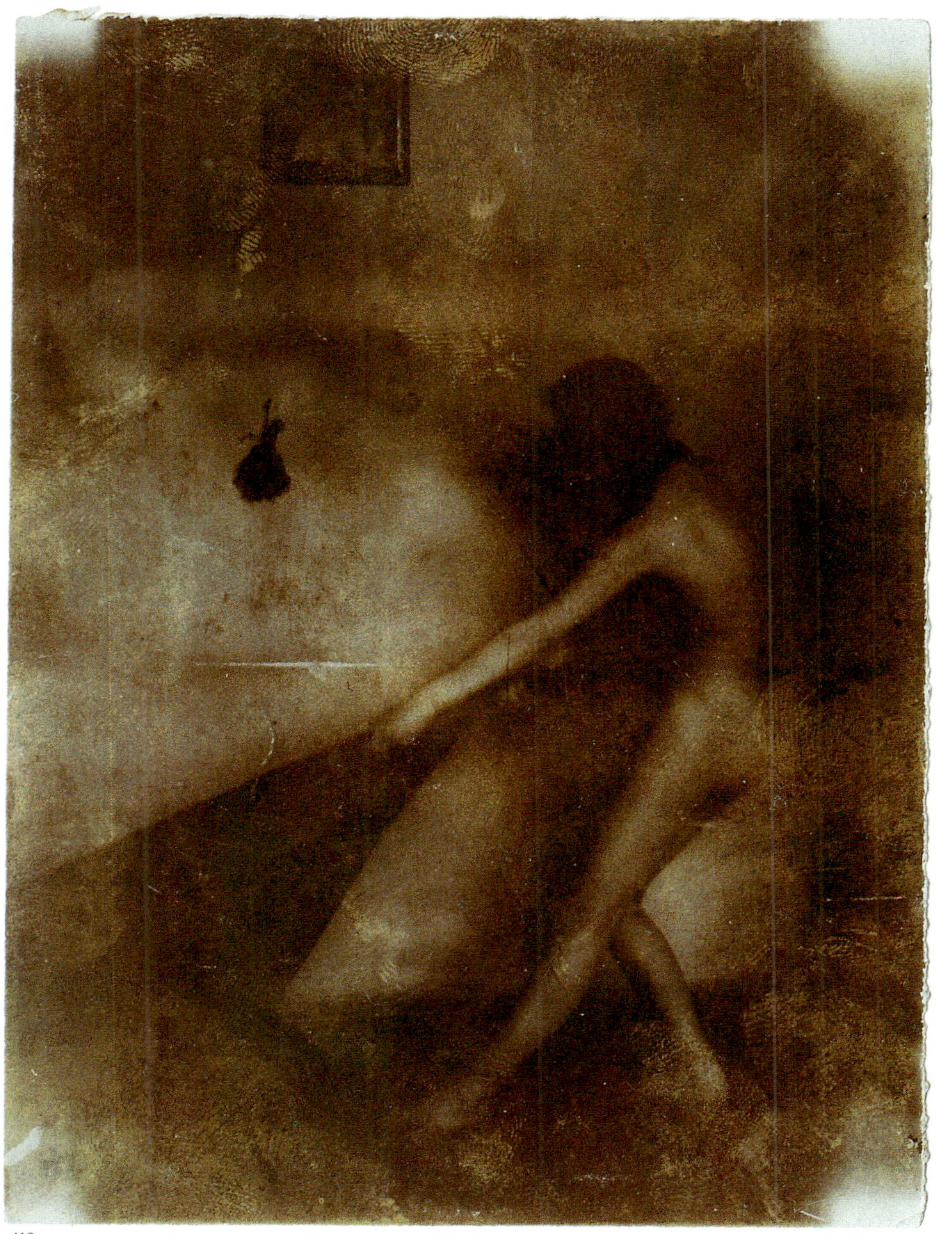

418

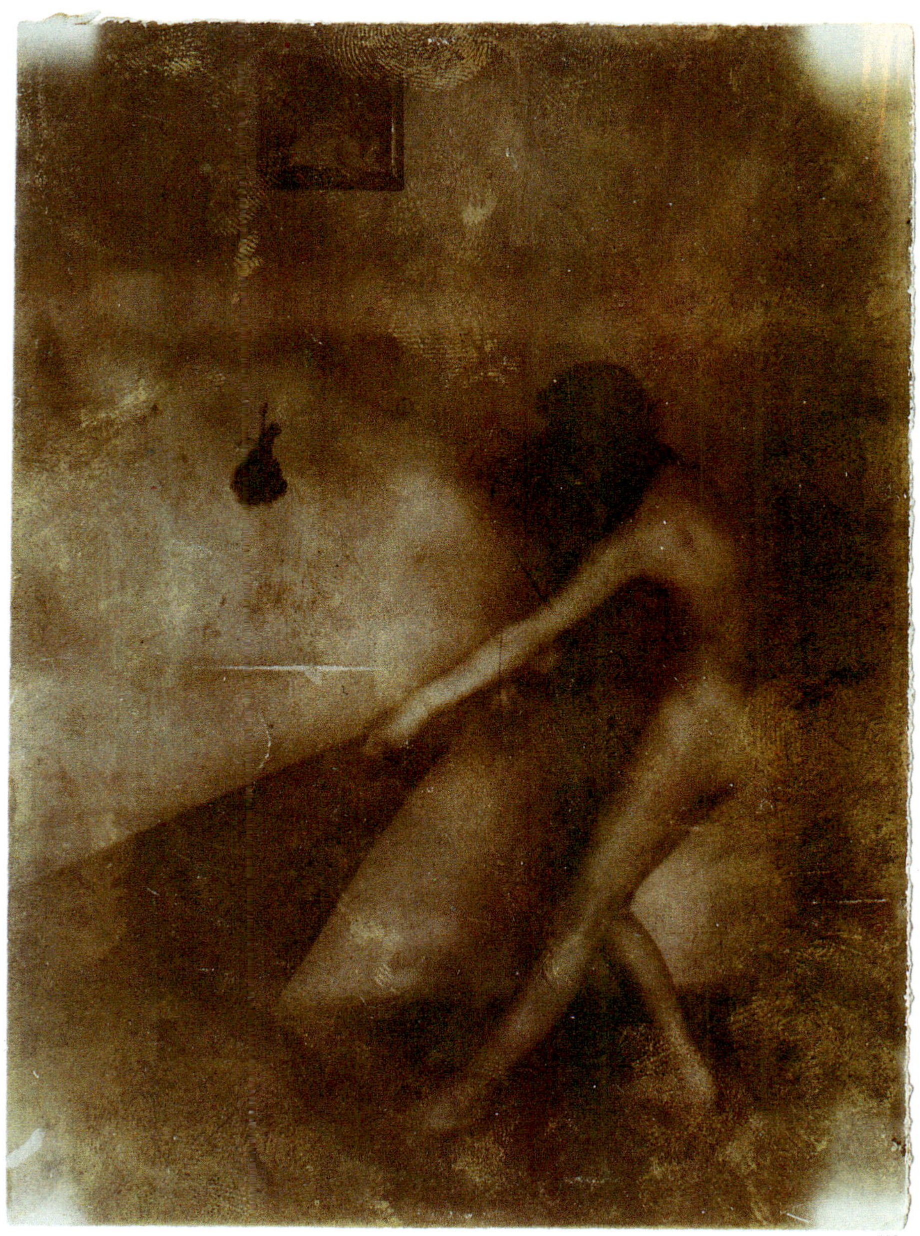

419

418, 419 Bewegungsstudie am Modell. Fotografien aus dem Nachlaß Maria Marc

In Schwabing unterhält Franz Marc von 1904 bis 1907 ein Atelier an der Kaulbachstraße 68, von 1907 bis 1910 an der Schellingstraße 33. Dann zieht er für immer aufs Land, zuerst nach Sindelsdorf, dann nach Ried. Mit ihm Maria Franck. Der Umzug dorthin ist kein Rückzug aus Schwabing. Franz und Maria Marc halten Kontakt mit ihren Künstlerfreunden des *Blauen Reiters* und der *Neuen Künstler-Vereinigung* in Schwabing. Kandinsky, Jawlensky und Klee kommen zu Besuch. Maria Marc nimmt Klavierstunden bei Lily Klee. Die Korrespondenz zwischen den beiden Freundinnen mit Zeichnungen von ihren Männern Paul und Franz werden gerahmt. Sindelsdorf, den 12. April 1913, Maria Marc an Lily Klee: Liebe Frau Klee – herzlichen Dank für die schöne Karte, die uns sehr erfreute. Meinem Mann geht's besser – er wird wahrscheinlich Dienstag mit mir in die Stadt kommen. Darf ich Mittwoch halb fünf bei Ihnen zur Stunde sein? Wenn ich keine Nachricht erhalte,

[Schellingstraße 33:] Eine schmale Treppe führte hinauf ins Atelier. Die Treppe endete seitlich im Raum selbst, und wir befanden uns in einem hellen lichten Raum, in dem außer dem Ateliergerät, angefangenen Bildern und Plastiken, lauter für unsere damaligen Begriffe heterogene Dinge sich zusammenfanden, venezianische Gläser, japanische Holzschnitte, und allerlei kleiner Krimskram aus allen Zeiten und von allen Völkern trieb sich auf einem sehr unterschiedlichen Mobiliar herum. Marc selbst hatte sich auf einen altväterlichen Rohrstuhl gesetzt [180] *Helmuth Macke*

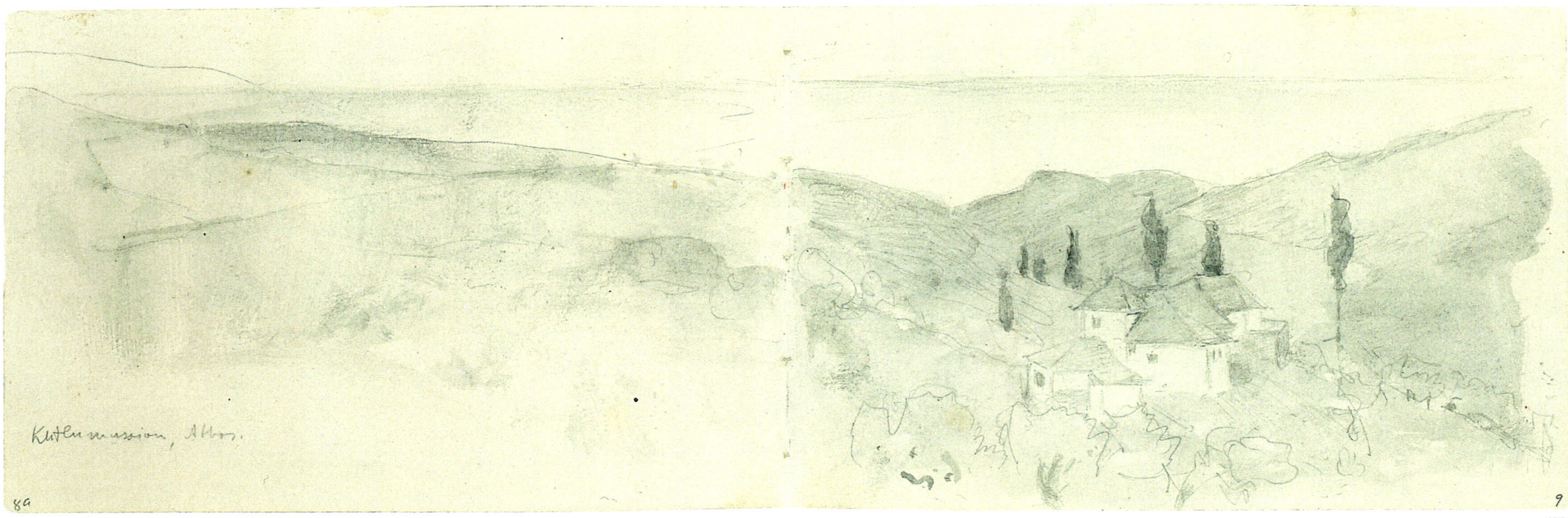

420

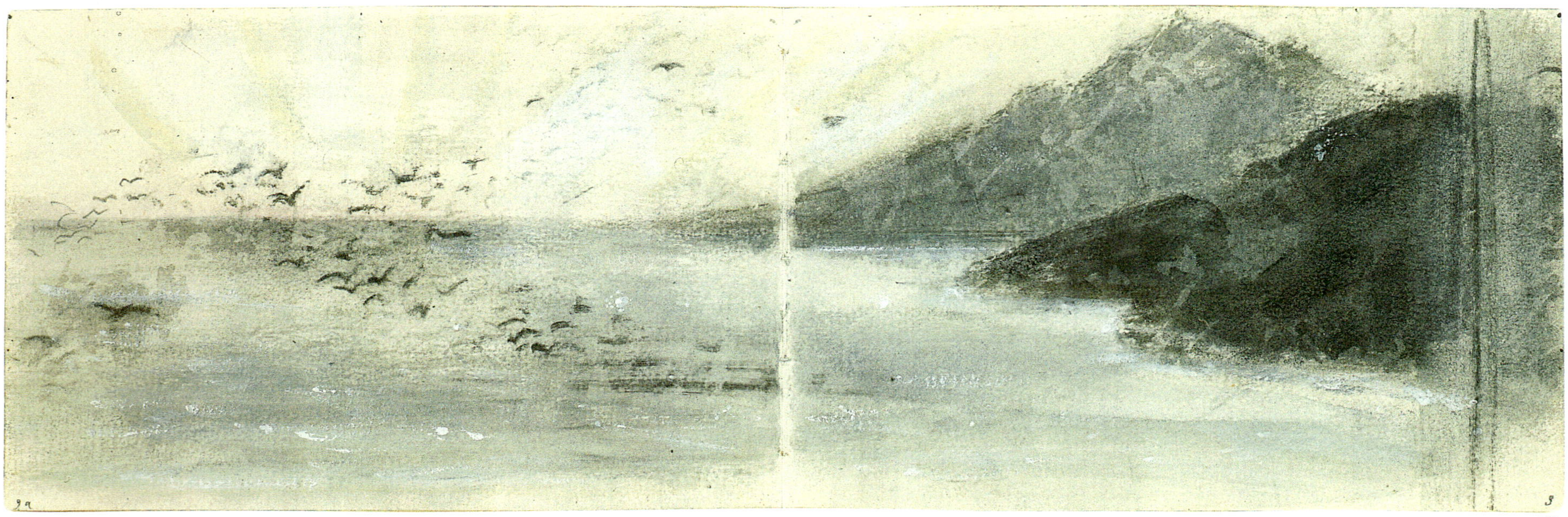

421

nehme ich an, es ist recht. Leider kann ich den Brahms nicht üben, er macht mir die Hand kaputt. Mit herzlichen Grüßen für sie beide und Bubi [Felix Klee] von uns beiden. Ihre M. Marc." [178] Aus der Ainmillerstraße 32 schreibt Lily Klee am Maria Marc am 19. April 1913: Liebe Frau Marc, ich erwarte Sie Mittwoch halb 6 Uhr. Wollen Sie nicht vorher mit uns Thee trinken. freue mich, daß es Ihnen besser geht. Auch mir geht es wieder besser. Neulich wie Campendonk bei uns war, ging es mir recht schlecht. Ihre heutige Karte war eine Sensation. Sie wird eingerahmt. Vl. Dank. Vl. Grüße Ihnen beiden Ihre Lily Klee." [179]

420 Zusammen mit seinem Bruder Paul Marc, einem Byzantinisten, reist Franz Marc auf den Berg Athos. Während der Bruder sich mit alten byzantinischen Handschriften beschäftigt, zeichnet Franz Marc Landschaften.
Doppelseite aus dem Skizzenbuch, 1906

421 Blick über das Meer vom Berg Athos aus.
Doppelseite aus Franz Marcs Skizzenbuch, 1906

422 Aus finanziellen Gründen unterrichtet Franz Marc Anatomisches Zeichnen. Bei dieser Gelegenheit zeichnet er 1907 mit Bleistift das Skelett eines Elefanten

423 Im Anatomiekurs von Franz Marc 1908. Rechts neben ihm: Maria Franck, seine spätere Frau

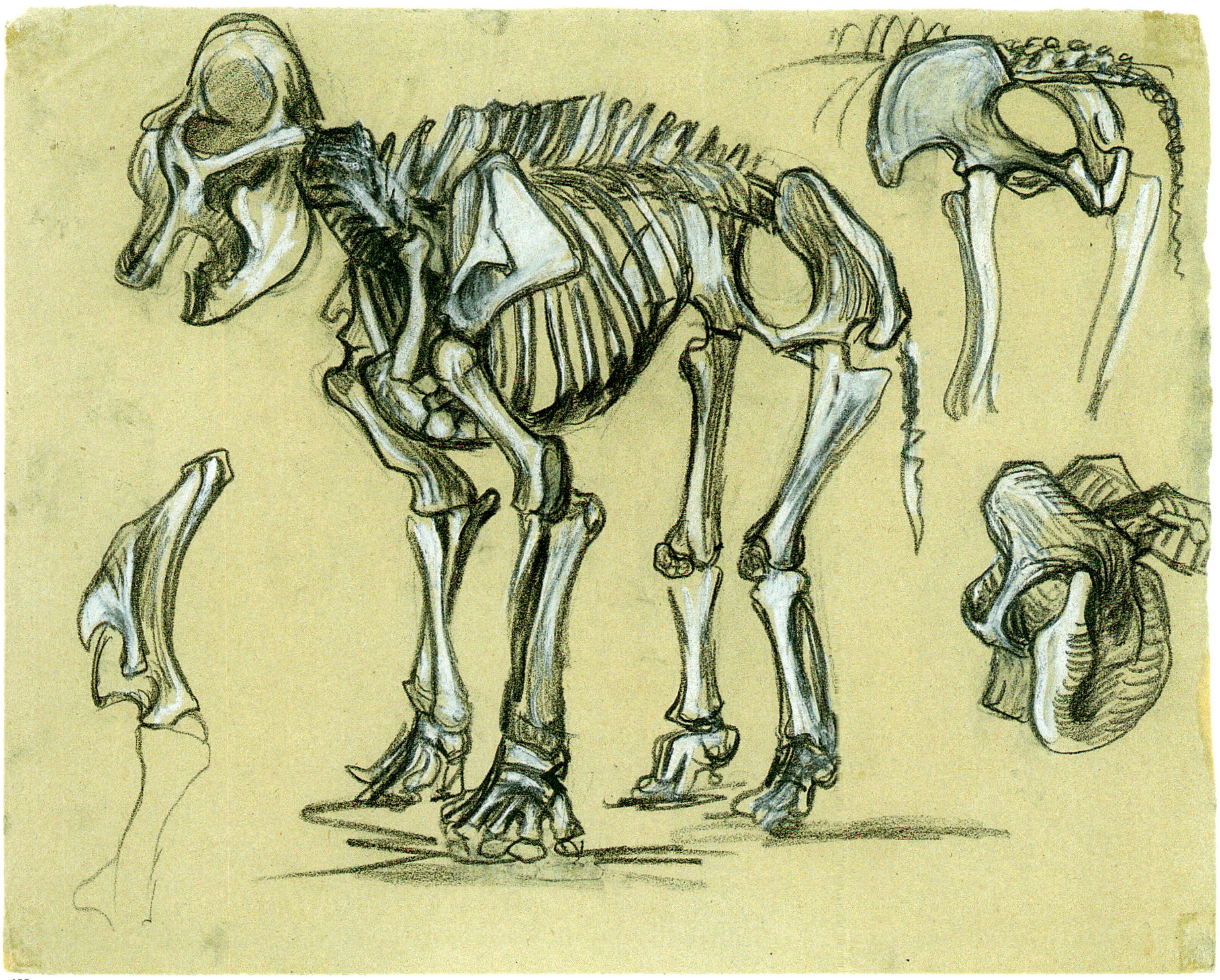

422

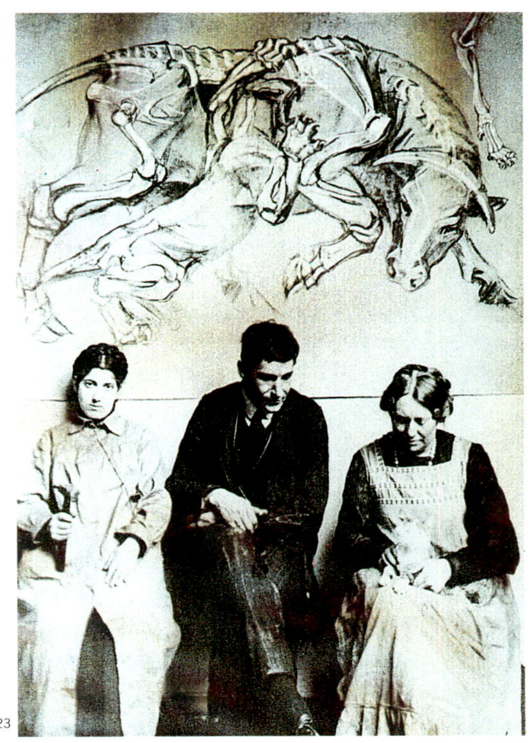

423

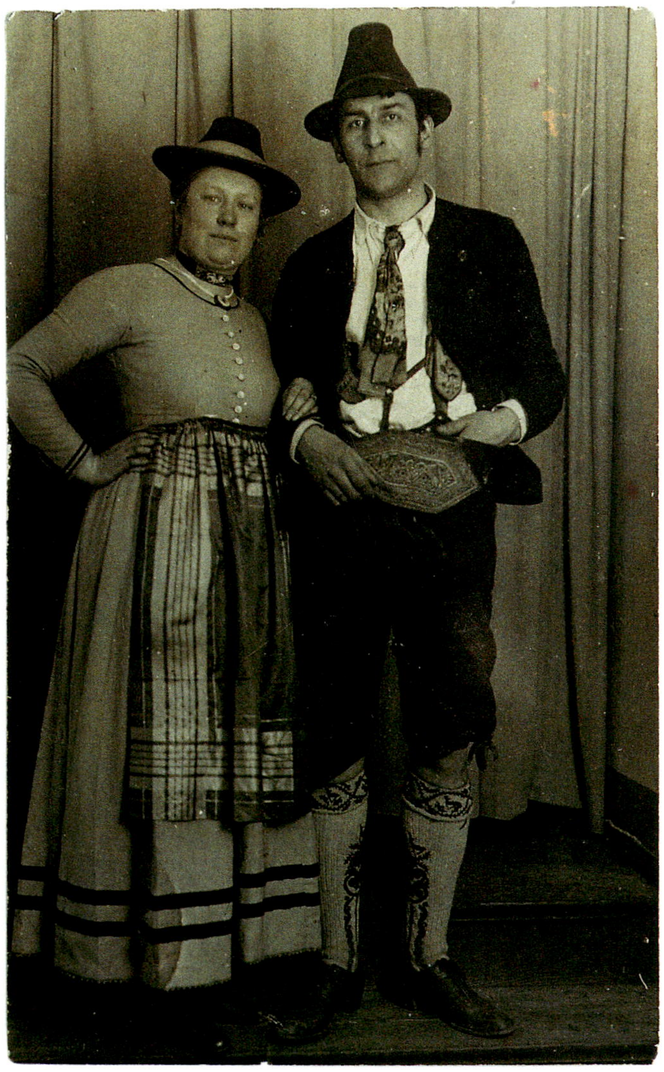

424

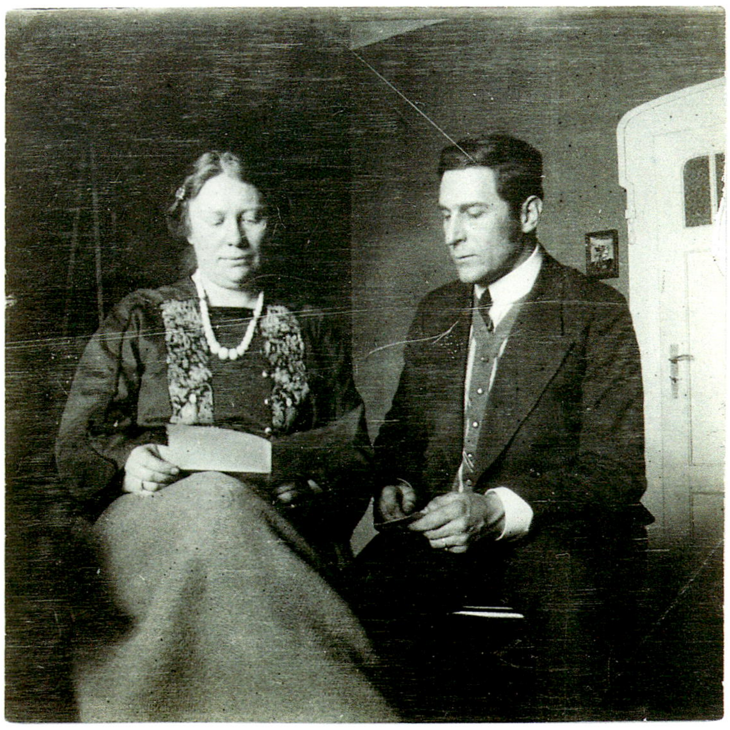

425

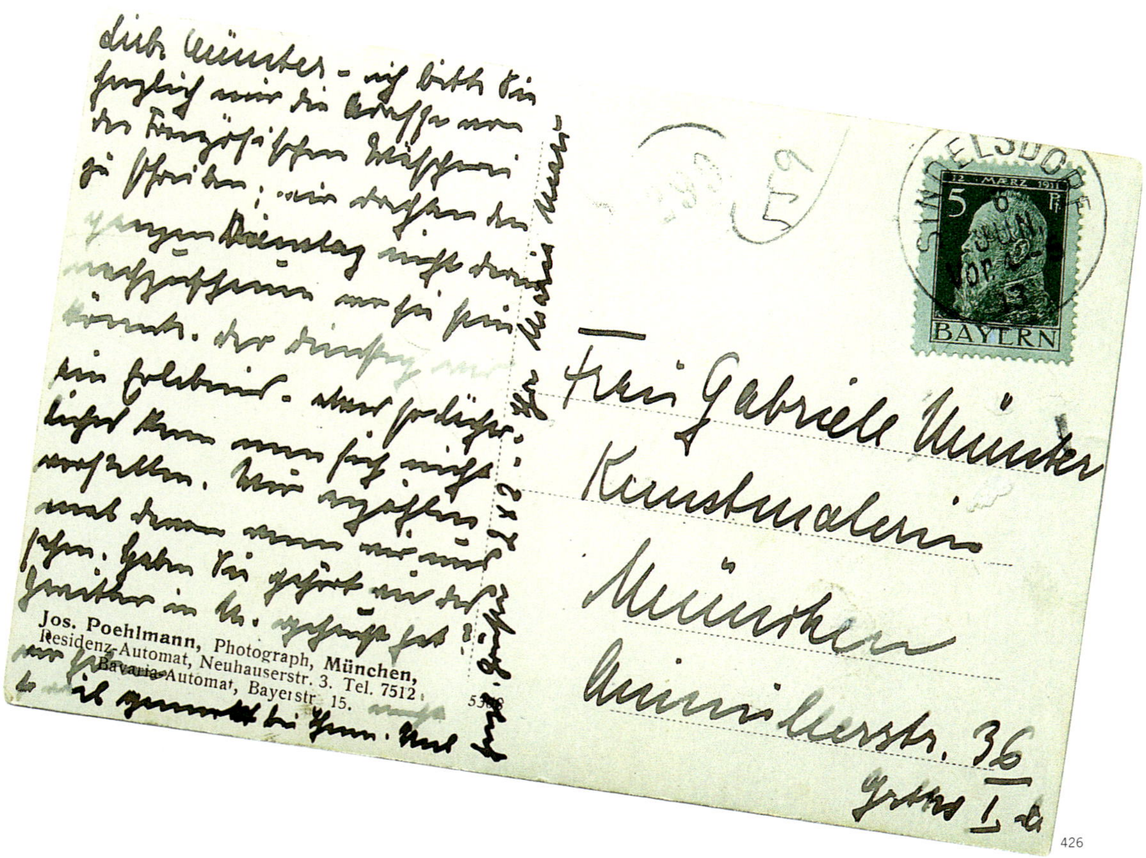

426

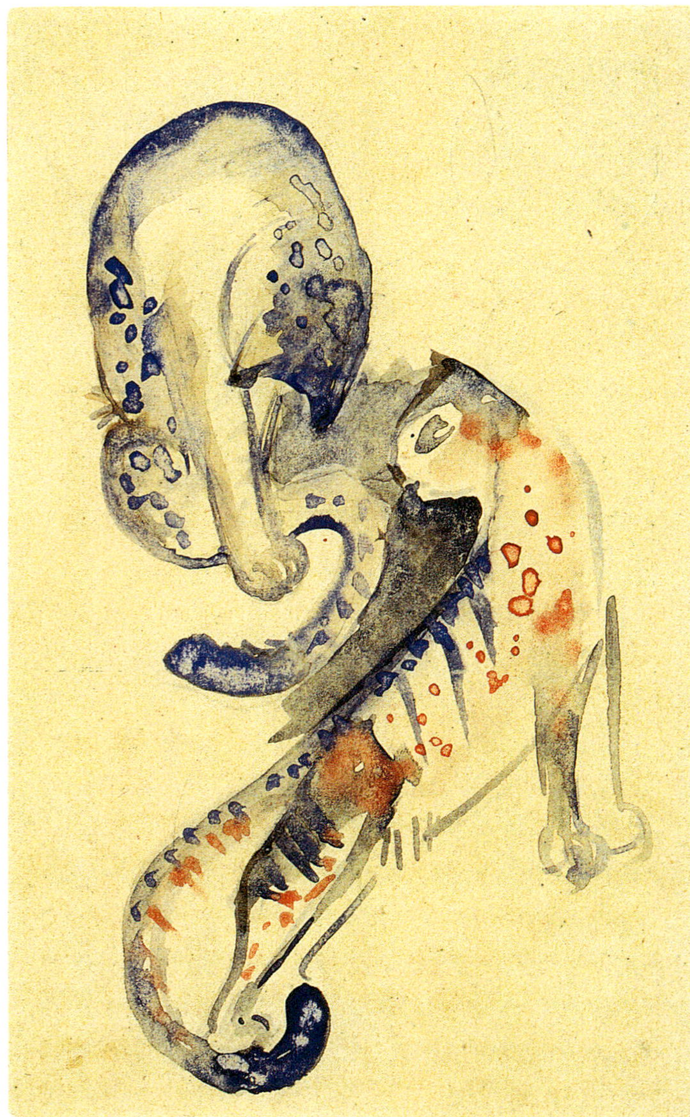

427

424, 426 Franz Marc und Maria Franck in Tracht vermutlich anläßlich einer *Bauernkirta* in der Schwabinger Brauerei, wo sie sich 1905 das erste Mal begegneten. Postkarte, recto und verso an Gabriele Münter

425 Franz Marc und Maria Franck besuchen Gabriele Münter und Wassily Kandinsky in deren Wohnung in der Ainmillerstraße 36, *1911*

427 Aquarell von Franz Marc als Postkarte verschickt von Maria Marc an Lily Klee am 12. April 1913

428 *Steinbock* (Mischtechnik und Collage) von Franz Marc im Format einer Postkarte, verschickt von Maria Marc an Lily Klee am 10. Mai 1913: „Liebe Frau Klee – darf ich am nächsten Mittwoch d. 14. zur Klavierstunde kommen? Und wäre es Ihnen diesmal recht, wenn ich, falls mein Mann nicht in die Stadt kommt, bei Ihnen die Nacht bleiben würde von Dienstag auf Mittwoch. Frl. P. hat nur am Mittwoch 1/2 10 Zeit für mich. Aber schreiben Sie mir bitte ganz offen, ob ich Ihnen auch keine Last bin - bitte bitte. Herzl. Grüße von uns für Sie drei Ihre Maria Marc.“[181]

429 Franz Marc plant, das Alte Testament neu zu illustrieren. Er wendet sich deswegen an Paul Klee. Postkarte mit dem von Franz Marc entworfenen Motiv *Sechs Affen*, geschickt am 29. Mai 1913. „Lieber Herr Klee, Kubin schreibt, daß er den Propheten Daniel belegt, Kokoschka Hiob, Heckel ein Evangelium, Kandinsky Apokalypse, ich Buch Mosis, die übrige Welt steht Ihnen offen! Walden schreibt, daß Huber noch keine Zusage zum Herbstsalon geschrieben hat; veranlassen Sie ihn doch, daß er es thut, der Ordnung halber. Hoffentlich haben Sie beide weiter keine Minen unter Ihre Haut gelegt. Gute Besserung und Wünsche von uns. Ihr F. Marc.“[182]

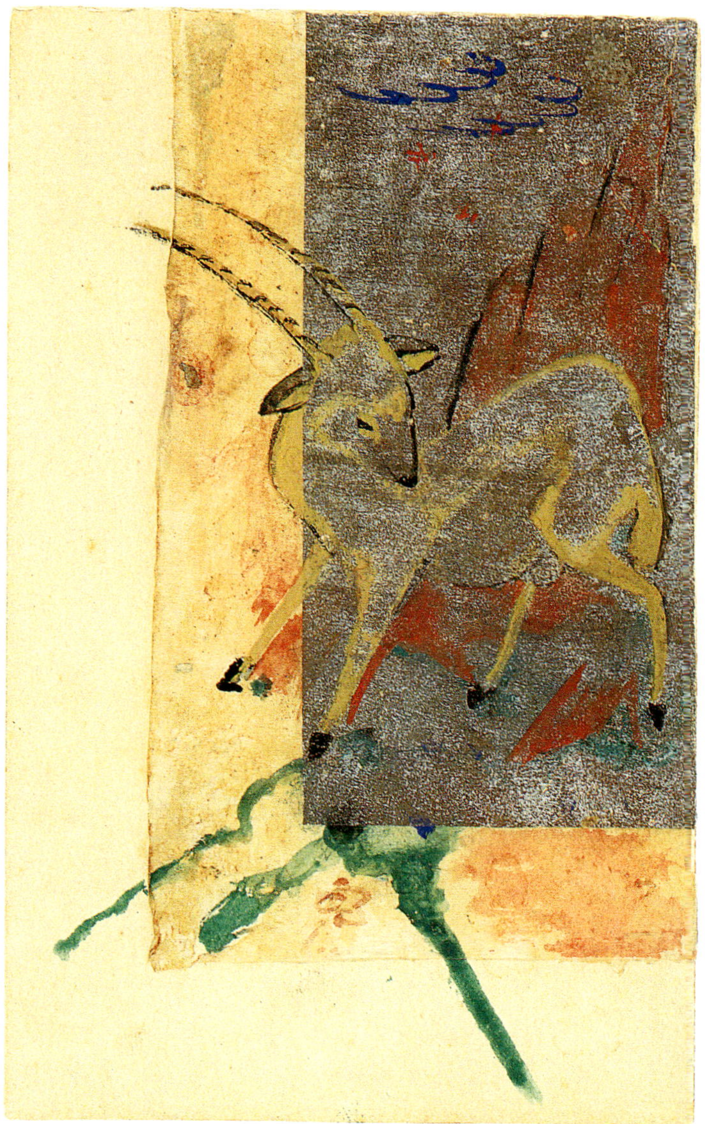

428

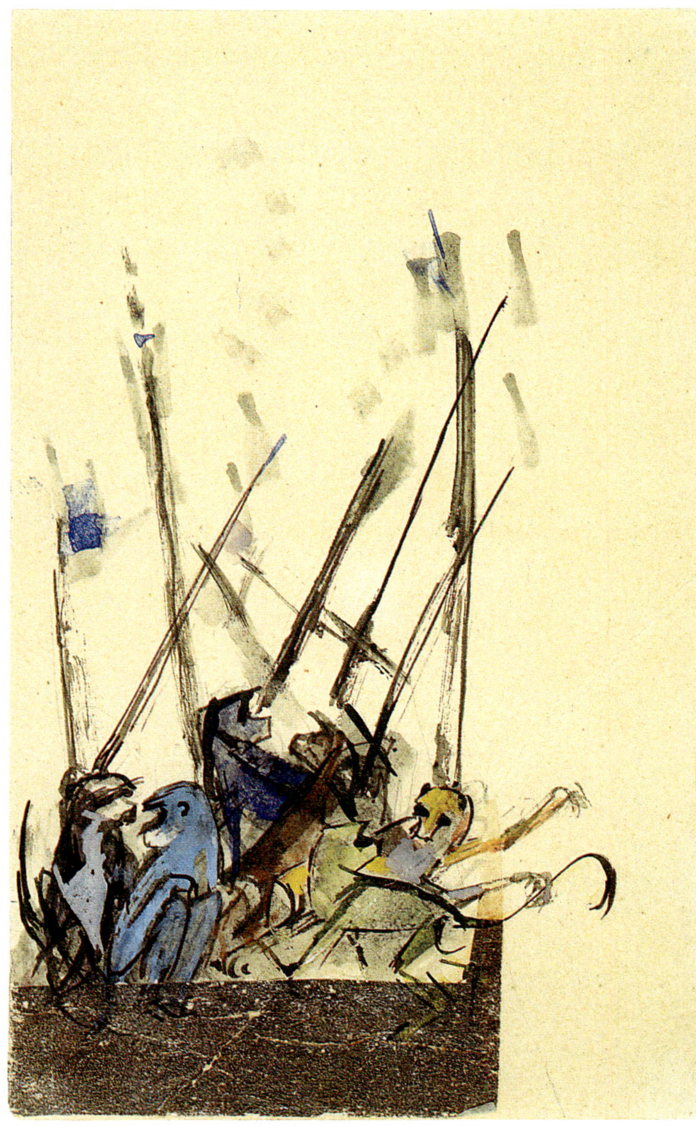

429

430 Pferde in der Landschaft (Mischtechnik) von Franz Marc im Format einer Postkarte, verschickt von Franz Marc an Paul Klee am 8. November 1913: „Lieber Klee, recht schönen Dank für die famose Radierung! Sehr fein! Ihr F. Marc. Und ich danke Ihnen beiden für Ihre liebenswürdige Gastfreundschaft und herzliche Grüße. Ihre M.M. [Maria Marc]“ [183]

431 Postkarte (Mischtechnik) von Franz Marc, verschickt von Maria Marc an Lily Klee am 22. März 1914: „Meine liebe Frau Klee. Was für eine blöde, gemeine Kritik. Da hätte man fast Lust zu tun wie Madame Caillaux. Aber es ist ja auch wieder so gleichgültig. Frau Meister und ich waren noch Donnerstag frühe bei Th [Thannhauser] und haben uns so gefreut über den eigenen Eindruck der Ausstellung. Noch herzlichen Dank für die gemütlichen Tage bei Ihnen. Wir packen fleißig hier draußen. Mit herzlichen Grüßen 2x3 Ihre Maria Marc.“ [184]

432 *Zwei Pferde* (Mischtechnik und Collage) von Franz Marc im Format einer Postkarte, verschickt von Maria Marc an Lily Klee, ohne Datum: „Meine liebe Frau Klee – ich wollte Ihnen gleich nach meiner Rückkehr ein kleines Dankeskärtlein schreiben weil Sie mich so lieb aufgenommen haben, aber wir hatten allerhand Durcheinander mit dem Suchen eines neuen Mädchens und mit der Marie gab's ebenfalls Scherereien. Jetzt ist sie endgültig raus und eine neue, die unselbständig ist, ist in Sicht. Wir sehen uns hoffentlich Freitag bei Sacharoff und vielleicht sind wir auch nachher zusammen. Sollte ein gemeinsames Souper mit Giselastr.–Sacharoff etc. sein, beteiligen wir uns nicht daran. Kandinsky wahrscheinlich auch nicht. Auf vergnügtes Wiedersehen – herzliche Grüße für Sie alle drei von uns beiden, Ihre Maria Marc. (Ich schicke die Karte im Briefumschlag, weil ich allen Platz zum Schreiben brauchte).“ [185]

433, **434** Franz und Maria Marc auf dem Lande

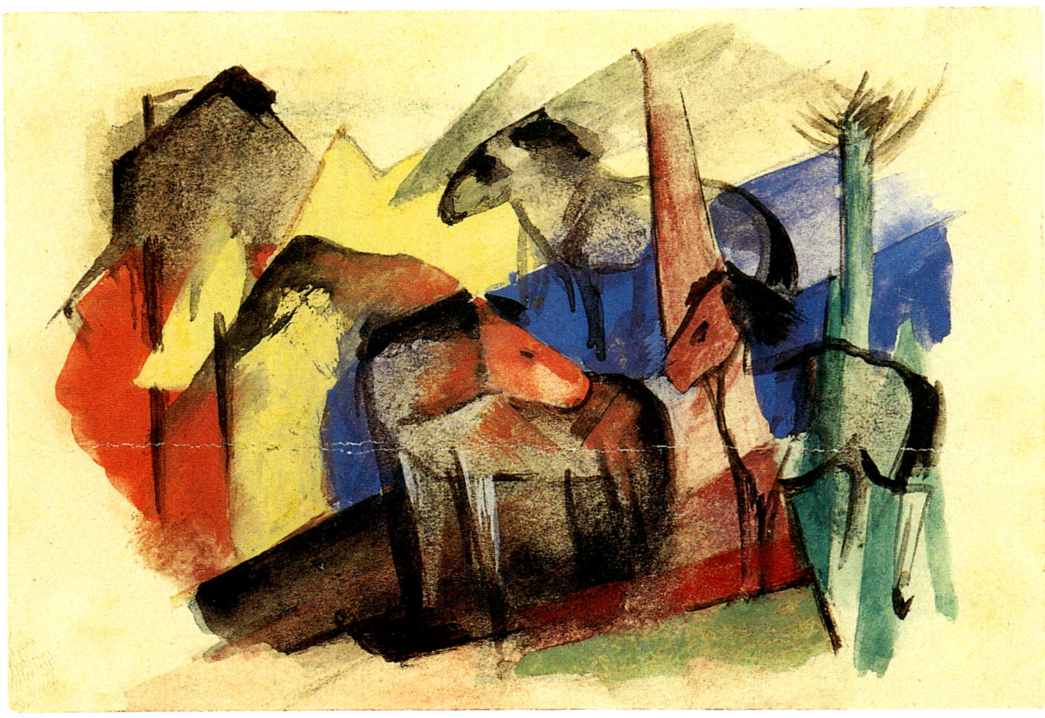

430

433

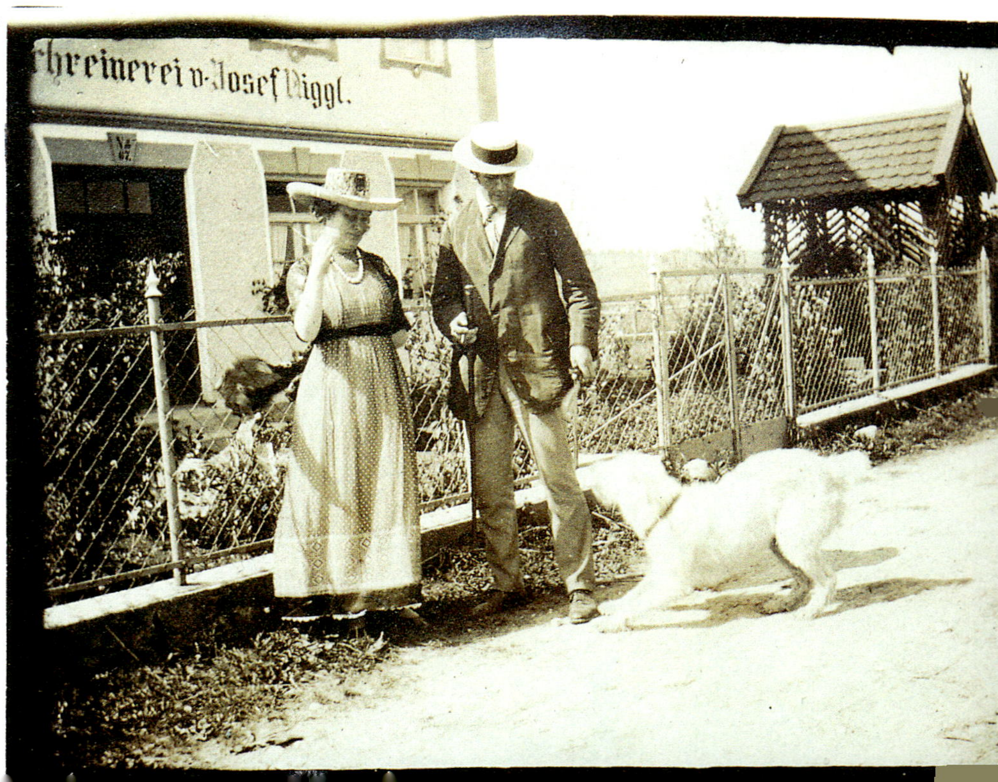

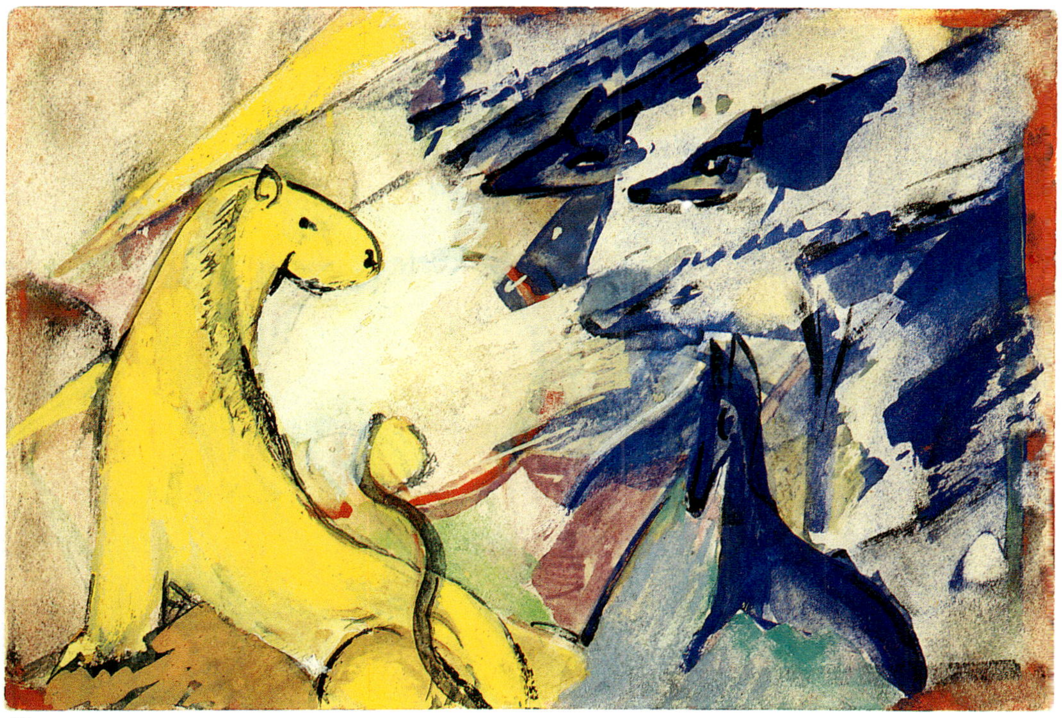

431

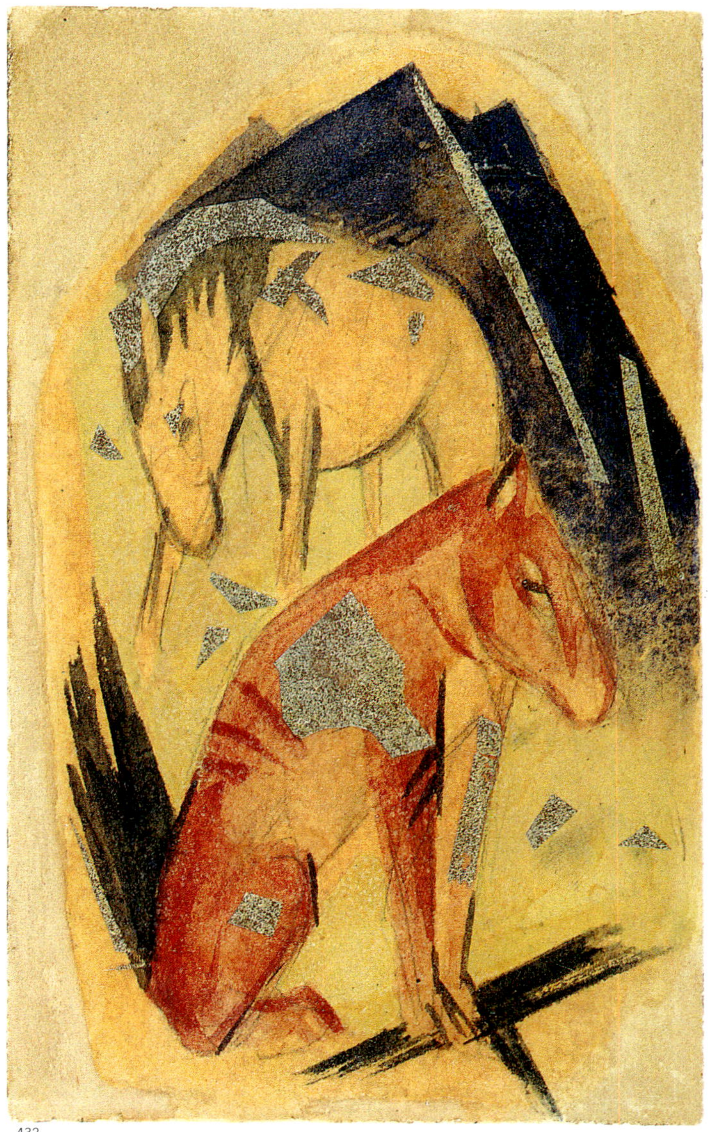

432

34

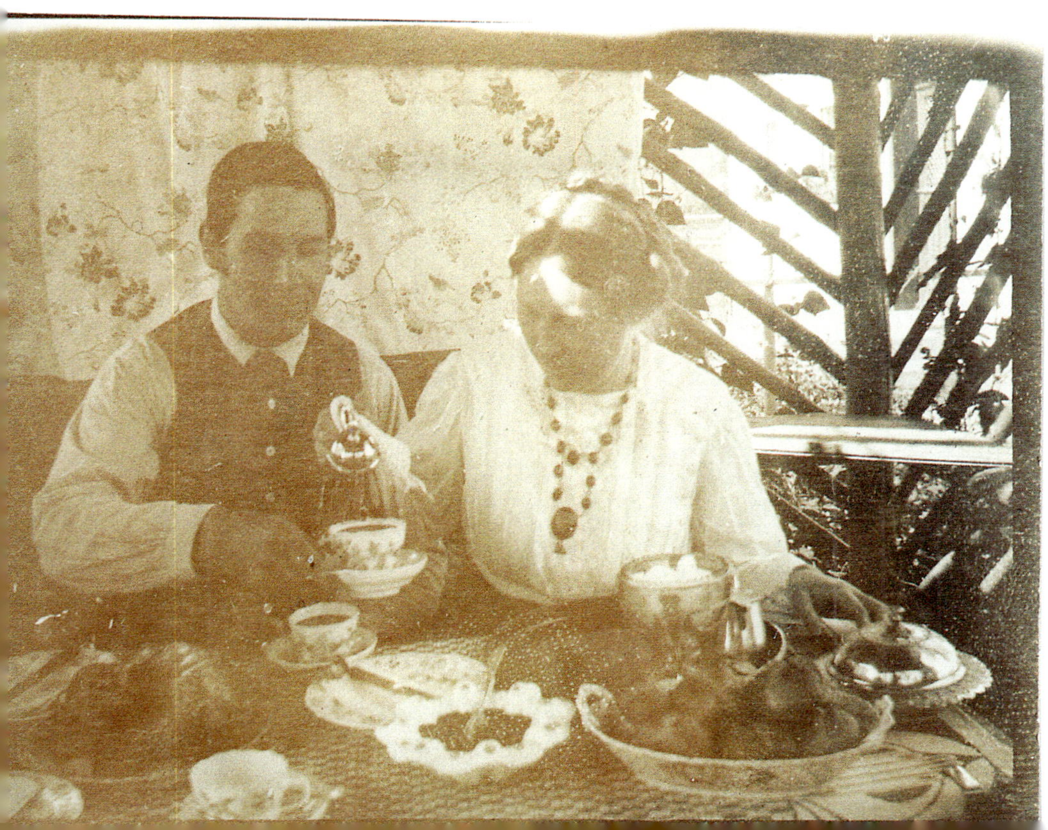

Erst Maler, dann Fotograf

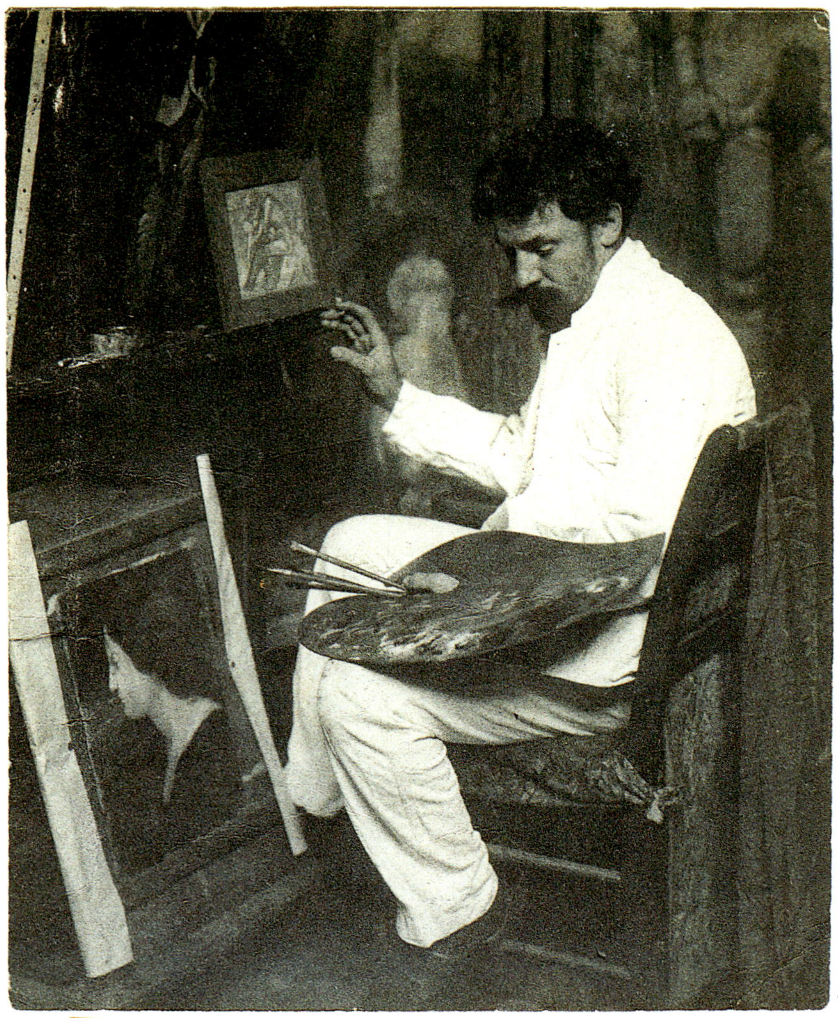
435

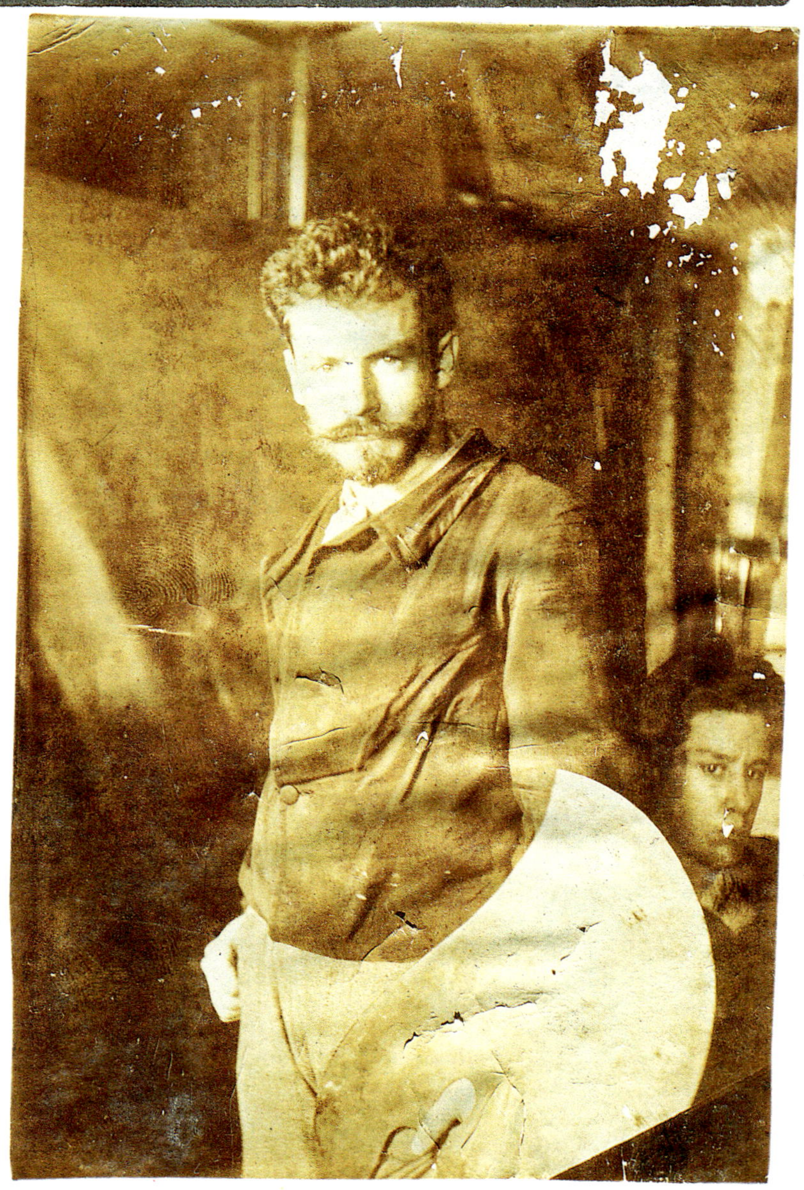
436

„Er war ein Mann von unbestimmbarem Alter. Seine kleine breite Gestalt in bequemem, meist dunkelblauem Sakko, stand und lief auf kurzen, aber überaus beweglichen, behenden Beinen, die in weiten grauen Hosen ohne Bügelfalten steckten. Ein grauer Bart und Schnurrbart umbauschte Kinn und Mund, die feste Schädelkuppe war über der runden Stirn gelichtet, aber zu Seiten der netten dicken Nase blitzten unter stachligen Brauen prachtvolle blaue Augen [...] Sie lachten das Leben an und schienen überall nur Schönes zu sehen" [186] Diese Beschreibung des Fotografen und Malers Frank Eugene Smith von Hans Brandenburg schildert ihn etwa um das Jahr 1910. Zu diesem Zeitpunkt unterrichtet Frank Eugene Smith bereits seit dem Wintersemester 1907 als Dozent für Porträtfotografie an der *Lehr- und Versuchsanstalt für Photographie, Lichtdruck und Gravüre* in München und hatte sich durch zahlreiche Ausstellungen u.a. in New York, London, Wien und München bereits einen Namen als Fotograf gemacht.

Begonnen hat alles jedoch ganz anders. Als Sohn deutscher Einwanderer, in New York geboren und aufgewachsen, entscheidet sich Frank Eugene Smith 21-jährig für ein Kunststudium in Europa. Die Wahl fällt auf die Heimat seiner Eltern, zumal in Deutschland noch Verwandte wohnen. Im Wintersemester 1886 schreibt er sich an der Akademie der bildenden Künste in München ein und belegt den Malkurs bei Wilhelm Diez und den Naturzeichenkurs bei Karl Raupp und Johann Caspar Herterich. Acht Jahre bleibt er an der Akademie und beendet im Juli 1894 sein Malstudium. Während und nach dem Studium widmet sich Smith noch hauptsächlich der Malerei, merkt jedoch, daß er den Konventionen Münchener Malerei allzusehr verhaftet bleibt. Nun entschließt er sich, das Medium der Malerei aufzugeben und sich der Fotografie zu widmen.[187] Das Stilleben aus seinen Gemälden, fotografisch von ihm aufgenommen, zeigt den Bruch mit der Malerei, die Zuwendung zur Fotografie. Die Jahre zwischen 1894 und 1898 verbringt er in New York, wo er noch als Maler Schauspieler in deren Kostüm porträtiert.

1903 entschließt er sich, dauerhaft in München Fuß zu fassen.

Mittlerweile beschäftigt er sich ausschließlich mit der Fotografie. Seine 1899 im New Yorker *Camera Club* erfolgte Einzelausstellung mit 77 Fotografien hatte ihn über New York hinaus bekannt gemacht und führte zu weiteren Ausstellungen wie 1900 in London, 1902 in Turin, 1903 in Hamburg und Sankt Petersburg.

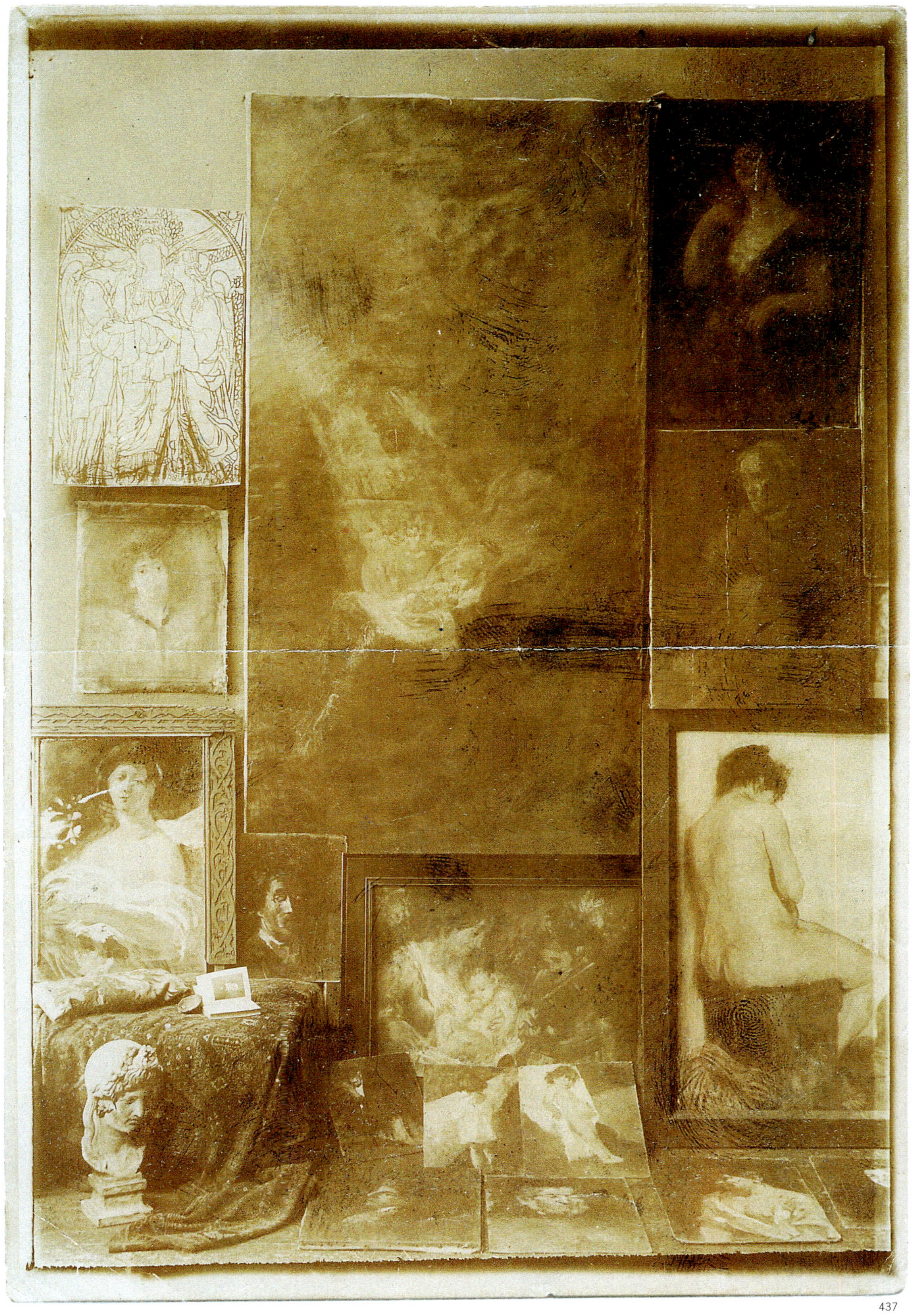

437

Die Berufung an die im Oktober 1900 gegründete *Lehr- und Versuchsanstalt für Photographie* erfolgt nicht zuletzt durch seine Einzelausstellung im Münchener Kunstverein im Mai 1907. Er zieht mit der Lehranstalt, die zuvor in der Nähe der Theresienwiese lag, in die Räume des ehemaligen Städtischen Krankenhauses an der Bismarckstrasse 9 um. Am 9. Mai 1911 wird die Schule für Fotografie eingeweiht. Ohne eigenes Atelier – „Ich arbeite überall; mir ist es ganz gleich, ob im Atelier, im Garten, auf einem Kirchturm, im Speicher oder im Keller – Ich brauche nur das nötige Licht und meine ehrwürdige Camera mit den französischen Aplanaten“ [188] – kommt er als Fotograf auch mit den arrivierten Künstlern Münchens in Kontakt.

435, 436 Frank Eugene Smith als Maler. Zwei Selbstporträts mit Palette, 1896

437 Stilleben aus seinen Gemälden. *Fotografie von Frank Eugene Smith, 1896*

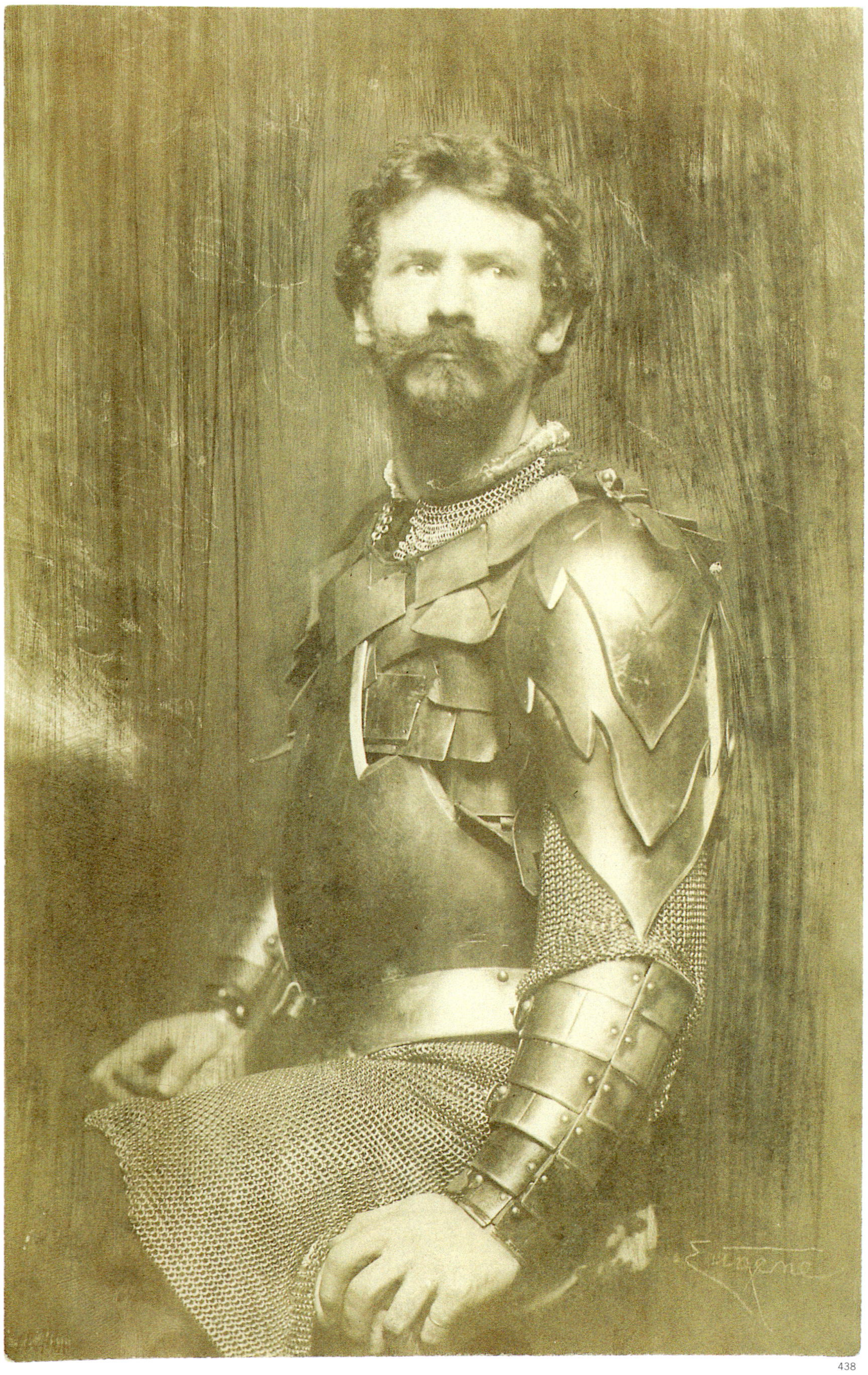

438

438 Der Fotograf als Ritter.
Selbstporträt von Frank Eugene
Smith, um 1900

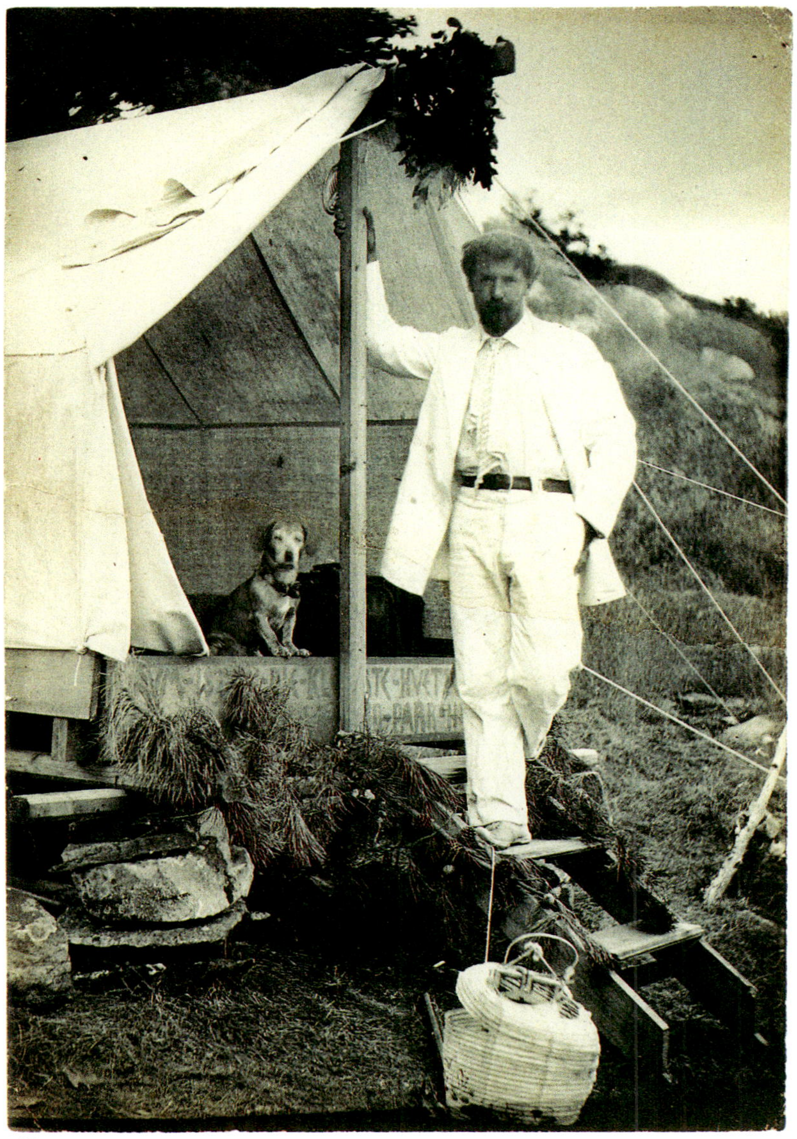

439

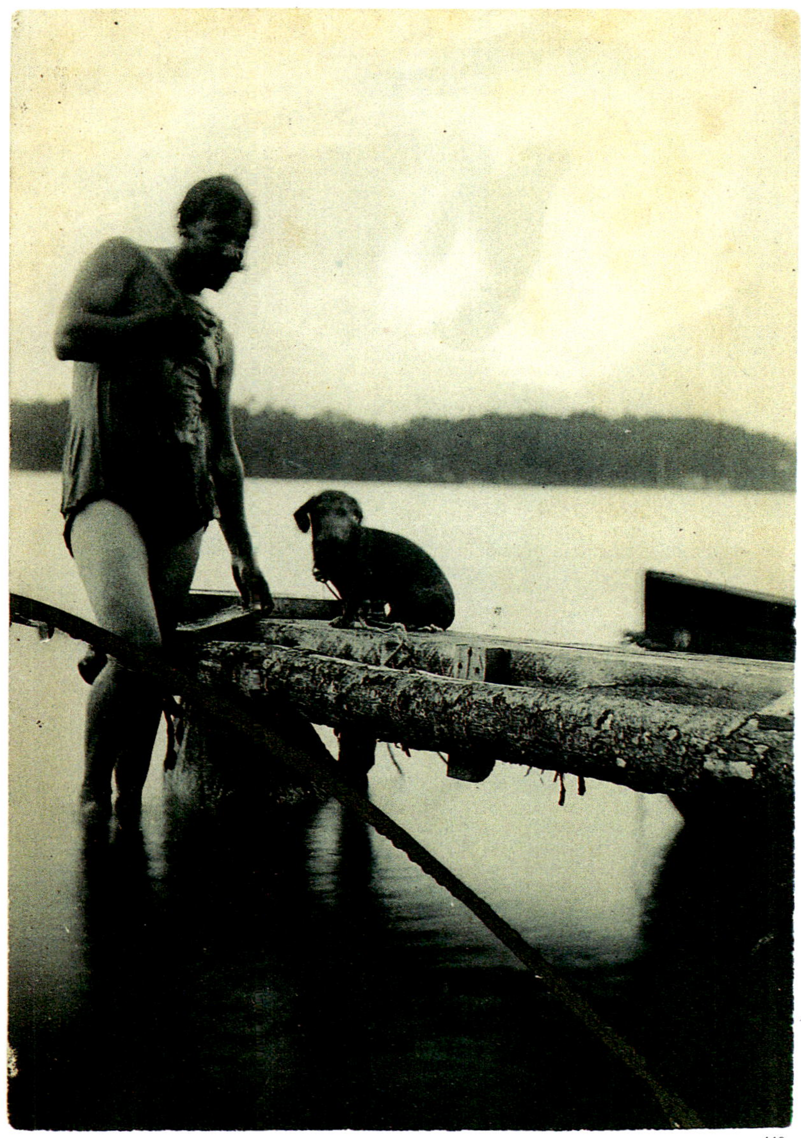

440

Georg Hirth und Franz von Stuck werden von ihm 1907 für die Ausstellung im Münchener Kunstverein porträtiert. Für die Debschitzschülerin Dora Polster und den Schriftsteller Hans Brandenburg nimmt er das Hochzeitsfoto auf.
Berühmt werden die Aufnahmen vor allem durch seine Technik, die Negative mit Radiernadel, Zeichenstift, Pinsel und Ölfarbe zu bearbeiten. Der Dresdner Fotograf Hugo Erfurth schreibt 1913: „ Eugene deckt auf dem Negativ den Hintergrund ab, um [...] die Silhouette zur Wirkung zu bringen. Er verwendet mitunter das Radiermesser, um seine Art Tiefe in das Bild zu bringen [...] Die Art und Weise entspricht seinem Charakter.“ [189] September 1913 erhält Frank Eugene Smith den Lehrstuhl für Naturfotografie an der Königlichen Akademie für graphische Künste und Buchgewerbe in Leipzig und verläßt Schwabing.

439, **440** Zwei Selbstporträts des Hundeliebhabers Smith, *um 1900*

Seine Routine als Porträtmaler hat den Vorteil, daß er sofort weiß, wie er seine Figuren in dem entsprechenden künstlerischen Ambiente plaziert. Wie die meisten Ateliers ist auch seines voller Accessoires, deren Nutzen kein normaler Mensch erraten kann, die aber dem Ort jene Atmosphäre verleihen, die für künstlerisches Schaffen unentbehrlich ist [190]

Sadakichi Hartmann

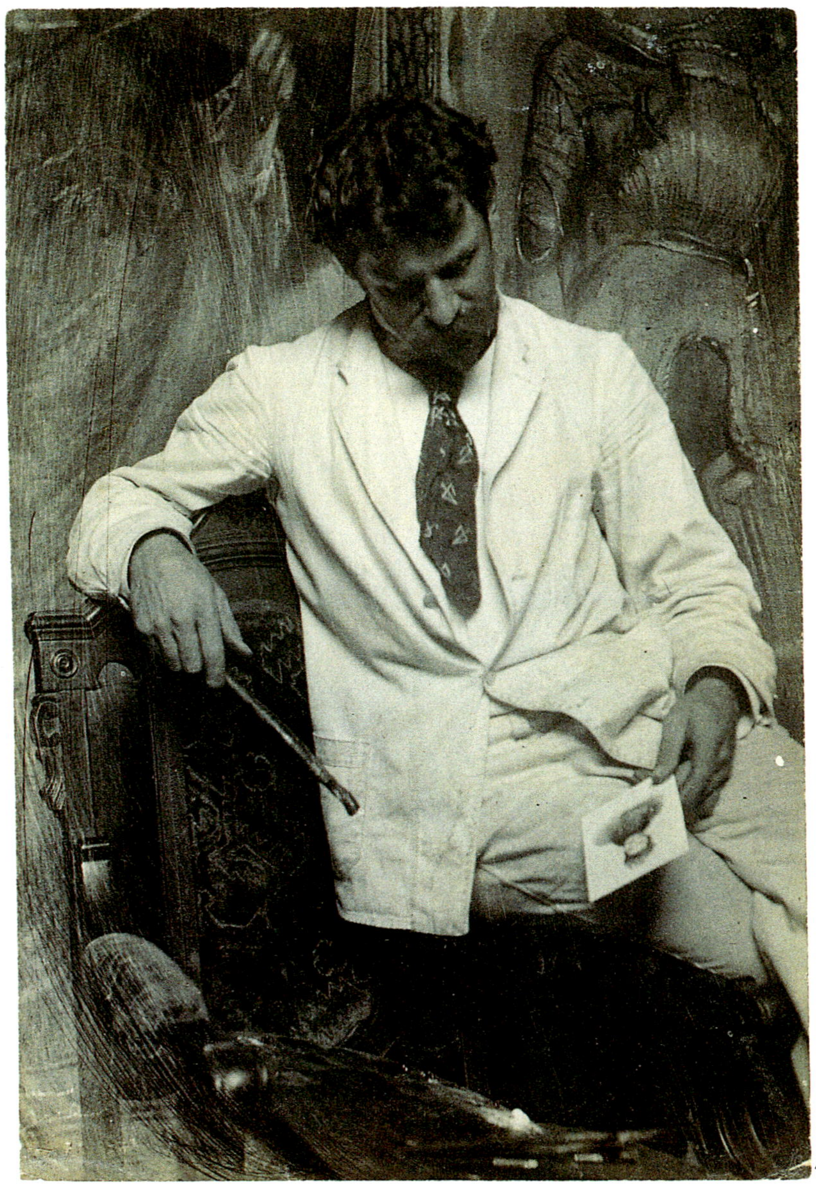

441

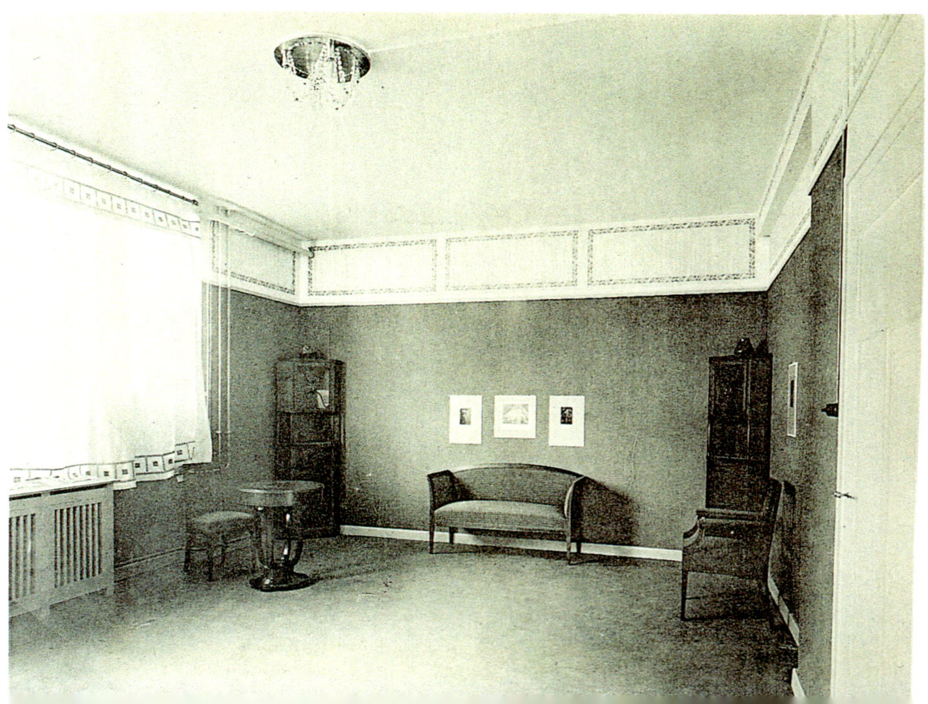

442

441 Maler oder Fotograf.
Frank Eugene Smith entscheidet sich für die Fotografie. *Selbstporträt von 1897*

442 Das Wohnatelier von F. E. Smith in der *Lehr- und Versuchsanstalt für Photografie, Lichtdruck und Gravüre* an der Bismarckstrasse 9, *1911*

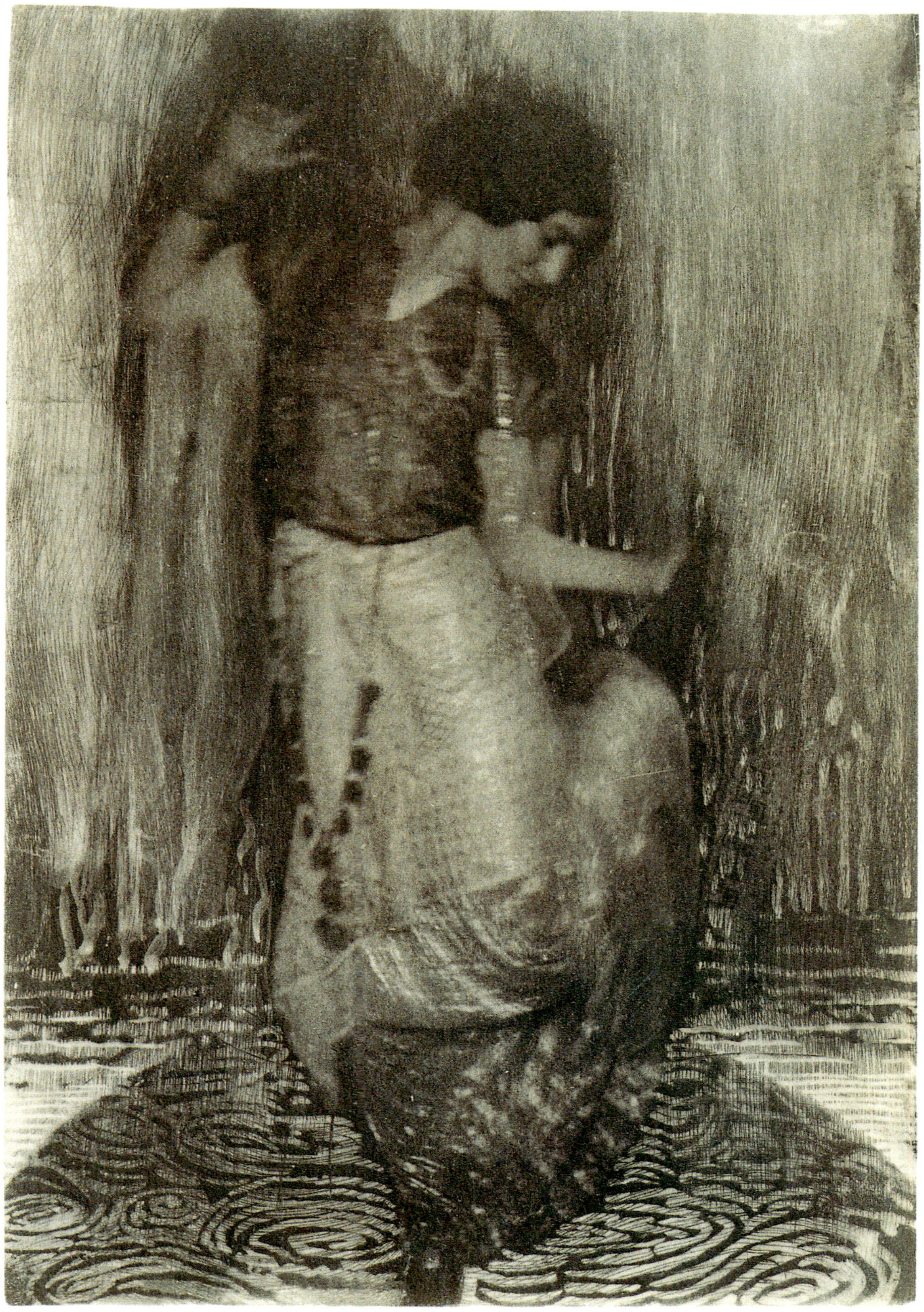

443

443 Dora Gedon als Salomé.
Fotografie: Frank Eugene Smith, 1908

Lachen, nicht grinsen

Als Albert Langen sich mit seinem 1893 in Paris gegründeten *Verlag für Litteratur und Kunst* zwei Jahre später an der Kaulbachstraße in Schwabing niederläßt, versteht er es, in dieser Zeit interessante Schriftsteller als Autoren und Redakteure zu verpflichten: Thomas Mann, Jakob Wassermann, Ludwig Thoma, Hermann Hesse und Frank Wedekind. Gleichzeitig engagiert er die Zeichner: Thomas Theodor Heine, Eduard Thöny, Ferdinand von Reznicek, Bruno Paul, Rudolf Wilke, Wilhelm Schulz, Olaf Gulbransson (seit 1902) und Karl Arnold (seit 1907). Albert Langen will einen Buchverlag, in dem er zeitgenössische deutsche, französische und skandinavische Literatur verlegt, und einen Zeitschriften-Verlag, mit dem er ein satirisches Blatt herausbringt, das alle herrschenden Strukturen von Unfreiheit und Ungerechtigkeit aufs Korn nimmt. In den Redaktionsräumen an der Kaulbachstraße 91, nahe am Nikolaiplatz gelegen, wird der *Simplicissimus* als illustrierte Wochenschrift zusammengestellt. Die erste Nummer erscheint im April 1896. Der Titel des Blatts, der Schriftzug Simplicissimus, ist, wie ein von Th. Th. Heine entworfenes Werbeplakat zeigt, mit der Schwanzspitze des Teufels gezogen. Der Teufel wird zum ersten Signet des Blatts. Doch als in Wien der Staatsanwalt die Konfiscierung der Wochenschrift erwirkt, reagiert Heine mit einer Karikatur, auf der Wiener Polizisten mit Säbeln auf die Litfaßsäule einschlagen, auf der ein Werbeplakat des Simplicissimus angebracht ist. An das Bein eines Polizisten pinkelt eine Bulldogge.
Der Hundeliebhaber Heine erhebt diesen Hund zum Wappentier des Simplicissimus, wenngleich der Teufel nicht ganz aufgegeben wird. Der Teufel ist zuständig für die Sünden der Bourgeoisie. Die von der Kette losgerissene, zähnefletschende Bulldogge zerreisst, verreisst alle politischen und kulturellen Skandale. Verleger, Redakteure und freie Mitarbeiter scheuen keine Zensur durch irgendeine Obrigkeit. Sie ziehen Konsequenzen bis hin zu Gefängnishaft und Exil. Die Maßnahmen der Gerichte gegen den Simplicissimus steigern die Auflagenhöhe und damit die Verbreitung des Blatts. Der Skandal als Mittel der Werbung wird, so scheint es, von Langen geschickt lanciert. Das Unternehmen beginnt, Gewinne abzuwerfen.
Die Karikaturisten werden neben dem Verleger zu Teilhabern des Verlags.

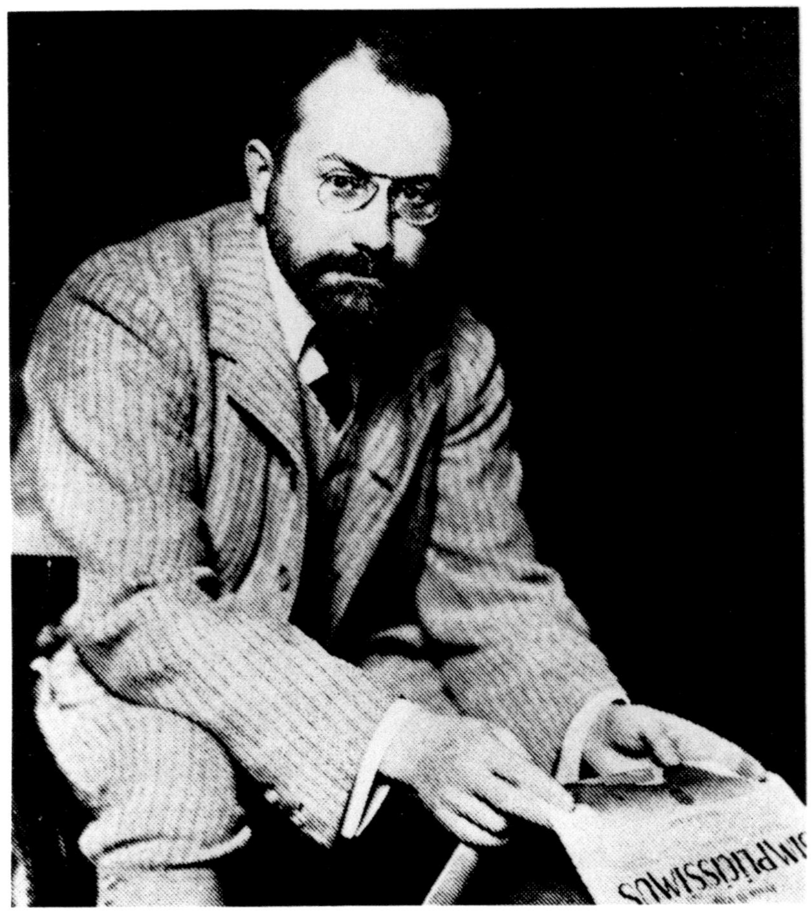

444

444 Albert Langen, der Gründer des *Verlags für Litteratur und Kunst* und der Zeitschrift *Simplicissimus*.
Fotografie um 1900

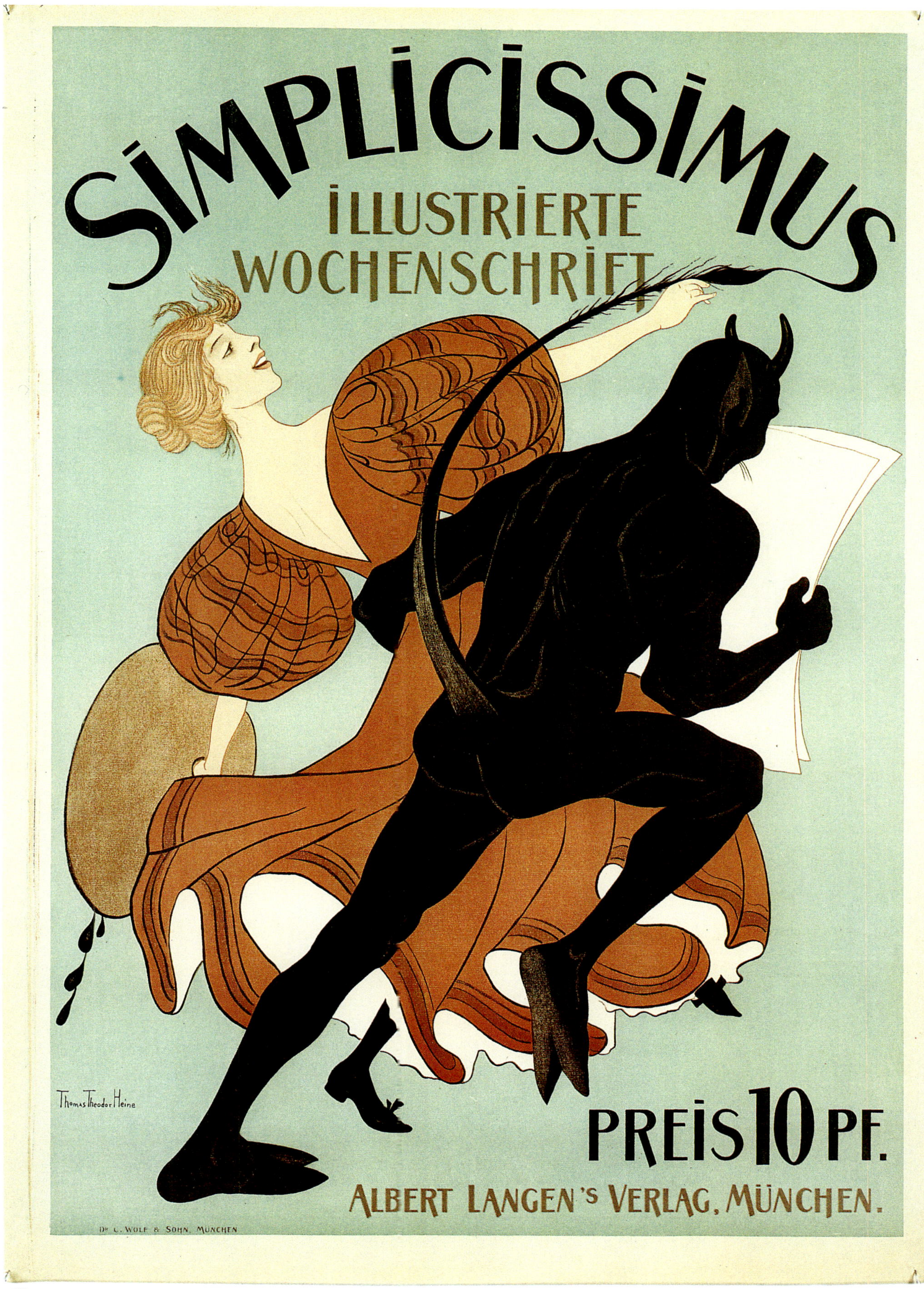

445

445 Der Titel der Wochenschrift wird mit der Schwanzspitze des Teufels geschrieben. Werbeplakat für den *Simplicissimus*, entworfen von Thomas Theodor Heine, *1896*

446 Thomas Theodor Heine am Zeichenbrett in seinem Atelier an der Theresienstraße 148. Er entwirft für den *Simplicissimus* das Signet und übernimmt für zahlreiche Buchtitel des Albert Langen-Verlags die Gestaltung der Buchumschläge
Fotografie von Müller-Hilsdorf, um 1900

447 Der bayerische Löwe schaut gleichgültig drein. Nur der Reichsadler zwickt dem Wappentier des *Simplicissimus* in den Schwanz.
Zeichnung von Thomas Theodor Heine, 1906

Am 10. März 1896, mitten in der Vorbereitung der ersten Nummer der Zeitschrift, heiratet Albert Langen Dagny, die Tochter des schwedischen Schriftstellers Björnstjerne Björnsson. Seine Schwester Elsbeth gleichzeitig Dagnys Bruder Einar. Albert Langen hat bereits in Paris über seinen Freund, den Dänen Willy Grétor, Künstler und Schriftsteller aus Skandinavien kennengelernt. In Paris entsteht die Idee, nordische Literatur der Gegenwart, die in Deutschland noch nicht bekannt ist – nur der S. Fischer Verlag in Berlin führte skandinavische Titel –, ins Deutsche zu übersetzen und zu verlegen. Albert Langen beginnt mit Knut Hamsuns *Mysterien*. In 15 Jahren, von 1894 bis 1909 erscheinen 146 Titel. Zu den Autoren zählen Knut Hamsun (Mysterien, 1894), Georg Brandes (Nationalgefühl, 1894), Björnstjerne Björnsson (Über innere Kraft, 1896), Laura Malholm (Das Buch der Frauen, 1895), Ellen Key (Mißbrauchte Frauenkraft, 1898), Karl Larsen (Spießbürger, 1901), Sven Lange (Ein Verbrecher, 1903), Selma Lagerlöf (Wunderbare Reise des kleinen Nils Holgersson mit den Wildgänsen, 1907/08). Die moderne skandinavische Literatur nimmt in manchen Jahren über ein Drittel der Gesamtproduktion des Albert Langen Verlags ein.

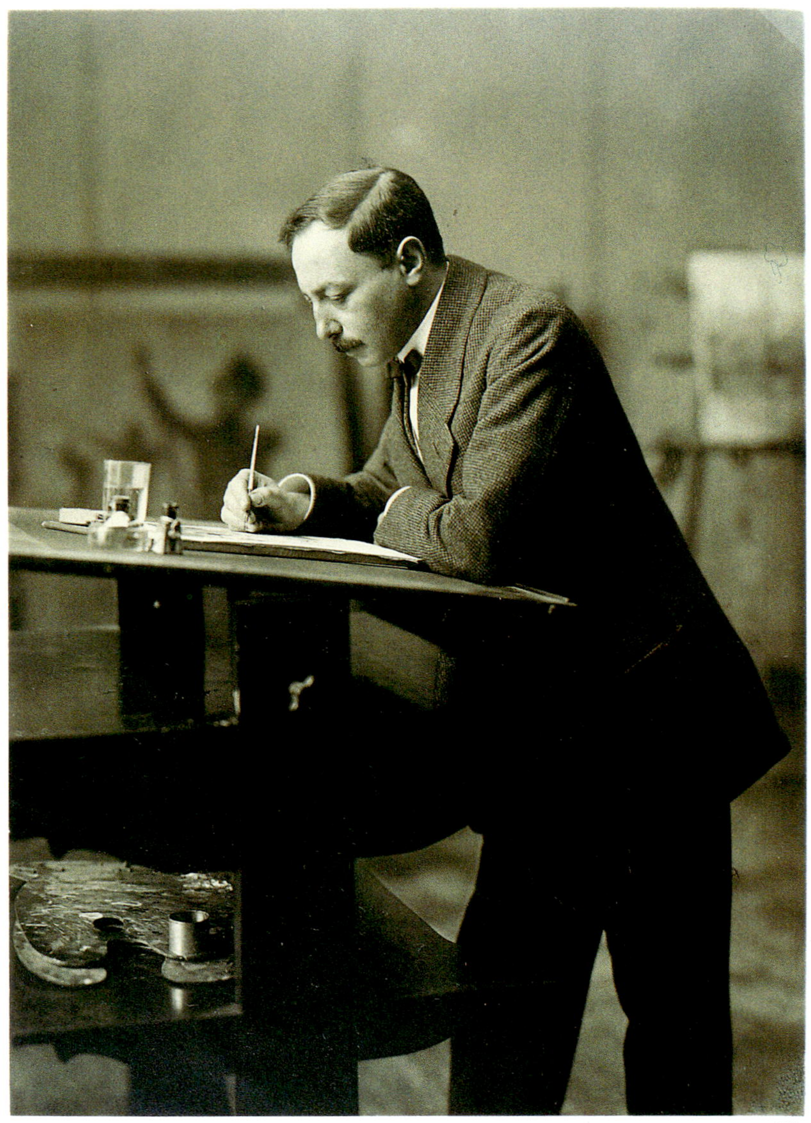
446

Darüber hinaus übernimmt Albert Langen französische Titel, die oft Franziska Gräfin zu Reventlow ins Deutsche übersetzt. ‚Demi-vierges' (Halbe Unschuld), ein Roman von Marcel Prévost, wird als Titel übernommen und erfolgreich verkauft. In einer Rezension in der Wiener Rundschau schreibt Max Messer: „Die ungeheure Beliebtheit dieses Autors stammt vermuthlich daher, daß er als Erster die erotischen Gefühle der modernen Durchschnittsmenschen mit Witz, einer gewissen Quantität Grazie und vor Allem mit kecker Aufrichtigkeit geschildert hat.“ [191] Der Schwabinger Verleger Hans von Weber meint zu ‚Demi-Vierges' „Prévost führe seine Leser immer bis an die Schlafzimmertür und erlaube ihm, die Dame mit den Augen zu entkleiden.“ [192] *Halbe Unschuld* erscheint 1898 das erste Mal.

Thomas Theodor Heine übernimmt die Gestaltung des Titels. Die Simplicissimus-Redaktion und der Albert Langen Verlag für Litteratur und Kunst bilden in Schwabing ein Zentrum für die satirische Auseinandersetzung mit bürgerlichen Lebensformen in Kombination mit dem Ansinnen, damit auch gute Geschäfte zu machen. Innerhalb des Münchener Kunstwesens knüpfen die Simplicissimus-Redakteure und freien Mitarbeiter an der Tradition Münchens an, alles, auch sich selbst, nicht allzu ernst zu nehmen. *Lachen, nicht Grinsen* ist das Motto in Verlag und Redaktion, wie es der erste Redakteur Hartleben auf den Punkt brachte.

Zu lachen gab es jedenfalls mehr als genug. Franz Blei: „Das politische Regime des Reiches gab einer aufmerksamen Opposition mehr Stoff zum Lachen als sie wöchentlich bewältigen konnte.“ [193]

Dies Blatt gehört dem Staatsanwalt!

10. Jahrgang

Luxus-Ausgabe

Nummer 1

SIMPLICISSIMUS

Abonnement vierteljährlich 3 Mk. 50 Pfg.

Illustrierte Wochenschrift

Bayr. Post-Zeitungsliste: No. 835

Dies ist das Hundevieh,

(Zeichnung von Th. Th. Heine)

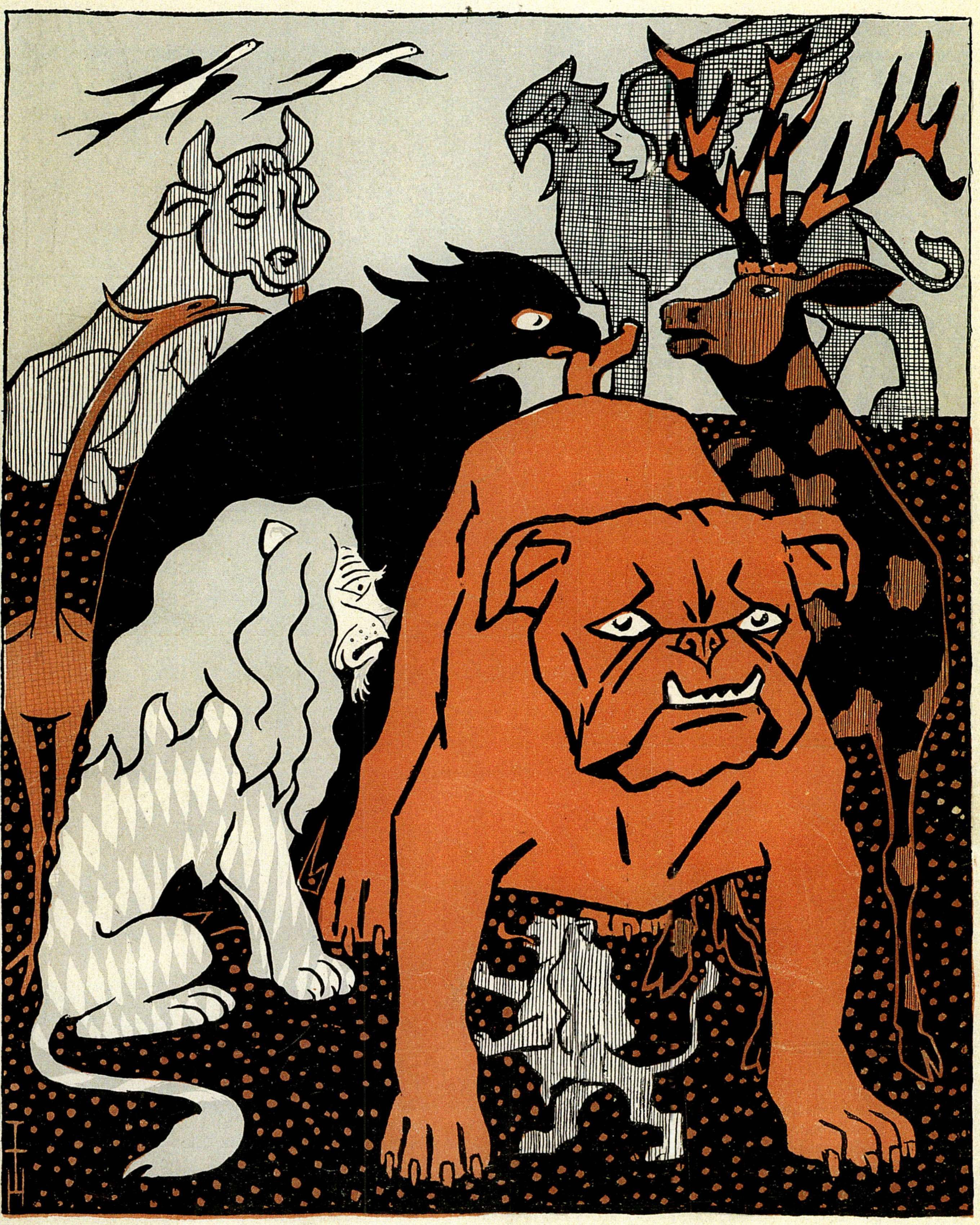

welches so unsägliches Elend über unser Vaterland gebracht hat und von allen anständigen den schen Wappentieren verabscheut wird.

4. Jahrgang

Preis 10 Pfg.

Nummer 14

SIMPLICISSIMUS

Abonnement vierteljährlich 1 Mk. 25 Pfg.

Illustrierte Wochenschrift

Post-Zeitungskatalog: Nr. 6980 a.

Die allerhöchste Auszeichnung für Künstler

(Eine Vision)

(Zeichnung von E. Thöny)

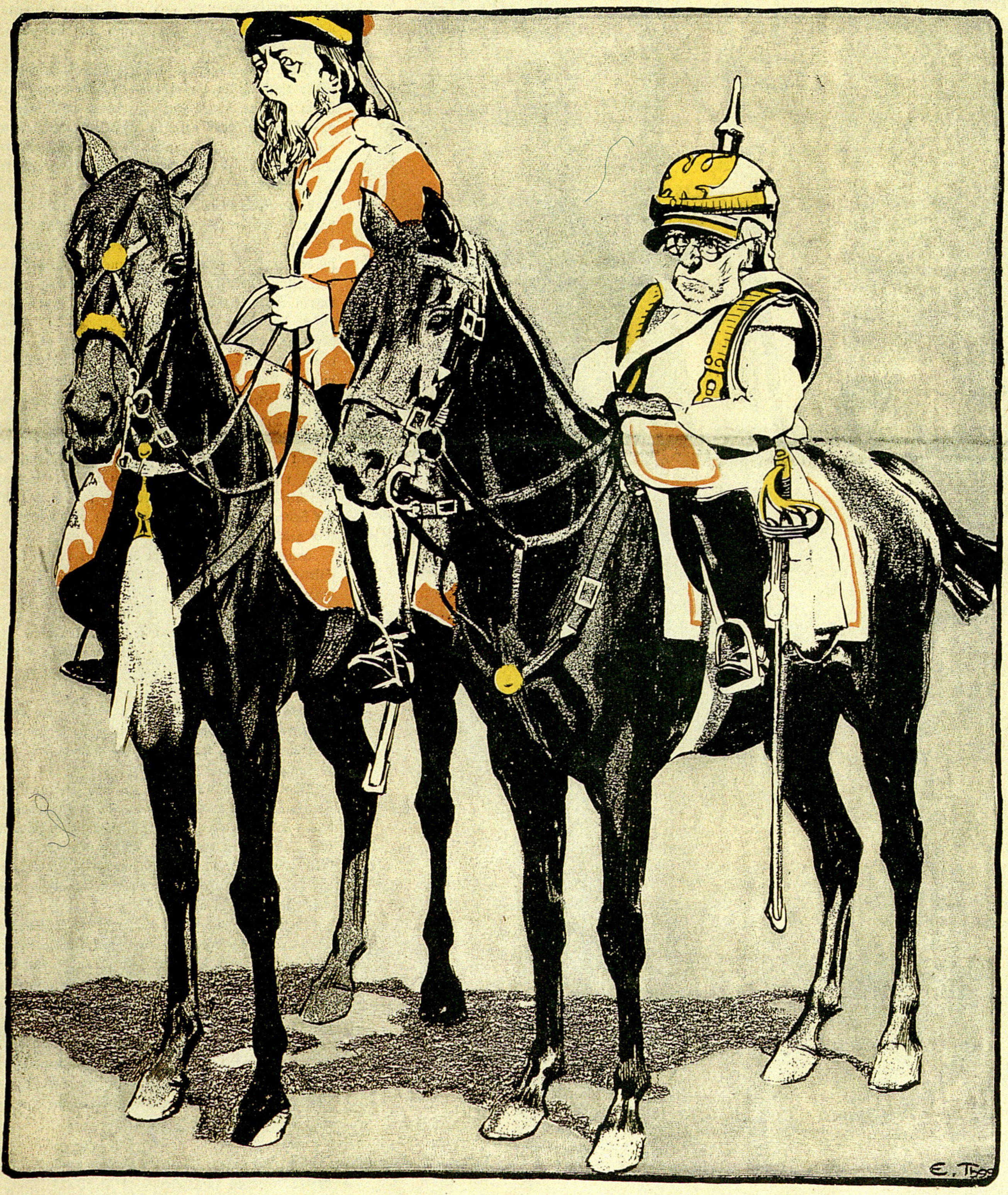

Menzel: „Du, Werner, glaubst du, daß wir als Regiments-Inhaber überhaupt noch unsere Bilder auf Ausstellungen schicken können?"

448 Titelzeichnung von Eduard Thöny mit einem Motiv vom Kasernenhof als Karikatur für den *Simplicissimus*, 1899

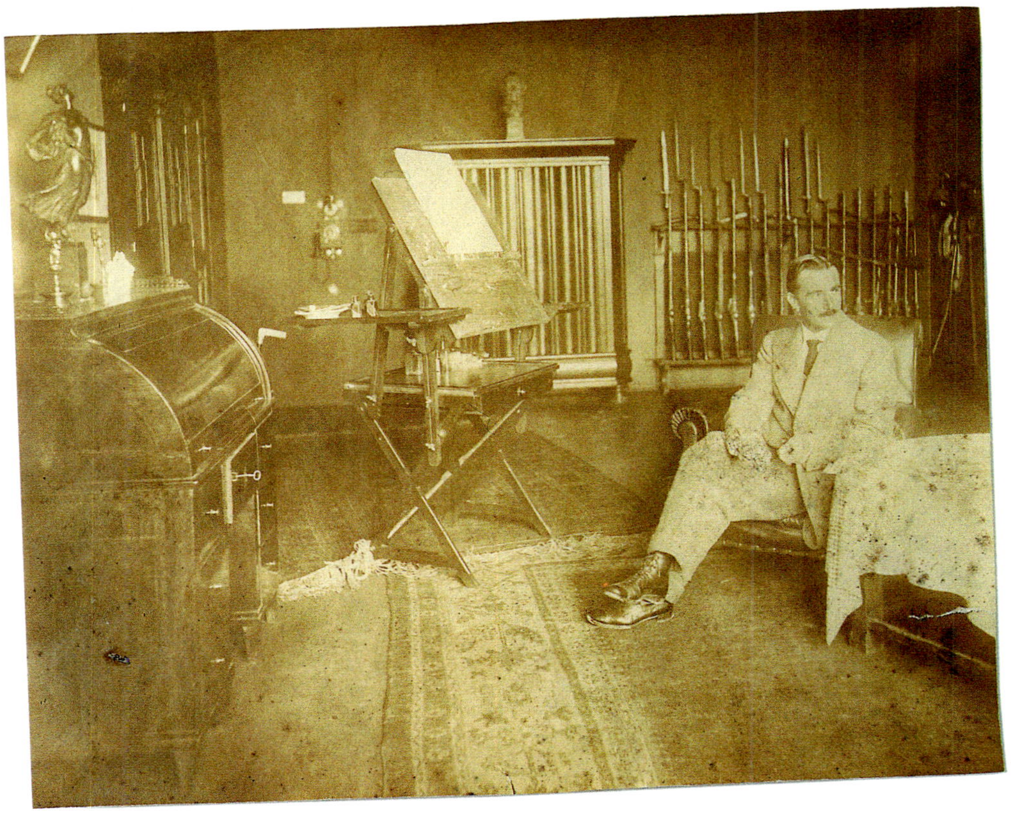

449

449 Der Zeichner Eduard Thöny in seinem Atelier an der Franz-Joseph-Straße 18.
Fotografie um 1910

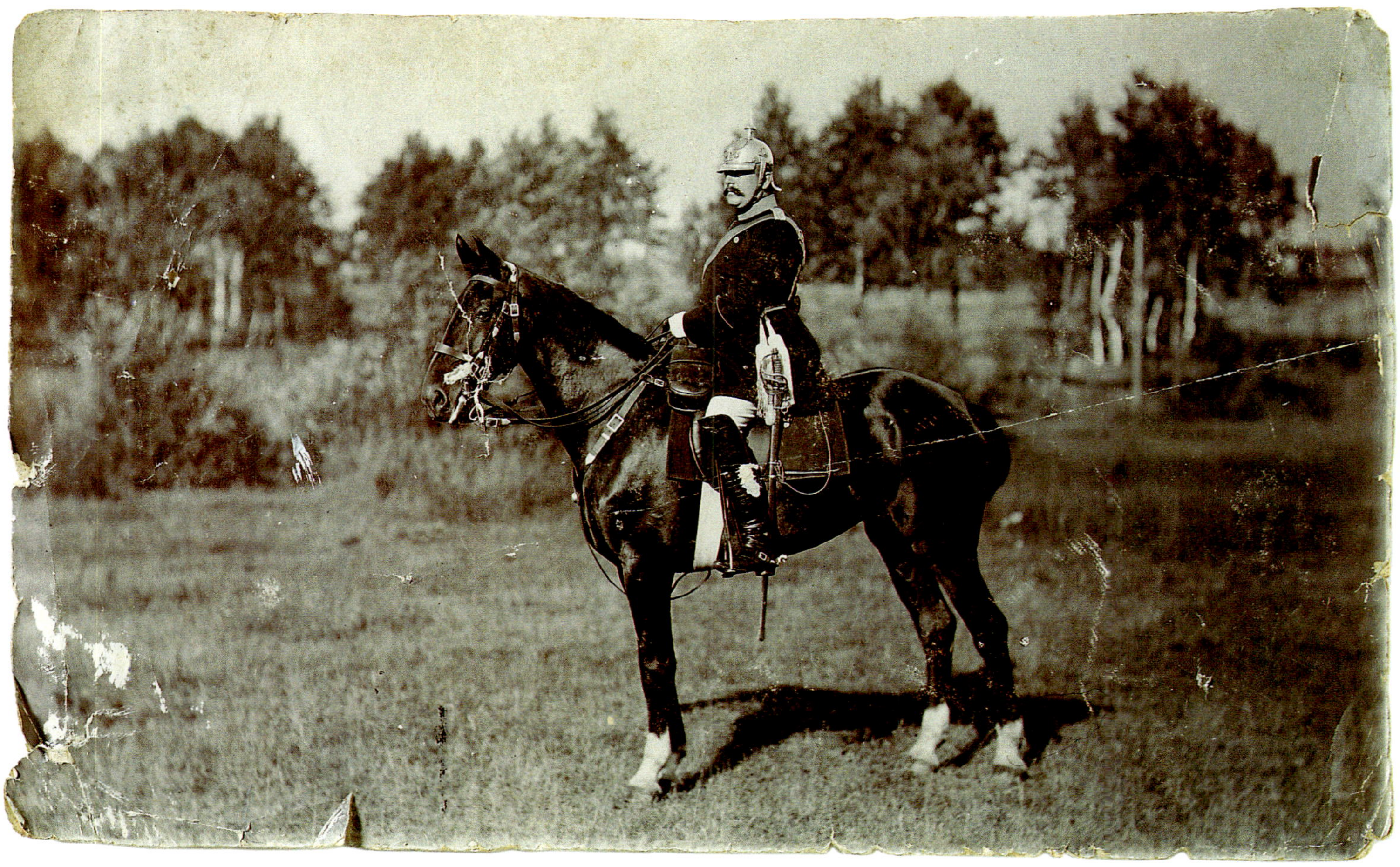

450

450 Professor Angelo Jank betreibt seine Modellstudien auf dem Übungsgelände der Cheveaux légérs. Er läßt die leichte Reiterei in verschiedenen Formationen vor seinen Augen vorüber ziehen, um die Bewegungen für seine Schlachtenbilder zu studieren.
Auch Eduard Thöny hat sich auf Motive des Militärs spezialisiert, um sie für seine Karikaturen für den *Simplicissimus* zu verwenden. Er sammelt Fotografien wie diese mit Darstellungen aus diesem Genre und benützt sie als Vorlagen.
Fotografie um 1900

Die erste Nummer des Simplicissimus erschien am 1. April 1896. Wir hatten unter uns Wetten abgeschlossen, wieviel von den 100 000 Exemplaren abgesetzt werden würden. Langen wettete, daß schon am ersten Tage die Auflage vergriffen sein würde, ich hielt einen Absatz von 10 000 für sicher, dazwischen gab es verschiedene Abstufungen. Die Wirklichkeit war anders: es gab so viele Remittenten, daß es schien, als seien mehr Exemplare zurückgekommen als ausgegeben wurden, immerhin mögen 500 Stück verkauft worden sein. Langen hatte sich so auf die Straßenverkäufer gefreut, die mit lauten Gebrüll „Simplicissimus, zehn Pfennig die Nummer!" die Stadt in Aufregung bringen würden! Nur hatte er vergessen, daß Paris nicht München war, wo die löbliche Polizei jedes Aufrufen in den Straßen streng verboten hatte.[194] *Thomas Theodor Heine*

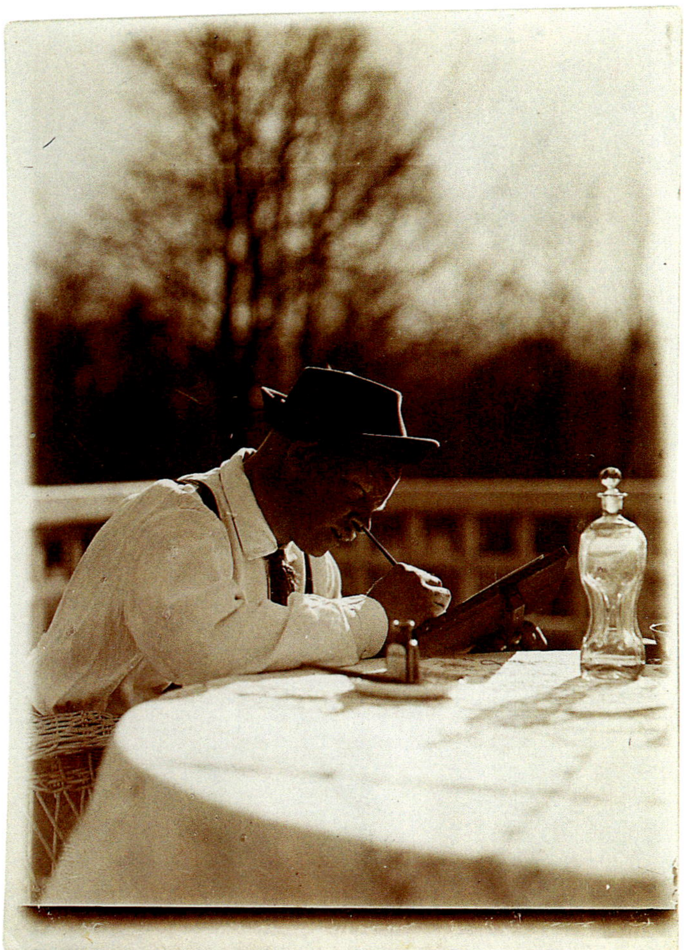

451

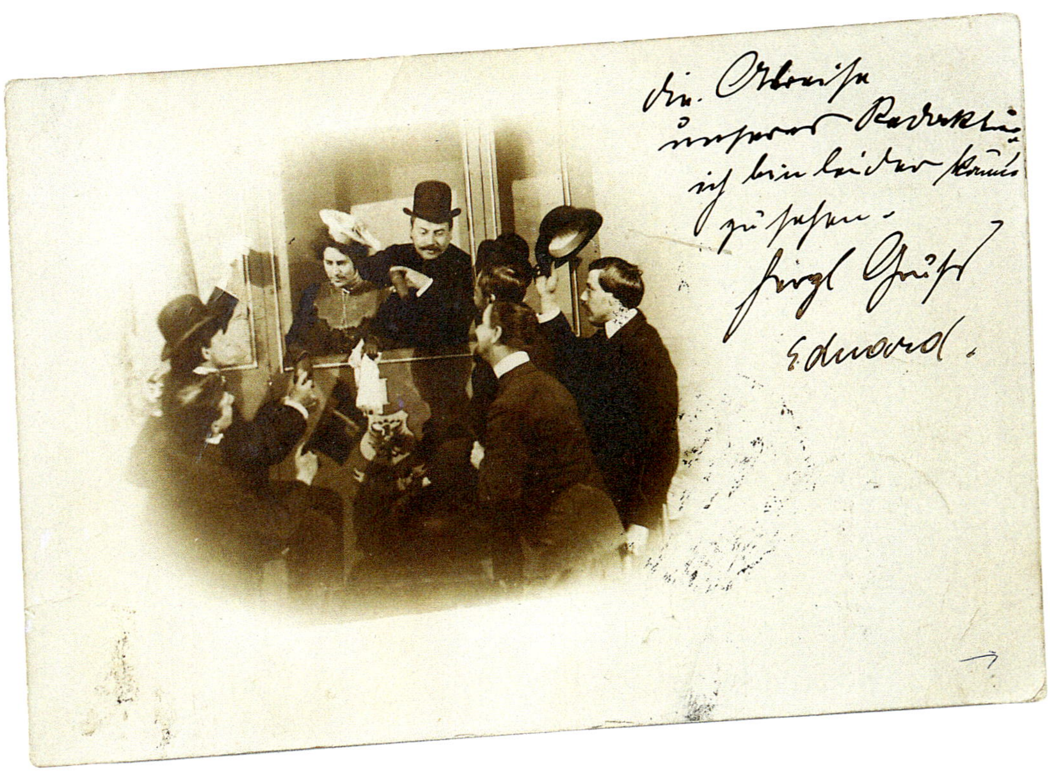

452

451 In Aulestad lernt Albert Langen 1902 den Zeichner Olaf Gulbransson kennen. Er bietet ihm ein festes monatliches Gehalt, falls er nach Schwabing käme, um für den *Simplicissimus* zu zeichnen. Gulbransson nimmt an, kommt und bleibt.
Fotografie um 1908

452 „Die Abreise unserer Redaktion, ich bin leider kaum zu sehen, herzliche Grüße. Eduard." Postkarte vom 14. Dezember 1909 von Eduard Thöny an seinen Vater. Von rechts nach links: Reznicek, Thöny und Wilke. In der Mitte: Geheeb

453, 454, 455 Die Zeichner Bruno Paul, Eduard Thöny, Ferdinand von Reznicek, Rudolf Wilke beim Radpolo
Fotografie von Michael Dietrich, um 1900

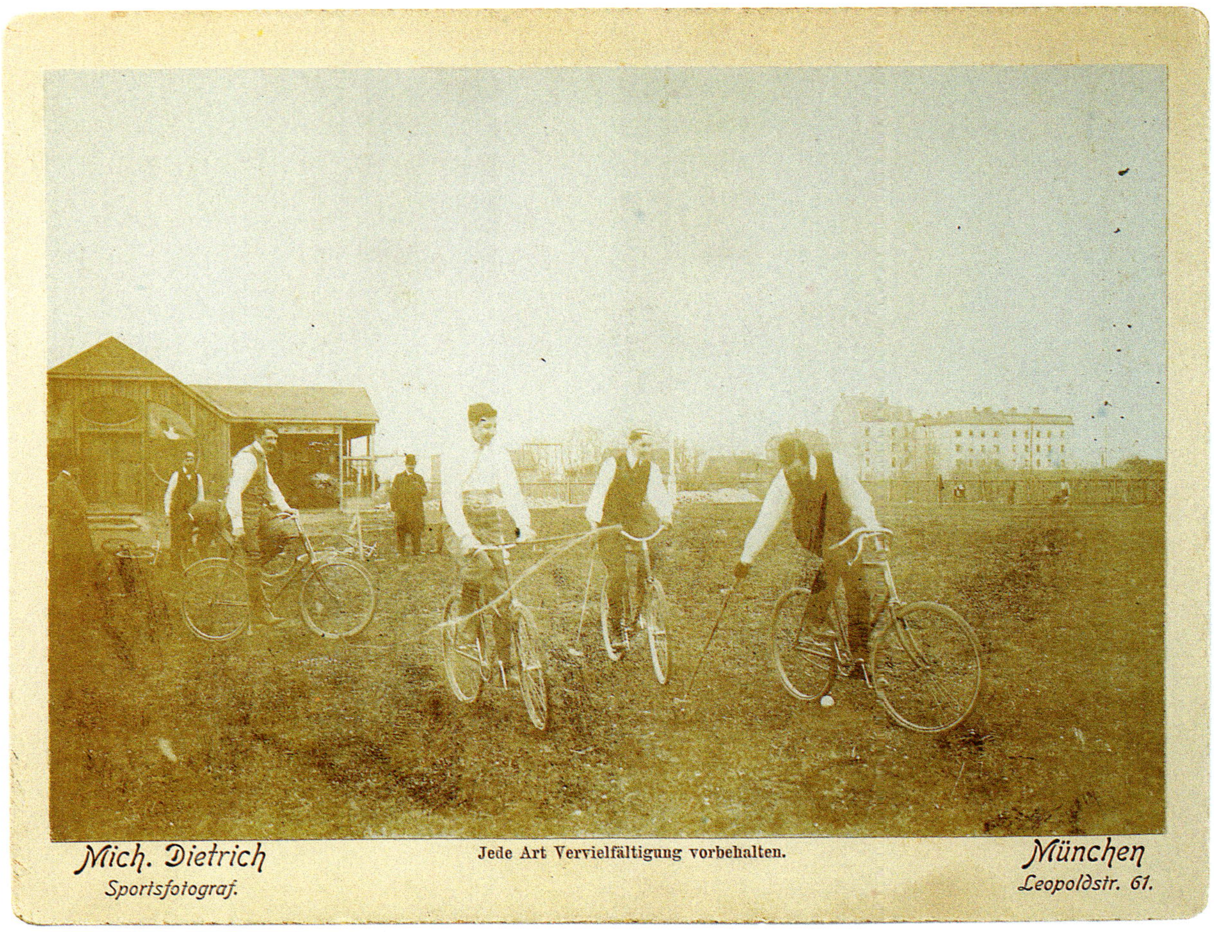

453

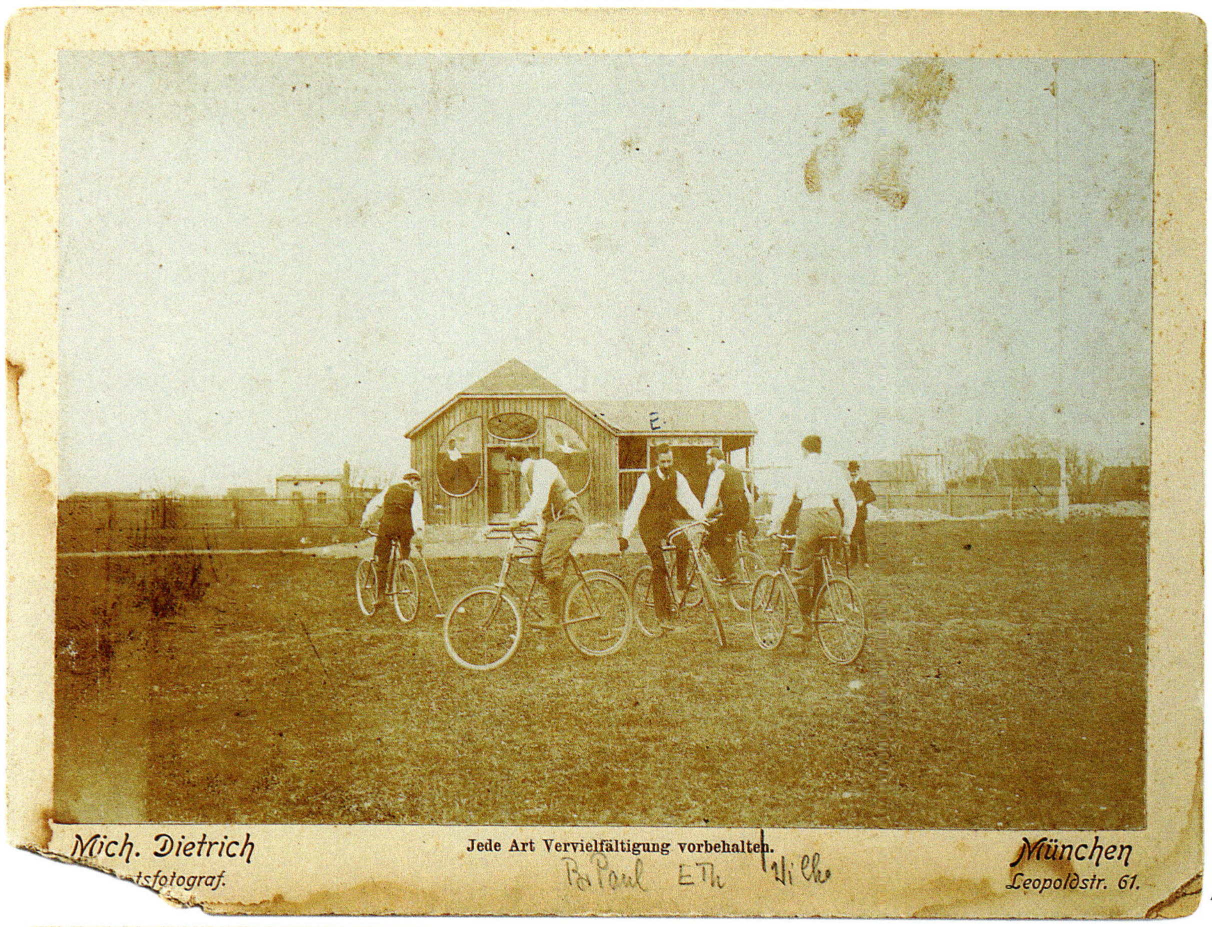

454

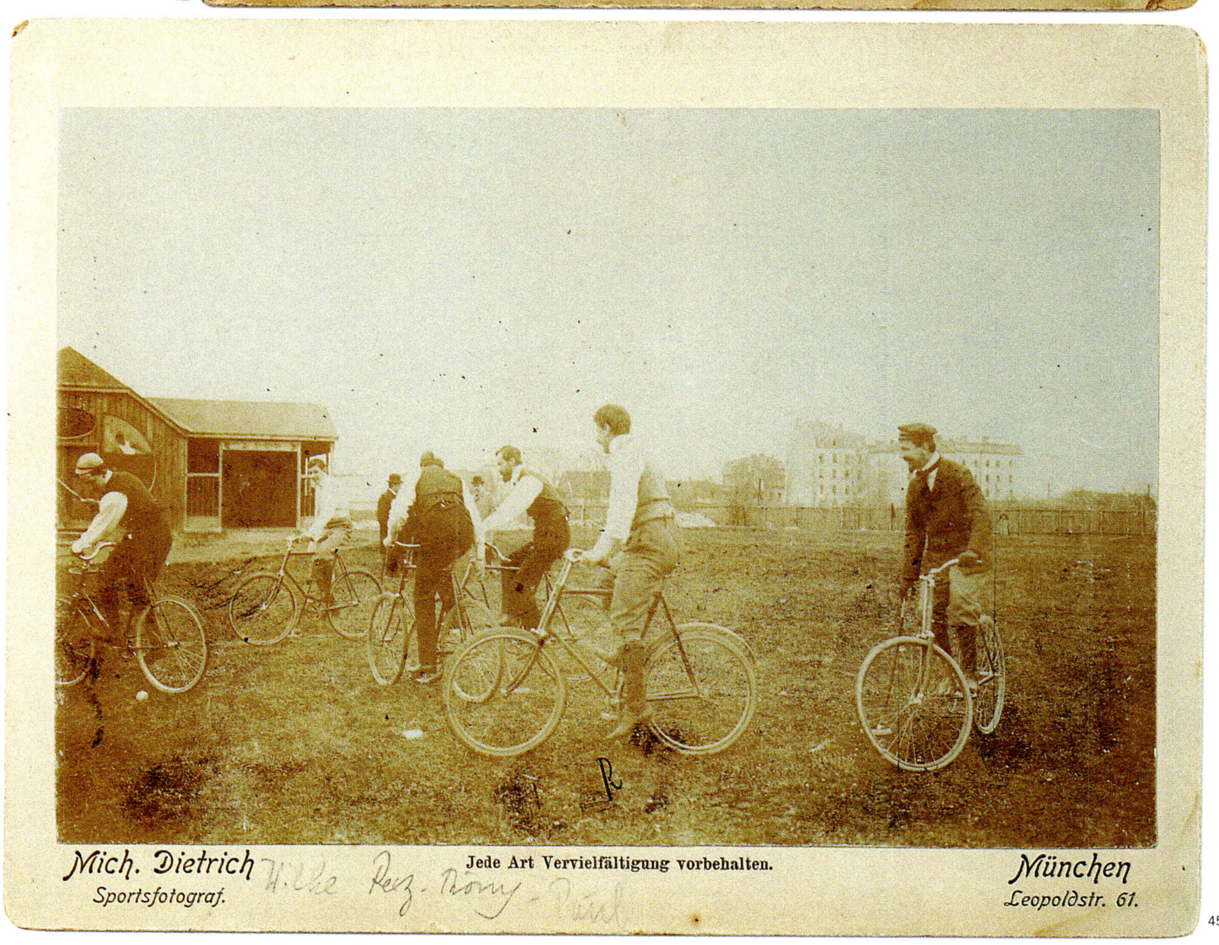

455

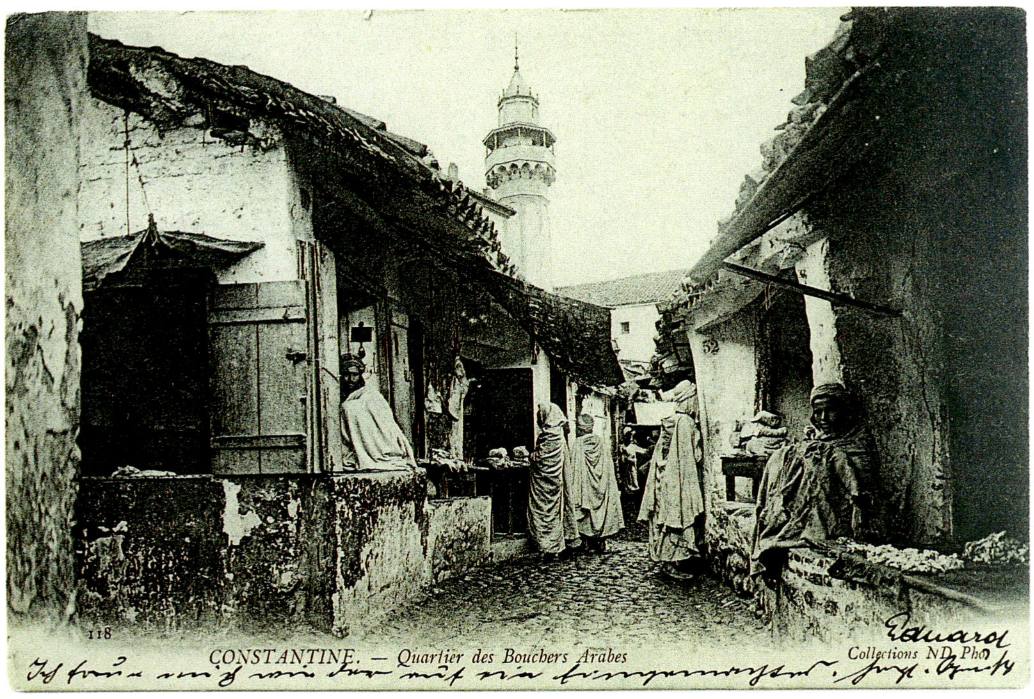
118
CONSTANTINE. — Quartier des Bouchers Arabes
Collections ND. Phot
Eduard
456

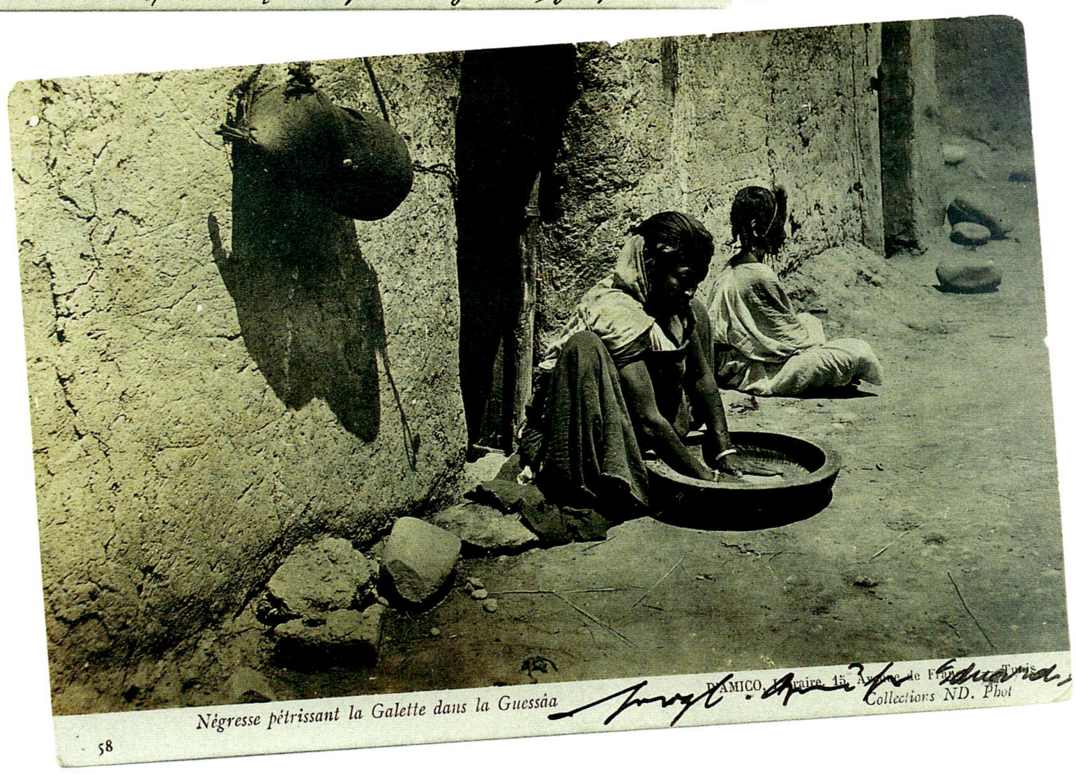
Négresse pétrissant la Galette dans la Guessâa
Collections ND. Phot
58
457

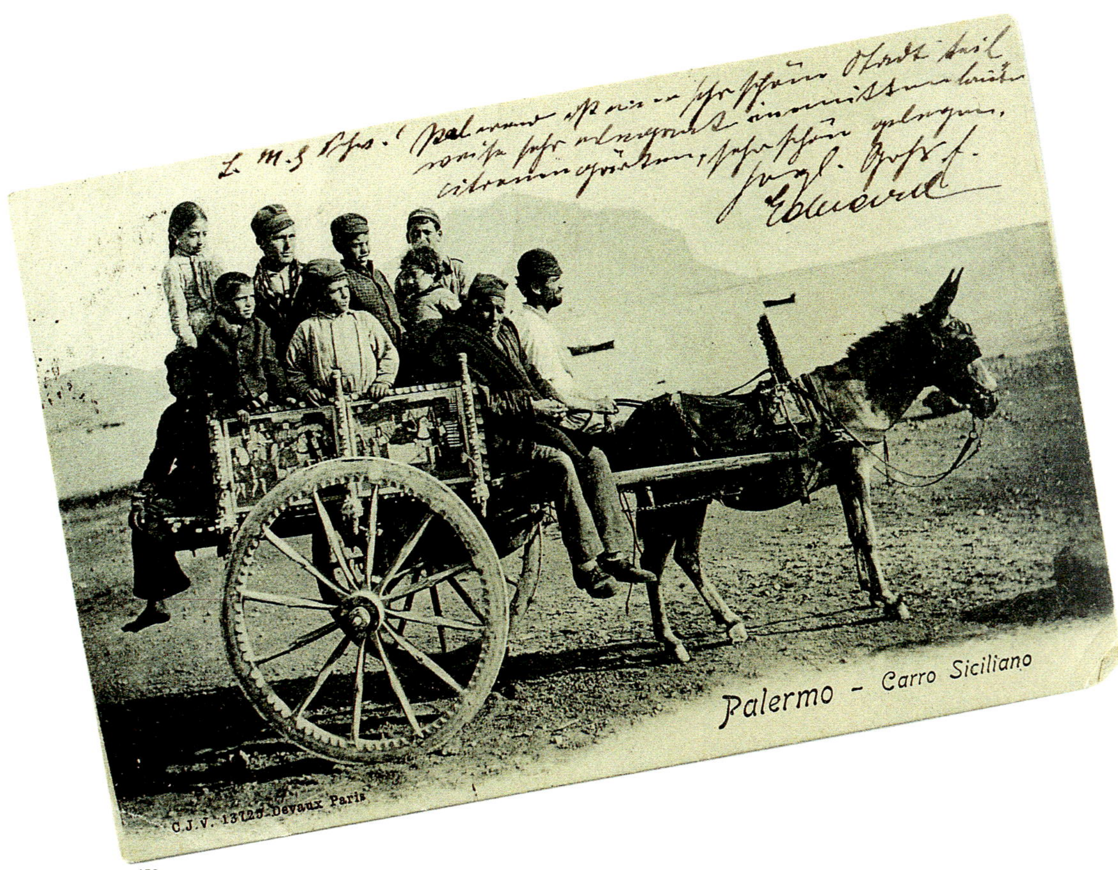
Palermo - Carro Siciliano
Eduard
458

456 – 460 Eduard Thöny, Ludwig Thoma und Rudolf Wilke unternehmen 1904 eine Radtour nach Nordafrika. Am 30. März fuhren sie in München los. Von Marseille aus setzen sie die Reise per Schiff nach Algier fort. Die weitere Route führt sie nach Biskra, Bougie, Constantine und Tunis. Über Palermo und Rom, wo sie sich mit Albert Langen treffen, kehren sie wieder nach München zurück. Postkarten von Eduard Thöny an seine Mutter, *April 1904*

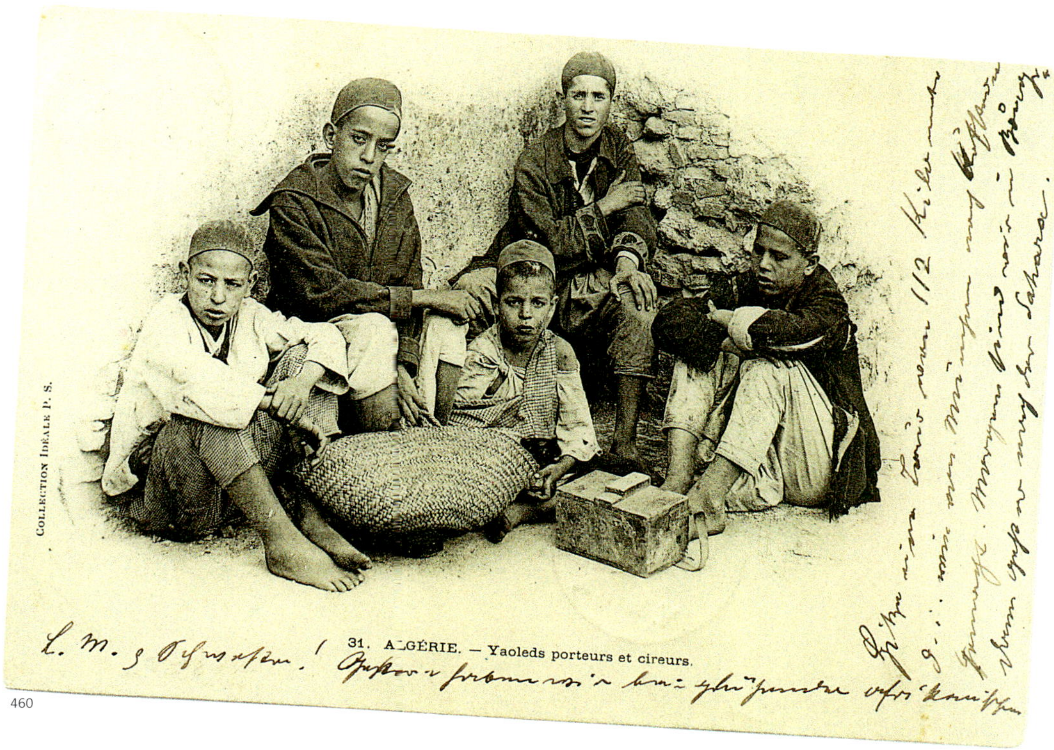
COLLECTION IDÉALE P. S.
31. ALGÉRIE. – Yaoleds porteurs et cireurs.

460

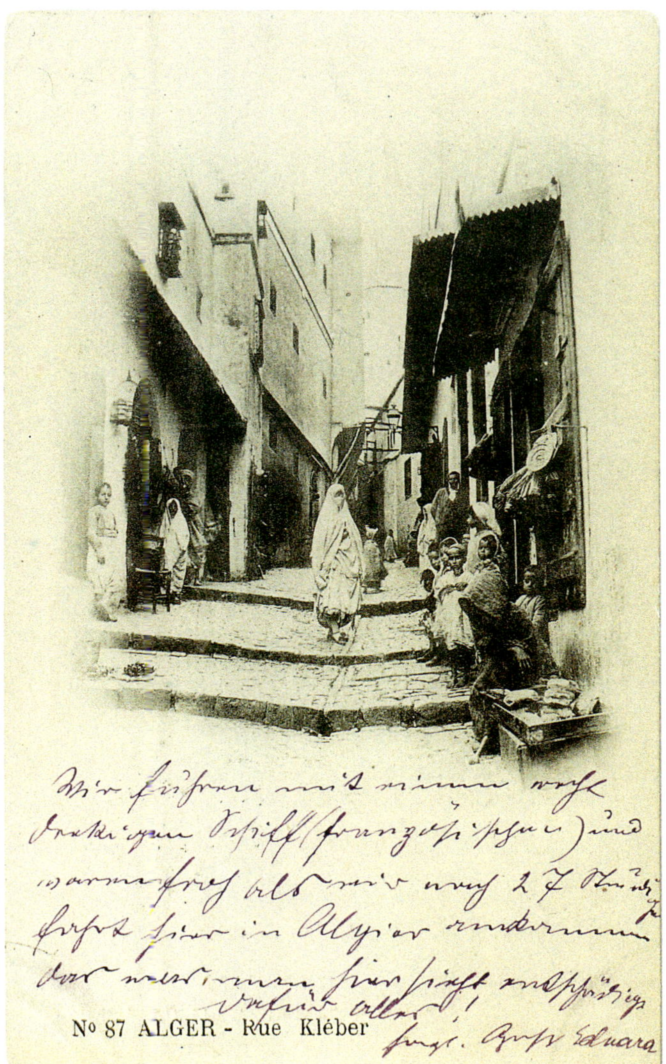
No 87 ALGER - Rue Kléber

459

461, 462, 463 Die Zeichner des *Simplicissimus* während eines Ausflugs. Von links nach rechts: Eduard Thöny, Bruno Paul, Ferdinand von Reznicek und Rudolf Wilke
Fotografie um 1900

464 Auf dem Pippinger Fest im Arzberger Keller treffen sich Mitarbeiter des *Simplicissimus* zum Kostümfest. Von links nach rechts: Ignatius Taschner, Eduard Thöny und Ferdinand von Reznicek.
Fotografie von Jaeger & Goergen, 1904

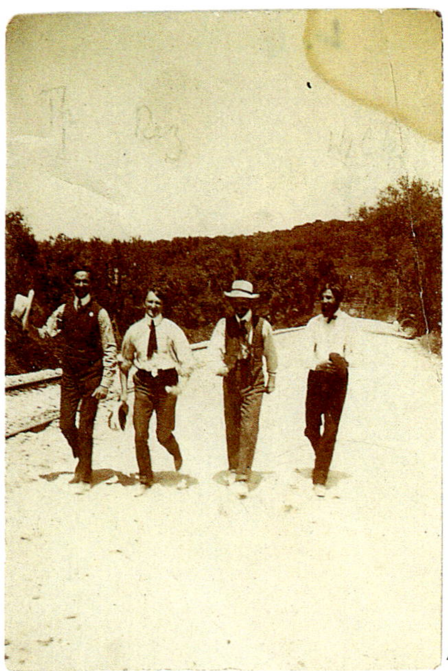
461

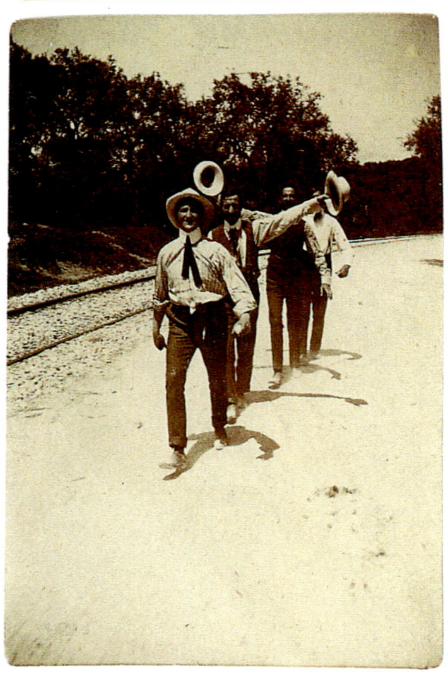
462

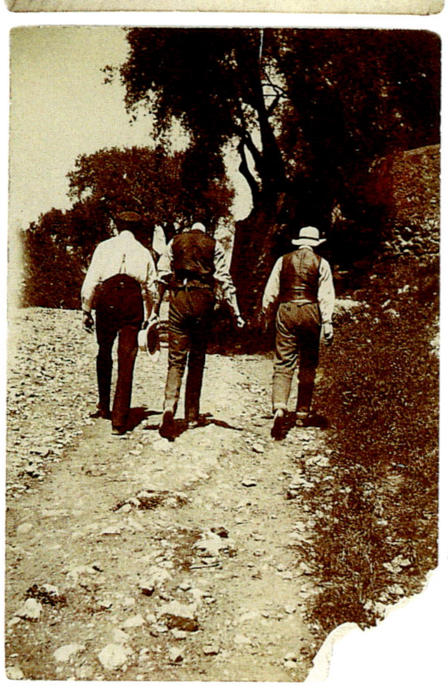
463

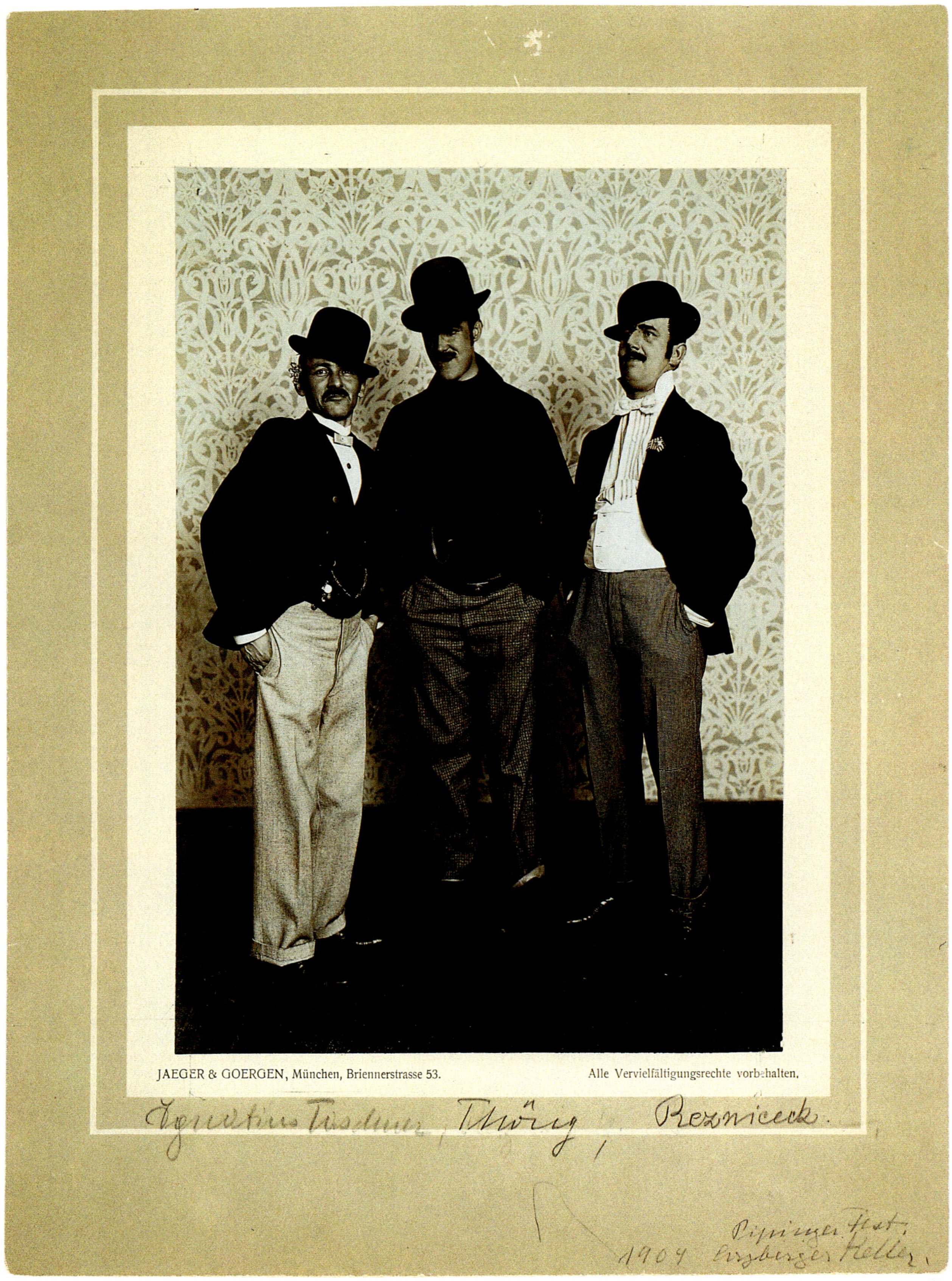

464

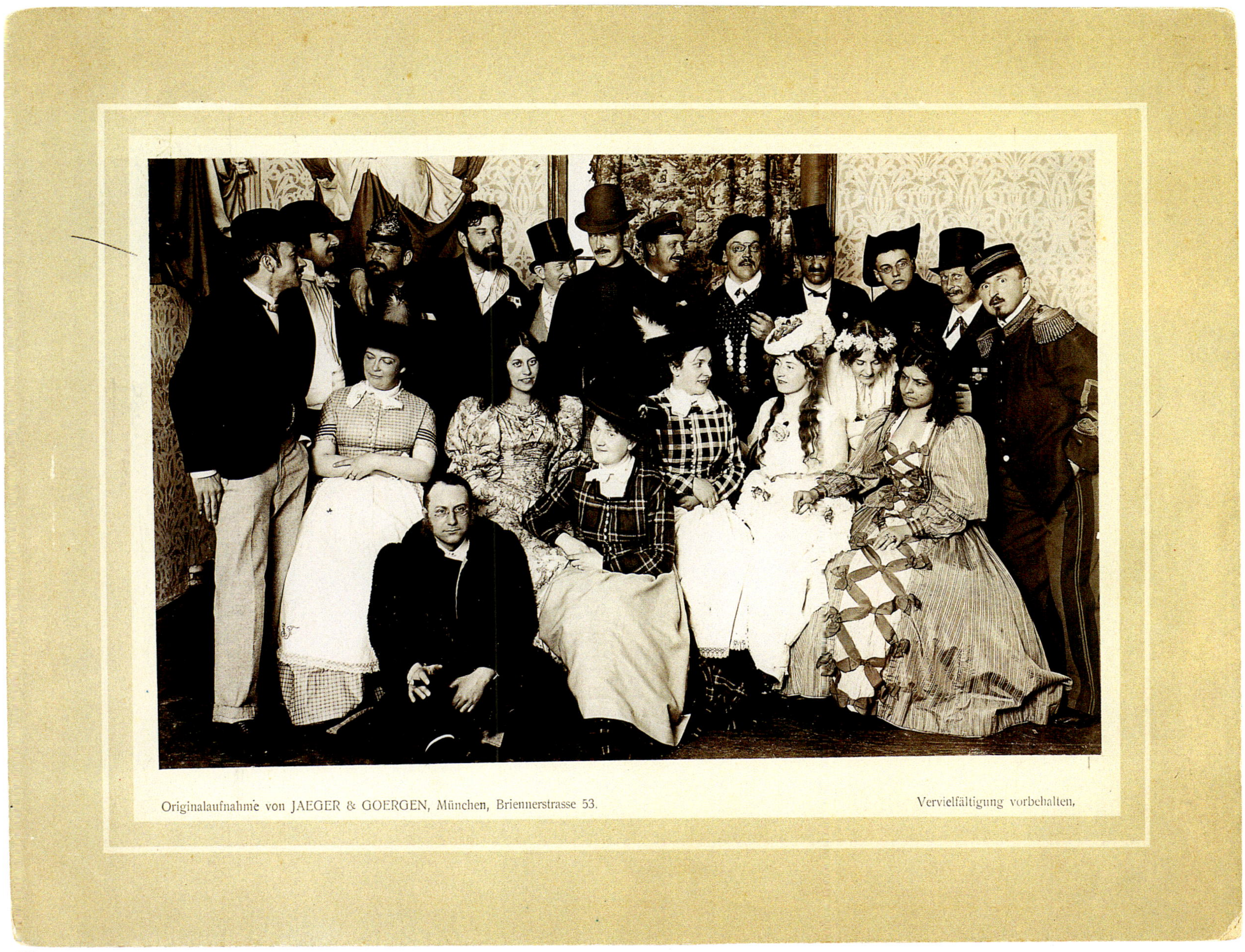

465

465 Gruppenbild Mitarbeiter des *Simplicissimus* während des Pippinger Fests im Arzberger Keller. Obere Reihe von links: Ignatius Taschner, Ferdinand von Reznicek. Vierter von links: Rudolf Wilke. Sechster von links: Eduard Thöny. Achter von links: Ludwig Thoma. Rechts daneben: Bruno Paul. Vorne sitzend: Albert Langen.
Fotografie von Jaeger & Goergen, 1904

Das Café Stefanie war seine Universität

Die allgemeine Vorstellung von einer bohèmienhaften Lebensform entsteht aus dem Umstand, daß sich Künstler, vor allem Literaten, oft, gerne und lange in einem Café aufhalten. Das Café Stefanie ist ein beliebter Treffpunkt der Schwabinger Bohème. Der Schriftsteller Leonhard Frank, der ursprünglich Maler werden wollte, fühlt sich hier zuhause. Er erinnert sich: „Das Bohème-Café Stefanie bestand aus einem Nebenraum, an dessen Fensternischen Münchener Berühmtheiten jeden Nachmittag Schach spielten vor zuschauenden Straßenpassanten, und dem größeren Hauptraum mit einem glühenden Kohlenofen, versessenen, stark nach Moder riechenden Polsterbänken, roter Plüsch, und dem Kellner Arthur, der in ein zerschlissenes Büchlein, notdürftig zusammengehalten von einem Gummiband,

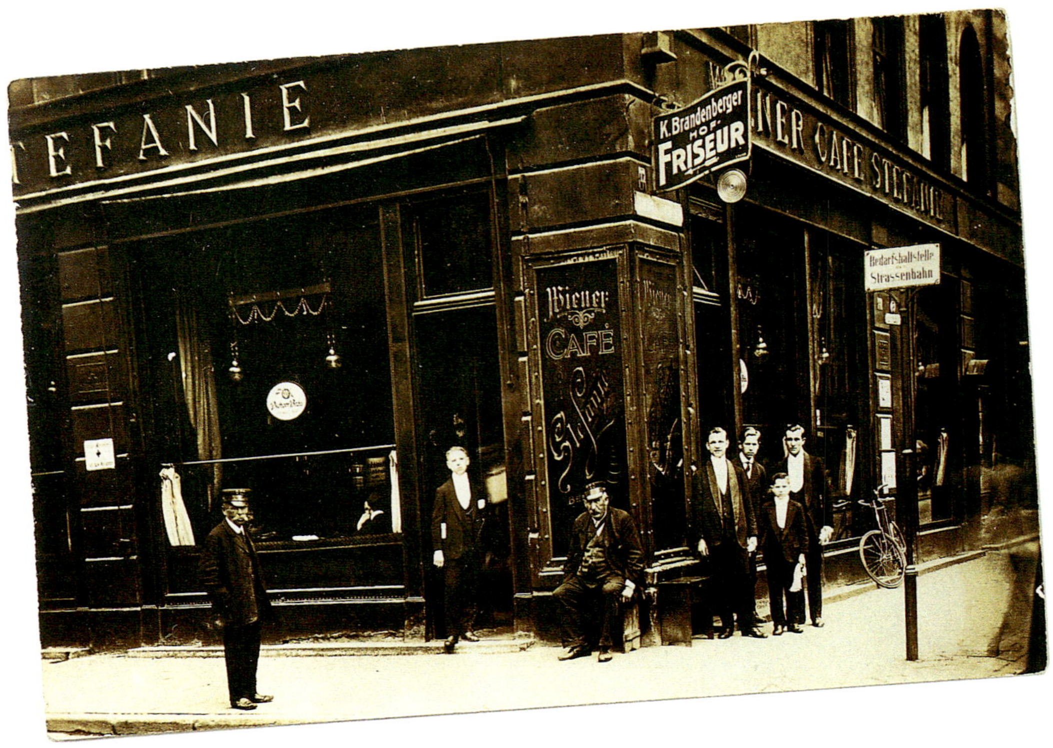

466

die Pfennigsummen notierte, die seine Gäste ihm schuldig blieben. Der überfüllte Hauptraum hatte seinen eigenen warmen Geruch, eine spezielle Mischung aus Kaffee- und dumpfem Moderduft und dickstem Zigarettenrauch. Wer hier eintrat, war daheim." [195] Ernst Stern, der bei den *Elf Scharfrichtern* als Schnellzeichner auftritt, entwirft 1902 für einen Hausball des Café Stefanie ein Einladungsblatt. Die Lithographie zeigt die wichtigste Person des Lokals, den Kellner Arthur, bei der Arbeit. Ein Schriftzug auf dem Blatt verrät die unter den Stammgästen übliche, interne Umbenennung des Lokals in *Café Grössenwahn*. Die Genialität der Gäste ist immer wieder Thema innerhalb der Caféhaus-Literatur. In der Zeitschrift ‚Abel. Zeitschrift für Sklaverei', einer Parodie auf Erich Mühsams ‚Kain. Zeitschrift für Menschlichkeit', steht das Gedicht mit dem Titel *Die Großen*: „Es pilgern viele junge Leute/ Tagaus tagein ins Stefanie,/ Ganz ohne Blut sind ihre Häute,/ Doch jeder spürt in sich Genie.// Sie sitzen dort an Marmortischen/ Auf denen dürre Kuchen stehn/ Und schlürfen eine falbe Lösung,/ – 'Café au lait' – wie klingt das schön!// Und wenn sie diese ausgetrunken/ Und nach dem Wasserglase greifen,/ Die Zigaretten angezündet,/ In ihnen große Pläne reifen." [196] In der Tat werden in Schwabing in den Cafés die *Neue Künstler-Vereinigung München*, das Brettl *Die Elf Scharfrichter*, der *Goethebund* und der *Cococello-Club* erfunden und gegründet.

466 Wiener Café Stefanie an der Ecke Amalien-/ Theresienstraße. *Postkarte um 1900*

467 Wiener Café Stefanie mit Kellnern und Köchen vor dem Café. *Postkarte um 1900*

468 Die Traunsteiner Kellnerin Kathi Kobus übernimmt 1895 an der Türkenstraße 81 das Weinrestaurant Dichtelei. Hier beschließen Schwabinger Künstler an einem Lumpenabend als Reaktion auf die Lex Heinze die Gründung des Brettls der *Elf Scharfrichter*. *Postkarte mit Poststempel 1903*

469 Kathi Kobus wechselt das Lokal. 1903 übernimmt sie das Lokal an der Türkenstraße 57 und nennt es *Neue Dichtelei*. Die Namensgebung wird ihr allerdings gerichtlich untersagt. *Postkarte mit Poststempel 1904*

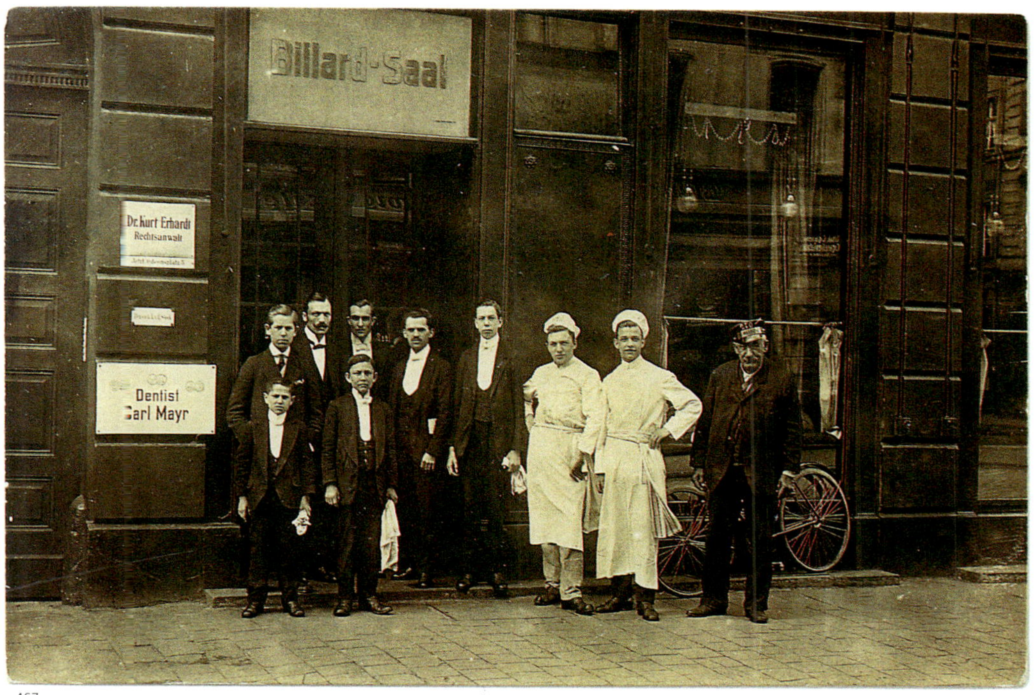

467

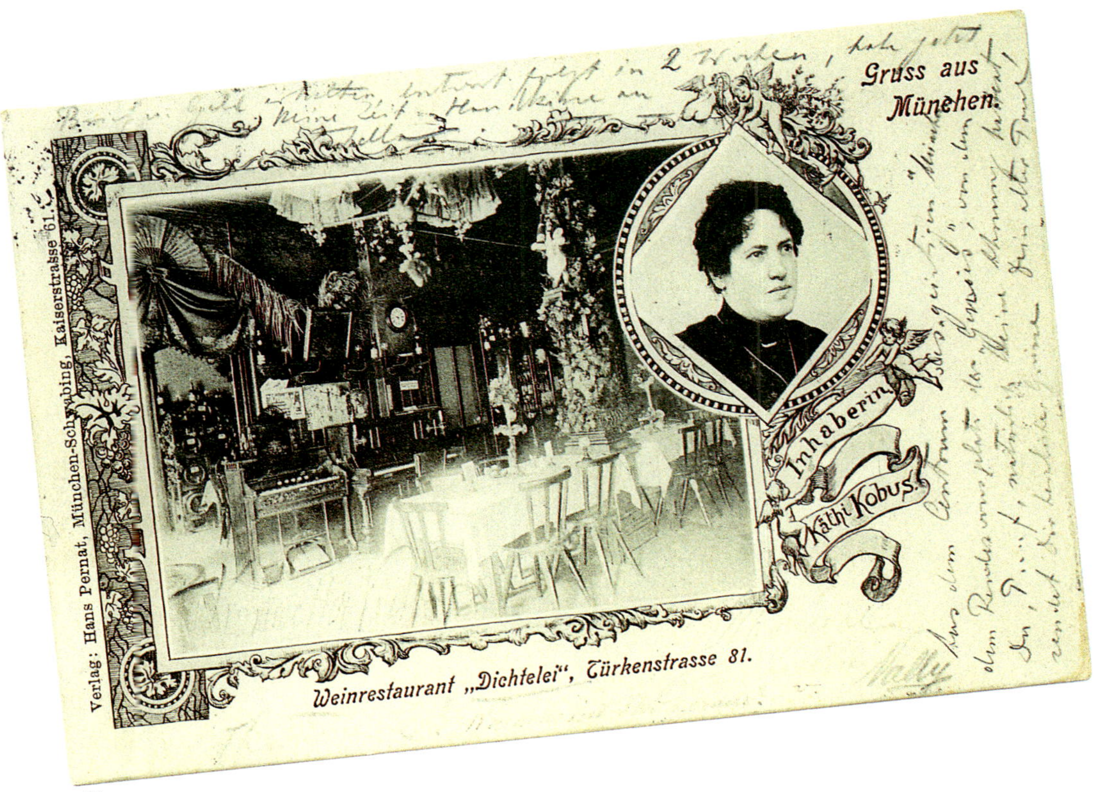

468

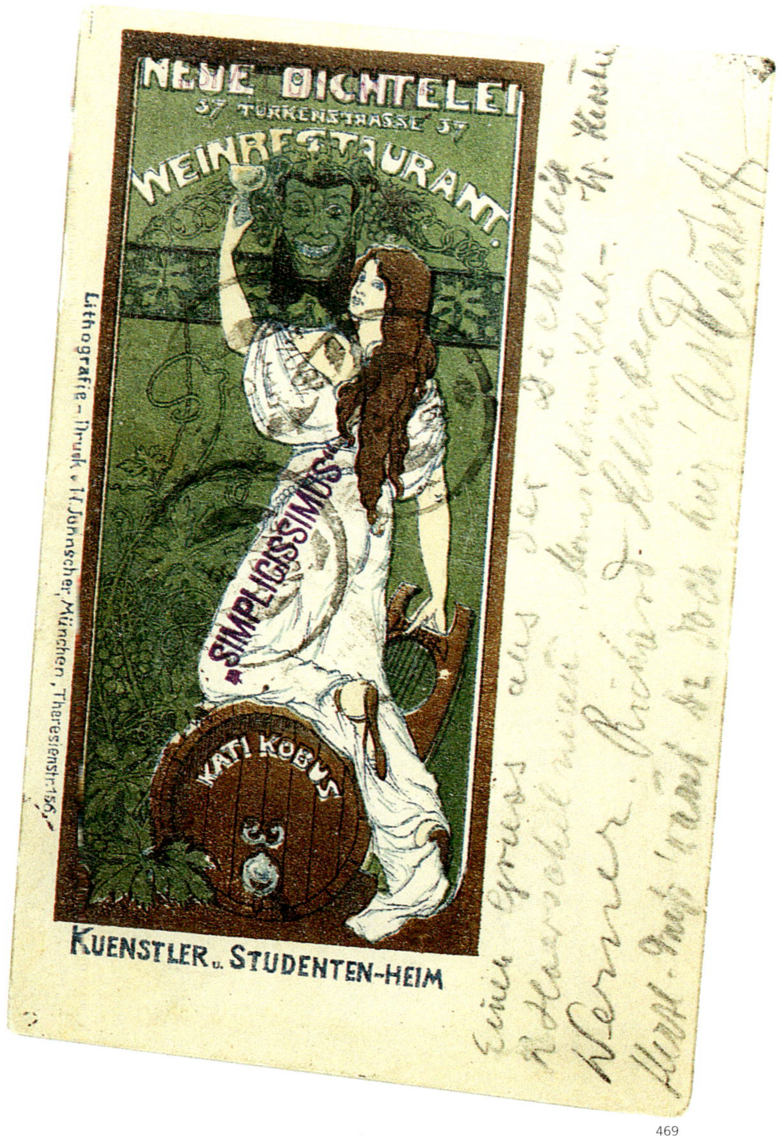

469

Das Café Stefanie war seine Universität, wo ihm Denkresultate geliefert wurden, und da das Schicksal ihm Zeit und Geld zum Studium der tausend dicken Bücher versagt hatte, mußte er sich aus eigenem die Vorstufen erarbeiten, um die Resultate zu besitzen. Er hatte sein Examen an der Universität Café Stefanie bestanden und war jetzt Professor mit einem Lehrstuhl an dem Tisch in der Nähe des Ofens. Bei Arthur Eier im Glas zu bestellen, die er nicht bezahlen konnte, hatte er ebenfalls gelernt. Arthur, der Lebensretter, schrieb auf in sein zerschlissenes Büchlein [197] *Frank Leonhard*

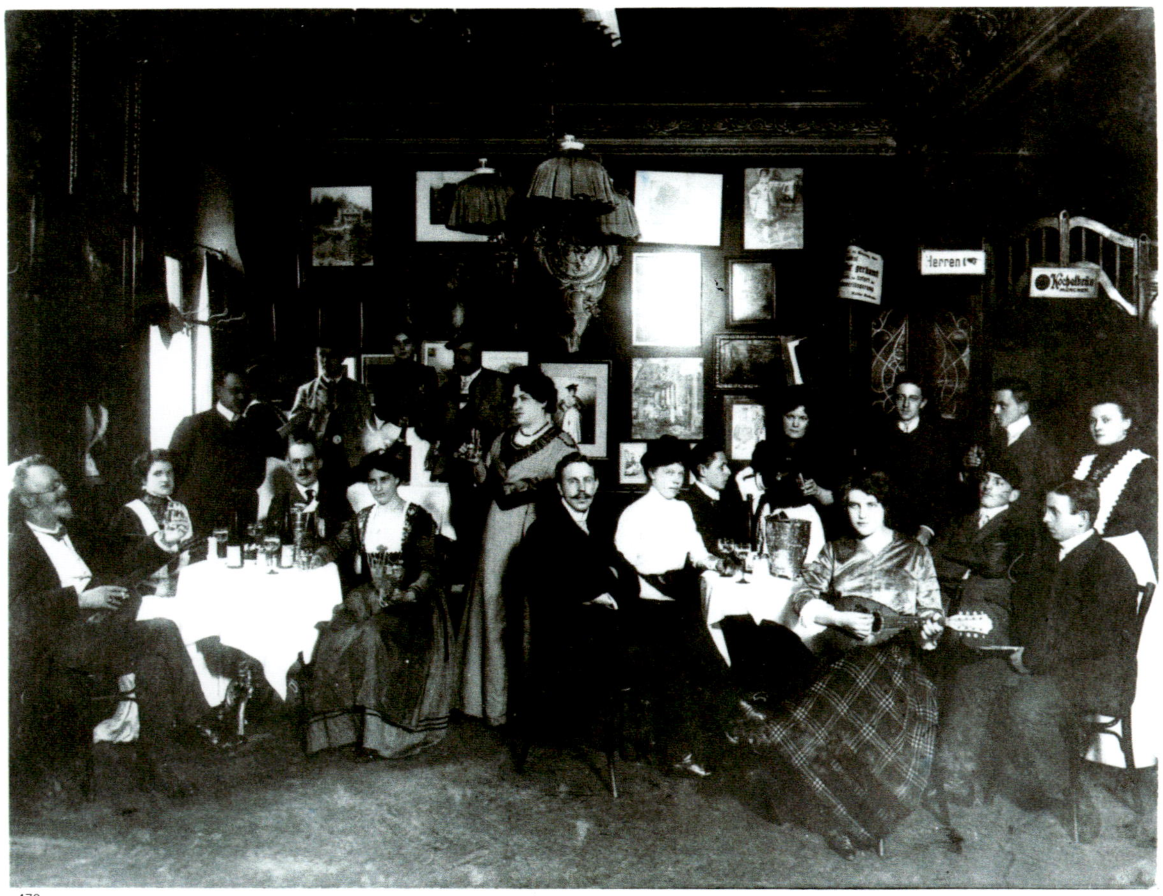

470

470 Kathi Kobus, in der Mitte stehend mit erhobenem Glas im Kreise ihrer Gäste.

471 Ein beliebtes Getränk unter den Gästen ist die Simplicissimus-Bowle. Dem Hausdichter Joachim Ringelnatz – er wohnt über dem Lokal neben der Wirtin – gelingt darüber dieses Gedicht: Im Hofe links steht eine Tonne, / Am Himmel oben steht die Sonne / Und zwischen Sonne und dem Faß / Steht Kathi mit der Ananas / Besagtes Faß enthält statt Bier / Aqua und H_2SO_4 / Und wenn (jetzt wird die Kathi blaß) / Der Schatten von der Ananas / Dann auf die Wassertonne fällt, / Dann -- ist die Bowle hergestellt.[198]

472 Postkarte, *1909*

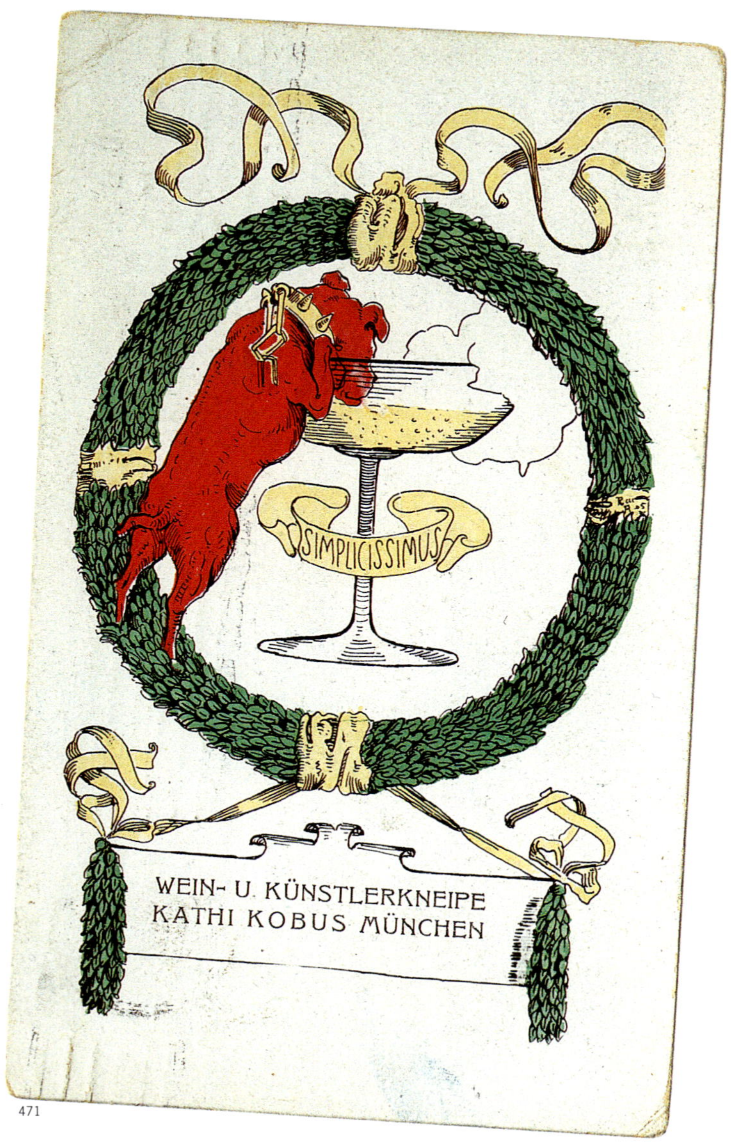
SIMPLICISSIMUS
WEIN- U. KÜNSTLERKNEIPE
KATHI KOBUS MÜNCHEN

471

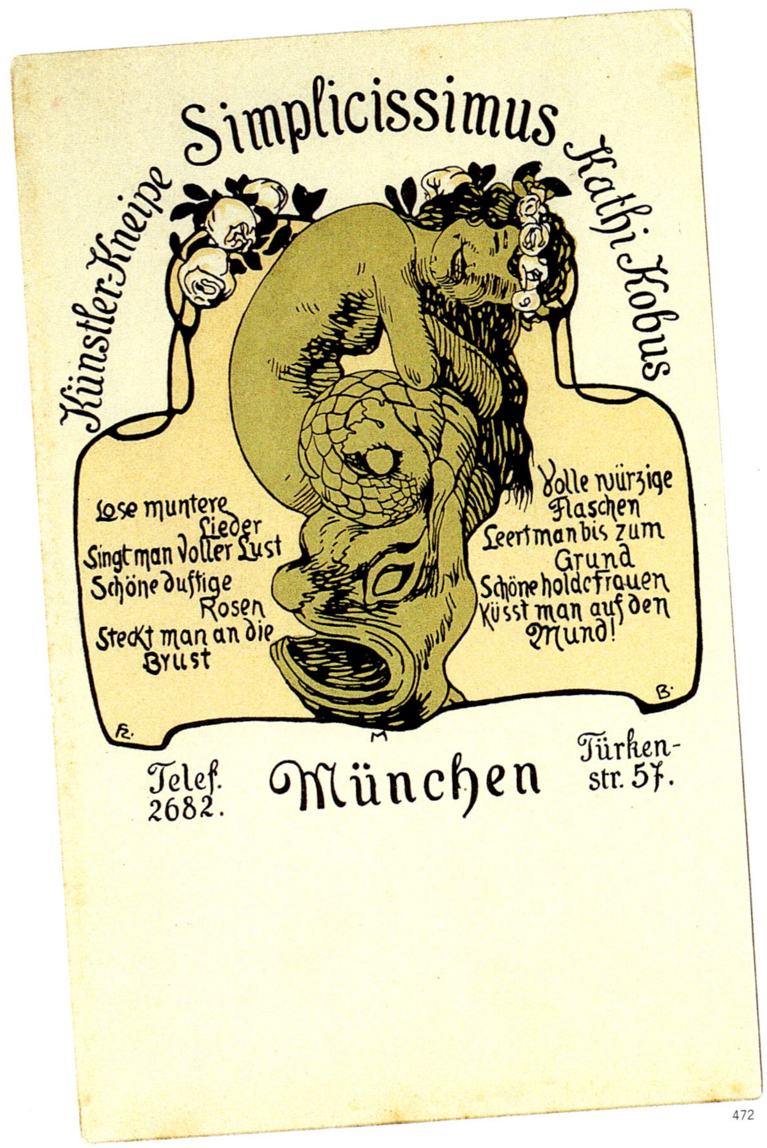
Simplicissimus
Künstler-Kneipe
Kathi Kobus
Lose muntere Lieder Singt man voller Lust
Schöne duftige Rosen Steckt man an die Brust
Volle würzige Flaschen Leert man bis zum Grund
Schöne holde Frauen Küsst man auf den Mund!
Telef. 2682.
München
Türkenstr. 57.

472

473 Die Wirtin der Neuen Dichtelei braucht einen neuen Namen für ihr Lokal. Angeblich hat Thomas Theodor Heine gegen eine unbezahlte umfangreiche Sektzeche das Recht übergeben, das Lokal so zu nennen wie die Zeitschrift Simplicissimus. Die Mitarbeiter des Simplicissimus Eduard Thöny, Olaf Gulbransson, Ferdinand von Reznicek, Ludwig Thoma und Th. Th. Heine zählen bei Kathi Kobus zu den Stammgästen

474 Anläßlich des siebenjährigen Stiftungsfests der Künstlerkneipe Simplicissimus am 1. Mai 1909 gibt der Hausdichter Hans Bötticher alias Joachim Ringelnatz eine Festschrift heraus. Zum gleichen Anlaß wird der Ball *Im Zeichen des Simplicissimus 1909* eröffnet. Die Fotografie zeigt in der Mitte (mit Lorbeerkranz) den Hausdichter. Oben links, unter einer weißen Perücke, die Serenissima Kathi Kobus.
Auf dem Stuhl sitzt der Dichter und Stammgast Ludwig Scharf.
Fotografie, 1909

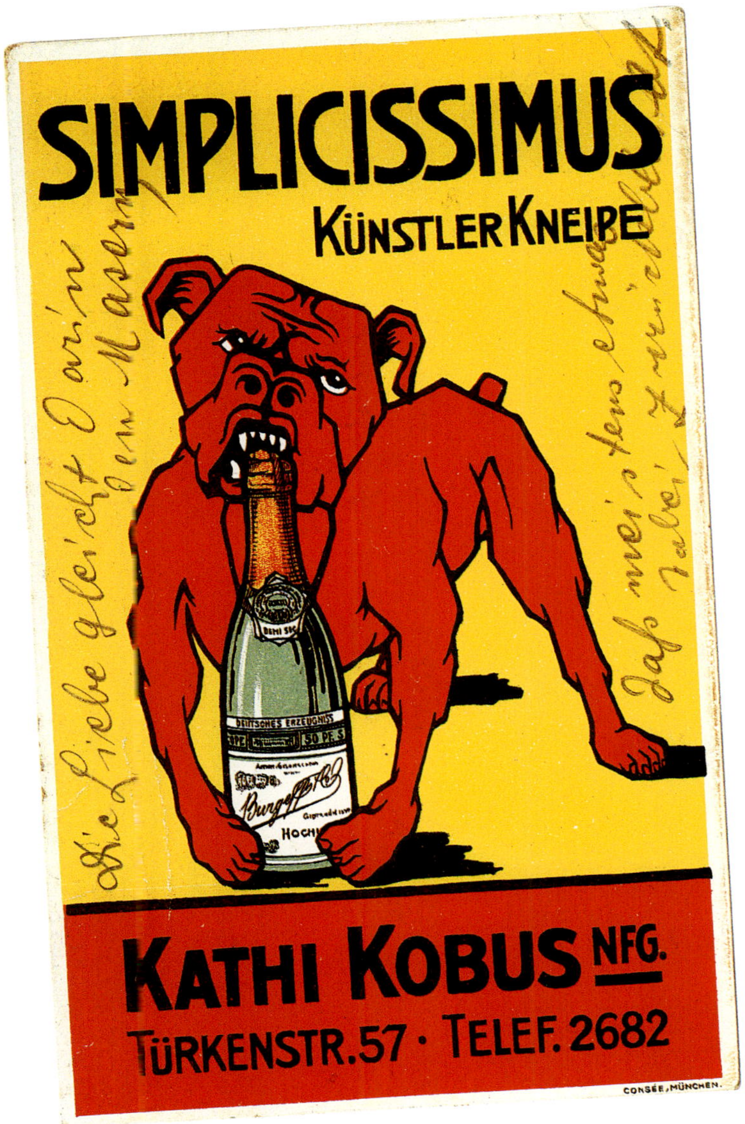

473

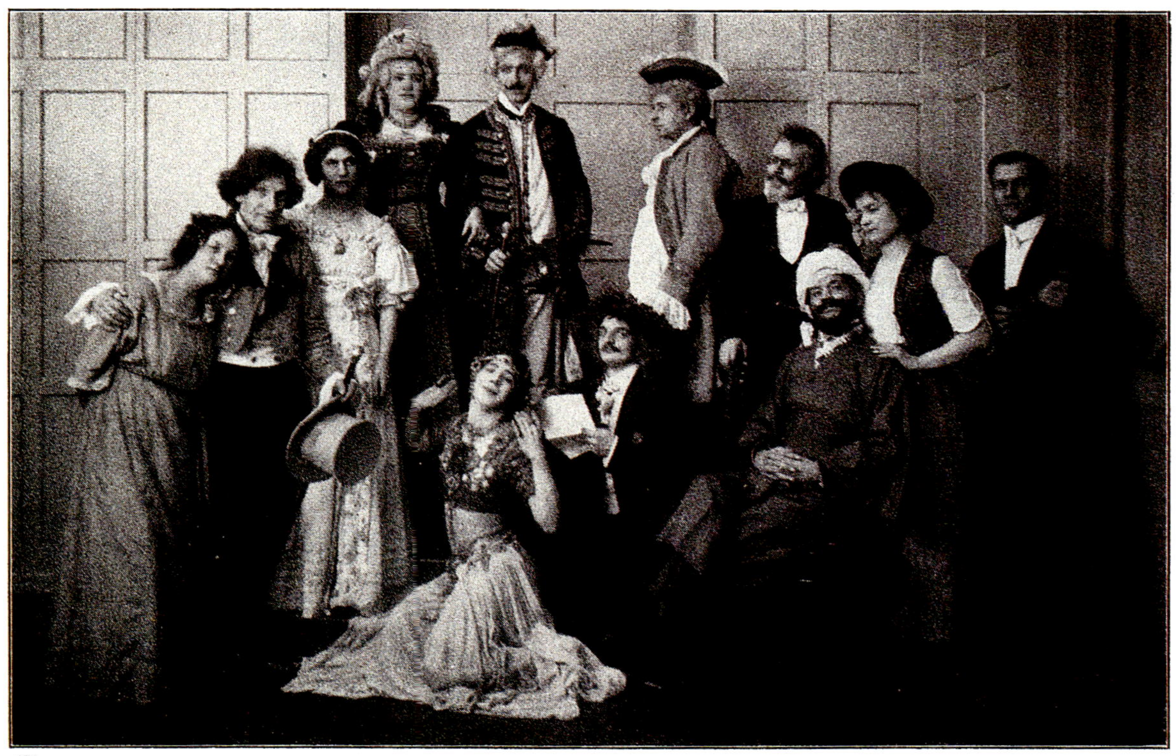

474

Mitternacht ist's. Längst im Bette
Liegt der Spießer steif und tot,
Ja, dann winkt das traulich nette
Simpel-Glasglüh-Morgenrot.
Und mich zieht's mit Geisterhänden,
Ob ich will, ob nicht, ich muß
Nach den bildgeschmückten Wänden
In den Simplicissimus.[199]
Hans Bötticher

So ein Karneval ist eine ernste Sache

„So ein Karneval ist eine ernste Sache, ob auf der Straße, ob im Deutschen Theater, im Kolosseum oder gar auf dem Bauernball." [200] Mit Bauernball meint Josef Ruederer die *Bauernkirta* des Vereins Deutscher Kunst-Studierender, die seit 1895 jedes Jahr im Festsaal der Schwabinger Brauerei stattfindet. Hier vergnügen sich Thomas Mann und Ludwig Thoma, Stefan George und Albert Langen, Paul Klee und Alfred Kubin, Franziska Gräfin zu Reventlow und Anita Augspurg, Frank Wedekind und Otto Julius Bierbaum. Jeder, der in Schwabing lebt, war irgendeinmal auf der Schwabinger Bauernkirchweih. Die Kirta wird sorfältig vorbereitet. Die Gestaltung der Einladungskarten, der Plakate und der Postkarten werden von Graphikern übernommen. Ebenso die Dekoration des Saals. Die Kostüme sind vorgeschrieben.
In manchen Einladungen wird auch vermerkt, welche Kostüme nicht zugelassen sind, um das Thema des Faschingsfests nicht zu sehr zu verfälschen. Der Weg zum

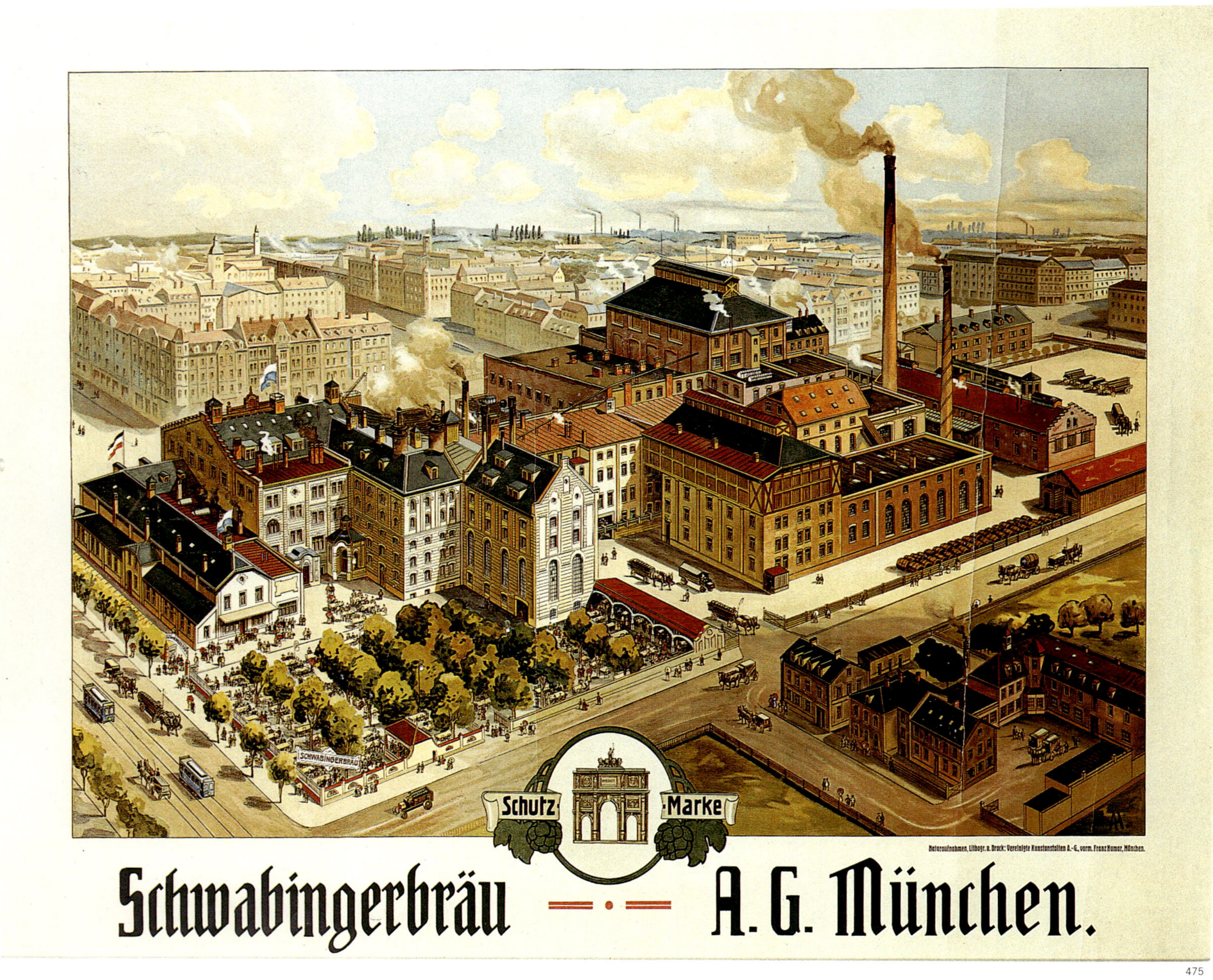

475

Fotografen, um sich im Kostüm ablichten zu lassen, ist obligat, Gruppenaufnahmen beliebt. So haben sich in den verschiedenen Nachlässen eine Vielzahl von Fotografien mit Kostümierten erhalten. Das *Schwabing Archiv R.v.H.* bietet einen reichen Fundus an Dokumenten zum Schwabinger Karneval, der als Künstlerfasching bald Besucher auch von außerhalb anlockt. Der Fasching bietet immer eine Gelegenheit, sich über die Wirklichkeit hinwegzusetzen und sich zu amüsieren. Schwabing ist eine Hochburg der Parodie. Die Mitarbeiter des Simplicissimus sind nicht nur für ihre spitze Feder bekannt. Während des Karnevals karikieren sie die Schwabinger Bauernkirta mit einem eigenen Fest, das sie unter dem Titel *Pippinger Veteranenfest* im Arzberger Keller veranstalten. Auf politische Aktivitäten reagieren Schwabinger Künstler während der narrischen Zeit direkt. Als die Verschärfung der Lex Heinze im Reichstag diskutiert wird, schlüpfen Künstler

475 Die Schwabinger Brauerei
Plakat um 1900

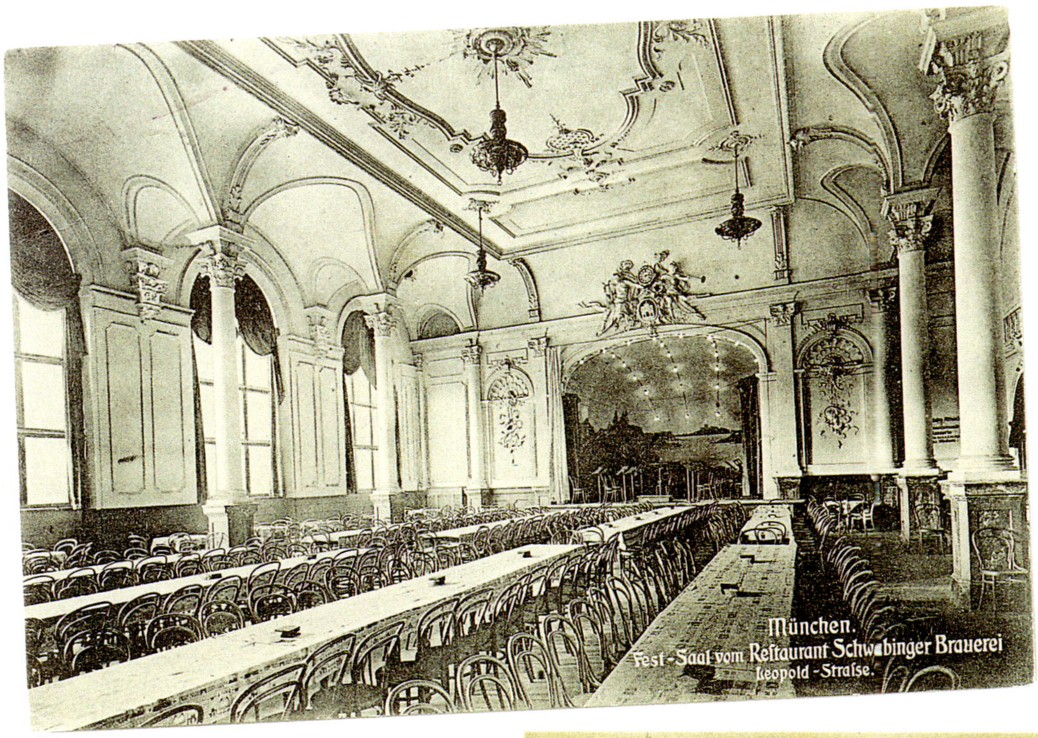
München.
Fest-Saal vom Restaurant Schwabinger Brauerei
Leopold-Straße.

476

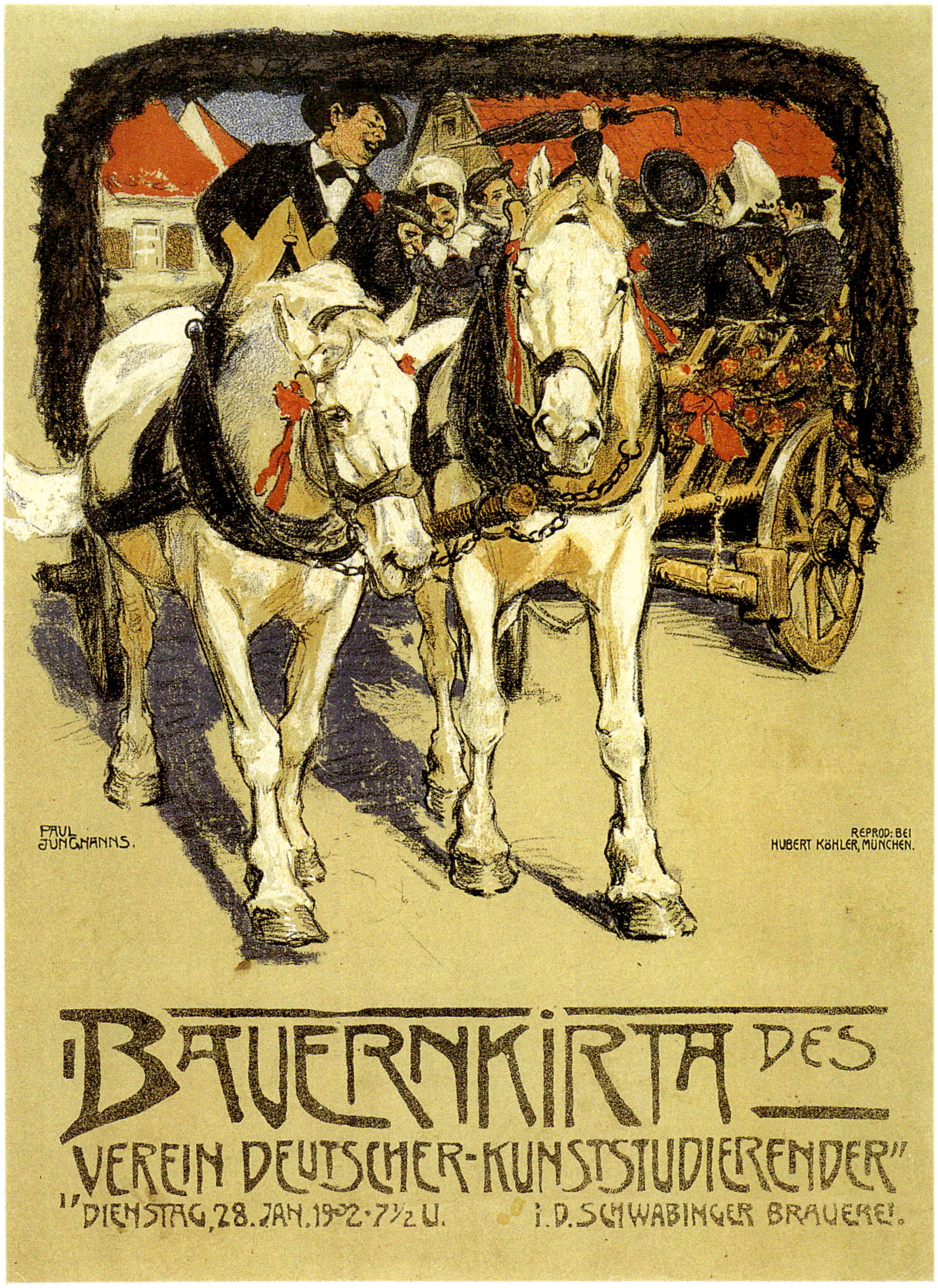
PAUL JUNGHANNS.
REPROD: BEI HUBERT KÖHLER, MÜNCHEN.
BAUERNKIRTA DES
"VEREIN DEUTSCHER-KUNSTSTUDIERENDER"
DIENSTAG, 28. JAN. 1902 · 7½ U. i. D. SCHWABINGER BRAUEREI.

477

in die Rolle der Verbrecher. In den Räumen der Kunstschule *Phalanx* an der Hohenzollernstraße 6 veranstalten Alexander von Salzmann, Wilhelm Hüsgen, Waldemar Hecker und Wassily Kandinsky am 8. Februar 1902 einen Verbrecherball. *Einbruch ist Kein-Bruch* lautet das Losungswort. Daraufhin bekommt der Gast in der Eingangszelle der zum Gefängnis dekorierten Kunstschule den *Passirschein Phalanx*. Neben den zahlreichen als Dirnen und Zuhältern verkleideten Gästen, gibt es auch, wie ein Journalist berichtet, einige literarische Schwerverbrecher, die nichts als ihre Gesammelten Werke verbrochen haben. Max Halbe ist echt. Und der Tantenmörder Frank Wedekind hat einige von den Scharfrichtern bei sich.

476 In diesem Festsaal der Schwabinger Brauerei findet seit 1895 jährlich an Karneval die Schwabinger Bauernkirta statt.
Postkarte um 1900

477 Einladungsblatt zur Bauernkirta in der Schwabinger Brauerei, veranstaltet vom Verein Deutscher Kunst-Studierender am Dienstag, den 28. Januar 1902 um 7 Uhr 30.
Entwurf: Paul Junghanns

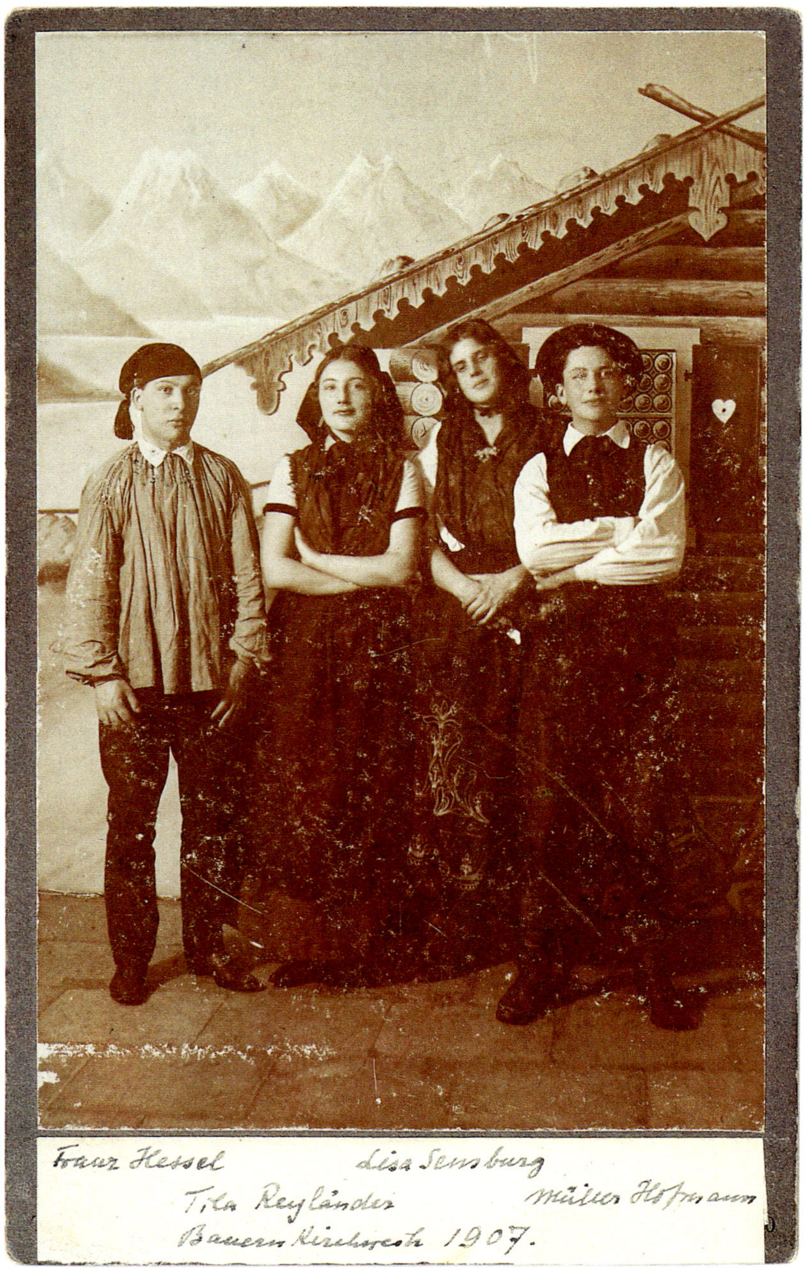

478

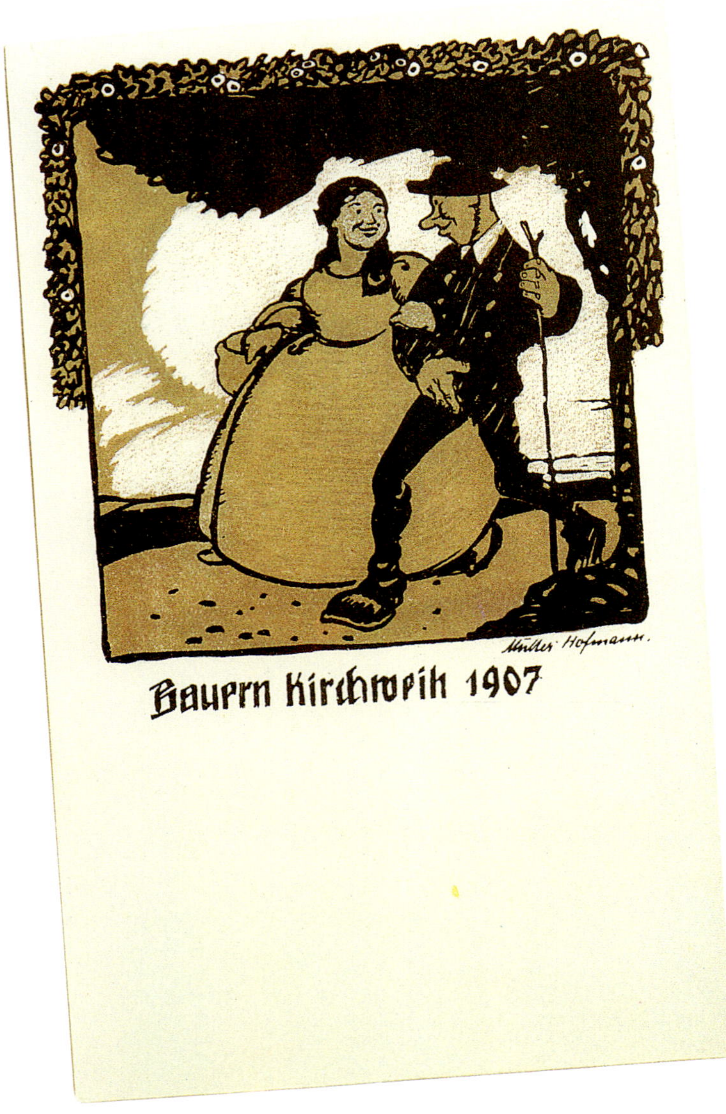

479

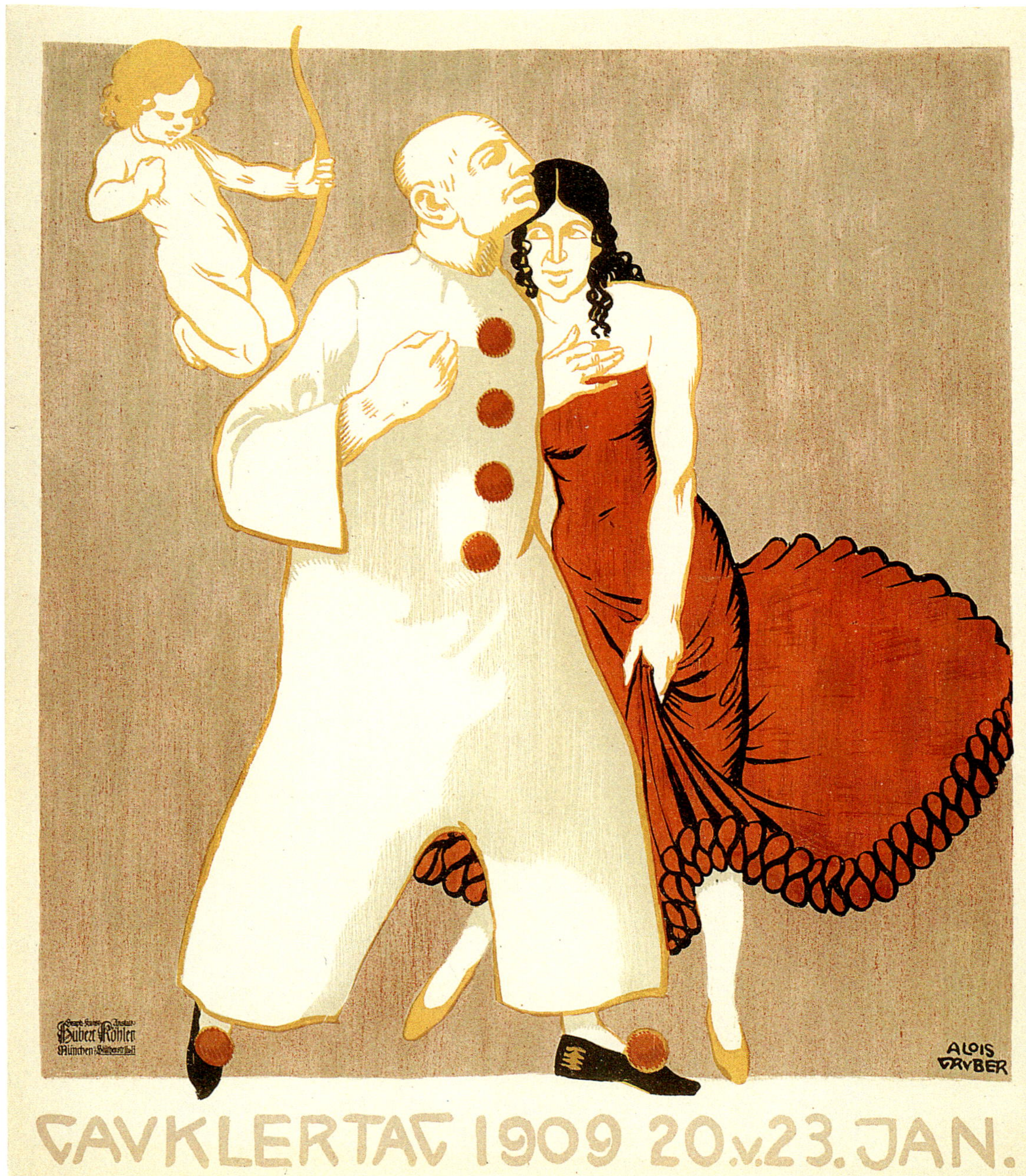

480

Tagebuchnotiz Januar 1909:
Gauklerball. Mosley mich heimbegleitet
und bei mir gefrühstückt
Franziska Gräfin zu Reventlow

478 Kostümierte auf der Bauernkirta 1907 in der Schwabinger Brauerei. Von links nach rechts: Franz Hessel, Tila Keyländer, Lisa Sensburg und Müller-Hofmann

479 Postkarte anläßlich der Bauernkirta 1907. Entworfen von Müller-Hofmann

480 Einladungsblatt zum Gauklertag 1909. Entwurf: Alois Gruber

481 Einladungsblatt zum Gauklertag 1907. Entwurf: Otto Kopp

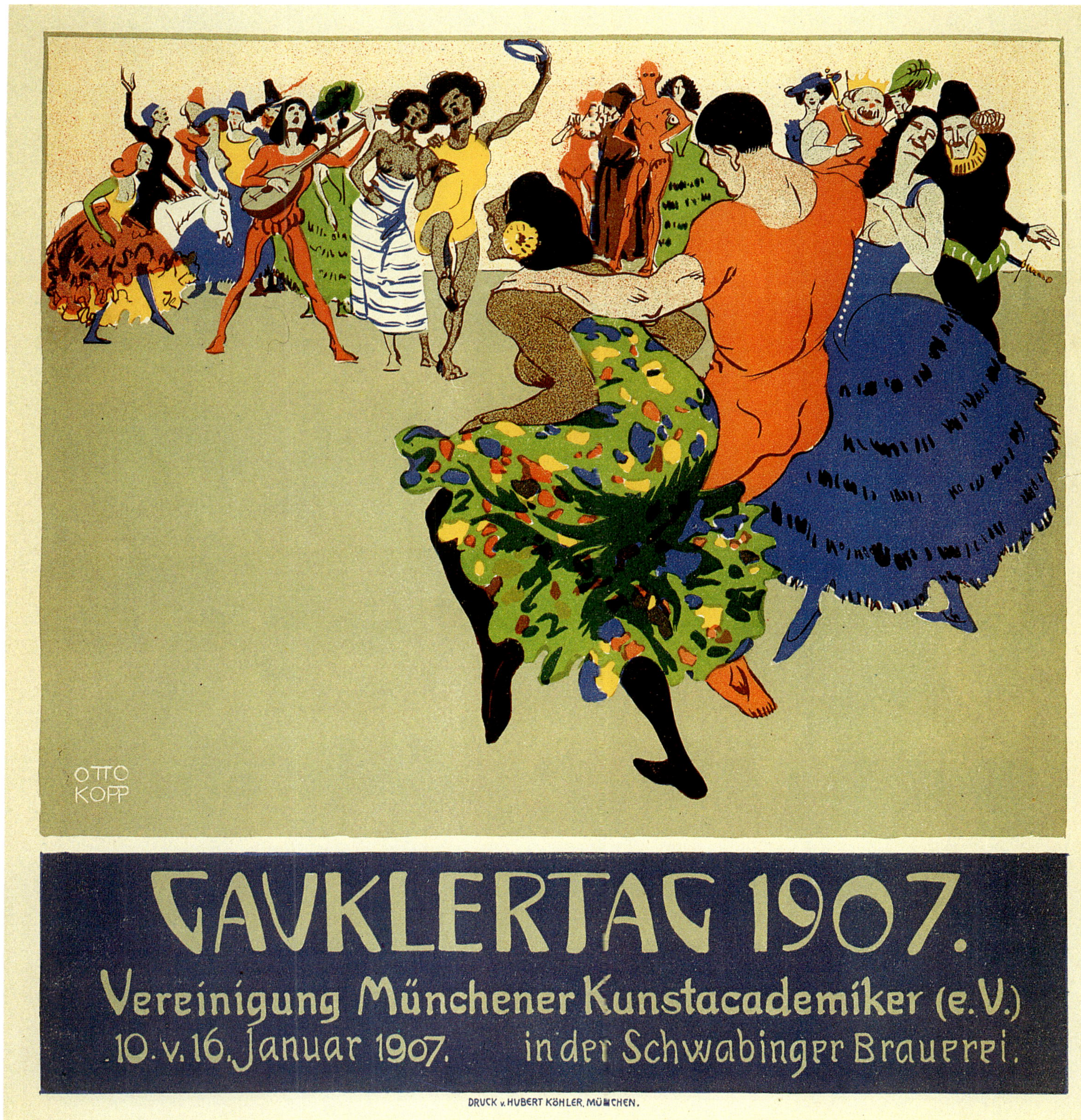
OTTO KOPP
GAUKLERTAG 1907.
Vereinigung Münchener Kunstacademiker (e.V.)
.10.v.16.Januar 1907. in der Schwabinger Brauerei.
DRUCK v. HUBERT KÖHLER. MÜNCHEN.

481

München, Freitag, den 26. Januar 1912, nach drei Uhr nachts: Um zwei Uhr ging ich dann noch in die Blüte, wo der Simplicissimus-Hausball stattfand. Ich kam in eine schon sehr ausgelassene Stimmung hinein. Alle waren schon reichlich angeheitert: Lotte, Uli, Strich, Seewald [...] der kleine Hoerschelmann, und dann entdeckte ich Dr. Gotthelf mit seinem Lottchen und meiner Pepi. Man flößte mir sofort von allen Seiten Sekt ein, so daß ich sehr schnell auch in die rechte Karnevalslaune kam und viel Unsinn trieb.[201] *Erich Mühsam*

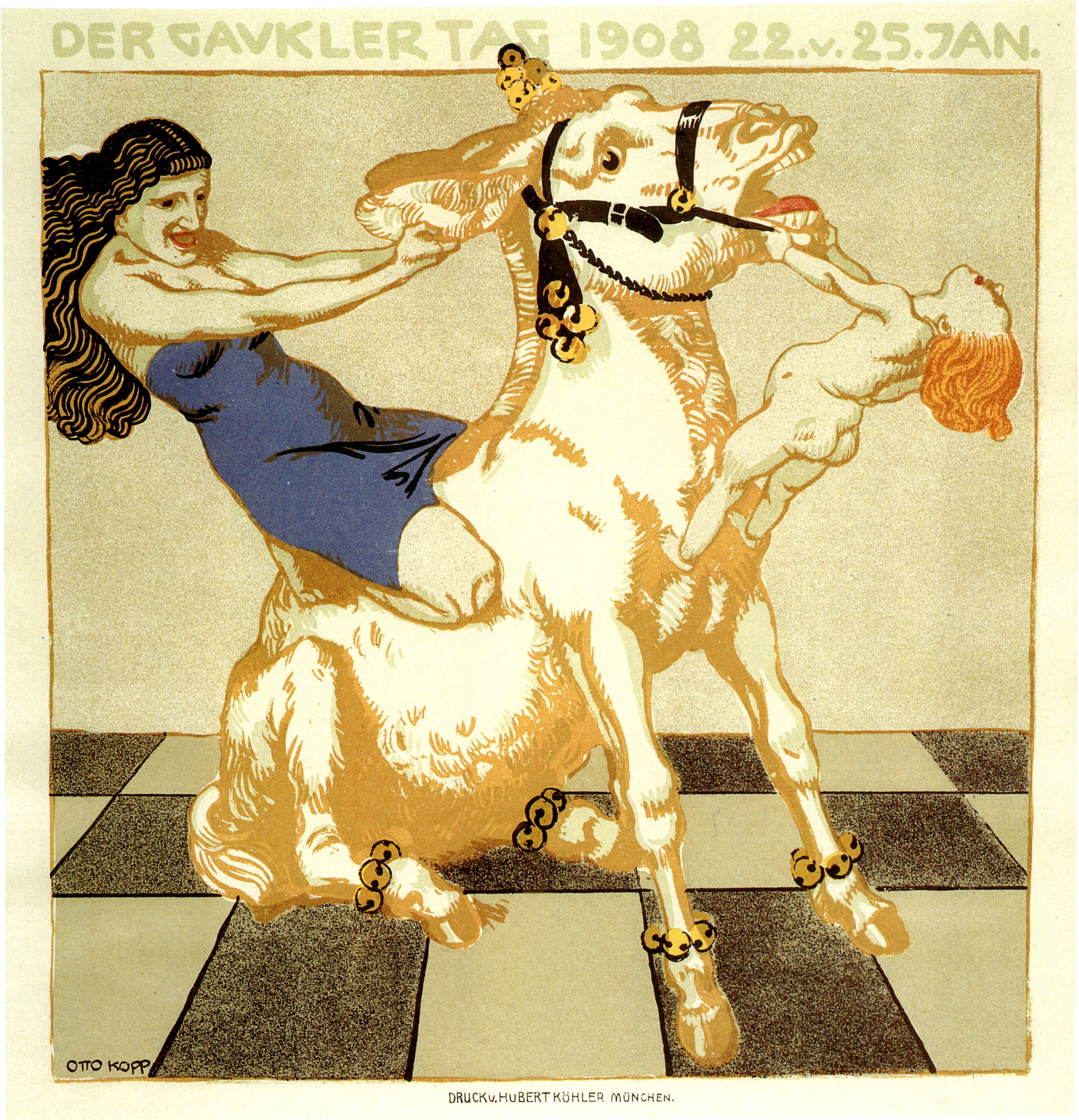

482

482 Einladungsblatt zum
Gauklertag 1908
Entwurf: Otto Kopp

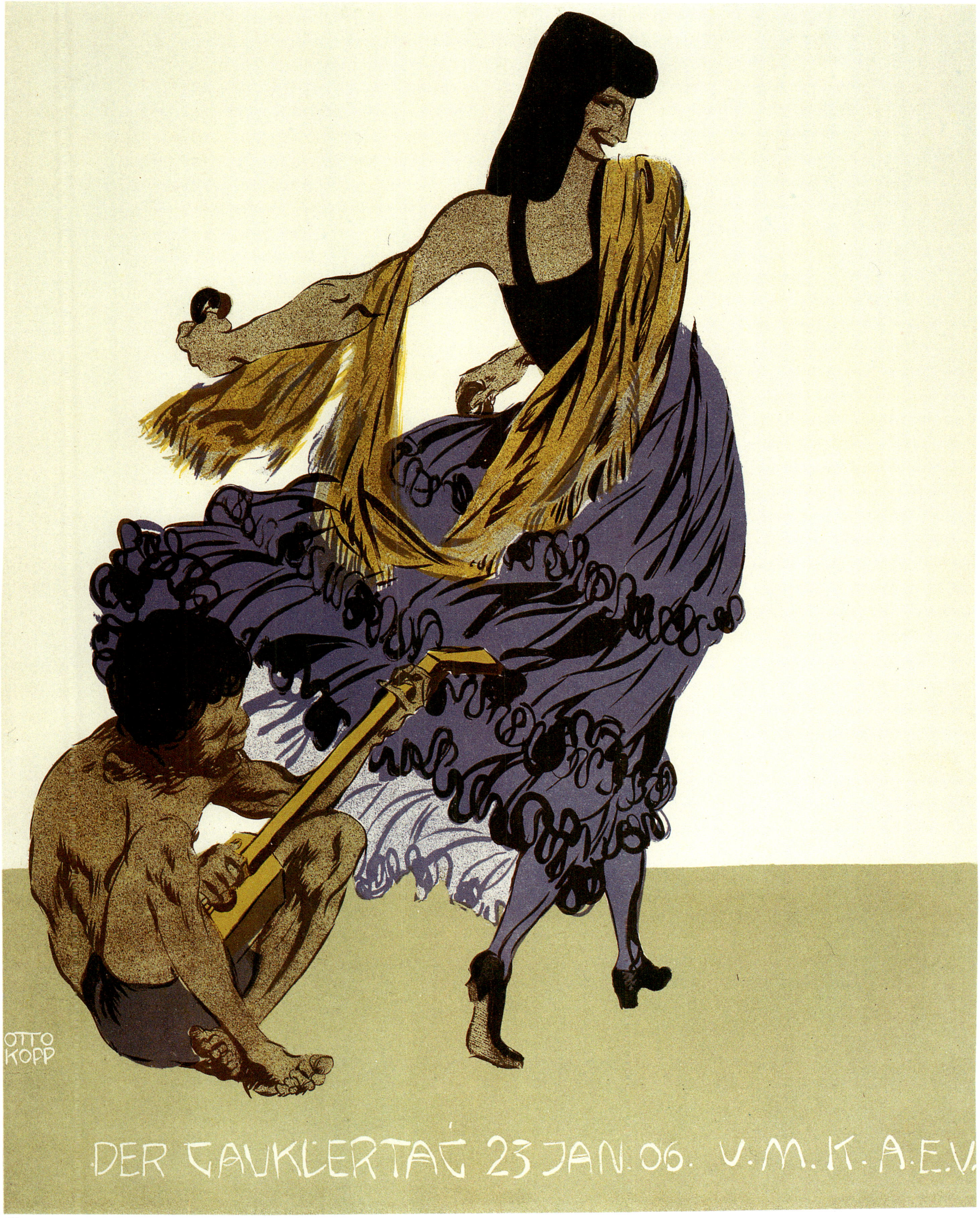

483

483 Einladungsblatt zum
Gauklertag 1906
Entwurf: Otto Kopp

484 Plakat zum Bacchusfest im alten Rom, 1910 in der Schwabinger Brauerei
Entwurf: Georg Johann Köhler

485, 486 Faschingstreiben auf dem Odeonsplatz.
Fotografie um 1912

487 Einladungstext zum Bacchusfest im Alten Rom

488 Plakat zum Bacchusfest im alten Rom, 1910 in der Schwabinger Brauerei
Entwurf: Georg Johann Köhler

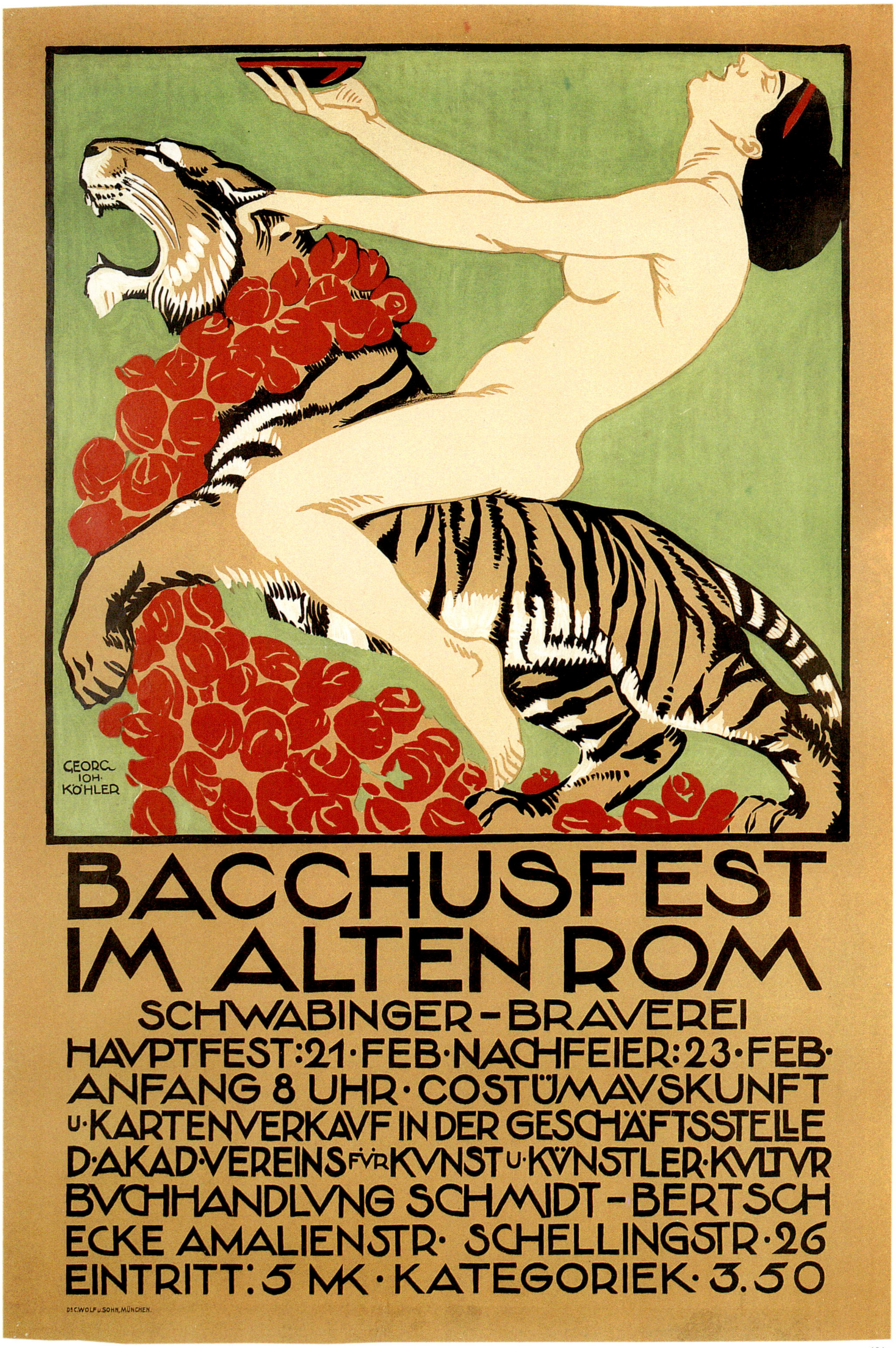
GEORG JOH. KÖHLER
BACCHUSFEST
IM ALTEN ROM
SCHWABINGER-BRAVEREI
HAVPTFEST: 21·FEB·NACHFEIER: 23·FEB·
ANFANG 8 UHR·COSTÜMAVSKUNFT
U·KARTENVERKAVF IN DER GESCHÄFTSSTELLE
D·AKAD·VEREINS FVR KVNST U·KÜNSTLER·KVLTVR
BVCHHANDLVNG SCHMIDT-BERTSCH
ECKE AMALIENSTR·SCHELLINGSTR·26
EINTRITT: 5 MK·KATEGORIE K·3.50
484

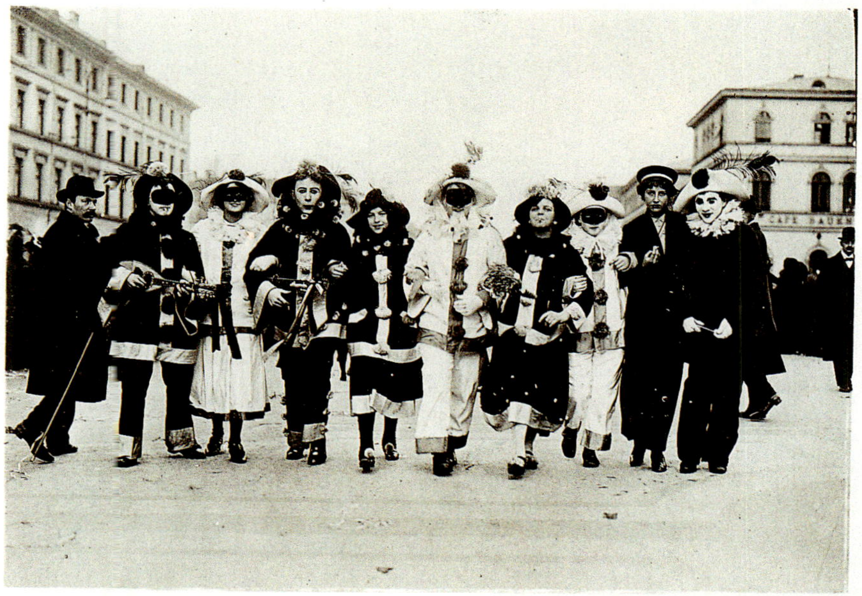

485

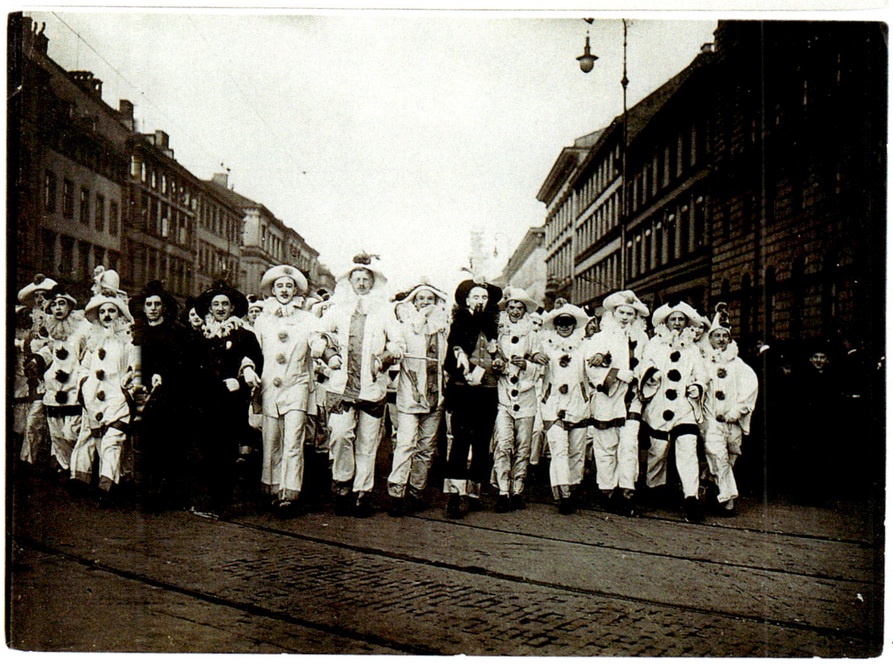

486

487

EINLADUNG
ZUM BACCHUSFEST IM ALTEN ROM

VERANSTALTET VOM AKADEMISCHEN VEREIN FUER KUNST MUENCHEN E.V.

HAUPTFEST am 14. Januar, NACHFEIER am 16. Januar, abends 8 Uhr in der Schwabinger Brauerei. Eintrittskarten zu 5 Mk., Kategoriekarten zu 3.60 Mk. exklusive Steuer sind zu haben in den Buchhandlungen Otto Schmidt=Bertsch G. m. b. H., Schellingstraße 9, Ecke Amalienstraße und Ludwigstraße 26. Daselbst wird auch Auskunft über Kostüme erteilt. / Es werden unter keinen Umständen andere als antike Kostüme zugelassen: Römische Senatoren, Krieger, Sklaven; Griechen, Ägypter, Assyrer, Kelten, Germanen und Nordafrikaner; Faune, Nymphen, Satyrn und andere aus dem Gefolge des Gottes. / Alle Kostüme späterer Zeiten, wie auch Clowns, Pierrots etc. werden unbedingt zurückgewiesen. Damen und Herren jeden Alters in moderner Gesellschaftstoilette müssen ein Maskenzeichen zu 10 M. lösen.

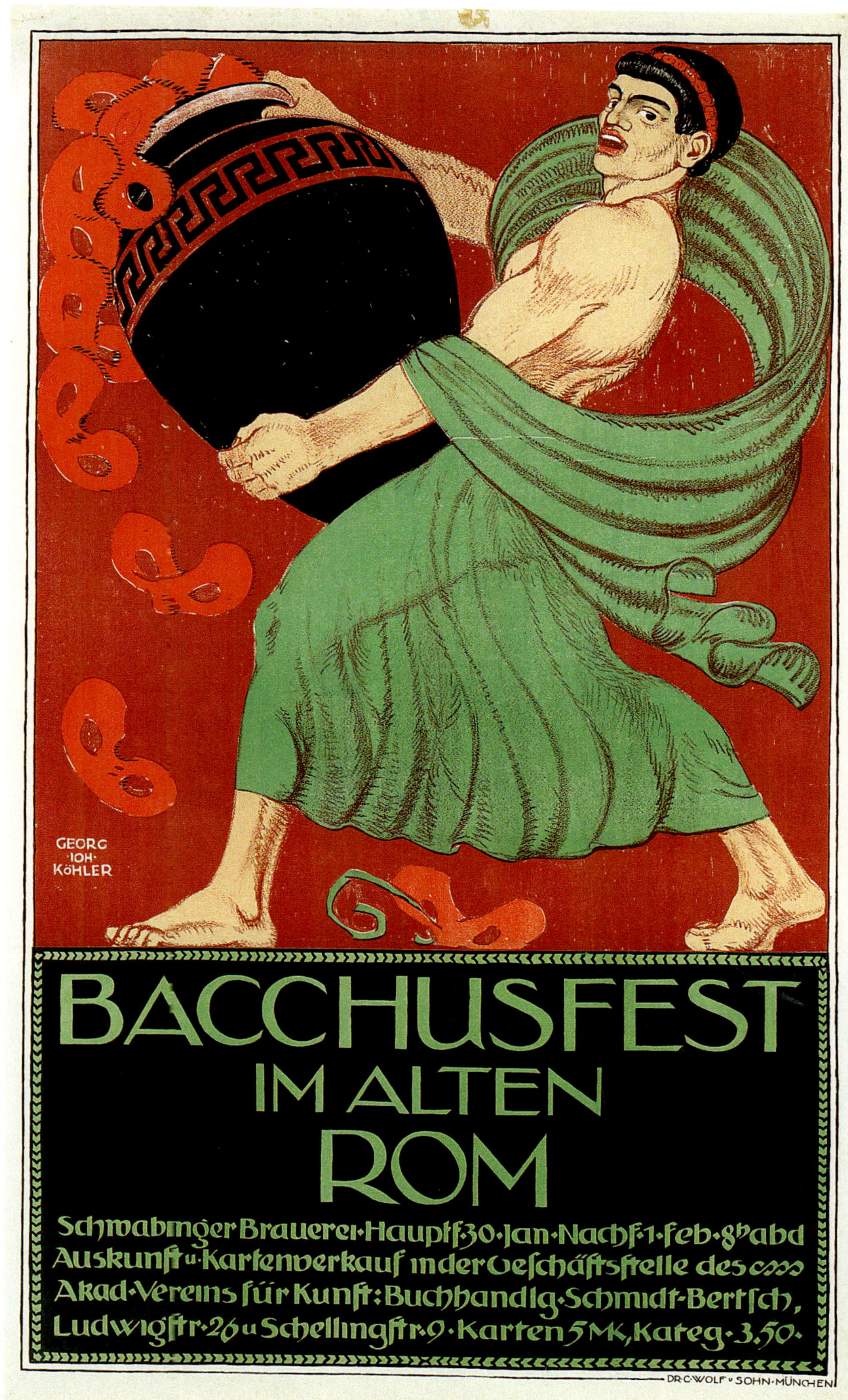
GEORG IOH KÖHLER
BACCHUSFEST
IM ALTEN
ROM
Schwabinger Brauerei·Hauptf·30·Jan·Nachf·1·Feb·8h abd
Auskunft u·Kartenverkauf in der Geschäftsstelle des
Akad·Vereins für Kunst: Buchhandlg·Schmidt-Bertsch,
Ludwigstr·26 u Schellingstr·9·Karten 5 Mk, Kateg·3.50·
DR C. WOLF u SOHN · MÜNCHEN

488

489 Postkarte anläßlich des Bacchusfests im alten Rom, 1912

490, 491 Bacchusfest im Alten Rom, 1913 in der Schwabinger Brauerei

492 Verzierung der Einladungskarte zum Hexensabbat im Restaurant zur Blüte an der Barerstraße.
Das Tanzprogramm:
1. Hexenwalzer
2. Gespenster-Step
3. Waldteufelwalzer
4. Satanfrançaise
5. Riesenwalzer
6. Hu-Hu-Step
7. Nixen-Rheinländer
8. Höllenwalzer
9. Scharfrichterfrançaise.
Als einer der nachweisswürstigen Tänze wird der Gottseibeiunswalzer angeboten

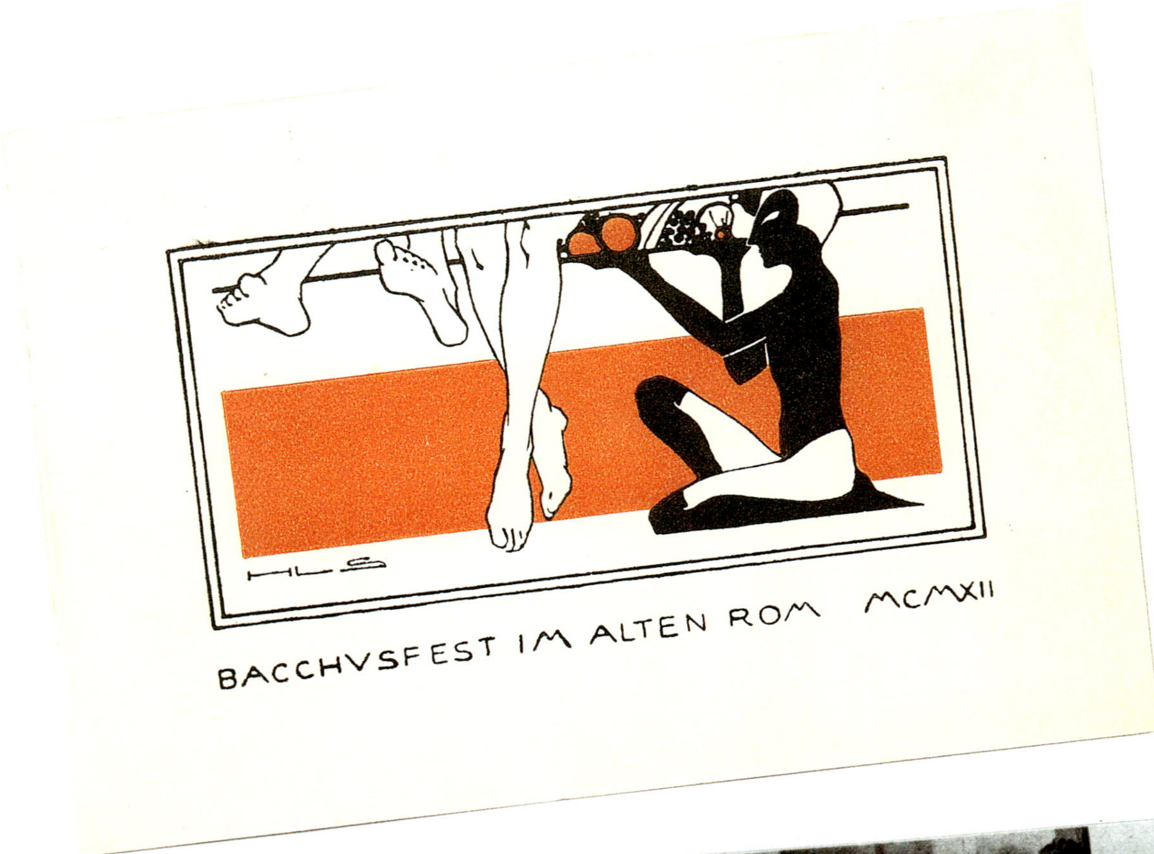

489

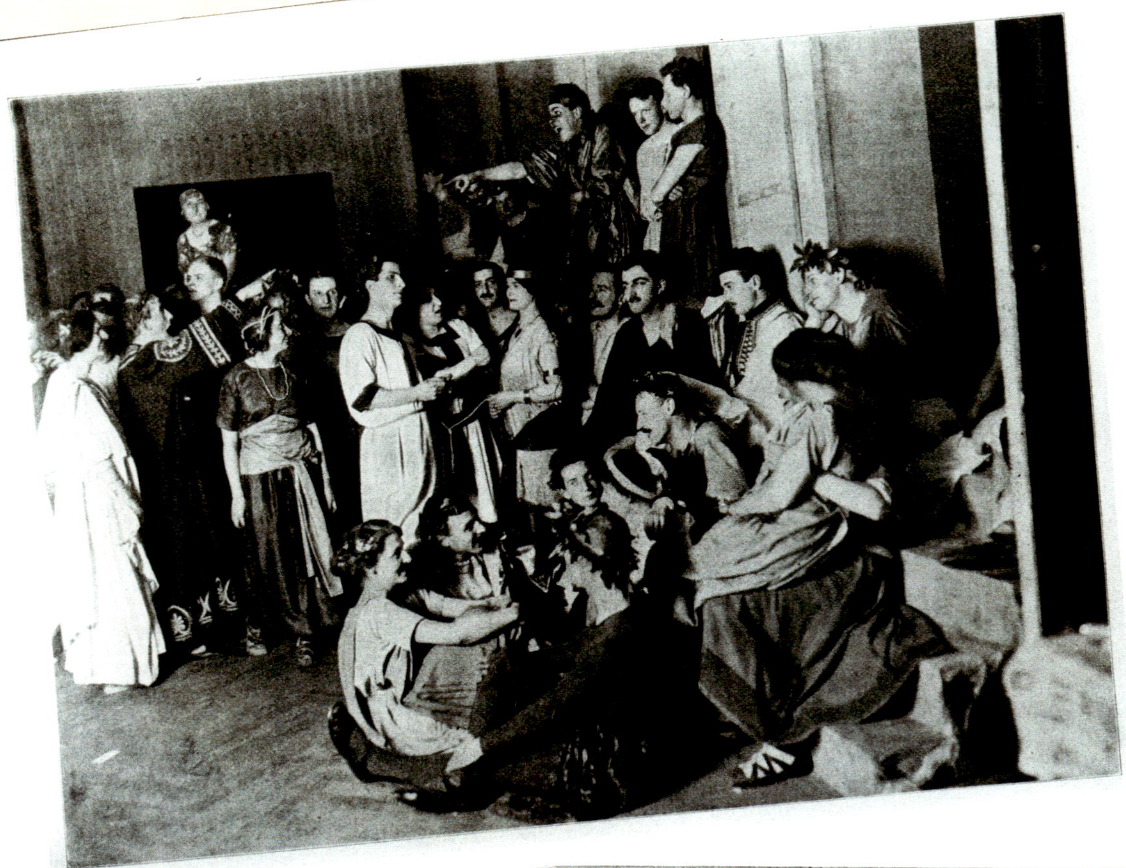

490

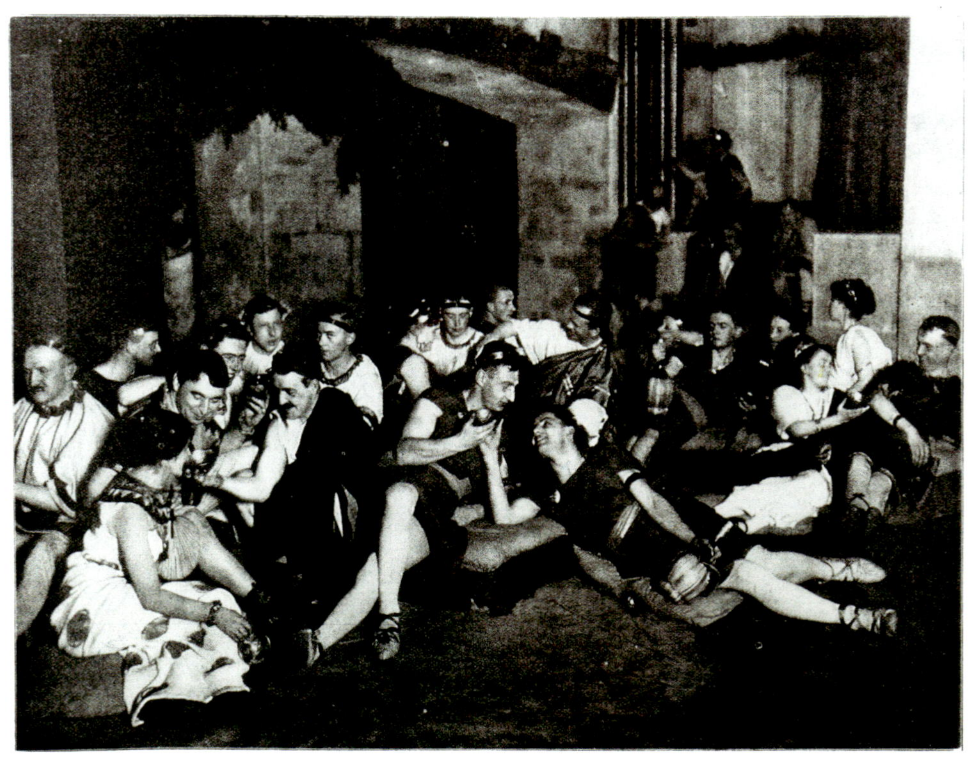
491

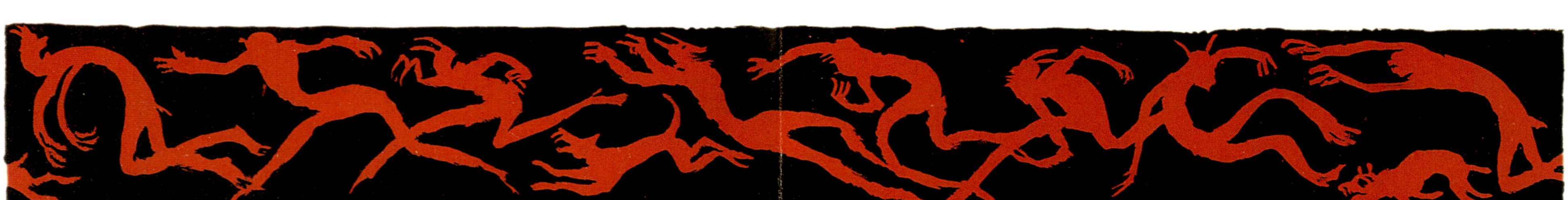
492

Sie bleibt und spricht der Sitte Hohn.
Ihr guter Engel ist entflohn,
Und nun entwickelt sich im Saal
Das wohlbekannte Bacchanal.

Es steigern sich bei jeder Tour
Die wilden Triebe der Natur;
Es fliegt das Bein, es fliegt der Rock,
Ein jeder Jüngling wird ein Bock

493 Carl Strathmann,
Bacchanal, um 1910

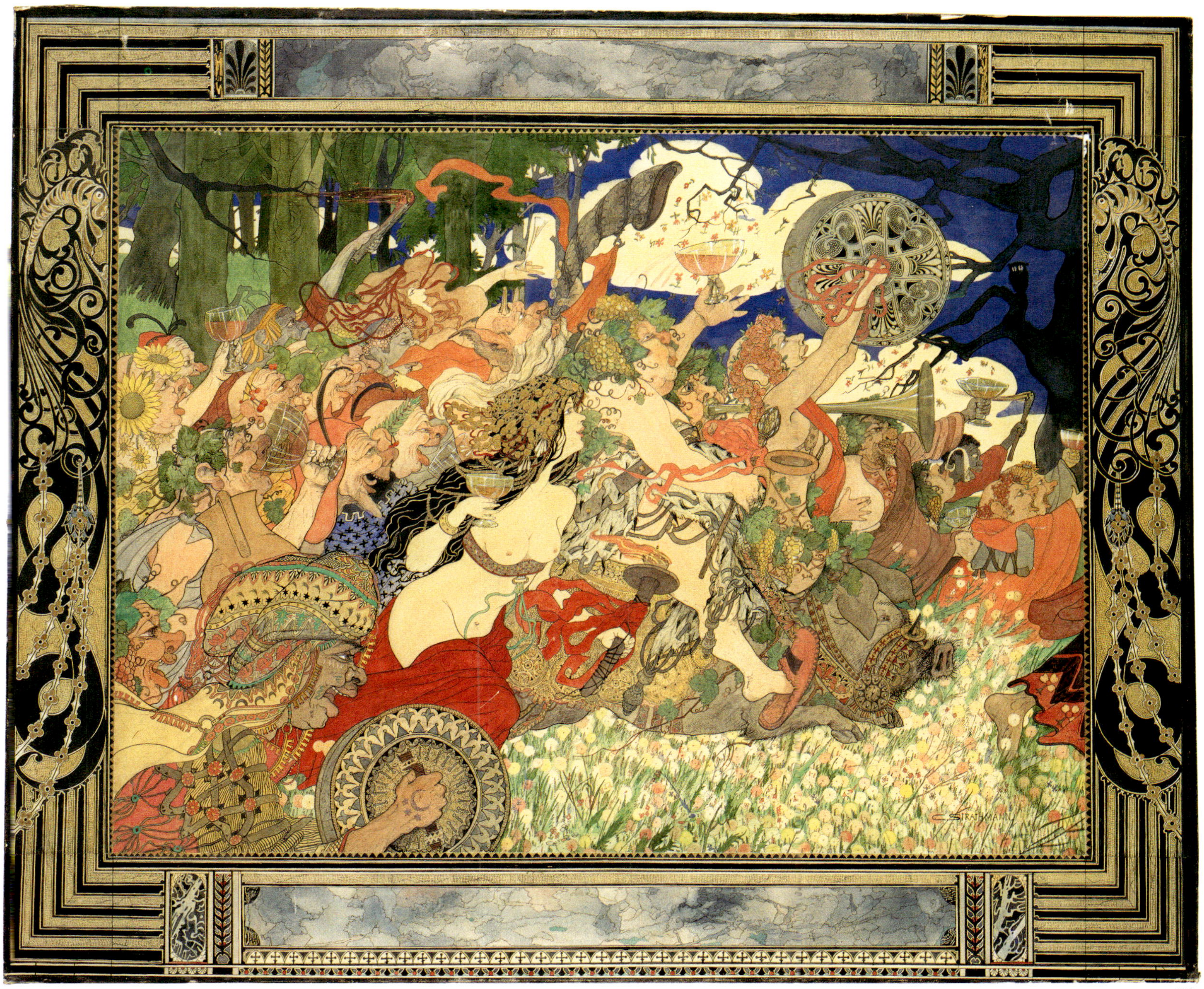

493

Beim Tanz gilt keine Kunst.
Man dreht sich nur in toller Brunst,
Man jauchzt besessen, schreit und stampft,
Man lacht und brüllt und schwitzt und dampft.

Du süße Unschuld, lebe wohl!
Das andre macht der Alkohol.
Du hast's erreicht, mein Konstantin!
Sie ist verloren. Nimm sie hin! [202]
Ludwig Thoma

Später wurden die Lichter gelöscht

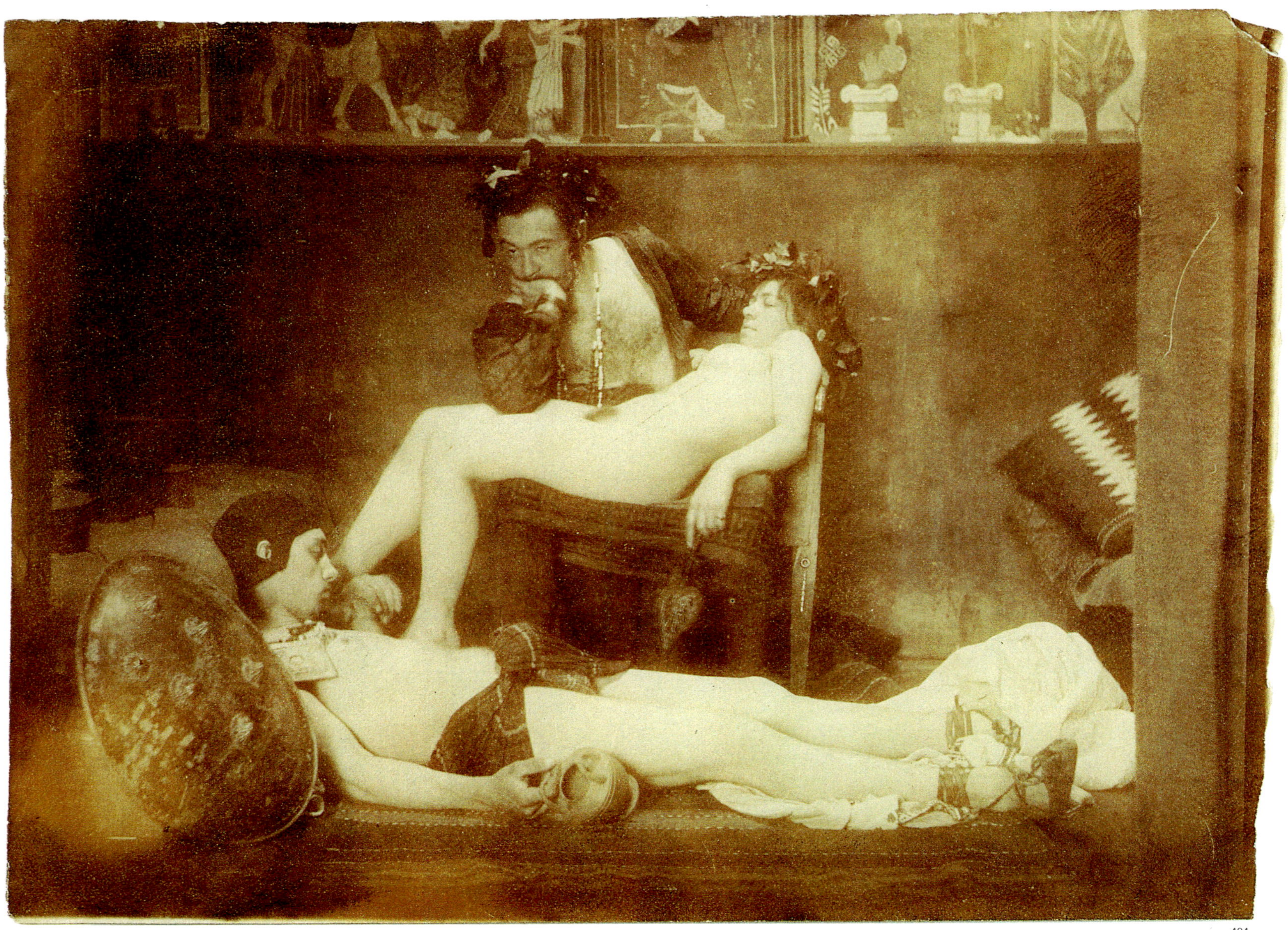

494

Daß in Schwabing oft und gern gefeiert wird, gehört zwar zum Mythos eines Künstlerviertels, ist aber auch wirklich wahr. Es sind nicht allein die großen Feste im Saal der Schwabinger Brauerei mit fünfhundert und mehr Gästen, die den Mythos nähren, sondern vor allem die kleinen Atelierfeste. Sie besitzen eine derart private Atmosphäre, daß sie sich deshalb kaum dokumentieren lassen. Merkwürdig ist die Ähnlichkeit zweier Dokumente, die auf eines dieser intimen Feste hinweisen. Das eine Dokument ist eine Festzeitung, die sich im *Schwabing Archiv R.v.H.* erhalten hat, das andere ist eine Folge von Fotografien aus dem Nachlaß der Malerin Gabriele Münter. Die Festzeitung wurde von der Kubin-Forschung als ‚Kneipzeitung der Künstlervereinigung Sturmfackel zum Griechischen Fest' identifiziert. Man hat die Pseudonyme der in der Zeitung karikierten Festteilnehmer überzeugend aufgedeckt: Onanos ist Alfred Kubin. Phurzos der Bubaster ist Alexander von Salzmann. Praeputius Minus ist Rudolf Levy. Es läßt sich noch ergänzen, daß Mantelaos Emil Mantel bzw. der Scharfrichter Arcus Troll ist

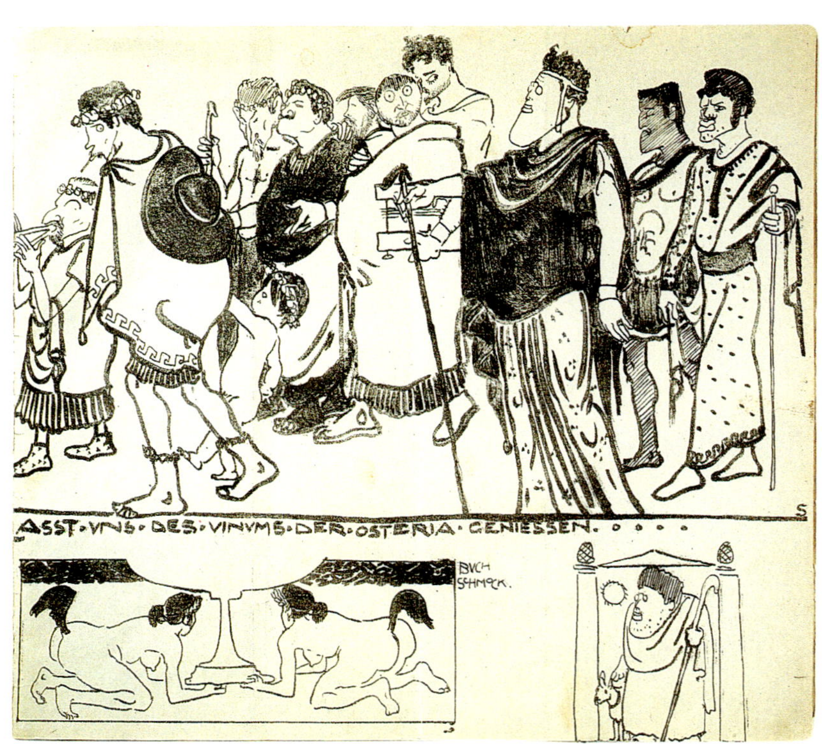

495

und daß Dauthendander Max Dauthendey ist. Neben Onanos ist Gino Finetti in antiker Rüstung karikiert. Finetti hat, wie Hoerschelmann auf der Festzeitung vermerkt, die Karikaturen gezeichnet. Auch Alexander von Salzmann war daran beteiligt, wie eine Signatur beweist. Beide haben vermutlich auch jene Festdekoration, die auf den Fotografien aus dem Münter-Nachlaß zu sehen ist, gestaltet. Alle erwähnten Künstler kommen im Kreis der *Sturmfackel* vor. Alfred Kubin erinnert sich: „Mehr muß ich von einem Künstlerfreundeskreis erzählen, der im Café Elite in der Schellingstraße seine Hochburg hatte und den wohl keines der einstigen Mitglieder je vergessen wird. Es war dies die *Sturmfackel*. ein freier Verein, welcher, darin grotesk genug, vorgab, in der Unterdrückung der Individualität seine Hauptaufgabe zu sehen.“ [203] Kubin erinnert sich auch an ein Fest: „Auf die Akademie ging ich nun gar nicht mehr, und auch die ‚Sturmfackel‘ besuchte ich nur selten. Der Kreis löste sich auch bald nachher auf, nachdem er in einem denkwürdigen, orgienhaften ‚römischen Fest‘ zum letzten Male voll geglänzt hatte.“ [204] Über die Datierung dieses Festes ist sich die Kubin-Forschung nicht einig. [205] Über den nun hergestellten Zusammenhang zwischen einer Zeitung, eines Künstlerkreises und einer Folge von Fotodokumenten läßt sich die Orgie der Künstler- Vereinigung *Sturmfackel* auf den 2 Februar 1900 datieren. In dieser Zeit kommt Robert Walser nach München, begegnet den Redakteuren der Zeitschrift Insel und dem Schriftsteller Max Dauthendey. Dauthendander ist bekannt für seine Märchenstunden in einem Laden, der zu diesem Zweck orientalisch eingerichtet war. Die Sitte des Orients, Literatur über das gesprochene Wort an jeder Straßenecke zu vermitteln, brachte er von seinen Weltreisen mit. Ob der Autor mit dem Märchenerzähler identisch ist, den Robert Walser während seines Aufenthalts in Schwabing erlebte, läßt sich wissenschaftlich nicht belegen. Denn „Später wurden die Lichter gelöscht und im Dunkel Märchen erzählt. Ich selbst befaßte mich weniger mit Erzählkunst als damit, daß ich mich auf dem Nacken einer Künstlerin im Küssen übte, was sie sich ruhig gefallen ließ. Was sie für einen lieben Blick hatte! Wie das alles hübsch war.“ [206]

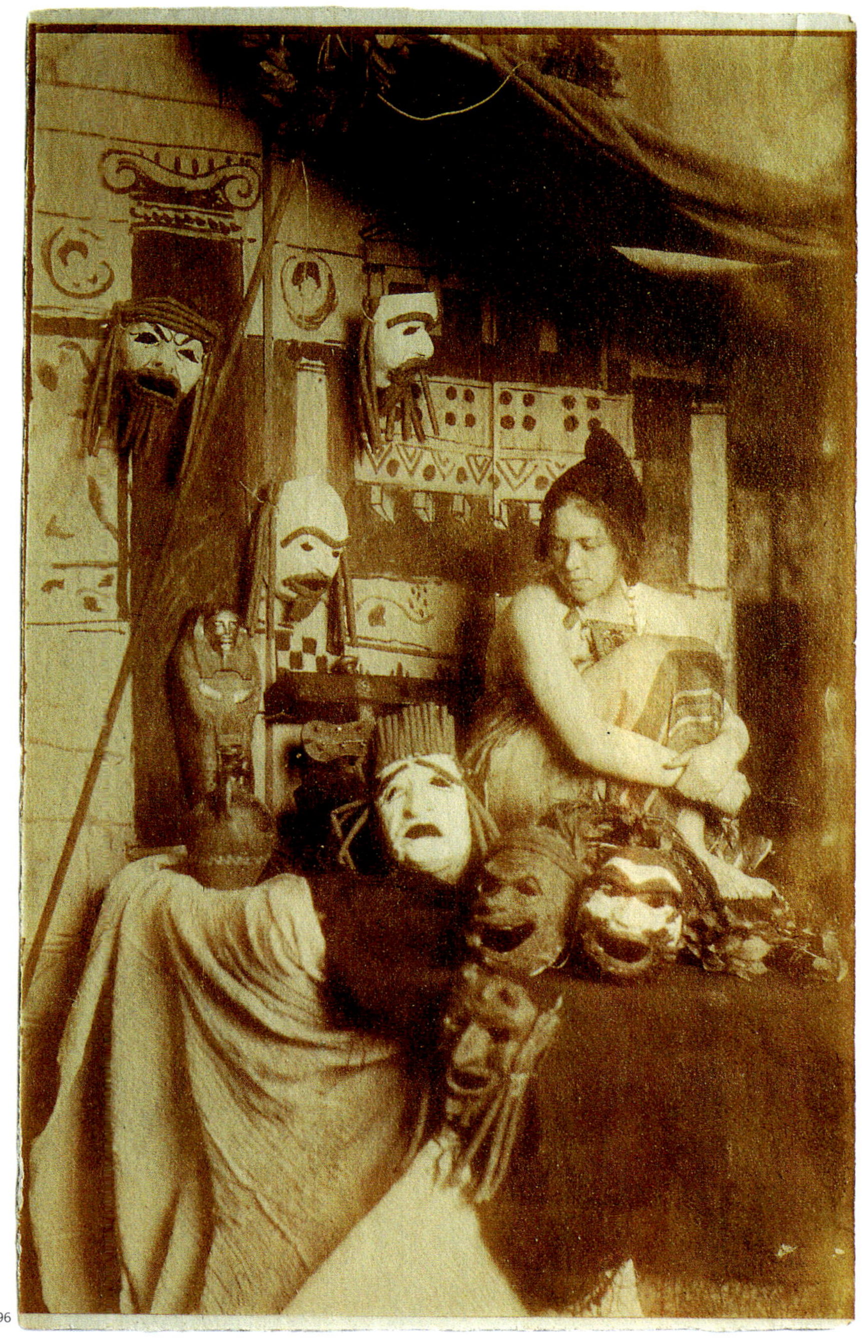

496

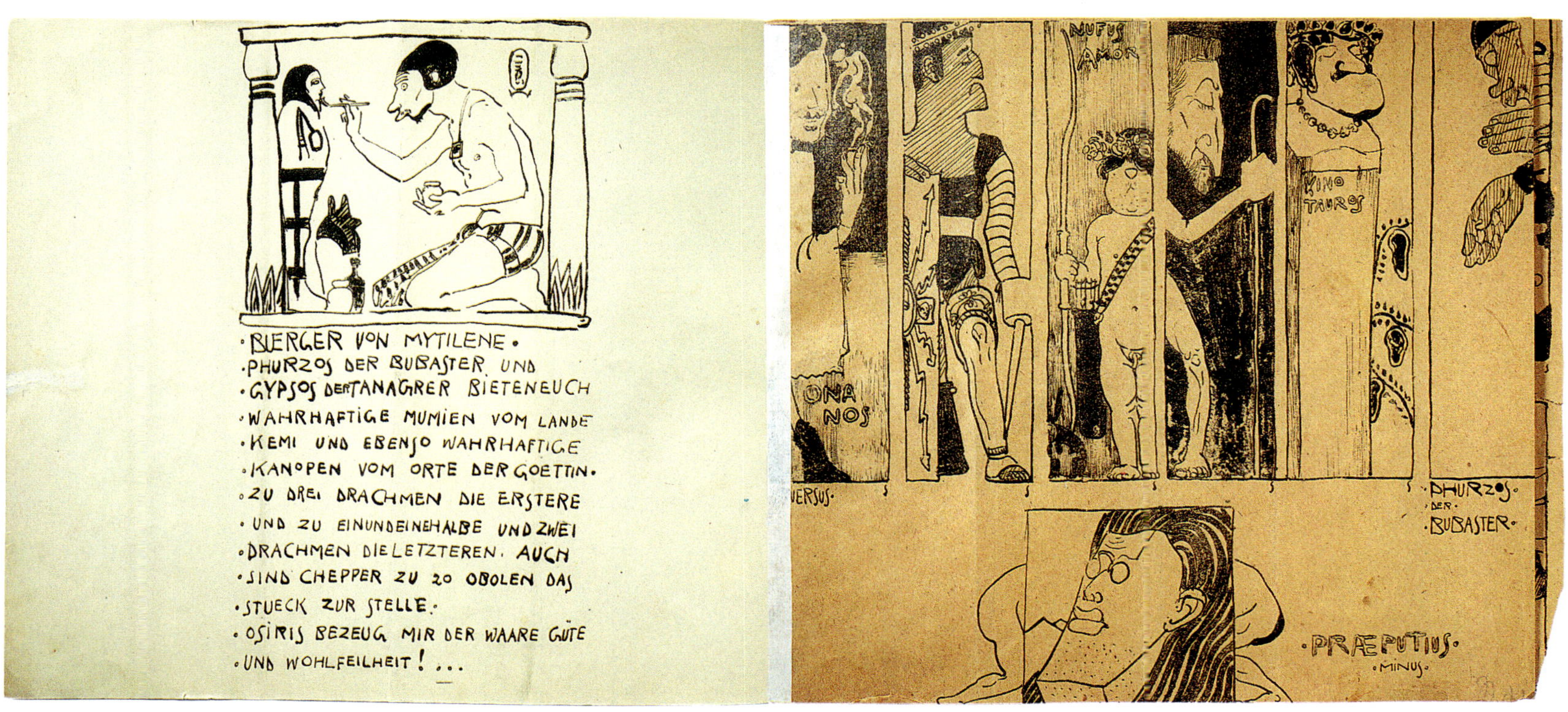

497

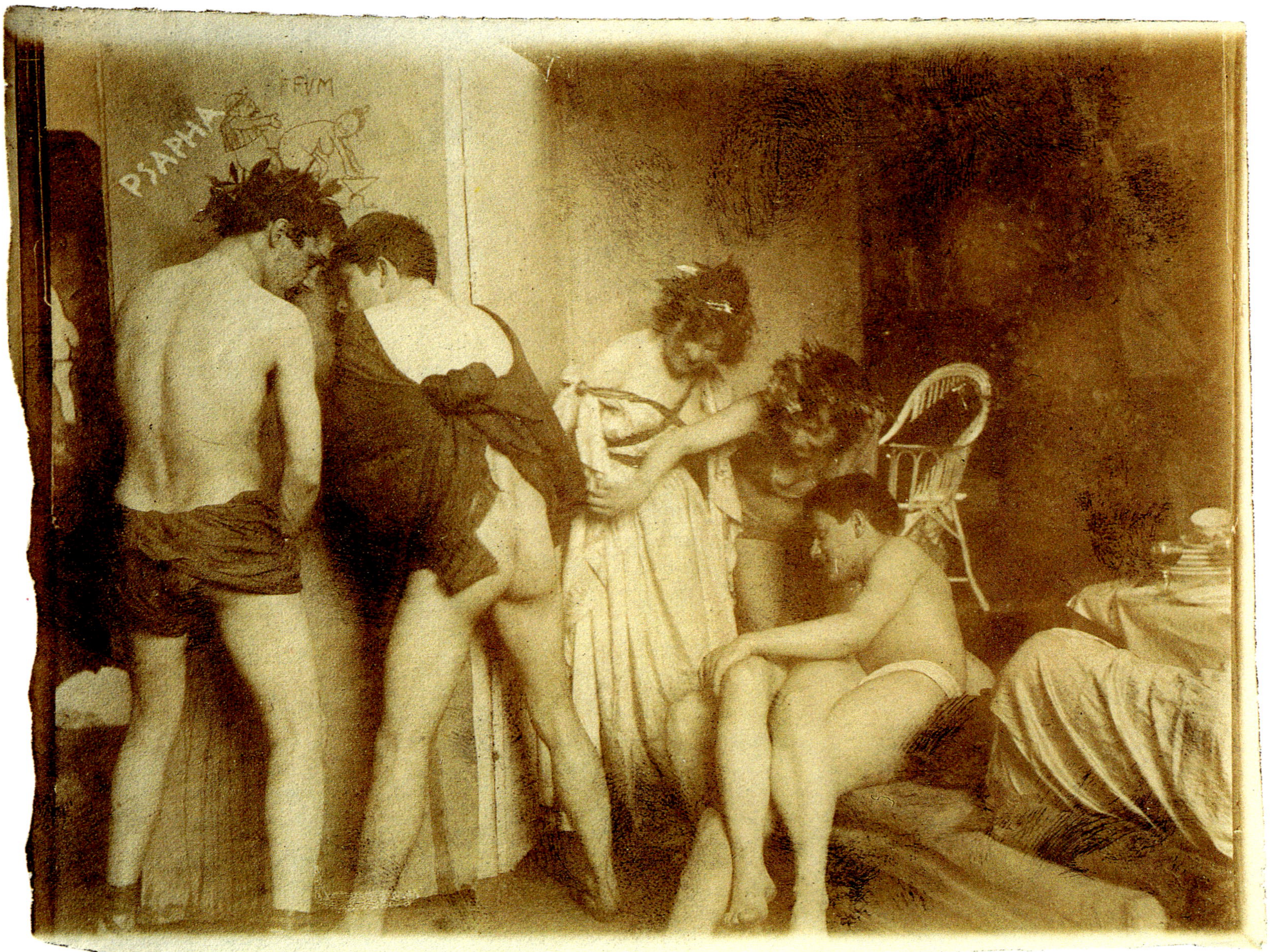
PSAPHA
498

499
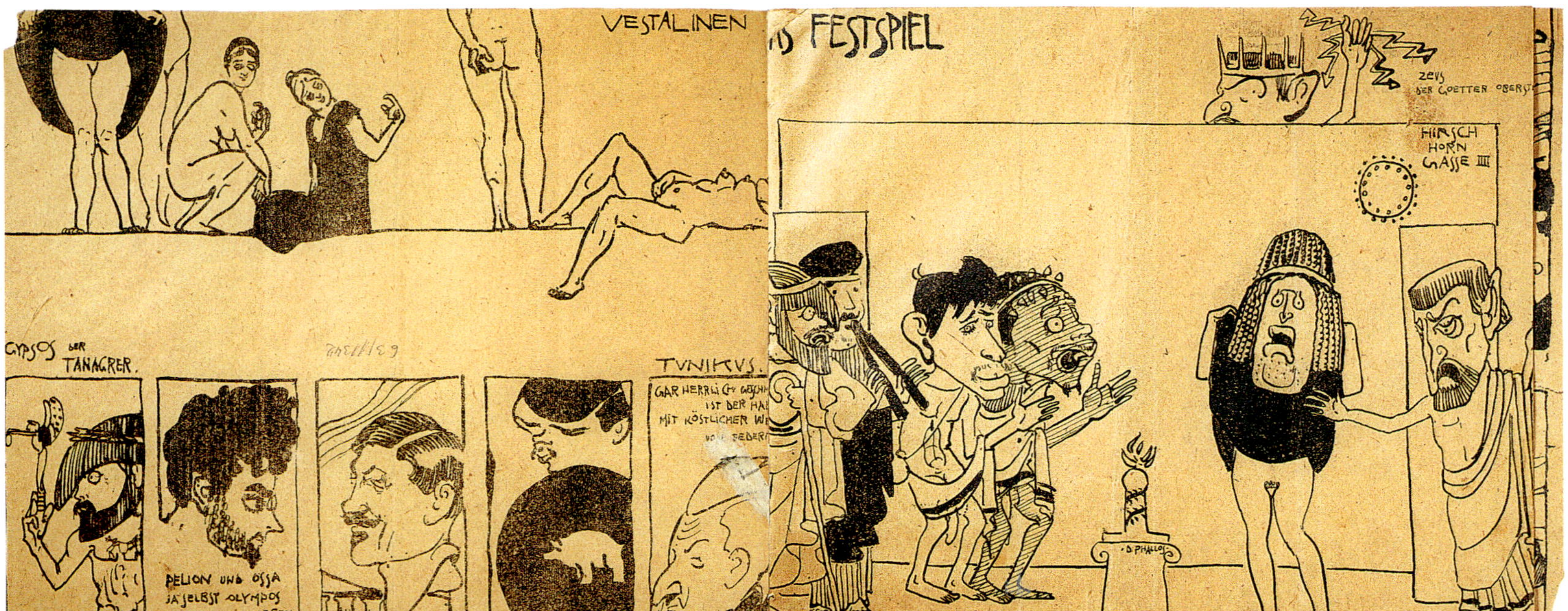
VESTALINEN
FESTSPIEL
HIRSCH HORN GASSE III
TANAGRER
PELION UND OSSA JA SELBST OLYMPOS HAB ICH ERSTIEGEN EISERNEN FUSSES.
PSAPHA

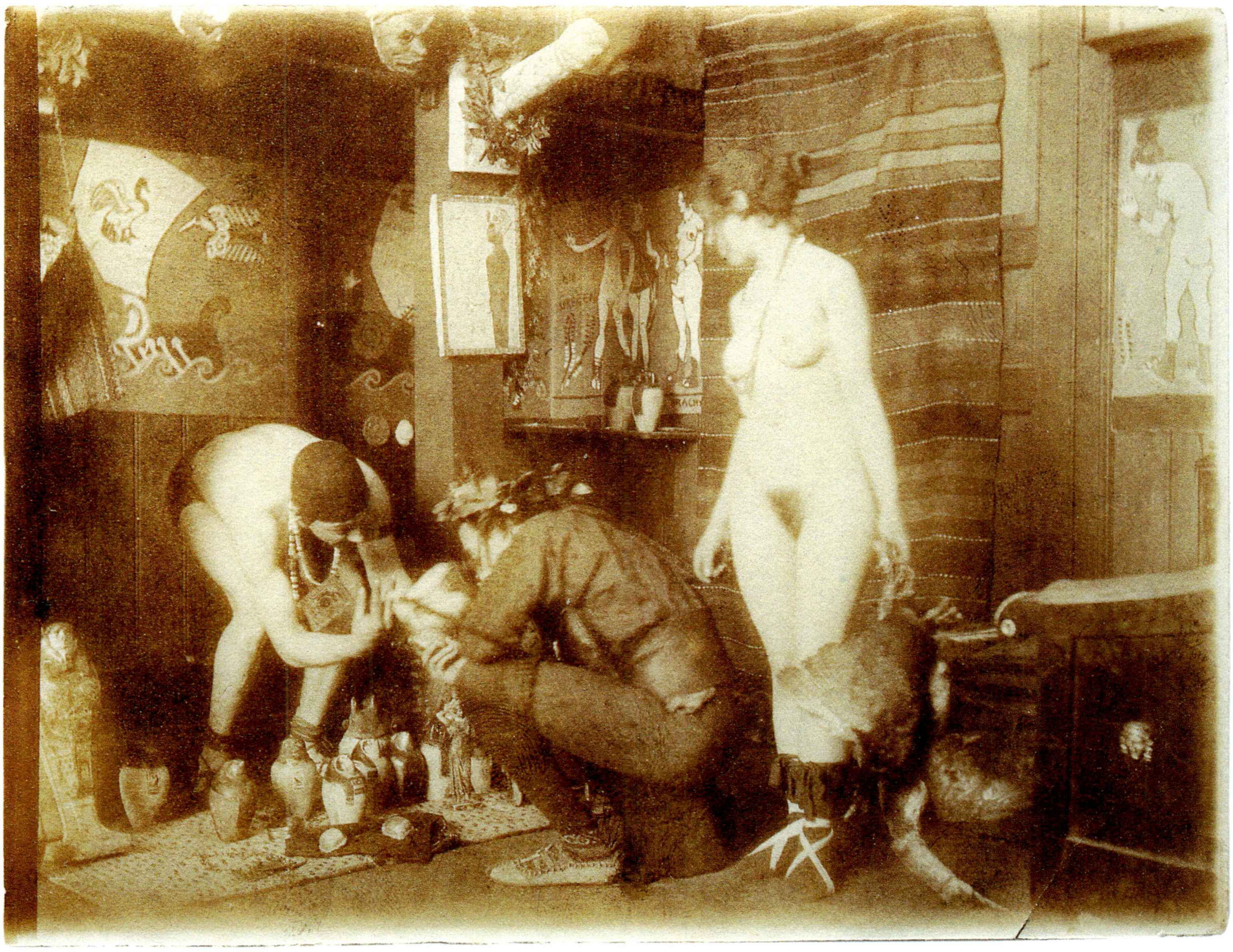

500

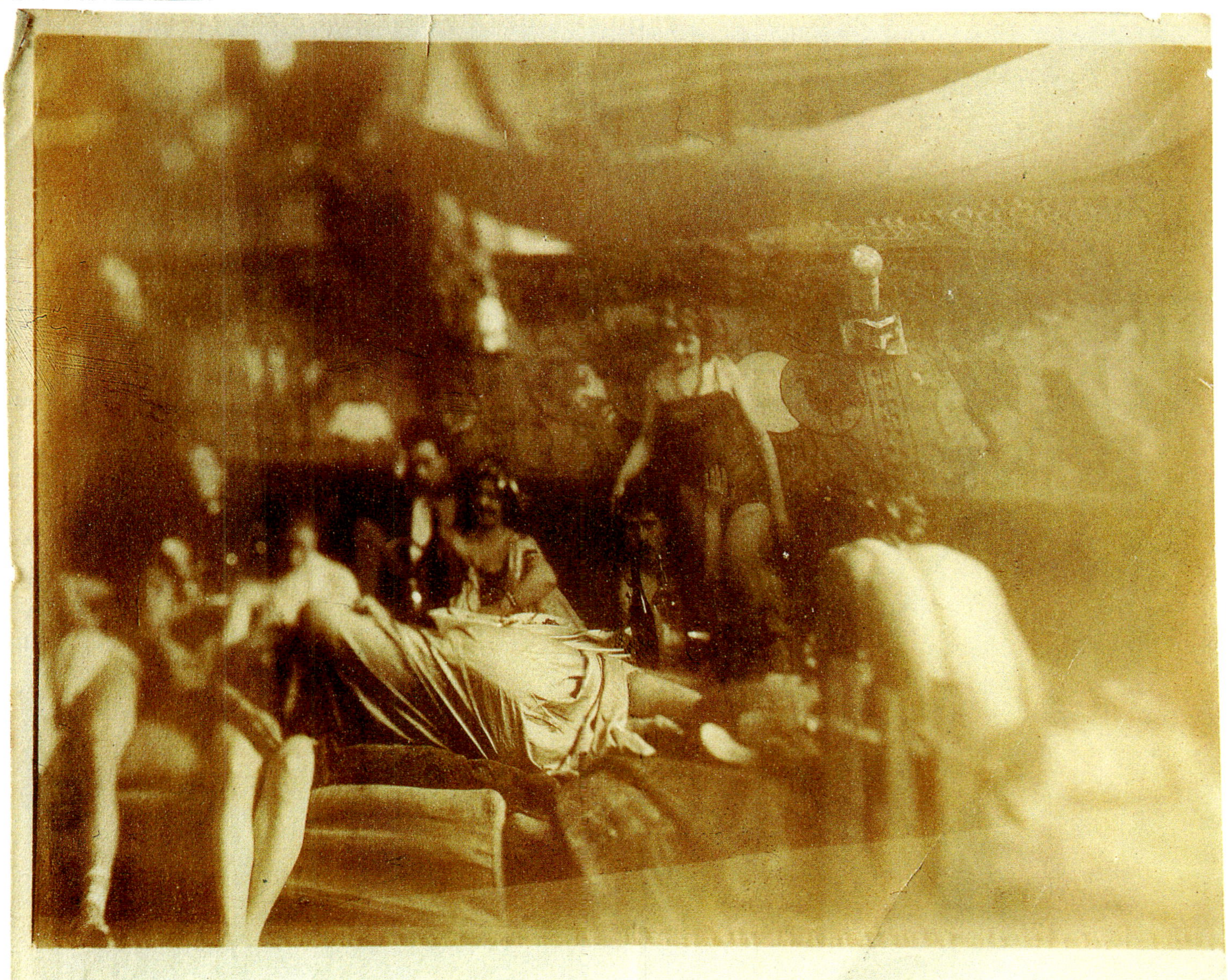

501

Streu Asche auf dein Haupt, du blonde Schöne!
Noch hebt erregt vom letzten wilden Tanze
Dein Busen sich, noch strahlt im feuchten Glanze
Bacchant'scher Lust dein Blick, auf deinem Munde
Brennen die Küsse noch der sel'gen Stunde:
Da mischt sich in der Geigen stürmisch Locken
Schon dumpf der Klang der fernen Kirchenglocken,
Und jäh verstummen die Sirenentöne –
Streu Asche auf dein Haupt, du blonde Schöne!

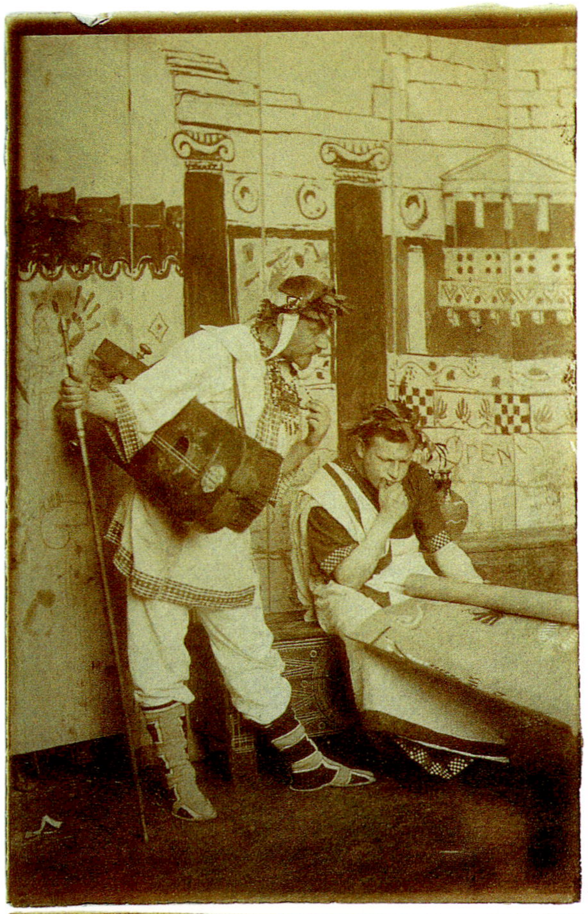

502

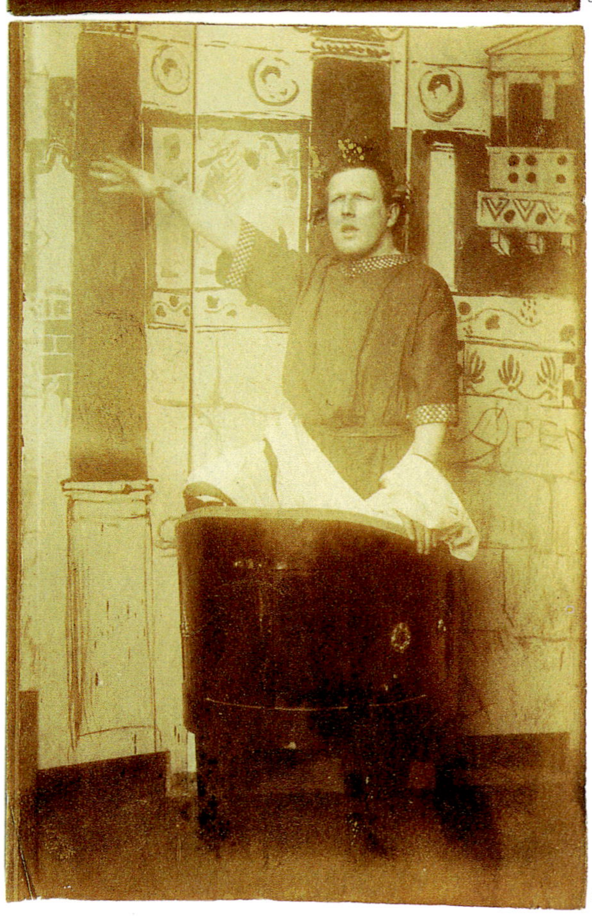

503

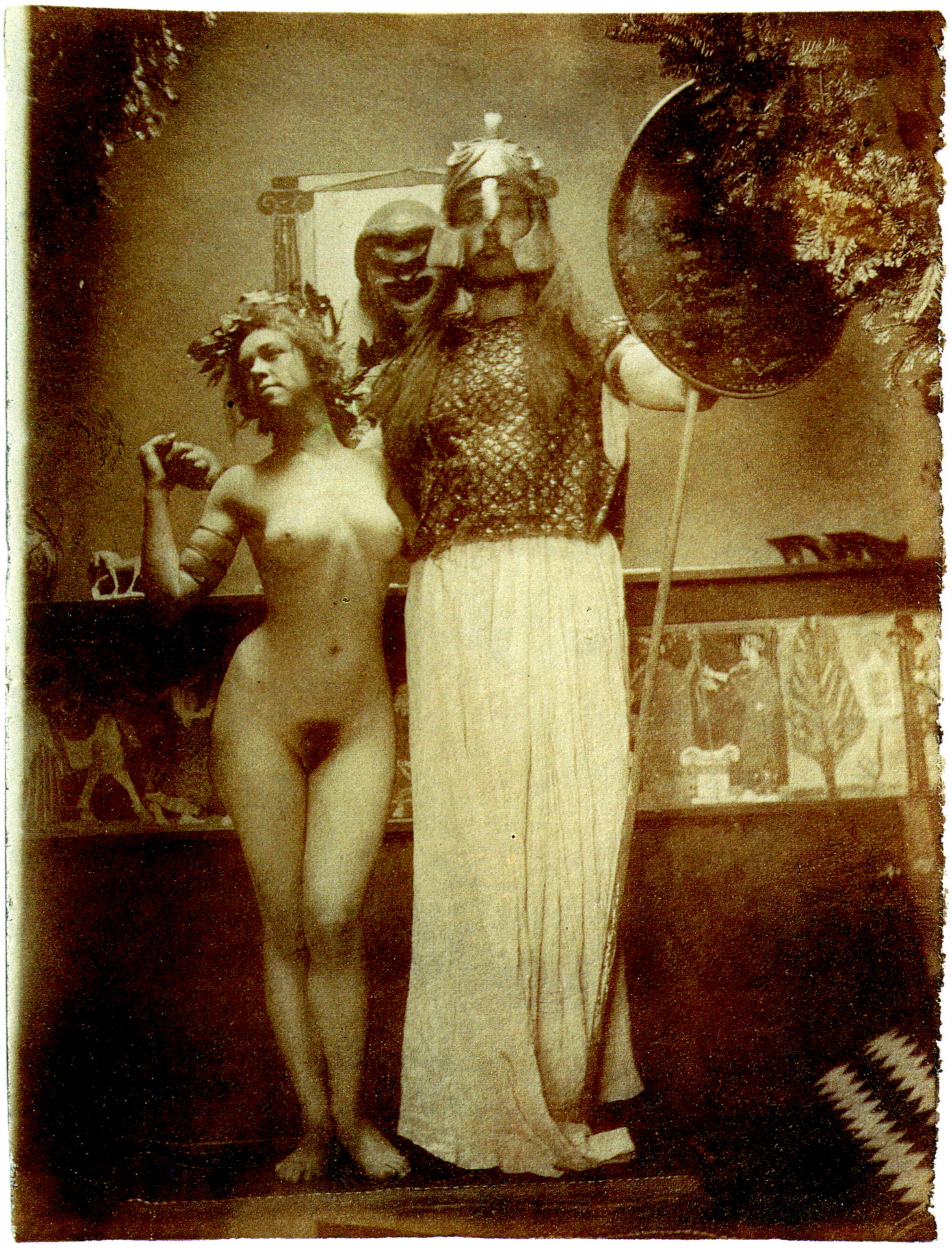

504

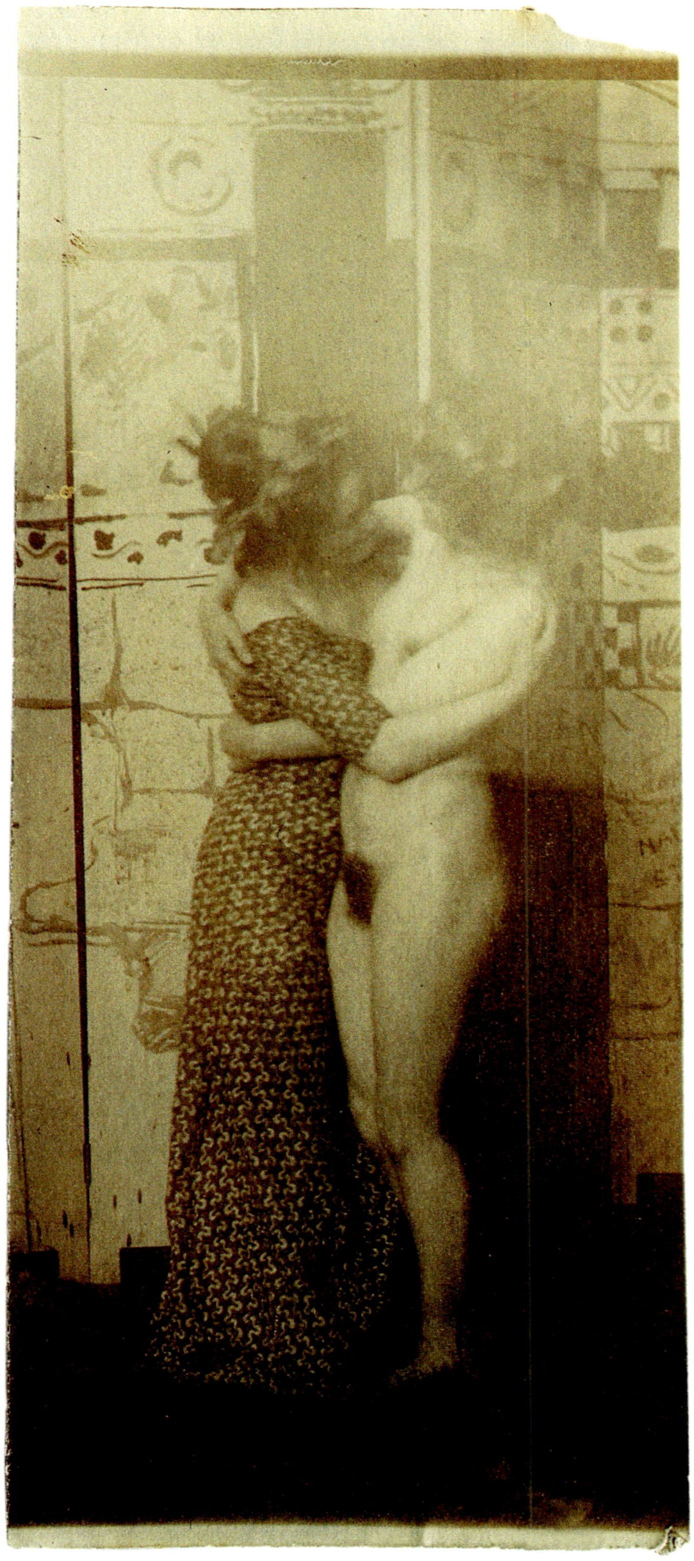

505

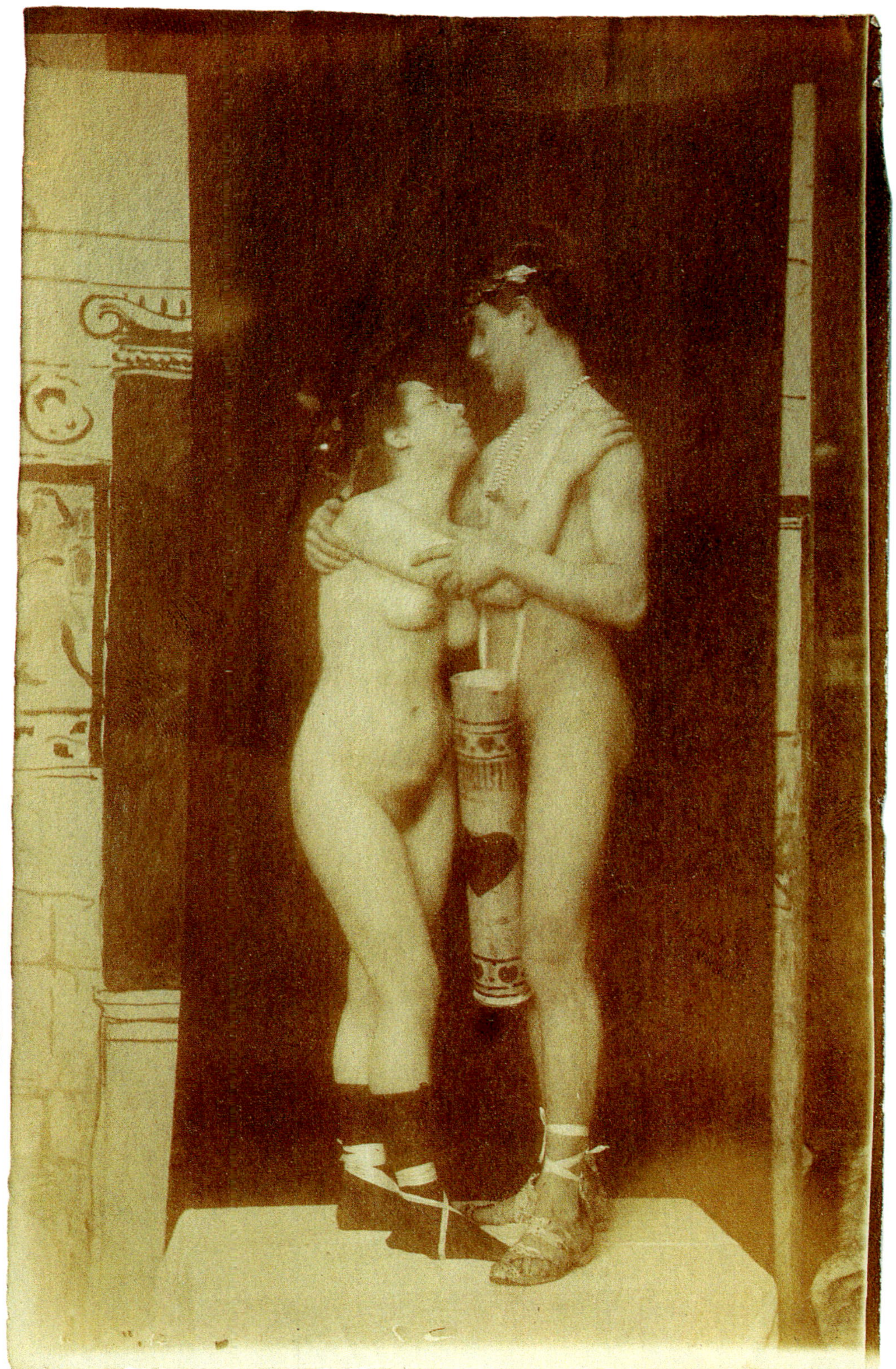

506

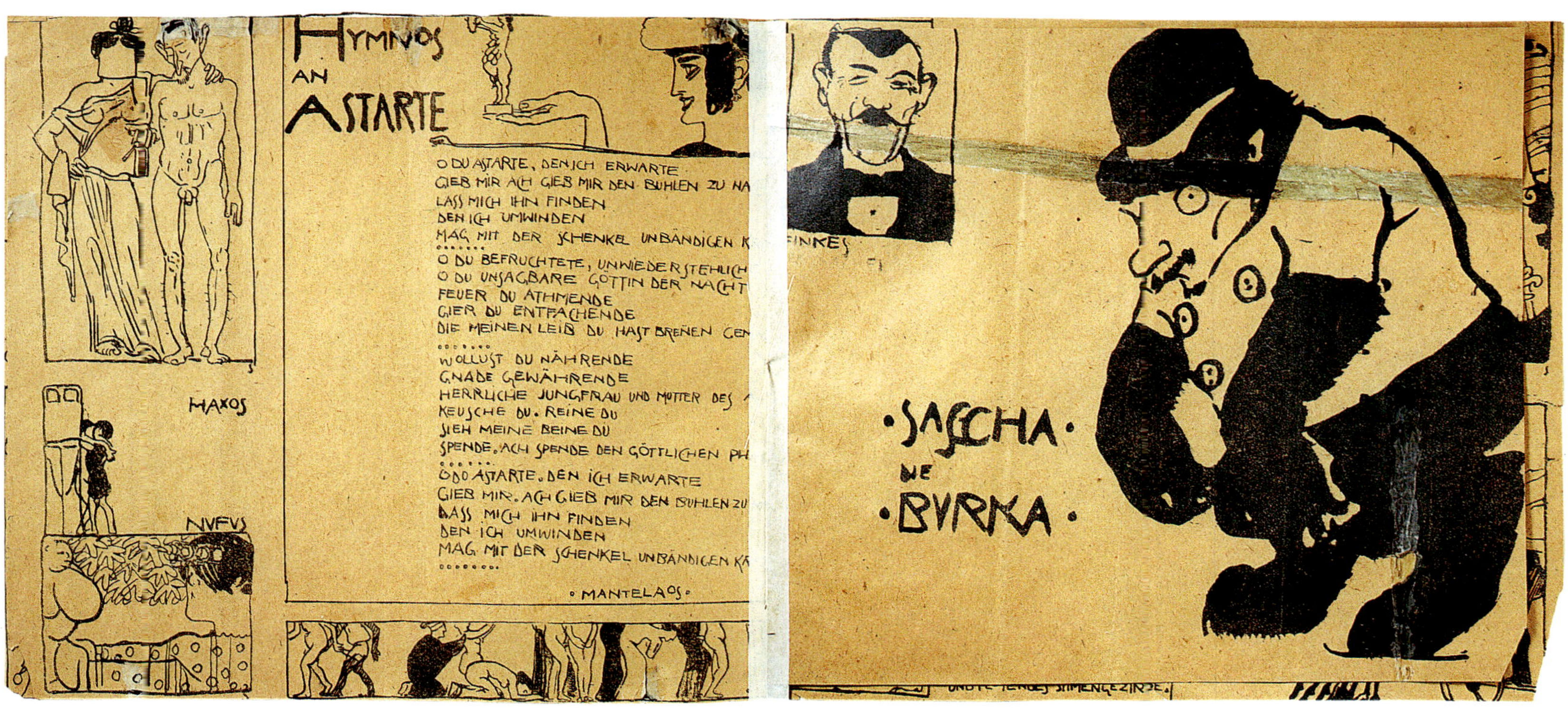
HYMNOS
AN
ASTARTE
O DU ASTARTE, DEN ICH ERWARTE
GIEB MIR ACH GIEB MIR DEN BUHLEN ZU
LASS MICH IHN FINDEN
DEN ICH UMWINDEN
MAG MIT DER SCHENKEL UNBÄNDIGEN
O DU BEFRUCHTETE, UNWIEDERSTEHLICH
O DU UNSAGBARE GÖTTIN DER NACHT
FEUER DU ATHMENDE
GIER DU ENTFACHENDE
DIE MEINEN LEIB DU HAST BRENNEN
WOLLUST DU NÄHRENDE
GNADE GEWÄHRENDE
HERRLICHE JUNGFRAU UND MUTTER DES
KEUSCHE DU. REINE DU
SIEH MEINE BEINE DU
SPENDE. ACH SPENDE DEN GÖTTLICHEN
O DU ASTARTE. DEN ICH ERWARTE
GIEB MIR. ACH GIEB MIR DEN BUHLEN
LASS MICH IHN FINDEN
DEN ICH UMWINDEN
MAG MIT DER SCHENKEL UNBÄNDIGEN
• MANTELAOS •
MAXOS
NUFUS
• SASCHA •
DE
• BURKA •

507

Die Welt ist dumm! Du freilich kannst nicht fassen,
Daß jene, die dort sittsam durch die Straßen
Zur Kirche schreiten, noch vor wenig Tagen
Im tollen Taumel dir am Herzen lagen.
Nun beten sie, daß, wenn die guten Sitten,
Das Seelenheil durch böse Lust gelitten,
Der Himmel doch das sünd'ge Fleisch versöhne –
Streu Asche auf dein Haupt, du blonde Schöne!

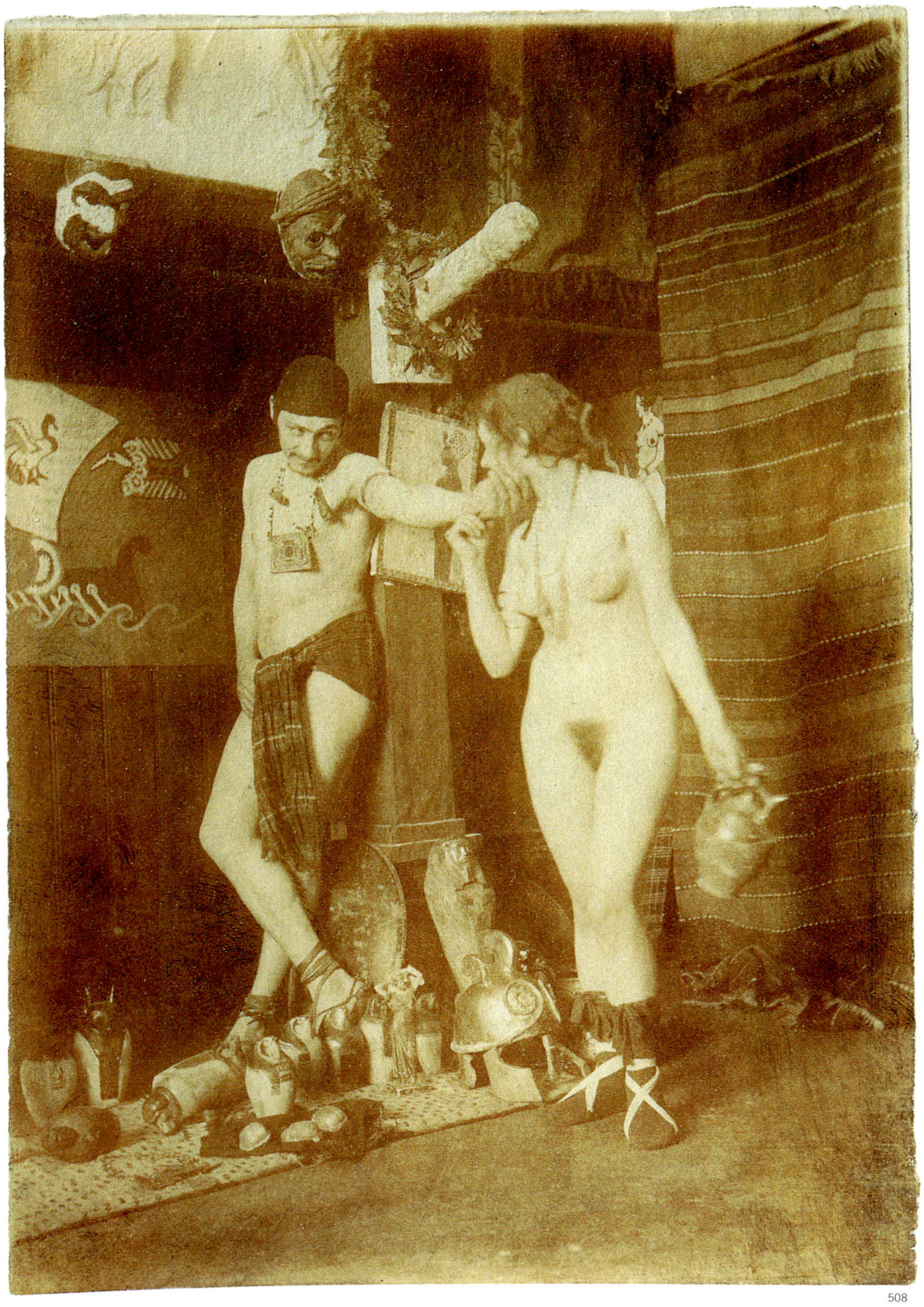

508

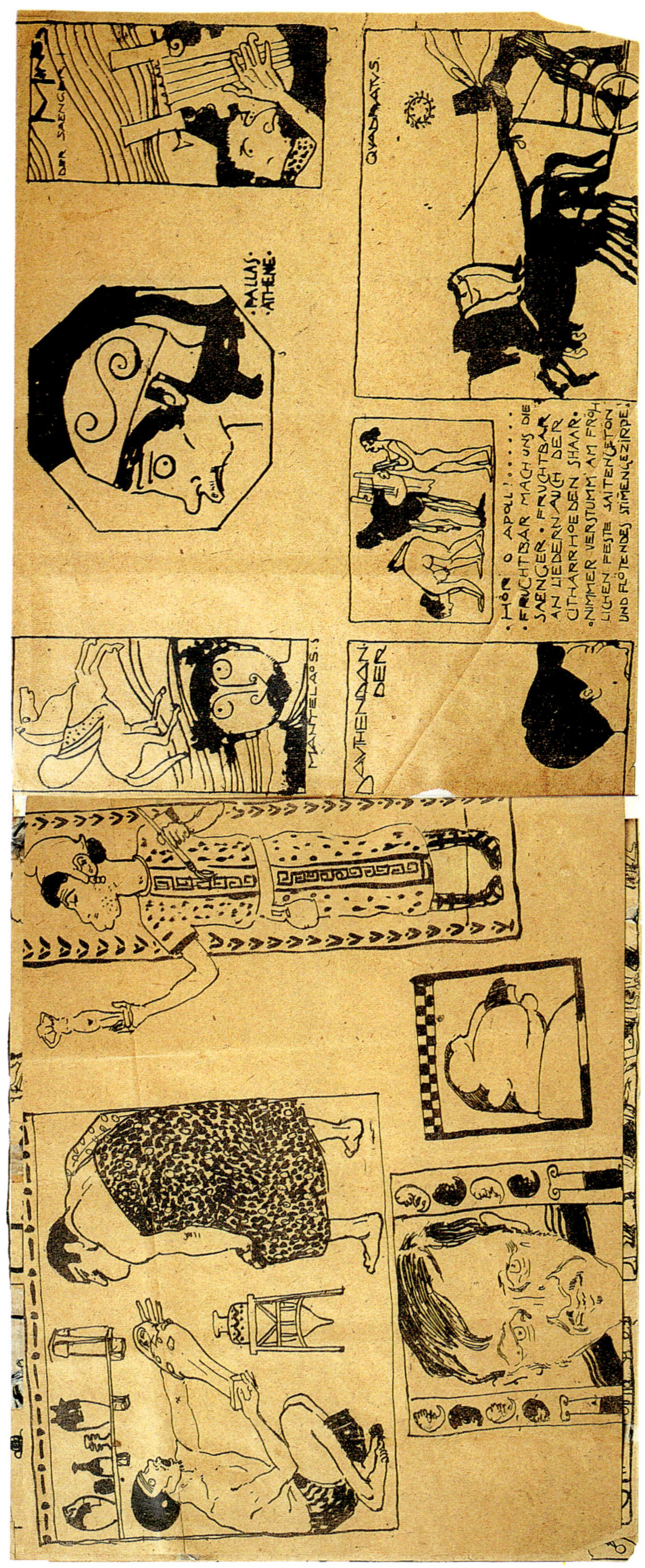

509

Die Welt ist feig! Denn sie wird alt und prüde,
Weil Jugendkraft und Jugendlust verglühte.
Nicht mehr wie einst zu Aphroditens Tagen
Kann man die Schönheit nackt und wahr ertragen.
Was einst Begeist'rung schuf, weckt heute Grauen.
Verstohlen nur darf Schönheit uns erbauen.
Die Lüge herrscht, sie zählt getreue Söhne.
Streu Asche auf dein Haupt, du blonde Schöne!

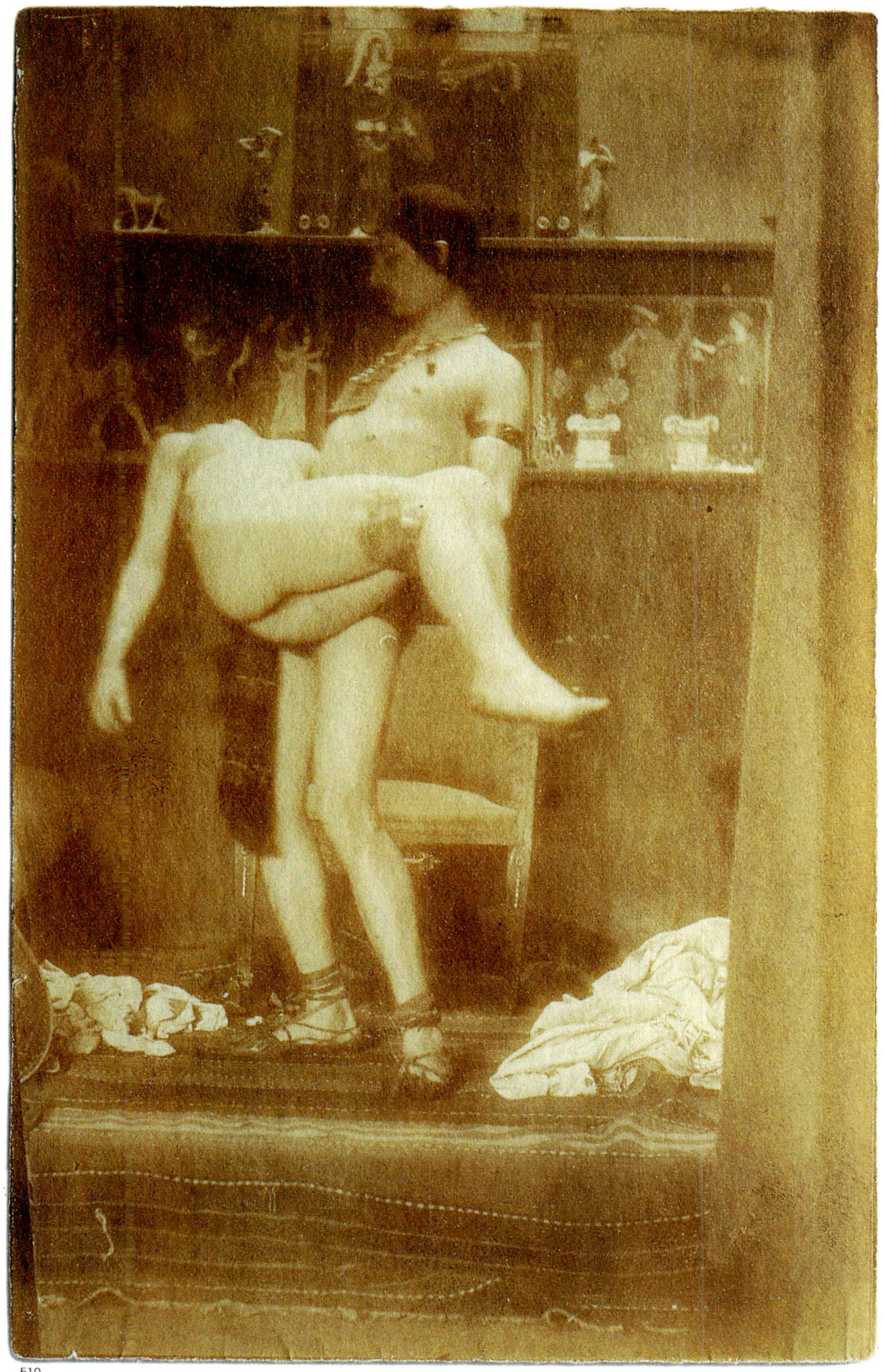

510

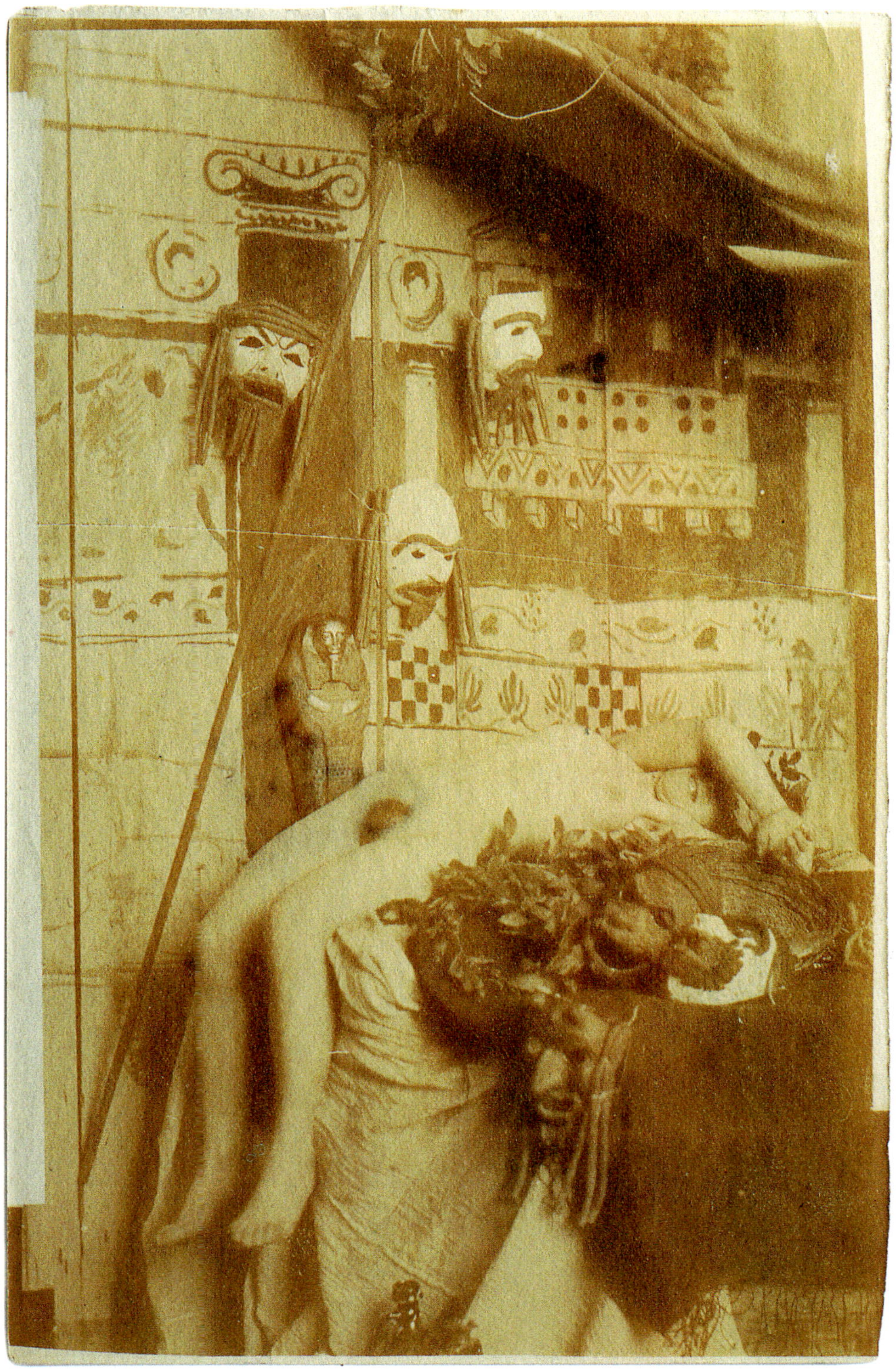

511

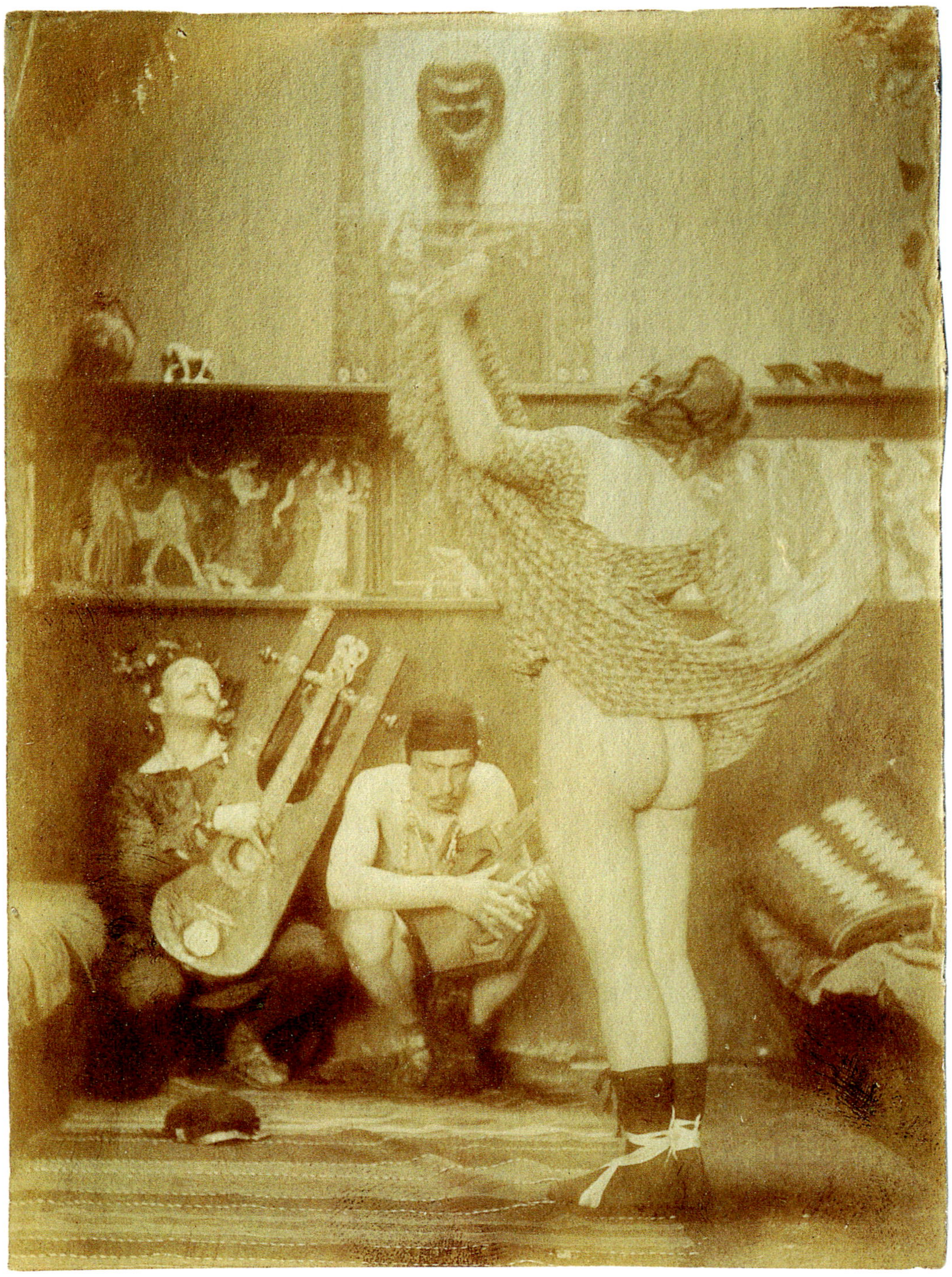

512

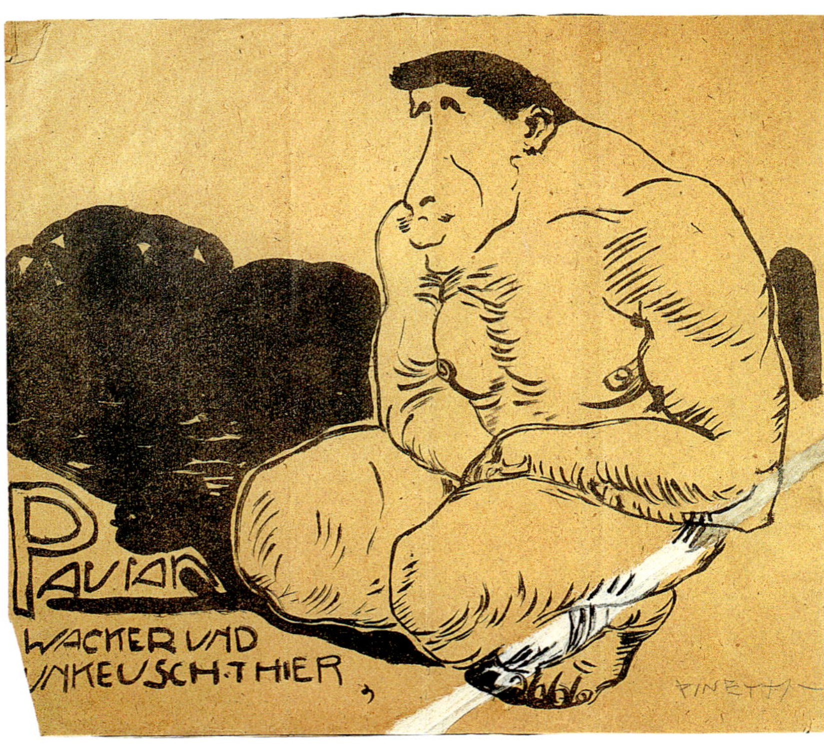
Pavian
WACKER VND
VNKEUSCH·THIER

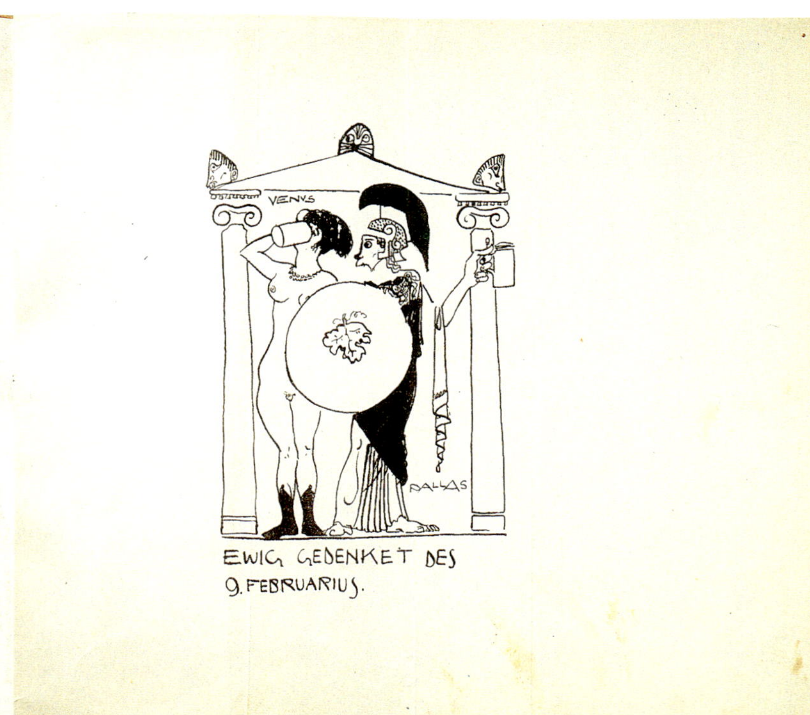
VENVS
PALLAS
EWIG GEDENKET DES
9. FEBRUARIUS.

513

Die Welt ist schlecht! Sieh, wie im finstren Schweigen
Die Frauen, die gerechten, auf dich zeigen.
Sie fluchen dir, du üpp'ges Kind der Sünde,
Die Flitter weg! Ein Trauerkleid geschwinde!
In strenge Falten leg die heit'ren Züge,
Und kannst du beten nicht, nun denn so lüge
Und heuchle Reu, daß keiner dich verhöhne.
Streu Asche auf dein Haupt, du blonde Schöne! [207]

Georg Schaumberg

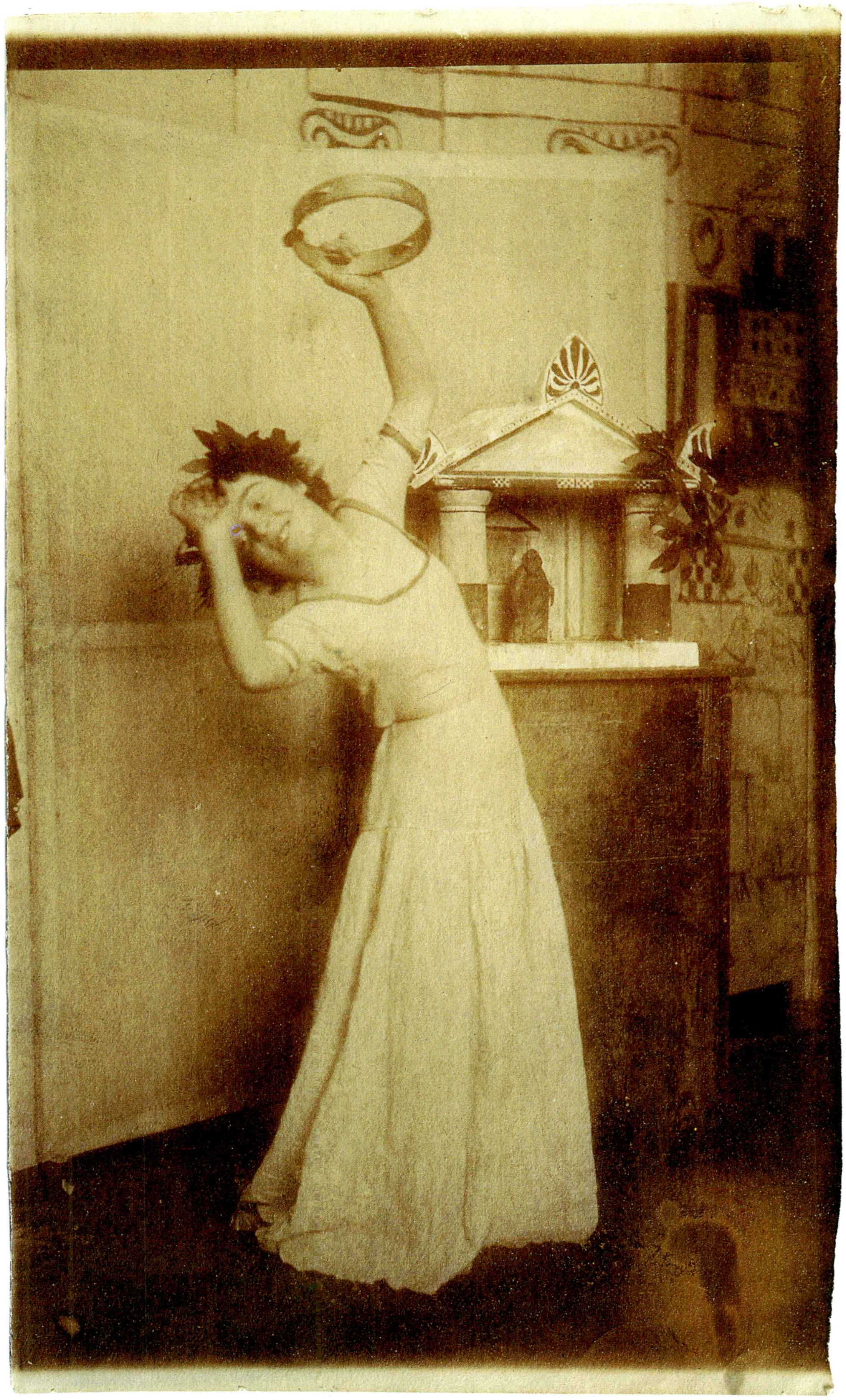

514

Anmerkungen

Abgekürzte Literatur:

Reventlow 1992:
Franziska Gräfin zu Reventlow, Tagebücher 1895-1910, Herausgegeben von Else Reventlow, Hamburg, Zürich 1992

Mühsam 1994:
Erich Mühsam, Tagebücher 1910-1924, Herausgegeben von Chris Hirte, München 1994

Mühsam 1962:
Erich Mühsam, Unpolitische Erinnerungen, Zürich 1962

Das Schwabing Archiv

1 Franz Blei, Erzählungen eines Lebens, Leipzig 1930

2 Oscar A. H. Schmitz, Bürgerliche Bohème. Ein Sittenroman aus dem Deutschland vor dem Weltkriege, München 1918

3 Franziska Gräfin zu Reventlow, Herrn Dames Aufzeichnungen oder Begebenheiten aus einem merkwürdigen Stadtteil, München 1913

4 Franz Jung, Der Weg nach unten, Hamburg 1988, S. 78

5 Ludwig Thoma, Agricola, München 1908, S. 7

6 Tagebuch 2. Mai 1899, in: Reventlow 1992, S. 110

8 Tagebuch [illegible]. Januar 1903, in: Reventlow 1992, S. 250

9 Tagebuch 22. September 1910, in: Mühsam 1994, S. 24

10 Tagebuch 8. März 1900, in: Reventlow 1992, S. 131

11 Tagebuch 15. Juli 1911, in: Mühsam 1994, S. 43

12 Tagebuch 21. April 1902, in: Reventlow 1992, S. 228

13 Tagebuch 28. September 1911, in: Mühsam 1994, S. 49

14 Erich Mühsam 1962, S. 146

15 ebd. S. 7

16 Rolf von Hoerschelmann, Leben ohne Alltag, Berlin 1947

17 Max Unold, Rolf von Hoerschelmann zum Gedächtnis, in: Das Kunstwerk 1946/47, Heft 8/9, S.70

18 Rolf von Hoerschelmann, zit. nach: Petzet, Wolfgang, Otto Falckenberg. Mein Leben – Mein Theater, München, Wien, Leipzig 1944, S. 61

19 Scharfrichtermarsch, in: Programmheft der Elf Scharfrichter April 1901, S. 6

20 Thomas Mann, Tonio Kröger, in: Mann, Thomas, Meistererzählungen, Zürich 1945 S. 101

21 ebd. S. 114

22 ebd. S. 108

23 ebd. S. 114

24 ebd. S. 114 f.

25 Mühsam 1962, S. 28 f.

26 Schwabinger Beobachter, 1904, Schwabing-Archiv R.v.H.

27 Franz Marc, Prospekt für die Subskription des Almanachs Der Blaue Reiter, Schwabing-Archiv R.v.H.

28 Einladungsblatt zum Kostümfest Münchens Niedergang als Kunststadt am 3. März 1903 in der Schwabinger Brauerei, Schwabing-Archiv R.v.H.

29 siehe Anm. 18

Schwabing ist kein geographischer Ort sondern ein kultureller Begriff

30 Erich Mühsam, Gedicht, zit. nach: Rukwid, Werner (Hrsg.), Geliebtes Schwabing. Verse und Prosa von Wedekind zu P. P. Althaus, München 1970, S. 96

31 Mühsam 1962, S. 150

32 ebd., S. 141

33 ebd, S. 150

In Memoriam Franziska Gräfin zu Reventlow und Erich Mühsam

34 Tagebuch 28. September 1910, in: Reventlow 1992, S. 483

35 Tagebuch September 1910, in: Reventlow 1992, S. 484

36 Mühsam 1962, S. 199

37 Tagebuch Januar 1910, in: Reventlow 1992, S. 466

Ich will dich in das kleine Dorf führen, wo die Geschichten spielen

38 Ludwig Thoma, Ausgewählte Werke, München, 1960, S. 116

39 Heinle, Fritz, Ludwig Thoma, München 1985, S. 52 f.

Ommo in Schwabing

40 Viktor Mann, Wir waren fünf, München 1949, S. 155

41 Peter de Mendelsohn, Der Zauberer. Das Leben des deutschen Schriftstellers Thomas Mann, Frankfurt am Main 1996, Bd. 2, S. 578

42 ebd. S. 580

43 ebd. S. 673

44 Thomas Mann, Tonio Kröger, in: Mann, Thomas, Meistererzählungen, Zürich 1945, S. 114

45 ebd. S. 114

Es war Karfreitag, abends um acht

46 Dominik Jost, Ludwig Derleth. Gestalt und Leistung, Stuttgart 1965, S. 20

47 Thomas Mann, Beim Propheten, in: Mann, Thomas, Die Erzählungen, Frankfurt am Main 1997, S. 361

48 ebd. S. 361

49 Handschriftliche Skizze zum Schwabinger Beobachter, Schwabing-Archiv R.v.H.

50 siehe Anm. 47

Der Archipoeta

51 Ludwig Thormaehlen, Erinnerung an Stefan George, Hamburg 1962, S. 51

52 Tagebuch 20. Februar 1901, in: Reventlow 1992, S. 176 f.

53 ebd. S. 51

54 Brief von Hanna Wolfskehl an Friedrich Gundolf 20. Februar 1904, in: Kluncker, Karlhans (Hrsg.), Karl und Hanna Wolfskehl. Briefwechsel mit Friedrich Gundolf 1899-1931, Amsterdam 1977, S. 204

55 Vorrede, in: George, Stefan, Maximin. Ein Gedenkbuch, Berlin 1907

56 ebd.

57 Melchior Lechter, Tagebuch der indischen Reise, Berlin 1911

58 Einladungsblatt zum Faschingsfest im Chinesischen Turm am 1. Februar 1913, veranstaltet von Karl und Hanna Wolfskehl, Schwabing-Archiv R.v.H.

Mon ceur is every times pink for You!

59 Tagebuch 21. Juni 1906, in: Reventlow 1992, S. 384

60 Kaleidoskop des Lebens [Rolf Reventlow], Manuskript, Monacensia Literaturarchiv, München

61 Franziska Gräfin zu Reventlow, Herrn Dames Aufzeichnungen oder Begebenheiten aus einem merkwürdigen Stadtteil, München 1913, S. 135

62 Tagebuch Sommer 1907, in: Reventlow 1992, S. 423

63 Tagebuch Winter 1902, in: Reventlow 1992, S. 249

64 Tagebuch 25. Januar 1903, in: Reventlow 1992, S. 253

Stehend reiten auf zwei Gäulen

65 Mühsam 1962, S. 12

66 Erich Mühsam, Ascona. Eine Broschüre, Zürich 1905, S. 48

67 Mühsam 1962, S. 28 f.

68 Tagebuch 22. Mai 1911, in: Mühsam 1994, S. 38

69 Erich Mühsam, Revolution, in: Revolution, Heft 1, 1913, S. 2

Mit einer kleinen Erbschaft der Großeltern mütterlicherseits zum Studium der Kunst nach München – Schwabing

70 Alfred Kubin, Aus meinem Leben, hrsg. von Ulrich Riemerschmidt, München 1974, S. 21

71 ebd. S. 30

So seht ihr unser Bühnlein geben / Ein winzig Bild vom großen Leben / Ein bißchen Ernst, / ein bißchen Spott

72 Wilhelm Hüsgen, Erinnerungen, Handschriftliches Manuskript, Monacensia Literaturarchiv, München

73 Scharfrichtermarsch, in: Programmheft der Elf Scharfrichter, April 1901, S. 6

74 Heinrich Lautensack, Marya Delvard, in: Elf Scharfrichter E.V. Ein Musenalmanach, München o.J. [1901]

75 Frank Wedekind, Ilse, in: Programmheft der Elf Scharfrichter, Juni/ Juli 1901, S. 15

76 siehe Anm. 3

77 Tagebuch 5. Januar 1903, in: Reventlow 1992, S. 253

Das Leben ist eine Rutschbahn

78 Mühsam 1962, S. 206

79 Max Halbe, Die Nebenregierung, in: Schmitz, Walter (Hrsg.), Die Münchner Moderne, Stuttgart 1990, S. 154

80 ebd. S. 155

81 Mühsam 1962, S. 206

82 Frank Wedekind. Gesammelte Briefe, Hrsg. von Franz Stich, München 1924, Bd. 1, S. 324

83 Hans Carossa, Reise zu den Elf Scharfrichtern, in: Schmitz, Walter (Hrsg.), Die Münchner Moderne, Stuttgart 1990, S. 532 f.

84 Brief von Frank Wedekind an Tilly Newes vom 4. Juni 1905, in: Wedekind, Tilly, Lulu – die Rolle meines Lebens, München 1969

Ein modernes Milieu

85 Julius Meier-Graefe, Ein modernes Milieu, in: Dekorative Kunst IV, 9, 1901

86 Mühsam 1962, S. 28 f.

87 Die Insel. Hrsg. von Alfred Walter Heymel, Rudolf Alexander Schröder und Otto Julius Bierbaum, Faksimile-Ausgabe, Frankfurt am Main 1981, Kommentarband: Schöffelin, Klaus, Die ersten Jahre des Insel-Verlages 1899-1902, S. 18

88 Deutsche Chansons. Von Bierbaum, Heymel, Schröder, Wedekind, von Wolzogen et al., Leipzig 1912 (Erstausgabe 1901), S. 112

89 Weinert, Erich (Hrsg.), Heinrich Vogeler. Erinnerungen, Berlin 1962, S. 23 f.

90 Otto Julius Bierbaum, Irrgarten der Liebe, Berlin 1901, zit. nach: Schmitz, Walter (Hrsg.), Die Münchner Moderne, Stuttgart 1990, S. 290

91 Otto Julius Bierbaum, Eine empfindsame Reise im Automobil, Berlin 1902, Vorwort

Die Lehr- und Versuch-Ateliers für angewandte und freie Kunst

92 Dagmar Rinker, Die Lehr- und Versuch-Ateliers für Angewandte und Freie Kunst. München 1902-1914, Magisterarbeit, München 1991

93 Paul Klee, Tagebücher 1898-1918, Stuttgart 1988, S. 266

94 Hermann Obrist, Die Zukunft unserer Architektur, in: Dekorative Kunst IV, 9, 1901, S. 332

René Maria und Lou

95 Lou Andreas-Salomé, Lebensrückblick, Frankfurt am Main 1974, S. 113 f.

96 René Maria Rilke, Traumgekrönt, Leipzig 1897

97 siehe Anm. 1, S. 140

98 Brief Rainer Maria Rilke an Lou Andreas-Salomé, 17. Juli 1897, Lou Andreas-Salomé-Nachlaß, Göttingen

99 ebd.

100 Tagebuch März 1897, in: Reventlow 1992, S. 49

Hinschwindende ganz leicht, eh sie vergehen

101 W. M., Neue Wachspuppen von Lotte Pritzel, in: Deutsche Kunst und Dekoration, 1913, S. 314 f.

102 Tagebuch 2. Dezember 1911, in: Mühsam 1994, S. 67

103 Johannes R. Becher, München in meinem Gedicht, Starnberg 1946

104 siehe Anm. 102

105 Tagebuch 1907, in: Reventlow 1992

106 Tagebuch 2. Dezember 1911, in: Mühsam 1994, S. 67

Schwabing in Ascona

107 Prospekt der Individualistischen Cooperative von Monte Verità. Grundlegend in diesem Zusammenhang ist die Publikation von Harald Szeemann: Monte Verità – Berg der Wahrheit. Lokale Anthropologie als Beitrag zur Wiederentdeckung einer neuzeitlichen sakralen Topographie, o.J.

108 Hans Brandenburg, Der moderne Tanz, München 1917

Pünktliches Erscheinen dringend notwendig

109 Rolf von Hoerschelmann, Leben ohne Alltag, Berlin 1947

Die Künstlerpension

110 Tagebuch 22. Mai 1911, in: Mühsam 1994, S. 39

Wenn der Professor kommt

111 L. van Veer, Art Students in Munich, in: The Studio, 1904

112 ebd.

113 Franziska Gräfin zu Reventlow, Christus. Ein Interview, in: Klosterjungen. Humoresken von Franziska Gräfin zu Reventlow und O. Eugen Thossan, Leipzig 1897, S. 181

Das Schwabing Triptychon

114 Andrej Belyj, Café Simplicissimus, zit. nach: Schmitz, Walter, Die Münchner Moderne, Stuttgart 1990, S. 511

115 Mühsam 1962, S. 178 f.

116 Ludwig Scharf, Tschandala-Lieder, Stuttgart 1905, S. 39

Die Damen-Akademie

117 Monika Meister, Malweiber. Der Münchner Künstlerinnen-Verein um die Jahrhundertwende, Rundfunksendung vom 7. Juli 1996 im Bayerischen Rundfunk, Manuskript, S. 6

118 ebd. S. 7

119 Käthe Kollwitz, Aus meinem Leben, München 1957, S. 45

120 Beate Jeep-Bonus, Sechzig Jahre Freundschaft mit Käthe Kollwitz, Bremen 1948, S. 14

En plein air

121 Dirk Heißerer, Marcel Duchamp und Max Bergmann, Rundfunksendung vom 12.10.1997 im Bayerischen Rundfunk

Ab nach München

122 Gisela Kleine, Gabriele Münter und Wassily Kandinsky. Biographie eines Paares, Frankfurt am Main, Leipzig 1990, S. 87

123 ebd. S. 150

124 München, Städtische Galerie im Lenbachhaus, Gabriele Münter 1877-1962, hrsg. von Annegret Hoberg und Helmut Friedel, 1992, S. 29

125 Wassily Kandinsky in einem Brief vom 2. September 1903 an Gabriele Münter, in: Kleine, Gisela, siehe Anm.122

126 Johannes Eichner, Kandinsky und Gabriele Münter. Von Ursprüngen moderner Kunst, München 1957, S. 38

Wer zuerst kommt, malt zuerst

127 Berlin, Brücke-Museum, Der frühe Kandinsky, Hrsg. von Magdalena M. Moeller, 1994

128 Bericht des Arztes Dr. Freytag, der an der Phalanx-Kunstschule plastische Anatomie unterrichtet, in: Roethel, Hans Konrad, Kandinsky. Das graphische Werk, Köln 1970

129 Leonhard Frank, Links wo das Herz ist, München 1967

130 Bötticher, Hans, Festschrift der Künstlerkneipe Simplicissimus, München 1909

131 siehe Anm. 128

In Schwabing gibt es viele Ateliers

132 Leonhard Frank, Links wo das Herz ist, München 1967, S. 26

Der Künstlerakt

133 Franziska Gräfin zu Reventlow, Christus. Ein Interview, in : Klosterjungen, Leipzig 1897, S. 188

134 ebd. S.182

135 Die Schönheit des menschlichen Körpers, Stuttgart 1905

Jessas, der Lex Heinze!

136 Döscher, K.H., Die Lex Heinze und das öffentliche Leben, in: Falckenberg, Otto, Das Buch von der Lex Heinze. Ein Kulturdokument aus dem Anfange des zwanzigsten Jahrhunderts, Leipzig 1900, S. 41

137 ebd. S. 41

138 ebd.

139 ebd.

140 Georg Hirth, Der Goethebund, in: Falckenberg, S. 64, siehe Anm.136

141 Franziska Gräfin zu Reventlow, Erziehung und Sittlichkeit, in: Falckenberg, S. 54, siehe Anm.136

142 Brief von Auguste Rodin an Otto Falckenberg, in: Falckenberg, S. 86, siehe Anm.136

Die Kunstzeitschrift

143 Abel. Zeitschrift für Sklaverei, Hrsg. von Balduin Bählamm, München 1912, S. 2

Zuoberst die Kunst des Lebens

144 Paul Klee, Tagebücher 1898-1918, Hrsg. von der Paul-Klee-Stiftung, Kunstmuseum Bern, Bearbeitet von Wolfgang Kersten, Stuttgart 1988, Nr. 883

145 ebd. S. 33

146 ebd.

147 Paul Klee, Briefe an die Familie 1893-1940, Hrsg. von Felix Klee, Köln 1979, Bd.1, S. 60

148 siehe Anm.1, S. 54

149 ebd. S.56

150 ebd. Nr. 137

151 ebd. S. 311

152 ebd.

153 ebd. S. 57

154 ebd. Nr. 778

155 ebd. S. 323

Der Dichter und der Maler

156 Lovis Corinth, Meine frühen Jahre, Hamburg 1954, S.132 ff.

157 ebd. S. 136

158 Essen, Museum Folkwang, Lovis Corinth 1858-1925, Hrsg. von Zdenek Felix, Essen 1985, S. 198

Blick aus dem Fenster

159 Brief Alexander Kanoldt an Josef August Beringer vom 6.6.1912, in: Freiburg im Breisgau, Alexander Kanoldt, Hrsg. von Michael Koch, 1987, S. 198

160 Brief von Marianne von Werefkin an Richard Reichle, Dezember 1912, in: Hüneke, Andreas (Hrsg.), Der Blaue Reiter. Dokumente einer geistigen Bewegung, Leipzig 1991, S. 73

161 Brief von Helmuth Macke an Will Wieger vom 2.12.1910, in: Hüneke 1991, S. 36 f.

Der Salon

162 Elisabeth Erdmann-Macke, Erinnerungen an August Macke, Stuttgart 1962, S. 190

163 Brief von Helmuth Macke an Will Wieger vom 2.12.1910, in: Hüneke 1991, S.36 f.

164 Alexej von Jawlensky, Lebenserinnerungen, in: Weiler, Clemens (Hrsg.), Alexej von Jawlensky. Köpfe, Gesichter, Meditationen, Hanau 1970, S. 110

Russischer Ritter

165 Berlin, Brücke-Museum, Der frühe Kandinsky, Hrsg. von Magdalena M. Moeller, 1994, S. 22

166 Wassily Kandinsky, Rückblicke, Essay 1913, in: ebd. Kat. Nr. 6

167 ebd.

168 ebd. S. 51, Anm.28

Der Almanach

169 Andreas Hüneke, Der Blaue Reiter, Leipzig 1989, S. 77

170 Wassily Kandinsky, Der Blaue Reiter (Rückblick), in: Das Kunstblatt 14, 1930, S.59, Anm.

171 Hüneke 1989, S. 78 f.

172 Klaus Lankheit, Die Geschichte des Almanachs, in: Der Blaue Reiter (Dokumentarische Neuausgabe), München, Zürich 1984, S. 274 f.

173 Vorwort, in: Marc, Franz, Kandinsky, W. (Hrsg.), Der Blaue Reiter, München 1912

174 Franz Marc, Subskriptions-Prospekt zum Almanach Der Blaue Reiter, zit. nach: Hüneke 1989, S. 98

175 Hüneke 1989, S. 88

Schwabing und Sindelsdorf

176 Maria Marc, Aus meinem Leben mit Franz Marc, in: München, Städtische Galerie im Lenbachhaus, Maria Marc. Leben und Werk, Hrsg. von Annegret Hoberg, 1995

177 zit. nach: München, Städtische Galerie im Lenbachhaus, Franz Marc 1880-1916, Hrsg. von Armin Zweite, 1980

178 zit. nach, siehe Anm.177

179 zit. nach, siehe Anm.177

180 Helmuth Macke, Erinnerungen, zit. nach: Hüneke, Andreas, Der Blaue Reiter, Leipzig 1991, S. 13 f.

181 Text der Postkarte von Maria Marc an Lily Klee vom 10.5.1913

182 Text der Postkarte von Franz Marc an Paul Klee vom 29.5.1913

183 Text der Postkarte von Franz Marc an Paul Klee vom 8.11.1913

184 Text der Postkarte von Maria Marc an Lily Klee vom 22.3.1914

185 Text der Postkarte von Maria Marc an Lily Klee, ohne Datum

Zuerst Maler, dann Fotograf

186 Hans Brandenburg, München leuchtete. Jugenderinnerungen, München 1953, S. 270

187 München, Münchner Stadtmuseum, Frank Eugene. The Dream of Beauty, Hrsg. von Ulrich Pohlmann, München 1995, S. 36

188 ebd. S. 316

189 Hugo Erfurth, Die Entwicklung der Bildnisphotographie, in: Photographische Korrespondenz, 50, 1913, Nr. 631, S. 191

190 Sadakichi Hartmann, Frank Eugene. Painter Photographer, in: The Photographic Times, 31, 1899, S. 555

Lachen, nicht grinsen

191 Max Messer, Rezension von ‚Eine Pariser Ehe' von Marcel Prévost, in: Wiener Rundschau vom 1.5.1898, zit.nach Abret, Helga, Albert Langen. Ein europäischer Verleger, München 1993, S. 351

192 Hans von Weber, Rezension von ‚Halbe Unschuld' von Marcel Prévost, in: Die Gesellschaft, Nov. 1897, S.255-256, zit. nach: Abret, Helga, siehe Anm.191, S. 351

193 Franz Blei, Erzählung eines Lebens, Leipzig 1930, S. 352

194 Vor fünfzig Jahren am 26.1.1948 starb Thomas Theodor Heine im schwedischen Exil. In seinem Nachlaß hat sich ein Text über die Entstehung der Zeitschrift Simplicissimus erhalten. Daraus stammt das Zitat.

Das Café Stefanie war seine Universität

195 Leonhard Frank, Links wo das Herz ist, München 1969, S. 64

196 P. [Graf Paul Keyserling jr.], Die Großen, in: Bählamm, Balduin (Hrsg.), Abel. Zeitschrift für Sklaverei, München 1912, S. 3

197 Leonhard Frank, Links wo das Herz ist, München 1969, S. 64

198 Bötticher, Hans (Hrsg.), Festschrift anläßlich des siebenjährigen Stiftungsfestes der Künstlerkneipe Simplicissimus am 1. Mai 1909, S. 44

199 Hans Bötticher alias Joachim Ringelnatz, Simplicissimus-Lied, in: ebd., S. 48

So ein Karneval ist eine ernste Sache

200 Josef Ruederer, München, München 1907, S. 23

201 Tagebuch 26.1.1912, in: Mühsam 1994, S. 73

202 Ludwig Thoma, D'Marie, Die Strophen 37,38,39,40, in: Simplicissimus. Faschingsausgabe, März 1908, S. 2 f.

Später wurden die Lichter gelöscht

203 Alfred Kubin, Aus meinem Leben (1911), in: Riemerschmidt, Ulrich (Hrsg.), Alfred Kubin. Aus meinem Leben, München 1977, S. 23

204 ebd. S. 29

205 Die Festzeitung wird unterschiedlich datiert. Annegret Hoberg datiert sie in das Jahr 1902. Siehe: Annegret Hoberg, Kubin in München 1898-1921, in: München, Städtische Galerie im Lenbachhaus, Alfred Kubin 1877-1959, 1990. Dirk Heißerer legt den Termin des intimen Atelierfests in den Januar oder Februar 1901. Siehe Dirk Heißerer, Wort und Linie. Kubin im literarischen München zwischen 1898 und 1909, in: ebd. S. 67 und Anm.17

206 Robert Walser, München, in: Der Bücherwurm 5, 1919/20, S. 249

207 Georg Schaumberg, Aschermittwoch, in: Die Gesellschaft 5, 1889, H.1, S.74 f., zit. nach: Schmitz, Walter (Hrsg.), Die Münchner Moderne, Stuttgart 1990, S. 457

Inhalt

Das Schwabing-Archiv / 16
Schwabing ist kein geographischer Ort sondern ein kultureller Begriff / 43
In Memoriam Franziska Gräfin zu Reventlow und Erich Mühsam / 50
Ich will dich in das kleine Dorf führen, wo die Geschichten spielen / 52
Ommo in Schwabing / 60
Es war Karfreitag, abends um acht / 66
Der Archipoeta / 69
Mon ceur is every times pink for You! / 80
Stehend reiten auf zwei Gäulen / 94
Mit einer kleinen Erbschaft der Großeltern mütterlicherseits zum Studium der Kunst nach München-Schwabing / 99
So seht Ihr unser Bühnlein geben
Ein winzig Bild vom großen Leben
Ein bißchen Ernst, ein bißchen Spott / 106
Das Leben ist eine Rutschbahn / 117
Ein modernes Milieu / 126
Die Lehr- und Versuch-Ateliers für angewandte und freie Kunst / 136
René Maria und Lou / 143
Hinschwindende ganz leicht, eh sie vergehen / 148
Schwabing in Ascona / 154
Pünktliches Erscheinen dringend notwendig / 158
Die Künstlerpension / 164
Wenn der Professor kommt / 174
Das Schwabing Triptychon / 180
Die Damen-Akademie / 182
En plein air / 186
Ab nach München / 190
Wer zuerst kommt, malt zuerst / 196
In Schwabing gibt es viele Ateliers / 205
Der Künstlerakt / 210
Jessas, der Lex Heinze! / 218
Die Kunstzeitschrift / 222
Kunst als Lebensform / 224
Zuoberst die Kunst des Lebens / 230
Der Dichter und der Maler / 234
Blick aus dem Fenster / 240
Der Salon / 244
Russischer Ritter / 250
Der Almanach / 254
Schwabing und Sindelsdorf / 258
Zuerst Maler, dann Fotograf / 266
Lachen, nicht grinsen / 272
Das Café Stefanie war seine Universität / 284
So ein Karneval ist eine ernste Sache / 288
Später wurden die Lichter gelöscht / 298

© Herausgegeben von **Helmut Bauer**
unter Mitarbeit von **Sandra Uhrig**
© Typograhie und Gestaltung: **Lech Majewski**
unter Mitarbeit von Eugeniusz D. Łukasiak
Wissenschaftliche Assistenz: Sasha Bhushan
Beratung: Wolfgang Till
Lithographien: JML, Jacek Jutrzenka
Druck und Bindung: KOROPRINT

Diese Publikation erscheint anläßlich der gleichnamigen Ausstellung am Münchner Stadtmuseum in Zusammenarbeit mit der Monacensia, Literaturarchiv und Bibliothek und dem Stadtarchiv München von Mai bis September 1998

Vielen Dank! Ohne Euch wäre dieses Album nicht möglich gewesen:
Benita von Bemberg-Flamersheim, München
Beatrice del Bondio-Reventlow, München
Florian Dering, Münchner Stadtmuseum, München
Stefan Frey, Klee-Nachlaßverwaltung, Bern
Helmut Friedel, Städtische Galerie im Lenbachhaus, München
Ilse Holzinger, Gabriele Münter- und Johannes Eichner-Stiftung, München
Ursula Hummel, Monacensia Literaturarchiv, München
Volker Duvigneau, Münchner Stadtmuseum, München
Jolanta Kozlowska, Polnisches Generalkonsulat, München
Ulrich Pohlmann, Münchner Stadtmuseum, München
Karl Stehle, München
Harald Szeemann, Tegna
Elisabeth Tworek, Monacensia Literaturarchiv und Bibliothek, München

Vielen Dank! Ohne Ihre Leihgaben wäre dieses Album nicht zustande gekommen:
Ortrum und Heinz Dehmel, München
Ehrengard Fäthke-Born, Wiesbaden
Jorun Hars-Gulbransson, Tegernsee
Sabine Helms, München
Angelika Jawlensky-Bianconi, Ascona
Wolfgang Keilhold, Rom
Dagmar von Kessel-Thöny, München
Andrea Ludin, München
Johanna Niemeyer, Eching
Dorothee Pfeiffer, Göttingen
Peter Rossbach, München
Patricia Veroli, Rom

Ascona, Fondazione Marianne Werefkin
Ascona, Museo Communale D'Arte Moderna
Bern, Klee Nachlaßverwaltung
Bern, Kunstmuseum Bern, Paul-Klee-Stiftung
Bremen, Kunsthalle Bremen
Lenzburg, Historisches Museum Aargau
Linz, Neue Galerie der Stadt Linz
Locarno, Alexej von Jawlensky-Archiv S.A.
Marbach, Schiller-Nationalmuseum, Deutsches Literaturarchiv
München, Bayerische Staatsgemäldesammlungen
München, Gabriele Münter und Johannes Eichner-Stiftung
München, Monacensia Literaturarchiv und Bibliothek
München, Stadtarchiv München
München, Städtische Galerie im Lenbachhaus
München, Staatliche Graphische Sammlung
München, Süddeutscher Verlag Bilderdienst
München, Valentin-Musäum
Münster, Westfälisches Landesmuseum
St.Ingbert, Museum Sankt Ingbert, Albert Weisgerber-Stiftung
Zürich, Thomas Mann Archiv der ETH Zürich

Vielen Dank für finanzielle Hilfe:
Kulturstiftung der Stadtsparkasse, München
Münchner Rück, München
Hauck & Aufhäuser, Privatbankiers, Frankfurt am Main und München
Dresdner Bank, München

ISBN 3-923922-59-0

Bildnachweis

Ascona, Fondazione Marianne Werefkin c/o Museo d'Arte Moderna: 393

Bern, Paul-Klee-Stiftung, Kunstmuseum Bern: 362, 365

Bern, Privatbesitz: 363, 364, 366, 367, 368, 369, 426, 427, 428, 429, 430, 431, 432 (Fotos: Peter Lauri)

Bingen am Rhein, Erika Wawrzyn-Hilsdorf: 100

Bremen, Kunsthalle Bremen: 183, 184

Eching, Privatbesitz: S.0 l.o., S.3 r., S.4 l.o., m., u., S.9 r.u., S.10 r.u., S.11 l.o., S.13 r., S.14, 5.11, 34

Göttingen, Lou Andreas-Salomé-Archiv: 204, 205, 206, 207, 208

Lenzburg, Historisches Museum Aargau: 170

Linz, Neue Galerie der Stadt Linz: 373

Linz, Oberösterreichisches Landesmuseum: 140, 141 (Fotos: B. Ecker)

Ljubljana, Fotoarchiv Narodna Galerija: 304, 307

Locarno, Alexej von Jawlensky -Archiv S.A.: 389, 391, 392

Marbach, Deutsches Literaturarchiv: 88

München, Bayerische Staatsgemäldesammlungen: 269, 270 (Fotos: Bayer & Mitko – Artothek)

München, Bayerisches Hauptstaatsarchiv, Kriegsarchiv: 36, 37, 38, 39

München, Beatrice del Bondio-Reventlow: 7, 57, 58, 108, 109, 110, 118, 119, 121, 122, 123, 124, 125, 126, 163, 209

München, Valentin-Musäum: 16, 147, 160, 169, 188, 470, 474

München, Monacensia-Bibliothek und Literaturarchiv: S.6 r., S.7 l.o., l.m., S.8 r. u., S.10 l.u., S.12 l.u., 14, 15, 19, 20, 27, 29, 59, 60, 61, 63, 64, 65, 66, 67, 68, 69, 70, 71, 72, 80, 86, 104, 105, 107, 120, 130, 145, 165, 166, 167, 168, 171, 172, 173, 174, 175, 176, 179, 186, 187, 189, 190, 191, 192, 193, 199, 200, 201, 202, 221, 222, 223, 224, 225, 226, 227, 228, 229, 244, 245, 246, 247, 248, 249, 250, 251, 371, 372, 375, 376, 377, 378, 379, 396, 444, 464, 465

München, Münchner Stadtmuseum, Gemäldesammlung: 271, 305, 493

München, Münchner Stadtmuseum, Graphische Sammlung: S.1, S.3 l, S.4 r., S6 l.o., S.7 l.m., S.9 l.u., S.10 r.o., S.11 l.u., S.11 r.o., S.12 r., S.13 l.o., 2, 132, 146, 148, 149, 150, 152, 156, 158, 159, 162, 164, 255, 263, 308, 445, 446, 475, 477, 479, 480, 481, 482, 483, 484, 487, 488, 492

München, Münchner Stadtmuseum, Graphische Sammlung, Schwabing-Archiv R.v.H.: S.8 l.u., 1, 9, 10, 12, 13, 30, 31, 83, 84, 85, 87, 89, 90, 91, 92, 93, 94, 95, 96, 101, 102, 103, 106, 111, 112, 113, 114, 115, 116, 117, 129, 131, 133, 134, 135, 144, 153, 194, 196, 197, 198, 210, 212, 213, 219, 220, 232, 239, 268, 323, 324, 325, 326, 478, 495, 499, 507, 509, 513

München, Münchner Stadtmuseum, Fotomuseum: 79, 127, 195, 214, 215, 216, 217, 218, 265, 267, 280, 281, 282, 283, 284, 285, 286, 287, 288, 289, 322, 328, 329, 330, 331, 332, 333, 334, 335, 341, 351, 352, 353, 354, 355, 356, 357, 358, 359, 360, 361, 380, 382, 384, 385, 386, 387, 388, 435, 436, 437, 438, 439, 440, 441, 442, 443, 485, 486, 497

München, Münchner Stadtmuseum, Puppentheatermuseum: 161, 230, 231, 233, 234, 235, 236, 237, 238, 240, 242, 243, 253, 415, 469, 476

München, Städtische Galerie im Lenbachhaus: 296, 374, 402, 417

München, Städtische Galerie im Lenbachhaus, Kubin-Archiv: 136, 137, 139, 142, 143

München, Gabriele Münter- und Johannes Eichner-Stiftung: S.6 l.u., 203, 273, 274, 277, 290, 291, 292, 293, 294, 295, 297, 298, 299, 306, 309, 310, 311, 313, 317 (Geschenk von Jan Ahlers), 327, 407, 408, 409, 410, 411, 412, 413, 414, 416, 424, 425, 433, , 434, 494, 496, 498, 500, 501, 502, 503, 504, 505, 506, 508, 510, 511, 512, 514

München, Münchner Stadtmuseum, Bibliothek: 17, 32, 338, 339, 340, 447, 448

München, Privatbesitz: S.11 r.u., 35, 62, 81, 275, 303

München, Privatbesitz: 254, 314, 315

München, Privatbesitz: 6, 211

München, Privatbesitz: 312

München, Sabine Helms: 180, 181, 182, 185

München, Nachlaß Eduard Thöny: 301, 302, 449, 450, 452, 453, 454, 455, 456, 457, 458, 459, 460, 461, 462, 463

München, Privatbesitz: 390

München, Privatbesitz, vermittelt durch Galerie Gunzenhauser: 383

München, Privatbesitz: 490, 491

München, Privatbesitz: S.9 r.o., S.10 l.o., 25, 26, 28, 318, 319

München, Rudolf Seitz: 256, 257, 258, 260, 261, 262

München, Sammlung Karl Stehle: S.0 r., S.2, S.5 r., S.7. r.u., S.8 l.o., S.9 l.o., 4, 49, 50, 51, 52, 53, 54, 55, 56, 151, 155, 157, 259, 264, 266, 300, 336, 337, 342, 343, 344, 345, 346, 347, 348, 349, 350, 468, 471, 472, 473, 489

München, Süddeutscher Verlag, Bilderdienst: 128, 154, 177, 178, 276

München, Staatliche Graphische Sammlung: 138, 420, 421, 422

München, Stadtarchiv München: 33, 40, 41, 42, 43, 44, 45, 46, 47, 48, 82

München, Privatbesitz: 418, 419

München, Verlag und Bildarchiv S. Winkler: 21, 22, 23, 466, 467

München, Thomas Barthel: 241, 252

München, Privatbesitz: S.12 l.o., 3, 320, 321

München, F. Wechtenbruch: S.5 l., S.7 l.u.

Münster, Westfälisches Landesmuseum für Kunst und Kulturgeschichte: 97, 98, 99 (Fotos: Rudolf Wakonigg)

Paris, Société Kandinsky, Musée National d'Art Moderne (copyright: Mnam/Cci, Centre Georges Pompidou, Paris): S.8 r.o., S.13 l.u., 18, 400, 401, 403, 404, 405, 406

Rom, Privatbesitz: 394, 397, 398, 399

St. Ingbert, Albert Weisgerber-Stiftung, Museum Sankt Ingbert: 272

Richard Rabl: 278, 279

Tegernsee, Privatbesitz: 451

Tegna, Privatbesitz: 8

Traunstein, Landkreis Traun- stein: 316 (Foto: Mayr 1997)

Wachtberg, Privatbesitz: 423

Wiesbaden, Privatbesitz: 395

Wuppertal, Von der Heydt-Museum: 381 (Foto: Peter Frese)

Zürich, Thomas-Mann-Archiv der ETH Zürich: 73, 74, 75, 76, 77, 78

Fotografische Reproduktionen:
Fotoatelier Münchner Stadtmuseum: Patricia Fliegauf, Dorothee Jordens-Meintker, Julia Köbel, Kerstin Schuhbaum

Menschen sind wir ja alle! Überall und besonders in Schwabing. *Paul Klee*

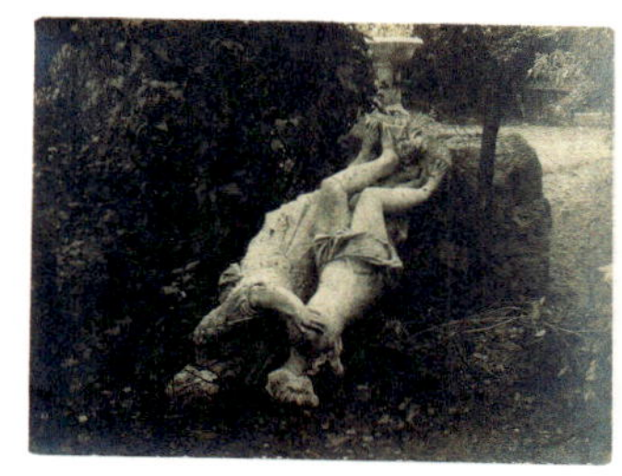

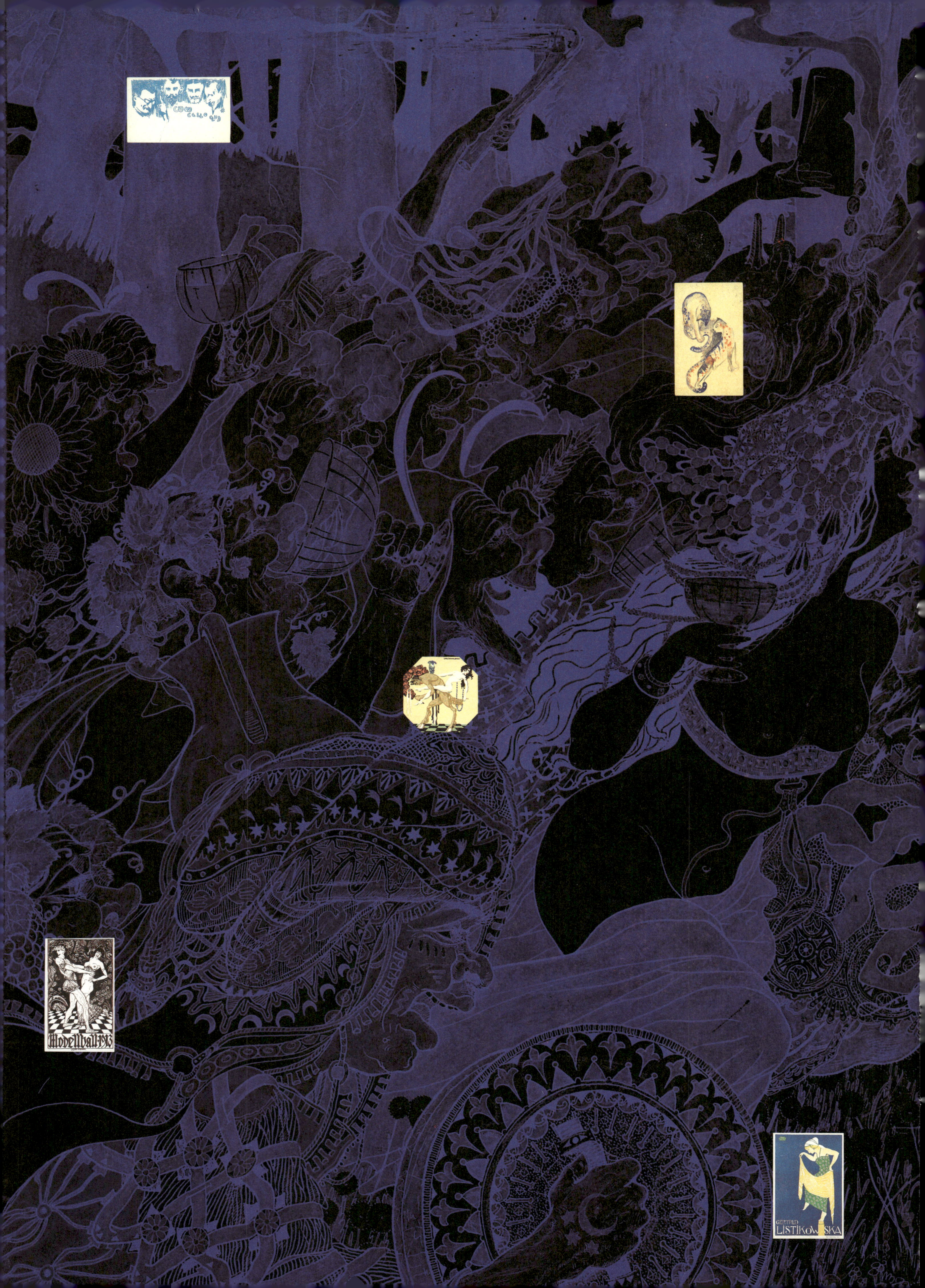
Modellball 1913
GERTRUD
LISTIKOWSKA